# グローバルヘルス

## 世界の健康と対処戦略の最新動向

監訳

**木原　正博**
京都大学グローバルヘルス学際融合ユニット・ユニット長
(京都大学大学院医学研究科社会健康医学系専攻社会疫学分野 教授)

**木原　雅子**
京都大学グローバルヘルス学際融合ユニット准教授
(京都大学大学院医学研究科社会健康医学系専攻社会疫学分野 准教授)

## Global Health 101

Third Edition

**Richard Skolnik**
Lecturer in Public Health
Department of Health Policy and Management
Yale School of Public Health
New Haven, CT

Lecturer in the Practice of Management
Yale School of Management
New Haven, CT

メディカル・サイエンス・インターナショナル

ORIGINAL ENGLISH LANGUAGE EDITION PUBLISHED BY
  Jones & Bartlett Learning, LLC
  5 Wall Street
  Burlington, MA 01803

Authorized translation of the original English edition,
"Global Health 101", Third Edition
by Richard Skolnik

Copyright © 2016 by JONES & BARTLETT LEARNING, LLC
ALL RIGHTS RESERVED.

© First Japanese Edition 2017 by Medical Sciences International, Ltd., Tokyo

Printed and Bound in Japan

# 監訳者序文

"Global Health and Socio-epidemiology"，これは，監訳者が，2000年に京都大学医学研究科に創設された日本で初めての公衆衛生大学院(社会健康医学系専攻)に着任したときに教室につけた名前で，"Global Health"を大学の教室名に用いたのは恐らく日本で最初であったと思います(なお，"socio-epidemiology[社会疫学]"は監訳者らが提唱する社会科学と疫学を結合するグローバルヘルス時代の研究アプローチ)。これは，1999年にカリフォルニア大学サンフランシスコ校のエイズ予防研究センター(CAPS)の階上にあったグローバルヘルス研究所 Institute for Global Health 訪問に触発されたもので，当時は不覚にも，それが Global Health を冠した世界で最初の研究所であったことも，当時の所長であった Richard Feachem 博士が，それから数年後に，グローバルファンドの初代事務局長となるほどの世界的なグローバルヘルス分野のアクターであったことも知らずにいました。しかし，その後北米では，いわば疾風怒濤のような「グローバルヘルスブーム」が起き，瞬く間にグローバルヘルスは，研究所，学位課程，あるいはプログラムとして100を超える大学に広がり，2008年には，Consortium of Universities for Global Health(CUGH)がロックフェラー財団とメリンダ＆ビルゲイツ財団の支援で設立され，現在ではヨーロッパ，アジアを含む153の大学や研究機関などが加入するまでに成長し(2017年8月11日時点)，活発な活動を展開しています。

これと全く対照的なのが日本の状況です。「グローバルヘルス」という言葉自体は比較的早く市民権を得たものの，世界の潮流からはすっかり取り残され，グローバルヘルスに関する教育研究を行う大学院を持つ大学は今に至ってもほとんど存在せず(例外は，2015年創設の長崎大学の熱帯医学・グローバルヘルス研究科)，CUGH に加盟している組織も未だに1つもありません(2017年8月11日時点)。これをグローバルヘルスで有名なある友人から「日本はグローバルヘルスの真空地帯だね」と冗談めいて言われたことが今でも耳に焼き付いています。この背景には，日本の大学には，2000年に京都大学に社会健康医学系専攻が創設されるまで公衆衛生大学院というものが存在せず，現在でも小規模のものが6つ程度にとどまるなど，グローバルヘルスを担える組織が物理的に存在しないというわが国独特の現実があります。そこで監訳者らは，大学横断的組織として，他研究科の有志とともに，学際融合教育研究推進センターの中に，「グローバルヘルス学際融合ユニット Global Health Interdisciplinary Unit(GHIU)」を創設することにしました。2014年10月のことです。このユニットは，京都大学の持つフィールド研究の強い伝統と，アフリカ・アジアに広く展開されている文化人類学，農学，エネルギー学，地球環境学，地域研究などの研究拠点を骨組みとして活用できれば，わが国では京都大学にしかできない，グローバルヘルス教育研究の強力なセンターを作ることができるとの考えで設立したもので，同時に世界の先進国にまだ例のない「途上国出身の研究者による途上国の人々のための研究センター」を作りたいという監訳者の「夢」を込めたものでした。時間はかかるでしょうが，資金面の問題を少しでも解決しつつ実質化したいと考えています。

この本の翻訳を思い立ったのも，こうした事情が背景にあります。つまり，1つは，グローバルヘルスの最新の現状とそれを巡って世界で起きている対拠戦略のダイナミクスを日本に広め，遅ればせながらグローバルヘルスの波を起こす一石としたいと思ったこと，もう1つはささやかながらその印税をグローバルヘルスセンター設立の足しにしたいと思ったことです。そして，折角なら，これを若い人々のグローバルヘルス教育の機会にもしたいとも思いました。それが翻訳者に多くの大学院生や

学部生，そして高校生まで加えた理由です。高校生はグローバルヘルス学際融合ユニット（GHIU）が創設以来高大連携活動をしている高槻高等学校に呼び掛けたところ参加が得られました。大学院生，学部生，高校生による翻訳プロジェクトは，恐らくわが国で初めての試みであったと思います。

　終わって見れば，翻訳の分量は，実に73万5000字に及び，監訳者がこれまで翻訳してきた教科書の優に2倍にはなる分量で，翻訳にも監訳にも想像以上の苦労と時間と身体的負担が伴いました。最終的には，編訳者の力も借りて，英語表現の意味の正確性を期し，監訳の段階では自然な日本語になるよう，また論理がスムーズとなるように徹底して見直しました。また，この分野では，やたらと略語が使われることが多く，読み続けることを難しくすることすらありますが，本書では読者が略語で迷うことがないように，各ページに，略語に対応する日本語もしくはフルスペルの原語を付記するようにしました。また，「木原ライブラリ」の他の本と同じように，重要な用語には原語を付記して，英語の単語も同時に学習できるようにしました。こうした努力が少しでも読者の皆さんの理解に役立つことを願っています。

　さて，前文を読んでいただければお分かりのように，第1版から第3版に至る原著の執筆は，多数（監訳者の計算では延べ151人）の同僚，学生などが関わった大規模なプロジェクトとして取り組まれたものであり，疾患や疾病負荷の動向，グローバルヘルスに関わる各種の組織の活動，世界の様々な国や組織・団体の活動の事例，グローバルヘルスをめぐる政治や資金調達のダイナミクスなど，膨大で複雑かつダイナミックなグローバルヘルスをめぐる情報が，全体としてよくまとめられています。本書から私たちが学べることは数多くあります。なかでも，①人口転換や疫学転換が進む低・中所得国は，二重負荷，三重負荷という複雑な健康問題に直面し，現在の脆弱な保健医療システムのままでは，その負荷に耐えきれないような危機的な状況が生じかねないこと，②新興・再興感染症の脅威は今後ますます高まるが，それによって先進国を含めて甚大な経済的損失が生じる恐れがあること，③健康問題は，社会的決定要因（ジェンダー，教育，貧困など）によって，極めて不平等に生じていること，④21世紀に入って，ミレニアム開発目標の影響で，多くの低・中所得国の政府，国際援助組織，NGO，市民社会の努力によって，母子保健や感染症には重要な前進が見られたこと，⑤21世紀はパートナーシップの時代であり，グローバルファンド，Gavi，ゲイツ財団などの新たなアクターの登場とともに，公的セクターとNGOあるいは民間セクターの多様なパートナーシップが生まれ，グローバルヘルスに新たな可能性が次々と生まれていることは，ぜひ学んでいただきたいと思います。グローバルヘルスについては類書も多数出版されていますが，最も新しい情報が掲載されていること，分量の手ごろさ，米国公衆衛生協会という安定した組織からのシリーズ出版で今後も改訂が続けられるであろうこと，カラー印刷であること，そもそも学生の教科書として作成されていることなど，「教科書」としての適切さを勘案して本書を選択することにしました。本書を読んで，少しでもグローバルヘルスに興味を持ち，将来国際的に活躍する人材が生まれることを願ってやみません。

　最後に，本書の出版を機会に，京都大学グローバルヘルス学際融合ユニット（GHIU）では，2018年度から，広範な分野の学生や社会人を対象としたグローバルヘルスの研修コースを設けるとともに，教育・研究活動を担うセンターを設立するために，「グローバルヘルス教育研究基金」を設ける予定にしています。興味のある方は，kihara.masahiro.4n@kyoto-u.ac.jp までご連絡いただければ幸いです。

　　平成29年8月16日　五山の送り火の日に

木原　正博<br>木原　雅子

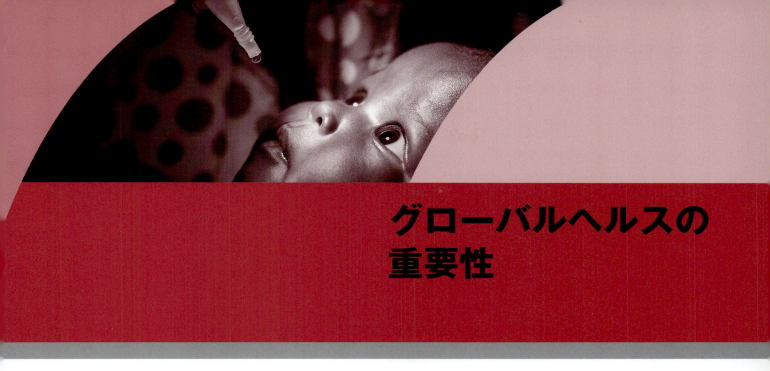

# グローバルヘルスの重要性

　「グローバルヘルス」というとき，そこには他の人々，それも他の"国"の人々の健康のことが含まれます。そんなことまで気にかける必要があるのかと思う方もおられるでしょう。しかし，グローバル化した現代では，地球上のどこにいる人の健康も，私たち一人ひとりと無関係ではあり得ません。それには，多くの重要な理由があります。

　第1は，疾患には国境がないことです。たとえば，HIVは全世界に広がっており，結核も感染性の高い疾患で，これにも国境はありません。ウェストナイル熱はエジプトで発生した疾患ですが，今や米国を含めて多くの国に広がり，インフルエンザのパンデミックもいつ発生するかわからない状況が続いています。つまり，私たちの健康は常に，そしてますます他の人々の健康と結びついている，言い換えれば他の人々が健康でなければ私たちも健康ではいられないということです。

　第2は，倫理的な問題です。貧しい国々では，今なお多くの子どもたちが栄養不足，あるいは予防や治癒が可能な疾患で病み，そして死亡しています。また，そうした国々では大人たちも，先進国であればどこにでもある薬さえ入手できずに，死に至っています。これは果たして公正なことと言えるでしょうか？　何の手立ても講じることなく，こうした「死」を当たり前のことと考えていいのでしょうか？

　第3は，健康と，経済・社会開発との密接なつながりです。グローバル化の中で，この傾向はいっそう強まっています。たとえば子どもが栄養不足に陥れば，精神的発達が疎外され，学校へも満足に行けない可能性があり，その結果，家族，コミュニティ，国家の生計や経済を支えられるほど生産性のある大人になれない恐れがあります。大人でも，たとえばAIDS，結核，マラリアなどに罹患すると，具合の悪い間は働くことができず，収入を失ってしまいます。そうなれば，その家族は，永久的な貧困のサイクルに陥ってしまうことになります。

　第4は，健康とグローバルな安全保障や経済との関係です。たとえば，HIV/AIDSが非常に蔓延すると，貧困家庭が大幅に増え，教師や保健医療従事者が減り，また農業労働者数の減少で農業生産も減少するため，社会が不安定になり治安が悪化する可能性があります。またコレラ，ペスト，SARS，エボラなどの流行は経済活動を阻害し，甚大な経済的・社会的影響を及ぼします。たとえば，1991年のペルーの太平洋沿岸で起きたコレラ流行は，約10億米ドル，1994年のインドにおけるペスト流行は，約20億米ドル，そして，2003年のアジアにおけるSARS流行は，実に180億米ドルもの経済損失をもたらしました。

実際，こうした理由が，近年多くの大学や学生がグローバルヘルスに関心を寄せ始めた理由でもあります。本書の目的はこうした重要なグローバルヘルス問題を，開発 development の視点から概観すること，その経済的・社会的影響を検討すること，そしてこれらの問題に対して多くの成功事例の紹介を含めて現在行われている対策を検討することにあります。

本書は，グローバルヘルスに関心のある学生のための入門書ですが，必ずしも公衆衛生領域の学生だけではなく，それ以外の領域も含めた広汎な学生を想定して書かれたものです。本書の内容は，私がジョージワシントン大学で行った学部生対象の授業や，現在イェール大学で行っている授業の内容がもとになっています。そして，できる限り興味深く刺激的なものにするため，授業のように「語りかける」ような書きぶりを心がけ，また，抽象的な内容に陥らないように，特に政策やプログラムについてはできる限り多くの具体的事例を提示するようにしました。

これほどグローバルヘルスへの関心が高まっているにもかかわらず，学生や教員が学びやすい入門書は非常に少ないのが現状です。本書がその溝を埋め，公衆衛生，グローバルヘルス，経済的・社会的開発の学習を深める上での基礎作りに役立つことを願ってやみません。

## 本書の構成

本書は，「グローバルヘルスの重要性」の頁で述べた内容を展開する形で，5つの部で構成されています。第Ⅰ部(グローバルヘルスの概念，測定指標，健康と開発の関係)は3章からなり，第1章ではグローバルヘルスの基本原則，テーマ，目標を，第2章では健康の決定要因，測定指標，時代や経済発展に伴う疾病パターンの変化を，第3章では健康と教育・公平・貧困の関係に触れながら，健康と開発 development の関係を見ていきます。

第Ⅱ部(グローバルヘルスに共通するテーマ)は3章からなり，第4章ではグローバルヘルスにおける人権と倫理問題を，第5章では保健医療システム health system を扱い，保健医療システムの目的と目標，国によるシステムの違いなどを紹介し，また保健医療システムが抱える主な問題，それによって生じるコストや影響，一部の国における改革の努力について解説します。そして，第6章では文化と健康の関係という重要なテーマを扱い，健康にとっての文化の重要性，健康に対する認識やケア，あるいは健康行動の文化による違い，健康行動の変化を促すための方法(行動理論)について論じます。

第Ⅲ部(疾病負荷)は8章からなり，最も長いセクションです。ここでは低・中所得国に焦点を当て，これらの国々における罹病，障害，死亡の最も重要な原因として，環境要因(第7章)，栄養問題(第8章)，感染症(第12章)，非感染性疾患(第13章)，不慮の事故(第14章)を解説しますが，同時に女性(第9章)，子ども(第10章)，思春期の若者(第11章)についてその特有の疾病負荷 burden of diseases を解説します。

第Ⅳ部(グローバルヘルスにおける協働)は3章からなり，グローバルヘルスの問題が，国際社会の協働的行動によってどのように対処し得るかについて検討します。第15章では紛争，自然災害などの緊急事態の健康に与える影響を，第16章では，グローバルヘルス分野の様々なアクターが，重要な問題に対して個々にあるいは協働して，どのような対応を行っているかを検討します。第17章では，科学技術がこれまでどのようにグローバルヘルスの向上に貢献し，また今後どのようにグローバルヘルスの重要課題の克服に貢献する可能性があるかを論じます。

第Ⅴ部(グローバルヘルス分野のキャリア像)は2章からなり，グローバルヘルス分野における職業の問題を扱います。第18章ではグローバルヘルス分野における職業の種類，それぞれの職種に求められるスキル・知識・専門性と，それらをどのように身につければよいかを論じ，第

19章では読者のキャリア選択の参考になることを期待し，グローバルヘルス分野で活躍している21人のプロフィールを紹介しています。

第18，19章以外はほぼ同じ構成となっており，まず章のトピックに関係する「ビネット」から始まります。これは，その章で扱うトピックに"リアル感"を持たせるためです。ビネットの中には，架空のものも含まれていますが，それらも途上国で日常的に生じている現実に基づいて作成されたもので，全くの作り話ではありません。ビネットの後には，「キー概念，用語，定義」のセクションが続きます。そしてその後，その章で扱うトピックの重要性を論じ，さらにその問題を改善する上での困難とその克服の方向を検討します。

個別の健康問題を扱う章（第Ⅲ部）では，その問題の疾病負荷，その影響を最も強く受ける人々，疾病負荷の主なリスク要因，その健康問題が個人・コミュニティ・世界に及ぼすコストと影響について論じ，続いてその健康問題に対する最も費用対効果 cost-effectiveness の高い対処法について，これまでに得られた教訓や成功例，その問題が直面する将来の課題などを検討します。

ほとんどの章には，「政策とプログラムの概要」というセクションが設けられており，これはその章のトピックに関する重要な政策とプログラムについて，その内容，それに関わる重要なアクターや組織を紹介するためのものです。また，ほとんどの章では，「ケーススタディ」として，具体的事例をいくつか取り上げていますが，これらの中にはすでに評価が確立したものもあれば，経験上成功を見込んで取り上げたものもあります。

そして，最後に，その章全体のメッセージをまとめた「メインメッセージ」のセクションと，その章で学んだことを復習するための10項目程度の「復習問題」が続きます。章末には，その章で引用されたデータの出典を示す「文献」が詳細にリストされています。本章の内容をもっと詳しく勉強したい読者はそれらの文献を参照してください。

本書には，類書に時々見られる，「グローバリゼーションと健康」という章が特に設けられていないことに注意してください。これは，むしろ本書全体にかかるテーマであり，各章を読まれると，すべての章にそのテーマが一貫していることを理解していただけるはずです。読み方は色々で，もちろん初めから順番に読まれる方が多いと思いますが，たとえば，まず第16章（グローバルヘルスで活躍する主な機関，組織―協働の意義と課題）を読むという考えもあるでしょう。そうすれば，グローバルヘルスの重要課題に対して，世界のアクターたちがどのような戦略で活動しているのかを初めに理解することができます。自分なりの読み方で本書を楽しんでいただければ幸いです。

## 本書のスコープ

本書では，扱うどのトピックにも，また取り上げたどの事例にもグローバルな視点が貫かれています。また，本書では健康と貧困の関係，健康と公平と健康格差の関係，健康とジェンダーや民族性との関係については特に注意深く記述しており，同時に，すべての章には一貫して"健康と開発"の関係についての視点が貫かれています。

また，本書では"健康は人権である"という視点も一貫しており，したがって，すべての国民に負担可能な費用で医療サービスを提供すること，また過大な医療費負担によって経済的破綻に陥ることがないよう国民を保護することは，国家の義務であるという前提で書かれています。しかし，現実には，どの国の保健医療システムもその国の価値体系や政治構造と複雑に結びついており，その事実も率直に記述しています。

最後に，本書で，「グローバルヘルス」と言うときには高所得国も含まれますが，常に視点は低・中所得国の貧しい人々におかれています。なぜなら，国や世界の健康指標の改善はそうした人々の健康が向上して初めて達成されるからです。そして，言うまでもなく本書では，公衆衛生の本質は"社会正義"であるという考えに貫かれています。

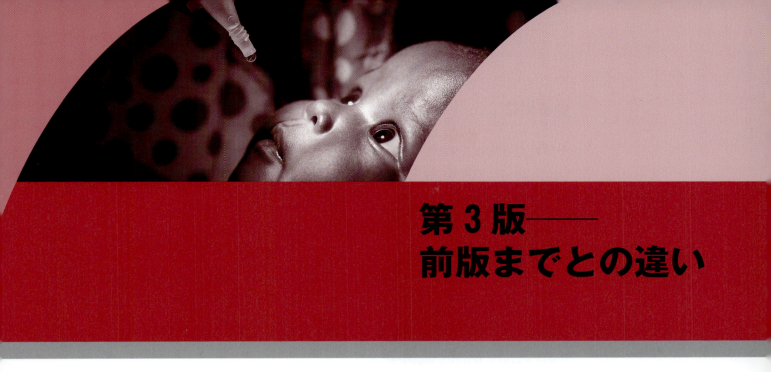

# 第3版──前版までとの違い

## 概　観

　第3版では前版までの明解さ，簡潔さ，使いやすさといった特徴を維持しつつ，疾病負荷データの更新，他の入門書では十分扱われていないトピック（予防接種や思春期の健康など）の取り入れ，ケーススタディの事例やグローバルヘルスで活躍する人々のプロフィール事例を増やすなど，前版以降に集められた新たな情報を盛り込んだ大幅な改定を行っています。

## 疾病負荷と他の健康データ

　本書のデータの基盤となるのは疾病負荷のデータです。第3版では2013年に出版されたGlobal Burden of Disease Study 2010（世界疾病負荷研究2010）の情報を用いて，すべての疾病負荷とリスク要因のデータを更新しました。
　この間，多くの国々で急速に健康の改善が続いたため，第3版では可能な限り2012年以降の保健医療統計を使用していますが，それらの多くは，WHO，UNICEF，世界銀行，国連合同エイズ計画（UNAIDS）から引用されたもので，疾病負荷やリスク要因に関するほとんどすべての表とグラフを更新しました。

## 保健医療システム

　本書では多くの国々の保健医療システムについての記述を，改訂・更新し，必要に応じて加筆しました。

## 健康格差

　公平と不平等は公衆衛生の重要な関心事であり，第3版では様々なグループの人々の，健康上の公平や不平等の問題に関する記述をより深めました。

## 栄　養

　グローバルヘルスにおける栄養問題の位置づけは，低・中所得国でも過体重や肥満が増大するという状況が生じる中で，劇的に変化しつつあります。そこで第3版では栄養の章を完全に書き換え，1つの章の中で栄養不足から過体重・肥満に至る範囲をカバーするとともに，2014 Global Nutrition Report や，2013年に発行された Lancet Series の Maternal and Child Nutrition から最新のデータを取り込んでいます。

## 子どもの健康

　第3版では子どもの健康に関する章も大幅に拡張し，予防接種 immunization について新たなセクションを設けて詳しく書き足し，その中で地球規模の予防接種プログラムの始まりから現在に至るまでの歴史について述べ，そのプログラムが直面する課題，それに国際社会がどのように対応しようとしているかを解説しました。

## 思春期の健康

　第3版には第11章「思春期の健康」という新しい章を設けました。思春期の健康はもちろん重要な問題ですが，関連データの不足もあり，これまでのグローバルヘルスに関する文献では十分論じられてきませんでした。この章では，「思春期の若者の罹病，障害，死亡の原因は何か？」，「どのような思春期の若者が影響を受けやすいのか？」，「そうした問題のリスク要因や社会的決定要因は何か？」，「健康問題はどのような影響を彼らにもたらすか？」，「これらの問題にどのように対処すればよいか？」などについて論じます。

## 医薬品

　医薬品 pharmaceuticals はすべての保健医療システムにとって非常に重要な問題です。第3版では医薬品に関する新しいセクションを設けました。

## 非感染性疾患

　非感染性疾患の疾病負荷は人口の高齢化が進む高所得国はもちろん，低・中所得国でも増大し

続けています。第3版では非感染性疾患，特にがん，精神疾患，基本的手術に関する記述を大きく追加しました。

## 科学技術

科学技術はグローバルヘルスのニーズの様々な側面に応える形で，発展し続けています。第3版では，科学技術についての様々な新しい政策やプログラム，たとえばモバイルテクノロジーの活用，インドにおけるテレメディシンの発達，結核に対する新しい薬や診断法などを紹介します。

## グローバルヘルス分野のキャリア像

第3版では前版に続いて，「グローバルヘルスにおけるキャリアパス」と「グローバルヘルスで活躍する人々」という章を設けていますが，前者は内容を更新し，後者は新たに8人のプロフィールを追加しました。

## 「ケーススタディ」と「政策とプログラムの概要」

「ケーススタディ」と「政策とプログラムの概要」は，読者が各章のトピックを具体的に理解しやすいように設けたものです。第3版には25以上の「政策とプログラムの概要」(それぞれ750〜1,000語)が含まれていますが，その中には，たとえば以下のように第3版のために新たに書き下ろしたものもあります。

- 製品開発パートナーシップ：結核ワクチンの開発のために作られた Aeras など
- ワクチン：ポリオや麻疹などの疾患
- 新興感染症：アフリカのエボラや AIDS 患者のクリプトコッカス症など
- 非感染性疾患：太平洋地域の糖尿病など
- 基本的外科手術：最近の Lancet Commission Report の報告
- 精神保健：世界的なニーズと対応のギャップ，認知症患者の増加

## グローバルヘルス教育に関するブログ

筆者はグローバルヘルス教育に関するブログの再開を予定しています。このブログでは，グローバルヘルス教育の資源に関する情報，筆者の学部や大学院における教育経験から得られた教訓，また筆者の知人から教えてもらった教訓などを掲載する予定です。

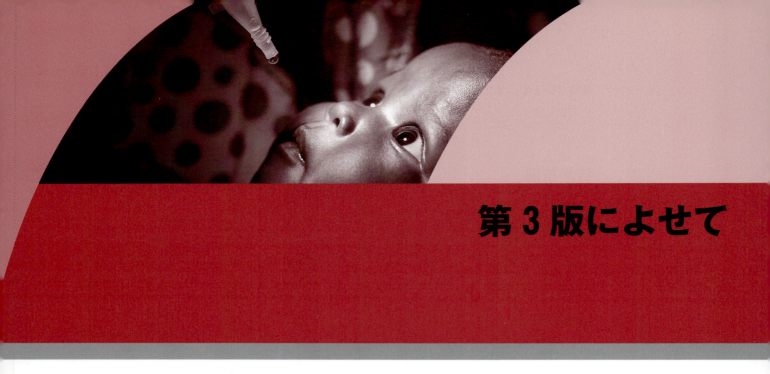

# 第3版によせて

　第2版のプロローグで私は,「何代かの米国大統領,コンピュータソフトの先駆者,ロックスターなどの連携した努力により,先進世界はようやくグローバルヘルスの重要性に気づき,今や,学生たちが優れた教科書を通してグローバルヘルスが何であるかを学ぶべき時代がきた」と書きました。本書は,幸いにも初版以来こうした役割を十二分に果たし,今やグローバルヘルスの定番の教科書として確立し,非常に多くの国で使用されています。

　第3版はこうした初版以来築いた本書の到達点をさらに高めるために,大幅な追加を含めて全体を最新の内容に一新したものです。

　たとえば,第3版では低・中所得国を含め増大を続ける非感染性疾患の問題に対応するために,特にがん,精神疾患,基本的外科手術に注目しつつ大幅に情報を追加し,あらゆる保健医療システムに共通する非常に重要な問題である医薬品についても新たなセクションを設けました。また,栄養問題の位置づけは,低・中所得国でも肥満が大きく増加するという変化が生じる中で,劇的に変化しつつありますが,第3版ではそれを反映して,「栄養」の章(第8章)の中で,栄養不足と肥満を同時に扱うという試みがなされています。また,この第3版では予防接種に関する新しいセクションや,「思春期の健康」に関する新しい章(第11章)も設けられ,より包括的にグローバルヘルスの全体像が描かれています。

　言うまでもなく,公正equityは公衆衛生の本質とも言える重要な問題ですが,第3版では,前版よりも様々なグループの人々についての,公平や不平等の問題に関する記述が深められています。

　そして,科学技術はグローバルヘルスのニーズを様々な形で満たすように急速に発展を続けていますが,第3版では,たとえばモバイルテクノロジーのような科学技術が,グローバルヘルス分野でどのように活用できるかについて新たなセクションが設けられています。また,グローバルヘルス分野のキャリアに関する章も大きく拡充され,この拡大するダイナミックな分野でどのような仕事の機会があるかが生き生きと描かれています。

　本書の優れた特徴は,単なる一冊の書籍という枠を超えて,関連するウェブサイトが併設されていることです[訳注:ただし残念ながら日本語版の読者は利用することはできません]。学生はそこにある豊富なビデオ教材で学ぶことができ,またウェブのリンクを使って知識を広げ,双方向性のQ&Aを用いて自分の理解度をテストすることができます。また教員もこのウェブサイトを通して,学生の講義に役立つ豊富な資源を見い出すことができることでしょう。

本書の読者には，一般教育としてグローバルヘルスを学んでいる学生，公衆衛生やグローバルヘルスを主専攻あるいは副専攻として学んでいる学生，グローバルヘルスを教えている教員，国際問題に興味がある人など様々な人々が想定されますが，どのような読者であれこの第3版を読むことによって，視野と心がグローバルヘルスの世界に一気に開かれるという心地よい経験をされるに違いありません。

Richard Riegelman, MD, MPH, PhD
Essential Public Health Series 編集者

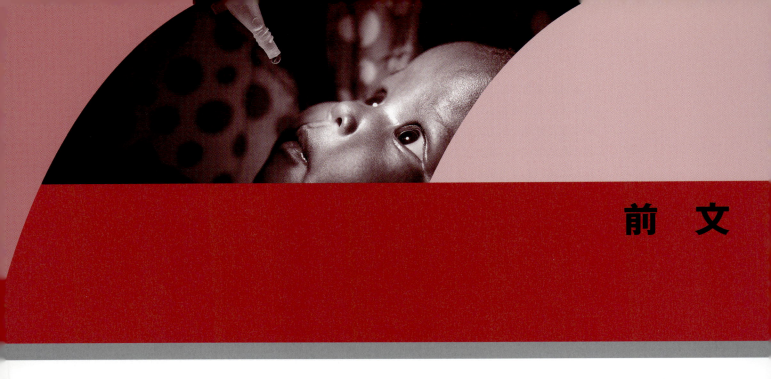

# 前　文

　近年，グローバルヘルスに大きな前進が見られ，たとえば5歳未満児の年間死亡率は大幅に減少し，麻疹対策にも重要な進歩が見られ，ポリオに至っては今や新規症例は世界全体で年間500例を下回り，その根絶も視野に入りつつあります．妊産婦死亡率も大きく減少し，年間死亡数は30万件を下回るようになり，HIVの新規感染例も，年々減少しつつあります．その結果世界の平均寿命は毎年延伸し続けており，人類の歴史上，これほど多くの人々がこれほど長命であったことはありません．

　しかし，グローバルヘルスには，解決するべき問題（未完のアジェンダ）unfinished agenda がまだ山積しているのです．

- たとえば，いまだに600万人もの子どもたちが5歳の誕生日を迎えることなく死亡し，毎年30万人もの妊婦が出産中あるいは出産直後に死亡し，毎年約15万人もの子どもが麻疹で死亡しています．さらには，210万人もの人々が毎年新たにHIVに感染し，900万人もの人々が結核を発症しているのです．しかも，こうした問題は，世界の貧しい人々に集中しており，歴然とした健康格差 health disparities が存在しています．
- 加えて，現在世界は，最近西アフリカで大きな流行を引き起こしたエボラのような，新興・再興感染症の問題に直面しており，また医学は，ウイルス，細菌，寄生虫における薬剤耐性の発生という重大な問題に直面しているにもかかわらず，耐性のない新たな薬の開発，感染症に対する予防ワクチンの開発には，十分な進歩が見られていません．しかも，最近のデング熱やチクングニア熱の拡大に象徴されるように，気候変動やグローバリゼーションが健康に明らかな影響を及ぼしつつあります．
- また，世界人口の増加と長命化に伴って，低・中所得国を含めて非感染性疾患のリスクが増大しています．人が長命であればあるほど，障害とともに生きる時間も長くなります．非感染性疾患は，喫煙や飲酒，食事などがリスク要因として知られていますが，こうした「生活習慣病」の増加を，低所得国を含め，世界の国々は，どうすれば避けることができるのでしょうか？

　現在，多くの学生たちがグローバルヘルスの勉強に興味を持ち，今日まで達成された進歩を学び，まだ残っている課題に対して自分に何ができるかを考えたいと思っています．また，多くの学生がこのグローバル化し相互につながり合った世界において，グローバルヘルスに関する知識

は不可欠だと考えています。こうした背景から，グローバルヘルスに関する教育の需要は世界的に高まり，したがってグローバルヘルスを体系的に学ぶのに必要な教育資源への需要も大きく高まっています。

こうした時期に，本書の第3版が，データを一新して出版されることは大変喜ばしいことです。

筆者は，グローバルヘルスの基本的概念を，最新のデータとエビデンスに基づいて，明確で一貫性のある形で提示していますが，それにも劣らず重要なことは，本書には一貫して，公平，社会正義，貧しい人々や疎外された人々への深い関心，健康に対する投資における経済的観点の重要性が強調されていることです。また，ケーススタディや「政策とプログラムの概要」の事例の数を増やす努力もなされており，読者は，グローバルヘルスの現状をより生き生きとしたイメージで学ぶことができます。

本書には筆者の30年にわたるグローバルヘルス分野での活動経験，13年にわたる公衆衛生分野の学部生や大学院生，経営学部や専門学校の学生たちへの教育経験が生かされています。

初版と第2版は教科書として，米国だけではなく世界的にも広く用いられましたが，この大幅に更新・改訂された第3版もグローバルヘルス問題の基礎を学びたい学生や，専門性をさらに高める上での基礎を固めたいと思っている人々に世界中で広く読まれることを確信しています。

David L. Heymann, M.D.
2015年3月

Heymann博士は，ロンドン衛生熱帯医学院 London School of Hygiene and Tropical Medicine の感染症疫学の教授で，Chatham House の Centre on Global Health Security のセンター長兼シニアフェローを務めています。博士は，米国疾病管理予防センター(CDC)で，アフリカとアジアにおける疾病管理プログラムに15年間かかわり，その後CDCから10年間にわたってWHOへ出向しました。WHOでの最初の2年間は，インドにおける天然痘根絶プログラムに関わり，そして，1976年にコンゴ民主共和国の Yambuku で世界最初のエボラ流行の調査チームの一員として参加したことを皮切りに，エボラやその他のアフリカに特有な感染症の将来的流行の可能性を調べるために，アフリカで13年間活動し，その後，10年間のCDCからの出向を含めて22年をWHOで過ごしました。WHOでは，疫学者として，新設されたばかりのAIDSプログラムを担当し，その後，新興感染症に関するプログラムを創設してそのディレクターとなり，最後は，感染症担当の事務局長補を務めました。

博士は，名誉ある米国の Institute of Medicine (IOM) と英国の Academy of Medical Sciences のメンバーに選出されており，また American Public Health Association Award for Excellence を含む公衆衛生と感染症に関する業績で多くの栄誉に輝き，また公衆衛生分野の業績で，Commander of the Order of the British Empire (CBE) を授与されています。

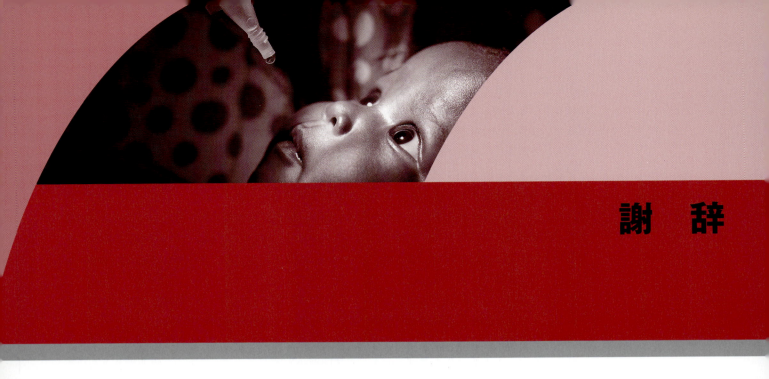

# 謝辞

　本書の第3版は，初版と第2版の作成を支援してくれた多くの人々の献身的な貢献がなければ決して実現することがなかったものです。第3版に貢献いただいた人々への謝辞に先立ち，初版と第2版の作成に支援をいただいた多くの人々に，ここで改めて御礼を申し上げたいと思います。

## 初版への序文

　本書の出版は，非常に多くの人々の心温まる支援があって初めて実現したと言って過言ではありません。

　初稿の準備には，共著者でもある以下の人々の多大なご支援を得ました。ここに，その方々の名前と執筆分野を記し，深く御礼申し上げます。Victor Barbiero（感染症），Michael Doney（不慮の傷害），Heidi Larson（子どもの健康），John Tharakan（倫理と人権）。Victorはまた本書の冒頭の「重要な格言」の準備も手伝ってくれました。

　初版の「ケーススタディ」の準備には多くの人々の協力を得ました。Florence Bainganaは第12章のウガンダにおける精神衛生の事例を，Sadia Chowdhuryは第5章のバングラデシュにおける口腔衛生の事例を，Ambar Kulshreshtraは第2章のKeralaの事例を，Nancy J. HaselowとMusa Obadiahは，Julia Rossの助力も得ながら第5章のビタミンAとイベルメクチンの事例を，Peter J. Hotez, Ami Shah Brown, Kari Stoeverは，第16章のHuman Hookworm Vaccine Initiativeの事例を，Orin Levineは同じ16章の肺炎菌ワクチンの事例を，そしてタフト大学のAndrea Thoumiは産科瘻孔，パキスタンの地震，Gomaの難民，台湾のバイクのヘルメット，ガーナのスピードバンプの事例を担当し，またAndreaは本書の姉妹書である『Case Studies in Global Health：Millions Saved』から，インドの白内障性失明や，ネパールのビタミンAの事例をまとめてくれました。

　また，多くの友人や同僚が，各章のレビューに関わり，貴重なコメントを寄せてくれました。ここに名前を記して，御礼を申し上げます。Ian Anderson, Alan Berg, Florence Baingana, Stephanie Calves, Roger-Mark de Souza, Wafaie Fawzi, Charlotte Feldman-Jacobs, Adrienne Germain, Reuben Granich, Robert Hecht, Judith Justice, James Levinson, Kseniya Lvovsky, Venkatesh Mannar, William McGreevey, Anthony Measham, Tom

Merrick, Elaine Murphy, Rachel Nugent, Kris Olson, Ramanan Laxminarayanan, Rudy van Puymbroeck, Richard Southby, Ron Waldman, Abdo Yazbeck。

　私が教えた以前の学生にも協力を得ました。ジョージワシントン大学の学生であったYvonne Orji, Sapna Patel, David Schneider, Melanie Vantは，初版のための背景情報の収集と多くの章のレビューを，またスタンフォード大学の学生であったPamela Sudも多くの章のレビューを手伝ってくれました。

　Andrea Thoumiは事例の準備を手伝ってくれただけではなく，背景情報や論文の収集，多くの章のレビューに協力してくれました。

　また，当時Center for Global Development (CGD)に所属していたJessica Gottlieb, Molly Kinder, Ruth Levineからは本の執筆に特別な支援を得ました。CGDには，『Case Studies in Global Health : Millions Saved』を本書の姉妹書とすることをお認めいただき，心から感謝します。本書で紹介する20事例のうち16はMillions Savedからの引用であり，そのうち14はCGDのご厚意で本書のためにまとめていただいたものです。Jessica, Molly, Ruthには本書の多くの章のレビューも手伝っていただき，また当時CGDで働いていたJessica Pickettは本文へのコメントを寄せてくれました。

　ハーバード大学公衆衛生大学院で私の同僚であったJessica Roederは，夜の時間を割いて表や図の作成を手伝ってくれました。

　また，娘のRachelは，何か月もほとんど私につきっきりで背景情報の収集，表や図の作成，文献収集に協力してくれ，すべての章について丁寧にレビューと編集をしてくれました。

　また，ハーバード大学公衆衛生大学院の院長であったBarry Bloomには序文を寄せていただきました。ここに厚く御礼を申し上げます。

　また，Sir George Alleyne, Dean Jamison, Adrienne Germaineにはこの初版に推薦文を寄稿していただきましたが，このような著名な方々からの推薦をいただいたことは私にとって大変名誉なことであり，厚く御礼を申し上げます。

　最後に，本書の出版にあたって，Jones & Bartlett Learning社の社員，Katey Birtcher, Mike Brown, Sophie Fleck, Rachel Rossiには色々な面で大変お世話になりました。ここに記して御礼上げます。

## 第2版への序文

　第2版が出版にごぎつけるまでには，多くの人々の支援を得ました。

　米国国立衛生研究所 (NIH)のFogarty International CenterのRoger Glassセンター長からは，光栄にも，本書に序文を寄せていただき，また，イェール大学の公衆衛生学教授で，Global Health Leadership Institute所長であるElizabeth H. Bradley博士と，トロント大学公衆衛生大学院のLi Ka Shing博士，Knowledge InstituteのPrabhat Jha所長には，推薦文を寄稿していただきました。ここに記して御礼申し上げます。

　また，NIHのJoe Millum博士には，初版で倫理の章の共著者として多大な貢献をしていただきましたが，今回も，共著者となっていただきました。改めて御礼申し上げます。

　本書には，30の「政策とプログラムの概要」が含まれていますが，その準備や執筆には，多くの友人や同僚の支援を得ました。以下，名前と所属を記して厚く御礼申し上げます。Kate Acosta & Luzon Pahl (TOSTAN), Soji Adeyi (Affordable Medicines Facility), Faruque Ahmed (BRAC), Lisa Beyer (International AIDS Vaccine Initiative : IAVI), Aya Caldwell & Kris

Olson(マサチューセッツ総合病院)，Susan Higman(Global Health Council)，Peg Willingham(Aeras)，Dan Kammen(カリフォルニア州立大学バークレー校，世界銀行，料理用ストーブについての寄稿)，Linda Kupfer(米国 NIH の Fogarty International Center)，Anjana Padmanabhan(Global Network on Neglected Tropical Diseases)，Jennifer Staple-Clark(Unite For Sight)，Eteena Tadjiogueu(Human Hookworm Vaccine Initiative)，Karen Van der Westhuizen & Patrizia Carlevaro(Eli Lilly 社)，Josephine Francisco & Tom Davis(ブルンジにおける母乳哺育に関する情報提供，草稿の校正)。

また，本書の執筆にあたっては，データや情報の収集に，世界銀行，WHO，Population Reference Bureau の多くの以前の同僚や友人たちのお世話になりました。ここに記して御礼申し上げます。John Briscoe, Dave Gwatkin, Rob Hecht, Dean Jamison, Pete Kolsky, Joel Lamstein, Kseniya Lvovsky, Colin Mathers, Kris Olson, Eduardo Perez, David Peters, Abdo Yazbeck。

そして，各セクションや章を丁寧にレビューにしてくれた，以下の同僚や友人たちにも感謝したいと思います。Leslie Elder(世界銀行)，Robert Hecht(Results for Development Institute)，Peter Hotez(ジョージワシントン大学)，Susan Higman(Global Health Council)，Rachel Nugent(Center for Global Development)。

第 2 版では，初めて「グローバルヘルスで活躍する人々」(18 章)という章を設けましたが，そこにプロフィールを掲載することを許可していただき，その作成に多くの貴重な時間と労力を提供してくれた私の尊敬する友人と同僚たちに，心から感謝したいと思います。それらの人々の名前はすべて第 18 章に出てきます。

また，本書のために協力を惜しまなかった以前の私の学生たちにも御礼を述べたいと思います。Laura Chambers と Becky Crowder，そして Lindsay Gordon と Emma Morse は，本書のリサーチアシスタントとして中心的な役割を果たし，Lindsay と Laura は資料やデータの収集とグラフや表の作成を担当し，また Emma と協力して多く「政策とプログラムの概要」の初稿を作成してくれました。Lindsay と Laura は，第 18 章のプロフィールについてもその初稿の執筆のほとんどを担当し，Becky と Emma は執筆のあらゆるプロセスで原稿のレビューを行ってくれました。

Shannon Doyle, Elizabeth Gomes, Tae Min Kim, Sara Walker も，各章の草稿や印刷前原稿のチェック，ウェブサイト用原稿の作成に，また Ahsan Butt と Tanvi Devi，そして Jenny Durina, David Hidalgo, Mara Leff は本書とウェブサイトのためのデータ収集を，Lisa Hendrickson は Calcutta Kids の記述内容のチェックを，そして Demitsa Rakitsa はカンボジアと南アジアの HIV に関する財政問題に関する初稿の準備を，Candace Martin はデータ収集，本書とウェブサイトのための文献や資料の収集，インドネシアの衛生問題の概要についての準備を手伝ってくれました。

そして，私の授業の課題として自分たちが作った政策の概要を，本書のウェブサイトに掲載することを認めてくれた前学生たちにも感謝しなければなりません。彼らの名前は，匿名を希望した人以外は彼らの政策概要のところに記してあります。誇張ではなく，これらの前学生たちの献身的な協力がなかったら本書と本書のウェブサイトは存在しなかったことでしょう。重ねて心から感謝したいと思います。

そして，ジョージワシントン大学の前学長で，友人で，本書を含む APHA の教科書シリーズの編者でもある Richard Riegelman 博士からは，第 1 版以来，たとえようのない支援をいただいてきました。改めて心から感謝したいと思います。

最後に，Jones & Bartlett Learning のスタッフの人々とは，楽しく仕事をさせていただき，

また多大な支援をいただきました。ここに記して御礼申し上げます。Mike Brown, Sophie Fleck, Maro Gartside, Catie Heverling, Nicole LaLonde, Carolyn Rogers, Teresa Reilly。

## 第3版への序文

　第3版の製作には多くの同僚や友人，そして以前の同僚や学生の方々に多大な支援を得ました。その中には初版や第2版を助けていただいた方々も含まれています。

　Richard Riegelman 博士は本書が含まれるシリーズの優れた編集者であり，初版以来あらゆる面にわたって本書に多大な支援をいただき，またこの第3版にはプロローグも寄せていただきました。心から感謝申し上げます。

　また，WHO の前事務局長補である David Heymann 博士には序文を寄せていただいたほか，第 19 章に博士のプロフィールの掲載を許可していただきました。また NIH の生命倫理学者である Joe Millum 博士には，第2版までは倫理の章の共著者となっていただきましたが，第3版では倫理の章の草稿のレビューをしていただきました。深く感謝申し上げます。

　また，第3版でもこれまで同様，以前の私の学生たちから非常に大きな支援を得ました。以下にそれぞれの貢献の内容を記して，感謝したいと思います。Aviva Musicus は栄養に関する章の共著者として参加し，過体重や肥満に関するセクションの草稿を準備し，それを最終稿に仕上げるまで辛抱強く私に付き合ってくれました。そして，Amy Davis は予防接種に関する主要なセクションの準備を，Ian Anderson は自分の研究も踏まえて太平洋地域における糖尿病に関する「政策とプログラムの概要」の準備を，Lew Barker は AERAS に関する「政策とプログラムの概要」の更新を，Robert Davis は予防接種に関するセクションのレビューを，Tom Davis は CARE グループに関する「政策とプログラムの概要」の準備をそれぞれ支援してくれ，Gregg Gonsalves は人権や社会正義という観点に注意しながら全章を詳細にレビューしてくれました。彼のコメントは第3版の製作に非常に役立ちました。

　さらに，Reuben Granich は HIV/AIDS の治療に関する記述のレビューを，Robert Hecht はグローバルヘルス分野での資金問題に関する多くの「政策とプログラムの概要」の準備とチェックをそれぞれ助けてくれ，Sue Horton は栄養の経済学に関する非常に貴重な情報を提供してくれました。また，Peter Hotez は彼の同僚とともに，Global Network on Neglected Tropical Diseases と Human Hookworm Vaccine Initiative に関する「政策とプログラムの概要」の準備を，Steve Hyman は自分の研究や著作などに基づいて，精神保健の「政策とプログラムの概要」のチェックを手伝ってくれました。

　また，トロント大学の Prabhat Jha と彼の同僚は，インドにおける Million Deaths Study に関する「政策とプログラムの概要」の準備に，Greg Martin は本書のキャリア関係の章のチェックを，Rachel Nugent は資源情報の提供，執筆補助者の紹介の他，過体重や肥満に関する新しいセクションを含めた本書の多くの章のレビューを，Diana Weil は，結核に関するセクションをチェックし，それぞれ貴重なコメントを寄せてくれました。

　また，この第3版でも，初版や第2版のときと同じようにイェール大学の公衆衛生大学院や，ジョージメイソン大学から多くの以前の学生たちの協力を得ました。Hilary Rogers は第3版のプランの考案，第3版を考える上での第2版の批判的検討，データの収集，図や表の作成，「政策とプログラムの概要」や一部のプロフィールの作成，修正草稿の作成，私が書いたかなりの原稿のチェックなど，多大な貢献をしてくれました。また，Hilary は Stephanie Siow とともに，思春期の健康に関する新しい章についても重要なコメントを寄せてくれました。

Lindsey Hiebert は，Hilary が就職した後を継いで，仕事を引き受けてくれ，他の仕事で多忙なときにも，極めて精力的に仕事をこなしてくれました。彼女は資料の収集，第2版の批判的検討，多くの「政策とプログラムの概要」の草稿の作成，がんに関する優れた新しいセクションの執筆，表や図の作成などを担当するとともに，私のすべての原稿や出版前原稿のチェックをし，本書全体の一貫性を高める上で重要な貢献をしてくれました。

　Michaella Baker, Stephanie Heung, Rachel Wilkinson は「政策とプログラムの概要」，表，図の作成，多くの出版前原稿のチェックに貢献し，それに加えて Michaella はビデオリストの最終決定を含めて本書のためのウェブ教材の準備に多大な貢献を，また，Rachel は思春期の健康に関する章やウェブサイトに掲載する文献の準備に重要な貢献をしてくれました。また，Lauren Tronick と Laura Anderson は本書に関連するウェブサイトのための教材開発の支援，特に極めて多数にのぼるビデオのレビューと注釈の作成に大きな力を発揮し，またグローバルヘルスに関する膨大な文献の収集に大きな役割を果たしてくれました。Lauren は，また，基本的外科手術に関するものを含め，いくつかの「政策とプログラムの概要」の草稿を執筆してくれました。

　この他，Kevin Boehm, Emily Briskin, Vivek Vishwanath は「政策とプログラムの概要」の執筆を，Justin Mendoza は本書の医薬品に関するセクションの草稿の執筆を，そして Katherine McDaniel は第2版を丁寧に批判的に読んで，間違いや記述の不備な部分を洗い出し，また，第3版についても丁寧に読んで修正を要する部分についての指摘をしてくれました。Shannon Taylor はジョージメイソン大学の卒業生ですが，口腔の健康に関する「政策とプログラムの概要」の草稿を執筆してくれました。

　娘の Rachel Skolnik Light には，初版と第2版のときと同じように，今回も，編集チェックに多大な支援を得ました。改めて謝意を表したいと思います。

　また，新たなプロフィールの追加やプロフィールの更新に同意し，その準備に貴重な時間を割いていただいた多くの友人や同僚たちに心から感謝申し上げたいと思います。

　最後に，Jones & Bartlett Learning のスタッフの人々とは楽しく仕事をさせていただき，また多大な支援をいただきました。ここに記して御礼申し上げます。Mike Brown, Sophie Fleck Teague, Chloe Favilene, Lindsey Mawhiney, Nicholas Alakel, Tracey McCrea。

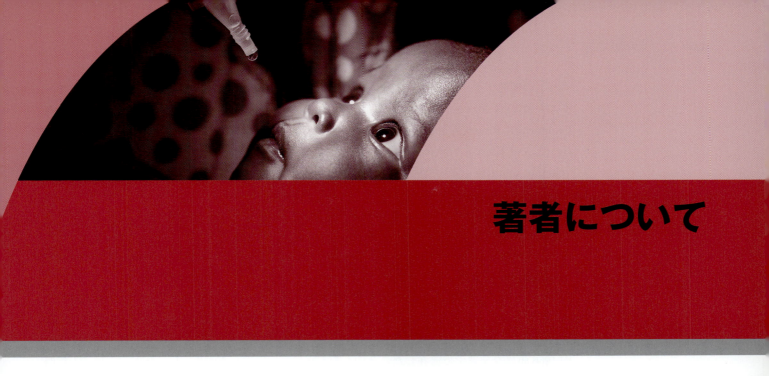

# 著者について

著者のRichard Skolnikは40年以上にわたって教育，健康，開発の分野で活動している，世界で最も経験豊かなグローバルヘルスの教育者の一人です。彼は，イェール大学公衆衛生大学院の健康政策管理学分野の講師を務めており，また同大学の経営管理学大学院の講師でもあります。

イェール大学では学部生のためにグローバルヘルスの入門コースを教え，また感染症対策，保健医療システムの改革，貧困者のアクセスしやすい保健医療システムの改革などの実例を用いたコースのCase Studies in Global Healthも担当しています。そして，同大学経営管理大学院修士課程のHealthcare Executives Courseと公衆衛生大学院でもグローバルヘルスの入門コースを担当しています。

2001～2004年と2009～2011年に，彼はジョージワシントン大学のグローバルヘルス分野の非常勤講師を務め，学部生のために年間に4つのグローバルヘルスの入門コースを提供し，また公衆衛生学修士課程の学生の卒業研究プロジェクトの指導も担当しました。

2005～2006年は，ハーバード大学公衆衛生大学院の，ボツワナ，ナイジェリア，タンザニアにおけるAIDS治療のためのPEPFER（米国大統領エイズ救済緊急計画）プログラムの代表者を務め，2007～2008年に，Population Reference Bureau（PRB）の副代表者を務めました。

そして2014年まではジョージワシントン大学とイェール大学で教鞭をとる一方，コンサルタントとして主にはResults for Development Instituteのカンボジア，インド，ナイジェリアにおけるHIV関連予算に関するプログラムに参加しました。

職歴は非常に国際的であり，1976～2001年の間は世界銀行で働き，最後は南アジア地域における健康と教育のディレクターを務めました。世界銀行における仕事は，低所得国における保健医療システムの開発，家族計画とリプロダクティブヘルス，子どもの健康，感染症のコントロール，栄養などと非常に多岐にわたり，インドでは，結核，HIV，ハンセン病，白内障性失明コントロールに関するプロジェクトにも深く関与しました。

また，この間に，国際レベルでの政策やプログラム開発にも参加し，たとえばSTOP TBの確立や世界ポリオ根絶計画Global Polio Eradication Initiativeの推進に深く関わりました。世界銀行以外でもWHOの多くの結核ワーキンググループへの参加，グローバルファンドの技術評価パネル委員（3期），International AIDS Vaccine Initiative（IAVI）の評価，Global Alliance to Eliminate Leprosyの評価などに関わってきました。

さらに，彼はHarvard Humanitarian Initiative，ハーバード大学の女性の健康に関するプロ

グラムの開発，イェール大学のGlobal Health Leadership Instituteなどにも，アドバイザリーグループのメンバーとして参加し，また米国の国立衛生研究所(NIH)のFogarty CenterのFramework Programを審査する専門家パネルのメンバー，ジョージメイソン大学のCollege of Health and Human Servicesの顧問委員会委員も3年間務め，現在は『Disease Priorities in Developing Countries』という国際的に非常に著名な書籍の編集顧問委員会の委員を務めています。

彼の栄誉としては，ジョージワシントン大学のUndergraduate Public Health Teacher of the Yearに選ばれ，2009年に同大学での「最終講義」シリーズの講師にも選出されています。彼はこれまで数多くの集会でゲストスピーカーとして招待されていますが，2011年の5月，ジョージメイソン大学のCollege of Health and Human Servicesの卒業式における記念講演者commencement speakerを依頼されています。

彼は，オハイオ州のDayton高校を卒業した後，イェール大学で人文科学の学士号を取得し，さらにプリンストン大学のWoodrow Wilson Schoolで，Master of Public Affairsを取得しています。イェール大学在学中は，Experimental Five-Year BA Programでフィリピンに赴き，彼が1966年に交換留学で滞在したことのある家庭に再び滞在しながら，Laoag市の高校で1年間生物学を教えました。イェール大学の卒業時には，Yale-China Associationのフェローシップを得て香港中文大学で2年間教育に携わり，またWoodrow Wilson School在学中には，シンガポールのInstitute of Southeast Asian Studiesでリサーチフェローの機会を得，そこでシンガポールにおける教育とトレーニングに関する1冊の本を出版しています。

彼は，アフリカ，ラテンアメリカ・カリブ海，中東・北アフリカ，南アジア，東南アジアなど様々な地域で働いた経験により，レベルは様々ですが広東語，フランス語，イロカノ語，標準中国語，スペイン語，タガログ語を話すことができます。

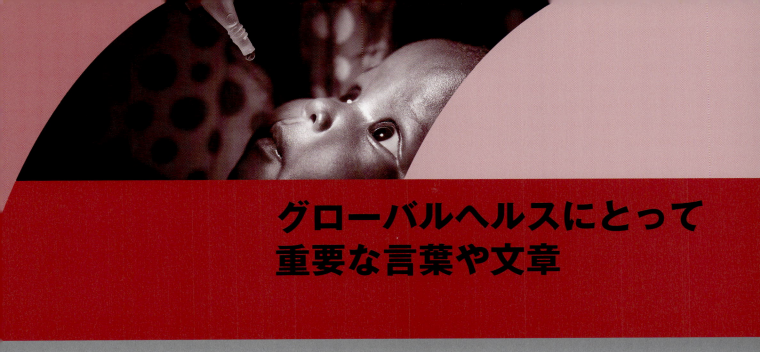

# グローバルヘルスにとって重要な言葉や文章

健康とは単に疾患や病（やまい）がない状態ではなく，人が，完全に，身体的，精神的そして社会的に安寧である状態のことを意味する。達成可能な最高の健康水準を，人種，宗教，政治的信条，経済あるいは社会状態にかかわらず等しく享受することは，人間の基本的権利である。
　　　　　　　　　　　　　　世界保健機関（WHO）[*1]

公衆衛生とは，…人間の健康の防御と促進のための組織的な取り組みを意味し，環境，疾病コントロール，医療の提供，健康教育・プロモーションを含む包括的概念である。
　　　　　　Health and Behavioural Change 研究ユニット，
　　　　　　　　　　　　　　　　　　　　　エジンバラ大学[*2]

公衆衛生とは健康を促進するための科学とアートであり，そしてそれは健康，社会，精神，スピリット，身体などあらゆる面での安寧が関係し合うプロセスだという認識に基づく。また，公衆衛生的行動は，健康は個人，コミュニティ，社会全体にとっての基本的な資源であり，その増進，維持，防御のために適切な投資がなされねばならないという理解に立って行われる。
　　　　　　　　　　　イローナ・キックブッシュ Ilona Kickbusch

予防は治療に勝る。
　　　　　　　　　　　デジデリウス・エラスムス Desiderius Erasmus

あらゆる患者は，自らの"内なる医師"を有している。
　　　　　　　　　　　アルバート・シュバイツァー Albert Schweitzer

未来の医師は薬を渡す代わりに，患者が自分に必要な身体のケアや食事，病気の予防や原因を理解できるようにしてくれるだろう。
　　　　　　　　　　　トーマス・エジソン Thomas A. Edison

医療におけるいかなる不平等も不公正も，悲劇的で非人道的だ。
　　　　　　　　　　　マーチン・ルーサー・キング Martin Luther King, Jr.

真の富とは，金や銀ではなく，健康である。
　　　　　　　　　　　マハトマ・ガンジー Mohandas K. (Mahatma) Gandhi

…健康の階級差は，（低階級の人々では）人生が短く，かつその質が悪いという意味で，2重の不公正を意味している。
　　　　　　　　　　　リチャード・ウイルキンソン Richard G. Wilkinson

かつて病気との闘いを担っていたのは医師であったが，今やそれは，社会全体である。
　　　　　　　　　　　スーザン・ソンタク Susan Sontag

健康とは，その人の周りで流行っている病気を含めた概念である。
　　　　　　　　　　　クェンチン・クリスプ Quentin Crisp

健康に関する本を読むときはよほど気をつけなければならない。なにしろ，ミスプリントで死ぬ可能性があるからだ。
　　　　　　　　　　　マーク・トーエン Mark Twain

---

[*1] World Health Organization. (2015). *Constitution of WHO: principles.* http://www.who.int/about/mission/en/ よりアクセス
[*2] Research Unit in Health and Behavioural Change, University of Edinburgh. (1995). *Changing the Public Health.* Chichester: John Wiley & Sons.

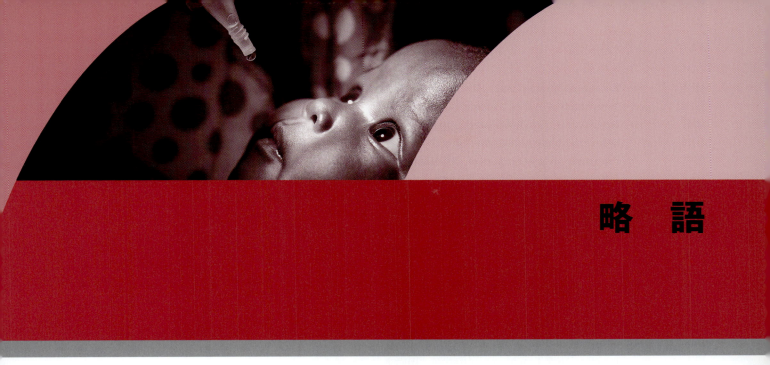

# 略　語

| | | |
|---|---|---|
| ADB | Asian Development Bank | アジア開発銀行 |
| AfDB | African Development Bank | アフリカ開発銀行 |
| AIDS | acquired immune deficiency syndrome | 後天性免疫不全症候群 |
| APOC | African Programme for Onchocerciasis Control | アフリカオンコセルカ症制圧計画 |
| ARI | acute respiratory infection | 急性呼吸器感染症 |
| ART | antiretroviral therapy | 抗 HIV 療法 |
| AusAID | Australian Agency for International Development | オーストラリア国際開発庁 |
| BCG | Bacillus Calmette-Guérin (the tuberculosis vaccine) | カルメット–ゲラン桿菌〔結核ワクチン〕 |
| BMI | body mass index | 体格指数 |
| BOD | burden of disease | 疾病負荷 |
| CDC | The U.S. Centers for Disease Control and Prevention | 米国疾病管理予防センター |
| CFR | case fatality ratio | 致死率 |
| CHE | complex humanitarian emergency | 人道緊急事態 |
| CMR | crude mortality rate | 粗死亡率 |
| CVD | cardiovascular disease | 心血管系疾患 |
| DALY | disability-adjusted life year | 障害調整生存年数 |
| DANIDA | Danish International Development Agency | デンマーク国際開発事業団 |
| DFID | Department for International Development of the United Kingdom | 英国国際開発局 |
| DHS | Demographic and Health Survey | 人口保健調査 |
| DTP | diphtheria, tetanus, and pertussis | ジフテリア，破傷風，百日咳 |
| EPI | Expanded Program on Immunization | 拡大予防接種プログラム |
| EU | European Union | 欧州連合 |
| FAO | Food and Agriculture Organization of the United Nations | 国連食糧農業機関 |
| Gavi | The Vaccine Alliance | ワクチンアライアンス |
| GBD | *Global Burden of Disease Study 2010* | 世界疾病負荷研究 2010 |
| GDP | gross domestic product | 国内総生産 |
| GNP | gross national product | 国民総生産 |
| GOBI | growth monitoring, oral rehydration, breastfeeding, and immunization | 成長記録，経口補水，母乳哺育，予防接種 |
| HALE | health-adjusted life expectancy | 健康度調整平均寿命 |
| Hib | *Haemophilus influenzae* type b | インフルエンザ b 型菌 |
| HIV | human immunodeficiency virus | ヒト免疫不全ウイルス（エイズウイルス） |

| | | |
|---|---|---|
| HPV | human papillomavirus | ヒトパピローマ（乳頭腫）ウイルス |
| IAVI | International AIDS Vaccine Initiative | 国際エイズワクチンイニシアティブ |
| IDB | Inter-American Development Bank | 米州開発銀行 |
| IDD | iodine deficiency disorder | ヨード欠乏症 |
| IDP | internally displaced person | 国内避難民 |
| IEC | information, education, and communication | 情報・教育・伝達 |
| IFFIm | International Financing Facility for Immunisation | 予防接種のための国際金融ファシリティ |
| IHD | ischemic heart disease | 虚血性心疾患 |
| IMCI | integrated management of childhood illness | 小児期疾患の統合的管理 |
| IMF | International Monetary Fund | 国際通貨基金 |
| IMR | infant mortality rate | 乳児死亡率 |
| IND | investigational new drug | 治験新薬 |
| IPT | intermittent preventive treatment | 間欠的予防治療 |
| IQ | intelligence quotient | 知能指数 |
| IRB | institutional review board | 倫理委員会 |
| ITI | International Trachoma Initiative | 国際トラコーマイニシアティブ |
| ITN | insecticide-treated bednet | 薬剤処理蚊帳 |
| IUD | intrauterine device | 子宮内避妊器具 |
| LMIC | low- and middle-income countries | 低・中所得国 |
| MCH | maternal and child health | 母子保健 |
| MDG | Millennium Development Goals | ミレニアム開発目標 |
| MDR | multidrug resistant | 多剤耐性 |
| MI | The Micronutrient Initiative | 微量栄養素イニシアティブ |
| MMR | maternal mortality rate | 妊産婦死亡率 |
| MSF | Doctors Without Borders（Médicins Sans Frontières in French） | 国境なき医師団 |
| NCD | noncommunicable disease | 非感染性疾患 |
| NGO | nongovernmental organization | 非政府組織 |
| NID | National Immunization Day | 国際予防接種デー |
| NNMR | neonatal mortality rate | 新生児死亡率 |
| NTD | neglected tropical disease | 顧みられない熱帯病 |
| OCP | Onchocerciasis Control Program | オンコセルカ症コントロールプログラム |
| OPV | oral polio vaccine | 経口ポリオワクチン |
| ORS | oral rehydration solution | 経口補水液 |
| ORT | oral rehydration therapy | 経口補水療法 |
| PAHO | Pan American Health Organization | 汎米保健機関 |
| PDP | product development partnership | 製品開発パートナーシップ |
| PEPFAR | President's Emergency Plan for AIDS Relief | 米国大統領エイズ救済緊急計画 |
| PHC | primary health care | プライマリヘルスケア |
| PMTCT | prevention of mother-to-child transmission | 母子感染予防 |
| PPP | public-private partnership | 官民パートナーシップ |
| RBM | Roll Back Malaria | ロールバックマラリア |
| RTI | road traffic injury | 交通外傷 |
| SDG | sustainable development goal | 持続可能開発目標 |
| SIDA | Swedish International Development Cooperation Agency | スウェーデン国際開発庁 |
| SSB | sugar-sweetened beverage | 加糖飲料 |
| STI | sexually transmitted infection | 性感染症 |
| TB | tuberculosis | 結核 |
| TBA | traditional birth attendant | 伝統的助産師（産婆） |
| TFR | total fertility rate | 合計特殊出生率 |
| TRIPS | Agreement on Trade-Related Aspects of Intellectual Property Rights | |

|  |  |  |
|---|---|---|
|  |  | 知的所有権の貿易関連の側面に関する協定 |
| UN | United Nations | 国際連合 |
| UNAIDS | Joint United Nations Programme on HIV/AIDS | 国連合同エイズ計画 |
| UNDP | United Nations Development Programme | 国連開発計画 |
| UNFPA | United Nations Family Planning Association | 国連人口基金 |
| UNICEF | United Nations Children's Fund | 国連児童基金 |
| USAID | U.S. Agency for International Development | 米国国際開発庁 |
| WFP | World Food Program | 世界食糧計画 |
| WHA | World Health Assembly of the World Health Organization | 世界保健会総会 |
| WHO | World Health Organization | 世界保健機関 |
| WTO | World Trade Organization | 世界貿易機関 |
| YLD | years lived with disability | 障害による損失年数 |
| YLL | years of life lost | 損失生命年数 |

## 注 意

本書に記載した情報に関しては，正確を期し，一般臨床で広く受け入れられている方法を記載するよう注意を払った。しかしながら，著者，監訳者，編訳者，訳者ならびに出版社は，本書の情報を用いた結果生じたいかなる不都合に対しても責任を負うものではない。本書の内容の特定な状況への適用に関しての責任は，医師各自のうちにある。

　著者，監訳者，編訳者，訳者ならびに出版社は，本書に記載した薬物の選択，用量については，出版時の最新の推奨，および臨床状況に基づいていることを確認するよう努力を払っている。しかし，医学は日進月歩で進んでおり，政府の規制は変わり，薬物療法や薬物反応に関する情報は常に変化している。読者は，薬物の使用に当たっては個々の薬物の添付文書を参照し，適応，用量，付加された注意・警告に関する変化を常に確認することを怠ってはならない。これは，推奨された薬物が新しいものであったり，汎用されるものではない場合に，特に重要である。

## 監訳者

**木原 正博** 京都大学グローバルヘルス学際融合ユニット・ユニット長
(京都大学大学院医学研究科社会健康医学系専攻社会疫学分野 教授)

**木原 雅子** 京都大学グローバルヘルス学際融合ユニット准教授
(京都大学大学院医学研究科社会健康医学系専攻社会疫学分野 准教授)

## 編訳者

**Patou Musumari Masika** 京都大学グローバルヘルス学際融合ユニット及び医学研究科社会健康医学系専攻社会疫学分野特任助教
**Teeranee Techasrivichien** 京都大学グローバルヘルス学際融合ユニット及び医学研究科社会健康医学系専攻社会疫学分野特定助教
**S Pilar Suguimoto** 京都大学グローバルヘルス学際融合ユニット及び医学部医学教育・国際化推進センター講師
**Fatima Moraima Flores Solis** 京都大学大学院医学研究科社会健康医学系専攻国際化推進室チーフオフィサー

(肩書は翻訳時点)

## 翻訳者

(学年,所属等は翻訳時点)

| 京都大学大学院医学研究科医学専攻社会疫学分野 | | |
|---|---|---|
| 立山由紀子 | 博士課程2回生 | 第13章,第19章 |
| 本多由起子 | 博士課程平成29年卒,横浜市立大学グローバル都市協力研究センター特任助教 | 第10章 |
| 京都大学大学院医学研究科社会健康医学系専攻社会疫学分野 | | |
| 森重 裕子 | 博士後期課程平成26年卒 | 第10章 |
| 大林由香里 | 博士後期課程1回生 | 第7章,第19章 |
| 髙橋詩野美 | 専門職学位課程2年生 | 第6章,第16章,第19章 |
| 黄 智暎 | 専門職学位課程2年生 | 第3章 |
| 高士 直己 | 専門職学位課程2年生 | 第2章,第19章 |
| 鈴木 節子 | 専門職学位課程2年生 | 第10章,第19章 |
| 京都大学医学部医学科 | | |
| 清水 啓介 | 平成28年卒,八戸市立市民病院,医師 | 第3章 |
| 辻 利佳子 | 平成28年卒,洛和会丸太町病院,医師 | 第18章 |
| 石田憲太郎 | 平成28年卒,日本赤十字社和歌山医療センター,医師 | 第9章 |
| 比谷 里美 | 6回生 | 第8章 |
| 池尻 達紀 | 5回生 | 第17章 |
| 森川翔太郎 | 5回生 | 第1章 |
| 新屋 祐希 | 5回生 | 第4章 |
| 中田 愛 | 5回生 | 第4章 |
| 森藤 彬仁 | 5回生 | 第5章 |
| 千田 晃嘉 | 4回生(学部生翻訳チームリーダー) | 第12章 |
| 岸 晃生 | 3回生 | 第6章 |
| 川竹 絢子 | 3回生 | 第11章 |

| | | |
|---|---|---|
| 永松 果林 | 2回生 | 第9章 |
| 外山 尚吾 | 2回生 | 第13章 |
| 京都大学大学院医学研究科人間健康科学系専攻看護科学コース | | |
| 東海 慶音 | 1回生 | 第18章 |
| 前野 実香 | 1回生 | 第18章 |
| 京都大学医学部人間健康学科看護学専攻 | | |
| 高橋 大地 | 4回生 | 第15章 |
| 渡辺真理子 | 3回生 | 第1章 |
| 花田 彩愛 | 3回生 | 第2章 |
| 京都薬科大学薬学部 | | |
| 茅 薇蕾 | 6回生 | 第2章 |
| 高槻高等学校 | | |
| 工藤 剛 | 副校長・英語科 | 第14章 |
| 田中 佑欣 | 2年生 | 第14章 |
| 中井 彗太 | 2年生 | 第14章 |
| 山本 祐爾 | 2年生 | 第14章 |

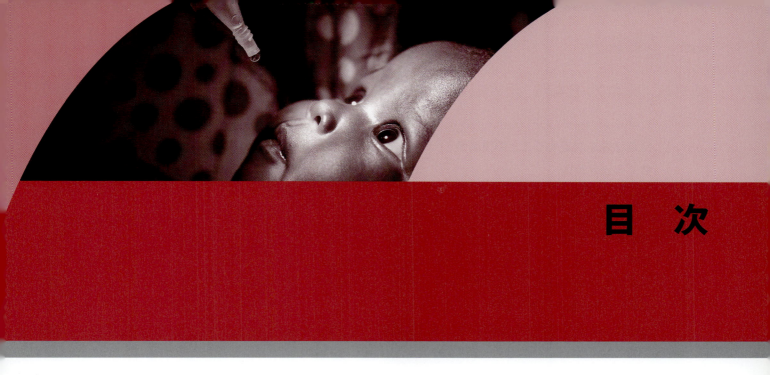

# 目　次

## 第 I 部　グローバルヘルスの概念，測定指標，そして健康と開発の関係 …… 1

### 第 1 章　グローバルヘルスとは何か——その概念と目標 …… 3

- ビネット …… 3
- なぜグローバルヘルスを学ぶのか …… 4
- 健康，公衆衛生，グローバルヘルスについて …… 5
  - 健康とは …… 5
  - 公衆衛生（パブリックヘルス）とは …… 5
  - グローバルヘルスとは …… 6
- グローバルヘルスにおける重要な概念 …… 7
- 本書におけるデータの構成 …… 7
- ミレニアム開発目標 …… 8
- ケーススタディ …… 10
- 天然痘根絶——最大の成功例 …… 11
  - 背　景 …… 11
  - 介　入 …… 11
  - インパクト …… 12
  - 費用対効果 …… 12
  - 得られた教訓 …… 12
- メインメッセージ …… 13
- 復習問題 …… 14
- 引用文献 …… 15

xxxi

## 第 2 章　健康の決定要因，測定指標，およびその動向　　17

ビネット　　17
健康状態を測定することの重要性　　18
健康の決定要因　　18
主な健康指標　　20
人口動態登録　　23
疾病負荷の測定　　23
疾病負荷のデータ　　26
　疾病負荷のパターンとその動向　　26
　死亡と疾病負荷の主な原因　　26
　1990〜2010 年にかけての死亡と疾病負荷の動向　　28
　地域別の死亡と疾病負荷の原因　　28
　年齢別の死因　　28
　性別の死亡と疾病負荷の原因　　28
　国の内部での死亡と疾病負荷　　36
リスク要因　　36
人口問題と健康　　36
　人口増加　　38
　人口の高齢化　　38
　都市化　　38
　人口デバイド　　38
　人口転換　　39
　疫学転換　　39
健康状態の向上　　40
疾病負荷：将来の展望　　41
　経済発展　　42
　科学技術の進歩　　42
　気候変動　　42
　政治的安定性　　42
　新興・再興感染症　　42
　疾病負荷の将来予測　　42
健康向上のために取り組むべき開発上の課題　　44
政策とプログラムの概要　　45
　インドの Million Death Study　　45
ケーススタディ　　46
　インド・ケララ州　　46
メインメッセージ　　47
復習問題　　49
引用文献　　50

## 第 3 章　健康，教育，貧困，および経済 ……………………………………………… 53

- ビネット …………………………………………………………………………… 53
- はじめに …………………………………………………………………………… 53
- 健康，教育，生産性，貧困の相互関係 ………………………………………… 54
  - 健康と教育 …………………………………………………………………… 54
  - 健康，生産性，収入 ………………………………………………………… 55
  - 健康，病気に伴うコスト，貧困 …………………………………………… 55
- 健康格差 …………………………………………………………………………… 55
  - 国家間の健康格差 …………………………………………………………… 57
  - 国内の健康格差 ……………………………………………………………… 57
  - 健康格差と居住地域 ………………………………………………………… 57
  - 健康格差と収入 ……………………………………………………………… 58
  - 健康格差とジェンダー ……………………………………………………… 59
  - 健康格差と民族 ……………………………………………………………… 59
  - その他の社会から疎外された人々における健康格差 …………………… 60
  - 財政上の公正性 ……………………………………………………………… 60
  - 健康格差についてのまとめ ………………………………………………… 60
- 保健医療への支出とアウトカム ………………………………………………… 61
- 健康に対する公的支出と民間支出 ……………………………………………… 62
- 保健医療施策の費用対効果 ……………………………………………………… 63
- 健康と開発 ………………………………………………………………………… 64
- 政策とプログラムの概要 ………………………………………………………… 65
  - 健康の公平性と LGBT の人々 ……………………………………………… 65
- ケーススタディ …………………………………………………………………… 66
  - アジアとサハラ以南アフリカにおけるメジナ虫への挑戦 ……………… 66
- メインメッセージ ………………………………………………………………… 68
- 復習問題 …………………………………………………………………………… 69
- 引用文献 …………………………………………………………………………… 70

# 第Ⅱ部　グローバルヘルスに共通するテーマ …………………………………… 73

## 第 4 章　グローバルヘルスにおける倫理と人権 ………………………………… 75

- ビネット …………………………………………………………………………… 75
- グローバルヘルスにおける倫理と人権の問題の重要性 ……………………… 75
- 健康と人権の基礎 ………………………………………………………………… 76
- 人権問題の事例 …………………………………………………………………… 77
  - 人権に基づく健康へのアプローチ ………………………………………… 77

人権の限界 ……………………………………………………………………… 78
　　　人権とHIV/AIDS ………………………………………………………………… 78
　　人を対象とする研究 ……………………………………………………………… 79
　　　研究倫理が問題となった研究の事例 ……………………………………………… 79
　　倫理ガイドラインについての研究 ………………………………………………… 81
　　　ニュルンベルク綱領 ……………………………………………………………… 81
　　　ヘルシンキ宣言 …………………………………………………………………… 81
　　　ベルモントレポート ……………………………………………………………… 82
　　人を対象とする研究の倫理性の評価 ……………………………………………… 82
　　　低・中所得国における研究 ……………………………………………………… 84
　　　人を対象とした研究の現況 ……………………………………………………… 85
　　保健医療に投資する際の倫理的問題 ……………………………………………… 85
　　　限られた資源を配分する場合の原則 …………………………………………… 86
　　　プロセスの公正性 ………………………………………………………………… 87
　　将来の課題 …………………………………………………………………………… 87
　　復習問題 ……………………………………………………………………………… 89
　　引用文献 ……………………………………………………………………………… 90

# 第5章　保健医療システム … 93

　　ビネット ……………………………………………………………………………… 93
　　はじめに ……………………………………………………………………………… 93
　　保健医療システムとは何か ………………………………………………………… 94
　　保健医療システムの機能 …………………………………………………………… 96
　　保健医療システムの構成 …………………………………………………………… 98
　　　保健医療サービスの分類 ………………………………………………………… 98
　　　医療のレベル ……………………………………………………………………… 100
　　プライマリヘルスケア―アルマアタ宣言から現在 ……………………………… 100
　　公的セクター，民間セクター，そしてNGO（非政府組織）の役割 …………… 101
　　保健医療分野における支出 ………………………………………………………… 102
　　保健医療システムのいくつかの事例 ……………………………………………… 102
　　　高所得国 …………………………………………………………………………… 102
　　　高中所得国 ………………………………………………………………………… 104
　　　低中所得国 ………………………………………………………………………… 105
　　保健医療セクターにおける重要な問題 …………………………………………… 106
　　　人口学的変化と疫学的変化 ……………………………………………………… 107
　　　管　理 ……………………………………………………………………………… 107
　　　人的資源に関する問題 …………………………………………………………… 108
　　　医療の質 …………………………………………………………………………… 108
　　　保健医療システムへの資金配分 ………………………………………………… 108
　　　経済的保護とユニバーサルカバレッジ ………………………………………… 109

|  アクセスと公平性 · · · · · · · · · · · · · · · · · · · · · · · · · · · · · · · · · · · · · · · · · · · · · · · · · · · · · · · · · · · · · · · · · · · · · · · · · · · · · · · · · · · · · · · · · · · · · · · · · · · · · · · · · *109*

保健医療セクターにおける重要な問題への対処 · · · · · · · · · · · · · · · · · · · · · · · · · · · · · · · · · · · · · · · · · · · · · · · · · · · · · · · · · · · · · · · · *109*

|  人口学的, 疫学的変化 · · · · · · · · · · · · · · · · · · · · · · · · · · · · · · · · · · · · · · · · · · · · · · · · · · · · · · · · · · · · · · · · · · · · · · · · · · · · · · · · · · *109*
|  管　理 · · · · · · · · · · · · · · · · · · · · · · · · · · · · · · · · · · · · · · · · · · · · · · · · · · · · · · · · · · · · · · · · · · · · · · · · · · · · · · · · · · · · · · · · · · · · · · · · · · · · · · · · · · · · · · · · · · · *109*
|  人的資源 · · · · · · · · · · · · · · · · · · · · · · · · · · · · · · · · · · · · · · · · · · · · · · · · · · · · · · · · · · · · · · · · · · · · · · · · · · · · · · · · · · · · · · · · · · · · · · · · · · · · · · · · · · · · · · · *110*
|  医療サービスへの財政措置 · · · · · · · · · · · · · · · · · · · · · · · · · · · · · · · · · · · · · · · · · · · · · · · · · · · · · · · · · · · · · · · · · · · · · · · · · · · · · · · · *110*
|  経済的保護とユニバーサルカバレッジ · · · · · · · · · · · · · · · · · · · · · · · · · · · · · · · · · · · · · · · · · · · · · · · · · · · · · · · · · · · · · · · · · · · *111*
|  アクセスと公平性 · · · · · · · · · · · · · · · · · · · · · · · · · · · · · · · · · · · · · · · · · · · · · · · · · · · · · · · · · · · · · · · · · · · · · · · · · · · · · · · · · · · · · · · · · · · · · · · · · · · · · · · · · *111*
|  医療の質 · · · · · · · · · · · · · · · · · · · · · · · · · · · · · · · · · · · · · · · · · · · · · · · · · · · · · · · · · · · · · · · · · · · · · · · · · · · · · · · · · · · · · · · · · · · · · · · · · · · · · · · · · · · · · · · *111*
|  プライマリヘルスケアの提供 · · · · · · · · · · · · · · · · · · · · · · · · · · · · · · · · · · · · · · · · · · · · · · · · · · · · · · · · · · · · · · · · · · · · · · · · · · · · · · · · *111*

政策とプログラムの概要 · · · · · · · · · · · · · · · · · · · · · · · · · · · · · · · · · · · · · · · · · · · · · · · · · · · · · · · · · · · · · · · · · · · · · · · · · · · · · · · · · · · · · · · · · · · *113*

|  ユニバーサルヘルスカバレッジ · · · · · · · · · · · · · · · · · · · · · · · · · · · · · · · · · · · · · · · · · · · · · · · · · · · · · · · · · · · · · · · · · · · · · · · · · · · · · · *113*
|  ルワンダ―医療サービスに対する経済的障壁を減らし，カバレッジと質の向上に成功 · · · · · · · · · · · · · · · *115*
|  タイにおける皆保険化 · · · · · · · · · · · · · · · · · · · · · · · · · · · · · · · · · · · · · · · · · · · · · · · · · · · · · · · · · · · · · · · · · · · · · · · · · · · · · · · · · · · · · · · · · · · · · *116*
|  医療サービスの外部委託 · · · · · · · · · · · · · · · · · · · · · · · · · · · · · · · · · · · · · · · · · · · · · · · · · · · · · · · · · · · · · · · · · · · · · · · · · · · · · · · · · · · · · · · · *117*
|  成果主義的資金配分 · · · · · · · · · · · · · · · · · · · · · · · · · · · · · · · · · · · · · · · · · · · · · · · · · · · · · · · · · · · · · · · · · · · · · · · · · · · · · · · · · · · · · · · · · · · · · · · *118*
|  医薬品 · · · · · · · · · · · · · · · · · · · · · · · · · · · · · · · · · · · · · · · · · · · · · · · · · · · · · · · · · · · · · · · · · · · · · · · · · · · · · · · · · · · · · · · · · · · · · · · · · · · · · · · · · · · · · · · · · · · *119*
|  必須外科治療 · · · · · · · · · · · · · · · · · · · · · · · · · · · · · · · · · · · · · · · · · · · · · · · · · · · · · · · · · · · · · · · · · · · · · · · · · · · · · · · · · · · · · · · · · · · · · · · · · · · · · · · · · *122*

ケーススタディ · · · · · · · · · · · · · · · · · · · · · · · · · · · · · · · · · · · · · · · · · · · · · · · · · · · · · · · · · · · · · · · · · · · · · · · · · · · · · · · · · · · · · · · · · · · · · · · · · · · · · · · · · · · *125*

|  事例1―バングラデシュにおける下痢症との闘い · · · · · · · · · · · · · · · · · · · · · · · · · · · · · · · · · · · · · · · · · · · · · · · · · · · · · · · · · · · · · *125*
|  事例2―草の根レベルでサービスを統合する · · · · · · · · · · · · · · · · · · · · · · · · · · · · · · · · · · · · · · · · · · · · · · · · · · · · · · · · · · · · · · · · · · *126*
|  事例3―タンザニアでのコミュニティ医療サービスの強化 · · · · · · · · · · · · · · · · · · · · · · · · · · · · · · · · · · · · · · · · · · · · · · · · · *128*

メインメッセージ · · · · · · · · · · · · · · · · · · · · · · · · · · · · · · · · · · · · · · · · · · · · · · · · · · · · · · · · · · · · · · · · · · · · · · · · · · · · · · · · · · · · · · · · · · · · · · · · · · · · · · · · · *129*

復習問題 · · · · · · · · · · · · · · · · · · · · · · · · · · · · · · · · · · · · · · · · · · · · · · · · · · · · · · · · · · · · · · · · · · · · · · · · · · · · · · · · · · · · · · · · · · · · · · · · · · · · · · · · · · · · · · · · · · · · · · · *131*

引用文献 · · · · · · · · · · · · · · · · · · · · · · · · · · · · · · · · · · · · · · · · · · · · · · · · · · · · · · · · · · · · · · · · · · · · · · · · · · · · · · · · · · · · · · · · · · · · · · · · · · · · · · · · · · · · · · · · · · · · · · · *132*

# 第6章　文化と健康　　*135*

ビネット · · · · · · · · · · · · · · · · · · · · · · · · · · · · · · · · · · · · · · · · · · · · · · · · · · · · · · · · · · · · · · · · · · · · · · · · · · · · · · · · · · · · · · · · · · · · · · · · · · · · · · · · · · · · · · · · · · · · · · · · · *135*

健康に対する文化の重要性 · · · · · · · · · · · · · · · · · · · · · · · · · · · · · · · · · · · · · · · · · · · · · · · · · · · · · · · · · · · · · · · · · · · · · · · · · · · · · · · · · · · · · · · · · · · · · · · *136*

文化の概念 · · · · · · · · · · · · · · · · · · · · · · · · · · · · · · · · · · · · · · · · · · · · · · · · · · · · · · · · · · · · · · · · · · · · · · · · · · · · · · · · · · · · · · · · · · · · · · · · · · · · · · · · · · · · · · · · · · · · · *136*

健康信念と行動 · · · · · · · · · · · · · · · · · · · · · · · · · · · · · · · · · · · · · · · · · · · · · · · · · · · · · · · · · · · · · · · · · · · · · · · · · · · · · · · · · · · · · · · · · · · · · · · · · · · · · · · · · · · · · · *137*

|  病気の捉え方 · · · · · · · · · · · · · · · · · · · · · · · · · · · · · · · · · · · · · · · · · · · · · · · · · · · · · · · · · · · · · · · · · · · · · · · · · · · · · · · · · · · · · · · · · · · · · · · · · · · · · · · · · *137*
|  疾患の捉え方 · · · · · · · · · · · · · · · · · · · · · · · · · · · · · · · · · · · · · · · · · · · · · · · · · · · · · · · · · · · · · · · · · · · · · · · · · · · · · · · · · · · · · · · · · · · · · · · · · · · · · · · · · *137*
|  民族の病気 · · · · · · · · · · · · · · · · · · · · · · · · · · · · · · · · · · · · · · · · · · · · · · · · · · · · · · · · · · · · · · · · · · · · · · · · · · · · · · · · · · · · · · · · · · · · · · · · · · · · · · · · · · · *138*
|  病気の予防 · · · · · · · · · · · · · · · · · · · · · · · · · · · · · · · · · · · · · · · · · · · · · · · · · · · · · · · · · · · · · · · · · · · · · · · · · · · · · · · · · · · · · · · · · · · · · · · · · · · · · · · · · · · *138*
|  病気の診断と治療，保健医療サービスの利用 · · · · · · · · · · · · · · · · · · · · · · · · · · · · · · · · · · · · · · · · · · · · · · · · · · · · · · · · · · · · · · · · *139*
|  医術者 · · · · · · · · · · · · · · · · · · · · · · · · · · · · · · · · · · · · · · · · · · · · · · · · · · · · · · · · · · · · · · · · · · · · · · · · · · · · · · · · · · · · · · · · · · · · · · · · · · · · · · · · · · · · · · · · · · · *139*

健康行動と行動変容 · · · · · · · · · · · · · · · · · · · · · · · · · · · · · · · · · · · · · · · · · · · · · · · · · · · · · · · · · · · · · · · · · · · · · · · · · · · · · · · · · · · · · · · · · · · · · · · · · · · · · · · *140*

|  健康行動の改善 · · · · · · · · · · · · · · · · · · · · · · · · · · · · · · · · · · · · · · · · · · · · · · · · · · · · · · · · · · · · · · · · · · · · · · · · · · · · · · · · · · · · · · · · · · · · · · · · · · · · · · · *140*

行動変容の理解とその実現 · · · · · · · · · · · · · · · · · · · · · · · · · · · · · · · · · · · · · · · · · · · · · · · · · · · · · · · · · · · · · · · · · · · · · · · · · · · · · · · · · · · · · · · · · · · · · · *142*

行動の理解 …………………………………………………………………………………… 142
　　　健康行動の変容 ………………………………………………………………………………… 143
　社会影響アセスメント ……………………………………………………………………………… 145
　政策とプログラムの概要 …………………………………………………………………………… 146
　　　事例1──ブルンジにおける授乳 ……………………………………………………………… 146
　　　事例2──インドのポリオワクチン接種 ……………………………………………………… 147
　　　事例3──ペルーの出産サービス ……………………………………………………………… 148
　　　事例4──メキシコの条件付き現金給付プログラム ………………………………………… 149
　　　事例5── Care Group モデル ………………………………………………………………… 150
　　　事例6──エボラと文化 ………………………………………………………………………… 152
　メインメッセージ …………………………………………………………………………………… 154
　復習問題 ……………………………………………………………………………………………… 155
　引用文献 ……………………………………………………………………………………………… 156

# 第Ⅲ部　疾病負荷 …………………………………………………………………………… 159

## 第7章　健康と環境 …………………………………………………………………………… 161

　ビネット ……………………………………………………………………………………………… 161
　環境保健の重要性 …………………………………………………………………………………… 161
　鍵となる概念 ………………………………………………………………………………………… 162
　環境に関連する重要な疾病負荷 …………………………………………………………………… 163
　　　屋内大気汚染 …………………………………………………………………………………… 163
　　　屋外大気汚染 …………………………………………………………………………………… 164
　　　水，し尿処理，衛生行動 ……………………………………………………………………… 164
　環境関連疾病による疾病負荷 ……………………………………………………………………… 165
　　　屋内大気汚染 …………………………………………………………………………………… 165
　　　屋外大気汚染 …………………………………………………………………………………… 166
　　　水，し尿処理，衛生行動 ……………………………………………………………………… 166
　重要な環境保健問題のコストと影響 ……………………………………………………………… 167
　疾病負荷を減少させるために ……………………………………………………………………… 167
　　　屋外大気汚染 …………………………………………………………………………………… 167
　　　屋内大気汚染 …………………………………………………………………………………… 168
　　　し尿処理 ………………………………………………………………………………………… 168
　　　水の供給 ………………………………………………………………………………………… 169
　　　衛生行動 ………………………………………………………………………………………… 170
　　　水，し尿処理，衛生行動促進への投資の統合 ……………………………………………… 170
　政策とプログラムの概要 …………………………………………………………………………… 170

石鹸を用いた手洗い行動の促進事業—セネガル ... 171
　　　Total Sanitation and Sanitation Market—インドネシアの東ジャワ ... 172
　　　ヒ素中毒—バングラデシュ ... 173
　　　気候変動と健康 ... 174
　将来の課題 ... 176
　メインメッセージ ... 176
　復習問題 ... 178
　引用文献 ... 179

# 第 8 章　栄養とグローバルヘルス ... 181

　ビネット ... 181
　栄養の重要性 ... 181
　定義と用語 ... 183
　栄養に関するデータ ... 183
　栄養状態の決定要因 ... 183
　　栄養状態 ... 183
　　過体重と肥満 ... 185
　栄養状態の計測 ... 187
　重要な栄養問題 ... 187
　　子どもと妊婦に必要な栄養 ... 187
　　ビタミン A ... 189
　　ヨウ素 ... 189
　　鉄 ... 189
　　亜　鉛 ... 190
　　葉酸とカルシウム ... 190
　　肥満と非感染性疾患 ... 190
　　脂　質 ... 190
　　塩　分 ... 190
　　砂　糖 ... 190
　　食物繊維と精製された炭水化物 ... 190
　ライフステージと必要な栄養素 ... 190
　　妊娠と出生体重 ... 190
　　乳児期と幼児期 ... 191
　　思春期 ... 191
　　成人期と老年期 ... 191
　世界の栄養事情 ... 191
　　栄養不足 ... 191
　　低出生体重 ... 192
　　るい瘦 ... 192
　　発育不良 ... 192

一部の微量栄養素欠乏 ............................................................ *192*
　　　栄養不足と死亡の関連 ............................................................ *193*
　　　肥満と過体重 ................................................................................ *194*
　栄養，健康，経済成長 ............................................................ *195*
　政策とプログラムの概要 ........................................................ *196*
　　　微量栄養素欠乏の改善に向けたネパールの取り組み ........ *196*
　　　ケニアでの食品の栄養強化におけるRapid Result Initiativeの活動 .... *197*
　　　グアテマラにおける子どもへの栄養補助と成人の生産性 ........ *198*
　　　韓国での伝統食のプロモーション ........................................ *198*
　　　ブラジル─運動推進のためのAgita São Pauloプログラム ........ *199*
　　　フィンランドの塩分の消費削減を目的としたラベルの使用 ........ *200*
　ケーススタディ .............................................................................. *200*
　　　インドのTamil Nadu .................................................................. *200*
　　　中国でのヨウ素不足への挑戦 .................................................. *201*
　将来の栄養問題 .............................................................................. *202*
　　　栄養不足 ...................................................................................... *203*
　　　過体重と肥満 ............................................................................ *204*
　メインメッセージ .......................................................................... *205*
　　　栄養不足 ...................................................................................... *205*
　　　肥満と過体重 ............................................................................ *206*
　復習問題 .............................................................................................. *208*
　引用文献 .............................................................................................. *209*

# 第9章　女性と健康 ................................................................ *215*

　ビネット .............................................................................................. *215*
　女性の健康の重要性 .................................................................... *216*
　重要な用語の定義 ........................................................................ *216*
　女性の健康の決定要因 ................................................................ *217*
　　　生物学的決定要因 .................................................................... *217*
　　　社会的決定要因 ........................................................................ *218*
　女性の健康問題 .............................................................................. *218*
　　　性選別的中絶 ............................................................................ *219*
　　　女性器切除 ................................................................................ *219*
　　　性感染症 ...................................................................................... *219*
　　　女性への暴力や性的虐待 ........................................................ *220*
　　　妊産婦の罹病と死亡 ................................................................ *220*
　　　安全でない中絶 ........................................................................ *221*
　　　産科的瘻孔 ................................................................................ *222*
　男女の健康上の重要な違い ........................................................ *222*
　女性の健康問題に伴うコスト .................................................... *222*

### 政策とプログラムの概要 ……………………………………………………………… 223
- セネガルにおける女性器切除への取り組み ………………………………… 223
- インドの Tamil Nadu 州における妊産婦死亡率の減少 …………………… 225

### ケーススタディ ……………………………………………………………………… 226
- スリランカにおける妊産婦死亡率 …………………………………………… 226
- バングラデシュにおける出生率の低下 ……………………………………… 227

### 女性の健康に関する将来の課題 …………………………………………………… 228
- 女性器切除 ……………………………………………………………………… 228
- 女性への暴力 …………………………………………………………………… 229
- 性感染症 ………………………………………………………………………… 229
- 妊産婦死亡 ……………………………………………………………………… 230

### メインメッセージ …………………………………………………………………… 231
### 復習問題 ……………………………………………………………………………… 233
### 引用文献 ……………………………………………………………………………… 234

## 第 10 章　子どもの健康 …………………………………………………………… 237

### ビネット ……………………………………………………………………………… 237
### 子どもの健康の重要性 ……………………………………………………………… 237
### 重要用語 ……………………………………………………………………………… 239
### データの出典 ………………………………………………………………………… 239
### 死亡率と疾病負荷 …………………………………………………………………… 240
- 5 歳未満児 ……………………………………………………………………… 240
- 子どもの罹病と死亡の主な原因 ……………………………………………… 243

### 子どもの死亡のリスク要因 ………………………………………………………… 246
### 子どもの罹病と死亡に伴う費用と影響 …………………………………………… 247
### 予防接種—"グローバルヘルスのベストバイ" ………………………………… 248
- 子どもの健康における特別な重要性 ………………………………………… 248
- 国際的な予防接種の努力 ……………………………………………………… 248
- 6 つの基本的なワクチンの普及率と予防接種で予防可能な疾患の減少 … 250
- 新しいワクチンの普及の前進 ………………………………………………… 251
- 次世代ワクチンとワクチンの配送 …………………………………………… 253
- 普遍的予防接種への前進 ……………………………………………………… 253
- 普遍的予防接種への障壁と対応 ……………………………………………… 254

### 政策とプログラムの概要 …………………………………………………………… 256
- 世界ポリオ根絶計画 …………………………………………………………… 256
- 麻疹—進歩と課題 ……………………………………………………………… 257

### ケーススタディ ……………………………………………………………………… 258
- ラテンアメリカ・カリブ海諸国におけるポリオの排除 …………………… 258
- ビタミン A 投与によるネパールの子どもの死亡率の削減 ………………… 259

### 子どもの健康における重要な課題 ………………………………………………… 260

子どもの健康に対する重要な介入 ……………………………………………………… 261
　　　子どもの健康向上のためのコミュニティベースのアプローチ ……………………… 264
　　　小児期疾患の統合的管理 …………………………………………………………………… 264
　メインメッセージ …………………………………………………………………………………… 265
　復習問題 ……………………………………………………………………………………………… 267
　引用文献 ……………………………………………………………………………………………… 268

## 第 11 章　思春期の健康 …………………………………………………………………… 271

　ビネット ……………………………………………………………………………………………… 271
　思春期の健康の重要性 ……………………………………………………………………………… 272
　　　思春期の定義 ………………………………………………………………………………… 272
　思春期の健康に関するデータの限界 …………………………………………………………… 273
　過渡期としての思春期の重要性 ………………………………………………………………… 273
　思春期の主な健康問題 ……………………………………………………………………………… 273
　　　死亡と疾病負荷 ……………………………………………………………………………… 273
　　　リスク要因と社会的決定要因 ……………………………………………………………… 276
　　　思春期の死因と疾病負荷の主な原因 ……………………………………………………… 278
　思春期の健康問題による経済的・社会的影響 ………………………………………………… 281
　政策とプログラムの概要 …………………………………………………………………………… 282
　　　HealthWise South Africa─思春期の若者のためのライフスキルコース ……………… 282
　　　マラウイの思春期女性への現金給付プログラム ………………………………………… 282
　低・中所得国の思春期の若者の健康を向上させるための包括的取り組み ………………… 283
　メインメッセージ …………………………………………………………………………………… 284
　復習問題 ……………………………………………………………………………………………… 286
　引用文献 ……………………………………………………………………………………………… 287

## 第 12 章　感染症 ……………………………………………………………………………… 289

　ビネット ……………………………………………………………………………………………… 289
　感染症の重要性 ……………………………………………………………………………………… 289
　キーワード，定義，概念 …………………………………………………………………………… 291
　本章で用いるデータの出典 ………………………………………………………………………… 291
　感染症の負荷 ………………………………………………………………………………………… 291
　感染症に伴う社会的・経済的影響 ……………………………………………………………… 292
　主な感染症の特徴，影響，対策 ………………………………………………………………… 292
　　　新興・再興感染症と薬剤耐性 ……………………………………………………………… 292
　　　HIV/AIDS …………………………………………………………………………………… 301
　　　結　核 ………………………………………………………………………………………… 306
　　　マラリア ……………………………………………………………………………………… 309
　　　下痢症 ………………………………………………………………………………………… 311
　　　顧みられない熱帯病 ………………………………………………………………………… 312

政策とプログラムの概要 ....................................................... *317*
　チクングニア熱 ............................................................. *317*
　2014，2015 年のエボラ流行 ................................................... *319*
　クリプトコッカス症— HIV 感染者における新たな主要死因 ....................... *321*
　結核に対する包括的な対策— Operation ASHA と Last-Mile Pipeline ............. *322*
　薬剤耐性結核対策の官民パートナーシップ ..................................... *324*
　HIV/AIDS の長期的なコストと財政的展望 ...................................... *324*
ケーススタディ ............................................................... *327*
　タイにおける HIV/AIDS の予防と性感染症 ..................................... *327*
　中国における結核対策 ....................................................... *328*
　南アメリカ南部諸国におけるシャーガス病対策 ................................. *329*
　モロッコにおけるトラコーマ対策 ............................................. *330*
感染症コントロールの将来的課題 ............................................... *331*
メインメッセージ ............................................................. *332*
復習問題 ..................................................................... *334*
引用文献 ..................................................................... *335*

# 第 13 章　非感染性疾患 ....................................................... *341*

ビネット ..................................................................... *341*
非感染性疾患の重要性 ......................................................... *341*
重要な定義 ................................................................... *342*
データについて ............................................................... *342*
非感染性疾患の負荷 ........................................................... *342*
　心血管系疾患 ............................................................... *342*
　糖尿病 ..................................................................... *344*
　がん ....................................................................... *347*
　精神疾患 ................................................................... *349*
　視覚障害・聴覚障害 ......................................................... *350*
　たばこ（喫煙） ............................................................. *350*
　アルコール ................................................................. *351*
非感染性疾患，喫煙，アルコール使用障害，精神疾患，視覚障害，聴覚障害のコストとその影響 .... *352*
　非感染性疾患のコストの概要 ................................................. *352*
　心血管系疾患 ............................................................... *352*
　糖尿病 ..................................................................... *352*
　精神疾患 ................................................................... *352*
　視覚障害・聴覚障害 ......................................................... *353*
　たばこ（喫煙） ............................................................. *353*
　アルコール使用障害 ......................................................... *353*
非感染性疾患の負荷への対策 ................................................... *353*
　非感染性疾患対策の概要 ..................................................... *354*

たばこ（喫煙） ……………………………………………………………………………… *354*
　　アルコール …………………………………………………………………………………… *355*
　　高血圧，高コレステロール血症，肥満 …………………………………………………… *356*
　　糖尿病への取り組み ………………………………………………………………………… *357*
　　が　ん ………………………………………………………………………………………… *358*
　　精神疾患 ……………………………………………………………………………………… *358*
　　視覚障害 ……………………………………………………………………………………… *359*
　　聴覚障害 ……………………………………………………………………………………… *360*
政策とプログラムの概要 ………………………………………………………………………… *360*
　　太平洋島嶼国における NCD の経済的コスト …………………………………………… *360*
　　精神疾患―疾患負荷と無関心の耐え難いギャップ ……………………………………… *361*
　　認知症 ………………………………………………………………………………………… *362*
　　低・中所得国の子どもの口腔衛生 ………………………………………………………… *363*
ケーススタディ …………………………………………………………………………………… *364*
　　ポーランドにおける喫煙抑制の取り組み ………………………………………………… *364*
　　インドにおける白内障性失明の予防の取り組み ………………………………………… *365*
　　ウガンダにおける精神保健のプライマリケアへの統合 ………………………………… *367*
今後の課題 ………………………………………………………………………………………… *368*
メインメッセージ ………………………………………………………………………………… *368*
復習問題 …………………………………………………………………………………………… *370*
引用文献 …………………………………………………………………………………………… *371*

## 第 14 章　不慮の傷害 …………………………………………………………………………… *375*

ビネット …………………………………………………………………………………………… *375*
不慮の傷害の重要性 ……………………………………………………………………………… *376*
重要な用語の定義 ………………………………………………………………………………… *376*
不慮の傷害がもたらす負荷 ……………………………………………………………………… *376*
子どもの傷害 ……………………………………………………………………………………… *378*
不慮の傷害のリスク要因 ………………………………………………………………………… *378*
不慮の傷害による損害と影響 …………………………………………………………………… *380*
不慮の傷害がもたらす重要な問題への対処 …………………………………………………… *381*
緊急医療サービス ………………………………………………………………………………… *382*
ケーススタディ …………………………………………………………………………………… *382*
　　台湾でのバイク用ヘルメットの義務化 …………………………………………………… *382*
　　ガーナでのランブルストリップとスピードバンプ ……………………………………… *383*
今後の課題 ………………………………………………………………………………………… *383*
メインメッセージ ………………………………………………………………………………… *383*
復習問題 …………………………………………………………………………………………… *385*
引用文献 …………………………………………………………………………………………… *386*

# 第Ⅳ部 グローバルヘルスで活躍する主な機関と組織 —協動の意義と課題 387

## 第 15 章　自然災害と人道緊急事態 389

- ビネット 389
- グローバルヘルスにおける自然災害と人道緊急事態（CHE）の重要性 389
- 重要な用語 390
- 自然災害の特徴 392
- 人道緊急事態（CHE）の特徴 393
- 自然災害による健康への負荷 394
- 人道緊急事態（CHE）による健康・生命への影響 395
  - 人道緊急事態（CHE）における死因 395
  - 人道緊急事態（CHE）における女性への暴力 396
  - 精神保健 396
- 自然災害による健康被害への対応 396
- 人道緊急事態（CHE）による健康被害への対策 398
  - アセスメントと観察 398
  - 安全で健康な環境 399
  - 食　糧 399
  - 疾患のコントロール 399
- 政策とプログラムの概要 399
  - ルワンダ大虐殺 400
  - パキスタン地震 400
  - ハイチ地震 401
  - ミャンマー—サイクロン・ナルギス 402
- 自然災害や人道緊急事態（CHE）に対する今後の課題 403
- メインメッセージ 404
- 復習問題 406
- 引用文献 407

## 第 16 章　グローバルヘルスで活躍する主な機関，組織—協働の意義と課題 409

- ビネット 409
- はじめに 410
- グローバルヘルス向上のための協働 410
- グローバルヘルスで活躍する主な機関や組織 410
  - 国際連合の機関 411
  - 多国間開発銀行 414
  - 2 国間援助機関 414

財団 ･････････････････････････････････････････････････････････ 415
　　　研究助成組織 ･･････････････････････････････････････････････････ 417
　　　非政府組織（NGO）････････････････････････････････････････････ 418
　　　アドボカシー組織 ･･････････････････････････････････････････････ 419
　　　シンクタンクと大学 ････････････････････････････････････････････ 420
　　　コンサルティング会社 ･･････････････････････････････････････････ 420
　　　専門的技術機関 ････････････････････････････････････････････････ 420
　　　WHO とのパートナーシップ ････････････････････････････････････ 421
　　　他のパートナーシップとの特別プログラム ････････････････････････ 421
　　　官民パートナーシップ ･･････････････････････････････････････････ 422
　　　製薬会社 ･･････････････････････････････････････････････････････ 423
　グローバルヘルスへの取り組みの変遷 ･･････････････････････････････････ 423
　グローバルヘルスに関するアジェンダの設定 ････････････････････････････ 425
　政策とプログラムの概要 ･･････････････････････････････････････････････ 426
　　　Global Network for Neglected Tropical Diseases（GNNTD）････････ 426
　　　TB Alliance ･･････････････････････････････････････････････････ 427
　　　グローバルヘルスのための革新的資金メカニズム― UNITAID ･･････ 427
　　　Gavi の優先順位の決定と国家予防接種プログラムの持続性の向上 ････ 428
　ケーススタディ―オンコセルカ症 ･･････････････････････････････････････ 429
　　　背　景 ････････････････････････････････････････････････････････ 429
　　　介　入 ････････････････････････････････････････････････････････ 429
　　　インパクト ････････････････････････････････････････････････････ 430
　　　コストと利益 ･･････････････････････････････････････････････････ 430
　　　得られた教訓 ･･････････････････････････････････････････････････ 430
　今後の課題 ･･････････････････････････････････････････････････････････ 430
　メインメッセージ ････････････････････････････････････････････････････ 431
　復習問題 ････････････････････････････････････････････････････････････ 433
　引用文献 ････････････････････････････････････････････････････････････ 434

# 第 17 章　科学技術，官民パートナーシップ，革新的資金メカニズムとグローバルヘルス ････ 437

　ビネット ････････････････････････････････････････････････････････････ 437
　はじめに ････････････････････････････････････････････････････････････ 437
　新しい製品へのニーズ ････････････････････････････････････････････････ 438
　科学技術の可能性 ････････････････････････････････････････････････････ 439
　科学技術をグローバルヘルスに適用する際の制約 ････････････････････････ 441
　新製品開発の強化 ････････････････････････････････････････････････････ 443
　　　プッシュ戦略 ･･････････････････････････････････････････････････ 443
　　　プル戦略 ･･････････････････････････････････････････････････････ 444
　政策とプログラムの概要 ･･････････････････････････････････････････････ 445
　　　mobile health ―モバイル技術を用いて貧困な国々の貧しい人々の健康を改善する ････ 445

国境をなくす―テレメディシンを使ってインドの医療コミュニティをつなぐ ････････････････････ 447
　　結核の新しい診断法― Xpert ････････････････････････････････････････････････････････････ 448
　　女性の命を救う―非空圧性ショック衣 ････････････････････････････････････････････････････ 449
　　Aeras ････････････････････････････････････････････････････････････････････････････････ 450
　　Advance Market Commitments ･･････････････････････････････････････････････････････････ 451
　　International Finance Facility for Immunisation ････････････････････････････････････････････ 452
  ケーススタディ ･･･････････････････････････････････････････････････････････････････････････ 452
　　ヒト鉤虫ワクチンイニシアティブ ････････････････････････････････････････････････････････ 452
  メインメッセージ ･････････････････････････････････････････････････････････････････････････ 454
  復習問題 ･････････････････････････････････････････････････････････････････････････････････ 456
  引用文献 ･････････････････････････････････････････････････････････････････････････････････ 457

# 第V部　グローバルヘルス分野におけるキャリア像 ･･････････････････････････････ 459

## 第18章　グローバルヘルス分野におけるキャリアパス ････････････････････････ 461

  ビネット ･････････････････････････････････････････････････････････････････････････････････ 461
  はじめに ･････････････････････････････････････････････････････････････････････････････････ 462
  グローバルヘルス分野における仕事の種類 ･････････････････････････････････････････････････････ 462
  グローバルヘルス分野における活動領域 ･･･････････････････････････････････････････････････････ 462
  グローバルヘルス分野で活動する組織や機関 ･･･････････････････････････････････････････････････ 463
　　NGO ････････････････････････････････････････････････････････････････････････････････ 463
　　人道支援に関わる組織 ･･････････････････････････････････････････････････････････････････ 463
　　2国間援助組織と政府機関 ･･･････････････････････････････････････････････････････････････ 463
　　多国間組織と国連機関 ･･････････････････････････････････････････････････････････････････ 463
　　官民パートナーシップ ･･････････････････････････････････････････････････････････････････ 464
　　コンサルティング会社 ･･････････････････････････････････････････････････････････････････ 464
　　財　団 ･･･････････････････････････････････････････････････････････････････････････････ 464
　　学術機関 ･････････････････････････････････････････････････････････････････････････････ 464
　　政策とアドボカシー活動を行う組織 ･･････････････････････････････････････････････････････ 464
  グローバルヘルスとあなたの進路 ･････････････････････････････････････････････････････････････ 465
　　グローバルヘルス分野で働くために知っておくべきこと ････････････････････････････････････ 465
　　知識，技術，経験の修得 ････････････････････････････････････････････････････････････････ 465
  グローバルヘルス分野でのキャリアに関するその他の情報源 ･････････････････････････････････････ 469
  メインメッセージ ･････････････････････････････････････････････････････････････････････････ 470
  復習問題 ･････････････････････････････････････････････････････････････････････････････････ 471
  引用文献 ･････････････････････････････････････････････････････････････････････････････････ 472

## 第 19 章　グローバルヘルスで活躍する人々 ……… 473

ビネット ……… 473
はじめに ……… 474
Elizabeth Bradley ……… 474
Joanne Carter ……… 476
Patricia Daoust ……… 477
Pape Gaye ……… 478
David Gold ……… 479
David Heymann ……… 480
Paul Jensen ……… 482
Gina Lagomarsino ……… 483
Jerker Liljestrand ……… 484
Elaine Murphy ……… 485
Poonam Muttreja ……… 486
Rachel Nugent ……… 488
Ellyn Ogden ……… 489
Dan と Lindsay Palazuelos ……… 490
Kristin Parco ……… 491
David Peters ……… 493
Lisa Russell ……… 494
Jennifer Staple-Clark ……… 495
Ouk Vong Vathiny ……… 497
Abdo Yazbeck ……… 498
メインメッセージ ……… 499
復習問題 ……… 500

## グロッサリー ……… 501

## 索　引 ……… 505

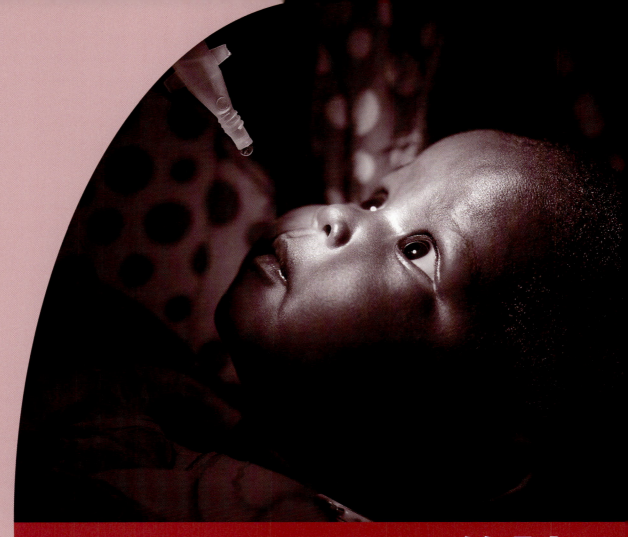

# 第I部

## グローバルヘルスの概念，測定指標，そして健康と開発の関係

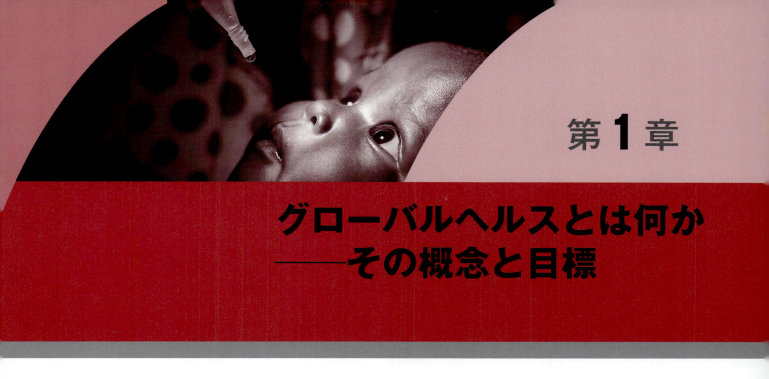

# 第1章

# グローバルヘルスとは何か
## ──その概念と目標

### 学習目標

- 健康，公衆衛生，グローバルヘルスの用語を定義できる。
- 公衆衛生での取り組みの例について説明できる。
- グローバルヘルスでの取り組みの例について説明できる。
- 公衆衛生の仕事のいくつかの指導理念を説明できる。
- ミレニアム開発目標と公衆衛生の関わりを説明できる。
- 天然痘根絶の世界的取り組みについて簡潔に説明できる。

## ビネット

➤ ポリオが根絶寸前だった2005年，ナイジェリア北部でポリオワクチンが効かないという噂が流れ，それを信じたいくつかのコミュニティの指導者たちは子どもへのワクチン接種を拒否することにしました。すると，それから数か月もしないうちに，その地域でポリオ患者が現れ始め，その後瞬く間に，流行は，ナイジェリア北部からスーダン，イエメン，インドネシアへと広がっていってしまいました。これは，世界的なポリオ根絶運動にとって大きな打撃となりましたが，その原因の1つとなったのは，1つの国におけるワクチンの副作用に関する根拠の疑わしい噂だったのです[1]。

➤ Getachewは20歳のエチオピア人でHIVに感染しています。病気はかなり進行していますが，何の治療も受けていません。彼は結核にも罹っており，口腔内はカンジダ症の青白いカビで大半が覆われ，体重は20％以上も減少しました。しばらく前に仕事をやめ，お金もなく，ケアと日々の生活は完全に家族に頼りきっています。しかし，彼は，エチオピアの76万人のHIV患者の1人に過ぎません[2]。2013年時点で世界には3,500万人ものHIV感染者が存在し，アフリカの国の中には，ボツワナ，レソト，スワジランドなどのように，成人の約1/4がHIVに感染しているところもあります[3]。

➤ Laurieは米国のバージニア州ポーツマスに住んでいる50歳の女性です。生来健康でしたが，先週末，起床時に頭痛，高熱，ひどい肩こりがあり，ひどく具合が悪かったため，近くの救急外来を受診したところ，ウエストナイルウイルス West Nile virusによる脳脊髄膜炎[4]と診断されました。このウイルスは1930年代にエジプトで発生し，蚊によって媒介され，今日では世界の多くの国に広がっています[5]。

➤ Jim Smithは英国のロンドンに住む高校生です。高校に入ってまもなく，長引く熱と咳，食欲不振，安眠できず毎朝寝汗をかくという症状が現れました。彼は結核を患っていたのです。豊かな国では結核は過去の病気だと多くの人が考えていますが，実はそうではありません。たとえば，HIVの流行によって，世界各地で結核の発生が増加し，また，移民によって低所得国から高所得国に結核は広がりつつあります。実際，英国の都市部のなかには低所得国や中所得国よりも結核の発生率が高い地域があります[6]。

➤ Nirupama（愛称Niru）はインドのチェンナイに住む50歳の女性です。彼女は糖尿病を患っていて，定期的にインスリン注射が必要で，政府が経営するクリニック

に毎月通っています。まだ50歳ですが，すでに循環器系の合併症が生じています。糖尿病は高所得国の人のみが罹る病気だと一般に認識されていますが，それは誤りで，糖尿病は低・中所得国でも急速に増加しつつあります[7]。現在世界で最も糖尿病罹患者が多いのは，太平洋のNauru島で，その割合は成人の31％にも達しています[7]。

## なぜグローバルヘルスを学ぶのか

ここ半世紀の間，世界の人々の健康状態は著しく改善しました。たとえば，1950～2012年にかけて，5歳未満児死亡率under-5 mortality rateは1,000人あたり148人から48人へと大きく減少し[8,9]，また，世界の平均寿命life expectancyは，1950～2010年にかけて，48歳から68歳に延伸しました[9,10]。1980年には，天然痘smallpoxが根絶され，ポリオも数か国を除くほとんどの国で排除され，また，ワクチンで予防可能な子どもの疾患や，メジナ虫症Guinea wormなどの寄生虫症も大きく減少しました。つまり，グローバルヘルスを学ぶ理由の1つは，これまでの取り組みによって，こうしたグローバルヘルス上の課題に，どれほどの進歩が得られたのかを理解することにあります。

もう1つの理由は，これとは逆に，グローバルヘルス上の課題の中で，まだ解決されずに残っていて，早急な対策が必要な課題を理解することにあります。健康問題は，近年大きな改善が見られているにもかかわらず，世界的には，まだ解決すべき問題が数多く残っており，2013年だけでも，以下のような問題が生じています。

- 28万9000人の女性が妊娠・出産に関係する原因で死亡した[11]。
- 630万人の5歳未満の子どもたちが死亡した[12]。
- 150万人が結核により死亡した[13]。
- 150万人がHIVに関連する疾患で死亡した[14]。
- 58万4000人がマラリアで死亡した[15]。

さらに，交通の発達によって，世界がどんどん狭くなっている現代では，どんな場所にいる人々の健康も，私たちにとって無関係ではありえません。結核，HIV，ポリオなど，国境を越えて広がる感染症は，その意味で特に重要で，たとえば，デング熱は，1960年以前は，主に東南アジアや南米沿岸に集中していましたが，今日では，**図 1-1** に示すように五大陸に広がっています[16,17]。

東アジアで発生した鳥インフルエンザavian fluも，他

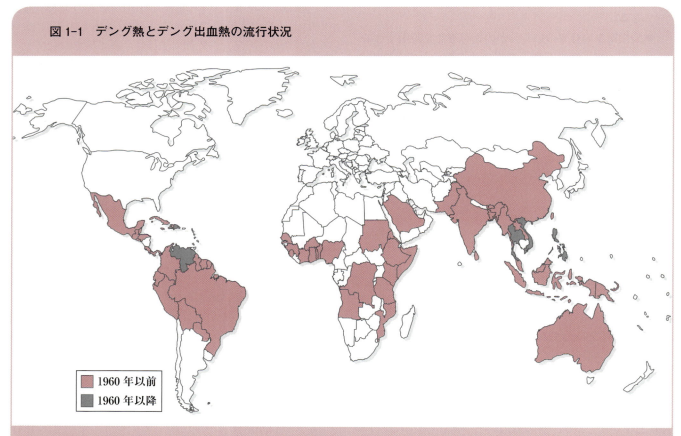

**図 1-1 デング熱とデング出血熱の流行状況**

出典：WHO, Impact of dengue: Emergence of DEN/DHF. http://www.who.int/csr/disease/dengue/impact/en へ2014年10月31日にアクセス。

の地域へ広がりつつあり，ウエストナイル熱 West Nile fever も，10 年前であれば，Laurie（ビネットの 3 番目）が罹るとは，その地域では誰も想像すらできなかった疾患です。最近では，チクングニア熱 chikungunya fever も世界的な広がりを見せつつあります。

　こうしたグローバルレベルでの健康問題には，集団間の著しい格差 disparity という問題も伴っています。たとえば，平均寿命は，日本とフランスでは約 83 歳ですが，シエラレオネでは 45 歳に過ぎず[18]，B 型肝炎ワクチンのような予防技術は，先進国ではすでに長年にわたって使用されているにもかかわらず，低所得国ではその普及はまだごく一部にとどまっています。この健康格差という問題は，同じ人類の間に，こうした健康状態や医療サービスへのアクセスにおける不公平がどこまでなら許されるのかという，鋭い倫理的・人道的問いを私たちに投げかけるものとなっています。

　健康と開発 development の間に密接な関係があるという事実も，グローバルヘルスを学ぶべき重要な理由の 1 つです。母親が不健康であれば，子どもの健康や発達が阻害され，発達が阻害された子どもは，就学が遅れ，出席率や学業成績も悪く，それが将来の生計にも大きな影響を及ぼす可能性があります。そして，マラリアや HIV の流行など深刻な健康問題を抱える国々では，経済発展に必要な海外からの投資を呼び込むことは難しく，また，非常に多くの人々が，栄養不足で，不健康で，教育を十分に受けられないような国では，政情が不安定化し，その存在は，他の国々の，健康，経済，安全に対する脅威ともなります。

　グローバルヘルス的課題が，その性質上，多くの関係者が協働して取り組むべき課題であることも，グローバルヘルスを学ぶべき理由の 1 つと言えます。もちろん，ほとんどの健康問題では，ローカルな取り組みが極めて重要ですが，グローバルに取り組まなければ解決できない問題もあります。たとえば，HIV/AIDS の治療薬の確保には，一国の努力には限界があるため，どうしても海外からの資金援助が必要となります。また，グローバルヘルス的課題の中には，国際的な技術援助が不可欠なものもあります。たとえば，医薬品安全基準の確立，マラリアなどの重要な疾患の治療ガイドラインの作成，低所得国の需要に見合う HIV ワクチンの開発などでは，国際的協力が不可欠です。

　グローバルヘルスの概念や課題に対する関心は，世界中で年々高まりつつあります。HIV の蔓延，重症急性呼吸器症候群（SARS）ウイルスの猛威，鳥インフルエンザへの懸念，西アフリカにおけるエボラウイルス Ebola virus の再流行は，いずれもグローバルヘルスへの関心を高め，また，国境なき医師団やロックスターの Bono によるアドボカシー活動，ミレニアム開発目標 Millennium Development Goal（MDG）の設定，ビル＆メリンダ・ゲイツ財団 Bill ＆ Melinda Gates Foundation の慈善活動なども，グローバルヘルスへの注目を劇的に高める役割を果たしてきました。現在では，世界中の多くの大学において，すべての学生を対象に，グローバルヘルスに関する基礎的教育が行われるようになってきています。

## 健康，公衆衛生，グローバルヘルスについて

### 健康とは

　グローバルヘルスの具体的解説に入る前に，健康，公衆衛生（パブリックヘルス public health），グローバルヘルスの定義を明確にしておく必要があります。まずは，「健康」ですが，恐らく多くの人は，健康とは，「病気でないこと」だと単純に考えているかもしれません。しかし，世界保健機関 World Health Organization（WHO）は，1948 年に，以下のように健康を定義しており，今でも広く使われています。

> 健康とは，身体的・精神的・社会的に完全に良好な状態であり，単に病気あるいは虚弱でないことではない[19]。

　本書でも，これを健康の定義として用います。

### 公衆衛生（パブリックヘルス）とは

　WHO の健康の概念は個人の状態に関するものですが，本書では，公衆衛生，つまり「集団の健康 health of population」を取り扱います。米国において現代公衆衛生の父とみなされている Winslow は，1923 年に，以下のように，公衆衛生を定義し，それは今でも一般的に使われています。

> 公衆衛生（パブリックヘルス）とは，衛生的な環境，感染症の予防，個人衛生に関する住民教育，疾病の早期診断と治療のための医療および看護サービスの整備，ならびに健康保持に必要な生活水準をすべての人々に保証する社会的仕組みの確立を通して，疾病の予防，寿命の延伸，身体および精神の健康と機能の増進を実現するための科学および技術である[20]。

　Winslow の定義によると，ある国における子どもの予防接種促進キャンペーン，運転時のシートベルト着用を促進する取り組み，人々に禁煙やより健康な食生活を促進する活動なども，公衆衛生活動の一部であり，さらには公的な医療施設や衛生検査施設の運営，疾病サーベイランスの継続的実施など，様々なレベルでの行政機関の活動も，公衆衛生の機能を果たしていることになります。これら以外にも，表 1-1 に示すように，様々な活動が公衆衛生活動に含まれます。

　Winslow の定義以外にも，たとえば，米国公衆衛生学会 American Public Health Association の公衆衛生倫理規則[21] などのように，公衆衛生活動には，様々な定義がなされていますが，それらはいずれも，①病気の予防，個人の人権の尊重，コミュニティと連携した活動をその核心と

している点，また②社会的に弱い立場に置かれた人々やコミュニティへの配慮，根拠に基づく evidence-based 対策の重要性を強調している点，さらには③他の様々な専門分野への配慮，価値観や信念など文化の多様性を尊重することの重要性を強調している点で共通しており，また，いずれも，公衆衛生の実践が，"物理的・社会的環境の向上"をもたらし，かつ公衆衛生に関わるすべての関係者と連携して行われるべきことを，非常に強く強調しています[21]。

「公衆衛生」と「医学」では，用いる手法が大きく異なりますが，それにも関わらず，これらを混同している人が少なくありません。表 1-2 はその違いをまとめたものです[22]。医学と公衆衛生の最も大きな違いは，公衆衛生では個人の健康よりも集団の健康を重視することです。少し大げさな言い方をするならば，たとえば，ある疾患に対する予防接種の場合，"医師"にとっては自分が予防接種した患者個々人がケアの対象ですが，"公衆衛生専門家"にとっては，どのようにしてコミュニティ全体に予防接種を普及するかが主な関心事となります。また，運動について言えば，"医師"は肥満を防ぐために，患者個人に運動の必要性を助言しますが，"公衆衛生専門家"は，肥満防止のための運動を社会的に普及させるためのプログラムの開発に取り組みます。公衆衛生の中には，疫学 epidemiology のように，疾患の原因や集団中の分布について研究し，それを健康問題の予防やコントロールに役立てようとする学問分野もあります[23]。つまり，公衆衛生とは，健康問題の予防をその主な役割とする医学の分野であり，この点には特に留意しておく必要があります。

## グローバルヘルスとは

では，グローバルヘルス global health とは正確には何を意味するのでしょうか？ 米国医学研究所 Institute of Medicine は，グローバルヘルスを「その解決に，国境を超えた，協働した活動が必要な，様々なレベルの健康問題」と定義しています[24]。

一方，あるグループは，グローバルヘルスを，「公衆衛生の理論や技術を，国境を超えた健康問題や課題，それに影響を与える複雑な国際的，地域的要因に対して応用すること」と定義しており[25]，グローバルヘルスの定義についての議論はまだ続いています。公衆衛生分野の研究者と実務者からなる 2 つの著名なグループの間でも論争があり，1 つのグループは，グローバルヘルスを以下のように定義しています[26]。

> 世界のすべての人々の健康の向上や平等を達成することを優先課題とする，学習，研究，および実践の領域。グローバルヘルスは，国境を超えた健康問題やそれらの決定要因，解決策に焦点を当て，ヘルスサイエンスとそれ以外の分野にまたがり，学際的協働を促進し，そして，個人を単位とする臨床医学と集団の予防を統合するものである[26]。

しかしこれに対しては，他のグループから，グローバルヘルスと公衆衛生をそれほど区別すべきではないという批判があります。このグループは，グローバルヘルスと公衆衛生は，公益 public good の重視，グローバルな視点，科学的で学際的なアプローチ，マルチレベルでの介入の必要性，健康に関する政策や資金調達 financing のための包括的枠組みの必要性という点では，基本的に変わるところはないと主張しています[27]。

しかし，いずれにしても，グローバルヘルスとは，公衆衛生的課題に対するグローバルな捉え方のことであり，世

---

**表 1-1 公衆衛生活動の例**

- 手洗いの普及
- 自転車やバイク使用時のヘルメット着用の推進
- HIV/AIDS に関する知識の普及
- 糖尿病や高血圧の大規模なスクリーニングプログラム
- 学童の視力検査の広汎な実施
- 多数の子どもを対象とした寄生虫駆除薬の投与
- 栄養不足の子どもたちに対する食糧支援プログラムの実施

---

**表 1-2 公衆衛生と医療のアプローチの違い**

| 相違点 | 公衆衛生 | 医療 |
| --- | --- | --- |
| 対象 | 集団 | 個人 |
| 責任領域 | 公共サービス | 個人サービス |
| 活動の重点 | 疾病の予防とコミュニティのための健康増進 | 疾患の診断，治療と個々の患者のケア |
| 介入の範囲 | 環境，人間行動，ライフスタイル，医療的ケアまで広汎 | 医療的ケアが中心 |

Harvard School of Public Health. About HSPH: Distinctions Between Public Health and Medicine から許可を得て改変。
http://www.hsph.harvard.edu/about/public-health-medicine/ へ 2013 年 9 月 8 日にアクセス。

界的な人口増加や高齢化が健康に与えつつある影響や，気候変動が健康に影響を与える可能性など，人類が共通して直面する問題，したがって，世界の人々が協働して取り組むべき様々な課題と密接な関わりがあります。また，低所得国に暮らす貧しい人々に残る健康問題，いわゆる「未完のアジェンダ（未達の課題）unfinished agenda」[訳注：母子保健など，まだ十分な進歩がない課題のこと]の解決だけでなく，世界のいたるところで問題となりつつある非感染性疾患 noncommunicable disease も，グローバルヘルスの重要な課題です。しかし，グローバルヘルスをこれから学ぶ学生の皆さんは，グローバルヘルスの定義にこだわるよりも，重要な領域を数多く含む公衆衛生の重要な1側面と捉えておけば，とりあえずは十分だろうと思います。

　グローバルヘルスの重要な課題の中には，非常に多くの国で問題となっている女性の周産期死亡，特に南アジアやアフリカの子どもたちにおける極めて深刻な栄養不足，世界中での様々な感染症や非感染性疾患の増加・出現などに影響する要因や，それに対して可能な取り組みなども含まれ，また，環境が世界の健康に及ぼす影響や自然災害や紛争の影響といった問題も含まれます。その他にも，人々が健康を最大限享受することを可能とする保健医療システム health system の確立と運営，世界の重要な健康問題の解決につながる新たな技術の探求，一国や一機関の努力の範囲を超える問題を解決するのに必要な様々な関係者の連携のあり方などが含まれ，さらには，グローバリゼーション globalization が様々なコミュニティの健康に及ぼす影響もグローバルヘルスの重要な課題に含まれます。その他の重要な課題については**表 1-3** に示す通りです。

## グローバルヘルスにおける重要な概念

　以上述べたようなグローバルヘルスの重要な課題を理解し，それに取り組むためには，以下に示すような，多くの概念について熟知しておく必要があります。

- 健康の決定要因 determinants of health
- 健康状態の計測
- 健康に対する文化の重要性
- 世界的な疾病負荷 global burden of diseases
- 様々な健康問題の重要なリスクファクター
- 人口転換 demographic transition と疫学転換 epidemiological transition（健康転換 health transition）
- 保健医療システムの構造と機能

　加えて，健康，教育，開発，貧困，公平性 equity の間の関係についても理解する必要があります。

　グローバルヘルスに関心のある人は，こうした概念を十分理解した上で，主な健康問題が，世界の様々な地域に，そして世界全体にどのような影響を与えているかを理解しなければなりません。主な健康問題には，たとえば以下の

**表 1-3　グローバルヘルス課題の例**

- 新興・再興感染症
- 抗菌薬への薬剤耐性
- ポリオ根絶
- 結核
- マラリア
- HIV
- 世界的な糖尿病と心疾患の増加

ようなものがあります。

- 環境保健
- 栄養
- リプロダクティブヘルス（性と生殖の健康）
- 子どもの健康
- 感染症
- 非感染性疾患
- 傷害

　最後に，通常は，国際協力によってのみ取り組みが可能な課題についても理解しておく必要があります。たとえば，紛争 conflict，自然災害 natural disaster，人道危機 humanitarian emergency といったものです。その他にも，グローバルヘルス問題に携わる様々な関係者が連携して活動するのに必要なメカニズム（仕組み），また，問題解決に必要な科学技術の利用に関する問題などがあります。

## 本書におけるデータの構成

　本書では「健康と開発のつながり」に特に重点をおいており，そのためデータはできる限り世界銀行 World Bank が定義する以下の6つの地域（以下，世界銀行区分地域）を単位として示すことにします。

- アフリカ
- 東アジア・太平洋
- ヨーロッパ・中央アジア
- ラテンアメリカ・カリブ海
- 中東・北アフリカ
- 南アジア

　中東・北アフリカ地域には，基本的に中東とアラブ語を話す北アフリカの国々が含まれており，問題を明確にし，かつ世界銀行のデータとの整合性を保つために，アフリカ地域にはサハラ砂漠以南のアフリカ（以下，サハラ以南アフリカ）だけを含めることにします。

　世界銀行の区分地域に含まれるのは，ほとんどが低・中所得国で，**図 1-2** はそれを示したものです。

　しかし，重要なデータの中には，WHO からしか得られ

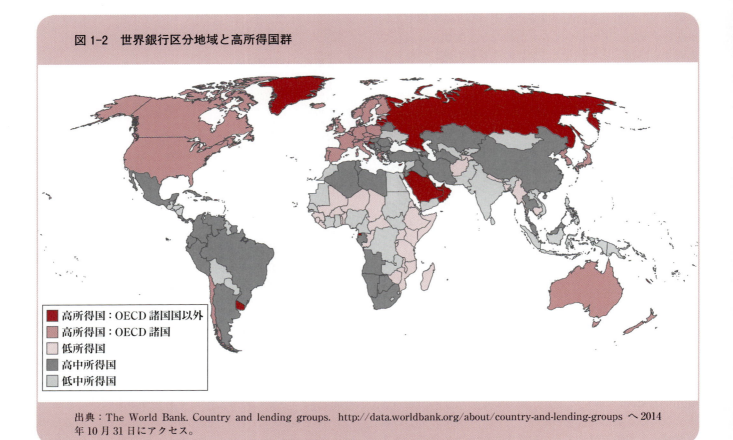

図1-2 世界銀行区分地域と高所得国群

凡例：
- 高所得国：OECD諸国以外
- 高所得国：OECD諸国
- 低所得国
- 高中所得国
- 低中所得国

出典：The World Bank. Country and lending groups. http://data.worldbank.org/about/country-and-lending-groups へ 2014年10月31日にアクセス。

ないものもあります。世界銀行とは異なり，WHOの地域分類には，すべての国々が含まれているため，以下のような地域分類が用いられます。**図1-3**はWHOの地域分類（以下，WHO区分地域）を示したものです。

- アフリカ
- アメリカ
- 東南アジア
- ヨーロッパ
- 東地中海
- 西太平洋

世界銀行とWHOからだけではカバーできないデータもあるため，本書では経済協力開発機構（OECD）に所属する高所得国のデータも引用しています。OECDに属する国のリストは**表1-4**の通りです。

また本書では，各国の国民平均所得による分類も用いますが，その場合は，**表1-5**に示す世界銀行の定義に従い，国民1人当たりの平均所得に基づいて4つのグループに分けます[28]。

- 1,035米ドル以下―――低所得国 low
- 1,036〜4,085米ドル――低中所得国 lower-middle
- 4,086〜1万2615米ドル―高中所得国 upper-middle
- 1万2616米ドル以上――高所得国 high

本書では，疾病負荷 burden of disease や関連するリスク要因について最新の情報を使用していますが，それらは，Institute of Health Metrics and Evaluations（IHME）が発表した2013年の論文 The Global Burden of Disease：Generating Evidence, Guiding Policy[29] と，その論文に関連する広汎な情報を掲載したウェブサイト，および2010年の疾病負荷に関する一連の Lancet 誌の論文[30] Global Burden of Disease 2010（GBD2010）から主に引用されています。

IHMEの論文は，以前に計算された1990年のデータを改訂し，疾病負荷の動向を1990年と2010年で妥当な比較ができるようにしたものです。

IHMEの研究の疾病負荷のデータだけでは足りない部分は，必要に応じて，UNICEF，WHO，世界銀行などの他の組織で作成されたデータで補足し，また，以前の疾病負荷に関する研究や，Disease Control Priorities in Developing Countries の第2版と第3版で出版されたデータも適宜用いています[31]。

## ミレニアム開発目標

本書では，ミレニアム開発目標 Millennium Development Goals（MDG）にたびたび言及しますが，これは2000年に開催された国連ミレニアム・サミット United Nations

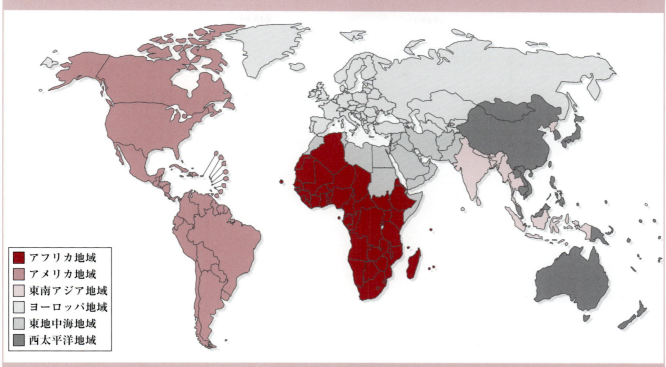

図 1-3　WHO 区分地域

凡例：
- アフリカ地域
- アメリカ地域
- 東南アジア地域
- ヨーロッパ地域
- 東地中海地域
- 西太平洋地域

出典：WHO regional offices. http://www.who.int/about/regions/en/ へ 2014 年 10 月 31 日にアクセス。

表 1-4　OECD 諸国

| 国 名 | 国 名 | 国 名 |
|---|---|---|
| オーストラリア | ハンガリー | ノルウェー |
| オーストリア | アイスランド | ポーランド |
| ベルギー | アイルランド | ポルトガル |
| カナダ | イスラエル | スロバキア共和国 |
| チリ | イタリア | スロバキア |
| チェコ共和国 | 日本 | スペイン |
| デンマーク | 韓国 | スウェーデン |
| エストニア | ルクセンブルグ | スイス |
| フィンランド | メキシコ | トルコ |
| フランス | オランダ | 英国 |
| ドイツ | ニュージーランド | 米国 |
| ギリシャ | | |

出典：OECD, List of OECD Member Countries—Ratification of the Convention on the OECD から引用。http://www.oecd.org/about/membersandpartners/list-oecd-member-countries.htm へ 2014 年 11 月 3 日にアクセス。

### 表 1-5 2013 年の世界銀行所得別国分類（一部のみ）

| 低所得国 | 低中所得国 | 高中所得国 | 高所得国 |
|---|---|---|---|
| バングラデシュ | ボリビア | ボツワナ | ベルギー |
| カンボジア | カメルーン | コスタリカ | カナダ |
| エチオピア | エジプト | パナマ | デンマーク |
| ハイチ | インド | 南アフリカ共和国 | イタリア |
| モザンビーク | モロッコ | トルコ | オランダ |
| ジンバブエ | フィリピン | ベネズエラ | ポルトガル |
|  | スワジランド |  | シンガポール |
|  | ベトナム |  | スイス |

出典：World Bank, Country, and Lending Groups. http://data.worldbank.org/about/country-and-lending-groups へ 2014 年 8 月 5 日にアクセス。

Millennium Summit で採択された，国連ミレニアム宣言 Millennium Declaration を基にまとめられた開発目標です[32]。MDG では，8 つの目標とそれに関連する 21 のターゲットが掲げられており，この宣言に署名した国々は，2015 年までにこれらの目標を達成することを誓約しました。MDG は，多くの国々が，開発において重要と考える目標を明確に示した声明であり，グローバルヘルスを理解する上で重要な文書です。MDG とそれに関連するターゲットは表 1-6 に記載しています。

MDG の 8 つの目標は，すべて健康に関連しています。「子どもの死亡率 child mortality の削減」（目標 4），「妊産婦の健康 maternal health の改善」（目標 5），「HIV/AIDS，マラリアその他の疾病の蔓延防止」（目標 6）は，それぞれ直接健康に関係するものですが，他の目標もそれぞれ間接的に健康に関係しています。目標 1「極度の貧困と飢餓の撲滅」は，不健康 ill health の原因および結果として，健康と密接な関係があり，目標 2「普遍的初等教育の達成」も，子どもたちが，通学と学習ができるほどに健康で，かつ十分な栄養を摂取していなければそもそも達成できないものです。目標 3「ジェンダーの平等の推進と女性の地位向上」は，女性の健康がその社会的立場の弱さに関係するという意味で，世界の女性の健康問題の核心となる問題であり，目標 7「環境の持続可能性の確保」は，安全な水と尿処理 sanitation に関係しており，それらの欠如は，不健康や死亡の重要な原因となります。そして，目標 8「開発のためのグローバル・パートナーシップの推進」は，健康水準の向上には，グローバルヘルスに関わる様々な関係者の協働が必要という意味で，健康と関係しています。

国連は，持続可能な開発目標 Sustainable Development Goals（SDG）という MDG の継承・発展となる新しい国際的な開発目標を作成する準備を始めました。これは，国連がその作成のために設置した「オープンワーキンググループ」の 30 の席を，70 か国の国の代表が共有するという異例の形で議論が進められています[33,34]。グローバルヘルスを学ぶ学生には，この新しい目標が確立されていく過程や，それらの目標が，健康や健康の決定要因とどのように関係しているかをぜひ学んでほしいと思います[訳注：SDG は，すでに，2015 年 9 月に開催された「国連持続可能な開発サミット」で，150 を超える参加国によって，「持続可能な開発のための 2030 アジェンダ」に含まれて採択されています。詳しくは，国連広報センターのウェブサイトなどを参照してください]。

## ケーススタディ

本書で扱うケーススタディの多くは，Center for Global Development から得たものであり，その詳しい内容は，本書の姉妹書 Case Studies in Global Health : Millions Saved[35] に記載されているので，ぜひ参照してください。その姉妹書には，①規模，②重要性，③インパクト，④期間，⑤費用対効果という 5 つの基準に基づいて厳選された，グローバルヘルスにおける 20 の介入の成功例が詳細に紹介されています。それらの事例からは，本書で繰り返し強調する，以下のような重要な教訓を学びとることができます。

- たとえ最貧国でも，重要な健康問題への取り組みを成功させることができる。
- 低所得国の政府でも，重要な公衆衛生課題への取り組みを成功させることが可能であり，資金確保ができることも少なくない。
- 技術も健康向上に役立つが，多くの成功は，水の濾過，下痢症に対する乳児への経口補水液，禁煙

表 1-6　ミレニアム開発目標とターゲット

| 目　標 | | ターゲット（一部省略） |
|---|---|---|
| 目標 1 | 極度の貧困と飢餓の撲滅 | 1. 1990〜2015 年の間に 1 日 1 ドル未満で生活する人々の割合を半減させる<br>2. 1990〜2015 年の間に飢餓に苦しむ人々の割合を半減させる |
| 目標 2 | 普遍的初等教育の達成 | 3. 2015 年までに，すべての子どもが男女の区別なく初等教育の全課程を修了できるようにする |
| 目標 3 | ジェンダーの平等の推進と女性の地位向上 | 4. 初等・中等教育における男女格差を，2015 年までにすべての教育レベルで解消する。可能ならば 2005 年までに達成する |
| 目標 4 | 子どもの死亡率の削減 | 5. 1990〜2015 年の間に 5 歳未満児の死亡率 under-5 mortality rate を 2/3 減少させる |
| 目標 5 | 妊産婦の健康の改善 | 6. 1990〜2015 年の間に妊産婦の死亡率 maternal mortality ratio を 3/4 減少させる |
| 目標 6 | HIV/AIDS, マラリアその他の疾病の蔓延防止 | 7. 2015 年までに HIV/AIDS の発生をとめ，その後減少させる<br>8. 2015 年までにマラリアおよびその他の主要な疾病の発生をとめ，その後減少させる |
| 目標 7 | 環境の持続可能性の確保 | 9. 持続可能な開発の原則を国の政策や戦略に反映させ，環境資源の喪失を阻止し，回復を図る<br>10. 2015 年までに安全な飲料水を継続的に利用できない人々の割合を半減する<br>11. 2020 年までに，最低 1 億人のスラム居住者の生活を大幅に改善する |
| 目標 8 | 開発のためのグローバル・パートナーシップの推進 | 12. 開放的で，ルールに基づいた，予測可能でかつ差別のない貿易および金融システムのさらなる構築を推進する<br>13. 最貧国の特別なニーズに取り組む<br>14. 内陸途上国および小島嶼途上国の特別なニーズに取り組む<br>15. 国内および国際的な措置を通じて，途上国の債務問題に包括的に取り組み，債務を長期的に持続可能なものとする |

出典：Millennium Project: Goals, Targets, and Indicators.　http://www.unmillenniumproject.org/goals/gti.htm.

など，人々の基本的な行動変容によるものである。
- グローバルヘルスに関わる様々な関係者の共同が，目標を達成する上で不可欠である。
- グローバルヘルスの取り組みにおいても，その有効性の有無を，科学的根拠に基づいて判断することができる。
- 成功のパターンは一様ではない―状況によって適切なプログラムは異なり，それぞれに成功する可能性があり，成功した実績が存在する。

## 天然痘根絶―最大の成功例

最後に，本章を，天然痘根絶 smallpox eradication という最も有名で劇的な成功例を紹介して締めくくりたいと思います。この事例は，公衆衛生の大きな勝利であるだけではなく，人類全体にとっても輝かしい成果であると言えます。天然痘根絶の歴史は公衆衛生に従事するものなら知らない人はなく，他の公衆衛生の取り組みにも多くの教訓をもたらしています。

### 背　景

1966 年には，天然痘は 50 以上の国で猛威をふるい，全世界で 1,000 万〜1,500 万人もの人々が感染し，そのうち約 200 万人が死亡しました[36]。その当時天然痘は，感染者の 30% が死亡し，生き残った人々も，深い瘢痕や失明などの後遺症に苦しむ疾患でした[37]。

### 介　入

ジェンナー Jenner によって天然痘に対する予防接種が開発されたのは 1798 年のことですが，その根絶を現実的な目標にできるようになったのは，ワクチンが大量生産され，かつ冷蔵庫なしに保管できるようになった 1950 年代のことでした。加えて，滅菌すれば何度でも使用でき，かつ 1 人に用いるワクチン量を大幅に削減できる，「二股針」という驚くほど単純な技術の発明によって，コストが大幅に減少したことで，大きな躍進がもたらされました。また，この針によって，ワクチン接種は非常に簡単となり，現地の実施者のトレーニングに要する時間や労力の大幅な節約にもつながりました。

1959 年，WHO はワクチン接種の義務化を軸とする天

然痘根絶計画を承認しましたが，1965年までにその計画は立ち消えになってしまいました。そこで米国が技術・資金支援に乗り出すこととなり，米国疾病管理予防センターCenters for Disease Control and Prevention(CDC)のHenderson博士をリーダーとする天然痘根絶チームがWHOに設立されました。そして，WHOのすべての加盟国に対しては，プログラム基金を効率よく管理すること，天然痘の症例を報告すること，天然痘の研究を奨励すること，天然痘根絶プログラムを各国の状況に合わせて柔軟に運用することが求められました。

天然痘根絶チームは，小規模の組織でしたが，高い使命感に支えられて，まだ天然痘が残る国々にワクチンや検体採取キットを供給していきました。途中で，戦争や内戦によって，プログラムの推進に支障が出たこともありましたが，自動車を用いた機動部隊による新しい症例の迅速な発見，新しい症例の隔離，新しい症例に接した可能性のある周囲の人々へのワクチン接種など，新しい方法や資源の投入によって，活動は常に活気を取り戻し，その勢いは衰えることはありませんでした。

この軍隊式のアプローチは，最も困難な環境でも有効に機能し，また，以下の事実を考慮しながら実施されました。つまり，①世界のすべての人々に天然痘のワクチン接種を行うことは到底不可能である，②新しい症例の周辺の人々にワクチン接種を集中することによって，天然痘の伝播を防ぐことができる，という事実です。

### インパクト

世界で最後の天然痘症例は，1977年にソマリアで確認され，さらなる観察と調査の後，WHOは1980年に，天然痘が人類史上初めて根絶された病気となったことを発表しました。天然痘はそれ以前に，ラテンアメリカでは1971年に，アジアでは1975年に排除されていました。

### 費用対効果

1967〜1979年にかけての根絶活動には，年間2,300万ドルの費用が投入されました。しかし，この全期間を通じて，世界のドナーからは9,800万ドルが寄贈され，流行国からも2億ドルの資金の貢献がありました[32]。米国は，国内の天然痘根絶によって多大の費用を節減でき，WHOに対して行った資金援助総額は，米国が毎年ワクチン接種や治療に費やしていたはずの費用の26日分に過ぎないと見積もられており，天然痘根絶はこれまでに行われた保健プログラムの中で最も費用対効果の高いものの1つと評価されています[35]。低・中所得国における天然痘による経済的損失の推定は，インドでのみ実施されていますが，それに基づいて計算すると，天然痘根絶プログラム開始時点で，低・中所得国が全体として天然痘によって被っていた経済的損失は，毎年約10億ドルであったと見積もられています[39]。

### 得られた教訓

天然痘根絶プログラムの成功は，グローバルには，WHOと米国CDCとのパートナーシップで示された政治的コミットメントやリーダーシップによるものと言えますが，それぞれの国では，その国のプログラム責任者の努力が大きな役割を果たしました。加えて，少人数で編成された機動性のあるWHOチームが，何度もフィールドを訪れては進行を確認したことが，現地のスタッフたちの意欲を高め，さらには，インターネットやメールがまだなかった時代であったため，毎月1回会議が開かれ，プログラムの進行状況の確認や，各国で働く人々から得られた教訓についての情報交換が行われたことも，チームの士気を高めたと思われます。

対策の進め方は，国ごとにそれぞれ大きく異なると想定されたため，このプログラムの設計にあたっては，柔軟性が特に重視されました。また，プログラムの実施においては，既存の保健医療システムが活用され，それは同時に，各国の保健医療サービスを向上する効果ももたらしました。また，このプログラムによって，予防接種プログラム全般が向上するという効果が生じたため，それによって，天然痘根絶プログラムの初期投資が帳消しになったと考えられています。

このプログラムでは，全体に監視基準が設けられ，合意された目標に沿って常に進捗状況が評価されました。また，実施にあたっては，コミュニティ参加が重視されたため，そこから，その後のコミュニティベースのプロジェクト community-based project に対する戦略的教訓が得られ，また，そのプログラムの進捗に関する報道が契機となって，最後の5か国における根絶達成のために，多額の寄付が1974年に寄せられたことから，広報の重要性も明らかとなりました。さらには，複数の予防接種の同時実施が可能という重要な発見も得られ，そこから定期接種の可能性が拓けることにもなりました。

このように，天然痘の根絶は，他の疾患への取り組みに大きな教訓をもたらすものでしたが，天然痘が根絶プログラムの最初の対象疾患となったのには，天然痘特有の理由があったことを忘れてはなりません。その第1は，天然痘には保有宿主 reservoir がなく，人から人へ直接伝播する疾患であったこと，第2は，特徴的な発疹が生じるため診断が容易であったこと，第3は，生存者には終生免疫 permanent immunity が得られること，そして，第4は，症状が重いため，感染性 infectivity が生じると同時に患者は動けなくなり，あまり多くの人に感染を広げることがなかったことでした。したがって，ワクチンの接種率を高めれば，完全に伝播を止められる見込みがあったのです。しかし，根絶されてから約30年経ちますが，その予防措置のために，今なお予算が配分し続けられています。それは，天然痘ウイルスがバイオテロに使われる危険が排除できないからです。

# メインメッセージ

本章はイントロダクションの章であるため，他の章のように要約で終わるのではなく，本書が全体として伝えたい主なメッセージを，箇条書きにまとめておきたいと思います。ここでは参考文献は示しませんが，この後の各章に引用してあるので，参照してください。

- 健康と，人間開発 human development，労働生産性，経済発展は強く結びついている。
- 健康状態は，年齢，文化，収入，教育，健康行動 health behavior に関する知識，社会的地位，性別，遺伝的特質，保健医療サービス health service へのアクセスなどの様々な要因によって決定される。したがって，人々のおかれた社会・経済的条件や，政府の政策が人々の健康に重大な影響を与える。
- 健康の決定要因 determinant of health は非常に多様かつ広汎であるため，保健医療政策の策定にあたっては，包括的に考え行動することが不可欠であり，ある側面においては，保健省の大臣よりも経済省の大臣がイニシアティブをとる必要がある。
- この半世紀の間に，多くの国で健康状態は大きく改善したが，これは，たとえば平均寿命の延伸など，これらの国々がこの期間に達成した重要な進歩を反映するものである。
- これらの進歩には，全体的な経済発展や収入の増加も一部貢献しているが，そのほとんどは，社会の一般的衛生状態 public hygiene の改善，より安全な水の供給，し尿処理の改善，教育の向上による。また，栄養状態の改善も健康増進に大きな影響を与えたほか，子どもの病気に対するワクチンや抗菌薬の開発などの技術的発展の貢献も大きい。
- しかし，こうした健康状態の改善は極めて不平等であり，依然として，何億人もの人々，特に低・中所得国の貧しい人たちは，予防可能な疾患に罹患し，それによる障害に苦しみ，死亡するという状況が続いている。多くの国では，低所得の人々の栄養状態や健康状態は徐々にしか改善していない。さらに，サハラ以南アフリカの多くの国々では，HIV によって，健康状態や栄養状態が悪化し，平均寿命が減少するなどの影響が生じた。
- 健康状態と保健医療サービスへのアクセスには，国家間だけではなく，国の内部にも大きな格差がある。ほとんどの国において裕福な人々は貧しい人々よりも，健康や保健医療サービスへのアクセスに恵まれ，都市部居住者や多数派の民族は，一般的には，地方部 rural area（農村部，漁村部，山村部など）に住む人々や，疎外された少数派の民族よりも健康状態がよく，また，女性は健康に対して女性特有の困難を多く抱えており，レズビアン・ゲイ・バイセクシュアル・トランスジェンダー（LGBT），受刑者，その他の疎外された人々も，それ以外の人々に比べ，健康に関し多くの特有の問題を抱えている。
- 健康状態と国家の豊かさとは必ずしも関係はなく，中国，コスタリカ，キューバ，インドの Kerala 州，スリランカなどのように，健康に投資するだけの経済資源を有しない所得の低い国や地域であっても，人々がよい健康状態を獲得できているところが少なからず存在する。しかしそのためには，強力な政治的意志と，社会の一般的衛生状態，教育，かつ栄養と健康に対する費用対効果の高い対策が必要となる。
- この観点から言えば，健康政策を考えるにあたっては，たとえば，「もし仮に 100 ドルしか持っていないとした場合，問題を抱えた集団に最大限の健康改善をもたらすには，それをどのように使うべきか」といった具合に，常に費用対効果を考える必要がある。
- 疾病負荷 burden of disease は，経済的，社会的変化に伴って変化する。なかでも，高齢化や科学技術の発展の影響はとりわけ大きい。疾病負荷は，サハラ以南アフリカでは感染症が主であるが，それ以外のあらゆる地域では，非感染性疾患 non-communicable disease が主となっている。新たな重大な感染症が現れない限り，疾病負荷は世界的に非感染性疾患に移行していくと予想される。
- グローバルヘルス課題の中には，たとえばポリオ根絶のように，グローバルヘルスに関わる様々な関係者の協力を通してしか解決できないものがある。
- 個人や家族の健康と衛生に関する知識は，健康状態に重要な影響を及ぼす。その意味で，人々やコミュニティは，自らの健康状態の向上に大きな力を発揮することができる。
- それでも，政治的環境，統治の質，政府の平等実現への取り組みの程度は，どれも人々の健康に重大な影響を与える。
- 世界は交通手段の発達によって，凄まじい速度で縮小しつつあり，健康，安全，人道面の理由から，私たち 1 人ひとりが，他のすべての人々の健康に関心を払う必要がある。
- 以上の点を考慮すれば，低所得国においては，健康転換をできるだけ速やかに，かつ低コストで実現して，若年者の死亡を減らし，人々が長寿を全うできるようにするべきである。
- また，同じように，世界のすべての国は，すべての国民が，健康な生活をできるだけ低コストで享受できることを，その目標にするべきである。

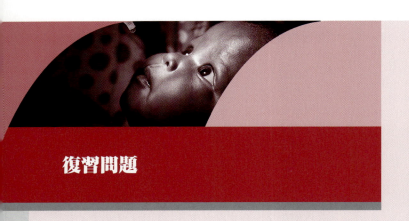

## 復習問題

1. 過去50年間の間に健康に関して達成された，世界で最も重要な進歩と考えられるものをあげてください。
2. グローバルヘルスの問題でまだ達成されずに残っている重要な課題をあげてください。
3. 健康，公衆衛生，グローバルヘルスをどのように定義できるか述べてください。
4. 公衆衛生活動の例をいくつかあげてください。
5. グローバルヘルス課題の例をいくつかあげてください。
6. 医療と公衆衛生のアプローチの主な違いを述べてください。
7. 地球上の健康問題の中で最も重要と考えられるものをいくつかあげてください。
8. なぜ，重要なグローバルヘルスの課題に私たち全員が関心を持つ必要があるのかを説明してください。
9. ミレニアム開発目標について述べ，その各目標がどのように健康に関係しているかを述べてください。
10. なぜ天然痘根絶が可能となったのか，その鍵となる事実を説明してください。天然痘根絶プログラムの成功から，他のグローバルヘルス課題に示唆される教訓について述べてください。

## 引用文献

1. World Health Organization. (2004, August 24). *New polio cases confirmed in Guinea, Mali and the Sudan*. Retrieved June 10, 2006, from http://www.who.int/mediacentre/news/releases/2004/pr57/en.
2. UNAIDS. (2014). *Ethiopia*. Retrieved August 4, 2014, from http://www.unaids.org/en/regionscountries/countries/ethiopia/.
3. UNAIDS. (2014). *Global report: UNAIDS report on the global AIDS epidemic 2013*. Geneva: UNAIDS.
4. Centers for Disease Control and Prevention. *Meningococcal disease*. Retrieved May 27, 2006, from http://www.cdc.gov/meningococcal/.
5. World Health Organization. (2011). *West Nile virus*. Retrieved August 7, 2014, from http://www.who.int/mediacentre/factsheets/fs354/en/.
6. Health Protection Agency of the United Kingdom. (2006). *Focus on tuberculosis*. Retrieved from http://webarchive.nationalarchives.gov.uk/20130502175630/http://www.hpa.org.uk/webc/HPAwebFile/HPAweb_C/1204100456946
7. International Diabetes Association. (2009). *Latest diabetes figures paint grim global picture*. Retrieved August 4, 2014, from http://www.idf.org/latest-diabetes-figures-paint-grim-global-picture.
8. World Health Organization. (2010). *World health statistics*. Geneva: WHO. Retrieved September 3, 2010 from http://www.who.int/whosis/whostat/EN_WHS10_Full.pdf.
9. World Bank. (2014). *Health*. Retrieved August 4, 2014, from http://data.worldbank.org/topic/health?display=default.
10. United Nations. (2012). *Towards global equity in longevity*. Population facts 2012/2. Retrieved August 7, 2014, from http://www.un.org/esa/population/publications/popfacts/popfacts__2012-2.pdf.
11. World Health Organization. (2014). *Maternal mortality*. Retrieved August 4, 2014, from http://www.who.int/mediacentre/factsheets/fs348/en/.
12. World Health Organization. (2014). *Children: Reducing mortality*. Retrieved February 9, 2015, from http://www.who.int/mediacentre/factsheets/fs178/en/.
13. World Health Organization. (2014). *Tuberculosis*. Retrieved February 9, 2015, from http://www.who.int/mediacentre/factsheets/fs104/en/.
14. UNAIDS. (2014). *Fact Sheet Global Statistics*. Retrieved February 10, 2015, from http://www.unaids.org/en/resources/campaigns/2014/2014gapreport/factsheet.
15. World Health Organization. (2014). *Malaria*. Retrieved February 10, 2015, from http://www.who.int/mediacentre/factsheets/fs094/en/.
16. World Health Organization. *International travel and health*: Dengue distribution map. Retrieved September 5, 2013, from http://gamapserver.who.int/mapLibrary/Files/Maps/Global_DengueTransmission_ITHRiskMap.png.
17. World Health Organization. (2014). *Impact of dengue*. Retrieved August 7, 2014, from http://www.who.int/csr/disease/dengue/impact/en/.
18. World Bank. (2014). *Life expectancy at birth, total (years)*. Retrieved August 4, 2014, from http://data.worldbank.org/indicator/SP.DYN.LE00.IN.
19. World Health Organization. (1946). Preamble to the Constitution of the World Health Organization 1946, as adopted by the International Health Conference, New York, 19 June–22 July 1946.
20. Merson, M. H., Black, R. E., & Mills, A. (2001). *International public health: Diseases, programs, systems, and policies* (p. xvii). Gaithersburg, MD: Aspen Publishers.
21. American Public Health Association. *Principles of the ethical practice of public health*. Retrieved November 17, 2014, from http://www.apha.org/~/media/files/pdf/about/ethics_brochure.ashx.
22. Harvard School of Public Health. *Distinctions between medicine and public health*. Retrieved February 8, 2006, from http://www.hsph.harvard.edu/about/public-health-medicine/.
23. Last, J. M. (2001). *A dictionary of epidemiology* (4th ed.). New York: Oxford University Press.
24. Institute of Medicine. (1998). *America's vital interest in global health: Protecting our people, enhancing our economy, and advancing our international interests*. Washington, DC: National Academy Press.
25. Merson, M. H., Black, R. E., & Mills, A. (2001). *International public health: Diseases, programs, systems, and policies* (p. xix). Gaithersburg, MD: Aspen Publishers.
26. Koplan, J. P., Bond, T. C., Merson, M. H., et al. (2009). Towards a common definition of global health. *Lancet, 373*(9679), 1993–1995.
27. Fried, L. P., Bentley, M. E., Buekens, P., et al. (2010). Global health is public health. *Lancet, 375*(9714), 535–537.
28. World Bank. *Country and lending groups*. Retrieved August 5, 2014, from http://data.worldbank.org/about/country-and-lending-groups.
29. Institute of Health Metrics and Evaluation. (2013). *The global burden of disease: Generating evidence, guiding policy*. Seattle, WA: Author.
30. Lancet. (2012, December 15). *The Global Burden of Disease Study 2010*. Retrieved May 31, 2015, from http://www.thelancet.com/journals/lancet/issue/vol380no9859/PIIS0140-6736%2812%29X6053-7
31. Jamison, D. E. A. (Ed.). (2006). *Disease control priorities in developing countries* (2nd ed.). New York, Oxford University Press and the World Bank and Jamison, D. T., R. Nugent, H. Gelband, S. Horton, P. Jha, and R. Laxminarayan, eds. 2015–2016. Disease Control Priorities. Third edition. 9 volumes. World Bank: Washington, DC.
32. United Nations. 55/2. *United Nations Millennium Declaration*. Retrieved May 16, 2006, from http://www.un.org/millennium/declaration/ares552e.htm.
33. United Nations. (2014). *Sustainable knowledge platform sustainable development goals*. Retrieved August 5, 2014, from http://sustainabledevelopment.un.org/focussdgs.html.
34. United Nations. (2014). *Beyond 2015 Open Working Group on SDGs*. Retrieved August 5, 2014, from http://www.beyond2015.org/open-working-group-sdgs.
35. Levine, R., & the What Works Working Group. (2007). *Case studies in global health: Millions saved*. Sudbury, MA: Jones and Bartlett.
36. Center for Global Development. *Case 1: Eradicating smallpox*. Retrieved January 31, 2015, from http://www.cgdev.org/page/case-1-eradicating-smallpox.
37. Roberts, M. (2005, July 3). *How doctors killed off smallpox*. Retrieved June 11, 2006, from http://news.bbc.co.uk/1/hi/health/4072392.stm.
38. Fenner, F. (1988). *Smallpox and its eradication*. Geneva: World Health Organization.
39. Brilliant, L. B. (1985). *The management of smallpox eradication in India*. Ann Arbor: University of Michigan Press.

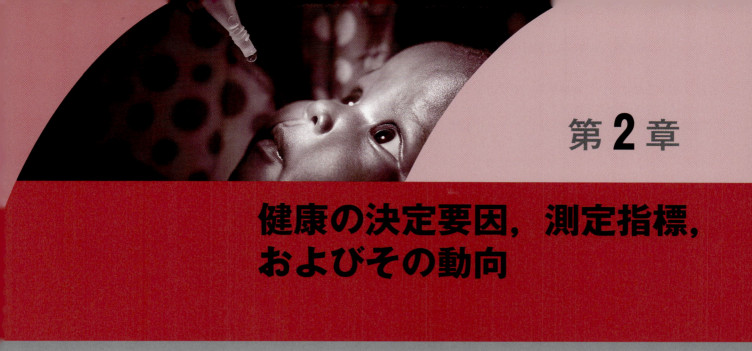

# 第2章

# 健康の決定要因，測定指標，およびその動向

## 学習目標

- 健康の決定要因を列挙できる。
- 最も重要な健康指標や健康状態と疾病負荷の測定に関係する重要な用語を定義できる。
- 健康度調整平均寿命（HALE），障害調整生命年数（DALY），疾病負荷の概念を説明できる。
- 低・中・高所得国における死亡および疾病負荷の主な要因を説明できる。
- 低・中・高所得国における死亡および疾病負荷の重要な要因に関する主なリスク要因を説明できる。
- 人口転換および疫学転換（健康転換）の意味を説明できる。

## ビネット

▶ 症例 Shawki は，ヨルダンの首都アンマンに住む60歳のヨルダン人です。不幸なことに，1年前から健康状態が悪化し，血圧とコレステロール値はとても高い状態にあります。彼は糖尿病も発症しており，ときおり息切れの発作を起こします。このような彼の病気と健康状態の悪化は，何が原因で生じたのでしょうか？ 遺伝的な原因によるものでしょうか？ 健康的なライフスタイルや食生活についての理解が欠けていたためでしょうか？ それとも，食事に気遣ったり，定期的に健康診断を受けるために必要な経済的余裕を欠いていたからなのでしょうか？

▶ HIV/AIDS が蔓延する前のボツワナ共和国の平均寿命 life expectancy は約65歳でしたが[1]，2013年には47歳にまで低下しました[2]。一方，1985年のロシアの平均寿命は，男性で約64歳，女性で約74歳でしたが，2001年までに男性で約59歳，女性で約72歳まで低下し[3]，その後再び増加して，2013年までには男性で約64歳，女性で約76歳になりました[2]。さて，この「平均寿命」とはいったいどういう指標なのでしょうか？ そして，これら2つの国における平均寿命の減少は，どういう要因によるものなのでしょうか？ これら2国以外の国々では，平均寿命はどのような動向を示しているのでしょうか？ 平均寿命はどの国で最も長く，逆にどの国で最も短いのでしょうか？ そして，それはなぜなのでしょうか？

▶ 2012年のカンボジアでは，各世帯は平均で3人の子どもを持ち，平均寿命は約62歳でした[4]。これは30年前のタイの状況にとてもよく似ています。しかし，同じ2012年のタイでは，各世帯の平均子ども数は1.6人，平均寿命は74歳と推定されています[4]。国々の間に見られる，こうした出生率 fertility と平均寿命の違いは何が原因なのでしょうか？ このような変化は，経済的に発展しつつある国々に，普遍的に見られる現象なのでしょうか？ そして，カンボジアの出生率や平均寿命が今のタイと同じレベルに達するまでにはどのくらいの時間がかかるのでしょうか？

▶ ペルーでは，貧しい人々の多くは山岳地帯に住み，先住民が多く，他の国民と比較すると低学歴で健康状態も悪い傾向があります。東ヨーロッパでは，ロマ Roma 族のような社会経済状況が低い水準にある民族集団で同様の問題が生じています。米国においてすら，アフリカ系アメリカ人やアメリカ先住民と白人アメリカ人の間には，大きな健康格差 health disparity がみられます。このような集団間の健康格差に対して，何らかの対処を行うために

17

は，まずそれについて理解する必要がありますが，そのためにはどのような測定指標を用いて，それをどのような集団間で比較すればよいのでしょうか？　年齢層，性別，あるいは社会経済状態別（収入，職業，教育歴など）でしょうか？　それとも民族や居住地区間で比較すべきなのでしょうか？

## 健康状態を測定することの重要性

グローバルヘルスにおいて，何が最も重要な問題であり，それに対して何ができるかを知るためには，私たちは，どの要因が健康状態に最も影響を与えているか，健康状態がどのように測定されているか，健康状態が歴史的にどのような変遷を遂げてきたかを理解しなければなりません。それが，ビネットで取り上げた様々な疑問への答えとなることでしょう。

本章では以上のことから，4つの独立した，しかし相互に密接に関連したトピックスを扱います。その第1は，いわゆる「健康の決定要因 determinant of health」で，人々の健康状態に関連する最も重要な要因について検討します。第2は「健康指標 health indicator」で，いくつかの最も重要な健康指標の定義と用い方について概説し，第3は「疾病負荷 burden of disease」で，その定義，世界レベルでの疾病負荷，各国間でのその違いについて考察します。

そして第4は開発と健康の関係で，経済開発が進むにつれて出生率 fertility や死亡率 mortality がどのように変化するのか，そして，それが，それらの国々の健康問題に，どのような影響をもたらすのかについて解説します。

## 健康の決定要因

なぜ，人々の間で健康に違いがあるのでしょうか？　この問いに対しては，おそらく，それは保健医療サービス health service へのアクセスの違いによると考える人が多いかもしれませんが，本章でこれから学ぶように，人々の健康状態は多くの要因に関係しており，しかもそれらの要因の多くは相互に関係し合ってもいます。そして，その多くは保健医療サービスへのアクセスとは大きく異なる次元で，人々の健康状態に影響を与えているのです。

健康の決定要因については，これまで多くの研究が行われています。図 2-1 は，その概念図の1つを示したもので，主としてカナダの公衆衛生局による「What determines health」の概念図に従ったものです[5]。

健康の決定要因の第1のカテゴリーは，個人的／先天的な特性で，遺伝的特質，性別，年齢が含まれます。遺伝的特質は，どのような病気に罹るかあるいは罹りやすいかに大きな関係があり，たとえば神経学的な疾患であるハンチントン病 Huntington's disease のように，決定的な遺伝素

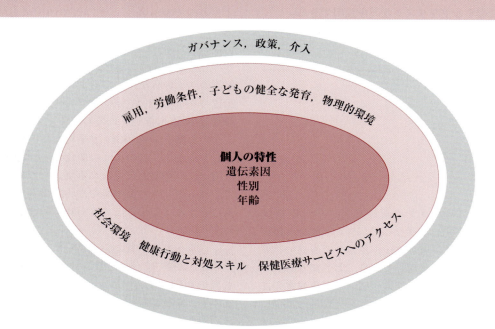

図 2-1　主要な健康の決定要因

出典：Public Health Agency of Canada. What Determines Health. http://www.phac-aspc.gc.ca/ph-sp/determinants/index-eng.php#determinants へ 2015 年 4 月 28 日にアクセス。

因を持って生まれることもあれば，乳がんのように，リスクを高める複数の遺伝要因から構成される遺伝素因を持って生まれることもあります。性別も健康と重要な関わりがあり，男性と女性では身体的特性が異なり，罹る疾患にも違いがあります。たとえば，子宮頸部がんや子宮がんは女性固有の疾患であり，また女性は男性に比べ，甲状腺がんや乳がんなどのリスクが高いことが知られています。年齢もまた健康の重要な決定要因であり，たとえば低・中所得国では，小児は下痢症で死亡することが多いのに対し，高齢者では心疾患が主たる死因となっています。

社会経済的要因とは，個人の経済状態，労働条件，置かれた社会環境などに関係するもので，これらも健康の重要な決定要因となります。たとえば，学歴の高い人々は，低い人々よりも高い社会経済状況にあるため，生活を健康的なものにコントロールすることができます。つまり，社会経済状況が改善すれば，健康も改善するということです[6]。

家族や友人，コミュニティから受けている社会的サポート social support の程度も健康に重要な関わりがあり[7]，社会的ネットワークの絆が強いほど，またそれらのネットワークから得られるサポートが大きいほど，人々はより健康でいることができます。文化も極めて重要な健康の決定要因であり[5]，健康や病気 illness についての人々の捉え方，保健医療サービスの利用の仕方，健康行動 health behavior などに強い影響を与えます。また，多くの社会で女性が強いられている性役割 gender role も重要な要因であり，そうした社会では，おそらく女性は男性よりも不利な立場に置かれ，収入，学歴，雇用の機会などに制約を受けている可能性があります。そうした状況のすべてが，女性の健康を損なう原因となります。

屋内，および屋外の環境も，健康に強い影響を与えます。労働環境も同じ意味で重要です。"屋外"の大気汚染の健康影響については，広く知られていますが，"屋内"の大気汚染の重要性については，あまり知られていません。多くの低・中所得国では，女性は換気の悪い屋内で調理を行うため，室内は煙で充満し，そのため，女性では，呼吸器疾患や喘息の発症リスクが高くなります。また，安全な飲み水や衛生的なし尿処理の欠如は，低所得国における様々な疾患の大きな原因であり，またこうした国々では，多くの人々が，スキルや教育機会の欠如，社会経済的地位の低さのために，十分な防護もなく，有害な化学物質に汚染された空気の中で，あるいは事故が起こりやすい環境の中での労働を強いられています。

教育も健康の重要な決定要因の1つです。それは教育を受けられれば，健康によい行動についての知識を獲得でき，また，よりよい職に就き，より高い収入を得て，高い社会的地位を獲得できるからです。これらはいずれも健康と強い関連があります。たとえば，母親の教育歴は，出生児の体重と強い相関があり[8]，また，教育レベルとすべての健康指標との間には，極めて高い正の相関が存在することが，世界のあらゆる地域で証明されています。教育レベルの高い人々では，そうでない人々に比べて食事の質も高く，喫煙者や肥満者が少なく，また，子どもの数が少ないため，子どもの健康にもより配慮が行き届くことになります。そのため，教育レベルの高い人々とその子どもは，教育に恵まれない人々とその子どもよりも，平均寿命が長く，健康な生活を送ることができるのです。

もちろん，人々自身の健康行動も重要な健康の決定要因になります。たとえば，何が病的な状態で，どういうときに治療やケアが必要かを適切に判断できるかどうかは，本人およびその家族の健康に重要な影響を与え，またこれまでに指摘してきたように，食生活のあり方，飲酒の程度，喫煙，安全運転をするかどうか，活発な身体的運動，定期的な運動を行うかどうかも，健康に影響を与えます。

この他，子どもたちが，家庭でどれほど十分な食事や養育を得られるかは，彼らの将来の健康に重要な影響を与えます。早産や低体重で生まれた子どもは，そうでない子どもに比べて健康面で虚弱になる可能性があり，乳児期や小児期の栄養状態と，その後の発育，就学，通学の間には，強い相関があります。加えて，乳児期や小児期に低栄養状態に置かれた人では，将来の，糖尿病や心疾患を含む多くの非感染性疾患のリスクが高まることが知られています[9]。

もちろん，適切な保健医療サービスへのアクセスも健康に大きな影響を与えます。たとえ健康に生まれ，健康に育ち，健康によい行動をしながら生活したとしても，やがては，医療のお世話になる時期がやってきます。したがって，質のよい保健医療サービスにアクセスできる可能性が高ければ高いほど，それだけ健康を維持できる可能性が高いことになります。たとえば，緊急の帝王切開手術を受けられる環境にあれば，妊娠合併症による死亡リスクを減らすことができます。たとえ，母親が，必要なレベルの周産期ケア perinatal care を受けていて，妊娠に伴うあらゆる問題に準備ができていても，医療サービスが受けられる環境にいなければ，結局，合併症に対処することはできないのです。

医療分野やその他の分野における政府の政策やプログラムも，人々の健康に，重要な影響を与えます。たとえば，教育の普及に熱心な国の国民は，そうでない国の国民よりも，よりよい健康行動をとるため，より健康である可能性が高くなり，また，国民皆保険制度の国の国民は，そうでない国の国民よりも，健康水準が高い可能性があります。全国民に安全な水の供給ができている国とそうでない国についても同じことが言えます。

最近，健康の社会的決定要因 social determinants of health への関心が高まっており，2005～2008年にかけて世界保健機関 World Health Organization (WHO) は，健康の社会的決定要因に関する委員会 Commission on the Social Determinants of Health を設置し，2008年にその報告書を発表しました。この報告書における重要なテーマは以下の通りです[10]。

- 世界には，健康状態が改善している地域もあるが，そうでない地域もある。
- 人々の健康状態は，国家間だけではなく，国内でも大きな格差がある。
- 国内における健康格差 health disparity は置かれた社会的立場と密接な関係がある。
- 健康格差の多くは，回避可能なものであり，人々の生活や労働のあり方，利用できる保健医療システムに関係している。
- つまるところ，人々の生活のあり方，したがって人々の健康は，政治的，社会的，経済的な要因に深く関係している。
- 各国は，これらの要因を，貧しい人々の生活状況を改善する方向に向けることにより，人々がより健康的な生活を享受できるようにする必要がある。グローバルコミュニティ global community は，この目的に向けて協働するべきである。

## 主な健康指標

グローバルヘルスの主要な課題を理解し，それに対処するためには，データやエビデンスが不可欠です。以下で詳しく紹介する平均寿命，乳児死亡率，5歳未満児死亡率，単位人口当たりの看護師および医師の数，予防接種などの保健医療サービスのカバー率などのデータは，人々や社会の健康状態に関係します。その他にも，公的な保健医療関連支出 health expenditure，あるいは国家収入に占める保健医療関連支出の割合などの，保健医療関連予算も，健康に影響を与えます。

健康状態に関するデータには，数多くの非常に重要な使い道があります[11]。たとえば，人々の健康状態を知ることによって，どの程度，疾患や障害，あるいは死が生じる可能性があるかを推測することができます。また，疾患の発生状況の監視（サーベイランス surveillance）を行うためにも，データが必要です。サーベイランスを行うことによって，インフルエンザやポリオ，マラリアなどの流行が生じた際に，どこで感染が生じているのか，誰が感染しているのか，流行に対処するためには何をするべきかを判断することができます。それ以外にも，疾病負荷の大きさの評価，異なる社会間でのその大きさの比較，それに対処することの重要性の判断などを行う上での指標にもなります。

以上述べたような目的でデータを使用する場合には，健康指標 health indicator は標準化されたものを用いる必要があります。それによって，国内のみならず国家間で人々の健康状態を比較することができます。実際，後述するように，多くの指標が，特にグローバルヘルス分野と開発の分野で共通して用いられています。これらの指標については，表2-1のその定義とともにリストされていますが，以下これらを簡単に説明しておきましょう。

最も頻繁に用いられる健康指標は出生時平均余命（平均寿命）life expectancy at birth です。平均寿命とは，「現在の死亡率の傾向がその人の残りの人生の間にわたって続いた場合，新生児が生きると期待される平均年数」のことです[12, p.58]。言い換えると，様々な年齢の人々における"現在の"死亡率がその後も変化しないと仮定した場合に，今日生まれた人がどのくらい生きると予想されるか，その年数の推定値のことです。平均寿命が長いほど，その国の健康状態もよいことになります。2013年の平均寿命は，米国では約79歳，ヨルダンなどの中所得国では74歳，シエラレオネなどの最低所得国では46歳です[13]。図2-2は，世界銀行区分地域（低・中所得国のみ）と高所得国の平均寿命を示したものです[13]。

乳児死亡率 infant mortality rate も重要で広く使われている指標の1つです。乳児死亡率とは，「ある年における1,000出生あたりの1歳以下の乳児の死亡数」で[12, p.28]，言い換えると，その年に生きて産まれた1,000人の児あたり，1歳以下の子どもが何人死亡したかを表すものです。各国は，可能な限り乳児死亡率が低くなるよう努力していますが，この値は，国の所得レベルによって，大きな違いがあります。たとえば，2013年における乳幼児死亡率は，アフガニスタンでは1,000出生あたり70でしたが，スウェーデンでは，約2に過ぎませんでした[14]（図2-3参照）。

乳児死亡率は強力な健康指標ですが，実際には，1歳以下の子どもの死亡のほとんどは，生後1か月以内に生じて

### 表2-1　主要な健康指標

| |
|---|
| 乳児死亡率 infant mortality rate：当該年における1歳以下の乳児死亡数（1,000出生対） |
| 出生時平均余命（平均寿命）life expectancy at birth：現在の死亡率の傾向がその新生児のその後の全人生に適用できると仮定した場合に，その新生児が生きると期待される平均年数 |
| 妊産婦死亡率 maternal mortality ratio：当該年における妊娠や出産時の合併症で死亡した女性の数（10万出生対） |
| 新生児死亡率 neonatal mortality rate：当該年における生後28日以内の新生児死亡数（1,000出生対） |
| 5歳未満児死亡率 under-5 mortality rate（U5MR）/小児死亡率 child mortality rate：5歳に達する前に死亡した新生児の数（1,000出生対） |

出典：Haupt, A., & Kane, T. T. (2004). Population handbook. Washington, DC: Population Reference Bureau; World Bank. Beyond economic growth: Glossary. http://www.worldbank.org/depweb/english/beyond/global/glossary.html へ2007年4月15日にアクセス。

います。したがって，新生児死亡率 neonatal mortality rate も，重要な健康状態の指標の1つということができます。この率は，「その年における1,000出生あたりの，生後28日以内の乳幼児の死亡数」を測定するもので[12, p.60]，乳児死亡率と同じように，国の所得水準によって大きな違いがあります。この死亡率は，通常，低所得国では，高所得国よりも高く，たとえば，2013年には，シエラレオネのような世界の最貧国では，1,000出生あたり44であるのに対し，世界最高の高所得国の1つであるノルウェーでは2に過ぎません[14]。図2-4 は，世界銀行区分地域（低・中所得国のみ）と高所得国における新生児死亡率を示したものです。

5歳未満児死亡率 under-5 child mortality rate（U5MR）は，小児死亡率 child mortality rate とも呼ばれています。これは，「子どもが5歳に達する前に死亡する確率を1,000出生対で表したもの」[15]で，乳児死亡率と同様に1,000出生対で表された率です。この5歳未満児死亡率も国の所得レベルによって大きく異なります。通常，高所得国では1,000出生対約3〜5ですが，アンゴラやチャドなどの低所得国では150を超えます。図 2-5 は，世界銀行区分地域と高所得国における5歳未満児死亡率を示したもので，その傾向は，乳児死亡率や新生児死亡率の傾向に非常によく似ています。

妊産婦死亡率 maternal mortality ratio は，出産に関連する死亡リスクの指標で，「その年の10万出生対の，出産時の合併症で死亡した女性の数」を表すものです[12, p.28]。子どもの指標と違い10万出生対なのは，妊産婦死亡が乳児や小児の死亡より稀だからです。この指標の測定はかなり難しい面がありますが，それは，その発生が稀なことに加えて，その多くが低所得地域で起こっているため，正確な把握が困難なことが多いからです。高所得国では，出産で

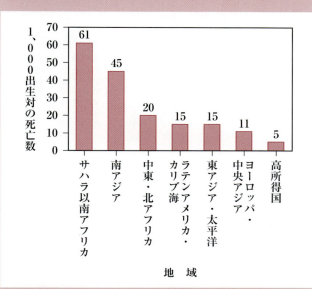

図 2-3　世界銀行区分地域と高所得国における乳児死亡率，2013 年

出典：World Bank. World Development Indicators: Mortality. http://data.worldbank.org/indicator/SH.DYN.MORT/countries/1W-Z4-ZQ-Z7?display=graph へ 2015 年 2 月 22 日にアクセス。

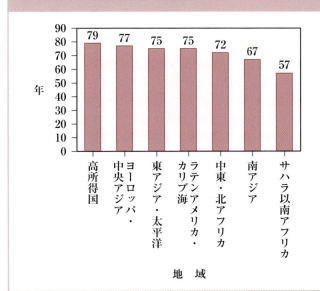

図 2-2　世界銀行区分地域と高所得国における出生時平均余命（平均寿命），2013 年

出典：World Bank. Life expectancy at birth, total (years). http://data.worldbank.org/indicator/SP.DYN.LE00.IN/countries/1W-ZG-ZJ-ZQ?display=graph へ 2015 年 3 月 7 日にアクセス。

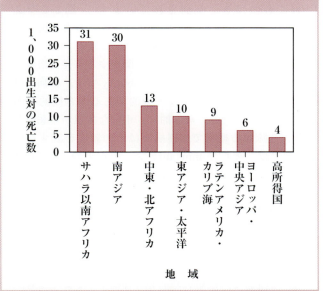

図 2-4　世界銀行区分地域と高所得国における新生児死亡率，2013 年

出典：World Bank. World Development Indicators: Mortality. http://data.worldbank.org/indicator/SH.DYN.MORT/countries/1W-Z4-ZQ-Z7?display=graph へ 2015 年 2 月 22 日にアクセス。

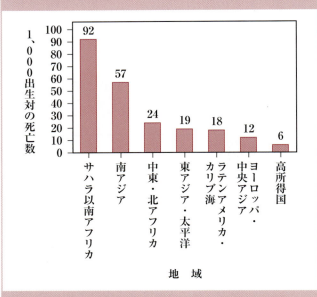

図2-5 世界銀行区分地域と高所得国における5歳未満児死亡率，2013年

出典：World Bank. 2013. World Development Indicators: Mortality. http://wdi.worldbank.org/table/2.21 へ2014年3月20日にアクセス。

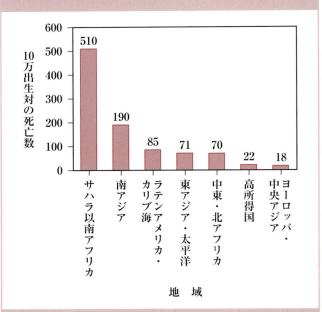

図2-6 世界銀行区分地域と高所得国における妊産婦死亡率，2013年

出典：World Bank. Data: Maternal mortality ratio. Data from the World Bank. http://data.worldbank.org/indicator/SH.STA.MMRT/countries/1W-8S-Z4-ZJ-XD-Z7-ZG?display=graph へ2015年3月10日にアクセス。

死亡する女性は極めて稀で，たとえば，スウェーデンでは10万出生対4ですが，マリやニジェール，ナイジェリアのような非常に貧しい国では，女性の健康状態が悪いことに加え，救急産科ケアobstetric emergencyを取り扱える医療施設が少ないため，妊産婦死亡率は500を超え，たとえば，シエラレオネのような最悪の状態にある国では，1,100にものぼると推測されています[16]。図2-6のように，妊産婦死亡率も，また，国の所得レベルと非常に強く関係しています。

以上の他にも，いくつか健康に関連する重要な指標があります。その第1は，罹病率morbidityです。罹病とは，病的状態sickness，つまり主観的であるか客観的であるかを問わず，心理的，身体的に，正常な状態から乖離した状態を意味する概念で，罹病率はその頻度を表すものです。第2は，死亡率mortalityで，ある年の人口1,000人対の死亡数として表現されます[12, p.25]。そして，第3は，障害disabilityで，これは，「一時的，または，長期的に，人の機能が低下した状態」[17, p.51]のことを意味します。

健康状態の有病率（存在率）prevalenceも，グローバルヘルスでは非常に重要な指標の1つです［訳注：prevalenceはある特性などを持つ人々の集団中に占める割合を意味する概念で，疾患の場合は"有病率"でよくても，たとえば血液型や遺伝子多型などには使えないなど一般性がないため，一般的用語として"存在率"を併記しています］。これは，特定の時点，もしくは期間において，ある健康状態を有する人々の割合つまり，疾患を有する確率を表すものです。グローバルヘルスでは，一般的には，一時点における罹患者の人口割合，つまり，時点有病率（時点存在率）point prevalenceが扱われます[12, p31]。たとえば，今年の南アフリカ共和国の成人におけるHIV/AIDS患者の時点存在率は19.1であると言うとき，これは，現時点で，南アフリカ共和国における15〜49歳の全成人中の19.1％がHIV陽性であると推定されることを意味しています[18]。

発生率incidence rateもまた，よく使われる指標です。これは，ある疾患に対するリスクを保有している集団population at riskにおいて，ある一定期間内に，その疾患に罹る人の単位人口あたりの数を表す指標で[12]，分母には（その疾患の年間発生率によって異なりますが），一般的には，1,000人もしくは10万人が用いられます。たとえば，インドにおける2013年の結核の発生率は，10万人対171で[19]，これは，インドでは2013年に，人口10万人あたり171人が結核に罹ったことを意味しています。

発生率と有病率（存在率）は混同されることが多いので注意が必要です。存在率を「ある時点で対象疾患に罹っている人々のプール」と考え，発生率を蛇口からそのプールに注ぐ「その対象疾患に新たに罹患した人の数」と考えるとわかりやすいかもしれません。もちろん，そのプールには，排水口があり，新たな症例がプールの中へ流れ入る一方で，死亡者や治癒した症例が排出されるため，プールのサ

イズ（＝存在率）は時間と共に変化することになります。

最後に，当然のことですが，疾患の分類について知る必要があります。大きく分類すれば，感染症 infectious disease（communicable disease），非感染性疾患 non-communicable disease（NCD），傷害 injuries に分類されます。感染症とは，直接または間接的に，人から人へ，動物から人へ，人から動物へと伝播する病原体による疾患で[17]，インフルエンザ，麻疹，HIV などが含まれます。これに対し，非感染性疾患とは，高血圧，冠動脈心疾患，糖尿病など，感染性を有しない疾患のことで，傷害には，交通事故，転倒，溺死，中毒，暴力などが含まれます[20]。

## 人口動態登録

人口集団や健康に関するデータの質は，その国の人口動態登録 vital registration システムが，出生，死亡，および死亡原因をどれほど正確に記録できるかにかかっています。多くの低所得国では，残念ながら，こうしたシステムが不備で[21]，通常は，非常に基本的なシステムしかないため，統計的信頼性に乏しく，しかも医療機関へのアクセス率が高い裕福な人々にデータが偏る傾向があります（図2-7）。

また，子どもが一定の年齢になるまで待ってから出生登録する国が少なからず存在し，そのために，人口動態登録に時間的ずれが生じるという文化的な問題も存在します。そうした国では，人口動態登録が全人口をカバーできていないという問題に加えて，出生登録前に子どもが死亡するケースも多いと考えられ，そうした子どもたちは，結局公的には全く把握できないことになります。また，保健医療システムが脆弱で，熟練した医師の数が限られた国では，死因，特に成人の死因の診断には極めて大きな問題があります。

WHO 前事務局長の Lee Jong-Wook は，そのスピーチの中で，「人々に人の数を数えてもらうには，何よりも，数えるための手法を開発・提供する必要がある」と指摘しています[22, p1569]。こうして，多くの低・中所得国における人口動態登録システム vital registration system の不備を乗り越えるために，集団調査 population survey や予測モデルなどの多くの手法が開発されてきました。たとえば，人口保健調査 Demographic and Health Survey（DHS）などは，低所得国における健康，人口，栄養および HIV に関する重要な情報源となっています。

しかし，それぞれの国が人口動態登録システムを整備できるように支援することが，長期的な問題の解決のためには不可欠です。そうしなければ，各国とその開発パートナー development partner は，主要な人口学的問題や健康問題の程度を見積もることも，その解決に向けた進捗を正確に評価することもできないからです。そのためには，まず，各国の現在の人口動態登録システムの評価が必要であ

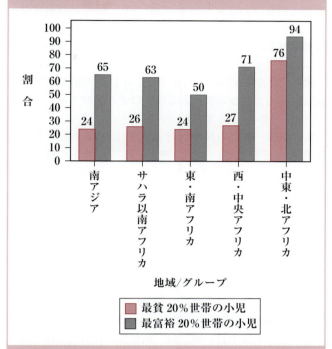

図2-7 UNICEF 区分の一部の地域における，出生が登録された5歳未満児の五分位別・所得別割合，2005〜2012年

出典：UNICEF. 2013. Every Child's Birth Right: Inequities and trends in birth registration。http://www.unicef.org/media/files/Embargoed_11_Dec_Birth_Registration_report_low_res.pdf へ2015年4月27日にアクセス。

り，加えて人口動態登録に関わる部局の組織や機能の改善のためのプログラムも必要となります。そして，そこには死因統計を含む人口動態統計の質を改善するための方法の強化と，データの公表方法の強化が含まれていなければなりません[21]。

## 疾病負荷の測定

WHO は，「身体的・精神的・社会的に完全に良好な状態であり，単に病気あるいは虚弱でないことではない」，と健康を定義しています[23]。グローバルヘルスの分野では，長い間，国々が理想的な健康状態からどれほど離れているかを比較・評価できる単一の指標の作成が試みられてきました。理想的には，そのような指標は，罹病率 morbidity，死亡率 mortality，障害 disability を同時に考慮できるものであること，年齢別，性別，地域別に計算できるものであること，そして国家間および国内の地域間の比較に用いうるものであることが望まれます[24]。これが，一般には，「疾病負荷 burden of disease」と言われる指標です。

疾病負荷の指標にはいろいろなものがありますが，その1つに，健康度調整平均余命 health-adjusted life expectancy(HALE)(健康平均余命 healthy life expectancy)があります．これは，ある年齢の人が良好な健康状態で生きると期待しうるその後の年数のことで，死亡率や障害を考慮して計算されます[25, p9]．したがって，新生児の場合は，「現在の健康障害や死亡率に基づいて，その新生児が完全な健康状態で生きると期待しうる生涯年数」を意味することになります［訳注：新生児の場合は，"余命"ではなく，一般に"寿命"が用いられます］[26]．HALE の計算では，重症度に従って健康障害のある年数は重み付けされ，全体の平均余命(寿命)から差し引かれます[27]．

WHO は，多くの国における HALE を標準的な方法論を使って計算しています．表 2-2 は，2010 年の低・中・高所得国における出生時平均余命(平均寿命) life expectancy at birth と HALE を比較したものです．表 2-2 が示すように，出生時平均余命(平均寿命)と健康平均余命(健康寿命)の間には 10 年近い差があり，その差が大きいほど障害を抱えて過ごす年数が多いことになります．

グローバルヘルスの分野で，最もよく使われている複合指標が，障害調整生命年数 disability-adjusted life years (DALY)です．この指標は，健康格差の測定指標であり，1993 年の世界開発報告 World Development Report で最初に用いられました．現在は，疾病負荷の研究では，常に使われています．最も簡単には，DALY は次のように定義されます．

> 損失生命年数 years of lost life (YLL；死亡によって失われた年数)と障害による損失年数 years lost to disability (YLD；障害を抱えて生きた年数)の合計．DALY は，失われた「健康な生存年」の大きさを示す指標ということもできます[26, p9]．

つまり，DALY とは，ある集団において早死(早期死亡) premature death で失われた年数，および障害を抱えて生きた年数をある手続きで合計した指標です．早死によって失った年数の計算は，全世界で各年齢における最大の平均寿命に基づいて計算されます．たとえば，マラウイ共和国(アフリカ)の 20 歳の男性が交通事故で 2010 年に死亡した場合，彼は 66 年の人生を失ったことになります．これは，20 歳の人が期待できる最大の平均寿命は，日本の 20 歳女性の 86 歳だからです[26]．

障害を抱えて生きた年数の価値は，その年数に，障害による重み(障害指数 disability index)を乗じて算出されます．2010 年の世界疾病負荷研究 Global Burden of Disease Study 2010 では，障害の重み disability weight を推算するために，1 万 4000 人への直接調査，1 万 6000 人へのインターネット調査が行われました．もし，人が重み 0.5 の障害を抱えて 30 年生きたとすると，その人は，15 年($30 \times 0.5$)を障害を抱えて生きたことになります[27]．

かりに，マラウイの 20 歳の男性と，重み 0.5 の障害を抱えて 30 年生きた人が同じ社会で生きていたとし，かつ後者が最高の平均寿命まで生きた(つまり，早死による生命損失はない)とすると，その社会におけるその 2 人による DALY(障害調整生命年数)の合計は，最初の人物の早死によって失われた年数(66 年)と，2 人目の人物が障害を抱えて生きた年数(15 年)を加えた 81 となります．

もちろん，現実には，多くの場合，障害と早死が同時に伴います．たとえば，糖尿病の男性が 45 歳で下肢切断(障害指数 0.5)の手術を受け，47 歳で死亡した場合を考えると，彼が生きた障害年は，下肢切断で生きた 2 年 $\times 0.5 = 1$ 年であり，仮に，47 歳の人が期待できる最大の平均寿命が 87 であれば，彼は早死によって 40 年を失ったことになります．彼は，障害年 1 年と早死によって失った 40 年を合計した 41 年分を，全体の DALY に寄与したこととなります．

つまり，早死，病気，障害が多い社会は，それらが少ないより健康な社会よりも DALY が大きいことになります．保健医療政策の目標の 1 つは，DALY を可能な限り費用対効果の高い方法で減少させることです．たとえば，適切な診断や治療がなされないために，何十万という DALY がマラリアのために失われているとしたら，最も低いコストでそれを改善するにはどうしたらよいかを考えるわけです．

DALY を死亡の指標と対比して考えるときに重要なことは，DALY が，障害を抱えて生活した期間を考慮したものであることです．DALY のような複合的指標を用いることによって，単なる死亡の指標だけを用いる場合よりも，その集団のより真に近い健康状態を評価することができます．たとえば，多くの精神保健的病態は，ただちに死亡に結びつくものではありませんが，それを障害年に換算すると，かなりの量になります．同じように，住吸血虫症などの寄生虫疾患も，死亡の原因となることは非常に稀ですが，それによってもたらされる病気 illness や障害は相当な量になります．したがって，住吸血虫症や精神保健の問題が大きい集団の健康を，死亡の指標のみで測定すると，それらの疾患や障害の影響が見過ごされてしまうため，その集団の健康を過小評価するという深刻な事態を引き起こしてしまうことになります．次節では，疾病負荷の国際的状況について解説しますが，そこでは，改めて DALY の概念を解説するとともに，様々な健康状態について，DALY と死亡に関わる指標を比較して論じます．

DALY への批判は少なくありませんが[28]，本書では繰り返し DALY に言及します．なぜなら，この指標は，グローバルヘルスの分野で，非常に広汎に使用されているからであり，また DALY に基づいて，総合的な健康状態の比較評価や，様々な健康問題に取り組むための最も費用対効果の高い方法に関する，膨大な量の研究がなされてきたからです［訳注：以下本書で「疾病負荷」というときは，特に断わりがない限り DALY を意味します］．

表 2-2　2010 年の主要国における出生児平均余命（平均寿命）と健康度調整平均寿命（HALE）

| 国　名 | 平均寿命／健康度調整平均寿命（HALE）男　性 | 平均寿命／健康度調整平均寿命（HALE）女　性 |
|---|---|---|
| アフガニスタン | 58.2/48.5 | 57.3/46.2 |
| バングラデシュ | 67.2/57.1 | 71.0/59.8 |
| ボリビア | 69.7/60.1 | 71.7/61.5 |
| ブラジル | 70.5/61.1 | 77.7/66.6 |
| カンボジア | 64.6/55.9 | 70.1/60.0 |
| カメルーン | 57.1/49.0 | 61.1/51.4 |
| 中国 | 72.9/65.5 | 79.0/70.4 |
| コスタリカ | 77.1/67.3 | 81.9/70.5 |
| キューバ | 76.1/63.5 | 79.8/66.9 |
| デンマーク | 76.8/66.3 | 81.0/69.5 |
| エチオピア | 59.5/51.4 | 62.3/53.5 |
| ガーナ | 63.2/54.5 | 66.7/56.1 |
| インド | 63.2/54.9 | 67.5/57.7 |
| インドネシア | 67.7/59.3 | 71.8/62.5 |
| ヨルダン | 75.7/64.8 | 75.1/63.2 |
| マレーシア | 71.3/62.6 | 76.5/66.4 |
| ネパール | 67.7/57.6 | 70.6/59.9 |
| ニジェール | 56.9/48.5 | 58.7/49.4 |
| ナイジェリア | 58.8/50.0 | 60.4/50.8 |
| ペルー | 75.2/64.8 | 77.6/66.6 |
| フィリピン | 66.6/57.4 | 73.8/63.2 |
| スリランカ | 71.6/62.3 | 79.8/68.6 |
| トルコ | 71.2/61.8 | 77.7/66.0 |
| 米国 | 75.9/66.2 | 80.5/69.5 |
| ベトナム | 71.6/62.6 | 79.6/69.1 |

出典：Salomon, J. A., Wang, H., Freeman, M. K., et al. (2013). Healthy life expectancy for 187 countries, 1990-2010: A systematic analysis for the Global Burden Disease Study 2010. *Lancet*, 380(9859), 2144-2162.

## 疾病負荷のデータ

グローバルヘルスの全体像を見渡すためには，世界における病気（罹病），障害，死亡の主要な要因について，明確なイメージを得ることが大切であり，また国家内および国家間で，年齢，性別，民族，社会，経済状況の違いによって，どれほど，健康状態が異なるかを理解することも，非常に重要です。そして併せて，これらの原因が，時間と共にどのように変化し，そして将来どのように変化していく可能性があるのかも理解する必要があります。以下，これらについて解説します。

国際的な疾病負荷に関するデータの収集，解析，普及については，2010年以来，7つの組織，つまりハーバード大学，インペリアル・カレッジ・ロンドン，ワシントン大学健康指標評価研究所Institute for Health Metrics and Evaluation（IHME），ジョンズ・ホプキンス大学，クイーンズランド大学，東京大学，WHOによる共同プロジェクトが展開されています。2012年の後半，*Lancet*誌は7本の論文からなる世界疾病負荷研究2010 Global Burden of Disease Study 2010（GBD2010）の主要な成果を発表し[29]，また，2013年にはIHMEによって，関連論文であるGlobal Burden of Disease：Generating Evidence, Guiding Policy[26]が，やはり*Lancet*誌に発表されています。

本章で取り上げる多くのデータは，GBD 2010とそれに関連するIHMEの研究に基づくものですが[26,29]，IHMEがウェブサイト上に提供しているインタラクティブ・データ・ビジュアライゼーション（双方向的データ可視化；IDV）のデータもかなり頻繁に使用しています。扱うデータは，死亡に関するものも，DALYに関するものもありますが，疾病負荷と言うときは，それはDALYを意味しています。疾病負荷について学習を深めたい人は，ぜひIHMEのIDVを参照してください。

GBD 2010では，データについて様々なカテゴリー分類がされていることに，注意が必要です。たとえば，所得別分類では，途上国 developing countries，先進国 developed countries，高所得国 high-income countriesという分類名が用いられていますが，カテゴリー分類の混乱を避けるために，本書では一貫して，「途上国」ではなく，「低・中所得国 low- and middle-income countries」という表現を，高所得国についてはそのまま「高所得国」を用いています。

初期の疾病負荷の研究では，死亡とDALYの原因は，以下の3つに分類されていました。

グループⅠ：感染症，妊娠および周産期（出生後1週間以内）に関連する病態，栄養障害
グループⅡ：非感染性疾患
グループⅢ：交通外傷，転倒，自己外傷 self-inflicted injuries，暴力などを含む傷害

GBD 2010では，初期の研究ほどこのグループ分類は用いられていませんが，疾病負荷について学ぶ人々にとっては，役に立つ分類であるため，本書では必要に応じ，この分類を用います。

### 疾病負荷のパターンとその動向

疾病負荷（DALY）のパターンや動向について知ることは，グローバルヘルスにおける重要な課題を理解し，それに対処する上で不可欠です。疾病負荷に関する主なデータを検討すると，以下の点が明らかになります。

- 世界の多くの地域で，人々は以前よりも長寿となった
- 世界の多くの地域で，死亡率は以前より低下した
- 人々の寿命が延伸するにつれて，人々が障害を抱えて生きる期間もまた延伸した
- サハラ以南アフリカを除くすべての世界銀行区分地域［訳注：低・中所得国のみが含まれる］における疾病負荷は，その大半が非感染性疾患によるものである
- 過去数十年にわたって，すべての世界銀行区分地域における疾病負荷は，非感染性疾患の影響が増加する方向へ変化している
- この変化は主に，感染症の減少や高齢化の進行によって，牽引されている

### 死亡と疾病負荷の主な原因

表2-3は，2010年の低・中所得国および高所得国における，10の主な死因と10の主な疾病負荷（DALY）の原因を，その重要な順に示したものです（いずれも全年齢および男女を含む）。

低・中所得国では死亡の約58％が非感染性疾患，31％が感染症，11％が傷害によるものであることが報告されていますが[30]，この表が示すように，低・中所得国では，脳卒中や虚血性心疾患は死因のトップであり，慢性閉塞性肺疾患（COPD）や下気道感染症，下痢症，さらにHIV/AIDS，マラリア，交通外傷 road injury，結核，そして糖尿病が10大死因を構成しています[31]。このことから低・中所得国においても，非感染性疾患が重要であることは明らかですが，しかし同時に，これらの国々では依然として感染症が「未完のアジェンダ（未達の課題） unfinished agenda」であることに注意が必要です。たとえば，下痢症，マラリア，HIV/AIDSのみならず，下気道感染症も，これらの国々では子どもの重要な死因となっています。高所得国でも，非感染性疾患は主な死因ですが，その状況は，低・中所得国の状況とは非常に大きく異なっています。高所得国においては，非感染性疾患は死因の約87％を占め，感染症，傷害による死亡は，それぞれ約7％，6％に過ぎません[30]。

表2-3が示すように，高所得国においては，虚血性心疾患，脳卒中，気管・気管支・肺がんがトップ3の死因であり，4位に，唯一の感染症である下気道感染症がきます

表 2-3 低・中所得国および高所得国における死亡と疾病負荷(DALY)の主な原因, 2010 年

| 主な死因 | | | |
|---|---|---|---|
| 低・中所得国 | | 高所得国 | |
| 順位 | 原因 | 順位 | 原因 |
| 1 | 脳卒中 | 1 | 虚血性心疾患 |
| 2 | 虚血性心疾患 | 2 | 脳卒中 |
| 3 | 慢性閉塞性肺疾患(COPD) | 3 | 気管・気管支・肺がん |
| 4 | 下気道感染症 | 4 | 下気道感染症 |
| 5 | 下痢症 | 5 | 慢性閉塞性肺疾患(COPD) |
| 6 | HIV/AIDS | 6 | アルツハイマー病 |
| 7 | マラリア | 7 | 大腸がん |
| 8 | 交通外傷 | 8 | 糖尿病 |
| 9 | 肺結核 | 9 | その他の心臓血管系, 循環器系疾患 |
| 10 | 糖尿病 | 10 | 慢性腎不全 |
| 主な疾病負荷(DALY)の原因 | | | |
| 低・中所得国 | | 高所得国 | |
| 順位 | 原因 | 順位 | 原因 |
| 1 | 下気道感染症 | 1 | 虚血性心疾患 |
| 2 | 下痢症 | 2 | 腰痛 |
| 3 | 虚血性心疾患 | 3 | 脳卒中 |
| 4 | マラリア | 4 | 大うつ病 |
| 5 | 脳卒中 | 5 | 気管・気管支・肺がん |
| 6 | HIV/AIDS | 6 | 慢性閉塞性肺疾患(COPD) |
| 7 | 早産合併症 | 7 | その他の筋骨格系障害 |
| 8 | 交通外傷 | 8 | 糖尿病 |
| 9 | 慢性閉塞性肺疾患(COPD) | 9 | 頸部痛 |
| 10 | 腰痛 | 10 | 転倒 |

出典:Institute for Health Metrics and Evaluation (IHME). (2013). GBD heat map. Seattle, WA: IHME, University of Washington. http://vizhub.healthdata.org/irank/heat.php へ 2015 年 4 月 28 日にアクセス。

が、そのほとんどは高齢者の肺炎によるものです。そして、慢性閉塞性肺疾患(COPD)、アルツハイマー病、大腸がん、糖尿病、そして脳卒中や虚血性心疾患以外の循環器系疾患、慢性腎臓病がそれに続きます[31]。

次にDALYの原因を見ると、低・中所得国ではその49％を非感染性疾患が、40％を感染症が、11％を傷害が占めています。つまり、DALYでは、死亡よりも感染症の比重が相対的に大きくなっています[30]。

表に示すように、低・中所得国では、下気道感染症、下痢症、虚血性心疾患、マラリア、脳卒中、HIV/AIDS、早産合併症 preterm birth complications、交通外傷、慢性閉塞性肺疾患(COPD)、腰痛がDALYの主な原因となっていますが[31]、この順位はいくつかの意味で重要です。その第1は、4つの感染症が含まれていること、第2は、医療体制が不備な状況下での出産が重要な要因として含まれていること、第3は、非感染性疾患も上位に含まれていること、第4は、リストされた原因が高所得国のものとはかなり違っていることです。

高所得国では、DALYの原因の85％が非感染性疾患、5％が感染症、10％が傷害となっており、傷害の割合がやや多い以外は、死因の分布とあまり大きな違いはありません[30]。しかし、個々の要因についてみると、たとえば10大要因のうちの4つが筋骨格系の問題(腰痛、その他の筋骨格系の問題、頸部痛)と転倒 fall で占められるなど、人口の高齢化の影響を反映し、死因とはかなりの違いがみられます。また、大うつ病が第4位の要因であるという事実も非常に重要であり[30]、病気と障害における、精神保健の重要性が明瞭に示されています[31]。

## 1990～2010年にかけての死亡と疾病負荷の動向

表2-4は1990～2010年にかけて世界的に生じた、死亡と疾病負荷(DALY)の主な原因の変化を示したものです(注：すべての年代の男女を含む)。非感染性疾患が順位を上げており、また、交通外傷も順位を上げていることがわかります。DALYでも同じ傾向が認められ、感染症やその他のグループIの要因から、非感染性疾患や傷害へと原因が移行しつつあります。

## 地域別の死亡と疾病負荷の原因

表2-5に示されているように、死亡やDALYの原因は地域によって違いがあります。一般的には、高所得国では非感染性疾患が、低所得国では感染症がその主な原因となっています。特に注目すべきことは、サハラ以南アフリカでは、依然として感染症が疾病負荷の主要な原因となっていること、南アジアでも感染症が重要な原因であり続けていることです[31]。もちろん、それらの地域においても、非感染性疾患の負荷は次第に増大しつつあります。

## 年齢別の死因

表2-6は低・中所得国、高所得国における5歳未満児の主な死因を示したものです。低・中所得国では、新生児の異常や感染症が多く、これに対し高所得国では、新生児の異常が死因の大半を占めますが、交通外傷、溺死、対人暴力も含まれます[31]。

表2-7は、5～14歳の子どもの主な死因を示したものです。注目すべきことは、低・中所得国では予防もしくは治療が可能な、マラリア、HIV/AIDS、下痢症などの感染症が多数を占めること、そして、栄養不足も重要な原因の1つであることです。これに対し、高所得国のこの年齢層の子どもの死因は、交通外傷、がん、白血病などによる死亡が圧倒的上位を占めています[31]。

表2-8は15～49歳の男女の死亡とDALYの主な原因を示したものです。低・中所得国における主な死因は、HIV/AIDS、交通外傷、肺結核、下気道感染症、マラリアで、妊娠に関連する異常 maternal disorder、脳卒中、虚血性心疾患、自傷行為 self-harm も上位10位の要因に入っています。一方、DALYでは、死因と同じくHIV/AIDS、結核、妊娠に関連する異常は重要な原因ですが、交通外傷、腰痛、うつ病、対人暴力も重要な要因となっています[31]。

同じ年齢層で比較すると、高所得国の死亡やDALYの主な要因は低・中所得国よりもかなり多様で、死因10位中、感染症はHIV/AIDSだけで、それ以外はすべて非感染性疾患です。特に、自傷行為は、この年齢層におけるトップの死因となっています。DALYについても、筋骨格系の異常、神経精神系の異常、薬物中毒 substance abuse disorders は低・中所得国とは明確に異なる傾向を示しています[31]。

## 性別の死亡と疾病負荷の原因

表2-9が示すように、死亡や疾病負荷(DALY)の原因を性別で検討することも重要です。女性の死因は、低・中所得国ではその10位中5つが感染症であり、また、早産合併症 preterm birth complications が含まれることが注目されます。一方、高所得国では、ほとんどが高齢者の疾患と思われる下気道感染症を除けば、女性の死因のすべてが非感染性疾患となっています。一方、低・中所得国の女性におけるDALYの主な原因は、死因と類似していますが、早産合併症がやや上位に上がったほか、10大死因には含まれていなかった大うつ病や腰痛も含まれています。一方、高所得国の女性でも、DALYの主な要因は、死因と類似していますが、死因にはなかった腰痛、頸部痛、大うつ病が含まれています[31]。

男性について見ると、低・中所得国における主な死因は、女性の場合と類似していますが、交通外傷が主な死因に含まれている点が異なります。高所得国でも男性の主な死因は、女性と類似していますが、自傷行為が含まれる点が異なります。一方、DALYについては、低・中所得国の男性では、その主な原因は、死因と類似していますが、女性の場合と同じく、早産合併症や、腰痛が含まれていま

表 2-4 世界全体での死亡と疾病負荷(DALY)の主な原因の変化,1990～2010 年

| 1990 年における主な死因 | | 2010 年における主な死因 | |
|---|---|---|---|
| 順位 | 原因 | 順位 | 原因 |
| 1 | 虚血性心疾患 | 1 | 虚血性心疾患 |
| 2 | 脳卒中 | 2 | 脳卒中 |
| 3 | 下気道感染症 | 3 | 慢性閉塞性肺疾患(COPD) |
| 4 | 慢性閉塞性肺疾患(COPD) | 4 | 下気道感染症 |
| 5 | 下痢症 | 5 | 肺がん |
| 6 | 肺結核 | 6 | HIV/AIDS |
| 7 | 早産合併症 | 7 | 下痢症 |
| 8 | 肺がん | 8 | 交通外傷 |
| 9 | マラリア | 9 | 糖尿病 |
| 10 | 交通外傷 | 10 | 肺結核 |

| 1990 年における疾病負荷(DALY)の主な原因 | | 2010 年における疾病負荷(DALY)の主な原因 | |
|---|---|---|---|
| 順位 | 原因 | 順位 | 原因 |
| 1 | 下気道感染症 | 1 | 虚血性心疾患 |
| 2 | 下痢症 | 2 | 下気道感染症 |
| 3 | 早産合併症 | 3 | 脳卒中 |
| 4 | 虚血性心疾患 | 4 | 下痢症 |
| 5 | 脳卒中 | 5 | HIV/AIDS |
| 6 | 慢性閉塞性肺疾患(COPD) | 6 | マラリア |
| 7 | マラリア | 7 | 腰痛 |
| 8 | 肺結核 | 8 | 早産合併症 |
| 9 | たんぱく質エネルギー栄養障害 | 9 | 慢性閉塞性肺疾患(COPD) |
| 10 | 新生児脳症 | 10 | 交通外傷 |

出典:Institute for Health Metrics and Evaluation (IHME). (2013). GBD heat map. Seattle, WA: IHME, University of Washington. http://vizhub.healthdata.org/irank/heat.php へ 2015 年 4 月 28 日にアクセス。

表2-5 世界銀行区分地域と高所得国における疾病負荷(DALY)の主な原因，2010年

| \multicolumn{2}{c|}{東アジア・環太平洋} | \multicolumn{2}{c}{ラテンアメリカ・カリブ海地域} |
|---|---|---|---|
| 順位 | 原因 | 順位 | 原因 |
| 1 | 脳卒中 | 1 | 虚血性心疾患 |
| 2 | 虚血性心疾患 | 2 | 自然災害 |
| 3 | 交通外傷 | 3 | 対人暴力 |
| 4 | 慢性閉塞性肺疾患(COPD) | 4 | 交通外傷 |
| 5 | 腰痛 | 5 | 大うつ病 |
| 6 | 大うつ病 | 6 | 腰痛 |
| 7 | 気管・気管支・肺がん | 7 | 脳卒中 |
| 8 | 下気道感染症 | 8 | 下気道感染症 |
| 9 | 糖尿病 | 9 | 糖尿病 |
| 10 | 肝がん | 10 | 早産合併症 |

| \multicolumn{2}{c|}{ヨーロッパ・中央アジア} | \multicolumn{2}{c}{中東・北アフリカ} |
|---|---|---|---|
| 順位 | 原因 | 順位 | 原因 |
| 1 | 虚血性心疾患 | 1 | 虚血性心疾患 |
| 2 | 脳卒中 | 2 | 下気道感染症 |
| 3 | 腰痛 | 3 | 脳卒中 |
| 4 | 大うつ病 | 4 | 腰痛 |
| 5 | 下気道感染症 | 5 | 大うつ病 |
| 6 | 交通外傷 | 6 | 早産合併症 |
| 7 | HIV/AIDS | 7 | 先天性異常 |
| 8 | 慢性閉塞性肺疾患(COPD) | 8 | 交通外傷 |
| 9 | 自傷行為 | 9 | 糖尿病 |
| 10 | 気管・気管支・肺がん | 10 | 下痢症 |

表2-5 世界銀行区分地域と高所得国における疾病負荷(DALY)の主な原因, 2010年(つづき)

| | 南アジア | | |
|---|---|---|---|
| 順位 | 原因 | 順位 | 原因 |
| 1 | 下気道感染症 | 6 | 新生児脳症 |
| 2 | 早産合併症 | 7 | 結核 |
| 3 | 下痢症 | 8 | 新生児の敗血症およびその他の感染症 |
| 4 | 虚血性心疾患 | 9 | 鉄欠乏性貧血 |
| 5 | 慢性閉塞性肺疾患(COPD) | 10 | 交通外傷 |

| | サハラ以南アフリカ | | |
|---|---|---|---|
| 順位 | 原因 | 順位 | 原因 |
| 1 | マラリア | 6 | 早産合併症 |
| 2 | HIV/AIDS | 7 | 新生児の敗血症およびその他の感染症 |
| 3 | 下気道感染症 | 8 | 髄膜炎 |
| 4 | 下痢症 | 9 | 新生児脳症 |
| 5 | たんぱく質エネルギー栄養障害 | 10 | 交通外傷 |

| | 高所得国 | | |
|---|---|---|---|
| 順位 | 原因 | 順位 | 原因 |
| 1 | 虚血性心疾患 | 6 | 慢性閉塞性肺疾患(COPD) |
| 2 | 腰痛 | 7 | その他の筋骨格系障害 |
| 3 | 脳卒中 | 8 | 糖尿病 |
| 4 | 大うつ病 | 9 | 頸部痛 |
| 5 | 気管・気管支・肺がん | 10 | 転倒 |

出典：Institute for Health Metrics and Evaluation (IHME). (2013). GBD heat map. Seattle, WA: IHME, University of Washington. http://vizhub.healthdata.org/irank/heat.php へ2015年4月28日にアクセス。

表 2-6　低・中所得国，高所得国の 5 歳以下の子どもの主な死因，2010 年

| 低・中所得国 | 高所得国 |
|---|---|
| 1. 下気道感染症 | 1. 早産合併症 |
| 2. 早産合併症 | 2. 先天性異常 |
| 3. マラリア | 3. 新生児脳症 |
| 4. 下痢症状 | 4. 乳児突然死症候群（SIDS） |
| 5. 新生児の敗血症およびその他の感染症 | 5. 新生児の敗血症およびその他の感染症 |
| 6. 新生児脳症 | 6. 下気道感染症 |
| 7. 先天性異常 | 7. 交通外傷 |
| 8. たんぱく質エネルギー栄養障害 | 8. 溺水 |
| 9. 髄膜炎 | 9. 対人暴力 |
| 10. HIV/AIDS | 10. 髄膜炎 |

出典：Institute for Health Metrics and Evaluation (IHME). (2013). GBD heat map. Seattle, WA: IHME, University of Washington. http://vizhub.healthdata.org/irank/heat.php へ 2015 年 4 月 28 日にアクセス。

表 2-7　低・中所得国，高所得国の 5～14 歳の子どもの主な死因，2010 年

| 低・中所得国 | | 高所得国 | |
|---|---|---|---|
| 順位 | 原因 | 順位 | 原因 |
| 1 | 下痢症 | 1 | 交通外傷 |
| 2 | HIV/AIDS | 2 | 白血病 |
| 3 | 交通外傷 | 3 | 脳神経系の悪性腫瘍 |
| 4 | マラリア | 4 | 先天性異常 |
| 5 | 下気道感染症 | 5 | 溺水 |
| 6 | 溺水 | 6 | 自傷行為 |
| 7 | 腸チフスとパラチフス | 7 | 対人暴力 |
| 8 | 髄膜炎 | 8 | 下気道感染症 |
| 9 | 先天性異常 | 9 | 火事 |
| 10 | たんぱく質エネルギー栄養障害 | 10 | その他の交通外傷 |

出典：Institute for Health Metrics and Evaluation (IHME). (2013). GBD heat map. Seattle, WA: IHME, University of Washington. http://vizhub.healthdata.org/irank/heat.php へ 2015 年 4 月 28 日にアクセス。

表 2-8 低・中所得国および高所得国の 15〜49 歳における死亡と疾病負荷 (DALY) の主な原因，2010 年

| 主な死因 | | | |
|---|---|---|---|
| 低・中所得国 | | 高所得国 | |
| 順位 | 原因 | 順位 | 原因 |
| 1 | HIV/AIDS | 1 | 自傷行為 |
| 2 | 交通外傷 | 2 | 交通外傷 |
| 3 | 肺結核 | 3 | 虚血性心疾患 |
| 4 | 自傷行為 | 4 | 肝硬変 |
| 5 | 虚血性心疾患 | 5 | 対人暴力 |
| 6 | 対人暴力 | 6 | 薬物依存 |
| 7 | 脳卒中 | 7 | 気管・気管支・肺がん |
| 8 | 下気道感染症 | 8 | 脳卒中 |
| 9 | 母体異常 | 9 | 乳がん |
| 10 | マラリア | 10 | HIV/AIDS |

| 疾病負荷 (DALY) の主な原因 | | | |
|---|---|---|---|
| 低・中所得国 | | 高所得国 | |
| 順位 | 原因 | 順位 | 原因 |
| 1 | HIV/AIDS | 1 | 腰痛 |
| 2 | 交通外傷 | 2 | 大うつ病 |
| 3 | 腰痛 | 3 | 薬物依存 |
| 4 | 大うつ病 | 4 | 交通外傷 |
| 5 | 肺結核 | 5 | 頸部痛 |
| 6 | 自傷行為 | 6 | 自傷行為 |
| 7 | 虚血性心疾患 | 7 | その他の筋骨格系障害 |
| 8 | 対人暴力 | 8 | 不安障害 |
| 9 | 慢性閉塞性肺疾患 (COPD) | 9 | 偏頭痛 |
| 10 | 母体異常 | 10 | 虚血性心疾患 |

出典：Institute for Health Metrics and Evaluation (IHME). (2013). GBD heat map. Seattle, WA: IHME, University of Washington. http://vizhub.healthdata.org/irank/heat.php へ 2015 年 4 月 28 日にアクセス。

表2-9 低・中所得国における男女の死亡と疾病負荷(DALY)の主な原因, 2010年(つづき)

| 死亡 |||||
|---|---|---|---|---|
| 女性 |||||
| 低・中所得国 || | 高所得国 ||
| 順位 | 原因 | 順位 | 原因 |
|---|---|---|---|
| 1 | 脳卒中 | 1 | 虚血性心疾患 |
| 2 | 虚血性心疾患 | 2 | 脳卒中 |
| 3 | 下気道感染症 | 3 | 下気道感染症 |
| 4 | 慢性閉塞性肺疾患(COPD) | 4 | アルツハイマー病 |
| 5 | 下痢症 | 5 | 慢性閉塞性肺疾患(COPD) |
| 6 | HIV/AIDS | 6 | 気管・気管支・肺がん |
| 7 | 糖尿病 | 7 | 乳がん |
| 8 | マラリア | 8 | 大腸がん |
| 9 | 肺結核 | 9 | その他の心臓血管系・循環器系疾患 |
| 10 | 早産合併症 | 10 | 糖尿病 |

| 疾病負荷(DALY) ||||
|---|---|---|---|
| 女性 ||||
| 低・中所得国 || 高所得国 ||
| 順位 | 原因 | 順位 | 原因 |
| 1 | 下気道感染症 | 1 | 虚血性心疾患 |
| 2 | 下痢症 | 2 | 腰痛 |
| 3 | HIV/AIDS | 3 | 大うつ病 |
| 4 | マラリア | 4 | 脳卒中 |
| 5 | 脳卒中 | 5 | その他の筋骨格系障害 |
| 6 | 虚血性心疾患 | 6 | 慢性閉塞性肺疾患(COPD) |
| 7 | 早産合併症 | 7 | 頸部痛 |
| 8 | 大うつ病 | 8 | アルツハイマー病 |
| 9 | 慢性閉塞性肺疾患(COPD) | 9 | 乳がん |
| 10 | 腰痛 | 10 | 糖尿病 |

表 2-9 低・中所得国における男女の死亡と疾病負荷(DALY)の主な原因, 2010 年

| 死 亡 | | | |
|---|---|---|---|
| 男 性 | | | |
| 低・中所得国 | | 高所得国 | |
| 順 位 | 原 因 | 順 位 | 原 因 |
| 1 | 虚血性心疾患 | 1 | 虚血性心疾患 |
| 2 | 脳卒中 | 2 | 脳卒中 |
| 3 | 慢性閉塞性肺疾患(COPD) | 3 | 気管・気管支・肺がん |
| 4 | 下気道感染症 | 4 | 慢性閉塞性肺疾患(COPD) |
| 5 | 交通外傷 | 5 | 下気道感染症 |
| 6 | HIV/AIDS | 6 | 大腸がん |
| 7 | 結核 | 7 | 前立腺がん |
| 8 | 下痢症 | 8 | アルツハイマー病 |
| 9 | マラリア | 9 | 自傷行為 |
| 10 | 肺がん | 10 | 肝硬変 |
| 疾病負荷(DALY) | | | |
| 男 性 | | | |
| 低・中所得国 | | 高所得国 | |
| 順 位 | 原 因 | 順 位 | 原 因 |
| 1 | 下気道感染症 | 1 | 虚血性心疾患 |
| 2 | 虚血性心疾患 | 2 | 腰痛 |
| 3 | 交通外傷 | 3 | 気管・気管支・肺がん |
| 4 | 脳卒中 | 4 | 脳卒中 |
| 5 | 下痢症 | 5 | 慢性閉塞性肺疾患(COPD) |
| 6 | マラリア | 6 | 交通外傷 |
| 7 | 早産合併症 | 7 | 自傷行為 |
| 8 | HIV/AIDS | 8 | 糖尿病 |
| 9 | 慢性閉塞性肺疾患(COPD) | 9 | 転倒 |
| 10 | 腰痛 | 10 | 大うつ病 |

出典：Alzheimer's disease includes other dementias
Institute for Health Metrics and Evaluation (IHME). (2013). GBD Heat map. Seattle, WA: IHME, University of Washington, 2013. http://vizhub.healthdata.org/irank/heat.php へ 2015 年 4 月 28 日にアクセス。

す。高所得国のDALYの主な原因には，死因には含まれていない腰痛，自傷行為，転倒，大うつ病などが含まれています[31]。

### 国の内部での死亡と疾病負荷

以上，死亡や疾病による負荷を，世界レベル，地域別，年齢別，性別に見てきましたが，国の内部で，性別，民族別，社会経済レベル別で比較することも大切です。ほとんどの低・中所得国において，傾向はほぼ一定しており，以下のようにまとめることができます。

- 地方部（農村部，漁村部，山村部など）に住む人々の健康は，都市部に住む人々に劣る
- 弱い立場にある少数民族の人々の健康は，社会の多数を占める人々に劣る
- 女性は，男性より相対的に社会的立場が弱く，それに関連する様々な健康問題を抱えている
- 貧しい人々の健康は，裕福な人々に劣る
- 教育機会に恵まれない人々の健康は，教育に恵まれている人々に劣る

加えて，社会経済レベルの低い人々では，高い人々に比べて感染症，妊娠に関連した病気や死亡，栄養不足の割合が高く，また喫煙，飲酒，食事に関連する疾病負荷も高くなっています。これらは，グローバルヘルスを理解する上で基本的な事実です。

## リスク要因

健康の決定要因や健康状態の測定について論じるとき，そこでは常にリスク要因 risk factor が問題となります。リスク要因とは，「疫学的根拠に基づき，健康状態に関連することが明らかにされた，個人の行動，ライフスタイル，環境曝露，生来あるいは遺伝的な個人の特性」と定義されるものです[17, p51]。ここでいうリスクは，「有害なアウトカムが生じる確率，その確率を上げる要因」と考えることもできます[32, p7]。リスク要因という言葉は，日常生活でも保健医療サービスの場面でもよく使われており，健康に関する質問をする場合は，それは基本的には，その人が持つ重要なリスク要因を同定することが目的となります。たとえば，両親に遺伝性疾患の罹患歴がないかどうか，健康によい食生活をしているかどうか，十分な睡眠や運動ができているかどうか，喫煙や過度の飲酒をしていないかどうか，何らかのストレスを受けていないかどうか，運転中にはシートベルトをしているかどうか，といったことです。

低・中所得国の貧しい人々の場合であれば，彼らの生活のあり方に即した質問も行われます。たとえば，飲料水は安全か，家庭や地域でし尿処理は衛生的になされているか，屋内で調理するときに，家が煙で充満することはないか，労働環境は安全かといった質問が考えられますが，戦争や紛争も，病気 illness，死亡，障害の重要なリスク要因であるため，国によっては，それらに関する質問も必要となります。

人々の健康状態を向上させるためには，当然のことですが，リスク要因についての理解を深める必要があります。**表2-10** は，死亡や疾病負荷（DALY）に対するリスク要因を，低・中所得国と高所得国で比較したものです。リスク要因は重要度順に並べてあります。

低・中所得国を見るとき，最も着目すべき点は，食生活，高血圧，空腹時高血糖，高体格指数 body mass index，運動不足，高コレステロール血症など栄養に関わる問題が，これらの国々でも，死亡のリスク要因として，いかに重要かということです。喫煙や，屋内・屋外の大気汚染も死亡の上位10のリスク要因に含まれています。子どもの低体重は11位のリスク要因となっています。DALYの原因も，死因とほぼ似通ったパターンを示していますが，ここでは，死因に比べ，子どもの低体重 childhood underweight，鉄分不足，適切な母乳栄養の比重が大きくなっています[31]。

高所得国における死亡のリスク要因についてみると，そのパターンは，多くの点で低・中所得国と似通っており，ほとんどのリスク要因は，食事，身体活動，大気汚染，喫煙と関係がありますが，鉛が含まれている点が異なります。DALYのリスク要因は死亡とほぼ類似していますが，死因の10位までには含まれていない薬物使用 drug use が10番目のリスク要因となっています[31]。

高所得国では，たんぱく質，エネルギー，微量栄養素の不足が問題となることはありませんが，過体重 overweight や肥満が非常に大きな問題となっています。これを反映して，高所得国では，体格指数の高値，高血圧，高総コレステロール血症，空腹時高血糖，運動不足が死亡やDALYの最も重要なリスク要因となっています。また，一部の国では，喫煙の減少という重要な進展があったにもかかわらず，喫煙は依然として高所得国の死亡やDALYの主なリスク要因となっています[31]。

## 人口問題と健康

人口問題はいくつかの点で，健康と非常に重要な関連があります。最も重要なものには，以下のようなものがあります。

- 人口増加
- 人口の高齢化
- 都市化
- 人口デバイド
- 人口転換

以下，それぞれについて簡単に解説しますが，これら以外にも，出生率 fertility や，女性，子どもの健康のよう

表 2-10 低・中所得国および高所得国における死亡と疾病負荷（DALY）の主なリスク要因，2010 年

| 死　亡 | | | |
|---|---|---|---|
| 低・中所得国 | | 高所得国 | |
| 順　位 | リスク因子 | 順　位 | リスク因子 |
| 1 | 食事性要因 | 1 | 食事性要因 |
| 2 | 高血圧 | 2 | 高血圧 |
| 3 | 喫煙 | 3 | 喫煙 |
| 4 | 家庭での屋内大気汚染 | 4 | 高体格指数 |
| 5 | 微小粒子状物質による大気汚染 | 5 | 運動不足 |
| 6 | 空腹時高血糖 | 6 | 空腹時高血糖 |
| 7 | 運動不足 | 7 | 高総コレステロール血症 |
| 8 | 高体格指数 | 8 | 微小粒子状物質による大気汚染 |
| 9 | 飲酒 | 9 | 飲酒 |
| 10 | 高血中総コレステロール | 10 | 鉛 |
| 疾病負荷（DALY） | | | |
| 低・中所得国 | | 高所得国 | |
| 順　位 | 原　因 | 順　位 | 原　因 |
| 1 | 食事性要因 | 1 | 食事性要因 |
| 2 | 高血圧 | 2 | 喫煙 |
| 3 | 喫煙 | 3 | 高体格指数 |
| 4 | 家庭での屋内空気汚染 | 4 | 高血圧 |
| 5 | 子どもの低体重 | 5 | 運動不足 |
| 6 | 空腹時高血糖 | 6 | 空腹時高血糖 |
| 7 | 微小粒子状物質による大気汚染 | 7 | 飲酒 |
| 8 | 飲酒 | 8 | 高総コレステロール血症 |
| 9 | 職業関連要因 | 9 | 微小粒子状物質による大気汚染 |
| 10 | 高体格指数 | 10 | 薬物使用 |

出典：Institute for Health Metrics and Evaluation (IHME). (2013). GBD heat map. Seattle, WA: IHME, University of Washington. http://vizhub.healthdata.org/irank/heat.php へ 2015 年 4 月 28 日にアクセス。

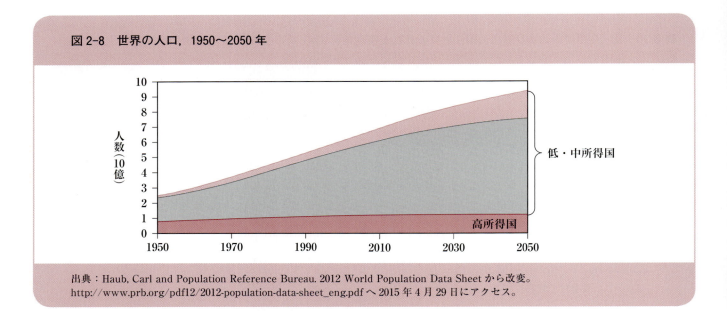

図 2-8 世界の人口，1950～2050 年

出典：Haub, Carl and Population Reference Bureau. 2012 World Population Data Sheet から改変。
http://www.prb.org/pdf12/2012-population-data-sheet_eng.pdf へ 2015 年 4 月 29 日にアクセス。

に，人口問題と関連の深い問題がありますが，それらについては別の章（第 9，10 章）で論じます。

### 人口増加

世界の人口はおよそ 72 億人[33] で，まだ増え続けており，図 2-8 に示されるように，2050 年には世界人口はおよそ 92 億人になると推定され，その増加の圧倒的多数が低・中所得国で生じると推定されています[4]。このことは多くの高所得国の出生率が非常に低値にとどまる一方，これまで出生率の高かった多くの国々の出生率は緩やかにしか減少しないことを意味しています。低・中所得国における人口増加 population growth は，環境への負荷を高め，それを通して健康に影響を与える可能性があります。そうした国々では，人口増加に見合った上下水道などのインフラの整備が必要であるにも関わらず，インフラは極めて劣悪で，自ら整備する国力が欠けているため，いずれ深刻な健康問題が生じることが懸念されます。また，こうした国々では人口増加により，教育や保健医療サービスの提供が益々困難になり，それが人々の健康にもネガティブな影響をもたらすことが予想されます。

### 人口の高齢化

表 2-11 に示されているように，世界的に人口の高齢化 population aging が進行しています。これは出生率の低い高所得国の国々で特に顕著ですが，それ以外の国々でも進みつつあります。高齢化が進めば高齢者扶養率 elderly support ratio，つまり 65 歳以上の人々の数に対する 15～64 歳代の人々の数の比が変化します。出生率が高く，人口増加率 population growth rate の大きい国ニジェールでは，65 歳以上の人口の割合はわずか 3％であり，高齢者扶養率は 15 になりますが［訳注：つまり，15 人の生産年齢の人々が 1 人の高齢者を支えている］，出生率が非常に低く，人口減少が著しい日本では，65 歳以上の人口の割合は 24％で，高齢者扶養率はわずか 2.5 に過ぎません[4]［訳注：つまり，2.5 人の生産年齢の人々が 1 人の高齢者を支えている］。

人口の高齢化や高齢者扶養率の推移は，疾病負荷のみならず，保健医療予算の額や使途に非常に大きな影響を与えます。高齢化の影響を最も簡単に言えば，それは，人々は人生のより長い時間を，非感染性疾患 non-communicable disease（NCD）に関連した病気や障害を抱えた状態で生きることになるということです。このため医療費 health expenditure が増大し，また少人数の生産年齢の人々が，多人数の高齢者を支えることになるため，保健医療システム health system の維持も困難となっていきます。

### 都市化

この 10 年の間に，人類歴史上初めて，都市部 urban area に住む人口が世界の人口の過半数を占めるようになりました。人々は地方部 rural area（農村部，漁村部，山村部など）から都市部へと移動し続け，その傾向は，つい最近まで大半の人々が地方部に居住し続けていた低・中所得国で特に顕著になっています。都市人口が増えると，上下水道 water and sanitation，学校，保健医療サービス health service などすでに多くの国で不足している都市のインフラ基盤に，極めて大きな負荷がかかることになり，そうしたインフラの限界や，スラム地域の拡大などは，健康にも大きな影響をもたらすことになります。

### 人口デバイド

以上述べてきたように，高所得国と低所得国との間には，人口指標と将来予想される人口動態に大きな違いがあります。高所得国では一般的に出生率が非常に低く，人口が減少して高齢化が進んでいますが，対照的に低所得国で

表2-11 65歳以上の人口割合

|  | 2010 | 2050 |
|---|---|---|
| 高所得国 | 15.9 | 26.2 |
| 低・中所得国 | 5.8 | 14.6 |

出典：Haub, C., & PRB. United Nations Population Division. World population prospects. The 2008 revision。http://www.un.org/esa/population/publications/wpp2008/wpp2008_highlights.pdfへ2010年12月4日にアクセス。表には，中央値データのみ提示。

表2-12 人口デバイド：ナイジェリアと日本の例

|  | ナイジェリア | 日本 |
|---|---|---|
| 2012年の人口（100万） | 170.1 | 127.6 |
| 2050年の人口（100万） | 402.4 | 95.5 |
| 合計特殊出生率 | 5.6 | 1.4 |
| 年間出生数（100万） | 6.2 | 1.1 |
| 人口1,000人対の出生数 | 40 | 9 |
| 15歳未満の人口割合 | 44 | 13 |
| 65歳以上の人口割合 | 3 | 24 |
| 平均寿命 | 51 | 83 |
| 1,000出生対の乳児死亡数 | 77 | 2.3 |
| 年間乳児死亡数 | 465,000 | 2,900 |
| HIVに感染している成人の割合（%），男性／女性 | 2.9/4.4 | < 0.1/< 0.1 |
| 非感染性疾患による死亡割合，2008年 | 27 | 80 |

出典：Population Reference Bureau (2012). 2012 world population data sheet（http://www.prb.org/pdf12/2012-population-data-sheet_eng.pdfへ2013年9月16日にアクセス）。Population Reference Bureau. (2009). 2009 world population data sheet.(http://www.prb.org/pdf09/09wpds_eng.pdfへ2011年4月9日にアクセス)

は，一般的に出生率 fertility は徐々には低下しているものの依然として高く，人口はまだ増え続けており（この対照的な状態を，人口デバイド demographic divide と言います），その傾向はまだしばらく続くものと思われます。高所得国と低所得国では，健康を取り巻く環境にも相当な違いがあります。**表2-12**は人口デバイドの例を示したものです。

## 人口転換[34]

重要な人口動態的傾向の1つに，人口転換 demographic transition と呼ばれるものがあり，高出生率・高死亡率（多産多死）の状態から，低出生率・低死亡率（少産少死）の状態への移行と，その移行期に生じる人口増加のことを言います。

現在高所得国に属する国々の歴史を振り返ると，これらの国々でも実は長い間，高出生率・高死亡率の時代があり，その期間は人口増加は緩やかで，感染症の大流行が起こったときには，人口は減少さえしました。しかし19世紀初頭には，それらの国々では衛生状態や栄養の改善，感染症の減少によって，死亡率 mortality は低下し始めました。ほとんどの場合，死亡率の低下は出生率の低下が起こる前から始まるため，その期間は人口が増加し，若年層の人口割合は増加します。その後，出生率が減少して出生数と死亡数が近くなるにつれ，人口増加は緩やかとなっていきます。そしてその状況が続くと，高齢層の人口割合が増加します。

**図2-9**は，人口転換をグラフ化したもので，3つの人口ピラミッドのタイプが示されています。タイプA（左端）は出生率も死亡率も高い国，タイプB（中央）は死亡率は低下し始めているが，出生率がまだ高い国で，人口転換途中にある多くのサハラ以南アフリカ諸国がこのパターンに該当します。タイプC（右端）は「円柱」という言葉がふさわしい形状で，出生率の低下が相当期間続いたために，高齢層の占める人口割合が著しく大きくなっています。西欧諸国がこのタイプに該当します。

## 疫学転換[35]

疫学転換 epidemiologic transition（健康転換 health transition）は，これまでの議論からおわかりのように，人口転換と密接な関係があります。歴史的には，以下のような疾病パターンの推移がみられています。

- まず，劣悪な健康状態，感染症の流行，飢饉などの影響で死亡率は高く，かつ大きく変動する
- 次に，感染症の流行が減少するにつれて死亡率が低下する
- 最後に，死亡率はさらに低下し，それに伴って平均寿命が増加し，非感染性疾患が優位となる

図2-10は，低・中所得国と高所得国の間での，死亡やDALYの原因の違いを比較したものです。この図から，低・中所得国の疾病負荷は先進国型に移行，つまり感染症優位の状態から，非感染性疾患優位の状態へと移行していくであろうことを読み取ることができます。

疫学転換の速度は，その社会の健康のあり方に影響する多くの要因の影響を受けます。最初の変化は，主には衛生，栄養，教育，社会経済的状態の向上によって生じますが，一部は，公衆衛生や医学（たとえば，ワクチンの開発）の進歩にもよります[36]。

現在のほとんどの高所得国では，日本を除き，疫学転換は比較的ゆっくりと進行しました［訳注：日本では第二次世界大戦後に急速に疫学転換が進行しました］。ほとんどの低・中所得国でも疫学転換はすでに始まっていますが，それが完成するまでには，まだ相当の時間がかかると思われます。

こうした疫学転換が進行中の国々では，多くの場合，感染症，非感染性疾患，傷害の負荷に同時に直面しており［訳注：これを，感染症と非感染性疾患の負荷に注目して「二重負荷 double burden」，傷害も加えて「三重負荷 triple burden」と呼ぶことがあります］，これらの国々の保健医療システムにかなりの負荷や経済負担を与えています。

## 健康状態の向上

世界の多くの地域において，健康や平均寿命にはかなりの進歩が見られていますが，その程度は地域によって大きく異なっており，サハラ以南アフリカや南アジアの国々の平均寿命は他の地域に比べて非常に低い状態にあります。また，1960年の平均寿命が50年未満であったサハラ以南アフリカの国々では，他の国々に比べ，その延伸は非常に緩やかです。

表2-13は，1960，1990，2013年の，世界銀行区分地域の国々と高所得国における平均寿命を示したもので，1960〜2013年，1960〜1990年，1990〜2013年の3つの期間において，平均寿命が何パーセント伸びたかを見ることもできます。

平均寿命は全地域においてすべての期間で伸びていますが，ヨーロッパ・中央アジアの1990〜2013年の伸びは小さく，これはソビエト連邦の崩壊による社会・経済の混乱，それによる保健医療システムへの影響によるものです。1990〜2013年にかけてのサハラ以南アフリカにおける平均寿命の伸びも緩やかですが，これは主にHIV/AIDSの流行と，一部の国々における経済成長の遅滞や政

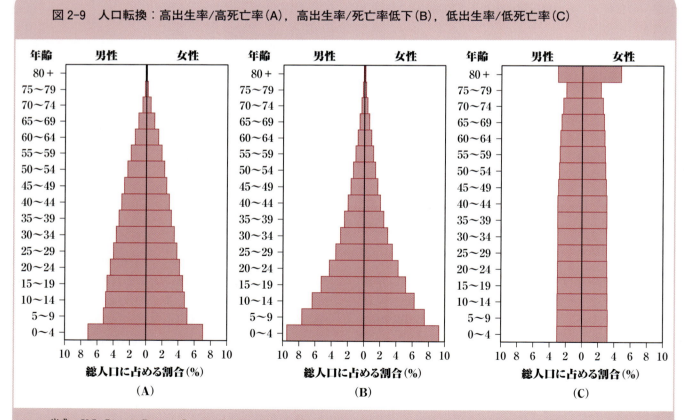

図2-9 人口転換：高出生率/高死亡率(A)，高出生率/死亡率低下(B)，低出生率/低死亡率(C)

出典：U.S. Census Bureau. International population reports WP/02. Global Population Profile: 2002. Washington, DC: U.S. Government Printing Office; 2004: 35.

治的混乱の影響を反映するものです。これに対し，1960～1990年にかけての東アジア・太平洋の平均寿命の伸びは大きく，それは，この地域の急速な経済成長と，それに伴うインフラの向上，栄養状態，教育，健康状態の改善によるものと考えられます。また，この地域では紛争が比較的少ないことも関係しています。

本章の初めの健康の決定要因 determinants of health のところで述べたように，健康の向上に関係する要因は非常に多様で，以下では，たとえば，栄養状態，教育，政治の安定性，科学の進歩などの役割を含めて，これらの要因についても言及しますが，他の多くの章でも，それぞれのテーマ（たとえば，女性や子どもの健康）で，病気 illness や障害や死亡の様々な原因について解説します。

## 疾病負荷：将来の展望

今後の疾病負荷も，時代とともに変化する数多くの要因による影響を受けると考えられます。これらの中には，本章ですでに指摘した人口増加，高齢化，人の移動などの要因も含まれますが，それ以外にも以下のような要因の影響も受けると考えられます。

- 経済発展
- 科学技術の進歩
- 気候変動
- 政治的安定性
- 新興・再興感染症
- 食料問題

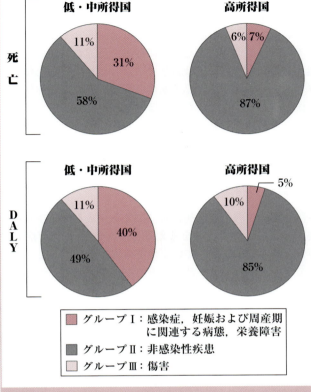

図2-10 低・中所得国と高所得国における死亡と疾病負荷(DALY)の原因，2010年

グループⅠ：感染症，妊娠および周産期に関連する病態，栄養障害
グループⅡ：非感染性疾患
グループⅢ：傷害

出典：Institute for Health Metrics and Evaluation (IHME). GBD Compare. Seattle, WA: IHME, University of Washington, 2013. http://vizhub.healthdata.org/gbd-compare へ2015年4月26日にアクセス。

表2-13　世界銀行区分地域と高所得国における平均寿命と平均寿命の伸び率，1960～2013年

| 世界銀行区分地域 | 平均寿命（年） | | | 増加割合（1960～2013年） | 増加割合（1960～1990年） | 増加割合（1990～2013年） |
| --- | --- | --- | --- | --- | --- | --- |
| | 1960年 | 1990年 | 2013年 | | | |
| 東アジア・太平洋 | 46 | 67 | 75 | 63% | 46% | 12% |
| ヨーロッパ・中央アジア | — | 69 | 77 | — | — | 12% |
| ラテンアメリカ・カリブ海 | 56 | 68 | 75 | 34% | 21% | 10% |
| 中東・北アフリカ | 47 | 64 | 72 | 53% | 36% | 13% |
| 南アジア | 43 | 58 | 67 | 56% | 35% | 16% |
| サハラ以南アフリカ | 41 | 50 | 57 | 39% | 22% | 14% |
| 高所得国 | 69 | 76 | 79 | 14% | 10% | 4% |

出典：World Bank. World development indicators, data query. http://databank.worldbank.org へ2013年9月17日にアクセス。
ヨーロッパ・中央アジアについては1960年のデータなし。

以下，第8章で詳述する食糧問題を除き，それぞれについて簡単に解説します。

## 経済発展

国民の健康増進に必要な財源を生み出すためには，低所得国は自国の経済を発展させる必要があります。そして，経済発展が健康向上につながるかどうかは，経済成長の恩恵がどれほど国民に公平に分配されるかにかかっており，また，経済発展で得られた収入を，上下水道の整備，衛生管理，食糧問題，教育などといった健康の向上に関係する分野に，どれほど投資できるか（するか）にかかっています。また，費用対効果の高い保健医療対策に，どれほど適切に投資できるかも重要です。

## 科学技術の進歩

科学技術の進歩が，これまで健康に与えてきた影響は極めて大きく，今後も大きな影響を与え続けることには間違いありません。これは，ワクチンや新薬（たとえば，抗菌薬，抗HIV薬）の開発を考えれば明らかであり，また結核の新しい診断法や，HIVやマラリアに対するワクチンが開発されれば，その影響は極めて大きいと考えられます。科学技術の進歩が今日の低所得国に与える影響は，それらの国々が経済的発展とともに，どれほど迅速にそうした科学技術を取り入れていくことができるかにかかっています。

## 気候変動

気候変動 climate change の健康に与える影響はまだ十分には解明されていませんが，気候変動とそれに伴う気象への影響や海水面の上昇によって，直接的あるいは間接的に健康に大きな影響が生じることが予測されています。間接的には，気候変動は植生に影響して栽培できる農作物を変化させ，それに伴う人口移動をもたらすことが考えられます。より直接的には，気候変動は，気象の変化や異常気象を通じて健康被害をもたらす可能性があります。また，疾病のベクター（媒介動物）vector の生態に影響を与えることによって，これらのベクターが，これまでの棲息地域から消失，あるいは一度消えた地域や新たな地域に出現するといった可能性があります。

## 政治的安定性

低所得国において長期的な健康向上を達成するには，政治的安定性が必要と思われます。たとえば，ミレニアム開発目標 Millennium Development Goals (MDG) では，多くの国々で，政治的安定性の欠如が目標の達成の主な妨げとなってきたことは明らかです。たとえば，リベリア，シエラレオネ，コンゴ民主共和国では，紛争によって健康状態が数年にわたって後退しました。紛争は，直接的に病気，障害，死亡を大幅に増やしただけではなく，水道や下水，電気などのインフラ，保健医療サービスの機能を損なうことで，間接的に健康に甚大な影響を及ぼしました。

## 新興・再興感染症

新しい感染症（新興感染症）emerging infectious disease，あるいは一度は衰退したと思われた感染症（再興感染症 reemerging infectious disease）の流行が，いつ，どこで勃発するかを予測するのは不可能であり，また個々の国々や世界がその発生を的確に捉え，迅速かつ効果的に対処することも，容易ではありません。たとえば新たなインフルエンザの流行は世界の疾病負荷に大きな影響を与える可能性があり，また，たとえばマラリア薬への耐性が，代替となる薬物を開発・製造できる我々の能力を超える勢いで発生する事態が生じれば，これも疾病負荷に大きな影響を及ぼすことになります。

## 疾病負荷の将来予測

現在および将来の疾病負荷に影響を与える可能性のある要因の多様さや複雑さを考えると，次の20年間で疾病負荷がどのように変化していくかを確実に予測することは困難ですが，それでも，健康の重要な決定要因やそれらが世界の異なる地域でどのように変化していくかを仮定すれば，数学モデルを用いて将来の疾病負荷を推定することは可能です。

2010年の世界疾病負荷研究 Global Burden of Disease Study 2010 (GBD 2010) では，将来の疾病負荷 (DALY) への予測は含まれていません。しかし，2008年にWHOは，2004年時点における死亡とDALYのデータに基づいて，2030年における疾病負荷の予測を実施しました。WHOは最近になって，再び2030年までの予測を行っていますが，残念ながらそこには死亡に関するデータしか含まれていません。こうした事情から，以下の記述には，DALYに関する情報を含む2008年のWHO予測データを用います。死亡だけのデータでは，どうしても情報としての限界があるからです。

表2-14は，WHOによる2030年時点における疾病負荷 (DALY) の主な原因の予測結果を示したものです。上述のように，この予測は2004年時点での疾病負荷データに基づくもので，結果は，世界銀行の所得分類に従って低所得国，低中所得国，高中所得国，高所得国に分けて示されています。

この表からただちに明らかなことは，2030年までの期間に，すべての所得国グループの疾病負荷 (DALY) に，かなり大きな変化が生じるということです。つまり，低所得国と低中所得国 lower-middle income countries では，感染症から非感染性疾患と傷害への大きな疾病構造の変化が生じると予想され，低所得国の十大要因に含まれる感染症は，HIV/AIDSと下気道感染症だけになり，低中所得国では，感染症は十大要因に含まれなくなります。そして，単極性うつ病，虚血性心疾患，脳血管疾患は，低所得国と低中所得国でもDALYの原因としての重要性を増しています。聴力低下や眼の屈折障害 refractive disorder など高

表 2-14 2030 年における世界銀行所得国群別の疾病負荷（DALY）の 10 大要因

| 2030 年予測 低所得国 | 全DALY に占める割合 | 2030 年予測 高中所得国 | 全DALY に占める割合 |
|---|---|---|---|
| 1. 周産期異常 | 8.6 | 1. 虚血性心疾患 | 8.2 |
| 2. 単極性障害 | 5.8 | 2. HIV/AIDS | 6.2 |
| 3. 交通外傷 | 5.5 | 3. 単極性障害 | 6.0 |
| 4. 虚血性心疾患 | 5.2 | 4. 脳血管疾患 | 5.6 |
| 5. 下気道感染症 | 5.0 | 5. 糖尿病 | 4.2 |
| 6. 脳血管疾患 | 3.1 | 6. 対人暴力 | 3.9 |
| 7. HIV/AIDS | 3.1 | 7. 飲酒に伴う障害 | 3.1 |
| 8. その他の不慮の事故 | 3.1 | 8. 交通外傷 | 3.0 |
| 9. 慢性閉塞性肺疾患（COPD） | 3.1 | 9. 成人性難聴 | 2.8 |
| 10. 成人性難聴 | 2.6 | 10. 骨関節炎 | 2.3 |
| **低中所得国** | | **高所得国** | |
| 1. 単極性障害 | 6.4 | 1. 単極性障害 | 8.5 |
| 2. 脳血管疾患 | 6.0 | 2. 虚血性心疾患 | 6.5 |
| 3. 慢性閉塞性肺疾患（COPD） | 5.9 | 3. アルツハイマーおよびその他認知症 | 5.5 |
| 4. 虚血性心疾患 | 5.2 | 4. 成人性難聴 | 4.1 |
| 5. 交通外傷 | 5.0 | 5. 脳血管疾患 | 3.8 |
| 6. 眼の屈折障害 | 3.3 | 6. 飲酒に伴う障害 | 3.3 |
| 7. 成人性難聴 | 3.1 | 7. 骨関節炎 | 2.8 |
| 8. 周産期異常 | 2.9 | 8. 気管・気管支・肺がん | 2.7 |
| 9. 糖尿病 | 2.7 | 9. 眼の屈折障害 | 2.4 |
| 10. 飲酒に伴う障害 | 2.7 | 10. 自傷 | 2.4 |

注：「周産期異常 perinatal conditions」には，未熟児，低出生体重児，出生時仮死，出産時外傷，新生児感染症などの異常を含む。項目の中にはGBDヒートマップ（Global Burden of Disease heat map）の定義と異なるものも存在するが，GBDと同じ項目名が用いられているものもある。要因の定義や，予測の方法については，下記の出典を参照のこと。
出典：World Health Organization. Global Burden of Diseases（GBD）．http://www.who.int/healthinfo/global_burden_disease/en/ へ2010年9月14日にアクセス．

齢化の影響によると考えられる要因が，低所得国でも重要性を増すと予測され，また，糖尿病も，すべての所得国グループでその重要性が増すと予測されています。

高中所得国 upper-middle income countries の疾病負荷に関わる要因は，2004 年時点から大きな変化はないと予測されています。高中所得国では，結核は 11 番目の要因ですが，その相対的重要性はさらに減少し，十大要因の中に含まれる感染症は HIV/AIDS だけになります。その代わりに，難聴や関節炎など高齢化を反映する要因が，十大要因の仲間入りをすることになります。

高所得国では高齢化の影響がさらに顕著となり，認知症，難聴，目の屈折障害などの重要性が増すことが示唆されています。

精神疾患の重要性は，2004～2030 年にかけてすべての所得国グループで増加すると予測されています。最大の増加は低所得国で起こると予想されていますが，おそらくそれは，経済発展やグローバル化が進む中，仕事を求めてそれまで住んでいた地方を離れて都市に移住し，家族や自分の属していた文化集団とのつながりを失ってしまう人が増えるためと考えられます。「顧みられない熱帯病 neglected tropical disease（NTD）」は疾病負荷の 1 つのカテゴリーとしては扱われておらず，それぞれの NTD は DALY の順位としては極めて低い位置にあります。もちろん，NTD による疾病負荷は，今後も無視できないレベルを維持すると思われますが，2004～2030 年の間では一貫して減少すると予測されています。

## 健康向上のために取り組むべき開発上の課題

低所得国で政策決定に関わる人々 policymaker が，開発に関して直面している重要な課題の 1 つは，できる限り低コストで，人口転換 demographic transition や疫学転換 epidemiologic transition を達成するには，どうすればよいかということです。ニジェール共和国を例にとれば，最低限のコストで，できる限り迅速に健康状態を向上させることが政策課題となりますが，果たして，低所得国のままで中所得国並みの健康水準を達成することは，可能なのでしょうか？

図 2-11 は，国民 1 人あたりの国民総生産 gross domestic product (GDP) per capita と女性の出生時平均余命（平均寿命）life expectancy at birth の関係を示したものです。

この図を見ると，大まかには GDP が高いほど，その国の健康水準も高い傾向にありますが，たとえば，中国，コスタリカ，キューバ，スリランカなどのように，平均寿命が GDP から予測される水準より高いレベルにある国々も存在します。

こうした国々で，そのような健康水準が達成できたの

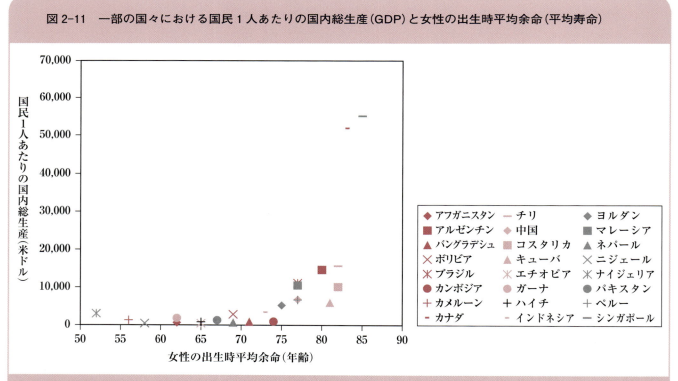

図 2-11　一部の国々における国民 1 人あたりの国内総生産 (GDP) と女性の出生時平均余命（平均寿命）

出典：World Bank. Data: Life expectancy at birth (female). http://data.worldbank.org/indicator/SP.DYN.LE00.FE.IN へ 2015 年 3 月 11 日にアクセス。World Bank. Data: GDP per capita (current US$). http://data.worldbank.org/indicator/NY.GDP.PCAP.CD へ 2015 年 3 月 21 日にアクセス。

は，大まかには以下の理由によると考えられます．

- 特に貧しい人々に対して，栄養，健康および教育に投資を集中させたこと
- 人々の衛生知識を向上させたこと
- 子どもへのワクチンプログラムや結核コントロールなどのように，費用対効果の高い保健医療サービスに選択的に投資したこと

もちろん長期的には，経済が発展すれば自然と，出生率や感染症による死亡率が低下し，それによる健康の向上がもたらされると考えられますが，現在の多くの低所得国の健康向上の速度を考えれば，そうした変化が生じるほど経済が発展するまでには非常に長期間を要すると思われます．したがって，そうした国々の重要な政策課題は，比較的貧しい状態が続く中で，どのようにして出生率や死亡率の低下と国民の健康向上を実現するかということにあります．

## 政策とプログラムの概要

### インドの Million Death Study

#### ●研究の目的

カナダのトロント大学グローバルヘルス研究センター Centre for Global Health Research は，インドで Million Death Study をインド戸籍本庁 Registrar General と共同で行っています．この研究は早死 premature mortality の原因に関する過去最大規模の研究の1つです．この研究は Jha 教授の下で行われ，死因やリスク要因に関する記録システムの改善，それによる健康投資の促進，早死の減少，インド国民の健康の向上を目的としたものです[37]．

出生率や死亡率などの人口動態統計 vital statistics は，主要な健康問題や新しい健康問題の特定，公衆衛生における費用対効果の高い投資とその効果評価に不可欠な情報ですが，信頼できる死亡統計 mortality statistics はむしろ稀です．全世界の死亡の約75％は，低・中所得国で生じていますが，それらの国の多くでは，死因の医学的確認や正式な死因証明がなされていません[38]．たとえば，インドでは70％の死亡が報告されていないか，もしくは誤った死因分類がなされていると推定されています[39]．以前のインドの死亡報告は，病院での事例に大きく偏っていたため，結果的に死因は，地方部よりも都市部の人々の死因に偏っており，しかも，入院を必要とする比較的急性期の病態に偏り，慢性的な病態については，十分な考慮がなされていませんでした[40]．さらに，インドを含む低・中所得国では，特に中・高年成人における死因や，早死のリスク要因に関する知識が不足しているという問題もあります．

#### ●研究方法

Million Death Study は，240万世帯を1998～2003年および2004～2014年の2期にわたって調査することで，インドの人々の死因を100万人規模で評価しようとする試みです．この研究では，死因確認に「口頭剖検 verbal autopsy」と呼ばれる方法を用い，サンプリングはインドサンプル登録システム India's Sample Registration System の枠組みを用いて行われました．この調査では，訓練を受けた調査者が1年に2回，その間に死亡者が出たことが確認された世帯を訪問し，家族から直接，死亡した家族の死亡に至った経緯や故人の症状に関する情報を記録しました（これを，口頭剖検と言います）．その情報は，死因の分析と確認のために2人の医師に送信され，独立して判定が行われました[37]．

2015年の早い時期までに60万件の死亡が調査され，40万件の死亡がすでに完全にコード化されています．この研究では今後さらに2, 3年をかけて，すべての予定されたインタビューと死因の評価を終える予定ですが，すでに現段階でも，この研究によってインドにおける死亡の傾向にかなり確実な情報が得られている，と研究者たちは報告しています[41]．

#### ●得られた知見

この研究から死亡率の推計やその動向の一部に，それまでの予想とは異なった結果が得られています[39]．その第1は，インドの4大死因が心血管系疾患，慢性呼吸器疾患，結核，がんであったことです．第2は，これが最も特筆すべき発見の1つで，たばこ関連したものです．インドでは一般に喫煙開始年齢は他の国々よりも遅く，多くの場合，ビディ bidis と呼ばれる地元で生産された手巻きたばこを吸っています．このビディは商業的に生産されるたばこよりも，発がん物質の含有量が低いとされてきました．しかしこの研究から，喫煙による早死のリスクは，インドでも欧米に匹敵するほど高いことが明らかとなりました．しかも，インドでは喫煙は結核のリスクファクターでもある可能性が示唆され，インドの中年男性の結核による死亡の40％は喫煙に起因していると推定されています[38]．第3は，疾病負荷のパターンが国内の地域間で大きく異なることで，これは，過去になされた推定とはかなり異なる結果となりました．たとえば，この研究によると，マラリアによる全死亡は WHO の推定よりも10倍高く，死亡の大半は15～69歳の年齢層で発生していること，インドの Odisha 州の年間マラリア死亡数は，インド全体の1/4を占めることなどが示唆されています[38]．一方，この研究では HIV に関連した死亡率は UNAIDS（国連合同エイズ計画）の推定よりも低いことを示唆していましたが，逆にムンバイ周辺の農村地域では，年間 HIV 関連死が10万人あたり56人と特に高いことが明らかになりました[38,39]．

### ●経験からの教訓

Million Death Study は，途上国における死亡情報の質を向上する上で，信頼性とインパクトが大きく，低コストで，かつ他の国でも実施可能なモデルとなりうる可能性があります。もちろん，死亡を計測するためには優れた人口動態登録システム vital registration system を確立することが理想的ですが，この研究は，そうした理想的なシステムが存在しなくても口頭剖検 verbal autopsy を用いることで70歳までに生じる死亡の90%について死因を正確に分類できることを示しています。この精度は，それまでに存在していた死因データの精度をはるかに上回るものです[40]。この方法を用いれば，報告されていない事例の死因も推定することができ，したがって主な死因についてより正確な把握が可能になります[37]。重要なことは，このアプローチは費用対効果が高いことであり，インドでは低コストで運用されてきたサンプル登録システムに，世帯あたりわずか2ドル足らずの費用を追加するだけで，情報を追加することができました[41,42]。

誤分類を最小限にとどめるため，最終的には，正確な医学的評価を伴う全国登録システムの確立が不可欠ですが，Million Death Study で行われたアプローチは，多くの低・中所得国がそれに至るまでの間の代替的なプログラムとなりうることを示唆しています。

## ケーススタディ

### インド・ケララ州

本書ではここまで，グローバルな健康の状況と健康に影響する要因，そして国民の健康状態を速やかに向上させるために低所得の国々に何ができるかについて述べてきましたが，最後に，比較的低所得でありながらも，住民の健康状態を飛躍的に改善させたことで知られる地域を，事例として紹介しておきたいと思います。そのような成功事例として最もよく知られている地域の1つが，インドのケララ Kerala 州です。

#### ●はじめに

ケララ州は，インド南西部の沿岸部に位置する3,300万を超える人口を擁する州です[43]。経済成長の低迷や，州民1人あたりの所得がインドの他の多くの州よりも低いにもかかわらず，ケララ州の健康指標はインドで最高であるのみならず，高所得国とも肩を並べるレベルにあります。比較的低所得でありながら，このような高水準の健康レベルを達成するのに，ケララ州では歴史的にどのような対策がとられてきたのでしょうか？ どのような要因が健康向上に貢献したのでしょうか？ ケララ州の経験から，他の国々やケララ州以外のインドの各州にとって，どのような教訓を得ることができるのでしょうか？

#### ●ケララ州のアプローチ

ケララ州がそのような高い健康水準を達成できたその主な理由の1つに，州が早くから教育を重視した政策を実施し，そのために例外的に教育が普及したことがあげられます。ケララ州は20世紀の早い時期に，初等教育と中等教育を無料化し[44]，しかも，常に女性への教育にかなりの力を注いできました。

ケララ州ではまた早い時期から，州民に対して公平に保健医療サービスを保証する努力がなされてきました。たとえば，ケララ州ではプライマリーヘルスケアセンターの広汎なネットワークが構築されており，それによって，全住民は基本的医療と家族計画サービス family planning service を無料で利用することができます。これは，完全母乳哺育 exclusive breastfeeding および乳児・小児・妊婦の栄養状態改善のプログラムと一体になって行われました。中央政府も，インド全土で家族計画プログラム，母子保健プログラム maternal and child health program および悉皆的予防接種プログラム universal immunization program を実施していましたが，ケララ州ではインドのどの州よりもはるかに効果的で効率的に実施されました[45]。

ケララ州における女性の社会的地位は，女性に対する教育の普及やケララ州全体の栄養と健康状態の向上に重要な役割を果たしました。ケララ州の多くのコミュニティにおける女性の役割は，インドの他の多くの地域における役割とは大きく異なっています。インドの他の多くの地域，特にインド北部では，女性は家族の"財産 asset"としてよりも"負担 liability"とみなされますが，それは，インドのほとんどの地域にみられる，花嫁の家族が花婿の家族に持参金を支払わなければならないという文化的風習にも一部原因があります。しかし，ケララ州の女性は，もう1世紀以上にわたって異なる扱いを受けており，女性は文化的に家族の財産とみなされ，土地を所有し相続することができます。そのため，ケララ州の女性はインドの他の州とは比較にならないほどの，経済的な自立と力を獲得することができているのです[46]。

ケララ州の州政府が伝統的に，教育，女性のエンパワメント，健康，栄養そして土地改革などの重要な社会問題への取り組みにおいて，コミュニティの積極的動員 community mobilization を重視してきたことも重要です。さらに，1989年にケララ州は完全識字キャンペーン total literacy campaign を立ち上げ，1990年に国際識字年 World Literacy Year が始まるまでに，ケララ州の Ernakulan 地域は，インド初の完全識字地域に認定されました[47]。

ケララ州におけるこうした教育の普及と女性の社会的地位の高さを考えれば，同州がインドの他の地域よりもかなり早く人口転換 demographic transition を達成できたことは当然とも言えます。より高い教育を受けた女性は，そうでない女性に比べて職業に就く可能性が高く，そのため

晩婚化する傾向があり，より広い経済的および社会的選択肢を持つことができます。そしてまた，家族計画の方法についての知識やアクセスも得やすいため，出生率が低下していくことになります[48]。

● インパクト

ケララ州が教育，健康，栄養そして女性のエンパワメントに力を入れたことは，社会にどのようなインパクトを与えたのでしょうか？ これらの政策が健康向上にどう影響したかを，個々の政策について明らかにすることはできませんが，間違いなく言えることは，ケララ州の人々は長年にわたって，インドの他のどこの地域よりも，教育の恩恵にあずかってきたということです。2001年の国勢調査によると，インドの7歳以上の識字率は平均65％で，そのうち男性は76％，女性は54％という結果でしたが，ケララ州では全体平均が91％，そのうち男性は94％，女性は88％と，国内最高であることが示されました[49]。また，ケララ州は世界有数の高い新聞購読率を誇っており，これもまた女性，教育，栄養，健康の重要性への理解を広め，また人々の政治意識や，教育，健康，水などの社会問題への参加と解決への要求を高めている要因でもあります。

この特に女性における高い教育レベルと栄養や健康の向上の結果として，ケララ州における2001年の乳児死亡率 infant mortality rate は1,000出生対14出生で，これは，低所得国の全体平均1,000出生対91出生，インドの平均1,000出生対68出生よりもはるかに低率となっています[49]。5歳未満児死亡率 under-5 mortality rate（U5MR）についても，1998〜1999年のインドの平均は1,000出生対87出生と州間で大きくバラツキが見られましたが，ケララ州では1,000出生対わずか19人に過ぎませんでした[50]。さらには，妊産婦死亡率 maternal mortality ratio も，インドの平均が10万出生対407出生であったのに対し，ケララ州では10万出生対87出生とかなり低率となっています[51]。これはケララ州内の病院における出産割合の高さを一部反映したもので，事実，ケララ州の保健医療システムは UNICEF と WHO によって世界初のベビーフレンドリー州 baby-friendly state に指定され，国際的に高い評価を得ています。これは病院出産率を95％以上に高めた努力が認められた結果です[52]。

最後に，2001年の国勢調査におけるケララ州の男女の平均寿命 life expectancy が73歳であったことも特筆に値します。これは多くの高所得国の平均寿命にほぼ匹敵するものです[53]。

● 得られた教訓

ケララ州は，中国，コスタリカ，キューバそしてスリランカとともに，高所得を達成する前に，高い教育レベルと健康水準を達成した国・地域のモデルとして，長い間知られてきました。ケララ州がこうした成果を達成できたのは，教育，栄養，健康の向上に対する政治的支援があったこと，これらの問題や女性の地位向上の重要性についてコミュニティを巻き込んだ活動が行われたこと，そして費用対効果の高い教育，栄養，健康の分野に投資がなされたことによると考えられます。スリランカとほぼ同じアプローチで，ケララ州もまた高い健康水準を比較的低コストで達成することができたのです。

では，ケララ州が高い健康水準と教育水準を達成できたのは，同州が急速な経済発展を遂げたためなのでしょうか？ この質問に対する答えは，少なくともここ最近までに関しては"ノー"です。2001年におけるケララ州住民1人あたりの国内総生産（GDP）は469ドルで，インドの平均値460ドルとほぼ同じです[54]。つまり，これまでのケララ州の経済政策が高い経済成長をもたらしたり，国内外の投資の呼び込みに成功した様子はなく，それどころか州全体の所得は，特に中東など国外に住むケララ出身の労働者から州内の家族への送金に非常に大きく依存したままです[55]。

そうであれば，私たちは健康と開発の関係についてケララ州の経験から何を学べばよいのでしょうか？ その第1は，たとえ所得レベルが必ずしも高くなくても，政治的コミットメント political commitment，合理的な投資，そしてコミュニティの積極的動員 community mobilization があれば，高い健康水準を達成できるということです。第2は逆に，健全な経済政策がなければ，たとえ教育水準や健康水準が高くても，迅速な経済成長を達成することはできないということです。

## メインメッセージ

重要なグローバルヘルス課題を理解するためには，健康の決定要因，健康状態の測定方法，そして人口転換や疫学転換の意味などを理解しなければなりません。健康の決定要因には，遺伝素因，性別，年齢以外にも，社会問題や文化的問題，そして健康行動 health behavior なども含まれ，また教育，栄養状態，社会経済的地位，環境，保健医療サービスへのアクセス，そして，保健医療分野への投資に対する政府の政治的コミットメントも健康に大きな影響を与えます。こうしたいわゆる「健康の社会的決定要因 social determinants of health」に対する注目が国際的に高まりつつあります。

健康状態の評価，疾病サーベイランスの実施，保健医療分野への投資の決定，保健医療プログラムの効果評価など，健康情報には数多くの使い道があります。保健医療分野でよく用いられるのは，平均寿命 life expectancy at birth，乳児死亡率 infant mortality rate，新生児死亡率 neonatal mortality rate，5歳未満児死亡率 under-5 mortality rate（U5MR），妊産婦死亡率 maternal mortality ratio などです。それ以外にも，疾病負荷 burden of disease を評価するのに用いられる障害調整生命年数 disability-adjusted life years(DALY)のような複合的な指標もあります。人口動態登録システム vital registration system は，体制が不十分な低所得国では，健康情報の質を高めるために今後の強化が望まれます。

　過去数十年間で世界のほぼすべての地域で平均寿命が延伸し，特に東アジアと太平洋地域でその傾向が顕著です。しかし，サハラ以南アフリカでは基本的な健康指標の質が世界のどの地域よりも悪く，かつ健康の向上も非常に遅れています。

　人々の健康状態を考える際には，死亡だけでなく疾病負荷(DALY)を考慮に入れることが大切です。このことは，糖尿病，うつ病，筋骨格系障害 musculoskeletal disorders，顧みられない熱帯病 neglected tropical disease (NTD)といった必ずしも死に至ることはないにしても，長年にわたって障害をもたらす疾患の存在を考えれば明らかです。

　世界全体における最大の死因は虚血性心疾患であり，それに脳卒中が続きます。そして，下気道感染症，HIV/AIDS，結核を除けば，他の10大死因は非感染性疾患 non-communicable disease(NCD)で占められています。また，世界的に見た場合，DALYの主要因も虚血性心疾患ですが，DALYの10大要因の中には，特に低所得国の子どもたちに多い下痢症やマラリアなどや，交通外傷 traffic injuries，腰痛 low back pain なども含まれています。

　疾病負荷の原因としては，サハラ以南アフリカを除けば，世界の全地域で非感染性疾患(NCD)が圧倒的に高い割合を占めますが，南アジアでは感染症による疾病負荷も，依然としてかなりの割合を占めています。ここ数十年にわたって，世界的にも地域の内部でも，疾病負荷は非感染性疾患優位のパターンへと急速にシフトしつつあり，人口の高齢化とともに，この傾向は当分続くものと予測されています。

　死亡やDALYと関連する主要なリスク要因についての理解を深めることも大切です。低所得国における主要なリスク要因の中には，栄養問題，安全な水や適切なし尿処理の欠如，屋内大気汚染，それに喫煙が含まれますが，肥満，高血圧，脂質異常，心血管系疾患に関係する不健康な食生活は，低所得国においてもその重要性を増しつつあります。高所得国では，死亡やDALYと関連する主要なリスク要因は，圧倒的に「行動」に関係するものが多く，食事内容，身体活動の量，喫煙，過度の飲酒，車の運転などが含まれます。

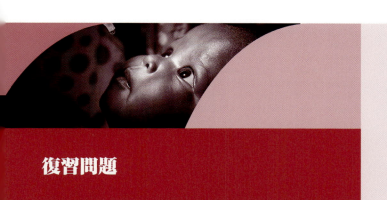

## 復習問題

1. あなた自身の健康を決定する上で重要と思われる要因をあげてください。
2. 貧しい国の貧しい人々の健康を決定する主な要因をあげてください。
3. 貧しい国の健康状態を示す指標として1つだけ選ぶとしたら，どの指標を選びますか？　また，その理由を説明してください。
4. DALYのような複合的指標を用いることが，疾病負荷を評価する上で重要な理由を述べてください。
5. HALEについて説明し，出生時平均余命（平均寿命）との違いについて説明してください。
6. 経済発展に伴って，疾病負荷に生じる最も重要な変化を説明してください。
7. そうした変化はなぜ生じるのかを説明してください。
8. あなたの国で，最も健康水準が高いと思われる社会層をあげ，そう判断する理由を説明してください。
9. あなたの国で，最も健康水準が低いと思われる社会層をあげ，そう判断する理由を説明してください。
10. イタリアの人口ピラミッドとナイジェリアの人口ピラミッドとの違いを説明し，そうした違いが生じた理由を説明してください。
11. 疾病負荷は世界の地域間でどのように異なるかを説明してください。
12. 今後20年間，疾病負荷が各地域でどのように変化していくと思われるかを説明してください。

## 引用文献

1. World Health Organization. (2004). A global emergency: A combined response. In *The world health report 2004—Changing history* (pp. 1–10). Geneva: World Health Organization.
2. Population Reference Bureau. (2013). *2013 world population data sheet*. Retrieved April 26, 2015, from http://www.prb.org/pdf13/2013-population-data-sheet_eng.pdf.
3. Heleniak, T, (2002). Russia's Demographic Decline Continues. Population Reference Bureau. Retrieved June 14, 2015, from http://www.prb.org/Publications/Articles/2002/RussiasDemographicDeclineContinues.aspx.
4. Population Reference Bureau. (2012). *2012 world population data sheet*. Retrieved September 11, 2013, from http://www.prb.org/pdf12/2012-population-data-sheet_eng.pdf.
5. Public Health Agency of Canada. *What determines health*. Retrieved November 19, 2010, from http://www.phac-aspc.gc.ca/ph-sp/determinants/index-eng.php.
6. Centers for Disease Control and Prevention. *Social determinants of health: Definitions*. Retrieved September 13, 2013, http://www.cdc.gov/socialdeterminants/Definitions.html.
7. World Bank. (2011). *Social capital and health, nutrition and population*. Retrieved May 25, 2015, from http://go.worldbank.org/5DODHABMT0.
8. Hobcraft, J. (1993). Women's education, child welfare and child survival: A review of the evidence. *Health Transition Review, 3*(2), 159–173.
9. World Bank. (2006). *Repositioning nutrition as central to development—A strategy for large-scale action*. Washington, DC: The World Bank.
10. World Health Organization. (2008). *Commission on social determinants of health. Closing the gap in a generation*. Retrieved November 18, 2010, from http://www.who.int/social_determinants/thecommission/finalreport/en/index.html.
11. Basch, P. (2001). *Textbook of international health* (2nd ed.). New York: Oxford University Press.
12. Haupt, A., & Kane, T. T. (2004). *Population handbook*. Washington, DC: Population Reference Bureau.
13. World Health Organization. *Global Health Observatory Data Repository: Life expectancy*. Retrieved September 13, 2013, http://apps.who.int/gho/data/view.main.680?lang=en.
14. World Bank. (2015). *Mortality rate, infant (per 1,000 live births)*. Retrieved April 26, 2015, http://data.worldbank.org/indicator/SP.DYN.IMRT.IN.
15. World Bank. *Mortality rate, under-5 (per 1000)*. Retrieved September 13, 2013, from http://data.worldbank.org/indicator/SH.DYN.MORT.
16. World Bank. (2015). *Maternal mortality ratio (modeled estimate, per 100,00 live births)*. Retrieved April 27, 2015, from http://data.worldbank.org/indicator/SH.STA.MMRT.
17. Last, J. M. (2001). *A dictionary of epidemiology* (4th ed.). New York: Oxford University Press.
18. World Bank. (2015). *Prevalence of HIV, total (% of population ages 15–49)*. Retrieved April 27, 2015, from http://data.worldbank.org/indicator/SH.DYN.AIDS.ZS.
19. World Bank. (2015). *Incidence of tuberculosis (per 100,000 people)*. Retrieved April 27, 2015, from http://data.worldbank.org/indicator/SH.TBS.INCD/countries.
20. Lopez, A. D., Mathers, C. D., & Murray, C. J. L. (2006). The burden of disease and mortality by condition: Data, methods, and results for 2001. In A. D. Lopez, C. D. Mathers, M. Ezzati, D. T. Jamison, & C. J. L. Murray (Eds.), *Global burden of disease and risk factors* (pp. 45–240). New York: Oxford University Press.
21. Setel, P. W., Macfarlane, S. B., Szreter, S., et al. (2007). A scandal of invisibility: Making everyone count by counting everyone. *Lancet, 370*, 1569–1577.
22. World Health Organization. (2003). Address to WHO staff. Geneva: WHO. Retrieved June 16, 2015, from http://www.who.int/dg/lee/speeches/2003/21_07/en/.
23. Preamble to the Constitution of the World Health Organization as adopted by the International Health Conference, New York, 19-22 June, 1946; signed on 22 July 1946 by the representatives of 61 States (Official Records of the World Health Organization, no. 2, p. 100) and entered into force on 7 April 1948.
24. Merson, M. H., Black, R. E., & Mills, A. J. (2000). *International public health: Diseases, programs, systems, and policies*. Gaithersburg, MD: Aspen Publishers.
25. World Health Organization. *Global burden of disease*. Retrieved May 25, 2006, from www.who.int/trade/glossary/story036/en/.
26. Institute for Health Metrics and Evaluation. (2013). *The global burden of disease: Generating evidence, guiding policy*. Seattle, WA: Institute of Health Metrics and Evaluation. Retrieved July 2, 2015, from http://www.healthdata.org/sites/default/files/files/policy_report/2013/GBD_GeneratingEvidence/IHME_GBD_GeneratingEvidence_FullReport.pdf.
27. World Health Organization. (n.d.). *Health Status Statistics: Mortality. Healthy life expectancy (HALE)*. Retrieved June 16, 2015, from http://www.who.int/healthinfo/statistics/indhale/en/.
28. The Lancet. (2013). Global Burden of Disease Study 2010. Retrieved May 25, 2015, from http://www.elsevierdigital.com/The-Lancet/GBD/.
29. Lopez, A. D., Mathers, C. D., Ezzati, M., Jamison, D. T., & Murray, C. J. L. (2006). Measuring the global burden of disease and risk factors, 1990–2001. In A. D. Lopez, C. D. Mathers, M. Ezzati, D. T. Jamison, & C. J. L. Murray (Eds.), *Global burden of disease and risk factors* (pp. 1–13). New York: Oxford University Press.
30. Institute of Health Metrics and Evaluation. (2013). *GBD compare*. Retrieved April 27, 2015, from http://vizhub.healthdata.org/gbd-compare/.
31. Institute for Health Metrics and Evaluation. (2013). *GBD heat map*. Retrieved April 27, 2015, from http://vizhub.healthdata.org/irank/heat.php.
32. World Health Organization (WHO).(2002). *The world health report 2002: Reducing risks, promoting health life*. Retrieved June 14, 2015, from http://www.who.int/whr/2002/en/whr02_en.pdf.
33. Population Reference Bureau. (2014). *World population data sheet 2014*. Retrieved April 27, 2015, from http://www.prb.org/Publications/Datasheets/2014/2014-world-population-data-sheet.aspx.
34. Lee, R. (2003). The demographic transition: Three centuries of fundamental change. *Journal of Economic Perspectives, 17*(4), 167–190.
35. Omran, A. R. (2005). The epidemiologic transition: A theory of the epidemiology of population change. *Milbank Quarterly, 83*(4), 731–757.
36. Jamison, D. T. (2006). Investing in health. In D. T. Jamison, J. G. Breman, A. R. Measham, et al. (Eds.), *Disease control priorities in developing countries* (pp. 3–34). New York: Oxford University Press.
37. Jha, P., et al. (2005). Prospective study of one million deaths in India: Rationale, design, and validation results. *PLoS Medicine, 3*(2), e18. doi: 10.1371/journal.pmed.0030018
38. Westly, E. (2013, December 4). Global health: One million deaths. *Nature, 55*, 22–23. doi:10.1038/504022a
39. Vyawahare, M. (2014, May 22). Door by door, India strives to know about death. *The New York Times*. Retrieved from http://www.nytimes.com/2014/05/23/world/asia/chasing-down-death-india-seeks-answers-on-premature-mortality.html?emc=edit_au_20140522&nl=afternoonupdate&nlid=54524785&_r=0.
40. Aleksandrowicz, L., Malhotra, V., Dikshit, R., Gupta, P. C., Kumar, R., Sheth, J., et al. (2014). Performance criteria for verbal autopsy-based systems to estimate national causes of death: Development and application to the Indian Million Death Study. *BMC Medicine, 12*(21). doi:10.1186/1741-7015-12-21

41. Jha, P. (2014). Reliable direct measurement of causes of death in low- and middle-income countries. *BMC Medicine, 12*(19). doi:10.1186/1741-7015-12-19

42. World Health Organization. (Interviewer) and Jha, P. (Interviewee). (2010). Save lives by counting the dead: Interview with Prabhat Jha. *Bulletin of the World Health Organization, 88*, 161–241. Retrieved from http://www.who.int/bulletin/volumes/88/3/10-040310/en/.

43. Government of Kerala. (n.d.). *Population 2011*. Retrieved June 16, 2015, from http://kerala.gov.in/index.php?option=com_content&view=article&id=4005&Itemid=3185.

44. Black, J. A. (1999). Kerala's demographic transition: Determinants and consequences. *BMJ, 318*(7200), 1771.

45. Zachariah, K. (1984). *The anomaly of the fertility decline in India's Kerala State*. Washington, DC: The World Bank.

46. Black, J. A. (1989). Family planning and Kerala. *National Medical Journal of India, 3*(4), 187–197.

47. Tharakan, P., & Navaneetham, K. (1999). *Population projection and policy implications for education: A discussion with reference to Kerala*. Kerala, India: Centre for Development Studies (Thiruvananthapuram).

48. Ratcliffe, J. (1978). Social justice and the demographic transition: Lessons from India's Kerala State. *International Journal of Health Services, 8*(1), 123–144.

49. United Nations Development Programme. *Kerala—Human development fact sheet*. Retrieved May 11, 2015, from http://www.in.undp.org/content/india/en/home/library/hdr/human-development-reports/State_Human_Development_Reports/Kerala.html.

50. International Institute for Population Sciences and OrcMacro. (2000). *National Family Health Survey (NFHS-2) 1998–1999*. Mumbai: International Institute for Population Sciences and OrcMacro.

51. United Nations Economic and Social Commission for Asia and the Pacific. *India: National population policy*. Retrieved July 21, 2006, from http://www.unescap.org/esid/psis/population/database/poplaws/law_india/indiaappend3.htm.

52. Kutty, V. R. (2000). Historical analysis of the development of health care facilities in Kerala State, India. *Health Policy and Planning, 15*(1), 103–109.

53. Centers for Disease Control and Prevention. *Life expectancy*. Retrieved May 11, 2015, from http://www.cdc.gov/nchs/fastats/life-expectancy.htm.

54. Tsai, K. S. (2006). Debating decentralized development: A reconsideration of the Wenzhou and Kerala models. *Indian Journal of Economics and Business* (*Special Issue China & India*).

55. Joseph, K. (1988). *Migration and economic development of Kerala*. New Delhi: Mittal.

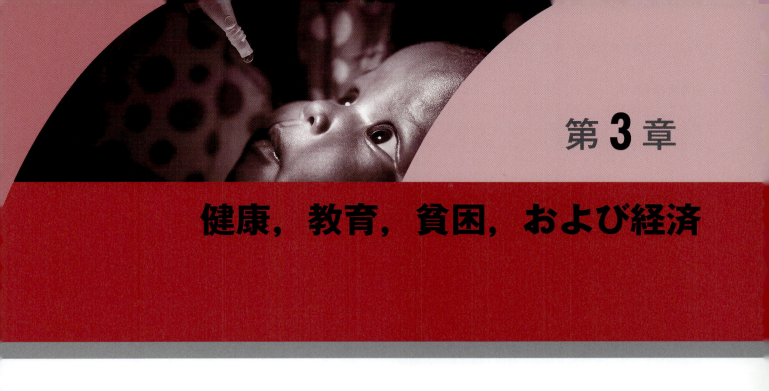

# 第3章

# 健康，教育，貧困，および経済

## 学習目標

- 健康と教育との関連を述べることができる。
- 健康，生産性，収入の関係を論じることができる。
- 健康，病気に伴うコスト，貧困の間にある重要な関係を述べることができる。
- 健康と公平性 equity との重要な関係を論じることができる。
- 健康への支出と健康上のアウトカムとの関係を述べることができる。
- 健康に対する公的支出と民間支出の違いを区別することができる。
- 健康への投資を選択する際の一手段としての，費用対効果分析について説明することができる。
- 健康と開発の間にある双方向の関係性を論じることができる。

## ビネット

▶ Savitha は南インドの貧しい村に住んでいました。彼女が初めて病気になったとき，彼女はまず無免許の医者のところに行きました。しかし，病状が改善しなかったため，彼女は次に医師免許を持った開業医にかかり，それからさらに2週間後に，地域の基幹病院の外来を受診しました。こうして彼女は，回復し始めるまでに，医療費と交通費に20米ドル相当を費やし，また，2週間仕事ができなかったために，20米ドルの収入を失い，合計40米ドルを失ってしまいました。これは，彼女の年間所得の約10％にも相当するものでした。

▶ Mohammed はナイジェリア北部にある小さな町の小学1年生でした。家は貧しく，他の同じ年齢の子どもたちよりもかなり小さく痩せていて，よく病気になりました。病弱なため毎日学校に通うことができず，わずか1年で学校をやめざるを得ませんでした。このため，彼は読み書きも計算もできず，非常に低賃金の仕事に甘んじるしかない人生を送らざるをえませんでした。

▶ Birte はデンマークの中流家庭に生まれました。衛生的で適切な離乳食が開始される生後6か月まで，彼女は母乳のみで育てられました。家族は彼女を定期的に乳児健診に連れて行き，必要な予防接種はすべて受けさせました。小学校に入る前には，聴力や視力の検査も受け，入学後は毎日通学し，授業もまじめに受け，成績も良好でした。彼女は高校と医学部を卒業することができ，現在は内科医をしています。

▶ ABC 社は林業に対する投資先を探しており，アフリカでの投資の可能性を詳しく検討しました。しかし，潜在的なコストと利益を慎重に検討した結果，アフリカではなくアジアに投資することに決めました。この会社は，アフリカでは，労働者の非常に多くが HIV/AIDS やマラリアに感染している可能性があるため，何をしても，アフリカでは満足できる利益は得られないと考えたのです。

## はじめに

健康と経済は多くの面で密接な関係があります。その第1は，健康は「人的資本 human capital」，の基礎であることです。つまり，人々が生産的で，仕事に必要な知識・技

53

術を獲得できるためには，健康であることが重要な要因となります。第2は，健康は就学や学校での成績に大きな影響を与えることです。それによって人々の将来の所得が左右される可能性があります。第3は，医療費が人々を貧困に追いやる可能性があることです。医療費は，とりわけ貧しい人々にとって大きな負担であり，特に多額の自己負担 out-of-pocket expenditure（OOP）は人々を経済的に破綻させ，貧困に陥れる可能性があります。そして，第4は健康と国家経済との関係です。どの国でも，保健医療プログラムに要する費用は国家予算の主要な項目であり，国家財政上，非常に重要な位置を占めます。また，保健医療に対する財政措置やサービス供給の公平性 equity に問題があれば，それに伴う健康問題が生じることがあります[1]。

本章の目的は，健康と開発 development の間にある双方向的な関係を解説することです。まず，健康と教育の関係を検討し，次いで健康と貧困，健康と公平性との関連について概説します。最後に，個人レベルにおける健康と所得との関係，および健康と開発との関係をより広い観点から検討しますが，併せて本章では，グローバルヘルスと保健経済学 health economics に関する基礎的な概念を紹介することとします。

## 健康，教育，生産性，貧困の相互関係

### 健康と教育

健康と教育は大きく3つの点で関係があります。その第1は，親の健康および教育レベルがその子どもたちの健康および教育に影響を及ぼすこと，第2は，栄養不足や病気 illness は子どもたちの認知能力の発達や学業成績に影響を及ぼすこと，そして第3は，教育によって人々は病気の予防やコントロールに必要な知識や能力を獲得できることです。

世界的な HIV の蔓延は，ある世代の健康状態が，次の世代の就学や将来の所得にどのような影響を及ぼすかを示しています。たとえば，母親が HIV/AIDS で死亡すると，子どもたちは満足に食事がとれず，栄養状態が悪化して健康を損ない，その結果，通学や学業に大きな支障が出る可能性があります。また，母親が AIDS で病床に伏している間は，子どもの少なくとも1人は母親の看病や，母親に代わって家事をする必要があるため，学校に行けなくなってしまいます。

栄養不足と病気は様々な面で就学や学業の支障となります。なぜなら，第1に，子どもが病気や栄養不足の場合，学校に入学するのが遅れる可能性があり，第2に，栄養不足や病気の子どもは，通学が滞ったり満足に学業ができない可能性があり，そして第3に，栄養不足と病気は認知能力の発達を阻害する可能性があるからです。このため，子どもたちは教育の機会を大きく奪われ，将来の貧困を余儀なくされることになるのです。

しかし，健康と教育の間には，逆の意味での強いつながりがあります。それは教育が健康に与える影響です。これまでの研究から，教育と適切な健康行動 health behavior は，健康の重要な決定要因 determinants of health であること，また母親の教育レベルは子どもの健康の重要な予測要因であることがわかっています。図3-1に示したように，教育レベルの高い母親ほど，子どもに予防接種を受けさせる傾向があります[2]。

フィリピンで実施された研究では，安全な水の供給のない地域であっても，教育レベルの高い母親の子どもほど健康水準が高いことが示されています[3]。また，非常に多くの低・中所得国を対象とした研究では，母親の教育レベルが10%上昇するごとに，1,000出生対の乳児死亡率 infant mortality rate が4.1%減少することが明らかにされています[3]。加えて，教育レベルが高いほど保健医療サービスを利用する傾向が高く，また健康によくない行動を避ける傾向があります。

健康と教育の関係について行われたこれまでの最大規模の研究でも，女性の教育がその子どもたちの生存に非常に大きな影響を及ぼすことが明らかにされています。また，女性の教育年数が1年増えるごとに，5歳未満児死亡率 under-5 mortality rate が7〜9%低下することを示した研究もあります。この研究では，7年以上の教育を受けた母親の子どもの5歳未満児死亡率は，教育を受ける機会のな

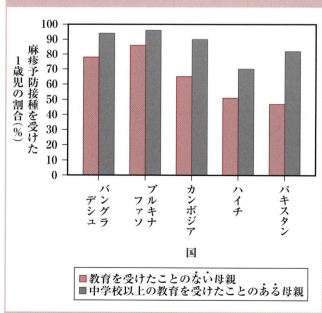

図3-1 中学校以上の教育を受けたことのある母親と，教育を受けたことのない母親における麻疹予防接種を受けた1歳児の割合

出典：World Health Organization. Global Health Observatory Data Repository Education
http://apps.who.int/gho/data/view.main.94190 より。

かった母親の子どもに比べ，約60％も低かったと結論されています[4]。

2010年に，健康と教育に関する既存文献の広汎なレビューが実施され，1970～2009年における，女性の教育と5歳未満児死亡率との関連が評価されました。この研究ではまた，子どもの死亡率に対する母親の教育と経済開発の影響を比較する分析も行われ，教育と経済の水準が1970年の水準のままと仮定した場合の2009年時点の5歳未満児死亡数と，2009年時点の実際の死亡数とが比較されました。その結果，この期間に820万の5歳未満児死亡が回避されたと推定され，そのうち半数をやや上回る数が，リプロダクティブ年齢（15～44歳）の女性の教育の向上によるものであったことが示唆されました。この研究では，経済開発も子どもの死亡の予防に重要であることが示されましたが，母親の教育レベル向上の方が経済開発よりも影響が大きい可能性が高いことが示唆されたのです[5]。

## 健康，生産性，収入

健康は，教育とは独立に，労働生産性と収入に重要な影響を与えます。それは第1に，健康が向上すると寿命が延伸し，その分生産可能期間が長くなって生涯所得もそれだけ大きくなるからです。第2に，多くの研究が示しているように，健康なほど労働者の生産性が高くなるからです。この種の研究で最も有名なものは，インドネシアで行われたゴム樹液採取に従事する男性労働者に関する研究です。多くの労働者が鉤虫症 hookworm による貧血状態にありましたが，その治療を受けて貧血が改善すると，彼らの生産性は約20％増加したと報告されています[6]。そして第3に，多くの場合，人々は病気になると働くことができず，それ分収入が減少するからです。

## 健康，病気に伴うコスト，貧困

個人や家族が病気になって，その治療やケアに多額の費用がかかると，人々は財産を処分せざるをえず，そのために貧困に陥ることがあります。貧しい国の人々は病気になった場合，Savithaのビネットで述べたように，タイプの異なるいくつかの治療を試みることが少なくありません。そのため，治療費や薬代の支払いがかなりの回数になることが多く，収入のかなりの部分をそれに費やさなければならなくなってしまいます。しかも，病気になれば働くことができないため，その分収入が減り，また医療機関への往復交通費といった，治療に必要な間接的な負担も増加することになります。

治療に必要な短期的あるいは長期的な医療費に加えて，様々な疾患によって引き起こされる障害 disability に伴うコストもあります。たとえば，麻疹や髄膜炎は深刻な障害を，ポリオは麻痺を，ハンセン病は外観の変形をきたすことがあり，精神疾患は長期にわたって生活能力を損なう可能性があります。また最近，糖尿病が高所得国だけではなく，低・中所得国でも増えつつありますが，糖尿病も様々な障害の原因となります。一般的に障害が長引けば多額の医療費が必要となり，加えて，障害を抱える期間の収入は，そうでない期間に比べて大幅に減少してしまいます。

病気に伴うコストは，貧しい家庭に，しばしば破滅的 catastrophic な影響を与えます。たとえば，バングラデシュで行われた研究では，結核に罹患したことによるコストは，4か月分の収入に相当することが示されています[7]。低・中所得国における結核の経済コストに関する最近のレビューによれば，結核罹患に伴う経済損失は，個人レベルでは年間所得の平均約60％，家族レベルでは総世帯収入の約40％にも上ることが示され，これは貧困者にとっては大きな負担であり，しばしば破滅的な影響を与えてしまいます[8]。インドで行われた調査でも，入院が貧困に陥る主な原因であることが示されており，調査が行われた1年間に入院した患者のうち，およそ25％が入院費やそれに関連する費用，および収入減少のために，インドの公的貧困ラインを下回る経済状態に追い込まれたことが示されました。しかも，その入院患者の40％以上が，医療費を支払うために借金をしたり，財産を処分していました[9]。

世界銀行が，2000年に出版した世界開発報告 World Development Report の作成準備の一環として実施した調査では，貧しい人々のほとんどが健康の重要性を認識していることが示され，また報告書の中では，病気が貧困自体の，そして貧困の原因となる経済的脆弱性 economic vulnerability の重要な要因であることが指摘されています[10]。実際，多くの国で，健康保険に加入できない人々は，病気に罹ると多額の医療費負担を強いられる可能性があり，それによって貧困や経済的破綻に追いやられる可能性があります。

# 健康格差

「健康格差 health disparities」は公衆衛生の最も重要な課題の1つです。そこで，この問題に立ち入る前に，健康格差に関係するいくつかの基本的な用語を確認しておくことにしましょう。

最初の重要な用語は「公平性 equity」です。ノーベル経済学賞受賞者であるアマルティア・セン Amartya Sen は，私たちは健康の公平性を多角的に捉えるべきだとし，以下のように述べています。

> 「健康の公平性 health equity」という概念には，単に保健医療資源の分配のあり方のみならず，実際に人々が健康であるかどうか，あるいはよりよい健康を獲得するのに必要な能力を備えているかどうかも含まれる。加えて，"プロセスの公正さ fairness"も含まれるため，医療サービスの供給が差別なく行われたかどうかも重視されなくてはならない[11, p665]。

センはまた，健康の公平性は，社会正義の問題，その国の社会構造，その国の資源配分のあり方の文脈から見る必要があることも強調しています[11]。

公衆衛生と健康の決定要因の分野で有名な英国の研究者である Margaret Whitehead のいう，公平性についての定義もよく知られていますが，それは，不公平 inequity とは「不要かつ回避可能で，しかも不公正 unfair かつ不当 unjust な健康上の違い」というものです[12]。

もう1つの重要な用語に「不平等 inequality」があります。世界保健機関（WHO）は健康の不平等 health inequality を，「社会集団における健康状態や健康決定要因の分布の違い」と定義しています[13]。

健康格差という用語は，公衆衛生やグローバルヘルスの分野で非常によく用いられています。米国疾病管理予防センター Centers for Disease Control and Prevention（CDC）は健康格差を，「社会的もしくは経済的に弱い立場にあることと密接に関連した健康上の違い」と定義しています[14]。

健康について論じるとき，"公平"と"平等"しばしば互換的に使用されていますが，理念的には"公平"は"公正性 fairness"に関係しているのに対し，"平等"は主にアウトカムに関係しています。言うまでもなくこの2つの概念は密接に関係しており，たとえばマイノリティの人々が保健医療サービスを制限されるなど，"不公平"に扱われればマイノリティの人々の健康は，より悪い状態に陥りやすくなります。つまり，不公平な扱いが不平等なアウトカムの原因となり，健康格差を生み出すことになるわけです。

公平性，不平等，健康格差は本書全体に一貫するテーマであり，その中には前述したセンや Whitehead などの思想が反映されています。本書では，それぞれの国における保健医療への投資に関する意思決定のプロセスや，そこに様々な社会的グループがどのように関わっているかについては立ち入りませんが，以下の問題を論じるときには常に，公平性，不平等，健康格差が問題となります。

- 健康状態
- 保健医療サービスへのアクセス
- 保健医療サービスのカバレッジ（カバーする範囲）
- 医療コストに伴う経済的リスクからの保護
- 保健医療への投資の公正性
- 公的補助の公平性

これらの問題を考えるときには，これらが集団間でどれほど異なるのか，なぜ異なるのか，そうした不公平，不平等，健康格差を減らすために何ができるのかを，常に考慮する必要があります。

加えて，保健医療サービスへのアクセスとそのカバレッジの問題を検討する際には，たとえば以下のように幅広い（多角的な）観点から考える必要があります[15]。

- 地理的利用可能性 geographical availability：距離と移動時間。
- 利用可能性 availability：必要なサービスが，適切に訓練されたスタッフによって，どれほど利用しやすいかたちで提供されるか。
- 経済的アクセス可能性 financial accessibility：サービスに対する対価が，人々に支払い可能な程度，つまりそれによって経済的困難に陥ることがない程度のものであるかどうか。
- 受容可能性 acceptability：サービスのあり方が，その地域の文化的規範や期待にそったものであるかどうか。

グローバルヘルスの問題を「公平性，不平等，健康格差」の観点から捉える場合には，以下の特性や状況の違いを考慮する必要があります。

- 社会と経済の状況
- 健康状態および障害の有無
- 民族
- ジェンダー
- 宗教
- 居住地域
- 職業
- ソーシャルキャピタル（社会関係資本）

そして同時に，主要な健康問題に見られる国家間および国内での格差に留意する必要があります。

本書を読み進めると，この世界には，あらゆる領域において極めて大きな不公平，不平等，そして格差があることが明らかとなりますが，そのパターンは，以下のように比較的単純に要約することができます。

- 社会的・政治的な力の弱い貧しい人々は，裕福な人々に比べて一般的に健康状態が劣り，保健医療サービスの機会に恵まれず，また保健医療サービスに対する過重な経済的負担を強いられる状況に置かれている。
- このような不利な状況に置かれた人々の中には一般に，女性，先住民，民族的・宗教的マイノリティ，貧困な人々，地方部（たとえば，農村，漁村，山村）に住む人々，インフォーマル・セクターで働く人々，教育機会に恵まれない人々，ソーシャルキャピタル social capital の水準が比較的低い人々などが含まれ，また障がい者，精神疾患を持つ人々，レズビアン，ゲイ，バイセクシャル，トランスジェンダーの人々も，不公平や不平等，健康格差につながる差別に直面することがある。

次節では，健康格差が非常に重要な問題となるいくつかの例を紹介し，それらと不公平，不平等との関係を見ていくことにします。

## 国家間の健康格差

平均寿命，妊産婦死亡率，新生児死亡率，乳児死亡率，5歳未満児死亡率などの，基本的な健康指標に関する世界銀行のデータを見ると，世界の地域や国家間には，極めて大きな格差が存在することがわかります。たとえば，経済協力開発機構 Organization for Economic Co-operation and Development（OECD）に加盟する高所得国の平均寿命は，サハラ以南アフリカよりも約30％長く[16]，また，シエラレオネ共和国の妊産婦死亡率は10万出生対1,100と世界で最も高く，世界で最も妊産婦死亡率が低いベラルーシより275倍も高値となっています[17]。サハラ以南アフリカの乳児死亡率は OECD 加盟国に比べて15倍も高く，南アジアにおいても10倍以上高値となっています[18]。

こうした格差を主に"経済開発"の違いによると考える人々もいます。つまり，貧困国で経済開発が進まないのは，国家間の不公平な関係に一部原因があり，したがって，こうした健康状態の格差は国際的な不公平と不公正に一部原因があると考えるわけです。一方で，こうした格差は，経済的に恵まれない人々への配慮を欠く"政治的意思決定"が原因だと考える人もいますが，いずれも不公平と不公正を原因と考える点では両者に違いはありません。

## 国内の健康格差

北欧やヨーロッパの一部の高所得国のように，国内での健康格差があまり見られない国もあります。その一方で，低・中所得国や，社会的に弱い立場にある少数民族を抱えるオーストラリア，カナダ，米国のような高所得国では，集団間で健康指標に非常に大きな格差が見られます。たとえば，2010年の米国における白人男性の平均寿命は76.5歳でしたが，アフリカ系アメリカ人では71.8歳と，約10％も短くなっています[19]。2010〜2012年に生まれたオーストラリア先住民 aboriginal Australian やトレス海峡諸島民 Torres Strait Islander の女性の平均寿命は73.7歳で，先住民でない女性の平均寿命（83.1歳）と約10年もの格差があります[20]。

図3-2は，インドにおける5歳未満児死亡率の最も低い州と最も高い州を含む5つの州を比較したもので，図3-3は，ブラジルの乳児死亡率 infant mortality rate について同じ比較をしたものです。これらの図から，インドでは5歳未満児死亡率に州間で最大6倍の格差，ブラジルでは乳児死亡率に州間で最大4倍の格差があることがわかります。これらのデータは，1つの国の人々の健康状態を本当に知るためには，その国の平均値ではなく，特に貧しく社会から疎外された人々 marginalized people の健康状態に目を向けることがいかに大切かを示しています。

## 健康格差と居住地域

都市部 urban area に住む人々は，保健医療サービスをよりよく利用できる環境にあるため，地方部 rural area（たとえば，農村，漁村，山村）部に住む人々よりも健康レベルが高く，両者の間には基本的な健康指標に格差が見られるのが普通です。また，低所得国における都会部と地方部の健康格差は，中所得国や高所得国よりも大きい傾向があります[21]。

図3-4はラテンアメリカ・カリブ海，南アジア，サハラ以南アフリカの3つの地域における，発育不良 stunting の子どもの，居住地域による違いを比較したものです。格差が最も深刻なのはラテンアメリカ・カリブ海であり，地方部における5歳未満の発育不良児の割合は，都市部の2.5倍もあり，また地方部の子どもたちが発育不良になるリスクは，サハラ以南アフリカでは都市部の子どもたちよりも33％，南アジアでは約25％高いことが示されています。また図には示されていませんが，健康指標を所得の五

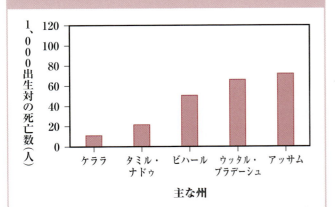

図3-2　2015年のインドの一部主要州における推定5歳未満児死亡率

出典：Infant and Child Mortality in India, Levels, trends, and determinants, Fact Sheet, http://www.unicef.org/india/FactsheetExperts.pdf へ2014年12月7日にアクセス。

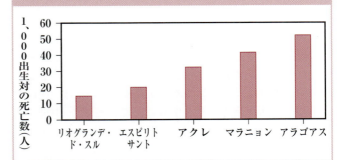

図3-3　2006年のブラジルの一部主要州における乳児死亡率

出典：Síntese de Indicadores Sociais: Uma Análise Das Condições de Vida. http://www.ibge.gov.br/home/estatistica/populacao/condicaodevida/indicadoresminimos/sinteseindicsociais2007/indic_sociais2007.pdf へ2015年5月25日にアクセス。

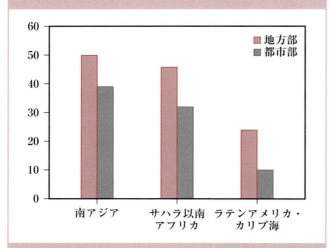

図3-4 一部の地域における発育不良の0〜5歳児の居住地域別割合(%), 2003〜2009年

出典：UNICEF. Progress for Children: Achieving the MDGs with Equity. http://www.unicef.org/media/files/Progress_for_Children-No.9_EN_081710.pdf へ 2010年9月17日にアクセス.

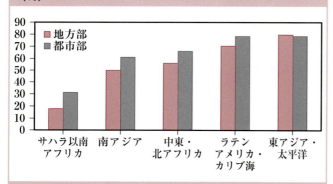

図3-5 一部の地域における避妊具を使用している既婚または同居中の15〜49歳の女性の居住地域別割合(%)

出典：UNICEF. Progress for Children: Achieving the MDGs with Equity. http://www.unicef.org/media/files/Progress_for_Children-No.9_EN_081710.pdf へ 2010年9月17日にアクセス.

tive prevalence rate は非常に高く，都市部住民と地方部住民との間に差は認められません。しかし，それ以外のすべての地域では，サハラ以南アフリカでの70％以上の違いを筆頭に，ラテンアメリカ・カリブ海での約10％の違いに至るまで，地方部と都市部との間には大きな格差が認められています。

以上のことから想定されるように，地方部と都市部の住民との間には，保健医療サービスへのアクセス，保健医療サービスのカバレッジcoverage，健康状態にかなりの格差が存在します。もちろん多くの都市には，スラムに住む貧しい人々が非常に多くいますが，一般的には，地方部の人々は都市部に住む人々よりも所得や教育水準が低く，保健医療サービスへのアクセスに恵まれず，政治的発言権も弱い傾向があります。また，少数民族 ethnic minorities や先住民 indigenous people の人々は，都市部よりも地方部に多く住む傾向があります。

### 健康格差と収入

健康格差やグローバルヘルスを論じた文献では，多くの場合，所得との関係に焦点が当てられ，最も貧しい人々と最も裕福な人々との間にある，保健医療サービスへのアクセス，保健医療サービスのカバレッジcoverage，健康状態，財政上の公正性 fairness of financing，公的補助 health benefit における大きな格差の存在が指摘されてきました[21]。これらの研究では，多くの場合，人々を所得によって，五分位に分け，区分間の健康指標の違いが検討されています。

図3-6 は，2003〜2009年に南アジアとサハラ以南アフリカの助産専門技能者 skilled birth attendants (SBA) によって行われた分娩の割合を調べたものです。いずれの地域においても，最も豊かな層と最も貧しい層の間には，非常に大きな格差が存在します。上位20%の所得層と下位20%の所得層の間には，助産専門技能者によって行われる分娩の割合に，南アジアでは4倍，サハラ以南アフリカでも3倍もの違いがあることが示されています。

図3-7 は，先に引用したUNICEFのデータで，南アジアとサハラ以南アフリカにおける低体重児の割合を所得層別に比較したものです。ここでも，最も豊かな層と最も貧しい層の間には非常に大きな格差が存在し，低体重児の割合には，上位20%の所得層と下位20%の所得層の間で，南アジアでは約3倍，サハラ以南アフリカでは2倍以上もの開きがあります。

図3-8 もUNICEFのデータで，2008年の西・中央アフリカ諸国と南アジア諸国における，麻疹予防接種率の，所得層による違いを示したものです。西・中央アフリカの接種率は，すべての所得層で南アジアよりも低く，接種率の所得層間格差は，南アジアよりも西・中央アフリカでより顕著で，上位20%の所得層と下位20%の所得層間の格差は，西・中央アフリカでは2倍以上，南アジアでは2倍未満となっています。

所得によるこうした格差は，受け入れがたいものです

分位別で比較すると，最も貧しい層と最も豊かな層の間の格差は，一般に途上国ほど大きい傾向がありますが，その傾向は，ラテンアメリカでとりわけ大きいことに注意が必要です。これは，ラテンアメリカ諸国においては，国民の間に極端な所得格差が存在することに加えて[21]，中央アメリカやアンデス諸国において，先住民 indigenous people と非先住民との間に生活様式の大きな違いがあることを反映するものです。

図3-5 は，UNICEFのデータで，各地域における地方部と都市部間の避妊法の利用度の違いを，昇順に並べて示したものです。東アジア・太平洋では，避妊率 contracep-

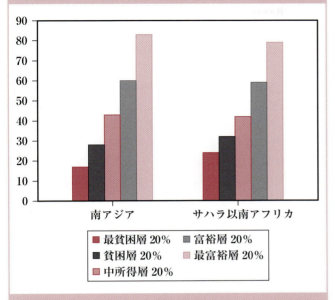

図 3-6 一部の地域における助産専門技能者が立ち会った出産の所得五分位階級別割合（％），2003〜2009 年

出典：UNICEF. Progress for Children: Achieving the MDGs with Equity. http://www.unicef.org/media/files/Progress_for_Children-No.9_EN_081710.pdf へ 2010 年 9 月 17 日にアクセス。

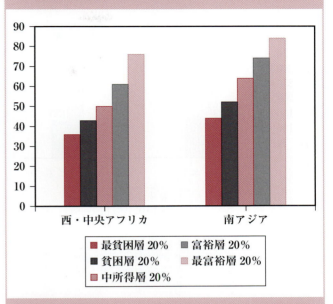

図 3-8 一部の地域における麻疹予防接種の所得五分位階級別接種率（％），2008 年

出典：UNICEF. Progress for Children: Achieving the MDGs with Equity. http://www.unicef.org/media/files/Progress_for_Children-No.9_EN_081710.pdf へ 2010 年 9 月 17 日にアクセス。

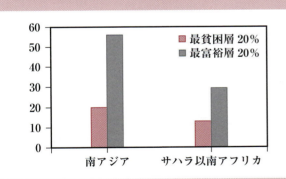

図 3-7 一部の地域における 0〜5 歳の低体重児の所得五分位階級別割合（％），2010 年

出典：UNICEF. Progress for Children: Achieving the MDGs with Equity. http://www.unicef.org/media/files/Progress_for_Children-No.9_EN_081710.pdf へ 2010 年 9 月 17 日にアクセス。

が，決して驚くべきことではありません。なぜなら，所得が高いほど，教育，住居，水，衛生環境，保健医療サービスへのアクセス，労働環境など，多くの面で恵まれた生活ができるからです。また，南北アメリカの国々の高所得層はほとんどの場合，支配的な民族グループに属する人々で占められ，先住民族やその他のマイノリティの人々は低所得の生活を強いられています。また，政治力や発言力が大きいほど所得が高いという関係もあります。

### 健康格差とジェンダー

女性の健康に関して特に低所得国では，「女性として生まれることは，健康にとってリスクである」[22]，という残念な現実があります。様々な状況において，女性は健康に悪影響を及ぼすような差別 discrimination に曝されています。差別は，性選別的中絶 sex-selective abortion や女児殺し infanticide というかたちで始まり，授乳期間が短い，少ない食事しか与えられない，就学率が低い，保健医療サービスを受けにくいなど，様々なかたちで表れます。さらには，女性に対する暴力，成人女性の保健医療ニーズの無視といった差別も非常に頻繁に生じており，またほとんどの場合，政治力も発言力も極めて制限されています。つまり，一部の社会においては，女性の健康問題はその低い社会的地位や政治的力と強い関係があるということです。

### 健康格差と民族

ほとんどの国において，民族 ethnicity と，健康状態，保健医療サービスへのアクセス，カバレッジの間には強い関連があります。先述した米国における白人とアフリカ系アメリカ人，オーストラリアにおける白人とアボリジニの人々との間にある大きな健康格差がそのいい例です（p.57）。

図 3-9 は 2008 年に発表されたデータで，ボリビアとホンジュラスにおける妊産婦死亡率 maternal mortality ratio が，先住民と非先住民の間でどのように異なるかを示したもので，これは中南米における，民族間の健康格差

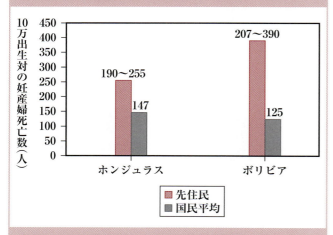

図 3-9　ホンジュラスとボリビアにおける先住民の妊産婦死亡率と国民平均（10万出生対）

出典：Birdsall N, De La Torre A, Menezes R. Fair Growth: Economic Policies for Latin America's Poor and Middle-Income Majority. Washington DC: Center for Global Development & Inter-American Dialogue; 2008.

として、最も重要なものの1つです。この図から、ホンジュラスにおける先住民女性の妊産婦死亡率は、全国平均よりも約60％高く、ボリビアでは、先住民女性の妊産婦死亡率は、全国の2倍以上にも上ることがわかります[23]。

民族、権力、教育、所得間の強い関係を考えれば、民族と健康状態との間にこのような強い関連が存在することは驚くことではありません。

### その他の社会から疎外された人々における健康格差

これまで述べてきた人々以外にも、社会的に疎外され、不公平と健康格差の問題に直面している人々が存在します。たとえば、その職業ゆえに差別を受けている人々、身体や視力などに障害を持つ人々、ハンセン病のような身体の変形を伴う疾患に罹っている人々などがそうです。また、受刑者は多くの場合、適切な保健医療サービスを受けることができず、感染症の温床となることが少なくありません。その他、LGBT（レズビアン、ゲイ、バイセクシュアル、トランスジェンダー）などのように、その行動が社会の一部から、社会的道徳に反すると見なされがちな人々も、健康における不公平に直面する可能性があります。この問題については、本章の後半の「政策とプログラムの概説」でも簡単に論じます。

### 財政上の公正性

米国を除くすべての高所得国には、収入に関わりなく医療サービスを保証するための、何らかの形の、強制加入制で悉皆的な健康保険制度 universal health insurance system が存在しています。米国も最近、こうした制度に移行する法律を採択しましたが、改革が実現するかどうかはまだ明らかではありません。多くの中所得国にもこのような保険制度があります。しかし、ほとんどの低所得国には、公的もしくはNGOによる無料または低額の医療サービスを除けば、公的な健康保険制度は存在していません。したがって、後述するように低所得国の貧しい人々は、過重な医療費を自己負担しなければならず、加えて多くの低所得国では、過重な医療費負担から貧困者を保護するようなシステムは整備されていません。このように、医療費負担の相対的大きさが、富裕者と貧困者で大きく異なる事実も、健康の公平性の観点からは重要な問題です。

健康の公平性 equity におけるもう1つの重要な問題は、医療サービスに対して受けられる公的補助と所得レベルとの関係です。これは評価が難しい問題ですが[9]、図3-10に示したインドのように、公的補助 public subsidies の割合が裕福な層ほど多くなっている国が少なくないのが現状です。

この図のデータ（2002）は新しいものではありませんが、こうした国は珍しくなく、今日でもほとんど放置されたままです。たとえば、貧しい人々は公的補助による比較的安価な基本的医療サービスしか受けられないのに対し、都市部に住む裕福な人々は、公的補助を受けた病院で比較的高価な医療サービスを受けているという状況が存在します。このような状況で高価な外科手術を受けるのは、そのほとんどが非感染性疾患 noncommunicable disease（NCD）の多い裕福層の人々ということになってしまいます。実際、こうした手術にかかる費用は、基本的医療サービスにかかる費用の何百倍にもなり、結局、国は、貧しい人々よりもより裕福な人々に対して、より多くの公的補助を提供していることになります。このような状況は、臨床的にも、経済的にも、あるいは公平性の観点からも正当化することはできません。

### 健康格差についてのまとめ

この節では、グローバルヘルスにおける公平性、不平等、健康格差の問題を様々な角度から検討しましたが、それはほんのさわりにすぎません。グローバルヘルスに関する活動に取り組む際には、以下のことを常に留意する必要があります：

- 公平性、不平等、健康格差の問題を常に念頭におくこと
- それらの問題を常に様々な角度から検討すること
- 健康指標の平均値を使うときは、それによって集団間の違いが隠されてしまう危険があることに常に注意すること
- 健康状態、医療サービスへのアクセスやカバレッジ、および資金配分に関する1つひとつの指標について、集団間の格差がないか、特に貧困層や社会から疎外された人々が不利な立場に置かれてい

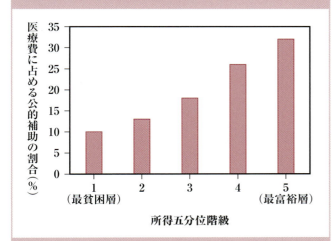

図3-10 インドにおける所得五分位階級別に見た医療費に占める公的補助の割合，1995〜1996年

出典：Peters DH, Preker AS, Yazbek AS, et al. Better Health Systems for India's Poor. Washington DC: World Bank; 2002: 4 から許可を得て改変。

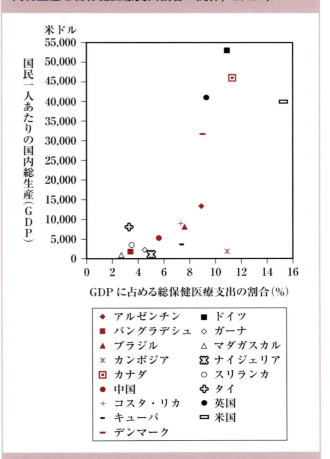

図3-11 一部の国々における，国民1人あたりの国内総生産と総保健医療支出割合の関係，2012年

出典：World Bank. Core Development Indicators, 2014. http://data.worldbank.org/indicator へ 2014年12月8日にアクセス。

ないかに留意すること

本章は低・中所得国の貧困層の健康問題に関するものですが，他の章ではこうした健康問題を，できるだけ迅速にかつ低コストで解決するための対策について提案しています。そうした対策において重要なことは，デザイン，開発，モニター，評価に至るすべてのプロセスに，必ず当事者，つまり貧困層の人々や社会的に疎外された人々の参加を保証することです。そして，それら集団の人々にどれほど利益がもたらされたか，利益が集団間でどのように分配されたかのモニターに，特に注意する必要があります。そうした注意を怠れば，健康格差の問題を解決することはおそらく不可能であり，保健医療への投資による利益が，その対策が目的とする人々にどれほど届いたかを評価することも困難となります[15]。

## 保健医療への支出とアウトカム

健康が国家にとって非常に重要な理由の1つは，それには多額の費用を要するからです。そのため国家は，原則として投資した費用から最大限の効果を得ようとします。**図3-11**は人口1人あたりの国内総生産（GDP）と，総保健医療支出 total health expenditure が GDP に占める割合との関連を表したものです。

この図から，以下の3点を明確に読み取ることができます。

- 高所得国における総保健医療支出は，ほとんどの国で GDP の 9〜12% に集中している。
- 低所得国における総保健医療支出は，多くの国で GDP の 3〜6% に集中している。バングラデシュ，ガーナ，ナイジェリアがここに含まれる。
- こうした傾向にあてはまらない国々がある。米国は GDP に対する総保健医療支出の割合は他のどの国よりも多く，カンボジアとキューバ，特にカンボジアでは，GDP が低いにもかかわらず総保健医療支出の割合は高所得国並みに高く，タイはその GDP の割には健康への投資が少ない。

では，こうした投資による効果はどうなっているのでしょうか？ GDP に占める総保健医療支出の割合が高い国ほど，よりよいアウトカムが得られているのでしょうか？ **図3-12**は GDP に占める総保健医療支出の割合と平均寿命の関係を示したものです。

この図から以下のことがわかります。

- 多くの低所得国では GDP に占める総保健医療支出の割合が比較的少なく，平均寿命も短い。たとえ

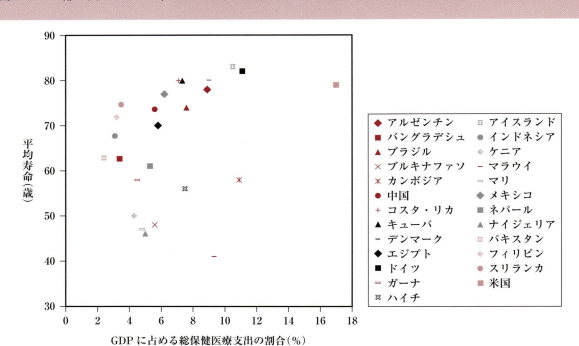

図3-12 一部の国々における，GDPに占める総保健医療支出割合と平均寿命の関係，2012年

出典：World Bank. Core Development Indicators, 2014. http://data.worldbank.org/indicator へ2014年12月8日にアクセス．

ばガーナ，ケニア
- マラウィ共和国のようないくつかの国では，GDPに占める総保健医療支出の割合は比較的大きいものの，平均寿命はあまり長くない．
- ほとんどの高所得国では，GDPに占める総保健医療支出の割合が大きく，平均寿命も長い．たとえばドイツ，アイスランド
- 低所得国の中には，GDPに占める総保健医療支出の割合が比較的小さいにもかかわらず，それが大きい国々よりも平均寿命が長い国がある．たとえば中国，スリランカ
- 高所得国の中には，GDPに占める総保健医療支出の割合が比較的大きいにもかかわらず，それが小さい国々より平均寿命が短い国がある．たとえば米国がそうです．

以上のことから，健康への投資とそのアウトカム（平均寿命）との関係を検討すると，その比例関係からはずれる国々があることがわかります．その理由として第1には，いわゆる「健康の社会的決定要因 social determinants of health」を含む，多くの遺伝的，社会的，経済的要因が国によって異なるため，そして第2には，健康アウトカムは健康に対する投資額だけではなく，その資金を具体的にどのように使ったかに影響されるためと考えられます．簡単に言えば，「いくら使ったかだけでなく，何に使ったかも

大事だ」ということです．

## 健康に対する公的支出と民間支出

健康への支出を公的支出 public expenditure と民間支出 private expenditure に分けて考えることも重要です．公的支出とは，市，州，国など様々なレベルの政府（行政）や行政機関による支出のことを言い，たとえばラテンアメリカの多くの国の社会保障制度，西ヨーロッパの多くの国の国営の健康保険組織，国が設立するHIV/AIDS対策組織などに対する支出は公的支出に含まれます．

一方，民間支出とは，政府（行政）機関以外による支出のことで，個人が健康に費やすお金もその1つです．そのお金が保険制度による払い戻しを受けない純粋な民間支出である場合は，自己負担 out-of-pocket expenditure (OOP) とも呼ばれます．それ以外に，バングラデシュのBangladesh Rural Advancement Committee (BRAC) やインドのSelf Employed Women's Association (SEWA) のようなNGOによる支出や，民間セクターの企業などが従業員の健康保険や保健医療サービスに対して行う支出も，民間支出に含まれます．また，企業が他の組織（団体）の健康活動を支援することもあります．

保健医療の公的支出の重点をどこに置くべきかは少なからず議論があるところですが[24]，予防接種プログラムのよ

うに，①社会全体に利益をもたらす支出，②公平性を促進する支出，③過重な医療費負担から貧しい人々を保護するための支出については，広く認められています[24]。

## 保健医療施策の費用対効果

保健医療に対する公的予算は，ほとんどの場合額が限られており，政府（行政）が望むすべての保健医療介入 health interventions を実施することは，ほとんど不可能です。したがって，行政（政府）は全予算のうちどれだけを保健医療のために使うか，そしてその保健医療予算をどのような施策に配分するか，そしてその予算をどのように使うかを決定しなければなりません。また，その投資をいかに実行するかについても考えなければなりません。つまり，行政（政府）は他の分野と同じように，投資の優先順位をつける必要があるということです。

保健医療に対する公的支出の優先順位を決定する上での重要な手段の1つに，費用対効果分析 cost-effectiveness analysis という方法があります。これは，投資コストと，それによって得られる健康の量とを比較する方法で，ここでいう投資コストとは投資金額と見なすことができます。投資によって得られる健康の量は，たとえば死亡数，延伸された生存年数，障害調整生命年数（DALY）などに基づいて算出することができます。保健医療への投資の費用対効果は多くの要因の影響を受けますが，特に対象とする健康問題の発生率 incidence や有病率（存在率）prevalence，介入のコスト，その介入によって低減できる罹病率・死亡率・障害の程度，そしてその介入がどれほど効率的に実行されるかに影響を受けます。

費用対効果分析が用いられる場面の一例としては，ある健康目標を達成する上で，複数の治療法を比較する場合があります。たとえば，結核の治療については，複数の治療法の費用対効果を比較した重要な研究が発表されています。それらの研究では，6か月間の結核治療について，服用を直接監視された群と監視されなかった群の費用対効果が比較されました。当然，監視される場合は，監視されない場合よりも，それだけ費用（特に人件費）がかかります。しかし，これらの研究の結果，監視された群では，完全服用者の割合が高く，監視されなかった群よりも治癒する確率が高いことが明らかとなり，監視にかかる費用を含めても，直接監視を行う治療法は従来の治療法よりも費用対効果が高いことが明らかとなったのです。これらの研究が根拠となって，WHOは監視を行う治療を推奨することとなり，現在でもこの治療法が結核の治療のグローバルスタンダードとなっています［訳注：この方法を，直接監視下短期化学療法 directly observed therapy, short-course（DOTS）と言います][25]。

目的を同じくする複数の保健医療サービスを比較する場合，こうした費用対効果分析の重要性は明らかです。実際，低所得国では，そのような分析が重要である場面が少なくありません。たとえば，ハイチではPartners in Healthが保健医療サービスプログラムを提供していますが，このプログラムでは，ボランティアによるサービスと有給雇用のスタッフによるサービスの効果が比較されました。その結果，有給雇用のスタッフによるサービスでは費用がより多くかかるものの，ボランティアの場合よりもよい結果が得られることが判明したため，このNGOでは，有給雇用スタッフによる事業が続けられています[26]。また，HIVの流行国では，多くの場合，医師数が極めて不足しているため，看護師やコミュニティヘルスワーカーによって抗HIV薬 antiretroviral drug の処方がどれほど効果的にできるかが重要な問題となっています[26]。

複数の保健医療施策のコストと利益を比較して投資対象を決定する場合にも，費用対効果分析が用いられます。たとえば，政府の保健医療分野の予算をどのように配分すれば予算100米ドルあたりのDALYの減少を最大化できるか，言いかえれば，1DALY減少するのに最も費用が少なくて済む保健医療介入はどれか，といった場合です。具体的には，結核やマラリアのような感染症が蔓延する比較的貧しい国で保健医療分野に公的資金を投入する際，感染症対策と冠動脈バイパス手術のどちらに投資する方が費用対効果が高いか，あるいは結核のほとんどない豊かな国で，結核の予防接種に投資するのは費用対効果が高いと言えるかどうか，といった判断に費用対効果分析が用いられます。

最初のケース（感染症対策と冠動脈バイパス手術）は費用対効果分析をするまでもなく自明のように思われますが，費用対効果分析の有用性を理解するにはよい例なので，ここで取り上げてみましょう。たとえば，低所得国における冠動脈バイパス手術の1回のコストを5,000米ドルとし，その費用はすべて公的支出で賄われるとします。そして，この手術は50歳の人に対して行われ，それによって患者はさらに20年間完全に健康な状態で生きられるようになるとしましょう。一方，同じ国で，結核の治療に全部で100米ドルの費用がかかるとします。そして，結核患者は全員が50歳で，治療によってさらに20年間完全に健康な状態でいられるとしましょう。つまり，仮に，この国に5,000米ドルの投資先の選択肢がこの2つしかなく，かつ費用対効果分析が唯一の分析法であるとすれば，この問題は，同じお金で1人を助けるか50人を助けるかという選択の問題，さらに言えば，冠動脈バイパス術の患者1人の20年の健康余命 healthy years を守るか，結核患者50人の合計1,000年の健康余命を守るか，という選択の問題になります。図3-13はいくつかの保健医療介入の費用対効果を比較したものです。多少古いデータ（2006）ですが，様々な保健医療介入の相対的な費用対効果について，重要な情報を読みとることができます。

がんの治療には非常に大きなコストがかかりますが，結核やマラリア，鉤虫などによる疾患を予防するにはそれほど大きなコストはかかりません。また，乗車中のシートベ

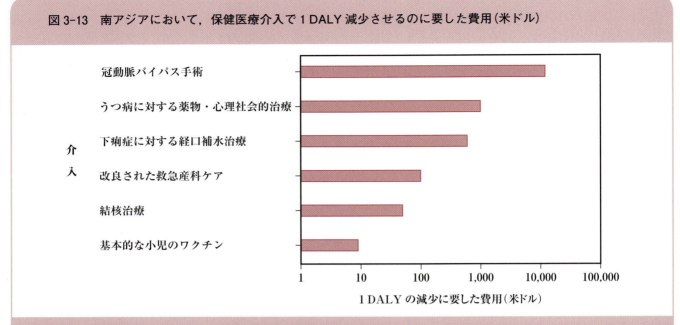

図3-13 南アジアにおいて，保健医療介入で1DALY減少させるのに要した費用（米ドル）

出典：Laxminarayan R, Chow J, Shahid-Salles SA. Intervention cost effectiveness: overview of main messages. In: Jamison DT, Breman JG, Measham AR, et al., eds. Disease Control Priorities in Developing Countries. Washington DC and New York: The World Bank and Oxford University Press; 2006: 51.

ルト着用の推進は非常に費用対効果の高い施策ですが，交通事故にあった人の救命医療は費用対効果がかなり低いものとなります。また，ビタミンA補充は，幼い子どもたちの栄養や健康状態を改善する上で，高い費用対効果がありますが，ビタミンAの欠乏によって生じた麻疹や肺炎に対する治療は，費用対効果がかなり低いものとなってしまいます[27]。

ただし，投資領域を選択する場合に，費用対効果分析が唯一の分析方法ではなく，またそれだけに頼るべきではないことに注意が必要です[28]。費用対効果分析は重要な方法ですが，それ以外にも，以下のような多くの要因もまた考慮する必要があります[28]。

- 公平性への配慮
- 疾病負荷の大きさ
- その投資が社会全体にもたらす貢献
- その投資と従来の方法（施策）がもたらす利益の違い
- その投資による介入が健康保険支出にもたらす影響

加えて，以下のことも考慮に入れる必要があります。

- （その投資によって）提案されている保健医療サービスを実際に提供する能力があるかどうか。
- 提案されている新たなサービスと既存の他の重要なサービスとの関係。
- 提案されている新たなサービスのために，予算の優先順位を変えることができるかどうか。
- 優先順位の変化に伴って必要となるあらゆる移行費用。

本書では，費用対効果についてはほとんどの場合DALYの減少で評価しています。それは，死亡の減少だけでは保健医療介入の重要な目的の1つである罹病や障害の減少を捉えることができないからです。また費用対効果には，その"あり""なし"を判定する閾値というものは本来存在しないということも，留意しておく必要があります。しかし，WHOはあえて費用対効果に基準を設定しており，それによれば1DALYの減少にかかるコストが，国民1人あたりのGDPより少なければ，費用対効果が"非常に高い"，国民1人あたりのGDPの1〜3倍程度かかる場合は費用対効果が"ある"，3倍以上かかる場合は"ない"と評価されます。いずれにしても，様々な保健医療介入の費用対効果を段階分けし，それぞれの介入によって，DALYを減少させるのにどれほどのコストがかかるのかを検討することが大切です。

## 健康と開発

グローバルヘルスについて考える上で，個人・コミュニティ・社会レベルでの"開発development"と健康の関係について考えることが極めて大切です。では，個人が健康であれば，その人は自ずと経済的に豊かになり，コミュニ

ティや社会レベルでも経済的発展がもたらされるのでしょうか？　それとも全く逆に，社会レベルでの経済発展によって個人・コミュニティ・社会に健康がもたらされるのでしょうか？　実際には両方であり，健康と開発には双方向的な関係があります。

　人々の健康状態が良好であれば，社会レベルでの経済的発展に有利であることは明らかです。なぜなら第1に，健康は，経済発展に必要な国家投資に影響を与えるからです。国民の多くが健康問題を抱えている国では，多くの予算を保健医療分野に配分する必要があるため，他の分野に回す予算の余裕がそれだけ減ってしまいます。たとえば，マラリアの治療のため多額の予算を投入する必要があれば，保健医療分野の他の領域ばかりか，学校や道路建設など，経済成長を加速させるのに必要な他の領域に投資する余裕がなくなってしまいます。

　第2に，国民の健康状態は，経済投資に影響を与えるからです。低所得国の経済成長にとっては，国内外からの経済投資を引き出すことが非常に重要ですが，この章の冒頭のビネットにあったように，感染症が蔓延している国は投資先としての魅力を欠く可能性があります。実際，有名な，マラリアが経済成長にもたらす影響についての研究によると，マラリアの有病率（存在率）が高いと，経済成長は年間1%低下すると推定されています[29]。

　第3に，健康には経済成長を促す効果があるからです。それを示唆する研究が経済学の側からも数多く発表されており，平均寿命が長いほど経済成長率が大きいという報告も見られます。これらの報告によると，平均寿命が77年の国では，それが49年の国に比べて年間1.6%も速く経済が成長していくことが示唆されています[29]。また別の研究では，アフリカの経済成長が他の地域に比べて緩やかなのは，健康問題がその一因であることが明らかにされています[30]。この他，英国やヨーロッパにおける労働生産性の向上や経済成長においては，歴史的に見て，栄養状態の改善やそれに伴う健康状態の改善が非常に重要であったことが，多くの研究で示されています[31〜34]。

　逆に，社会の経済発展のレベルが高いほど，個人・コミュニティ・社会のあらゆるレベルにおいて健康が促進されます。事実，多くの国の研究で，所得が高いほど健康的で，かつ平均寿命が長いことが明らかにされています[34]。しかし，最近の研究によれば国民の所得レベルが高いほど国の健康指標は向上しますが，所得単独による健康への影響は以前考えられていたほどは大きくなく，健康指標の向上にはむしろ，前述したように教育の普及，新しいワクチンや薬の開発などの技術的進歩，下痢症の小児に対する経口補水液 oral rehydration の使用といった単純な救命手法の普及の影響がかなり大きいことが示唆されています[35]。

　以上のことから，個人・コミュニティ・社会レベルでの健康状態を改善する上で，所得の増加は健康向上に果たしてどれほど重要なのかという疑問が生じてきます。長い目で見ると，所得の増加が健康状態を改善させることは確かでしょうが，ほとんどの場合，所得の増加だけでは各国が自ら設定した健康目標，もしくはミレニアム開発目標 Millennium Development Goals (MDG) を定められた期間内に達成することはできません。したがって低・中所得国は，インドのケララ州で行われたような，所得が低い水準にあっても健康課題を解決できるような公共政策を実施する必要があります。

　前述したように，国民1人あたりの所得レベルが比較的低いにもかかわらず，健康目標を達成してきた国々がケララ州以外にも少数ですが存在します。

## 政策とプログラムの概要

　政策とプログラムについて，ここではLGBT（レズビアン，ゲイ，バイセクシャル，トランスジェンダー）の人々に関する健康の公平性 health equity を例に取り上げて簡単に論じてみることにします。この問題に関するデータは他の問題ほど多くはありませんが，グローバルヘルスに関わる学習や活動の中で，この問題を考える上での参考になれば幸いです。

### 健康の公平性と LGBT の人々

　LGBT の人々が経験する健康格差 health disparities の問題が，世界的に認識されつつあります[36]。世界には，LGBT を含め，ヘテロセクシャル（異性愛）以外の性的指向を持つ人が，少なく見積もっても8,400万人，世界人口の1.2%はいると推定されています[36]。こうした人々は，ほとんどの場合，社会的な偏見 prejudice，ストレス，排除，憎悪，暴力に曝され，そのため自らのセクシュアリティに対する恥の意識を内在化することさえあり，そうしたスティグマ（烙印）や差別 discrimination によって健康についても格差が生じやすくなると考えられます[37]。低・中所得国の中には，同性愛行為を犯罪とみなす国さえあり，そうした国では，LGBT の人々はさらに過酷な状況に置かれています[38]。

　スティグマや差別は個人の健康状態に直接影響を及ぼすため，LGBT の人々は疾病リスクの高い状況に置かれることになります。たとえば，社会から受ける否定的な態度，差別，ひどい場合には暴力の経験などはストレスとなり，メンタルヘルス上の問題を引き起こす可能性があります[36]。たとえば，北米，欧州，カナダではLGB（レズビアン，ゲイ，バイセクシャル）の人々は，ヘテロセクシャルの人々に比べて，抑うつや希死念慮 suicidal ideation，薬物依存などの精神疾患に罹るリスクが高いことが報告されています[36]。同じように，米国などの高所得国で行われた研究のメタ解析 meta-analysis では，LGB の人々はヘテロセクシャルの人々に比べて抑うつになる年間リスクが2倍以上高いことが示されています[37]。全体的に見て低・中所得国では，LGB の人々の公平性の問題に関する情報は極

めて少なく，それは多くの場合，この問題が調査さえ難しいほど文化的・政治的にデリケートな問題であるという事実によります。こうした国々においては，セクシュアリティゆえの健康の不公平 inequity が，おそらくかなり深刻な形で存在していると考えられるため，適切な介入が行えるよう，さらなるエビデンスの蓄積が喫緊の課題となっています。

トランスジェンダーは，国連開発プログラム United Nations Development Programme(UNDP)の定義によると，「自らの性別についての認識と生まれたときに与えられた性が一致していない人」のことを指しますが，最近，世界のトランスジェンダーの人々が直面する不公平に注目した論文が発表されています[39]。トランスジェンダーの人々の多くは，LGB の人々のように社会的なスティグマや差別に曝されるだけではなく，彼らに適した保健医療サービスが存在すらしていないこともあり，必要な保健医療サービスを受けることができないでいます。英国での大規模な調査によると，トランスジェンダーのうち 17％もの人々が，ジェンダーアイデンティティを理由として，医師や看護師によって医療サービスを拒否されたことがあるといいます[39]。つまり，LGB の人々と同じように，トランスジェンダーの人々も必要な医療サービスを受けにくく，そのために健康を損なうことが少なくないということです。UNAIDS や WHO によると，トランスジェンダーの女性の HIV 感染率はしばしば 60％を超えることもありますが，彼女らを対象とした介入に関する研究はわずかしかありません[39]。さらに，トランスジェンダーの人々の抱える健康問題は，男性にも女性にも当てはまらないため，一般の医療サービスではそのニーズを満たすことができず，医療従事者も彼女らに対して必要な配慮を欠くことがあります。

### ●公平性と MSM

LGBT のように「男性とセックスをする男性 men who have sex with men(MSM)」たちも，その社会的な立場ゆえに，健康問題について不利な立場に置かれており，たとえば南アフリカ共和国の MSM における HIV 感染率は 21.4％と，一般集団の感染率 10％よりも高いと推定されています[40]。MSM は，社会的疎外のために適切な予防・治療サービスにアクセスできないことがあり，その場合は彼らの HIV 感染リスクはさらに高くなる可能性があります[41]。MSM は受け身のアナルセックスや複数の相手との関係を持つことが多いため，高い HIV 感染リスクに曝される可能性がありますが，コンドームや潤滑剤の配布，曝露前発症予防 pre-exposure prophylaxis(PEP)などの有効性が確認された介入がなされれば，HIV 感染リスクを低減することができます。しかし，現在ほとんどの場合こうした介入は実施されていません[41,42]。

MSM の健康の不公平性に関する文献のほとんどは HIV に関するものですが，LGBT の人々と同じように HIV 以外の疾患，特に精神保健問題のリスクが高いことが示唆されています[43]。これは，適切な医療サービスにアクセスする機会が限られていることや，（差別を恐れて）MSM のための医療サービスを探すことすらできないという事情を反映している可能性があります[43]。自らの性的指向を開示できている MSM では，そうでない MSM よりも健康状態がよいという研究結果が多く報告されていますが，社会的なスティグマや差別がその妨げとなっています[43]。ある研究では，マラウイ共和国の MSM の 17.6％，ナミビア共和国の MSM の 18.3％，ボツワナの MSM の 20.5％が自らの性的指向を理由に，医療サービスの利用を怖れていると報告されています[44]。これらの国々には，少なくとも 2012 年時点までは MSM に対する予防や治療のプログラムは存在せず，他の多くの国々と同じように，現在でも非常に限られたままです。MSM におけるこうした健康の不公平は，MSM やその特有の健康ニーズに配慮した医療サービスが確立されるまでは，なくなることはないと思われます。

以上，低・中所得国において，LGBT や MSM の人々に対する適切な保健医療サービスが保証されるためには，彼らが直面している不公平についてより包括的な研究が実施される必要があります。そしてそのためには，これらの人々に，十分な配慮と敬意を持って接することができるように医療従事者を教育する必要があります[40]。また社会におけるスティグマや差別を減らすために，LGBT や MSM への理解を深める教育が，もっと広汎に実施されなければなりません[45]。

## ケーススタディ

保健医療分野には投資効果の大きい分野が存在すること，投資には優先順位をつける必要があることを学んできました。そこで最後に，もう 1 つ成功例を紹介して，本章を締めくくることにします。これはメジナ虫 Guinea worm に関する話で，そのさらに詳細に興味がある人は，姉妹書である「Case studies in global health: Millions saved」を参照してください[46]。

### アジアとサハラ以南アフリカにおけるメジナ虫への挑戦

#### ●背景

メジナ虫症 Dracunculiasis(ギニア虫症 Guinea worm disease ともいう)は，かつて世界中の多くの地域で猛威をふるった古代から存在する疾患の 1 つです。今日では貧しい人のみが罹る疾患として，最も予防しやすい寄生虫症の 1 つであるにも関わらず，飲用水が容易に入手できない，世界の中で最も隔絶され過酷な状況におかれた地域でいまだに蔓延しています。1980 年代には，アフリカとアジアの 20 か国で 350 万人の人々がメジナ虫症に感染して

おり，1億2000万人が感染リスクに曝されていると見積もられていました[47]。

メジナ虫は，幼虫の中間宿主であるケンミジンコ cyclops を含む井戸水や池の水を飲むことによって感染します。一度人体に入るとこの幼虫は約90cmにまで成長し，約1年後，成長したメスは幼虫を産むための水場を求めて皮下まで出てきます。このとき，大抵の場合下肢に痛みを伴う水疱ができるため，感染者はその焼けるような痛みを和らげるためにその水疱を水に浸します。すると水疱が破れて水中に多量の幼虫が放たれ，その汚染された水を人が飲み，再び感染するというサイクルがいつまでも続いていくことになるのです。メジナ虫は通常マッチ棒ほどの太さがあり，水疱から出てくるまでには12週ほどもかかります。取り出すためには，棒で虫体を毎日数センチずつ巻き取る必要がありますが，その過程の激しい痛みが18か月も続くこともあります。

この病気が致命的になることは滅多にありませんが，痛みのために生産性が低下し，貧困の原因にもなるという重大な結果を招くことがあります。マリ共和国では，この病気は"穀倉を空にする病気"と呼ばれています。汚染された池の水は，収穫や植え付けの時期には多くの人々によって使われるため，集落全体が感染し，痛みのために消耗し，最も忙しい農繁期に働くことができなくなってしまうこともあります。その経済的損失は甚大であり，ナイジェリアの稲作を行う3つの州におけるメジナ虫症による損失額は2,000万米ドルにも上ると見積もられています[48]。この疾患はすべての年齢層の人々を襲いますが，特に子どもたちに大きな影響を与えます[48]。感染した子どもは，学校まで歩いて行くことができないようになり，感染していなくても，大人が感染した場合は代わって農作業や家事の手伝いをしなければならないため，学校を休まなければならなくなってしまいます。スーダンでは，大人がメジナ虫症に罹患した場合，その家庭の子どもが栄養不足となる確率は通常の3倍以上にも高まると報告されています。

●介入策

1980年，米国の疾病管理予防センター（CDC）が最初にメジナ虫症根絶キャンペーンを提案したとき，それを効果的に実現するために必要と思われた3つの介入策，つまり，①高い費用をかけた新たな水源（井戸）の削掘，②水源への薬剤散布によるメジナ虫症の中間宿主（ケンミジンコ）の駆除，③健康キャンペーン（布を用いた水の濾過，感染の自主報告，公共の水源の再汚染の防止）は，とても実施可能とは思えませんでした。また，ワクチンや治療法もなく，目標達成はさらに難しいように思われました。

しかし，その翌年に，国連によって，International Drinking Water Supply and Sanitation Decade（1981〜1990年）が立ちあげられ，米国CDCのHendersonは，このプログラムの副次目標としてメジナ虫症の根絶を含めることに成功しました。しかし，その後の進展は遅々とし，メジナ虫症対策にはほとんど進展が見られませんでした。状況が変わったのは1986年で，この年に3つの重要な出来事が起こりました。その第1はWHOがメジナ虫症の根絶を目標として掲げたこと，第2は14のアフリカの国々の公衆衛生大臣が集まり根絶に向けて努力することに同意したこと，そして，第3は米国のカーター Carter 大統領が強力な提唱者となって，根絶プログラムを推進するように多くの国家首脳を個人的に説得したことです。彼はさらに，マリとナイジェリアで人気が高かった元（もと）元首の Amadou Toumani Touré と Yakubu Gowon の協力を得て，アフリカにおける政治的コミットメントを確実なものにしていきました。

この間，ドナー側で技術面・資金面での準備がなされ，1995年には20か国で根絶プログラムが確立されました。水源は主に井戸の建設によって確保され，ナイジェリアの南東部では各村のボランティアによって400もの井戸が手作業で掘られました[49]。ケンミジンコを殺すために水源には殺幼虫剤がまかれ，水を飲むときには簡単な布のフィルターを使って濾過するように住民は指導されました。しかし，これらのフィルターはすぐに詰まってしまい，室飾りとして使われるような事態となってしまったため[48]，新しく開発されたナイロン製の布が Carter Center, Precision Fabrics, DuPont によって寄付されました。いわゆる「虫週間 worm weeks」における集中的取り組みを含めて，ナイロンフィルターを使うこと，池の再汚染を防止すること，感染の自己報告をすることに関する広汎な公共教育キャンペーンが実施されました[50]。根絶プログラムのほとんどのスタッフは保健省の訓練を受けたボランティアでしたが，彼らが確立した感染例の月ごとの報告システムは，現在でも疾病サーベイランスのモデルとして高く評価されています[51]。

●インパクト

このキャンペーンによってメジナ虫症は99％も減少しました。1986年には350万人が感染していると見積もられていたこの疾患は，2005年にはわずか1万1000人以下まで報告が減少するに至っています。しかも，それらの症例のほとんどは当時のスーダンから報告されたもので，紛争によって何年にもわたって疾病対策の進展が妨げられたことによるものでした。このキャンペーンによって，1988年までに900万〜1,300万人のメジナ虫症が予防されたと推定されています[51]。アジアでキャンペーンの対象となったインド，パキスタン，イエメンでは，現在メジナ虫症の報告はありません。

●コストと利益

1986〜1998年の間にプログラムに要した費用は合計8,750万米ドルで，1症例を減少させるのに要した費用は5〜8米ドルと見積もられています[51]。世界銀行は，このキャンペーンは非常に費用対効果が高いものであったと評価して

おり，加えて，この病気を回避したことによる農業生産の増加だけを見積もっても，このプログラムは経済効果が極めて大きいものであったことが明らかになっています[51]。

●得られた教訓

このプログラムの成功には3つの要因が関与しています。まず第1は，主要なパートナーとドナーの間で理想的な協力関係が得られたという点です。第2は，いわば「データの力」で，毎月の報告システムで収集されたデータによって，プログラムの進捗が定期的にモニターされたため，各国が常にプログラムの達成度を認識でき，目標達成への動機づけが可能となった点です。第3は，現役もしくは以前の国家元首たちによる高いレベルでのアドボカシーと政治的なリーダーシップが得られた点です。特に米国のカーター大統領や，何度もナイジェリアの村を訪れてプログラムの進展を確かめ続けたYakubu Gowonの貢献は非常に大きなものがありました。このため，このプログラムでは米国CDC，UNICEF，WHO，Carter Center，関係国政府，NGO，民間セクター，ボランティアの間で，真にグローバルなパートナーシップが築かれ，それによって個人やコミュニティの行動変容が促され，見事に1つの疾患のコントロールに成功したのです。

メジナ虫症根絶キャンペーンGuinea Worm Eradication Campaignは，引き続き成果を上げ続けており，2015年の1月1日〜4月30日の間に報告された症例はわずか3例と，メジナ虫症はほぼ根絶に近い状態にあります[52]。

## メインメッセージ

本章の目的は，グローバルヘルスと経済分野との関わりについて基本的な概念を紹介することでした。そして，ここでお伝えしたかった重要なメッセージの1つは，教育と健康が密接に関わっているということです。健康であれば，子どもたちは適切な年齢で就学し，欠席も少なく，しっかりと教育を受けることができます。そして教育や知識があれば，そうでない人々よりも，より適切な健康行動をとることができ，より健康的な生活を送ることができるようになります。たとえば，子どもの死亡率の低下は，女性の教育の向上と強い関係があります。また，教育があれば収入を得る機会が増え，それによっても健康が向上することになります。

健康が，生産性や所得と強く関連することについても解説しました。健康な人はそうでない人に比べ，より長時間集中的に働くことができ，またより長い年数にわたって働くことができます。そのため，健康であれば貧困に陥る可能性が少なくなりますが，逆に，健康を損うと，働ける時間が短くなって所得が減少し，貧困に陥ってしまうおそれがあり，また多くの国の研究で証明されているように病気の治療に必要な直接的，間接的な支出によっても，貧困に陥ってしまう可能性があります。

①公平性equity，②不平等inequality，③健康格差health disparitiesは公衆衛生上の重要なテーマです。健康状態，保健医療サービスへのアクセスやカバレッジ，経済的破綻からの保護，保健医療予算配分上の公正性fairness，公的補助の配分などについて議論するときは，常にこれら3つのテーマを考慮する必要があります。

健康はすべての国にとって重要な分野です。これまで述べてきたように，それには多くの理由がありますが，とりわけ重要な理由は，多額の資金を要する分野だからです。一般的に，高所得国のGDPに占める総保健医療支出の割合は低所得国よりも大きい傾向がありますが，しかし人々の健康水準は，単にどれだけのお金が使われたかだけではなく，それが"どのように"使われたか（配分されたか）に大きな影響を受けます。費用対効果分析cost-effectiveness analysisは，保健医療関連予算の配分を決定する方法の1つであり，この方法では，ある額の投資（費用）に対してどれだけの健康（効果）を獲得できるかが分析されます。もちろん，すべての国が直面する課題は，いかに少ないコストで最大の効果を得るかにあります。

また，人々の健康とその社会の経済開発との間には非常に強い関係があります。健康が向上すれば，様々な面で富が生まれます。たとえば，労働生産性の向上，保健医療分野の予算の節減，投資環境の向上といったことです。さらには，結核，HIV/AIDS，マラリアといった疾患は経済発展に非常に強い負の影響を及ぼします。経済発展は健康を向上させますが，所得増加の健康への影響はこれまで考えられていたより限られており，健康面での多くの進歩は，教育や技術的進歩（たとえば，ワクチン）によることが明らかになっています。したがって，低所得国は経済発展による健康向上を漫然と待つのではなく，インドのケララ州のように，低所得の状態でも，健康向上を達成できるような積極的な施策を打ち出していく必要があります。

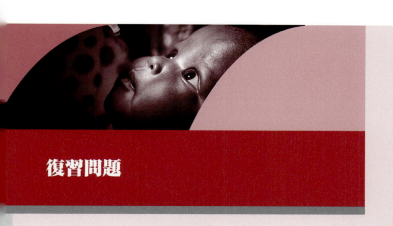

## 復習問題

1. 健康が損なわれると，個人の所得にどのような影響が生じるかを説明してください。
2. 健康と個人の生産性との間の関係を説明してください。
3. 健康と子どもの教育との関係を説明してください。
4. 母親の教育の程度と，子どもの健康との間の関係を説明してください。
5. 文化的に異なる集団間に健康の格差が見られるのはなぜかを説明してください。
6. 国内総生産（GDP）に占める総保健医療支出の割合と国民の健康状態の間にある関係を説明してください。
7. 自分の国の保健医療支出には，どのような種類があるか（公的支出，民間支出，あるいはその両方）を説明してください。
8. 費用対効果分析を行う場合に，なぜ公平性など，他の問題も考慮しなければならないのかを説明してください。
9. 保健医療サービスに対する公的補助が，貧しい人々にも公平に行きわたるようにするにはどうすればよいかを考えてください。
10. 「健康が富を生む」のか「富が健康を生む」のかについて考えを述べてください。
11. 国民の健康状態は，その国における経済投資にどのような影響を与えるかを説明してください。
12. なぜメジナ虫症は，それほど長い間蔓延し続けていたのか，その理由を述べてください。

## 引用文献

1. Ruger, J. P., Jamison, D. T., & Bloom, D. E. (2001). Health and the economy. In M. H. Merson, R. E. Black, & A. J. Mills (Eds.), *International public health, diseases, programs, systems, and policies* (pp. 617–666). Gaithersburg, MD: Aspen.
2. Pebley, A., Goldman, N., & Rodriguez, G. (1996). Prenatal and delivery care and childhood immunization in Guatemala: Do family and community matter? *Demography, 33*, 197–210.
3. Glewwe, P. (1997). *How does schooling of mothers improve child health? Evidence from Morocco*. Washington, DC: World Bank.
4. Hobcraft, J. (1993). Women's education, child welfare and child survival: A review of the evidence. *Health Transition Review, 3*(2), 159–175.
5. Gakidou, E., Cowling, K., Lozana, R., & Murray, C. J. L. (2010). Increased educational attainment and its effect on child mortality in 175 countries between 1970 and 2009: A systematic analysis. *Lancet, 376*(9745), 959–974.
6. Basta, S. S., Soekirman, Karyadi, D., & Scrimshaw, N. S. (1979). Iron deficiency anemia and the productivity of adult males in Indonesia. *American Journal of Clinical Nutrition, 32*(4), 916–925.
7. Croft, R. A., & Croft, R. P. (1998). Expenditure and loss of income incurred by tuberculosis patients before reaching effective treatment in Bangladesh. *International Journal of Tuberculosis and Lung Disease, 2*(3), 252–254.
8. Tanimura, T., Jaramillo, E., Weil, D., Raviglione, M., & Lonnroth, K. (2014). Financial burden for tuberculosis patients in low- and middle-income countries: A systematic review. *European Respiratory Journal, 43*(6), 1763–1775.
9. Peters, D. H., Preker, A. S., Yazbek, A. S., et al. (2002). *Better health systems for India's poor*. Washington, DC: The World Bank.
10. World Bank. (2001). *World development report 2000/2001: Attacking poverty*. New York: Oxford University Press.
11. Sen, A. (2002). Why health equity? *Health Economics, 11*(8), 659–666.
12. Whitehead, M. (1992). The concepts and principles of equity and health. *International Journal of Health Services, 22*, 429–445.
13. World Health Organization. (n.d.). *Health impact assessment. Glossary of terms used*. Retrieved December 4, 2014, from http://www.who.int/hia/about/glos/en/index1.html.
14. Centers for Disease Control and Prevention. *Social determinants of health. Definitions*. Retrieved December 4, 2014, from http://www.cdc.gov/socialdeterminants/Definitions.html.
15. Peters, D. H., Garg, A., Bloom, G., Walker, D. G., Brieger, W. R., & Rahman, M. H. (2008, June). Poverty and access to health care in developing countries. *Annals of the New York Academy of Sciences, 1136*, 161–171.
16. World Bank. (n.d.). *Life expectancy at birth, total (years)*. Retrieved November 13, 2014, from http://data.worldbank.org/indicator/SP.DYN.LE00.IN/countries/ZG-XS?display=graph.
17. World Bank. (n.d.). *Maternal mortality ratio (modeled estimate, per 100,00 live births)*. Retrieved June 5, 2015, from http://data.worldbank.org/indicator/SH.STA.MMRT.
18. World Bank. (n.d.). *Infant mortality rate (per 1,000 live births)*. Retrieved November 13, 2014, from http://data.worldbank.org/indicator/SP.DYN.IMRT.IN/countries/ZG-XS-8S?display=graph.
19. Centers for Disease Control and Prevention/National Center for Health Statistics. (2013). Table 18: Life expectancy at birth, at age 65, and at age 75, by sex, race, and Hispanic origin: United States, selected years 1900–2010. In *Health, United States, 2012*. Hyattsville, MD: Author. Retrieved October 25, 2013, from http://www.cdc.gov/nchs/data/hus/hus12.pdf#018.
20. Australian Institute of Health and Welfare. Life Expectancy. (2015). Retrieved February 10, 2015, from http://www.aihw.gov.au/deaths/life-expectancy/.
21. Gwatkin, D. R., Rutstein, S., Johnson, K., Suliman, E., Wagstaff, A., & Amouzou, A. (2007). *Socio-economic differences in health, nutrition, and population within developing countries*. Washington, DC: The World Bank.
22. Murphy, E. M. (2003). Being born female is dangerous to your health. *American Psychologist, 58*(3), 205–210.
23. Birdsall, N., De La Torre, A., & Menezes, R. (2008). *Fair growth: Economic policies for Latin America's poor and middle-income majority*. Washington, DC: Center for Global Development & Inter-American Dialogue.
24. Preker, A. S., & Harding, A. (2000). *The economics of public and private roles in health care*. Washington, DC: The World Bank.
25. Murray, C. J., DeJonghe, E., Chum, H. J., Nyangulu, D. S., Salomao, A., & Styblo, K. (1991). Cost effectiveness of chemotherapy for pulmonary tuberculosis in three sub-Saharan African countries. *Lancet, 338*(8778), 1305–1308.
26. Walton, D. A., Farmer, P. E., Lambert, W., Leandre, F., Koenig, S. P., & Mukherjee, J. S. (2004). Integrated HIV prevention and care strengthens primary health care: Lessons from rural Haiti. *Journal of Public Health Policy, 25*(2), 137–158.
27. Laxminarayan, R., Chow, J., & Shahid-Salles, S. A. (2006). Intervention cost effectiveness: Overview of main messages. In D. T. Jamison, J. G. Breman, A. R. Measham, et al. (Eds.), *Disease control priorities in developing countries*. New York: Oxford University Press.
28. Yazbeck, A. S. (2002). *An Idiot's Guide to Prioritization in the Health Sector*. The World Bank: Washington, DC.
29. Commission on Macroeconomics and Health. (2001). *Macroeconomics and health: Investing in health for economic development*. Geneva: World Health Organization.
30. Bloom, D. E., & Sachs, J. (1998). Geography, demography, and economic growth in Africa. *Brookings Papers on Economic Activity, 2*, 207–295.
31. Fogel, R. (1991). *New sources and new techniques for the study of secular trends in nutritional status, health, mortality and the process of aging* (NBER Historical Working Paper No. 26). Cambridge, MA: National Bureau of Economic Research.
32. Fogel, R. (1997). New findings on secular trends in nutrition and mortality: Some implications for population theory. In M. Rosenzweig & O. Stark, (Eds.), *Handbook of population and family economics* (Vol. 1a, pp. 433–481). Amsterdam: Elsevier Science.
33. Fogel, R. (2000). *The fourth great awakening and the future of egalitarianism*. Chicago and London: The University of Chicago Press.
34. Pritchett, L. H., & Summers, L. H. (1996). Wealthier is healthier. *Human Resources, 31*(4), 841–868.
35. Jamison, D. T., Sandbu, M., & Wang, J. (2004). *Why has infant mortality decreased at such different rates in different countries?* Bethesda, MD: Disease Control Priorities Project.
36. Logie, C. (2012). The case for the World Health Organization's commission on the social determinants of health to address sexual orientation. *American Journal of Public Health, 102*(7), 1243–1246. doi: 10.2105/AJPH.2011.300599.
37. King, M., Semlyen, J., Tai, S., Killaspy, H., Osborn, D., et al. (2008). A systematic review of mental disorder, suicide, and deliberate self harm in lesbian, gay and bisexual people. *BMC Psychiatry, 8*, 70.
38. Beyrer, C., & Baral, S. D. (2011, July 7–9). *MSM, HIV and the law: The case of gay, bisexual and other men who have sex with men (MSM)*, Working Paper for the Third Meeting of the Technical Advisory Group of the Global Commission on HIV and the Law.
39. United Nations Development Programme. (2013). *Transgender health and human rights. Discussion paper*. Retrieved November 6, 2014, from http://www.undp.org/content/dam/undp/library/HIV-AIDS/Governance%20of%20HIV%20Responses/Trans%20Health%20&%20Human%20Rights.pdf.
40. Ryan, O., et al. (2013). *Achieving an AIDS-free generation for gay men and other MSM in southern Africa*. New York: AmfAR; Baltimore, MD: Johns Hopkins School of Public Health.
41. *Lancet special issue on HIV in men who have sex with men: Summary points for policy makers*. (2012, July). Retrieved October 21, 2014, from

http://www.amfar.org/uploadedFiles/_amfarorg/On_the_Hill/SummaryPtsLancet2012.pdf.

42. Baral, S., Sifakis, F., Cleghorn, F., & Beyrer, C. (2007). Elevated risk for HIV infection among men who have sex with men in low- and middle-income countries 2000–2006: A systematic review. *PLoS Medicine*, *4*(12), 1901–1911.

43. Centers for Disease Control and Prevention. (2010). *Gay and bisexual men's health*. Retrieved November 6, 2014, from http://www.cdc.gov/msmhealth/mental-health.htm.

44. Baral, S., Trapence, G., Motimedi, F., et al. (2009). HIV prevalence, risks for HIV infection, and human rights among men who have sex with men (MSM) in Malawi, Namibia, and Botswana. *PLoS ONE*, *4*, e4997.

45. Reisser, W. (2014, September 26). Free and equal: Working with the United Nations to support LGBT rights. *Dipnote: U.S. Department of State official blog*. Retrieved November 6, 2014, from http://blogs.state.gov/stories/2014/09/26/free-and-equal-working-united-nations-support-lgbt-rights.

46. Levine, R., & What Works Working Group. (2007). *Case studies in global health: Millions saved*. Sudbury, MA: Jones & Bartlett.

47. Cairncross, S., Muller, R., & Zagaria, N. (2002). Dracunculiasis (Guinea worm disease) and the eradication initiative. *Clinical Microbiology Reviews*, *15*(2), 223–246.

48. Hopkins, D. R. (1998). Perspectives from the dracunculiasis eradication programme. *Bulletin of the World Health Organization*, *76*(Suppl 2), 38–41.

49. Hopkins, D. R., Ruiz-Tiben, E., Diallo, N., Withers, P. C., Jr., & Maguire, J. H. (2002). Dracunculiasis eradication: And now, Sudan. *American Journal of Tropical Medicine and Hygiene*, *67*(4), 415–422.

50. Hopkins, D. R. (1998). The Guinea worm eradication effort: lessons for the future. *Emerging Infectious Diseases*, *4*(3), 414–415.

51. Kim, A., Tandon, A., & Ruiz-Tiben, E. (1997). *Cost-benefit analysis of the global dracunculiasis eradication campaign*. Washington, DC: World Bank.

52. The Carter Center. Guinea Worm Disease: Worldwide Case Totals. Retrieved June 3, 2015 from: http://www.cartercenter.org/health/guinea_worm/case-totals.html.

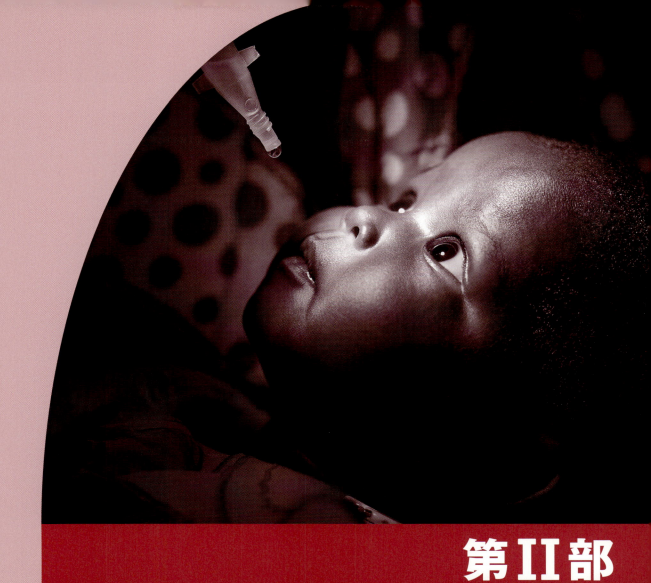

# 第II部

## グローバルヘルスに共通するテーマ

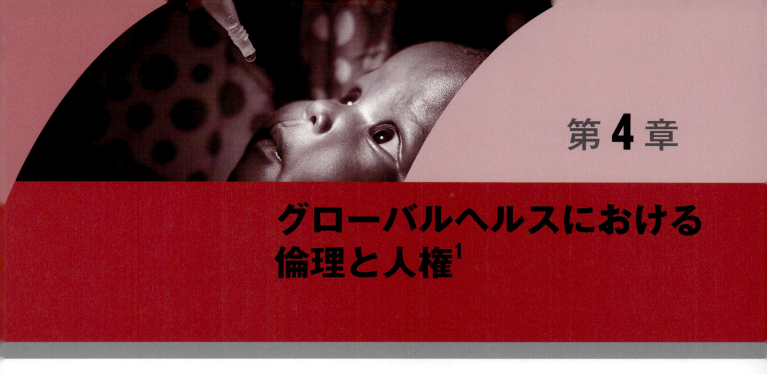

# 第4章

# グローバルヘルスにおける倫理と人権[1]

## 学習目標

- グローバルヘルスにおける倫理と人権について説明できる。
- 人権に関する重要な条約・協定について説明できる。
- 人を対象とする研究における重要な倫理的ガイドラインを活用できる。
- 人を対象とする研究における歴史的に重大な出来事を説明できる。
- 保健医療分野における資源配分の決定の際に配慮すべき，倫理的原則を説明できる。

## ビネット

> Suraiyaは，アフガニスタンの首都カブールに住む21歳の女性です。最近，妹が16歳の若さで分娩中に死亡してしまいました。彼女は分娩に苦しむ妹をヘルスセンターに連れて行きましたが，そこは家から50マイル（約80 km）も離れていた上に，前政権が保健医療分野に無関心で，また女性に差別的であったためにセンターは荒廃しており，何の設備もなく，助産師も妹の命を救うことができなかったのです。そして数日後，赤ん坊も命を落としてしまいました。

> John Williamsは，サハラ以南アフリカにある小さな国の事務職員です。3か月にわたって体重の減少，長引く発熱，慢性的な疲労に悩まされていた彼は，勇気を振り絞って地元の病院を受診することにしました。しかし，病院では，冷たくあしらわれ，医師による診察さえ手配してもらえませんでした。病院のスタッフたちは，彼がHIVに感染していることを知っていたため，自分たちの病院で治療をしたくなかったのです。

> ある研究チームが，西アフリカの村々でマラリアの研究を行っていました。研究チームの医師は，重症のマラリアの子どもがいれば無償で治療を行うことにしていました。しかし，子どもたちの中には下痢症，寄生虫症，肺炎などマラリア以外の疾患を抱えた子どもたちもいたため，一部の医師は，そうした子どもたちの治療もするべきだと主張しました。しかし他のメンバーは，研究予算は限られていてマラリア以外の疾患まで治療する余裕はないので，本来の目的に集中すべきだと主張し，チームの中で意見が分かれてしまいました。

> インドの新政府は保健医療分野への投資を増やすという公約のもと，選挙に勝利しました。政府は第1次医療施設の新設を計画していますが，予算の制約上，開設できる施設数は限られていました。そのため，政府の中には，それを都市部よりも貧しく，医療施設の少ない地方部に回すべきだと主張する人々もいますが，逆に都市部を優先すべきだと主張する人々もいます。その理由は，都市部は患者数が多く，医薬品や医療スタッフの供給も容易で，また新政府は都市部を支持基盤としているため，次の選挙にも勝利して国政を担当するためには，彼らの支持者，つまり都市部の住民を満足させる必要があるというものでした。

## グローバルヘルスにおける倫理と人権の問題の重要性

グローバルヘルスにおいては，医療供給計画の立案であ

れ，公衆衛生関連対策の実施であれ，健康に関する研究であれ，常に悩ましい倫理的ジレンマがつきものです。倫理 ethics と人権 human right の重要性は言うまでもないことですが，グローバルヘルスの分野で重視されるのは，それ自体が尊重すべき価値だからというだけではなく，倫理と人権は，健康の基盤とも言うべきものだからです[2]。

　グローバルヘルスに関わる倫理的問題の一部は人権に関係しています。国際条約や協定では，保健医療サービスや健康情報へのアクセスは，人権と認識されています。しかし，多くの国では，保健医療へのアクセスにおいて国民間に大きな格差が存在しており，貧しい人々や選挙権のない人々が最も不利な立場に置かれているのが現状です。

　人権が侵害される状況では，往々にして，健康もまた侵害されます。ハンセン病，結核，HIV などのような強いスティグマ stigma［訳注：他者や社会によって個人や集団に押しつけられたネガティブな烙印・レッテル］にさらされる疾患がその典型的な例で，医療従事者が感染を恐れて適切な治療を怠れば病気の進行を止めることはできません。それが結核の場合ならば，患者は死亡，それも他の多くの人々を感染させた後で死亡することになります。

　人々の健康を守るために，SARS，鳥インフルエンザ，エボラウイルスといった新興感染症 emerging infectious diseases に対処する場合にも，また異なるタイプの倫理上・人権上の問題が生じます。それは，流行の危機に直面したとき，個人の権利の制限はどこまでなら認められるか，という問題です。1つの市全体を隔離することや，特定の場所との交通を禁止することは許されるのでしょうか？　これは，架空の議論ではなく，政策決定に預かる人々 policymaker や保健医療従事者が，現実に直面する可能性のある問題です。

　人を対象とする研究 research on human subjects にも倫理的問題が伴います。一般に，人を対象とする研究では，（対象者が直接利益を受ける）医療とは異なり，対象者は"他の人々のために"健康を損なうリスクを負うことになるため，倫理的な問題があるとみなされます。また途上国における研究など，その研究以外ではまともな医療を受けられる機会のない貧しい人々を研究対象にする場合には，さらに難しい倫理的問題が伴います。

　最後に，保健医療分野への投資も，公正 fair なやり方で行われる必要があります。高所得国においてさえ，保健医療分野に配分できる資源は限られています。ましてや，資源が乏しい上にニーズの高い低・中所得国では，どの層の人々を，あるいはどの病気を優先するべきかという難しい判断を常に迫られているのが実情です。

　本章では，グローバルヘルスに関係する倫理的問題のうち，いくつかの最も重要なものを取り上げ，また健康に関する人権の基礎となっている最も重要な憲章 charter や協定 convention と，人権が問題となるいくつかの状況について解説します。また，本章では，国際的な臨床研究の倫理に関するいくつかの事例と国際的指針を紹介しつつ，臨床研究の倫理性をどのように評価するべきかを論じます。そして，資源配分の問題についても，公正な配分の基本となると考えられている基本原則と，それを適用するにあたっての現実的な困難について論じます。そして，最後に，グローバルヘルスにおける倫理上・人権上の重要な課題を指摘して，章を締めくくりたいと思います。

## 健康と人権の基礎

　人権に関する最も基本的な文書は，国際人権章典 International Bill of Human Rights であり，これは世界人権宣言 Universal Declaration of Human Rights（UDHR），市民的および政治的権利に関する国際規約 International Covenant on Civil and Political Rights（ICCPR），経済的・社会的および文化的権利に関する国際規約 International Covenant on Economic, Social, and Cultural Rights（ICESCR）から成っています。これらの文書は，各国政府に，そこに記された権利を尊重し，保護し，遂行すること，つまり国民に対する人権侵害の禁止，国民間での人権侵害の防止，人権擁護実現のための積極的な施策の推進を義務づけています。

　人権を考える上で鍵となるのは，1948年に発布された世界人権宣言であり，その後に作成された人権に関するほとんどすべての条約や文書の基礎になるものです。宣言であるため法的拘束力はありませんが，その強い規範性が，過去50年の間に，多くの国家の憲法の成立とその施行 invocation に影響を与えたため，この宣言は慣習国際法（国家の政策に影響を与える不文律）としての地位を得たとも評価されています[3]。世界人権宣言の第25条には，健康に関して以下のような記述があります。

(1) すべて人は，衣食住，医療および必要な社会的施設等により，自己および家族の健康および福祉に十分な生活水準を保持する権利，ならびに失業，疾病，心身障害，配偶者の死亡，老齢その他不可抗力による生活不能の場合は，保障を受ける権利を有する。

(2) 母と子は，特別の保護および援助を受ける権利を有する。すべての児童は，嫡出であると否とを問わず，同じ社会的保護を享有する[4]。

　1948年以来，健康に関係し，かつ法的拘束力を有する20以上もの多国間条約が結ばれてきました。そして，1966年には経済的・社会的および文化的権利に関する国際規約（ICESCR）と市民的および政治的権利に関する国際規約（ICCPR）という2つの重要な条約が採択されています[5,6]。これらは，いずれも批准した国家（それぞれ155か国，160か国）に対して法的拘束力を持っており，ICCPRは，平等，自由，安全に関する権利と，移動，信教，表現，帰属 association の自由について[6]，ICESCRは，個人

が，安全な環境で労働する権利，公正な賃金を得る権利，飢餓に苦しまない権利，教育を受ける権利，実現可能な最大限の心身の健康を享受する権利などについて定めています[5]。

健康と人権の関係に対する注目は高まりつつありますが，健康の権利が尊重されているかどうかはおろか，尊重しようと努力しているかどうかについてさえ，国家に説明義務を負わせる国際的メカニズムは存在しておらず，健康の権利に関するこれらの条約や協定が適切に実施されているかは，国家の自主的な報告によるしかないのが現状です。人権に関する条約や協定には，貧しい国ではすべての人々を「実現可能な最大限の心身の健康」に導くのが不可能なことに配慮する条項が存在しており[7]，国家に要求されているのは，権利の実現に向けた着実な努力を行うことに過ぎません。しかも，「健康の権利 right to health」の定義すら不明確な上に，権利の実現への進捗を測る指標も存在していません[8]。ミレニアム開発目標 Millennium Development Goals（MDG）や，その達成度に対する関心が非常に高まっていますが，残念ながら，MDGでは人権の問題が明確な形で議論されることはあまりありませんでした。MDGの後継として2015年に設定される「持続可能な開発目標 Sustainable Development Goals（SDG）」において，どの程度，人権と健康の権利について言及されるかを注目しておく必要があります。

現在少なくとも115か国では，健康 health や医療 health care に関する権利が憲法に書き込まれています[9]。その中には，訴訟によって，以前は受けられなかった治療が受けられるようになった国もあります。たとえばブラジルでは，医療制度でカバーされない薬の提供を求めて，毎年何千人もの患者が国を相手どって裁判を起こしています[10]。南アフリカ共和国では，政府がHIVに感染した妊婦に母子感染防止効果のあるネビラピンを十分に提供しなかったとして提訴され，原告のTreatment Action Campaignが勝訴しています[11]。また，1999年にはベネズエラで，政府が患者に抗HIV薬を十分に提供しなかったことについて，それは患者の持つ憲法上の権利の侵害であると判決が下されています。裁判所は，この権利はベネズエラ憲法とベネズエラも批准するICESCRの双方で保証されていると裁定したのです[12]。

女性と子どもは多くの国において特に脆弱なグループであり，貧困層の健康を増進するにあたっては，これらのグループの健康向上がその中心的な課題となります。女性や子どもに特に注目した国際条約が多く存在するのはそのためです。

1979年には，女性差別撤廃条約 Elimination of All Forms of Discrimination Against Women が国連総会で採択され，今までに83か国が批准しています。この条約によって各国政府は，男女の平等を法的に促進し，女性に対する差別的な扱いを撤廃することが求められており，また条約は女性の「性と生殖に関する権利 reproductive rights」についても定めています[13]。

ICCPRを含む多くの国際的な人権に関する文書においては，特に子どもの権利保護についての条項が設けられています。また，人権に関する条約や協定では，ほとんどの条項は大人にも子どもにも等しく適用するとされています。しかし，子どもの権利に特化した国際条約が締結されたのは，子どもの権利条約 Convention on the Rights of the Child（CRC）が締結された1989年のことに過ぎません。この条約は，子どもを「18歳以下のすべての人間」と定義し，差別されない権利，健康を享受する権利，教育を受ける権利，さらには自らの人生・生活に影響を与える選択について自分の意見を述べる権利を定め，そしてこれらの権利が大人の権利と同等であることを明記しています[14]。

健康について，子どもの権利条約では，以下のように記されています。

> 締結国は，到達可能な最高水準の健康を享受すること，ならびに病気の治療および健康の回復のための便宜を与えられることについての児童の権利を認める。締結国は，いかなる児童もこのような保健サービスを利用する権利が奪われないことを確保するために努力する[14]。

## 人権問題の事例

健康と人権に関する問題は数多く存在しますが，ここではそのうち2つの関連した問題，つまり人権に基づく健康へのアプローチ rights-based approach to health と人権の限界について触れ，次いでHIV/AIDSに関わる人権問題について述べますが，そこにはこれまで解説してきた様々なポイントが含まれています。

### 人権に基づく健康へのアプローチ

グローバルヘルスにおいても，人権に配慮したアプローチが行われるべきだという主張が，一部の研究者やグローバルヘルスを主導する人々からなされています。人権の保証こそが人々の健康の向上に繋がる（＝人権の侵害は人々の健康にとって有害である）という見方に立った意見です。このことは健康である権利や十分な生活水準を享受する権利などについては，だれの目にも明らかなことでしょう。しかし，健康の社会的決定要因 social determinants of health，つまり人々が置かれた社会的地位，差別，社会的疎外などの健康に対する重要性を考えれば，市民的または政治的権利の保証もまた，人々の健康に重要な影響を及ぼします[15]。このように，健康と人権は不可分に結びついています。

つまり，グローバルヘルスに取り組む場合には，人権について，以下のような配慮が必要になるということです。

- 人権への影響という観点から，健康に関する政策，プログラム，実施状況を評価する。
- 人々の健康向上を考える場合には，人権侵害の健康への影響についても分析する。
- 人権の達成を優先課題とする。

そして，人権に配慮するためには，健康問題を「包括的な」視点から捉えなくてはなりません。つまり，単に医師や薬が十分確保できればよいといった単純な問題ではなく，貧困，ホームレス，教育，差別，暴力，また市民的・政治的参加などを含めて包括的に考えなければならないということです。また，グローバルヘルスに関するプロジェクトを企画・実施する際には，当事者（健康問題を抱えている人々やコミュニティ）の参加，公平性 equity，人々のエンパワメント empowerment といった問題に，特別の注意を払う必要があります。

## 人権の限界

健康にとっての人権の重要性は広く認識されていますが，ある例外的な状況では個人の権利が一時的に停止 suspend されることがあります。たとえば，インフルエンザの流行や，新興・再興感染症の流行（たとえば，エボラウイルス）が生じた場合には，流行拡大を阻止するために，政府は人々の外出する権利，仕事に行く権利，旅行する権利，スポーツイベントのような大人数の集会に参加する権利を一定期間保留しなければなりません。政府に，そうした緊急措置の発動を可能にする法律を定める義務があることは明らかですが，しかし一方で，独裁政権のような行き過ぎた対応は戒めなければなりません。つまり，人々の権利の一時的な停止は必要最小限にとどめる必要があり，また政府が正当な目標を達成するために必要な範囲に限定されなくてはならない，ということです。そして当然，権利の一時的な停止は法的手続きによってなされるべきで，停止期間中には過度の権利の侵害がないかどうかを絶えず監視する必要があり，必要がなくなればできるだけ速やかに解除する必要があります[16]。

## 人権と HIV/AIDS

歴史上の他の健康問題と同じように，HIV/AIDS も，様々な人権問題を提起しています。その理由の1つには，HIV/AIDS がほとんどの社会において，スティグマと差別の対象となっているからです。たとえば HIV/AIDS は，当事者がふしだらな行動をとったために自ら招いた病気だ，自業自得だ，と多くの人から認識されています。たとえば，男性同性間での性行為，注射薬物使用 injecting drug use，複数の性的パートナーとの性行為，コマーシャルセックス（性の売買）といった行為です。加えて，この病気の感染経路がよく理解されていない地域では，人々の間に大きな恐怖感が生れています。

多くの社会で生じている重要な問題は，どのようにして HIV 感染者の就職，通学，社会活動参加の権利を守るか，という問題です。最初に HIV の流行が確認されたときは，多くの国で HIV 感染者に対する激しい差別が生じ，なかには失職した人も学校に入学できなかった人もいました。しかし，未だに多くの場所でこのような差別が続いています。

また本章の John Williams のビネットで取り上げたように，HIV 感染者の医療へのアクセスも問題となっています。多くの国の医療関係者は，少なくとも HIV 流行初期には HIV やその感染経路の知識がなく，HIV 感染者の治療を怖れ，実際に多くの"HIV/AIDS とともに生きている人々 people living with HIV/AIDS"はしばしば治療を断られたり，治療を受けられた場合でも差別の対象となりました。

HIV 検査についても，人権の尊重と人々の福利 well-being の保護に関する問題が生じます。長い間 HIV 検査では，自発性と秘密保持 confidentiality がその基本原則とされてきました。それによって，人々が検査を強要されることや，検査結果を知られることによる差別を防ぐためです。

この問題は，HIV/AIDS における秘密保持の重要性を浮き彫りにするものですが，HIV が蔓延する低所得国では臨床環境の整備は不十分であり，患者や患者記録の秘密保持ができるような体制になっていません。また，患者のプライバシーや秘密保持に配慮した診療を行える物理的な空間を確保することさえ難しい場合もあります。

プライバシーの問題に関連して，HIV 感染の開示 disclosure についても重要な問題があります。つまり，医療従事者は，患者の HIV 感染の事実を配偶者や性的パートナーに伝えるべきか，感染者自身が伝えるべきか，それにどういうリスクが伴うかという問題です。たとえば，妻の HIV 感染を夫が知った場合，夫が妻に危害を加えたり，拒絶したり，また家族がその妻を追い出す可能性があります。

すでに述べたように，憲法に定められた健康に対する権利に則って，HIV 感染者が治療を受ける権利を保証した国がいくつか存在します。その背景の1つとなっているのは，抗 HIV 治療 antiretroviral therapy（ART）の市場価格が非常に高額であるという事実です。現在の治療法では，HIV 感染者は，免疫機能があるレベルにまで悪化した段階で治療を開始し，一旦開始すると，その後の全人生にわたって治療を継続しなければなりません。しかし大半の低・中所得国の人々は，ART のような高額な薬を買い続けることは経済的に不可能です。

ART の市場価格が高い理由の1つに特許制度 patent system があります。特許とは，新しい医薬品や医療技術の発明者に，その製造・販売・輸入を一定期間（通常20年）占有する権利を与える知的所有権 intellectual property のことを言います。特許所有者に与えられた準独占権によって，通常の市場動向を無視した価格設定が可能となり，市場競争がある場合よりも高い価格での販売が可能と

なります。しかし，一部ですが，"必須 essential"と考えられた薬に対する特許付与を拒否，もしくは特許を製法特許 process patent のみに限定してきた国もあります。それは，自分たちの国民には，入手可能な価格で薬を購入する権利があると考えたからです。この問題は，高価な抗 HIV 薬を巡って激しい国際的議論となり，世界貿易機関 World Trade Organization（WTO）は，2003 年に，「知的所有権の貿易関連の側面に関する協定 Trade-Related Aspects of Intellectual Property Rights（TRIPS 協定）」の柔軟な適用を認める決定を行っています［訳注：2001 年に「TRIPS 協定と公衆衛生に関する閣僚宣言」を出して，HIV/AIDS 等について，特許を無視したジェネリック薬の製造（強制実施権 compulsory licensing）を認め，2003 年には，ジェネリック薬の輸出・輸入を認めた］。

知的所有権の付与を支える基本原則は，新しいテクノロジーの研究・開発，その活用へのインセンティブを与えることにあります。つまり，新しい医薬品の持続的な開発を促進するには，特許が得られる可能性がなくてはならないという考え方です。しかし，その一方で，1975～1999 年の間に市販された 1,393 もの化合物のうち，熱帯病や結核の治療のために開発されたものはわずか 16 に過ぎません[17]。この構図はその後の 10 年間でも大きな変化はなく[18]，低・中所得国家で必要な薬の開発を促進するには，特許だけでは不十分なことを示唆しています[19]。HIV/AIDS の場合には，上記の TRIPS 協定の柔軟適用によって生じたジェネリック薬 generic drug との価格競争，活発な国際的アクティビズムや外交などにより，過去 10 年間で抗 HIV 薬（ART）の価格は劇的に低下しました。

なかには，知的所有権が，健康の権利 right to health の達成の妨げになっているように思われる場合もあります。医薬品の特許につきまとう難しい問題は，貧しい国の貧しい人でも入手できるようにし，同時に，診断薬，医薬品，ワクチンなどの科学的な発見を促すには，どうすればよいかということです。健康に対する人権的アプローチを主張する人々や薬価の問題を懸念する人々は，必要とするすべての人に薬が行き渡ることを保証するメカニズムを設けることや，最貧国には知的所有権行使の例外措置を認めることを主張しています[20]。

こうした人権に関する問題は HIV/AIDS の場合に特に顕著ですが，これは他のグローバルヘルスの問題にも普遍的に関係する問題です。たとえば，HIV/AIDS 以外にも，スティグマや差別の対象となる人々や疾患は少なくありません。重要なことは，患者はその疾患にかかわらず尊厳を持って扱われるべきであり，治療記録についての秘密は保持されなければならない，ということです。おわりに，人々の権利に設ける制限はどの程度までが適切か，という問題があります。これは，HIV/AIDS 以外の感染症では極めて深刻な問題となることがあります。たとえば，薬剤耐性結核やエボラウイルス病の患者を強制的に隔離する場合，どのようにして個人の自由と公共の安全のバランスをとるか，という難しい問題に直面することになります。

## 人を対象とする研究

グローバルヘルスを促進する上で，研究は必要不可欠です。世界の疾患に対処するためには，新たな介入法 intervention（治療法や予防法）の開発のみならず，既存の介入法をより広く普及させる方法についての研究も必要となります。しかし，医学研究にはいくつかの特有の倫理的問題が伴います。なぜなら，介入効果は人を対象とした研究 research on human subjects で確認される必要があり，しかも医学研究は，ほとんどの場合"将来の"患者の治療に資するために行われるため，研究参加者が直接利益を得られるようにはデザインされていないからです。つまり「研究参加者は，他人の健康向上のためにリスクにさらされる」という，特有の倫理的問題が生じるということです。

ここでは，研究倫理 research ethics が問題となった歴史的に重要な研究の事例と，またそうした事例の反省から生まれてきた世界的な研究倫理の枠組みである倫理ガイドラインについて概説します。そして最後に，臨床研究における倫理的評価の問題について考察します。

### 研究倫理が問題となった研究の事例

これまで行われてきた人を対象とする研究の中には，倫理問題を引き起こし，それがその後の研究倫理のガイドラインの策定につながったものが数多くあります。最もよく知られるのはナチス・ドイツの人体実験，米国のタスキーギ梅毒研究，アフリカとアジアで行われたジドブジン（AZT）短期投与実験です。以下，それらについて概説します。

#### ●ナチス・ドイツの人体実験

1931 年，ドイツは人を対象とした実験に関するライヒ通達 Reich Circular on Human Experimentation を発布して，人を対象とした研究について規定を定めました。この通達では，対象者（もしくはその法的代理人）の同意を厳格に求め，また子どもが曝露されるリスクを最小限にとどめることが含まれるなど，その内容は時代を先取りするものでした。しかし皮肉なことに，このわずか数年後にドイツの医師・科学者は，人類史上最悪の医学的残虐行為に手を染めることになってしまったのです。

ヒトラー Hitler が首相となった 1933 年，ドイツの国家と社会においてナチス化が進められ，研究施設，大学，医療施設もナチス化の波に飲まれました。折しもこの時期は，多くの国で優生学 eugenics という学問が台頭していた時期であり，ナチスの民族浄化主義 racial purism と相まって，障害を抱えた人々，身体や精神に先天的な異常を持つ人々，少数民族といった「望ましくない人々 undesirable groups」は，強制的に去勢され，また何十万もの「治

癒の余地のない」人々が「安楽死 euthanasia」させられてしまいました[21]。しかも、こうした行為は、自然人類学者や遺伝学者の研究によって正当化されていったのです。

ドイツの医学研究者は、安楽死の対象者、捕虜、そして強制収容所 concentration camps の収容者たちを"用いて"、多くの実験を行いました。彼らは戦争を支えるために、故意に収容者を結核やマラリアなどに感染させたりしました。アウシュビッツ Auschwitz 強制収容所の担当医であった Josef Mengele らは、彼が運営する双子収容所の900人もの子どもたちを"用いて"研究を行い、麻酔なしで手術したり、子どもの兄弟姉妹を殺害したり、子どもたちに感染症の病原体を注射するなどの残虐行為を行いました。自然人類学者たちも比較解剖学の研究のためにと、捕虜や収容者から身体の一部を収集したりしました。

第2次世界大戦後に、ナチスによる残虐な医学研究の実態が広く明らかになると、同盟国軍はこれらの残虐行為を調査し記録するための国際学術委員会を立ち上げました。その後のニュルンベルクにおける医者裁判 Nuremberg Doctors' Trial で、23人のナチスの研究者が戦争犯罪ならびに人道上の犯罪を追及され、16人が有罪となり、うち7人が死刑を宣告されて絞首刑となりました。

一方、ナチスの下で医学研究に携わった研究者のほとんどは不起訴となり、彼らの多くは戦後のドイツで、科学者としての人生を送りました。またホロコースト Holocaust や安楽死の犠牲者から採取された生体標本は、1990年までドイツの医学研究所で保存されていました[21]。ナチスが行った医学研究結果の利用の是非を巡る議論はいまだに続いており、ほとんどの実験は研究計画がずさんでデータは無価値だと言う人がいる一方、研究には価値のあるものも含まれていると言う人もいますが、それらを使うことの倫理性に関しても意見が分かれています[22]。

● タスキーギ梅毒研究

1932年、アラバマ州メイコン郡において米国公衆衛生局 Public Health Service (PHS) はタスキーギ研究所 Tuskegee Institute と共同で梅毒研究を開始しました。

この研究には、梅毒患者399人と健常者201人の、合計600人のアフリカ系アメリカ人が研究に参加しましたが、彼らには、それが「悪い血 bad blood」の治療であるとだけ伝えられていました。当時は梅毒・貧血・疲労などの病気の説明に、「悪い血」という言葉が用いられていたのです。参加者が治療を受けていると思わせるようにアスピリンと鉄剤が投与され、参加者の家族には、病理解剖に同意すれば埋葬費が支給されました[23]。梅毒については、参加者は何の治療も受けていませんでした。なぜなら、研究の目的は、単に梅毒の"自然経過 natural history"を観察することだったからです。

この「黒人男性における未治療梅毒に関するタスキーギ研究 Tuskegee Study of Untreated Syphilis in the Negro Male」は、当初は半年の予定でしたが結局40年間も続けられました[24]。確かに、実験が始まった当時は梅毒の治療法も彼らが医者にかかる機会も限られており、梅毒患者が治療を受けることはいずれにしろ不可能でした。しかし問題は、1930年代後半から1940年代前半にかけて、米国公衆衛生局が参加者が有効な治療を受けることを繰り返し妨害したこと、そして第2次世界大戦後にペニシリンが梅毒の治療に広く使われるようになった後も、そのまま続けられたことです。

この研究の存在は長い間知られていませんでした。しかし、1972年7月、とうとうそれが白日の下にさらされる日がやってきました。ニューヨークタイムズがその一面記事で、研究の全貌を暴いたのです。多数の人々の抗議を受けて、米国の健康・科学担当次官補が、研究を調査するための諮問委員会を立ち上げ、それに伴い研究はただちに停止されました。1973年の夏、全米黒人地位向上協会 National Association for the Advancement of Colored People (NAACP) は、タスキーギ梅毒研究被害者のための集団訴訟を提起しました。訴訟は和解に至り、米国政府は総額900万米ドルの和解金の一部として、すべての生存する研究参加者に無料で医療サービスと埋葬を提供すること、また研究のために梅毒に感染した妻・未亡人・子どもたちに対しても医療サービスを提供することを約束しました。

タスキーギ梅毒研究は、人を対象とする研究に非常に大きな影響を与えました。1973年に上院で開かれた人体実験についての公聴会でタスキーギ研究はさらなる注目を集め、公聴会後には「医学的および行動科学的研究の対象者保護のための全米委員会 National Commission for the Protection of Human Subjects of Biomedical and Behavioral Research)」が立ち上げられました。この委員会が作成した勧告が基礎となってその後、研究に参加する対象者を保護するための各種の規制が策定されていったのです。

● ジドブジン (AZT) 短期投与試験

1994年、エイズ臨床試験グループ AIDS Clinical Trials Group は、HIV の母子感染予防に抗 HIV 薬であるジドブジン (AZT) が有効であると発表しました。妊娠中期 (16〜28週) に AZT 内服を開始し、新生児の治療にまで至る複雑な「076 レジメン」によって HIV 母子感染が1/3にまで激減したのです[25]。高所得国において076レジメンはただちに標準治療となりましたが、ほとんどの低所得国にとっては、このレジメン (処方) はあまりに複雑で高額なものでした。しかし、効果的な HIV 感染予防が必要とされるのはむしろ、HIV 流行が深刻な低所得国であり、そのために、より単純でより安価なレジメンの開発に注目が集まることとなったのです。

WHO が主催したある会議の後、主にサハラ以南アフリカの低・中所得国で15の臨床試験が計画されました。AZT 短期投与試験 short-course AZT trials もそのうちの1つでした。しかし、これらの臨床試験計画は激しい批判にさらされました。その批判とは、そのような試験は、

076レジメンが標準治療となっている高所得国では決して許されないものであり，明らかなダブルスタンダードだというものでした。また，この試験はヘルシンキ条約（本章の後半で取り上げます）で定められているプラセボ使用の制限に関する条項を侵害しているという批判もなされました[26]。1997年にPeter LurieとSidney Wolfeは New England Journal of Medicine 誌に，以下のように書いています。

> その多くが有色人種である貧しい旧植民地国の住民は，研究における搾取 exploitation の可能性から保護されなければならない。そうでなければ，これらの国にまともな医療体制が存在しないという事実が，その研究に出資する国では決して倫理的に認められるはずもない研究を正当化する理由に使われてしまうからだ[27]。

試験を企画した人々はこれに対し，この試験で得られる結果は，研究参加者が属するコミュニティを直接益するものであり，したがってこの試験は，高所得国の人々の利益のために貧しい人々を搾取するものではない，またこの試験に参加する女性たちは，いずれにせよ076レジメンによる治療を受ける機会はないのだから，試験は彼女らの治療機会を奪うものではない，と主張しました。そしてさらに，試験でプラセボをコントロールとして用いることには方法論的な根拠があると応じました。もし，076レジメンをアクティブコントロール active control として用いれば，試される新しいレジメンはそれよりも効果が劣るという結果になる可能性が極めて高いが，しかしそれは，新しいレジメンが全く無効ということを意味しない，というわけです。さらに，HIV母子感染率は集団によって異なるため，プラセボとの比較は科学的に必要だ，とも主張しました[28]。

明らかに非倫理的であったナチス・ドイツの人体実験やタスキーギ梅毒研究とは異なり，AZT短期投与試験の倫理性は，いまだに論争の的となっています。非倫理的であると強く信じる人がいる一方で，多くの人は低・中所得国で多数の患者を助けられるような介入を開発するためには，このような研究は不可欠であると考えています。こうした議論を通じて，低・中所得国における研究には，特有の倫理問題が存在することが浮き彫りになりました。次に，人を対象とする研究の倫理性を評価する一般的枠組みとともに，これらの特有の倫理問題について概説します。

## 倫理ガイドラインについての研究

### ニュルンベルク綱領

ニュルンベルク裁判 Nuremberg Trial の結審のときに，3人の米国の主任判事がニュルンベルク綱領 Nuremberg Code（表4-1）を提出し，これが，人を対象とする研究に携わる医師が従うべき倫理原則を明示した最初の文書となりました[29]。この綱領には，「対象者の自発的同意が不可欠である」こと，人を対象とする研究は，重要な公共的利益 social good に不可欠な場合にのみ実施するべきであること，対象者が被るリスクを最小限にとどめ，かつ安全措置を講じるべきことが謳われています。ニュルンベルク綱領は，その後に作成された研究倫理のガイドラインや国際的規約の基礎となりました。

### ヘルシンキ宣言

1964年，世界医師会 World Medical Association（WMA）は，ヘルシンキ宣言 Declaration of Helsinki と呼ばれる，人を対象とした医学的研究を行う医師が従うべき倫理原則を策定しました。ヘルシンキ宣言は（WMAの会員である）医師を対象としたものですが，医師以外の医療関係者にも広く適用されるものとなっています。ヘルシンキ宣言は最も影響力があり，最もよく引用される国際的研究倫理ガイドラインで，1975～2013年の間に7回（1975, 1983, 1989, 1996, 2000, 2008, 2013）改訂されています[30]。

表4-2はヘルシンキ宣言の中の最も重要な原理をまとめたものです。

---

**表4-1 ニュルンベルク綱領の原則**

- 研究に参加する人は，参加への同意（非同意）を自由に表明できなくてはならない。参加者には，研究の「性質，期間，目的」や，どのように研究が実施されるかについての情報を提供しなければならない。いかなる場合でも研究への参加を強制してはならない。
- 実験的研究は，他の方法では得ることのできない貴重な価値を生むものでなければならない。
- 実験的研究は，動物実験や対象となる疾患についての十分な観察に基づくものでなければならない。
- 研究の実施においては，あらゆる不必要な身体的・精神的な苦痛や傷害が防止されなければならない。
- 研究に伴うリスクの程度は，研究対象となる問題の性質上やむをえない範囲を決して超えてはならない。
- 研究は，研究対象者を有害事象から守るのに適した施設で行われなくてはならない。
- 研究は，適切な能力を持つ研究チームによって行われなくてはならない。
- 研究参加者は，いつでも参加を取りやめることができなくてはならない。
- 副作用が発現した場合には，研究はただちに中止されなければならない。

出典：The Nuremberg Code. Available at: http://www.hhs.gov/ohrp/archive/nurcode.html へ2014年11月17日にアクセス。

## 表4-2 ヘルシンキ宣言の基本原則

**科学的妥当性 scientific validity**
- 人を対象とする医学研究は，一般的に受け入れられている科学的原則と科学文献の完全な理解に基づくものでなければならない。

**公正性 fairness**
- 医学研究で対象とされることの少ないグループの人々にも，研究参加の機会を適切に保証しなければならない。
- 弱い立場にあるグループの人々を対象とする医学研究は，その研究がそのグループの人々の健康ニーズや優先的課題に対応するものである場合に限り，かつその研究がそのグループの人々以外では実施しえない場合に限り正当化される。そして，そのグループの人々は研究から得られた知識，医療行為，介入から利益を享受できなければならない。
- 臨床試験が実施される前に，その試験への資金出資者，研究者，その研究が行われる国の政府は，試験で有効と判明した介入(治療)を，試験終了後も必要とするすべての研究参加者に対して，その介入を提供することを約束しなければならない。

**リスクと利益 risks and benefits**
- 個々の研究参加者の福利は，他のいかなる興味よりも優先されなければならない。
- 研究目的の重要性は，研究対象者へのリスクを上回るものでなくてはならない。
- 研究参加者における身体的，精神的および社会的リスクは最小限にとどめなければならない。

**プラセボ placebo**
- 試験対象となる新しい介入の効果は，(プラセボではなく)既存の確立された標準治療と比較されなければならない。ただし，以下の場合を例外とする。
  - 既存の確立された標準治療が存在しない場合。
  - または
  - 方法論的な理由でプラセボの使用が不可欠である場合で，かつプラセボを受ける対象者にいかなる深刻な，あるいは不可逆的な有害事象のリスクが生じる可能性がない場合。

**同意 consent**
- 研究対象者からは，自発的なインフォームドコンセントを得なければならない。
- 自ら意思を表明できない研究対象予定者に対しては，医師が法的に権限を有する代理人によるインフォームドコンセントを得なければならない。
- 自ら意思を表明できない研究対象予定者に対しては，医師は可能な限り，その人のアセント(賛意) assent を確認する努力をし，賛意が示されない場合はそのことを尊重しなくてはならない。

**監督と説明責任 oversight and accountability**
- 研究者は，研究を開始する前に，独立した研究倫理委員会に研究プロトコールを提出しなければならない。
- すべての臨床試験は，研究対象者のリクルートを始める前に，公開された臨床試験登録用データベースに登録されなければならない。
- 研究者は，ネガティブな結果や，結論に至らない研究結果を含めてその研究結果を公開する義務がある。

出典：World Medical Association. Declaration of Helsinki. Available at: http://www.wma.net/en/30publications/10policies/b3/index.html から改変。2010年8月16日にアクセス。

## ベルモントレポート

1974年7月12日，米国の国家研究法 National Research Act に基づいて，「医学的・行動学的研究の対象者の保護に関する国家委員会 National Commission for the Protection of Human Subjects of Biomedical and Behavioral Research」が創設されました。この委員会の任務は，人を対象とする医学的・行動学的研究が守るべき基本的な倫理原則を確立することと，人を対象とするすべての研究がそれらの原則に従って行われるようなガイドラインを作成することにありました。この国家委員会が作成した報告書は，現在ではベルモントレポート Belmont Report として知られています[31]。表4-3は，このレポートで示された倫理原則とその応用例を示したものです。

## 人を対象とする研究の倫理性の評価

ニュルンベルグ綱領，ヘルシンキ宣言，ベルモントレポートはすべて，研究プロトコールを評価する際に用いるべき倫理原則を規定しています。しかし，実際に評価を行う場合には，ベルモントレポートに明記されている一般的原則から作られた簡潔な基準を用いることによって，研究プロトコールの倫理性を体系的に評価することができます。この基準によると，臨床研究のプロトコールは少なくとも6つの条件つまり，①社会的価値があること，②方法

表4-3　ベルモントレポート

| 基本的な倫理原則 | 原則の適用 |
|---|---|
| **人格の尊重 respect for persons**<br>・人はすべからく自律した人格として扱われなければならない。<br>・自律性が低い人々は保護されなければならない。 | **インフォームドコンセント informed consent**<br>・自らに起きる可能性のあることについて，研究参加者は情報を与えられた上で，自主的に意思決定する機会を与えられなければならない。<br>・能力に限界がある人々に対しても，可能な限り選択する機会を保証する必要がある。 |
| **恩恵 beneficence**<br>・利益は最大化されなければならない。<br>・危害は最小化されなければならない。 | **リスクと利益の評価 assessment of risks and benefits**<br>・リスクと利益の評価はデータに基づくものでなければならない。<br>・研究対象者にとっての利益と社会にとっての利益の合計が，研究対象者へのリスクを上回らなければならない。また，研究対象者の利益が常に優先されなければならない。<br>・研究に伴うリスクは，その研究目標を達成するのに避けられない範囲にまで減少させねばならない。 |
| **公正 justice**<br>・研究に伴う利益と負担は研究参加者間で等しくなければならない。 | **対象者の選択 selection of subjects**<br>・研究対象者の選択における手続きと選択の結果は公正なものでなければならない。 |

出典：U.S. National Institutes of Health, Office of Human Subjects Research. *The Belmont Report: Ethical Principles and Guidelines for the Protection of Human Subjects of Research*. http://www.hhs.gov/ohrp/humansubjects/guidance/belmont.html へ2014年11月17日にアクセス。

論的妥当性があること，③対象者が公正に選択されること，④利益とリスクのバランスが許容範囲にあること，⑤インフォームドコンセント informed consent を取得すること，⑥参加する対象者の尊厳を守ること，を満たさなくてはなりません[32]。

　一般的に研究は，それが社会的価値 social value がある場合，つまり人々の役に立つ知識を生み出す場合に限って倫理的に妥当とみなされます。そうでなければ，対象者は何の正当な理由もなく，リスクや負担を負わされてしまうことになるからです。研究に社会的価値があるとは言えない場合が2つあります。それは，条件①を欠く場合，つまりそもそもリサーチクエスチョン自体が科学的に無意味で社会的価値を欠く場合です。たとえば，研究が以前の研究の単なる模倣であるような場合がそうです。そのような研究から得られるデータに重要性はありません。次は，条件②を欠く場合，つまり研究に方法論的妥当性がない場合です。たとえ，リサーチクエスチョン自体は重要なものであっても研究方法に不備があれば，妥当な研究結果が得られる見込みはなく，その研究に社会的価値があるとは言えません。たとえば，サンプルサイズが統計学的有意性を出すには少な過ぎる場合がそうです。仮説検定ができなければ，どんなにリサーチクエスチョンが重要でも，その結果は社会的価値があるとは言えません。つまり，研究は"科学的に妥当 scientifically valid"でなければならないということです。

　条件③の「対象者の公正な選択」とは，一部の人々に利益やリスクが偏るような対象者の選択をしてはいけないということです。研究対象者を選ぶ場合に研究者は，単に簡単だからという理由だけで，立場の弱い人々（たとえば，貧困者）をリスクの高い研究の対象者にしてはなりません。同じように，特権階級の人々を，利益があることが確実な研究の対象者にあえて選ぶことも慎まなければなりません。しかし，子どもやある種の併存疾患を持つ人を除外する場合のように，選択の公正性が自明な場合もありますが，それが自明でない場合もあるので注意が必要です。たとえば，病院に何度も通院しなければならない研究では，仕事や家事で通院できない人々は自ずと対象から外れることになり，またインターネット上で参加を募る研究では，インターネットにアクセスできない人々は研究対象者に含まれる余地はないことになります。

　条件④の「利益とリスクのバランス」には，いくつかの問題が含まれています。その第1は，参加者へのリスクは，研究の科学的な目的を損なわない範囲で最小限にとどめるべきだということ，第2は，参加者が曝露される可能性のあるリスクには，そのレベルに限度が設けられるべきであり，たとえば参加者を生命の危険にさらすようなことがあってはならないということ，そして第3は，参加者が負うリスクは，参加者自身および社会が受ける利益（価値）とバランスが保たれたものでなければならないということです。したがって，社会的価値の有無は利益とリスクのバランスを評価する上で，重要な要素となります。

　条件⑤の「インフォームドコンセント informed consent

は，同意能力のある人々から研究参加への同意を得るということで，これは参加者自らの意思決定を尊重することを意味しています。妥当なインフォームドコンセントはいくつかの要素から成り立っており，その中には参加者となる人は研究の重要な内容を理解し，参加は本人の自発的な意思によるものでなければならないということが含まれています。子どものように自分自身で同意を与えることができない人の場合は，正当な代理人に研究参加の意思を表明してもらったり，あるいは可能な限り意思決定に関わってもらう努力をし，相手の意思を尊重するようにします。

なかには，同意能力のある大人に代わって意思決定を行う権威を持つ人々がいる文化もあります。たとえば，村の長老が村の住民に代わって意思決定をしたり，夫が妻の代わりに意思決定をすることが普通と考えられている社会もあります。研究は，このような文化的風習に配慮して行わねばなりません。しかし，これは同意能力のある成人が自分の意思に反して参加を認めるということではなく，本人によるインフォームドコンセントは，あくまでも必須となります。

参加者が一旦研究参加に同意した後でも，研究者は参加者に対して数多くの倫理的義務を負います。たとえば，参加者が研究から途中で離脱する権利の尊重や，参加者の秘密保持などといったことが求められますが，これらの義務は，条件⑥の「参加する対象者の尊厳を守ること」に含まれるものです。

これらの条件を1つひとつ満たしていくことは，その研究の倫理性を系統的に評価する上で非常に有用です。しかし，倫理性を判断するにはそれだけでは十分ではなく，これらの条件間に齟齬が生じた場合に，どうバランスをとるべきかが問題となることがありますが，それについては指針には何も示されていません。たとえば，より価値の高いデータを得るために参加者のリスクを少し高める必要があるとき，どの程度ならそれが許されるかを，どう判断すればよいかといった場合です。つまり，上述した条件というのはそれぞれを1つひとつ満たせば済むというものではなく重要な倫理的要素への考慮を促すための指針に過ぎないということです。

## 低・中所得国における研究

ジドブジン（AZT）短期投与試験が論争を巻き起こしたことで，低・中所得国で行われる臨床研究における倫理が大きな注目を浴びることになりました。そのような研究では，出資者は高所得国の会社や研究機関であるのに対し，研究対象者は貧しく，教育機会に恵まれず，研究に参加しない限りはまともな医療を受けることができない人々であることが少なくありません。このため，こうした研究には，より多くの倫理的問題が伴うことになります。ここでは，その中で最も重要な3つの問題，つまり①提供される治療の水準，②試験後の利益，③補助的治療，に絞って概説することとします。

①の「提供される治療の水準 standard of care」とは，臨床試験において，どの程度の治療が参加者に提供されるべきかという問題です。臨床試験では一般に，参加者の中の1つのグループ（介入群）に新薬などの実験的介入を行い，そしてほぼ構成の等しい他のグループ（対照群）には介入を行わず，両者の症状を比較するというデザインで行われます。対照群には，既存の標準治療が行われることも，薬効のない物質（プラセボ）を投与されることも，あるいは何の処置もされないこともあります。対象となる疾患に有効な治療法（標準治療）がすでに存在しているときに，どういう場合ならば参加者へのプラセボ投与が許されるかという問題については，これまで多くの議論がなされており，また上述したAZT短期投与試験をめぐる議論の核心となった問題でもあります。しかし，いずれかの実験群（介入群か対照群）に提供される治療の水準が，ユニバーサルヘルスケア universal health care を享受できる高所得国の患者であれば受けられる治療よりも低いときには，常に同じような問題が持ち上がります[28]。現在この問題については，そのような治療は，社会的価値のあるリサーチクエスチョンに答えを得る上で科学的に必要不可欠であり，かつ低い水準の治療を受ける参加者に深刻な健康被害が生じない限りにおいて認められるという点では，ある程度のコンセンサスは得られていますが，それ以外は依然議論が続いています。

②の「試験後の利益 posttrial benefit」については，参加者個人と参加者が所属するコミュニティという2つの観点があります。研究参加者が患者である場合には，試験中に治療を受けることになりますが，試験が終わった段階ではまだ治癒していない可能性があります。たとえば，HIV/AIDSの治療試験に参加した患者は，試験中は抗HIV治療 antiretroviral therapy（ART）を受けられても，試験が終わればそれを受けられなくなり，病状は再び悪化してしまいます。ユニバーサルヘルスケアが存在する高所得国であれば，参加者は試験後も治療を継続できるため，こうした問題は生じない可能性がありますが，低・中所得国では，大多数の参加者にはそうした治療の機会は存在しません。この「試験後の利益」が重要な倫理問題であることは広く認識されています。しかし，試験後，どのような利益をだれが提供するべきかについては，まだ明確な見解はありません[33,34]。

研究が行われるコミュニティに属する研究参加者以外の人々の利益も問題となります。たとえば，ある製薬会社がペルーの患者を対象に統合失調症の新薬の試験を実施しても，ペルーではその薬が販売されることがなかったり，あるいは販売されてもペルーの人々にはほとんどが手の届かない価格設定になることもありえます。そのような試験を搾取的 exploitative と批判する人々もいます。その論点は，研究が行われるコミュニティの人々が，研究結果として得られる治療法の恩恵を被る機会がない限りは，そのような研究は許可されるべきではないということです[35,36]。

一方，搾取の回避についてもっと広い解釈をする人々もいます。その論点は，研究を受け入れるコミュニティは公正な水準の利益を研究から受けとるべきだが，それは，必ずしも試験されたその治療（介入）でなくともよいということです[37]。たとえば，それは他の治療法であってもよく，また医療施設への資金提供であっても，コミュニティの利益として許容できるということです。

③の「補助的治療 ancillary care」とは参加者に提供される治療で，研究自体の科学的デザイン上は必要のない治療のことを言います。本章のビネットで，マラリア研究者が研究に際して，対象者となる子どもたちに，マラリア・下痢症・寄生虫症・肺炎に対する補助的治療を行うべきか否かについて頭を悩ませている様子を示しましたが，そのようなジレンマは，医療へのアクセスの悪い社会環境で行われる研究には，常につきまとう問題です。研究者自身が，そうした治療を提供できる熟練した臨床医であっても，そうした治療に費やす時間や資源が大きくなると，本来の研究のために割くべき時間や資源に影響が出る可能性があります。参加者にどの程度の補助的治療を提供すべきか明確なルールはありませんが，研究者は"少なくとも"以下の点を遵守しなければならないという点では合意が得られています。

- 研究者は，コストの面から見て不可能でない限り救命的な治療を提供する義務がある。
- 参加者が研究の過程で何らかの傷害を受け，試験以外ではその治療を受けることができない場合は，研究者はそれに対する治療を提供しなければならない。
- 貧しい人々を対象に行われる研究計画の中には，「補助的治療」が組み込まれなければならない。

生命倫理学者 bioethicist の中には，研究参加者の貢献や研究者と参加者との間に築かれる関係を論拠として，付加的な補助的治療を「義務」と主張する人々もいます[38]。

### 人を対象とした研究の現況

今日，ほとんどの国において人を対象とした臨床研究の多くは，研究倫理委員会 research ethics committee（REC）による独立した倫理評価を受けることが，法的に義務付けられています。研究倫理委員会は，研究対象者となる人々が，他者の利益のために利用（＝搾取）されることを避けるための安全装置の役割を果たすものです。多くの国には国家倫理委員会があり，地域の研究倫理委員会を監視したり，一部の研究を審査したり，研究のガイドラインを公布したりします。

研究倫理委員会の審査の拠りどころとなる規制は国によって異なります。研究倫理委員会の中には地域単位に設置されて，その地域で行われる人を対象とした研究のすべてを統括するものがあります。たとえば，スウェーデンがその例で，スウェーデンには6つの地域研究倫理委員会が設置されています。しかし，それ以外は一般に組織ごとに設置され，当該組織で行われる研究や，独自の研究倫理委員会を有しない他の組織の研究を審査します。たとえば，南アフリカ共和国ではこのような形式で倫理審査が行われています。米国では，連邦政府が資金援助をしている研究や，米国食品医薬品局 Food and Drug Administration（FDA）の規制を受ける研究は，すべて倫理審査を受けることが要求されています。これは，米国政府の資金援助を受けている研究が他の国で行われる場合に特に重要となります。なぜなら，そうした研究は，米国と研究を実施する国の両方で倫理審査を受ける必要があることを意味しているからです。

## 保健医療に投資する際の倫理的問題

前述したように，グローバルヘルスの中心的課題の1つに，人々の健康を効率的に向上できるように投資を選択しなければならないという問題があります。これは，低・中所得国において特に重要な問題です。なぜなら，そうした国々では，その国のすべての人の健康ニーズを満たすだけの資源が常に不足した状況にあるからです。時には，非常に乏しい資源を配分しなければならないこともあります。極端な例ですが，限られた数の腎臓や限られた量の輸血用血液の配分などがそれです。もっと一般的には，政府の省庁は，非常に限られた予算をどのように配分するかを，薬の購入からインフラへの投資に至る数多くの選択肢に対して決めなくてはなりません。こうした資金配分の決定は様々な方法で行われますが，秘密裡に倫理的考慮もなく配分するのではなく，明確で公開された基準に基づいて決定されることが望まれます。

費用対効果分析 cost-effectiveness analysis は保健医療への投資を決定する上で重要な方法の1つですが，この分析結果から意思決定に十分な情報が得られることはまず稀です。それでも政策決定に携わる人々は，費用対効果分析をどのように活用するかを判断しなくてはなりません。本章のビネットで取り上げたインドの事例を思い出してください。費用対効果の観点から言えば，地方部に作るよりも，都市部に医療施設を作る方が，国全体としては健康に対してより大きなインパクトを与えることができる，つまり障害調整生命年数（DALY）への影響が大きいと考えられます。これは確かに"理にかなった"ことのように思われますが，地方部に住んでいる貧しい人々は自分たちが公平に扱われていないと感じる可能性があります。今でも，我々は都市部の住民に比べ何事も不利な状況に置かれているのに，なぜさらに悪い状況に甘んじなければならないのかと。保健経済学 health economics は保健医療への投資の選択に必要不可欠な学問ですが，何が公平であるかという難しい決定の助けになるものではありません。

## 限られた資源を配分する場合の原則

　限られた資源を配分する方法については，これまで様々な方法が提案されてきました。臓器移植の問題を取り上げてみましょう。限られた数の臓器を配分する方法の1つに待機リスト waiting list があります。移植が最も必要と診断された人が，一番最初に臓器移植を受けるというものです。「早い者勝ち first come, first served」のルールと言うこともできます。機会を均等にするために，ある種のくじ引きを行うのが公平だと思う人もいるでしょう。臓器移植が必要と診断されている全員でくじを引き，当たった人が臓器移植を受けるというものです。しかし，くじ引きが必ずしも公平であるとは言えない可能性があります。なぜなら，過剰な飲酒で肝不全に陥った人のように，自分の生活習慣のせいで病気になった人は，移植を受ける資格があまりないという考えもありうるからです。また，予後がより良い人に優先権を与えるべきだと考える人もいるかもしれません。こうしたことを考慮して，患者によって重みをつけたくじを作ることも考えられます。保健医療システムにおいても，こうしたやり方に似た，もしくはもっと複雑な資源配分法が開発される必要があるかもしれません。

　資源の配分法の中には，明らかに不公平なものもあります。たとえば，特定の民族グループに属しているという理由で，あるいはある種の性的指向を持っているという理由で配分に差をつけるのがその例です。しかし，資源配分をより妥当にするためには様々な方法があり，最も妥当な配分法として，以下の4つの基本的原則のうち少なくとも1つが含まれていなければなりません。

- 健康の最大化
- 公平性
- 最もニーズの高い人々優先
- 自己責任

　くじ引きや待機リストなどの資源配分法は，これらの原則を実行に移す方法の1例です。政策決定に携わる人々は，こうした資源配分法が理想的な結果にならなかった場合の影響についても予期しておかなくてはなりません。たとえば「早い者勝ち」のシステムでは，偶然に人脈の広い人や，あるいは良質の医療を受ける機会に恵まれていて，そのために早く診断がついた人々が選ばれる可能性があります[39]。

　「健康の最大化 health maximization」という原則が意味するのは，健康に対する有益な影響の総量ができる限り大きくなるような方法で資源を配分しなければならないということです。たとえば，臓器移植の場合，最も予後が良い人に優先的に配分するという方法は，「健康の最大化」という原則に従っていることになります。もし「健康の最大化」だけで判断してよいのなら，政策決定に携わる人々は，政策間で DALY への効果を比較し，単に DALY を減らせる政策の中で最も費用対効果の高いものを選べばよいことになります。

　「健康の最大化」は確かに魅力的ですが，欠点もあります。その重要な欠点の1つは，本書のビネットで示したように，同じ資金を，すでに恵まれている人々に使う方が，恵まれていない人々に使うよりも総量としてはより大きな利益が得られる場合があることです。たとえば，政府が新しい診療所を作って，"できるだけ多く"の子どもたちに予防接種をできるようにしたいと考えれば，診療所は地方部ではなく，人口の多い都市部に作る方が"合理的"です。一方，都市部に住む人々（スラム街に住む人々を除く）は通常，地方部に住む人々よりも恵まれており，収入も多く，教育レベルも高く，より安全な水の供給や衛生環境の恩恵を被っています。したがって，都市部の人々だけを利する形で資金を投入することは，不公平とみなされる可能性があります。「公平性 equality」と「最もニーズの高い人々優先 priority to the worst off」の原則は，こうした不公平さに関係するものです。

　「公平性」の原則には，いくつかの解釈がありえます。その1つは，限られた資源を享受する機会，もしくは医療へアクセスする機会は，すべての人で等しくなくてはならないという解釈です。この場合，人々は全く等しく扱われます。一方，「最もニーズの高い人々優先」の原則は，すでに存在する健康格差 health disparities をより重視した原則です。この原則を採用する場合は，健康を最大化するよりも，最もニーズの高い人々に医療を提供するという判断がなされます。この原則は，最もニーズの高い人々の救済が比較的簡単な場合には適した原則ですが，たとえば高額な医療費がかかる終末期の患者を対象にするといった場合には，限られた人々のために，資源が著しく消費されてしまうことになります。また，「最もニーズの高い人々」をどのように定義するかという問題もあります。今，最も容態の悪い人々とするか，長い間最も健康の損なわれた状態にある人々とするか，健康状態のいかんに関わらず最も貧しい人々とするか，といったことです。

　これら3つの原則は，いずれもそれなりの合理性があり，極端な状況では不公平があっても正当化される可能性があります。そのため，だれでも考えることは，これらの3つの原則のバランスをとることができればそれがベストだろうということです。しかし，これらのバランスを正確にとるのはそう簡単なことではありません。

　最後に，保健医療への資金配分を判断する際に，他の原則とともに「自己責任 personal responsibility」という原則を用いるべきだと考える人もいるかもしれません。この根底にあるのは，自らの不健康な行動によって健康を損なった人は，公的資源を優先的に配分される資格はないという考え方です。たとえば，一般市民の税金が，喫煙者の肺癌の治療，ヘロイン中毒者のメサドン療法や清潔な注射針，ヘルメット着用を拒否して事故に遭ったライダーの ICU 治療といったことに使われるべきかどうかといったことです。逆に言えば，社会に貢献した人々に優先権が与えられ

るべきだということにもなります。たとえば、臓器を提供した人は、臓器移植の上でより高い優先権を与えられるべきだといったことです。

医師が治療をするかどうかの意思決定は、患者を病気に至らしめた行動の是非ではなく、その患者の病状のみによってなされるのが普通です。患者の病気が患者自身の行動の原因があると思われる場合に、治療の優先権の制限が正当化されるのは、一般的には以下のような場合のみと考えられています。

> 病気の原因が患者自身の行動であることが確実で、かつ、その行動が本人の意思で行われ、かつ、その行動によって病気が生じること、その行動によって病気になると治療の優先権が低くなってしまうことを、その患者が認識している場合[40]。

実際には、これらの状況が満たされることはほとんどありません。

## プロセスの公正性

保健医療への投資がどのような原則に基づいて決定されたとしても、そのプロセス次第で、それはよくも悪くもなります。たとえば、選挙で選ばれているわけではない保健省の役人が、一方的に医療で用いられるべき薬を決定したら、これは物議をかもすことでしょう。つまり、公正 justice というのは単に結果だけの問題ではなく、そのプロセスも問題だということです。"プロセスの公正"という考え方は、現代の民主主義においては非常に重要な概念と考えられています。たとえば、罪に問われている人々は、公正な裁判を受けるべきであり、また政治的な指導者は公正な選挙で選ばれるべきだという考え方です。ただし、保健医療への投資決定に、どのようなプロセスを経た決定が適切かについてもまだ完全な結論は得られていません。しかし、少なくとも言えることは、公正なプロセスには決定過程の透明性が保証され、その決定に影響を受ける当事者たちの声が反映されなければならないということです。英国の国立医療技術評価機構 National Institute for Health and Clinical Excellence（NICE）は、国営保健サービス（国営医療制度）national health service（NHS）でどのように治療や処置が提供されるべきかを勧告する機関です。これは、保健医療投資の勧告における公正なプロセスと、科学的データおよび医学的な専門知識を適切に活用しようと試みてきた機関の1例です[41]。

配分のあり方についての合意が困難と思われる場合には、決定プロセスの公正化が、その解決手段として提案されています[42]。これは、たとえば国が健康や福祉にどのように税金を使うべきかについて合意に達しえなかったとしても、少なくとも、その決定のプロセスについては合意が可能だという考え方です。離婚に例えれば、財産の配分について当事者間で合意ができなかったとしても、第三者に仲介を頼むことについては同意が可能かもしれず、うまくいけば配分についても合意できる可能性があるということです。実際、意見に相違がある場合には、プロセスの公正化が1つの解決法となる可能性があります。しかし、これ自体にも問題がないわけではありません。その第1は、何が公正なプロセスかについて必ずしも同意が得られるとは限らないこと、第2は、プロセスについての合意が得られたとしても、そのプロセスや結果が公正なものかどうかに必ずしも保証がないことです。

以上の議論は、保健医療資源の配分を決定する場合に伴う倫理問題をごく表面的に解説しただけですが、保健医療への投資の選択を検討したり、費用対効果分析を活用する場合には、ここで紹介した以外にも数多くの問題が伴います。たとえば、DALYで健康上の利益を測ることは、障害のある人たちを差別しているように受け取られる可能性があります。なぜなら、DALYの計算方法はその定義上、障害を持った状態を健康な状態よりも、"価値の低い"ものと見なしているからです。もう1つの問題は、将来の利益と現在の利益のバランスをどうとるかという問題です。政府は、今この時点の患者を救うための医薬品への投資を優先すべきか、それとも将来の患者を救うために、医師の育成、施設の建設、医学研究などに投資すべきかといったことです。こうした問題を慎重に検討しなければなりません。しかし、ここで押さえるべき重要なポイントは、投資についての選択を検討する場合や、意思決定を行う場合の手法を検討する場合には、そこに内在する価値判断について慎重に評価しなければならないということです。

## 将来の課題

以上、グローバルヘルスにおける倫理や人権の問題について概観してきましたが、実際、グローバルヘルスの文脈で倫理や人権を取り扱おうとすると、様々な問題に直面することになります。それらについてここで簡単に言及しておくことにしましょう。

その第1は、公衆衛生やグローバルヘルスを専攻する学生に、倫理や人権について学ぶ機会があまりないことです。もちろん、人権についての基本的概念や、研究倫理委員会の役割については理解しなければなりませんが、講義の中で、人権についてさらに深く学ぶ機会、あるいは研究や政策決定の倫理的側面について系統的に学ぶ機会はほとんどありません。

第2は、倫理や人権を監視するメカニズムの不在です。前述したように、人権を遵守しているかどうかは、それぞれの国の自己報告に任されています。実際、遵守の程度を測定する指標も、実施を強制するようなメカニズムも存在していません。恐らく、グローバルヘルスをめぐる世界的な運動の高まりこそが、各国の政府に国民の健康権に責任を果たさせる力を与え、また市民社会にも、それを促進する力を与えることになるのだろうと思われます。人を対象

とする研究のガバナンスについてはかなりの前進が見られており，今やほとんどの国に，倫理審査のシステムが存在しています。しかしまだ問題も残っており，研究を審査する人材の不足，倫理委員会のスタッフ・予算の不足といった問題があり，倫理審査自体が軽んじられることも少なくありません。また，たとえ審査システムが確立されていたとしても，研究参加者の保護にどれほど効果があるかは明確ではありません。国家や開発支援組織による保健医療投資の選択の公正性についても，多くの場合，それを審査する明確なシステムは存在していません。低・中所得国における保健医療への投資に関する計画が審査される場合でも，たいていの場合は，最も不利な立場にある人々の利益になるかどうかだけが注目されており，投資の選択が行われるプロセスや倫理的問題について明確な評価が行われることはまず稀です。たとえば，HIV/AIDS問題について言えば，供給できる薬の量以上に，その薬を必要とする人々がいる場合には，高いアドヒアランスが期待できる患者(たとえば，医療機関の近くに居住する患者)を優先すべきか，母子感染を防ぐために妊婦に優先的に配分すべきかといったように，薬を優先的に配分する基準を決めなければなりません[43]。こうした選択のプロセスの公開に対する強い社会的圧力があれば，意思決定がより公正に行われるようになる可能性があります。

第3は，グローバルヘルスには数多くの未解決の倫理問題があることです。したがって，たとえば，保健医療介入を選択する場合には，そこにどのような人権問題が含まれている可能性があるかを慎重に考え抜く必要があります。低・中所得国における研究倫理のところで述べたように，研究参加者や研究が行われるコミュニティに対する研究者の責任については，簡単には答えの見つからない問題が数多く存在します。

グローバルヘルスを学ぶ学生やその分野で働く人々は，本章が問いかけた倫理的問題に対する答えと，その理由を正当化する根拠について慎重に考えていただきたいと思います。

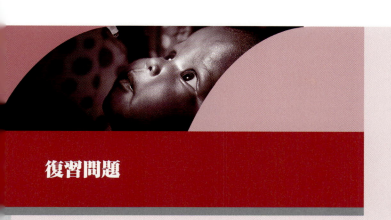

# 復習問題

1. 本章は，4つのビネットから始まります。それぞれのビネットで，どのような倫理的もしくは人権的な問題が存在するかを簡潔に説明してください。
2. 本章で言及した人権に関する文書の中で，健康についてどのように言及されているかを説明してください。
3. HIV/AIDS 以外の疾患（たとえば，結核）を取り上げ，その疾患に対する公衆衛生的対策にどのような人権問題が伴うかを説明してください。
4. 知的所有権に関する法律が，薬の開発や価格にどのように影響するかを述べてください。
5. ベルモントレポートに述べられた3つの倫理原則について説明し，さらに研究の1例をあげて，その研究にこれらの3つの原則がどのようにあてはまるかを考えてください。
6. 研究が低・中所得国の人々を対象に行われる場合，そこで生じる倫理的な問題の中で最も重要な問題を説明してください。
7. ジドブジン（AZT）短期投与試験の倫理性について，自分の考えとその理由を述べてください。
8. 限られた保健医療資源の配分の仕方を正当化する際に用いられる原則について説明してください。
9. 保健医療への投資を決定するプロセスを重視する必要がある理由について述べてください。
10. HIV/AIDS に対する抗 HIV 療法のような，限られた資源の配分についての決定を政府が行う場合に，費用対効果分析が行われるべきかどうかについて，あなたの意見を述べてください。

## 引用文献

1. This chapter is coauthored by Joseph Millum and Richard Skolnik. Joseph Millum is a bioethicist who serves as a staff scientist at the Clinical Center Department of Bioethics and the Fogarty International Center, U.S. National Institutes of Health. The opinions expressed are the authors' own. They do not reflect any position or policy of the National Institutes of Health, U.S. Public Health Service, or Department of Health and Human Services.
2. Mann, J, Gostin, L., Gruskin, S., Brennan, T., Lazzarini, Z., & Fineberg, H. (1994). Health and human rights. *Health and Human Rights*, *1*(1), 6–23.
3. Hannum, H. (1998). The UDHR in national and international law. *Health and Human Rights*, *3*(2), 144–158.
4. United Nations General Assembly. *Universal Declaration of Human Rights*. Reprinted with the permission of the United Nations. Retrieved September 10, 2006, from http://www.un.org/Overview/rights.html.
5. Office of the United Nations High Commissioner for Human Rights. *International Covenant on Economic, Social and Cultural Rights*. Retrieved November 17, 2014, from http://www.ohchr.org/en/professionalinterest/pages/cescr.aspx.
6. Office of the United Nations High Commissioner for Human Rights. *International Covenant on Civil and Political Rights*. Retrieved November 17, 2014, from http://www.ohchr.org/en/professionalinterest/pages/ccpr.aspx.
7. Gruskin, S., & Tarantola, D. (2004). Health and human rights. In S. Gruskin, M. A. Grodin, G. J. Annas, & S. P. Marks (Eds.), *Perspectives on health and human rights* (pp. 3–58). New York: Routledge.
8. Mokhiber, C. G. (2005). Toward a measure of dignity: indicators for rights-based development. In S. Gruskin, M. A. Grodin, G. J. Annas, & S. P. Marks (Eds.), *Perspectives on health and human rights* (pp. 383–392). New York: Routledge.
9. Office of the United Nations High Commissioner for Human Rights, World Health Organization. (2008, June). *The right to health*. Fact sheet No 31. Retrieved August 20, 2010, from http://www.ohchr.org/documents/publications/factsheet31.pdf.
10. Biehl, J. et al. (2009). Judicialisation of the right to health in Brazil. *Lancet*, *373*(9682), 2182–2184.
11. Annas, G. J. (2003). The right to health and the nevirapine case in South Africa. *New England Journal of Medicine*, *348*(24), 2470–2471.
12. Torres, M. A. (2005). The human right to health, national courts, and access to HIV/AIDS treatment: a case study from Venezuela. In S. Gruskin, M. A. Grodin, G. J. Annas, & S. P. Marks (Eds.), *Perspectives on health and human rights* (pp. 507–516). New York: Routledge.
13. United Nations. *Convention on the Elimination of All Forms of Discrimination Against Women*. Retrieved September 8, 2010, from http://www.un.org/womenwatch/daw/cedaw/text/econvention.htm.
14. Office of the United Nations High Commissioner for Human Rights. *Convention on the Rights of the Child*. Reprinted with the permission of the United Nations. Retrieved November 17, 2014, from http://www.ohchr.org/en/professionalinterest/pages/crc.aspx.
15. Wilkinson, R., & Marmot, M. (2003). *Social determinants of health: The solid facts*. Geneva: World Health Organization. Retrieved September 10, 2010, from http://www.euro.who.int/__data/assets/pdf_file/0005/98438/e81384.pdf.
16. Easley, C. E., Marks, S. P., & Morgan, R. E., Jr. (2005). The challenge and place of international human rights in public health. In S. Gruskin, M. A. Grodin, G. J. Annas, & S. P. Marks (Eds.), *Perspectives on health and human rights* (pp. 519–526). New York: Routledge.
17. Trouiller, P., Olliaro, P., Torreele, E., et al. (2002). Drug development for neglected diseases: a deficient market and a public-health policy failure. *Lancet*, *359*(9324), 2188–2194.
18. Cohen, J., Dibner, M. S., & Wilson, A. (2010). Development of and access to products for neglected diseases. *PLoS ONE*, *5*(5), e10610.
19. World Health Organization. (2006). *Public health, innovation, and intellectual property rights*. Retrieved September 8, 2010, from http://www.who.int/intellectualproperty/documents/thereport/ENPublicHealthReport.pdf.
20. Cullet, P. (2005). Patents and medicines: the relationship between TRIPS and the human right to health. In S. Gruskin, M. A. Grodin, G. J. Annas,, & S. P. Marks (Eds.), *Perspectives on health and human rights* (pp. 179–202). New York: Routledge.
21. Weindling, P. J. The Nazi medical experiments. In E. Emanuel, C. Grady, R. A. Crouch, et al. (Eds.), *The Oxford textbook of clinical research ethics* (pp. 18–30). Oxford: Oxford University Press.
22. Moe, K. (1984). Should the Nazi research data be cited? *Hastings Center Report*, *14*(6), 5–7.
23. Jones, J. H. (2008). The Tuskegee syphilis experiment. In E. Emanuel, C. Grady, R. A. Crouch, et al. (Eds.), *The Oxford textbook of clinical research ethics* (pp. 86–96). Oxford: Oxford University Press.
24. Centers for Disease Control and Prevention. *The Tuskegee timeline*. Retrieved November 17, 2014, from http://www.cdc.gov/tuskegee/timeline.htm.
25. Connor, E. M., Sperling, R. S., Gelber, R., et al. (1994). Reduction of maternal-infant transmission of human immunodeficiency virus type 1 with zidovudine treatment. *New England Journal of Medicine*, *331*, 1173–1180.
26. Angell, M. (1997). The ethics of clinical research in the third world. *New England Journal of Medicine*, *337*, 847–849.
27. Lurie, P., & Wolfe, S. M. (1997). Unethical trials of interventions to reduce perinatal transmission of the human immunodeficiency virus in developing countries. *New England Journal of Medicine*, *337*(12), 853–856.
28. Wendler, D., Emanuel, E., & Lie, R. (2004). The standard of care debate: can research in developing countries be both ethical and responsive to those countries' health needs? *American Journal of Public Health*, *94*(6), 923–928.
29. U.S. National Institutes of Health. *The Nuremberg Code*. Retrieved November 17, 2014, from http://history.nih.gov/about/timelines/nuremberg.html.
30. World Medical Association. *Declaration of Helsinki*. Retrieved August 16, 2010, from http://www.wma.net/en/30publications/10policies/b3/index.html.
31. U.S. National Institutes of Health Office of the Secretary. *The Belmont Report*. Retrieved November 17, 2014, from http://science.education.nih.gov/supplements/nih9/bioethics/guide/teacher/Mod5_Belmont.pdf.
32. Emanuel, E. J., Wendler, D., & Grady, C. (2000). What makes clinical research ethical? *JAMA*, *283*(20), 2701–2711.
33. Millum, J. (2011). Post-trial access to antiretrovirals: who owes what to whom? *Bioethics*, *25*(3), 145–154.
34. Slack, C. et al. (2005). Provision of HIV treatment in HIV prevention trials: A developing country perspective. *Social Science & Medicine*, *60*, 1197–1208.
35. Glantz, L. H., Annas, G. J., Grodin, M. A., et al. (1998). Research in developing countries: taking "benefit" seriously. *Hastings Center Report*, *28*(6), 38–42.
36. Council for International Organizations of Medical Sciences. (2002). *International ethical guidelines for biomedical research involving human subjects* (2nd ed.). Geneva: CIOMS.
37. Participants in the 2001 Conference on Ethical Aspects of Research in Developing Countries. (2004). Moral standards for research in developing countries: from "reasonable availability" to "fair benefits." *Hastings Center Report*, *34*(3), 17–27.

38. Richardson, H. S., & Belsky, L. (2004). The ancillary-care responsibilities of medical researchers: an ethical framework for thinking about the clinical care that researchers owe their subjects. *Hastings Center Report*, *34*(1), 25–33.

39. Persad, G., Wertheimer, A., & Emanuel, E. J. (2009). Principles for allocation of scarce medical interventions. *Lancet*, *373*(9661), 423–431.

40. Brock, D., & Wikler, D. (2006). Ethical issues in research allocation, research and new product development. In D. T. Jamison, J. G. Breman, A. R. Measham, et al. (Eds.), *Disease control priorities in developing countries* (2nd ed., pp. 259–270). New York: Oxford University Press.

41. National Institute for Health and Clinical Excellence. *What we do*. Retrieved November 17, 2014, from http://www.nice.org.uk/about/what-we-do.

42. Daniels, N., & Sabin, J. E. (2002). *Setting limits fairly: Can we learn to share medical resources?* New York: Oxford University Press.

43. Macklin, R. (2004). *Ethics and equity in access to HIV treatment—3 by 5 initiative*. Geneva: World Health Organization.

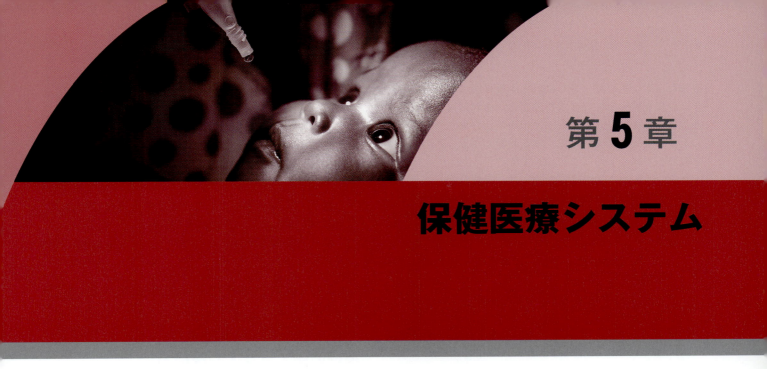

# 第5章 保健医療システム

## 学習目標

- 保健医療システムの主たる機能を説明できる。
- どのように保健医療システムが組織されているかを説明できる。
- 保健医療システムについて、例をあげて説明できる。
- 保健医療システムについての主な問題と、その対処策について説明できる。
- 低・中所得国における保健医療システム改革がどのように健康向上につながるかを説明できる。

## ビネット

⇒ ナイジェリアに住む Uchenna は高熱を出し、マラリアが疑われたため、家族は彼女を地元の診療所へ連れて行きました。彼女たちは午前11時に到着しましたが、診療所は開いておらず、そこに勤めているはずのコミュニティヘルスワーカーもどこにも見当たりませんでした。診療所の運営のいい加減さはいつものことなので、家族はすぐに彼女を地域病院に連れて行きました。診察まで6時間待たされましたが、やっと医師の診察を受け、マラリアの薬を処方してもらうことができました。

⇒ 北インドの小さな村に住む Sajitha は上半身に広がる発疹で目が覚めました。彼女の住まいは公立のヘルスセンターから極めて遠く、またそこの職員たちをほとんど信用していなかったため、家族は彼女を地元の開業医へ連れて行くことにしました。同じ村の出身のその開業医は、いつも親切で、治療費を現金でも現物でも支払うことができ、優れた治療実績を持っているように思われました。医師は彼女を診察し、ビタミン $B_1$ の注射をして、これで良くなるでしょうと言いました。しかし医師はその日、他の何人かの患者に使用した同じ注射針を彼女に使い回していたのです。

⇒ Melissa は米国のバージニア州に住んでいます。彼女はしばらくの間無職で、お金もほとんどなく、健康保険にも加入していませんでした。彼女はがんに罹っていました。彼女はこれまで受けた検査と治療のため医師と病院に数千米ドルもの借金がありましたが、さらなる治療、投薬、そして手術を必要としていました。医師の中には彼女を診ようともしない医師もいました。彼女が健康保険に加入していなかったからです。やっと非常に安く手術をしてくれる医師を見つけ手術を受けたときには、もう手遅れで、彼女は数か月後に亡くなってしまいました。

⇒ コスタリカの首都サンホセに住む Cesar は、このところ体調を崩していました。そこで、地元のヘルスセンターを訪れたところ、がんの疑いで国立病院に紹介されました。国立病院では、がんと確定診断後、薬剤と手術による治療が行われ、Cesar は回復まで、数週間入院しました。彼のすべての治療費は、コスタリカの国家健康保険制度 national health insurance program によって支払われました。

## はじめに

本章では、保健医療システム health system について、その定義、機能、種類、構成、財政面などについて解説した後、いくつかの国の保健医療システムの具体例を簡単に

紹介します。そして、さらに低・中所得国の保健医療システムが現在直面している主な課題と、それに対する取り組みの状況を検討し、最後に一連の政策とプログラムを概観した後、ケーススタディで、本章の鍵となる一連のテーマを確認して締めくくることにします。

グローバルヘルスを学ぶためには、保健医療システムについての知識が不可欠ですが、それは、以下の理由によります。

- どのような、あるいは、どのように保健医療サービスが提供されるかは、保健医療システムによって異なる。
- 人々の健康は保健医療システムのあり方と密接な関係がある。
- ほとんどの国で国家予算のかなりの部分が保健医療システムに投入されるが、効果と効率に大きな問題が見られることが多い。
- 多くの国で、人々は収入のかなりの部分を健康に費やしている。
- 高齢化や非感染性疾患の増加などによって保健医療システムへの財政的負担が増大している。
- どの国も、費用対効果の最も高いやり方で、国民の健康向上を達成することを重要な目標としている。
- どの国も、効果的で効率的な保健医療システムを開発・維持することを目標としているが、貧しい国々ではそれは非常に困難である。

本章では保健医療システムの本質的な機能である保健医療サービス health services を中心に解説しますが、読むときには、常に以下の問いを念頭におくようにしてください。

- その保健医療システムでは、"健康の権利 right to health" がどれほど重視されているか。
- その保健医療システムでは、個人、公的セクター、民間セクター、NGO（非政府組織）が資金調達や保健医療サービスの供給にどのような役割を果たしているか。
- その保健医療システムはどのように組織され、運営されているか。
- 保健医療システムの効果と効率を損なう要因は、国によってどのように異なるか。
- これらの問題はどのようにすれば最も適切に対処できるか。

本論に入る前に、本章で用いる重要な用語の意味を、**表5-1**に示しますので、確認してください。

## 保健医療システムとは何か

世界保健機関（WHO）は、保健医療システムを「健康向上を一義的な目的として、健康に関わる活動を実施するあらゆる関係者、組織そして資源」と定義していますが[1]、「保健医療サービスを可能とする資源、組織そして管理システムの総体」という定義もあります[2]。

より具体的には、以下のように分割することができます[3]。

- 保健医療計画 health plan を策定し、予算を立て、かつ規制する諸機関
- 保健医療に投入される資金
- 予防的な保健サービスを提供する施設（たとえば、ヘルスセンター）
- 医療サービスを提供する施設（たとえば、病院）
- 保健医療の専門家の教育、医薬品や医療機器の生

表5-1 重要語句の定義

| 用語 | 定義 |
|---|---|
| 保健医療システムの組織と管理 | |
| 頭脳流出 Brain drain | より水準の高い生活や生活の質、高賃金、先進技術へのアクセス、より安定な政治状況などを求めて世界中の様々な場所へ保健医療従事者が移住すること |
| ガバナンス Governance | 社会が、人々の健康を、組織的に保護し向上させるために採用する活動や手段 |
| 保健医療システム Health system | 人々の健康向上を主たる目的とする組織・機関・資源の総体 |
| プライマリケア（一次医療） Primary care | 健康に関連した人々のニーズを満たすために、第一線で提供される、患者中心で長期にわたるケア。第一線では診られない稀な疾患は、高次医療機関（病院）に照会するが、そのときも、ケアを調整する役割を果たす |

表 5-1 重要語句の定義（つづき）

| | |
|---|---|
| 人々の期待への対応<br>Responsiveness to the expectations of the population | 予防，医療，非対人的サービスに対する人々の期待に，保健医療システムがどれほど対応できているかということ |
| 二次医療<br>Secondary care | プライマリケア（一次医療）レベルの医療従事者からの紹介により，専門の医師や医療施設によって提供される医療 |
| 運営<br>Stewardship | 国の保健医療政策の目標を達成するために政府によって担われる様々な機能<br>保健医療に関して委任された業務を注意深くかつ責任を持って管理すること |
| タスクシフト<br>Task shifting | 医療従事者のチーム内での技能の合理的な再配置。医療分野での人的資源をより効率的に利用するために，一部の専門的な技能（たとえば，帝王切開）を，高度な専門技能を持つ医療従事者から，より技能レベルの低い医療従事者に適切な形で移管すること |
| 三次医療<br>Tertiary care | 通常は，プライマリケア（一次医療）もしくは二次医療レベルの医療従事者からの照会によって行われる，より高次の医療機関による専門的なケア |
| **保健医療システムへの資金調達** | |
| 条件付き現金給付<br>Conditional cash transfers | 貧困家庭の人々が，ある所定の保健医療行動を実行した場合に，現金を支給するプログラムのことで，通常は，子どもの健康や教育に関わる行動が対象とされる |
| 内部契約<br>Contracting in | 高次レベルの公的医療機関が，より低次の公的医療機関との間で医療サービスの提供について契約を結ぶこと |
| 外部委託（外部契約）<br>Contracting out | "購入者 purchaser"，つまり資金供給を行う機関（政府，保険組織，開発パートナー）が，"契約者 contractor"，つまり NGO や民間セクターなど，政府に属しない保健医療サービス提供者に資金を提供し，場所と目的を指定して，保健医療サービスの提供を委託すること |
| 医療費負担の公平性<br>Fairness of financial contribution | 各世帯の医療費負担を，罹患リスクの大きさではなく，支払い能力の大きさに応じたものとすること |
| 経済的保護<br>Financial protection | 人々が，支払い能力がないために医療サービスの利用を拒否されたり，過重な医療費によって貧困に陥ったりすることがないように財政的措置を行うこと |
| 医療費の自己負担<br>Out-of-pocket health expenditure | 治療，医薬品，治療機器，その他，健康の回復や増進を目的として提供されたサービスや物品に対して，家庭が直接，現金もしくは現物で支払う自己負担のこと。民間保健支出の一部である |
| 民間支出<br>Private expenditure | 民間セクターにおける保健医療関連支出の合計。商業的健康保険，非営利医療機関の支出，各世帯の支出（自己負担，保険診療における患者負担分，民間健康保険の掛け金），NGO による保健医療支出が含まれる |
| 公的支出<br>Public expenditure | 省庁や，社会保険機関などの政府関連組織によって，保健医療サービスや物品の購入のために支出される経費の合計。この中には，外部からの援助を含め，様々な財源が含まれる |
| 成果主義的資金配分<br>Results based financing | 契約で合意された成果の達成が確認された後に，それに対する経済的あるいは非経済的報償を提供するプログラム |
| 健康の権利<br>Right to health | 最大限到達可能な健康水準の享受は，すべての人の基本的権利であり，良質で，受容可能で，経済的にも利用可能な保健医療サービスを，必要なときに受けられる権利が含まれる |
| リスクプーリング<br>Risk-pooling | 健康な人々が病気に罹った人々を，あるいは豊かな人々が貧しい人々を経済的に援助する仕組みのこと |
| 総保健医療支出<br>Total expenditure on health | 保健分野に対する公的支出と民間支出の合計 |

表5-1 重要語句の定義（つづき）

| ユニバーサルヘルスカバレッジ<br>Universal health coverage (UHC) | すべての人が，健康の増進や予防，治療，リハビリテーション，緩和医療など必要な保健医療サービスを享受できることを保証し，かつそれらのサービスの利用によって，利用者が経済的困難に陥らないように保証すること |
|---|---|
| 利用者負担<br>User fees | 医療サービスを利用した時点で課される費用。たとえば，登録料，診察料，医薬品や医療用品の費用，あるいは外来や入院に関して受けた医療サービスに対する費用負担 |

出典：Dodani, S., & LaPorte, R. E. (2005). Brain drain from developing countries: How can brain drain be converted into wisdom gain? *Journal of the Royal Society of Medicine*, 98(11), 487-491.
Dodgson, R., Lee, K., & Drager, N. (2002). *Global health governance: A conceptual review* (Discussion Paper 1). London: Centre on Global Change & Health, London School of Hygiene & Tropical Medicine; Geneva: Department of Health & Development, World Health Organization.
Q&As: Health systems. Retrieved May 29, 2015, from http://www.who.int/topics/health_systems/qa/en/.
Starfield, B., Shi, L., & Macinko, J. (2005). Contribution of primary care to health systems and health. *Milbank Quarterly*, 83, 457-502.
World Health Organization. (2000). *The world health report* 2000. Geneva: World Health Organization.
Definition of secondary care. Merriam-Webster Dictionary. http://www.merriam-webster.com/dictionary/secondary%20careへ2015年1月16日にアクセス。
World Health Organization. *Stewardship*. http://www.who.int/healthsystems/stewardship/en/へ2015年1月14日にアクセス。
World Health Organization. (2008). *Task shifting: Global recommendations and guidelines*. Geneva: WHO. http://www.who.int/healthsystems/TTR-TaskShifting.pdf?ua=1へ2015年1月15日にアクセス。
Johns Hopkins Medicine. *Tertiary care definition*. http://www.hopkinsmedicine.org/patient_care/pay_bill/insurance_footnotes.htmlへ2015年1月16日にアクセス。
World Bank. *Conditional cash transfers*. http://go.worldbank.org/BWUC1CMXM0へ2015年1月15日にアクセス。
Abramson, W. (2004). *Contracting for health service delivery: A manual for policy makers*. Boston, MA: John Snow Inc. http://www.jsi.com/JSIInternet/Inc/Common/_download_pub.cfm?id=10351&lid=3へ2015年1月15日にアクセス。
Loevinsohn, B. (2008). *Performance-based contracting for health services in developing countries: A toolkit*. Geneva: The World Bank.
World Health Organization. (2000). *The world health report* 2000. Geneva: World Health Organization.
World Health Organization. (2000). *The world health report* 2000. Geneva: World Health Organization.
World Bank. *Out-of-pocket health expenditure*. http://data.worldbank.org/indicator/SH.XPD.OOPC.ZSへ2015年1月16日にアクセス。
World Health Organization. *Definition of terms*. https://web.archive.org/web/20110303183810へ2015年1月14日にアクセス。http://www.wpro.who.int/NR/rdonlyres/45B45060-A38E-496F-B2C1-BD2DC6C04C52/0/44Definitionofterms2009.pdf.
World Health Organization. *Definition of terms*. https://web.archive.org/web/20110303183810へ2015年1月14日にアクセス。http://www.wpro.who.int/NR/rdonlyres/45B45060-A38E-496F-B2C1-BD2DC6C04C52/0/44Definitionofterms2009.pdf.
Musgrove, P. (2011). *Rewards for good performance or results: A short glossary*. Washington, DC: World Bank. https://www.rbfhealth.org/sites/rbf/files/documentsへ2015年1月15日にアクセス。Rewards%20for%20Good%20Performance%20or%20Results%20-%20Short%20Glossary.pdf.
World Health Organization. (2013). *The right to health*. http://www.who.int/mediacentre/factsheets/fs323/en/へ2015年1月14日にアクセス。
World Health Organization. (2000). *The world health report* 2000. Geneva: World Health Organization.
World Health Organization. *Definition of terms*. https://web.archive.org/web/20110303183810へ2015年1月14日にアクセス。http://www.wpro.who.int/NR/rdonlyres/45B45060-A38E-496F-B2C1-BD2DC6C04C52/0/44Definitionofterms2009.pdf.
World Health Organization. What is universal health coverage? http://www.who.int/health_financing/universal_coverage_definition/en/へ2015年1月14日にアクセス。
Lagarde, M., & Palmer, N. (2011). The impact of user fees on access to health services in low- and middle-income countries. Cochrane Database of Systematic Reviews, Issue 4. doi: 10.1002/14651858.CD009094

産など，専門的な知識や技術によって，保健医療に貢献する機関（たとえば，大学）

保健医療システムについて考えるときは，それが，相互に関係し合う様々な構成要素を含むことに留意する必要があります。保健医療システムを構成する組織，資金，人材は，公的セクターによるものもあれば，民間の営利的セクターや非営利的セクターによるものもあります。

## 保健医療システムの機能

WHOのWorld Health Report 2000は，一冊全体が保健医療システムについて書かれた報告書で[4]，保健医療システムの目標，機能，組織編成，運用の効果・効率などの分析に関する基礎的文献として非常に広く活用されています。

World Health Report 2000によれば，保健医療システムには，どのようなものであれ，以下の3つの目標がある

とされています[5]。

- 良好な健康状態の達成
- 人々の健康ニーズの充足
- 資金配分の公平化

そして，こうした目標に基づいて，保健医療システムには以下の4つの機能があると述べています[5]。

- 保健医療サービスの供給
- 保健医療サービスに必要な資金の獲得（資金調達 resource generation）
- 保健医療サービスへの支出（資金供給 financing）
- 保健医療システムの管理と規制（運営 stewardship）

これらをもう少し具体的に述べると，以下のようになります[6]。

- 予防，診断，治療，リハビリテーションを含む包括的な保健医療サービスを提供すること。
- 何らかの保険制度の導入によって，患者や家族の病気や障害に伴う経済的負担を軽減させること。
- 保健医療システムの適切な管理，規制，健康増進，重要な公衆衛生施策（たとえば，疾病サーベイランス，衛生検査施設 public health laboratories の運営，食品・医薬品の規制）を実施することで，人々の健康を向上させること。

さらに WHO は，これらの機能のあり方を検討する際の指針として（図 5-1），以下の6つの要件を提示しています[7]。

- 保健医療サービス health service：安全で効果的な保健医療サービスを人々が必要とする場所とタイミングで効率的に提供しなければならない。
- 保健医療従事者 health workforce：その能力を最も効果的・効率的に発揮できるように，専門性を有する適切な人数のスタッフを，適切な分野に，かつ必要とされる場所に配置しなければならない。
- 健康情報システム health information system：健康の動向や保健医療システムの稼働状況についての信頼性の高い情報を，タイムリーに提供するものでなければならない。
- 医薬品 medical products・ワクチン vaccines・医療技術 technologies：保健医療システムは，安全で，品質がよく，価格が適正で，かつ費用対効果の高い，医薬品，ワクチン，医療技術を，公平に提供しなければならない。
- 保健医療分野の財政システム health finacing system：保健医療プログラムが円滑に運用でき，かつ医療費負担によって人々が経済的破綻に陥ることを防ぐものでなければならない。
- リーダーシップ leadership・ガバナンス governance：保健医療システムにおける，リーダーシップとガバナンスとは，投資に対して最大の効果が保証されるように，その管理，監督，規制を司ることであり，オープンで参加型，かつ説明責任を伴うものでなければならない。

各国政府が，これらの要件を質，安全性，ユニバーサル

### 図 5-1 保健医療システムの構成要素

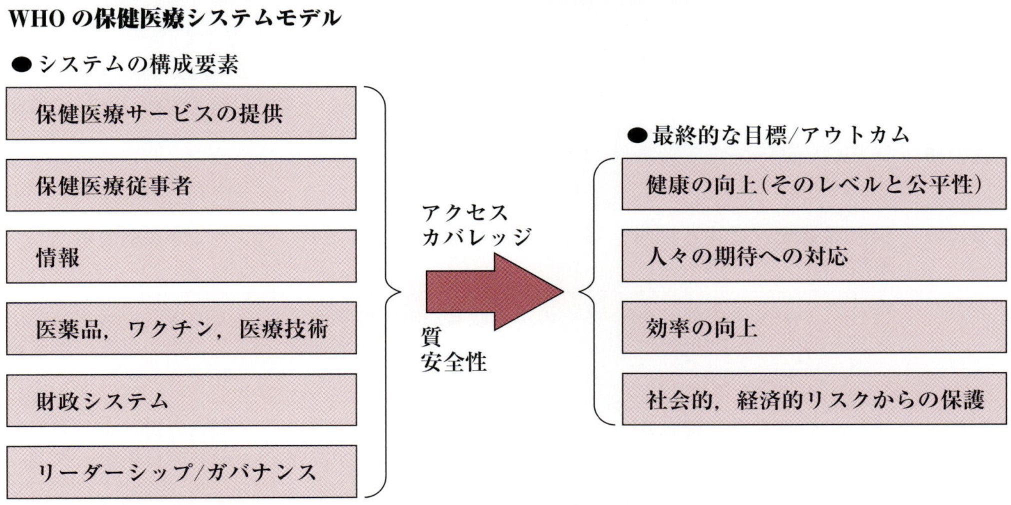

**WHO の保健医療システムモデル**

● システムの構成要素
- 保健医療サービスの提供
- 保健医療従事者
- 情報
- 医薬品，ワクチン，医療技術
- 財政システム
- リーダーシップ／ガバナンス

→ アクセス カバレッジ／質 安全性 →

● 最終的な目標／アウトカム
- 健康の向上（そのレベルと公平性）
- 人々の期待への対応
- 効率の向上
- 社会的，経済的リスクからの保護

出典：World Health Organization. *Everybody's business: Strengthening health systems to improve health outcomes: WHO's framework for action*. Geneva: World Health Organization; 2007 から許可を得て掲載。

ヘルスカバレッジ universal health coverage（UHC）の確保に配慮しつつ統合することができれば，保健医療システムは人々のニーズを満たし，人々を経済的破綻から守り，費用対効果が高く，かつ公平に人々の健康に貢献できるものとなります。

## 保健医療システムの構成

### 保健医療サービスの分類

保健医療システムの構成は，それぞれの国の歴史，政治，そして価値観によって様々なタイプがありますが，大まかには，国家所得が高いほど，健康に対する1人あたりの支出も大きく，また基本的な保健医療サービスへの国民のアクセスやユニバーサルヘルスカバレッジを国民に保証する方向での努力がなされる傾向があり，保健医療システムの効果，効率，公平性にも注意が払われる傾向があります。しかし，低・中所得国においては経済成長をただ待つのではなく，本章のケーススタディで示すように，他国の経験に学びつつ，現時点でできる取り組みに最大限の努力を払う必要があります。

保健医療システムは極めて多様かつ複雑で，その分類に決定的なものはありません。表 5-2 は，保健医療分野における課題の観点から保健医療システムの分類を試みたものですが[8]，これは，かなり単純化したものであることに十分留意してください。この表では保健医療システムを3つに大別しています。

- カナダ，フランス，ドイツ，そして日本のように国民健康保険 national health insurance が含まれるシステム。これらのシステムでは原則として，すべての国民に，所定のサービスに対して，健康保険が適用される。この中には，類似もしくは同一の保障内容を持つ多数の保険事業体からなる保険制度もあり，またカナダのように一般に政府関係の事業体を通じて提供されるものもある。
- 一部を除けば，政府が唯一の医療サービスへの支払者で，ほとんどの医療施設を政府が保有する国営保健サービス（国営医療制度）national health service（NHS）を軸に構築されたシステム。これは，たとえば英国のシステムがこれに該当し，この場合は全員ではないが一部の医療従事者は基本的に国の公務員である。
- 米国，インド，ナイジェリアのような多元的なシステム。このシステムでは公的セクター public sector，営利的民間セクター private for-profit sector，非営利的民間セクター private not-for-profit sector が，それぞれ重要な役割を果たす。これらの中には，民間セクターが圧倒的に優位なシステムもあるが，一般に，このシステムでは民間セクターが大きな役割を担う。

キューバでは，今日でも事実上すべての保健医療サービス，医療施設，医療従事者が国営の保健医療システムに属することに注意してください。このようなシステムは旧ソビエト連邦でも見られたものです。

表 5-2 ではまず，各タイプの保健医療システムについ

### 表 5-2　保健医療システムのタイプの簡単な分類

| | 国営保健サービス<br>National Health Service | 国民健康保険<br>National Health Insurance | 多元的 |
|---|---|---|---|
| 権利としての健康 | 前提 | 前提 | 個人的利益としての健康 |
| 保健医療施設の所有者 | ほとんどが公立 | ほとんどが公立および非営利目的の民間 | 公立，非営利目的の民間，営利目的の民間 |
| 保健医療従事者の雇用 | 国営保健サービスと民間雇用 | 多くが民間雇用 | 多くが民間雇用 |
| 保険の形態 | ほとんどが国営保健サービスと関連した公的保険 | 多くの場合政府が唯一の保険者だが，政府の基準に基づいて運営される民間保険もある | 公的保険，営利および非営利の民間保険が存在。無保険者も多く存在する |
| 保険の資金調達 | ほとんどの場合，税金が財源 | 個人の掛け金，雇用者と被雇用者の共同負担金，税金などが混在 | 個人の掛け金，雇用者と被雇用者の共同負担金，税金，自己負担 |
| 国 | 英国 | フランス，カナダ，日本，ドイツ | インド，ナイジェリア，米国 |

出典：Birn, A.-E., Pillay, Y., & Holtz, T. H. (2009). *Textbook of international health*. New York: Oxford University Press.

て，基本的な保健医療サービスの保証は人の権利であるという視点から比較しています。米国を除けば，ほとんどの高所得国にはそうしたサービスが保証されていますが，米国においては遅ればせながら，最近になってやっとユニバーサルヘルスカバレッジ universal health coverage（UHC）に向けた動きが始まっています［訳注：いわゆる「オバマケア」のこと］。ほとんどの中所得国では「ユニバーサルヘルスケア universal health care（すべての人々が医療を受けられること。UHCと同意）」の原則は権利として認められてはいますが，すべての国々がそれを達成できているわけではありません。低所得国でも一部，ガーナやルワンダのように，ユニバーサルヘルスケアを権利として実現するために努力している国もありますが，ほとんどの低所得国では，たとえユニバーサルヘルスケアが法律に明記されていても，その実施に向けての取り組みはほとんどなされていません。

この表5-2では，医療施設の保有者も示されています。ほとんどの高所得国では，医療施設は一般に公的セクターあるいは非営利民間セクターによって保有されていますが，米国や多くの低・中所得国など，多元的なシステムをとっている国々では，医療施設は公的セクター，非営利民間セクターに加えて，営利民間セクターによって保有されています。

表5-2では，各保健医療システムにおける健康保険制度についても比較しています。一部の高所得国のような国営保健サービス（国営医療制度，NHS）のモデルでは，営利・非営利を問わず様々な民間事業者が，政府に承認された健康保険を提供しています。保険料はどの保険会社でも一般的に同一です。英国のモデルでは，公的健康保険は国営保健サービス（NHS）と密接に結びついています。一方，多元的なシステムでは，健康保険には様々な形態のものがあり，保険に加入していない人も少なからず存在します。そうしたシステムでは公的に運営されている健康保険もありますが，民間の営利的保険や非営利的保険も存在し，多くの人々がそれらを利用しています。

保健医療システムを検討する上でのもう1つの観点は，その運営資金がどのように調達されているかです。英国の国営保健サービス（NHS）の一部は，国税によって賄われており，カナダ政府やカナダの各州政府でも，健康保険は税金によって賄われています。一方，ドイツのような国では，健康保険への運営資金のほとんどは雇用者や被雇用者からの支払給与税（源泉徴収税）payroll tax で賄われています。政府による国民健康保険では通常，国税から得た資金の一部は，失業者のような保険金を支払うことができない人々の負担を補うために用いられます。米国のような多元的なシステムをとっている国では，政府は国税や目的税を通じて得た資金を，障がい者，貧困者，高齢者のような支援を要する人々のための健康保険にあてています。個人や雇用者は一般的には保険に加入していますが，このシステムではかなりの人々が無保険で，医療費を自己負担しているのが現状です。

ほとんどの低所得国では，保健医療システムは多元的で，公的・民間の事業者が入り乱れた状況にあり，公的資金で運営されている保健医療システムもあれば，種々の民間事業者によって提供されているサービスや医療施設もあります。こうした国々では公務員向けの公的な健康保険が存在しますが，民間保険市場は比較的小規模で，それ以外に，コミュニティベースの健康保険 community-based insurance が数多く存在しています。しかし，低所得国では自己負担 out-of-pocket expenditure の割合がかなりの部分を占めます。

多くの中所得国，特にラテンアメリカ諸国では，国民健康保険を軸に保健医療システムの多くの部分が構築されています。本章で後述するように，これらの国々の多くはユニバーサルヘルスカバレッジ（UHC）の実現に努力しており，医療費を自己負担する人々は，低所得国や他の中所得国に比べるとその割合は低く，また保険に加入できていない人々に集中しています。

最後に，保健医療システムへの資金調達と保健医療サービスの提供を概念として分けて考えること，そして保健医療システムに公的セクターと民間セクターが混在しているところでは，公的セクターと民間セクターのどちらがより多く保健医療サービスを提供しているのかを検討することが大切です。ただし，これは非常に単純化した議論であることに注意してください。

- キューバは，公的セクターがほぼすべての保健医療サービスの資金を賄い，かつ保健医療サービスを提供している今日では唯一の国である。
- 多くの低・中所得国では，民間セクターによる保健医療サービスは未発達で，ほとんどの保健医療サービスが公的セクターによって提供されているが，そのための資金は，一般には公的な資金と，一部のサービスについては民間の負担によって，賄われている。
- 英国では，保健医療サービスのほとんどは国営保健サービス（NHS）（あるいはそれに関連する事業体）によって賄われている。NHSは国内のほとんどの医療施設を所有しているが，NHSの外部からもサービスを購入している。
- カナダ，タイ，ニュージーランドなどでは，民間セクターが保健医療サービスを提供しているが，サービスにかかる費用は，公的セクターによって賄われている。
- ほとんどの保健医療サービスが民間セクターから提供されている国々もあるが，その場合，サービスの一部は公的資金，一部は民間資金によって賄われる。これらの国々では政府による保健医療サービスも存在しており，それらは通常，一般には公的資金，一部のサービスについては民間の負

担によって賄われている。こうした国々には，米国，そしてインド，ナイジェリアなど多くの低・中所得国が含まれる。

### 医療のレベル

保健医療システムで提供される医療は一般的に3つのレベルから構成され，それぞれ一次医療 primary care，二次医療 secondary care，三次医療 tertiary care と呼ばれています。ほとんどの高所得国では，一次医療は患者と最初に接する医師によって提供されます。多くのシステムでは，緊急性のない患者は専門医を受診する前に一次医療レベルにおける診察を受けなければならないため，そのレベルの医療提供者を「ゲートキーパー gatekeeper」と呼ぶことがあります。二次医療は，通常，専門医や市町村の総合病院によって提供され，ある種の疾患や病状に対して一次医療のレベルでは難しい内科的あるいは外科的治療が提供されます。三次医療は通常都会にしかない専門病院によって提供されます。原則として，これらの専門病院には様々な領域の専門医が勤務しており，広範な疾患に対して高水準の診断，治療，手術を提供することができます。

多くの低・中所得国では各地域に，一次，二次，あるいは三次の医療施設が，その人口規模に応じて，たとえば5,000〜10,000人ごとに1つの一次医療施設，各地区レベルで二次医療施設，そして大都市には三次医療施設といった形で設置されています。多くの低所得国では，医療補助者，看護師，助産師は最低限の水準しか配置されておらず，熟練した医師が1名配置されているのは，規模の大きい一次もしくは二次医療レベル以上の医療施設に限られています。表5-3は，低所得国におけるそれぞれの医療レベルで期待される典型的なサービスの種類を示したものです。

## プライマリヘルスケア
── アルマアタ宣言から現在

低・中所得国における保健医療システムは，「プライマリヘルスケア primary health care（PHC）」という概念がその核となっています。これは，旧ソビエト連邦のカザフスタンのアルマアタ（現在の Almaty）で1978年に開催された会議で採択されたアルマアタ宣言 Declaration of Alma-Ata の中で提唱された概念で，この会議はグローバルヘルスの歴史上，最も重要な会議の1つとみなされています[9]。

おおまかには，この宣言では2つの問題が論じられています。その第1は，「人権としての健康 health as a human right」で，アルマアタ宣言では，健康の権利，受け入れがたいレベルの健康格差の克服，良好な健康を実現するための社会的経済的発展の必要性，そして逆に，社会的・経済的発展を促進する上での健康の重要性が論じられ，また人々が保健医療計画の立案や実施に参加する権利について

**表5-3 低所得国における医療サービスの各レベルの例**

一次レベル
　家族計画
　周産期医療
　新生児医療
　簡単な小児の病気の診断と治療
　簡単な成人の病気や外傷の診断と治療
　マラリアや結核の診断と治療

二次レベル
　上記に加えて
　救急産科ケア
　重症小児の診断と治療
　成人の病気の診断と治療
　基本的な外科的サービス
　一部の救急ケア

三次レベル
　上記に加えて
　複雑な小児症例の治療
　複雑な成人症例の治療
　専門的な外科的サービス
　高度救急医療

も触れています。さらに宣言は，人々が自らの能力を発揮するのに必要な健康を維持・獲得できるような形で，「2000年までにすべての人々に健康 health for all by 2000」を実現するという目標を掲げました。

第2に，この宣言では，「プライマリヘルスケア（PHC）」の概念について概説しています。PHCとは，必須かつ社会的に受容可能な保健医療サービスであり，エビデンスに基づき，どこでも利用でき，コミュニティのニーズに対応し，かつ経済的に負担可能なものでなくてはなりません。PHCでは，治療だけではなく，予防，健康増進，そしてリハビリテーションなどのサービスも提供され，コミュニティのニーズを熟知したスタッフによって実施されます。PHCは照会システムを通じて，より高次の医療レベルに連結しますが，同時に健康教育，水の供給，衛生，栄養などといった重要な健康の決定要因 determinants of health の問題も，その視野に含まれます。そして，その意味でPHCには，コミュニティの自立を促すという側面もあります。最後に，PHCでは感染症，感染症以外の重要な病気や死亡の原因，家族計画 family planning，予防接種，必須医薬品 essential drugs の供給などにも特別の注意が払われます。

アルマアタで明確にされたこのプライマリヘルスケア（PHC）の概念は，今日でもその意義が衰えることはなく，所得水準にかかわらずすべての国，とりわけ低・中所得国において効果的で効率的なPHCの確立に向けた努力が続けられています。PHCの概念，そしてそれを達成す

るために行われている努力について知っておくこと，そして，プライマリヘルスケア(PHC)をプライマリケア(一次医療)，すなわち医療の第一レベルと混同しないことが重要です。PHCに対する取り組みについては，本章の後半でさらに詳しく取り上げます。

## 公的セクター，民間セクター，そしてNGO(非政府組織)の役割

　保健医療システムには様々な関係者が関わっており，その種類とそれぞれの役割について区別しておくことが大切です。ほとんどの保健医療システムで主な役割を果たしているのは公的セクター public sector で，一般には国家レベル，州レベル，自治体レベルに区別されますが，国によって異なります。公的セクターは，保健医療システムの運営 stewardship，すなわちガバナンス，政策決定，規制の設定，そして規制の執行に責任を負います。公的セクターはまた，保健医療システムへの資金調達，資金配分の決定，そして過重な医療費負担から人々を守るための健康保険制度の実施，さらには公衆衛生政策の策定，健康関連の法律の執行，疾病サーベイランスの実施，そして医薬食品の規制などの重要な公衆衛生的機能を担います。後述するように，公的セクター自体が保有・運営する医療施設を通じて医療サービスを提供する国もありますが，公的セクターが，営利的民間セクター private for-profit sector や非営利的民間セクター private not-for-profit sector から医療サービスを"購入"する国もあります。

　健康は基本的権利であって，"売り買い"されるべきものではないという考え方をする人もいますが，現実には，すべての国々で，営利的民間セクターは保健医療サービスの供給や経営に関わっています。また，民間には西洋医学以外の医術サービスが存在し，特に低・中所得国では，人々はしばしば，呪術医 medicine men，シャーマン shaman，祈祷師 healers，接骨医などの伝統的施術者を利用し，また伝統的助産師(産婆) traditional birth attendant など，無免許で様々な種類の医術を提供する人々も存在しています。さらに，小さな売店や移動薬剤店を営む薬の小売業者や薬局，薬剤師などから医学的アドバイスを受ける人々も少なくありません。中国やインドなどのように，現在でも多くの人々が，伝統医学の臨床家による治療を求める国も数多くあります。このように，保健医療システムのあり方や，それをどのように効果的かつ効率的なものにしていくかを考えるときには，そうした医術サービスの存在，保健医療システムの中でそれらが果たしている役割，そしてそれらのサービスに人々がどれほどの対価を支払っているかも必ず考慮しなければなりません[10]。

　医師が営利的民間セクターで働く国もあれば，民間セクターが診療所や病院，医療サービスを運営する国もあります。また，民間セクターが健康保険の運営に関わっている国も多く，民間セクターが臨床検査施設を運営している場

### 表5-4 保健医療セクターにおけるNGOの例

| Bangladesh Rural Advancement Committee (BRAC)—バングラデシュ |
|---|
| Philippine Coalition Against Tuberculosis (PHIL-CAT)—フィリピン |
| Profamilia—ドミニカ共和国 |
| Tilganga Eye Center—ネパール |
| Voluntary Health Services—インド |

合もあります。営利的民間セクターは独立して資金調達をすることができ，一部のサービスを政府に有料で提供することや，様々なサービスを政府との契約のもとで行うこともできます。営利的民間セクターは，支払う意思や能力のある人々，そして雇用者や保険から医療費を支払ってもらえる人々にとってはとても重要な役割を担うものです。

　一方，非営利民間セクターは，特に低・中所得国で重要な役割を果たしており，その中でもNGOの役割が特に重要です。NGOは一般に以下のように定義されます。

> 非営利の団体で，基本的に政府から独立しており，公共の利益にかなう問題に対処するために，地域，国家あるいは国際的なレベルで組織されているもの。課題指向的で，共通の関心を持つ人々からなり，様々なサービスと人道的なプロジェクトを実施し，人々の関心を政府に伝え，政策とプログラムの実行を監視し，そしてコミュニティレベルで市民社会のステークホルダー stakeholder の参加の促進を目指す。なかには，人権のような特定の課題のために組織されたものもある[11]。

　NGOは大小様々で，レベルも，地域，国家，あるいは国際レベルと様々です。1か所で活動しているものもあれば，多くの場所で活動を展開しているものもあります。表5-4はNGOの例を示したものです。

　NGOは非常に多くの国々で健康に関連した様々な領域で活動しています。健康教育や上下水道設備の向上を通したコミュニティベースでの健康増進活動は，その典型的なものですが，様々な保健医療サービスの実施に深く関わっているNGOも少なくありません。営利的民間セクターのように，NGOも自らの活動のための資金調達を行っており，政府や民間セクター，あるいは慈善団体との契約に基づく活動を行うこともあります。

　保健医療システムをデザインし実行する上での重要な問題は，公的セクター，営利的民間セクター，非営利的民間セクター(NGO以外)，NGOセクターに，それぞれどのような役割を割り当てるべきかと，それに対しどの程度の対

価を支払うべきかということです．その際には，公的セクターが直接サービスを提供する場合と，営利民間セクター，非営利民間セクター，NGOセクターからサービスを"購入"する場合とでは，どちらが費用対効果が高いかを注意深く検討することが，極めて大切です．実際，一次医療レベルでの公的セクターの医療サービスは，NGOが運営するものよりも効果や効率の面で劣る場合があります．たとえば，アフガニスタンの内戦後の復興では，政府は，プライマリヘルスケア（PHC）に関して，NGOセクターと一括契約を行っています[12]．バングラデシュでは，Bangladesh Rural Advancement Committee（BRAC）という国内で大きな存在感を持つ大規模なNGOが，政府との契約のもと，多くの栄養改善プログラムを実行しています[13]．サービスを外注することについては，本章の最後に「政策とプログラムの概要」の節でも概説します．

## 保健医療分野における支出

保健医療分野は，どの国でも経済の主要部分を占める分野であり，政府や民間から相当な資金が投入されます．表5-5は，一部の国々における国民総生産（GDP）に占める総保健医療支出 total health expenditure の割合を，大きい順に並べたものです．この表には，民間の保健医療分野における総支出額がGDPで占める割合も示されています．

表5-5から，いくつか重要なポイントを読みとることができます．その第1は，総保健医療支出のGDPに占める割合は国によって大きく異なることです．インドネシア，パキスタン，バングラデシュのように，その割合が約3〜4％の範囲にある国々も少なくありませんが，多くの低・中所得国ではGDPの4〜7％を保健医療分野に支出しています．ほとんどの高所得国では，対GDP割合は7〜12％の範囲にありますが，米国ではほぼ18％にも及んでいます．また，アフガニスタン，コスタリカ，キューバ，ハイチのように所得水準から見れば，かなりの割合を保健医療分野に投資している国もあります．

また，表からは総保健医療支出に占める民間支出の割合にも，国によってかなりの幅があることがわかります．デンマークやフランスのように，かなりしっかりとした健康保険制度を有する多くの高所得国では，総保健医療支出に占める民間支出の割合は約15〜25％に過ぎませんが，アイルランドやイスラエルなどのように，その割合が35〜40％を占める高所得国もあります．一方で，バングラデシュ，インド，ケニア，パキスタンといった多くの比較的貧しい国々では，公的な健康保険のカバレッジが非常に低く，民間支出の割合は60〜70％にもなります[14]．

医療費をほとんど自己負担できないような貧しい人々が多い国々で，民間支出の割合が最も大きいことは意外に思われるかもしれませんが，逆に言えば，自己負担ができる人の多い高所得国では健康保険制度がよく発達しているため，自己負担が比較的少なくて済んでいるということでもあります．ただし，米国だけは例外で，民間支出の割合は，総支出額の50％以上にもなっています[14]．

## 保健医療システムのいくつかの事例

この節では，低・中・高所得国それぞれにおけるいくつかの保健医療システムの主な特徴について，非常に簡潔かつタイプ化して解説します．このように，保健医療システムについて国家間で共通する側面を理解することは重要なことですが，それぞれの国の保健医療システムには固有の歴史的経験から形成された独自の特徴があることにも留意する必要があります．

### 高所得国

#### ●ドイツ

ドイツは国民皆保険 universal health insurance を始めた世界最初の国で，その実施は1880年代にさかのぼります[15]．ドイツ連邦政府および州政府は，保健医療サービスの法的枠組みの策定を行いますが，保健医療サービスの直接的な供給には関与しません．ドイツの制度は，ユニバーサルヘルスカバレッジ universal health coverage（UHC）の概念に基づくもので，月給4,350ユーロ以下の国民は法定健康保険 statutory health insurance に加入する必要があり，それ以外の自営業者や月給4,350ユーロ以上の人々は，任意の民間健康保険を選ぶこともできます．これらのプログラムでは，加入者の扶養家族も保険の対象となります[16]．

ドイツの法定保険は134の疾病金庫 sickness fund によって担われています．これらは非営利の保険基金で，雇用者および被雇用者からの分担金によって運営されています．2013年には，被雇用者および年金受給者は，賃金もしくは年金の8.3％もしくは支払い限度額まで支払い，雇用者は7.3％を支払っています．障がい者や失業者の健康保険分担金についても，様々な配慮がなされています．一部の医薬品，入院，医療用補助具については，法定健康保険の加入者にも少額ですが自己負担が求められます．民間健康保険は43社によって実施され，そのうち24社は営利企業です．疾病金庫は国民の90％をカバーしており，約10％の人々が民間保険に加入しています[16]．法定健康保険で補償される医療サービスは，医科，歯科，眼科の幅広い範囲にわたっており，処方薬，医療用補助具，理学療法もカバーされています．この保険には，新生児検診，予防接種，一部のがん検診，歯科検診などの様々な予防サービスも含まれます[16]．

ドイツの保健医療システムでは，疾病金庫は医師会と契約を結び，入院を必要としない人々への治療を委託しており，委託される医師のほとんどは開業医です．また，加入

表 5-5　2012 年の GDP に占める総保健医療支出の割合と，総保健医療支出に占める民間支出の割合

| 国 | GDP に占める総保健医療支出の割合 | 総保健医療支出に占める民間支出の割合 |
| --- | --- | --- |
| インドネシア | 3.0 | 60.4 |
| パキスタン | 3.1 | 68.6 |
| スリランカ | 3.1 | 60.2 |
| バングラデシュ | 3.6 | 65.6 |
| タイ | 3.9 | 23.6 |
| インド | 4.0 | 66.9 |
| フィリピン | 4.4 | 62.3 |
| ケニア | 4.7 | 61.9 |
| エジプト | 5.0 | 61.0 |
| カメルーン | 5.1 | 66.5 |
| ペルー | 5.1 | 41.1 |
| ガーナ | 5.2 | 42.9 |
| カンボジア | 5.4 | 75.3 |
| 中国 | 5.4 | 44.0 |
| ドミニカ共和国 | 5.4 | 49.1 |
| ネパール | 5.5 | 60.5 |
| ナイジェリア | 6.1 | 68.9 |
| ハイチ | 6.4 | 77.2 |
| ベトナム | 6.6 | 57.4 |
| 南スーダン | 7.2 | 61.3 |
| イスラエル | 7.5 | 38.3 |
| アイルランド | 8.1 | 35.6 |
| アフガニスタン | 8.6 | 79.2 |
| キューバ | 8.6 | 5.8 |
| 南アフリカ共和国 | 8.8 | 52.1 |
| オーストラリア | 9.1 | 33.1 |
| ブラジル | 9.3 | 53.6 |
| ヨルダン | 9.8 | 36.9 |
| コスタリカ | 10.1 | 25.4 |
| デンマーク | 11.2 | 14.5 |
| フランス | 11.7 | 23.1 |
| 米国 | 17.9 | 53.6 |

出典：The World Bank. (2015). Health expenditure, total (% of GDP). http://data.worldbank.org/indicator/SH.XPD.TOTL.ZS へ 2015 年 6 月 22 日にアクセス。

者が入院する場合には，疾病金庫は金庫が支払う額の範囲でどのような医療サービスが提供可能かについて病院側と合意を取り付けるという方法を用いて，被保険者の病院における医療サービスについて手配します。患者は一般に，総合診療医，専門医，病院を希望によって選ぶことができます[16]。

● 英　国

英国ではユニバーサルヘルスカバレッジ(UHC)のシステムが，第二次世界大戦直後の1946年に確立しました[15]。このシステムは，支払能力の有無に関わらず，すべての人々に包括的な医療サービスを提供することを目的としています。国営保健サービス(国営医療制度)National Health Service(NHS)として知られるこの制度は，医療サービスと関連保険を担う保健医療システムの一部を構成するものです。

国会，保健大臣および保健省はNHSに対して責任を負い，NHSは現在NHS委員会によって監督されています。NHSではすべての人々がカバーされ，基本的にメンタルヘルスケア，理学療法，緩和ケア，歯科，眼科といった幅広い予防・治療サービスが，その対象となります。人々は希望すれば，補完的な任意民間保険に加入することもでき，その保険はほとんどの場合，民間の医療機関でより迅速に医療サービスを受けるために使われます。11％の国民がこのような保険に加入しています[17]。

NHSの資金の3/4は国税general taxで，残りのほとんどは支払給与税payroll taxで賄われています。この制度では，院外処方の医薬品および歯科治療には最低限の自己負担が課されますが，自己負担が困難な人々にはそれを免除する仕組みも用意されています[17]。

NHSは，個別に契約を結んだ総合診療医general practitioner(GP)から一次医療サービスを購入しています。専門医はほとんどの場合，NHS立の病院で働いています。NHSの総合診療医は，いわば入口にあたる役割を果たす存在(ゲートキーパー)ですが，どの医師を選ぶかは原則，国民の自由意思に任されています。NHS立の病院はNHS Trust(NHS信託)により保有され運営されています[17]。

● 米　国

米国の保健医療システムは複雑で非常に細分化されています。米国政府は，軍人への医療サービス，退役軍人局Department of Veterans Affairs，そして先住民医療サービスといった一部のプログラムを直接所管しますが，同時に各州政府と共同で，低所得者向けの保険を提供するメディケイドMedicaid，高齢者向けの保険を提供するメディケアMedicareといった多くのプログラムも管轄しています。州政府は健康保険の規制にあたります。2014年1月1日の「患者保護ならびに医療費負担適正化法Patient Protection and Affordable Care Act(PPACA)」の施行によって，より多くの人々が保険に加入できるようになりましたが，ユニバーサルヘルスカバレッジ(PHC)の実現にはまだ至っていません[18]。

2011年には，56％の米国国民が民間の任意健康保険に加入しており，その約半数が雇用者を通して，残りは自費で加入しています。また，国民の15％がメディケア，12％がメディケイド，1％が軍人保険に加入していますが，国民の約15％はどの健康保険にも加入していません。また，3,000万人もの人々が給付の限定された保険にしか加入できていないと推定されています[18]。

米国には標準的な保険給付内容というものは存在しませんが，PPACAが完全に実行されれば，保険に加入した人は誰でも，最低限の医療サービスが受けられるようになります。現在，保険でカバーされる医療サービスの内容や，自己負担copaymentsの程度には，事業者によってかなりの開きがありますが，一般には，医師による診察と入院が保障されます。また，多くの保険やメディケアでは処方薬も保障され，また歯科治療と眼科治療をカバーするものもありますが，それはオプションとして加入者が別途に購入することになります[18]。

連邦政府は，前述した公的プログラムによって総保健医療支出total health expenditureの約半分の資金をカバーしていますが，残りの半分は民間セクターによるものです。雇用者を通して保険に加入する人は通常，雇用者とともに応分の掛け金を支払いますが，それは免税対象となります。2011年には，総保健医療支出のうち11％，すなわち1人あたり1,000米ドルが自己負担による支出であったと推定されています[18]。

米国の医師の圧倒的多数は開業医もしくは民間の医療施設で働いており，患者は受けられる医療施設が健康保険で限定されている場合を除けば，自由に医師や医療施設を選ぶことができます。米国では，一次医療施設の医師がゲートキーパーとなることはほとんどありませんが，保険商品の中には，一次医療施設の医師からの紹介を要求するものもあります[18]。

米国の約70％の病院が非営利の原則のもとで運営されています。そして，15％が公立で，残りの15％は営利目的の医療機関となっています。医師や病院に対する支払いは，ほとんどが出来高払い方式fee-for-serviceで行われます。

## 高中所得国

● ブラジル

ブラジルの保健医療システムは統一保健医療システムSistema Única de Saúde(SUS)と呼ばれ，本質的に3つの部分からなります。

- SUS自身の資金によって提供されるサービス
- SUSあるいは民間保険会社と契約した，営利あるいは非営利の医療組織・事業者からなる民間の保

健医療サービス
- 保険加入者がSUSや民間事業者から医療サービスを購入するのを援助する,「補完的保健医療システム Supplementary Health System」と呼ばれる民間保険システム[19,20]。1,500以上の民間保険事業者が含まれる。

原則として,ブラジルの統一保健医療システム(SUS)は,ブラジル連邦政府や州政府が監督と資金調達を行い,自治体がサービスを提供し運営するという,地方分権化されたシステムで,ユニバーサルヘルスカバレッジ(UHC)の拡大を目指しています。

SUSには,家族健康プログラム Programa de Saude da Familia(PSF)と呼ばれるプログラムが導入され,プライマリヘルスケア(PHC)を含めた統合的な一次医療の提供を行っています。約70%の国民がPSFに加入し,残りの人々は民間の健康保険に加入しています(後者の場合,雇用者による支援を受けられる場合もあります)。PSFでは,600〜1,000人ごとに医師,看護師,看護師補 auxiliary nurse,6人のコミュニティヘルスワーカーからなる保健医療チームが配置され,2010年時点では全国に約3万3000のPSFチームが配置されています[21]。

病院以外のほとんどのサービスはSUSによって担われますが,病床の約75%,診療所の80%以上,そして専門的医療センターの40%以上が民間セクターに属しています[19]。

SUSは連邦,州,自治体からの税金と社会保険の掛け金で運営されています。SUSのサービスは無料ですが,薬剤に関しては一部自己負担が求められます[20]。ブラジルの2012年の総保健医療支出のうち,公的支出は約46%,民間支出は約54%を占めています[22]。

- コスタリカ[23]

コスタリカは長年にわたってユニバーサルヘルスカバレッジ(UHC)の達成に努力を続けており,現在の比較的高い経済レベルを到達する"前"に,高い健康水準を達成した国としてもよく知られています。

コスタリカの保健医療システムはいくつかの面で,ラテンアメリカの多くの国々と共通するところがあり,また,英国のNHSとも類似点があります。保健医療システムの中で最も重要な組織は,社会保障庁 Caja Costariense de Seguro Social(CCSS)で,保健医療サービスの提供と資金調達を一元的に担っています。

CCSSは,①疾病・母子保健プログラム,②障害・高齢者・死亡プログラム,③非徴収プログラム noncontributive regimeの,3つの部分から構成されています。フォーマルセクター formal sectorで働く人々はCCSSへの加入義務があり,インフォーマルセクター informal sectorで働く人々も,収入に応じた保険料を支払うことでCCSSに加入することができます。CCSSの資金の90%以上は,被雇用者および雇用者の支払い給与税で賄われており,残りは政府が負担しています。非徴収プログラムとは,保険料を支払うことのできない人々の保険の費用を賄うためのプログラムです。CCSSの加入者はほとんどのサービスを無料で受けることができますが,一部のサービスについては一部自己負担 copaymentが必要なものもあります。

コスタリカもブラジルのように,コミュニティ主体のプライマリケアに関する国家的システムの構築に努力してきました。政府は国を保健医療圏 health regionと,それぞれが3万〜6万人の人口を含む105の保健医療区 health areaに分けています。保健医療サービスは,950の「統合的プライマリケアのための医療チーム」というユニットによって担われており,それぞれが3,500〜4,000人の人口を管轄しています[23]。

## 低中所得国

- インド[24]

インドの保健医療システムには米国の保健医療システムと類似した点が多くあります。第1に,インドは現在,ユニバーサルヘルスカバレッジ(UHC)の方向に急速に動きつつありますが,目標に到達するにはまだかなりの道のりがあります。第2に,インドの保健医療システムはほとんど統一されておらず,資金にも医療サービスの供給にも,公的なものと民間のものが入り混じっています。第3に,インドは連邦制であり,保健医療事業は大きくは州の管轄下にありますが,インド連邦政府も家族計画や感染症のコントロールといった公共福祉を中心とする多くの側面で重要な役割を果たしています。

インドの保健医療システムには,公的資金で賄われる保健医療サービスが含まれています。この保健医療サービスは,階層化されたネットワークで構築されており,その第1層が,ヘルスサブセンター health subcenterで,地理的条件や部族の規模に応じて3,000〜5,000人を管轄します。インドには約15万のサブセンターがあり,各サブセンターには男女各1名ずつの多目的ワーカー multipurpose workerが勤務しています。第2層が,プライマリヘルス(一次医療)センターで,全国に2万5000が設置され,各センターは2万〜3万人を管轄し,医師1人,看護師1人,女性の多目的ワーカー1人,健康教育者1人,検査技師1人と補助員で構成されています。第3層が,コミュニティヘルスセンター community health center(CHC)で,8万〜12万人を管轄し,内科医1人,小児科医1人,産科医1人,外科医1人と若干名のコメディカルが勤務しています。CHCはいずれも30病床,検査施設,X線装置を有する小病院として運営されており,インドには約4,500のCHCがあります。

インドの公的な保健医療システムの頂点には,様々な規模・構成の病院が地区,地域,国レベルで存在しており,

国レベルの病院にはあらゆる領域の専門スタッフが揃い，非常に難しい症例の治療を行うことができます。

こうした様々なレベルの公的医療施設に加えて，インドには非常に大きな民間セクターが存在しており，この中には，無免許の施術者，インド伝統医学の実践者，現代医学を修得した医師など，様々な職種が含まれます。また，民間医療施設も，簡素な療養施設 nursing home から非常に高度な病院までと，極めて大きな幅があります。民間セクターはインドにおける外来患者のほぼ80％，入院患者の60％をカバーしています。

カバレッジのより大きい保険システムの開発は，インドではまだ緒についたばかりです。以前は，軍人や政府職員に特化した健康保険制度はありましたが，近年ではRSBY［訳注：インド語でnational health insuranceを意味する言葉の略語］と呼ばれる，貧困ライン以下で暮らす人々を対象とした保険が策定されています。その結果，現在では約3億人のインドの人々，すなわち人口の約30％が何らかの保険に加入しており，そのうち2億5000万人が公的保険，5,000万人が民間保険に加入しています。

健康保険の不備に加え，あらゆる社会経済階層の人々が民間セクターの医療サービスに過剰に頼るために，総保健医療支出のうち約80％が民間支出で占められ，その多くが自己負担であるのが現状です。

●ガーナ

ガーナの保健医療システムは，公的資金によって大半の医療サービスが提供される体制から，誰もが加入できて様々な医療機関のサービスを利用できる健康保険制度に移行しつつあります。ガーナはユニバーサルヘルスカバレッジ(UHC)を公約したアフリカ最初の国家の1つであり，ガーナの経験から学ぶことは重要な意味があります[25]。

以前のガーナの保健医療システムは，インドや多くの他の低・中所得国と同じように，人口規模で階層化され，それに加えてNGO，非営利民間セクター，営利民間セクターによって医療サービスが提供されていました[26]。

しかし，この保健医療システムでは，公的資金で運用されていたにもかかわらず利用者は受けたサービスに対して対価を支払わねばならず，これは「キャッシュ＆キャリーシステム cash and carry system」と呼ばれ，貧困層の医療サービスへのアクセスの大きな妨げとなっていました[26]。

ガーナでは，2003年に付加価値税 value-added tax によって運用される国民健康保険制度 National Health Insurance System (NHIS) が導入されました。NHISはユニバーサルヘルスカバレッジ(UHC)を目標とするもので，NHIS導入前の健康保険加入率は，人口の1％にも満たない状況でした[26]。

このNHISの導入によって国民の健康保険加入率は大きく上昇しました。一部の推計によれば，これによって国民の健康保険加入率は30％に上昇したことが示唆されています。そして，保険加入者における医療サービスの利用は劇的に向上し，自己負担は大きく減ったと推定されています。

しかしNHISに対しては，もっと厳しい見方もあります。たとえば，Oxfamが実施した評価によれば，NHISへの加入率は人口の18％に過ぎず，かつ加入率は貧困層よりも富裕層に大きく偏っており，結局，今でも相変わらず，多くの貧しい人々が，"キャッシュ＆キャリーシステム"で，過重な医療費に苦しめられていると結論づけています[27]。

前述したように，ガーナは，低所得国の中ではユニバーサルヘルスカバレッジ(UHC)を公約し，その達成に向けて行動している最初の国です。ガーナの取り組みから得られる教訓は，厳格で独立した評価に基づくものであり，UHCを目指している他の低所得国にとって，非常に重要な教訓をもたらすものとなっています。

## 保健医療セクターにおける重要な問題

2000年に，WHOによって保健医療システムのパフォーマンスを評価するための基準が作成されていますが，それに照らして評価すれば，保健医療システムのアウトカムに国家間に優劣があることは一目瞭然です。表5-6は一部の国々を，その基準に基づいてランキングしたものです。データが古く，また基準自体についてもかなりの批判がありますが，それでもなお有用なデータです。

このランキングから一般に，低・中所得国よりも高所得国の保健医療システムのほうが，パフォーマンスがよいことが明らかです。しかし先述したように，中所得国の中には少数ですが，コスタリカやモロッコのように，高所得国よりも高いパフォーマンスを示している国があり，キューバは高所得国とほぼ同等のレベルにあります[28]。

本節では，いくつかの国の保健医療システムの内容について少し詳しく紹介しましたが，どのシステムも多くの問題を抱えています。その中で最も重要なものとしては，疫学的変化（非感染性疾患の増加），人口学的変化（人口増加，人口高齢化），保健医療セクターのガバナンス，医療従事者の数の確保と適正な配置，保健医療システムへの資金調達，保健医療システム全体における民間セクターの役割などがあります。それ以外にも，医療の質，人々を過重な医療費負担から守るための財政措置，人々への最も適切な保健医療サービスの保障などの問題もあります。先述したように多くの国々が，保健医療サービスの公平性と人々の経済的保護という非常に難しい問題に直面しています。最後に，多くの国の保健医療システムは，その基本設計や総合的なパフォーマンスに多くの問題を抱えており，それらの少なくとも一部は保健医療セクターの改革，あるいは非感染性疾患の増加に関連したものです。以下，これらの問題について，概説します。

表5-6　2000年の保健医療システムのパフォーマンスランキング

| 国 | ランキング | 国 | ランキング |
|---|---|---|---|
| フランス | 1 | バングラデシュ | 88 |
| ドイツ | 25 | インド | 112 |
| モロッコ | 29 | パキスタン | 122 |
| カナダ | 30 | ボリビア | 126 |
| デンマーク | 34 | ペルー | 129 |
| コスタリカ | 36 | ガーナ | 135 |
| 米国 | 37 | ハイチ | 138 |
| キューバ | 39 | 中国 | 144 |
| ドミニカ共和国 | 51 | ネパール | 150 |
| フィリピン | 60 | ベトナム | 160 |
| メキシコ | 61 | ニジェール | 170 |
| エジプト | 63 | アフガニスタン | 173 |
| トルコ | 70 | カンボジア | 174 |
| アルゼンチン | 75 | 南アフリカ共和国 | 175 |
| スリランカ | 76 | カメルーン | 164 |
| ヨルダン | 83 | ザンビア | 182 |

出典：WHO. *The world health report 2000*. Geneva: WHO; 2000:Annex Table.

## 人口学的変化と疫学的変化

　人口学的変化と疫学的変化は，ほとんどの国の保健医療システムに深刻な困難を生み出しています。高所得国や多くの低・中所得国では，人々の寿命は延伸を続けており，それに伴って非感染性疾患 noncommunicable diseases の社会的負荷が増大しつつあります。非感染性疾患は慢性的な疾患であり，その治療やケアには，若年者に多い感染症よりも多額の費用がかかります。その結果，保健医療システムが脆弱な多くの低・中所得国は，感染症だけではなく増大する非感染性疾患による医療費の膨張に悩まされているのです[29]。

## 管理

　ガバナンスの質は，他のセクターと同じように保健医療セクターのパフォーマンスに重要な影響を与えます。高所得国では，保健医療セクターは明確に定められた規則や規制に従って管理・運営され，したがって，汚職も比較的少ない傾向にあります。

　これに対し，多くの低・中所得国では管理に大きな問題を抱えており，それが，保健医療システムのパフォーマンスに影響し，貧しい人々により不利な状況を強いています。なぜなら，そうしたシステムでは，貧困層はアクセスできる医療の選択肢が少なく，保健医療従事者に対する立場も弱いからです。こうした国々では，ガバナンスの問題は保健医療セクターに限らない傾向があり，政府は保健医療セクターの規則や規制をまともに実行できないことが少なくありません。こうした国々では，民間セクターへの監督も弱く，野放し状態になることさえあります[30]。

　人的資源の管理は特に問題が多く，職員が能力や雇用規則よりも，コネによって採用されることが少なくありません。さらに，職を得るために斡旋者に仲介料 upfront payment を払ったり，毎月月給の一部を渡すように求められることもあります。保健医療従事者の職業モラルも低く，勝手に休むことも多く，また物品の調達や施設の建設においても，それらが適正な価格で行われないこともよくあります。なぜなら，業者との癒着があったり，業者の言いなりの価格で取り引きされることがあるからです。多くの国々では保健医療従事者が，無料であるはずのサービスに対して，患者に料金を請求することすらあります[30]。

## 人的資源に関する問題

人的資源に関して、高所得国における最も深刻な問題は、保健医療従事者の数に、職種によって偏りがあることです。ある国では医師の数が足りず、ある国では看護師の数が足りず、それらを他国、特に低・中所得国からの雇用によって補おうとする傾向にあります。後述するように、これによって低・中所得国では、保健医療セクターからの「頭脳流出」という問題が生じることになるのです[31]。

多くの低所得国では、人的資源の不足は極めて深刻であり、かつあらゆる職種にわたっています。この状況は、サハラ以南アフリカの最貧国で特に深刻で、そうした国々では、そもそも保健医療システムの運営に必要なだけの保健医療従事者がおらず、医師、助産師、看護師、検査技師、その他のあらゆる職種で不足しています。また、運営管理面の改善も必要であるにもかかわらず、診療面でも、事務部門でもそれを担えるような人材が不足しており、保健医療従事者に必要な研修の機会や、知識、スキルを学ぶ機会も多くの職種で不足しています。そればかりか、優れた技能を持つスタッフは通常、都市部に移動・集中する傾向があるため、地方部ではどこでも、特に僻地や貧困地域では、適切な技能を持つ保健医療従事者が非常にかつ慢性的に不足する状況にあります。また、公的セクターに働くスタッフの給与は、海外の水準や民間セクターに比べるとはるかに低いため、多くの職員は真面目に働く意欲に欠け、禁止されているにもかかわらず民間セクターでも働き、たびたび欠勤したりします。低賃金と、必要な施設や機器、物品が不足する労働環境に嫌気がさして、多くの保健医療従事者は他の国、特に賃金と労働環境が非常に良い高所得国に移っていきます[31,32]。

## 医療の質

米国の医学研究所 Institute of Medicine（IOM）は、医療の質を、「医療サービスが、最新の専門的知識に基づき、かつ個人もしくは集団に望ましい健康状態をもたらしうる程度」[33,p3]と定義しており、医療サービスが満たすべき条件として、以下をあげています[33]。

- 安全であること
- 効果的であること
- 患者本位であること
- 適切なタイミングで提供されること
- 効率的であること
- 公平であること

多くの低・中所得国の保健医療システムはその質に重大な問題を抱えており、かつ問題の程度は国家間で大きな違いがあります。これは程度の差はあれ、高所得国も例外ではなく、たとえば、米国で行われたある研究では「医師が、80%以上の患者にエビデンスに基づく診療ガイドラインに従って診療していたのは、306ある米国の病院圏のうちわずか8病院圏に過ぎなかった」[34,p1295]と報告されています。しかし、低・中所得国では問題ははるかに深刻で、たとえばマラリアが蔓延する低所得国の1つであるパプアニューギニアで行われた研究では、保健医療従事者のうち、マラリアの適切な治療法を答えることができたのは24%にとどまり[35]、パキスタンでも、ある下痢症に対する適切な治療法を答えることができたのは、保健医療従事者の35%に過ぎなかったと報告されています[36]。また、ある7つの低・中所得国で行われた臨床研究では、症例の76%で、適切な診断、治療、管理がなされなかったこと、そして抗菌薬、輸液、栄養、あるいは酸素を用いた治療の61%が適切に行われなかったことが明らかにされています[37]。

質の問題の奥深さをさらに示す研究が2015年に発表されています。この研究は、インドの地方部の保健医療従事者が、小児の下痢や肺炎をどのように治療しているかを調べたものです。典型的な患者が登場するビネットを提示し、それに対する保健医療従事者の対応を調べるという方法で評価したところ、下痢症患者のビネットに対して、保健医療従事者が経口補水液を処方したのは、それが標準治療であり、かつその地域でも処方可能であったにもかかわらず、わずか3.5%に過ぎませんでした。下痢症への正しい治療法を示すことができた人は1人もおらず、驚くべきことに、72%が下痢に対してむしろ有害な可能性のある治療を処方したのです[38]。肺炎に対してはややましでしたが、それでも適切な治療を示すことができたのは13%に過ぎませんでした。

このように、低・中所得国では医療サービスの質が低く、その原因は様々ですが、その中には本章で繰り返し述べてきた管理体制の不備、資金の不足、スタッフのトレーニング不足や配置の不適切さ、職員の職務怠慢、医療従事者に対する患者の力関係の弱さなどが含まれます。多くの国々で、保健医療従事者に対する監督がほとんどできておらず、そして保健医療システムのパフォーマンスをモニタリングする仕組みも非常に脆弱です[34]。

## 保健医療システムへの資金配分

所得レベルにかかわらず、どの国も、その国で最もニーズの高い健康問題に、いかに効果的で効率的に対処するかに苦慮しています。高所得国では、高齢化や、高価な新技術や新薬への需要の高まりに伴う、保健医療コストの増大という問題に直面し、どの国も医療サービスの供給にある程度の制限を設けざるをえなくなっています。多くの高所得国では、国民健康保険で保障される一部の治療への待ち時間が（たとえ効率を高めても）長く、それを改善するのに必要な資金をどう確保するかが、重大な問題となっています。たとえば英国やカナダがそうです。また、スイスや米国といった一部の高所得国では、医療サービスに費やされる資金の総GDPに占める割合と、それが他の経済分野に与える影響について厳しい議論が行われています。低・中

所得国では言うまでもなく、保健医療に対する公的資金が絶対的に不足しており、それがすべての問題の中心にあります。もちろん、多くの低所得国では、せっかくの保健医療資金を効果的、効率的に使用できていないのも事実ですが、そもそもすべての国民に基本的医療サービスを保障するのに必要な資金を確保できないという事実があります。このような基本的医療サービスの提供に必要な資金は、2006年には、低所得国で1人あたり12〜50米ドルと推計されています[39]。しかし、すでに見てきたように、最貧国では保健医療セクターに投じられる公的予算は、GDPのわずか1〜3％に過ぎず、それを国民1人あたりに換算すると、年間3〜10米ドルにしかなりません[40]。

### 経済的保護とユニバーサルカバレッジ

前述のように、保健医療システムのパフォーマンスの指標の1つは、WHOが言うところの「経済負担の公平性 fairness of financial contribution」です。これは、人々が支払い能力がないために診療を拒否されたり、医療費の支払いによって貧困に陥ることがないように、財政措置を行うことを意味します[4]。

医療費が払えなければ、人々は医療サービスを受けることができず、過重な医療費は人々を貧困に陥れてしまいます。ほとんどの高所得国では、社会保険制度 social insurance scheme が存在し、基本的に全国民に健康保険が適用されるため、それほど大きな問題ではありませんが、貧しい国々ではよくあることです。たとえば、インドにおける研究では、医療費は人々が貧困ライン以下に陥る最大の要因であることが示されており、医療費を支払うために家族が財産を処分することも少なくありません[41]。研究の質が低く、かつ結果も一様ではありませんが、かかる費用を見て、人々が結核薬の処方や病院での出産を断ることのあることが報告されています[42]。

### アクセスと公平性

健康格差 health disparity は多くの国の保健医療システムが抱える重要な問題の1つであり、健康状態や医療サービスへのアクセス、健康指標を、性、年齢、民族、所得、教育、居住地別に分析することが、極めて大切です。低・中所得国では、医療サービスへのアクセスや公平性の格差は一般に以下のような形で現れます。

- 貧困地域、地方部、マイノリティの人々に対する基本的医療サービスの欠如。
- こうした地域では保健医療従事者の質が低く、利用できる医療機器や医薬品も乏しいなど、提供される保健医療サービスの質も劣る。
- 収入、教育水準、居住地域の違い（注：都市部が優先される傾向）によって、サービスの供給に格差がある（たとえば、予防接種プログラム）。
- 貧困層や社会的に疎外された人々には手の届かないような高額な医療サービスに富裕層だけがアクセスできる。

保健医療システムの公平性を評価する際、保健医療サービスが様々な社会層の人々にどの程度到達しているか、また高所得者層と低所得者層や他の疎外された人々との間に、受けられる医療サービスの内容にどのような違いがあるかを検討することが非常に重要です。

## 保健医療セクターにおける重要な問題への対処

ほとんどの場合、保健医療セクターが直面する問題に対する簡単な答えはありません。低所得国では特にそうです。しかし、前述した一部の問題については、効果的かつ効率的に対処する方法があることを示すエビデンスが増えつつあります。以下、それらについて簡単に解説しておきたいと思います。

### 人口学的、疫学的変化

最も貧しい国々も、現在では感染症、非感染性疾患 non communicable diseases、傷害の三重負荷 triple burden と呼ばれる状態に直面しており、それに対しては、可能な対策を1つずつ試みる以外に方法はありません。近年、これらの国のほとんどが直面しているのは、非感染性疾患（特に心血管系疾患）と交通事故の増大です。

今後の心血管系疾患の疾病負荷の増大を抑えるために、低・中所得国にとっても可能で最も重要な対策の1つは、喫煙対策です。低所得国であっても、たばこを購入しにくくしたり、値段を上げることによって、喫煙率が低下することが多くの研究で明らかになっており[43]、他の低所得国でも、こうした対策をただちに開始する必要があります。また、交通事故については、道路工学的な改善、安全性のより高い車の導入、交通規則の強化などを行えば、その発生を減らすことも不可能ではありません[44]。

多くの低・中所得国では、従来からの、感染症、母子保健、栄養不足といった問題に加えて、経済的・人口的・疫学的変化に伴う非感染性疾患の増大に直面しており、その予防・治療・ケアに対処できるように、保健医療システムを前述したWHOの6つの要件（p.97）に照らして強化しなければなりません。非感染性疾患への対処では、感染症とは違って（注：HIVは例外ですが）、長期かつ頻回にわたる治療やケアが必要になるため、これまでの感染症を主とした医療モデルから、そうした悲感染性疾患にも対処しうる医療モデルへと転換していく必要があります[45]。

### 管理

全体的に統治体制が脆弱で、汚職 corruption が蔓延しているような国では、保健医療システムのガバナンスの改善も容易ではないと思われます。それでも、様々な取り組

みがなされ，前進が見られています。たとえば，ポーランドでは強力な政治的リーダーシップのもと，汚職撲滅のための国家的取り組みが展開され，汚職の減少に成功しています。チリやアルゼンチンなどでも，調達制度を改革し，透明性を高めることによって，汚職の削減に成功しており，また，マダガスカルでも保健医療システムへの監査と罰則を強化することによって，汚職を減少させています。コミュニティによる監視を強化することによって，汚職を減少させる取り組みも増えつつあります。たとえば，ウガンダ，フィリピン，ボリビアなど多くの国々ではコミュニティ委員会 community boards に対して，コミュニティに提供されたはずの財政支援や医療サービスについての情報開示を請求する権限，その執行状況を監視する権限，不正を働いた公務員を解雇する権限が与えられています。サービスの外部委託，保健医療システムの利用者に対する満足度調査の実施，コミュニティによる「市民の通信簿 citizen report cards」（注：市民が行政を評価するプログラム）の実施なども，ガバナンスの強化に役立つことが示されています[30]。

### 人的資源

保健医療セクターの問題として，スタッフの不足，スタッフの配置の不適切さ，スタッフの教育や技量の不十分さ，職務遂行環境の悪さなど，人的資源 human resource に関する問題があります。保健医療セクターの人的資源を調べているある国際的調査グループは，よりよい賃金や労働環境を求めて相当数の保健医療従事者が国外流出している事実を踏まえ，①途上国の保健医療セクターにおける人的資源の問題は，グローバルに責任を分かち合うべき問題であること，②途上国の政府は，必要職種の充足，労働意欲や技量の向上に焦点をあてた明確な保健医療従事者育成戦略を立てる必要があること，さらに，③途上国や開発援助を行う機関は，保健医療従事者の教育やトレーニングに対する支援を強化すべきこと，④人材流出を防ぐための政策やプログラムを開発する必要があることを強調しています[46]。

これらの問題は包括的な取り組みを要する問題ですが，一部の国では改善のための取り組みがすでに始まっています。たとえば，必要な技術の習得のための教育・研修を修了しても，それに対して国外でも通用するような証明書（認定書）を発行しないことによって，保健医療従事者の国外流出を防ごうとする試みもなされています[32]。また，技能レベルの低い職種の人々に，より高度な医療技術を習得させて，スタッフ不足を補おうとする「タスクシフト task shifting」と呼ばれる戦略もあり，たとえば，医師不足が深刻なマラウィ共和国では，看護師に対して，帝王切開ができるような技能訓練が行われています[32]。また，HIV/AIDS に対する抗 HIV 治療が拡大するにつれて，コミュニティヘルスワーカーに対して，治療が順調な患者への薬剤の処方の仕方や，患者に生じる症状やどういう場合に専門家に紹介すべきかなどについての教育が行われるようになっています。これらは本来，医師が行ってきた仕事です。また，精神保健の専門家の非常に少ない地域では，コミュニティヘルスワーカーに対して，精神疾患の基本的な診断や治療についての教育が行われています。

多くの国々では，保健医療従事者のパフォーマンスを向上させるために，賃金増加，遠隔地勤務手当，ある種の医療サービスの実施や治療目標の達成に対するボーナス支給，地方勤務者への住居の提供，トレーニング参加に対する特別手当などの経済的インセンティブを与えるという取り組みも行われています。単に定期報酬を支払うよりも，実際に診療した患者の数に応じて賃金を支払うほうが，保健医療従事者の生産性の向上につながることを示す確かな研究結果もあります。もちろん，インセンティブの種類やその支払い方法は，目的やその国（地域）の文化に適したものでなくてはなりません。たとえば目的が，国外流出を防止すること，地方部での勤務希望者を増やすこと，規則正しい勤務を促すことである場合には，インセンティブはそれぞれ違ったものになります[32]。成果に応じて資金配分するという戦略（成果主義 results-based financing）もありますが，それについては，本章の後半の「政策とプログラムの概略」の節で解説します。

### 医療サービスへの財政措置

極めて貧しい国々では，全体的に資金が乏しいため，保健医療分野への投資を増やす余地は非常に限られていますが，保健医療分野への投資はハイリターンを期待できるため，国によっては他の経済分野の財源を保健医療分野に移す望みがないわけではありません。しかし低所得国では，たとえば HIV 対策の強化などのために，保健医療分野への投資を増やすには，当面は，外部からの開発援助 development assistance に頼らざるをえないところも少なくありません[47]。

本章の最後に取り上げるタンザニアでのケーススタディに示されるように，保健医療分野の内部で資金配分を変えることが有効なこともあります。たとえば，適切に実施されれば確実な効果が期待できる低コストの保健医療サービスに投資を集中すれば，非常に貧しい国であっても人々の健康を向上できる可能性があります[4,39]。しかし，いずれにしても，保健医療分野への資金供給を増やし，それを適切に運用するためには，使途に関するデータを集めて，投資と支出の状況を注意深くモニターする必要があります。

保健医療分野での資金の使われ方については，その効率性にかなり改善の余地がある国が多く，WHO は，低所得国では保健医療分野での支出の 20〜40％が無駄に消費されていると推計しています。支出の効率性を高めることができれば，それだけ資金の余裕ができ，それを優先度の高い保健医療サービスに振り向けることができます。また，保健省の資金管理能力を高めることができれば，追加予算の必要性や運用能力の高さについて，財務省をより効果的

に説得できるようになります[7]。

## 経済的保護とユニバーサルカバレッジ

WHOは，国家が医療サービスに対する過重の負担から国民を守り，基本的医療サービスのユニバーサルヘルスカバレッジ（UHC）を実現するためには，保健医療分野への投資拡大，保健医療分野における支出の効率性の向上，国民の自己負担の減少，公平性の向上など，様々な段階の対策が必要であることを示唆しています。ユニバーサルヘルスカバレッジ（UHC）の達成はこれまで，一般的には中・高所得国でのみ可能と考えられてきましたが，この10年間に，ブラジル，ガーナ，メキシコ，ルワンダ，タイといった多くの低・中所得国でUHCに向けた大きな進展が見られています[7]。ガーナについては（p.106），少し前に説明した通りです。UHCを達成するための取り組みについては，本章の「政策とプログラムの概略」の節で解説します。

ユニバーサルヘルスカバレッジ（UHC）を達成する前でも，その移行措置として政府ができる対策はいくつもあります。たとえば，第1に，無料のプライマリヘルスケア（PHC）で提供される基本医療サービスに，多額の予算を，しかも最も必要とする人々や地域に配分できれば，より多くの貧困層を経済的破綻から保護できるようになります。同時に，貧困層向けの医療機関に対する資金援助ができればより効果的ですが，その維持は必ずしも容易ではありません。第2に，NGOや民間セクターとPHCについて契約し，貧困層向けのサービスに助成金を出すことも考えられます。これは実際アフガニスタンやカンボジアで行われ，ある程度の成功を収めたプログラムです。第3に，NGO自身の資金を保健医療サービスに提供してもらうこともできます。国際的なNGOはそうした自己資金を持っており，国によっては国内にそうしたNGOが存在しているところもあります。後述する（p.125）バングラデシュのBRACはそのようなNGOの1つで，貧困層向けのPHCに長年の実績があります。第4に，コミュニティ自身が基金を積み立てて，健康保険を運用するという方法もあり，そうした実例も報告されています[4, 40, 48]。

## アクセスと公平性

保健医療サービスへのアクセスと公平性の向上は，大きくは，政治的意思と保健医療システムのあり方に関わる問題です。多くの国では，社会的に不利な立場に置かれた人々 disadvantaged people の健康問題に対する関心は低く，それらの人々が直面する保健医療サービスへのアクセスや健康状態における格差についても十分認識されていません。しかし現実には，先述したように，困難な地域に住む人々，貧しい人々，教育レベルの低い人々，社会的パワーの弱い人々には，保健医療サービスは公平に行きわたっていません。政府は，人口保健調査 Demographic and Health Surveys（DHS）[49]のような全国規模の調査データを活用して，国内に存在する健康状態や保健医療サービスへのアクセスの格差を明らかにする必要があり，それに基づいて，最もニーズの高い地域や社会層の人々に保健医療資源を優先的に配分するようにしなければなりません。たとえば子どもの予防接種，結核，マラリアに対する有効なプログラムだけでも，それらを貧困層に拡大できれば，健康状態を大きく改善できる可能性があります。そして，それらのプログラムを，水道や下水，栄養状態，一般的衛生状態，健康行動などの改善と併せて実施できれば，その効果はさらに顕著なものとなります。もちろん，健康に関する知識の向上も，貧困層の健康向上にとって欠かすことのできないものです。

## 医療の質

質の低い医療サービスはお金の無駄というだけではなく，人々の健康にとって有害でさえあります。医療サービスの質の低下は，財源不足によるものと普通は考えがちですが，実は十分な資金がない状況でも，様々な方法で医療サービスの質を向上させることができます。

その第1は，評価 assessment で，どこに質の問題があるかを明らかにするためには，評価を欠かすことはできません。第2は，職業上の監視や指導，そして継続的なトレーニング機会の提供で，それによって医療サービスの質が向上することが報告されています。第3は，保健医療サービスに関する明確なマニュアル（診断指針，プロトコール，アルゴリズムなど）の作成で，これも医療サービスの質の向上に役立ちます。そして，第4は，成果の重視で，民間セクターやNGOと契約を結ぶ場合には，政府が設定した目標の達成度に応じて委託費を支払い，かつ政府自体でも達成度を確認するようにします。こうした成果主義的資金配分 results-based financing は，本章の後半（p.118）で述べるように，公的セクターでも実施することができます。第5は，「標的化教育 targeted education」と呼ばれるもので，保健医療従事者を一部の技能（たとえば，下痢症の治療，呼吸器感染症の治療）について集中的に訓練することで，医療サービスの質を向上できることが，多くの研究で示されています[50]。

「包括的質管理アプローチ total quality management approach」も，低所得国の医療サービスの質の向上に有効なことが示されています。このアプローチは，保健医療従事者のチームが自ら目標を定め，達成度を評価し，問題の解決方法を検討し，それによってどれほど問題が改善したかを評価するものです。北インドの最貧地域でも，サービス管理のための標準的ガイドラインを取り入れたこうした取り組みが行われて，サービスの質が向上したことが報告されており，マレーシアでも，同じような取り組みによって麻酔の安全性が向上したことが報告されています[50]。

## プライマリヘルスケアの提供

保健医療サービスの向上を通して，低・中所得国の貧しい人々の健康改善を達成するためには，単に，個々の問題

### 表5-7 必須保健医療サービスにおけるプライマリケアの内容

**母親に関係する介入**
- 出産前ケア
- 破傷風ワクチン
- 助産専門技能者
- 分娩合併症の治療
- 救急産科ケア
- 分娩後ケア
- 家族計画

**小児期の疾患に関係する介入（予防）**
- 結核菌に対するBCGワクチン
- ポリオワクチン
- ジフテリア-百日咳-破傷風ワクチン
- 麻疹ワクチン
- B型肝炎ワクチン
- B型インフルエンザ菌ワクチン
- ロタウイルスワクチン
- 肺炎球菌ワクチン
- ビタミンA補充療法
- 駆虫療法
- 学校保健プログラム（微量栄養素補充，給食，駆虫療法，健康教育を統合したもの）

**小児期の疾患に関係する介入（治療）**
- 急性呼吸器感染症の早期診断と治療
- 下痢症に対する亜鉛を含む経口補水液
- 発熱の原因に対する早期診断と治療
- 栄養不良-たんぱく質，エネルギー，および必須の微量栄養素（鉄，ヨード，ビタミンA，亜鉛）の摂取を向上させる方法
- 授乳と母乳保育のカウンセリング

**マラリア予防**
- 殺虫剤処理蚊帳
- 屋内残効性散布
- 妊婦の間欠的治療

**マラリア治療**
- 早期診断とアルテミシニン併用療法による治療

**結核治療**
- DOTS（直接監視下短期化学療法）

**HIV予防**
- 若年に焦点を当てた介入
- 性産業従事者（セックスワーカー）やその顧客，および男性と性行為をする男性（MSM）など他の高リスク層への介入
- コンドームのソーシャルマーケティングと配布
- 輸血システムの強化
- 自発的カウンセリングと検査（VCT）
- 母子感染の予防
- 性感染症に対する治療

**HIV治療**
- 緩和ケア
- 日和見感染症の臨床管理
- 日和見感染症の予防
- 在宅ケア
- HIVに対するHAART（高活性抗レトロウイルス療法）の提供

**たばこコントロールプログラム**
- 課税，公共の場所での喫煙禁止，広告の禁止，年少者への販売禁止，健康教育，ニコチンの代替療法

**アルコールコントロールプログラム**
- 課税，広告の禁止，年少者への販売禁止，飲酒運転に対する法整備，短期のカウンセリング

DOTS: directly observed therapy, short-course, MSM: men who have sex with men, VCT: voluntary counseling and testing, HAART: highly active anti-retroviral therapy

出典：Tollman, S., Doherty, J., & Mulligan, J.-A. (2006). General primary care. In D. T. Jamison, J. G. Breman, A. R. Measham, et al. (Eds.), *Disease Control Priorities in developing countries* 2nd ed. Washington, DC and New York: The World Bank and Oxford University Press, 1193-1209 からのデータを許可を得て使用。

---

に対処するだけでは不十分であり，保健医療システム全体の方向性，つまり最も健康ニーズの高い人々の健康を向上する上で最も効果的なサービスのあり方を追求しなければなりません。

この目標を達成するためには，様々な角度からのアプローチが必要です。その第1は，疾病負荷 burden of disease が最も大きな疾患に焦点をあてること，第2は，保健医療システムを強化して医療サービスが効果的，効率的に，かつ適正な質を伴って提供できるようにすること，第3は，プライマリヘルスケア primary health care（PHC）や地域病院を中心とした取り組みを強化することです[51]。

PHCについては，多くの重要な宣言，研究，報告書の中で定義がなされています。これらの定義には細かく見れば違いもありますが，そこに含まれるべき要素についてはほぼ意見が一致しています。**表5-7**はその中で特に重要なものを示したものです。地域病院と緊密に連携しながら，これらのPHCサービスを含む包括的な医療サービス（**表5-8**）が，人々の居住地からできるだけ近い所で提供できるように医療システムを構築する必要があります。地域病院には，分娩合併症のような一次レベルでは手に負えない医療の照会先としての役割だけではなく，PHCレベルの活動を指導する役割も期待されています。重要なことは，**表5-8に示されたサービス**[51]は，それが公的サービスか民間によるサービスかを問わず，国全体として保証されなければならないということです。

これらのサービスは，包括的な医療サービスの一部として提供されるのが理想的ですが，保健医療システムが脆弱な低所得国では，非常に多くの場合，個々のサービスごとに「垂直型プログラム vertical program」として実施されているのが現状です。これはたとえば，天然痘，マラリア，「顧みられない熱帯病 neglected tropical diseases」，結核などに対して伝統的に用いられてきた方式で，通常の保健医療プログラムとは"別"に，それぞれの疾患に対して個別に，管理，資金，物品調達，人員配置，報告など一連の活動が行われるシステムです。

原則的に言えば，こうした"垂直型"アプローチは，医

表 5-8 地域医療におけるレベル別の必須保健医療サービスの内容（一部）

| ケアのレベル | 結核 | マラリア | HIV | 小児期疾患 | 母親/周産期 | 喫煙 |
|---|---|---|---|---|---|---|
| アウトリーチサービス | | 流行対策と対応 屋内残効性散布 | 脆弱性の高いグループに対するピア教育 針交換プログラム | 予防接種キャンペーン 小児期疾患の統合的管理（IMCI）のためのアウトリーチ：発熱の在宅管理 微量元素補給や駆虫のためのアウトリーチ | | |
| ヘルスセンター/ヘルスポスト | DOTS（直接監視下短期化学療法） | 複雑でないマラリア症例の治療 妊婦に対するマラリアの間欠的治療 | 抗HIV薬 日和見感染症（OI）の予防と複雑でないOIの治療 自発的カウンセリングと検査（VCT） 性感染症（STI）の治療 | IMCI 予防接種 重症貧血の治療 | 助産専門技能者 産前産後ケア 産後家族計画 | 禁煙指導 喫煙に対する薬理学的治療 |
| 病院 | 複雑な結核症例に対するDOTS | 複雑なマラリアの治療 | HIV患者への輸血 AIDSの重症OIに対するHAART療法 緩和ケア | 重症例に対するIMCI | 救急産科ケア | |

出典：Jha, P., & Mills, A. (2002). *Improving health outcomes for the poor: Report of Working Group 5 of the Commission on Macroeconomics and Health.* Geneva: WHO 52 から許可を得て改変。

療サービスを行う上で最も効率的かつ効果的とは言えないにしても，保健医療システムが脆弱な状況においては，当面の目標達成の上では，現実的に可能な唯一の方法とみなされてきました。しかし，こうしたアプローチがとられる場合でも，関連する既存の保健医療システムと連動させて，その改善にも同時に努力すべきだというコンセンサスが広がっています。たとえば，「ポリオ根絶プログラム polio eradication program」では，検査機能，疾患サーベイランス，医薬品やワクチンのコールドチェーンの管理などの強化が同時に図られています。つまり，どういうプログラムを実施する場合でも，既存の保健医療システムの強化と系統化を同時に促進する方向で，グローバルな努力が続けられなければならないということです[52]。

## 政策とプログラムの概要

本章で検討したいくつかの概念について少し詳しく解説するために，ここでは，具体的に7つの政策やプログラムの概要を紹介します。その第1はユニバーサルヘルスカバレッジ（UHC）で，その概念と，その達成に向けて現在多くの国々で行われている取り組みの現状を検討します。第2はコミュニティによる健康保険の試みで，ルワンダで行われている最貧困層の人々のための取り組みを紹介します。第3は，国民健康保険制度の開発と連動させたUHC達成の試みで，タイでの経験を紹介します。第4は民間セクターやNGOへの医療サービスの外部委託で，それによって医療サービスへのアクセスや，効果・効率を高めようとする試みを検討します。第5は成果主義的予算配分で，それによって医療サービスの需要を高め，品質や効果・効率の高いサービスを提供しようとする試みを紹介します。第6は保健医療システムにおける製薬企業の重要性，そして最後は必須外科治療の能力を向上させることの重要性で，どうすればその質を保証しつつ費用対効果を高めることができるかを論じます。

### ユニバーサルヘルスカバレッジ

WHOはユニバーサルヘルスカバレッジ universal health coverage（UHC）を以下のように定義しています。

すべての人々に，健康増進，予防，治療，リハビリテーション，緩和ケアに関する，質が高く，効果的な

保健医療サービスへのアクセスを保証し，かつそれらを利用したことによって経済的困難に陥ることがないことを保証すること[53]。

WHO は，UHC の目標を「すべての人々が，医療費支出によって経済的困難に陥ることなく，必要とする医療サービスを得られること」[54]と定義しており，以下の3つの基本的な問題が含まれています[54]。

- すべての人が，支払能力に関係なく，公平に保健医療サービスを享受できること
- サービスの質が適切であること
- 医療費の支払いによって，人々が経済的困難に陥ることがないような財政措置を講じること

ごく簡単に言えば，ユニバーサルヘルスカバレッジ（UHC）とは，すべての人々に無料，もしくは受診抑制や経済的破綻を招くことのない負担可能な費用で，基本的保健医療サービス basic healthcare service へのアクセスを保証すること，と言うことができます。

これまでに述べた公平性や財政措置の観点から，UHC の重要性は明らかです。医療費は，特に貧しい人々にとっては受診抑制につながる重要な要因であり，また一般的に，国が貧しいほど，医療費に占める自己負担分の割合が大きくなる傾向があり，そのために一時的あるいは永続的な貧困に陥ることが少なくありません。さらに，ノーベル賞受賞者のアマルティア・セン Amartya Sen が最近の著書で述べているように，UHC は健康の基盤であり，健康は社会の安寧 well-being と個人，家庭，社会のレベルでの経済的繁栄の基盤となるものです[55]。

UHC の達成には，「健全な保健医療システム」が前提になります。WHO による保健医療システムの定義は前述した通りですが，ここで言う「健全な保健医療システム」は，理想的には以下のような条件を満たすものを言います[53]。

- 母子保健や，非感染性疾患，そして HIV，結核，マラリア，「顧みられない熱帯病 neglected tropical diseases（NTD）」などの重要な感染症のコントロールに不可欠な，基本的サービスを系統的に提供するもの
- 予算的に無理がないもの
- 人々に対して，必須医薬品 essential drug や医療技術への公平なアクセスを保証するもの
- 技量に優れ使命感の高いスタッフを有すること

もちろん，無理のない予算で目標とするアウトカムを達成するためには，これらの条件を満たしつつ，効果的に運用されなければなりません。

国家が人々に経済的保護を提供するには様々な方法がありますが，ほとんどの国で一部あるいはすべての国民を対象とした健康保険 health insurance がその手段とされてきました。しかし，保険制度の導入には様々な重要な問題が伴います。その中でも特に重要なものは以下の3点です[56]。

- 誰を保障対象とすべきか？
- どのようなサービスを保障すべきか？
- かかった費用のどの程度の割合を保険でカバーすべきか？

同時に国家，特に低所得国はどのように保険費用を賄うかという難問に取り組まなければなりません。一般的に健康保険は，雇用者と被雇用者に対する支払給与税（源泉徴収税）payroll tax，一般税 general tax，被保険者からの保険料の組み合わせで，運用されています。しかし，フォーマルセクターが小さく，インフォーマルセクターが大半を占めるような経済状態の国々では，そうした運用は困難です。なぜなら，こうした国々では税金を支払う国民の割合は比較的少なく，また地方部に住む貧しい住民から保険料を徴収することは困難で費用もかかるからです[56]。

ユニバーサルヘルスカバレッジ（UHC）を達成するには，サービスを提供する保健医療従事者への支払いについて，最も効率的かつ効果的な方法を検討しなければなりません。つまり，①出来高払い方式 fee-for-service basis がいいのか，②固定額の人頭払い方式 capitation がいいのか，③健康目標の到達度や手続きの達成度に従って支払う方式 paying for the achievement がいいのか，ということです[56]。

UHC を達成するには，保健医療分野に配分する資金を増やすことが何よりも重要な国々もあります。これはただちに実現できることではありませんが，税金の徴収効率を高めたり，保健医療分野に対する予算配分を増やしたり，既存の保健医療予算をより効果的かつ効率的に使用することで実現できる部分もあり，そうした余地のある国は少なくありません[56]。

健康保険をどう構築するかということも，国家が取り組まなければならない重要な問題です。つまり，単一の健康保険プログラムとするか，様々な組織が運営する健康保険プログラムを混在させるか，対象層ごとに異なる健康保険プログラムを導入するかといったことです[56]。

そして，保険体制の運営においては，保健医療サービスを購入するための資金をどのように調達するかについても慎重な考慮が必要であり，また保険では公的セクターのサービスをカバーするのか，民間セクターのサービスをカバーするのか，あるいは両者をカバーするのかも決定しなければなりません。また，貧しい人々が，公的セクターが提供する無料ないしほぼ無料の質の低いサービスに甘んじる一方で，より豊かな人々は保険に加入して，民間セクターからより質の高い医療サービスを受けるという状態が公平と言えるのかという問題もあります[56,57]。長い間，特に低所得国におけるユニバーサルヘルスカバレッジ（UHC）の達成可能性については，極めて懐疑的な意見が主流でしたが，今日では，すべての国における UHC の実現が世界的

な流れとなっており，国民所得レベルの非常に低い国を含めた多くの国々で，重要な前進が見られています。メキシコでは，過去約10年間の間に，詳細かつ慎重な検討を伴った保健医療システム改革が行われ，それを通して，UHC達成への非常に大きな前進が見られています。アフリカでは，ガーナ，ナイジェリア，ルワンダでもUHCに向けた重要な動きが始まっており，韓国，シンガポール，台湾ではすでに実現しています。また，タイやフィリピンではこの10年間に大きな進歩があり，中国やインドネシア，ベトナムもUHCに向けた動きが始まっています。南アジア諸国でも進展があり，たとえばインドでは，貧困層向けの健康保険プログラムが創設されています[57〜60]。

ユニバーサルヘルスカバレッジ(UHC)への動きは，非常に政治的な問題であり，それをいきなり完全な形で実現することは，ほとんどの場合不可能です。このため多くの国々では，たとえばメキシコのように段階的なアプローチ，つまり保障対象となる人々や提供する医療サービス内容を徐々に拡大するという形で，導入が行われることになると思われます[60]。そうした動きが始まると，国としてはUHCを達成するのに最も効果的な方法や，UHCのインパクトや健康アウトカムに対する効果について，エビデンスに基づいて厳密に評価することが求められます。UHCが確立すれば必然的に保健医療サービスへのアクセスや健康アウトカムが向上すると思われがちですが，実際にはそうではありません。なぜなら，サービスの質の向上が伴わなければ，たとえアクセスが向上しても，効率的な健康の向上につながるとは限らないからです[57]。

## ルワンダ─医療サービスに対する経済的障壁を減らし，カバレッジと質の向上に成功

### ●背景

ルワンダは1994年のジェノサイド以来，社会・経済改革，特に保健医療セクターの改革を大きく前進させてきました。1999〜2014年にかけての国民1人あたりのGDPは，231米ドルから620米ドルに増加し[61]，1999年には，医療サービスへのアクセスを促進するために，健康保険制度の導入も行われています。さらに，2007年には，保健医療サービスに，成果主義的資金配分results-based financing(RBF)の仕組みを導入し，医療サービスのカバレッジと質のさらなる向上を目指しています。こうしたルワンダのコミュニティベースの健康保険制度community-based health insuranceや成果主義的資金配分(RBF)の取り組みは，グローバルヘルスの研究や実践に携わる多くの人々から，重要かつ教訓に満ちたものと評価されています。

### ● Mutuelles de Santé

ルワンダでは，医療費が1つの原因となって，多くの国民が公的・民間を問わず医療機関を受診できずにいたため，政府は1999年に，3つの地域で試験的な健康保険プログラムを開始することにしました[62]。この試験的プログラムでは，人々は「Mutuelles(注：英語ではmutual)」と呼ばれる組合員自身によって運営される地域単位の前払い方式prepayment scheme(PPS)の健康保険組合に加入します。それぞれの組合は地域病院を含む3つの医療機関と提携しており，加入者は全員，年間約2米ドルの掛け金を払えば，ヘルスセンターでは短期・長期の児童健診や予防接種といった基本的サービスを，地域病院では緊急手術や専門的診療や家族計画サービスといった，より高度な保健医療サービスを受けることができます。

この試験的プログラムでは，初年度で試験エリアの対象人口の20%以上にあたる8万8303人が組合に加入し，加入者の予防的保健医療サービスの利用率がプログラム開始前の5倍に上昇したこと，特に出生前ケアや予防接種で利用率が高かったことが示されました。初年度の評価では，加入者の受診1回あたりにかかった薬代や人件費は，非加入者よりも低いことが示され，このシステムが経済的に持続可能であることが明らかになりました。これは加入者が非加入者よりも，比較的早期に受診したことによるものです。こうした評価を踏まえて，ルワンダ政府はこのシステムを国家規模に拡大することを決めました。今日，「Mutuelles de Santé(注：英語ではMutual Health)」あるいは「Mutuelles」として知られているこの健康保険制度は，国家的な保健医療戦略の重要な要素の1つとなっています[63]。

### ● Mutuellesの拡大

ルワンダ政府は2004年までに，Mutuellesについて給付内容，保険料，補助金制度，組織の標準化を行いました。それ以後，国民は1,000ルワンダフラン(約2米ドル)の年間保険料を支払い，それが全運用資金の50%を占め[62]，残りの半分はNGO，多国籍組織，そしてルワンダ政府が拠出しています。

年間保険料や保障内容などについてのガイドラインは中央政府が作成していますが，実際の運用は地域レベルで行われ，地域の代表者と保健医療サービスの提供者がMutuellesを組織し運営しています。年間保険料はすべて地域のMutuellesに納入されています[64]。

### ● Mutuellesのインパクト

Mutuellesと医療サービスの質向上を目的とした成果主義的予算配分の導入以来，ルワンダでは，保健医療サービスのカバレッジが大きく拡大しました。2008年4月以降，すべてのルワンダ国民は何らかの健康保険に加入することが義務付けられ，2008年までに人口の85%がMutuellesに加入しました。

こうした取り組みの結果，2000〜2005年にかけての医療サービスの利用は全人口で50%増加し，下位20%の貧困層では63%増加しました。同じ期間に，5歳未満の子どもにおける殺虫剤処理蚊帳insecticide-treated bed netsの

使用率は6％からほぼ60％に，介助分娩 assisted birth delivery は27％から52％に増加しました。出生前ケアや予防接種を受ける人も全国的に増加しました。

ルワンダは Mutuelles 以外にも，成果主義的資金配分などの保健医療システム改革を行っていましたが，健康保険の加入者は非加入者よりも2倍の医療サービスを求める傾向があることが，2005年に行われた研究で明らかになっています[65]。

●得られた教訓

このように，ルワンダはこの15年間に保健医療セクターの改革に大きな成果を上げてきました。国民が保健医療サービスを受けやすいものとするために，ルワンダ政府は保健医療サービスに対する経済的障壁を減らし，そのカバレッジと質を向上させるために，一連の革新的な戦略を断行し，2013年2月現在，ルワンダ国民の健康保険加入率は91％にまで高まっています。

しかし，なお問題は残っています[66]。年間保険料率はどの所得層でも同一なため，下位20％の低所得層の一部がいまだに保険に加入できない状態にあり，また医療費に対する経済的障壁は減少したものの，多くの国民はヘルスセンターにたどり着くまでに長距離を移動しなければならず，そうした間接的費用が障壁として残っています。

しかし，そうした問題にもかかわらず，ルワンダの試みは，ユニバーサルヘルスカバレッジ(UHC)に向けて努力している他の低所得国にとって非常に重要な教訓をもたらすものです。Mutuelles は，健康保険と医療サービスの利用拡大の両面で優れたモデルであり，Mutuelles による健康保険の拡大に伴って，低所得層も医療にアクセスしやすくなり，地域主体の医療サービスの提供が進み，また成果主義によるインセンティブによって，ルワンダは現在，急速に UHC に近づくとともに，医療サービスの質も高まりつつあります。

## タイにおける皆保険化

タイは10年以上前に，ユニバーサルヘルスカバレッジ(UHC)を目標とした保健医療システムの改革を行いました。タイの経験からも，他の国々の参考となる様々な教訓が得られています。

タイの医療支出は，1980年の対 GDP 比3.82％から，1998年には6.21％にまで増加していましたが，約30％の国民が無保険のままでした。また，この間に医療費も上昇したため，人々の医療サービスへのアクセスにも影響する事態となっていました。

2001年に，タイ保健省は，UHC を目指すとの方針を発表しました。しかし，UHC が目指す4つの重要な目標は，どれ1つをとっても既存の保健医療システムの欠陥に根本的な対応を迫るものでした。その目標の第1は，所得レベルにかかわらず，すべての国民に公平な保健医療支出と，高品質のサービスを保障すること，第2は，資源の効率的な配分を促進することであり，そのためには，それを担える経験豊かな行政職員が必要です。第3の目標は，国民が受けられる医療サービスを画一化するのではなく，希望する医療サービスを受けられるようにすること，そして第4は，治療やケアだけでなく，予防や健康増進サービスも提供し，それによって全国民の健康を向上させることでした[67]。

これらの目標を念頭において，タイ政府は2001年に，公的な健康保険制度である「30バーツ医療制度 30 baht health policy」を導入しました。この名称が示すように，この制度は，1回受診あたり30バーツ(0.8米ドル)という少額の自己負担で，基本給付の範囲での医療サービスが受けられる公的健康保険制度です。対象者にはゴールドカードが交付され，それを持っている人は自分の属する保健区 health district 内で治療を受けることができますが，より高度な医療が必要な場合には他地域の専門医に照会してもらうこともできます。この制度では，高齢者や子ども，そして貧しい人々は無料で医療サービスを受けることができます。この制度が適用される処方薬は国が指定したものに限られますが，後に抗 HIV 薬や他の高額な薬も追加され，事故や救急医療も標準的給付内容に含まれています[68]。

30バーツ医療制度はすぐにある程度の成果を収めました。この政策の導入以前には，年間500バーツ(13.30米ドル)で，限られた範囲での医療サービスが受けられる家族向けの健康保険制度がありましたが，人口の1/5が加入しているに過ぎませんでした。公務員や貧困層向けには，いくつかの異なる政府管掌保険がありましたが，加入していたのは，やはり人口の約1/5にとどまっていました。しかし，30バーツ医療制度の導入直後の2001～2004年に，健康保険加入者数は2,500万人から5,900万人以上へと激増しました。これは，主に30バーツ医療制度の効果と考えられています[68]。

保健医療システムの改革によって，公的医療プログラムに投入される資金は，2000～2001年の662億5000バーツから，2004～2005年の727億8000バーツに増大し，その増加した資金を効率的に運用するために，既存の保健医療資源の配分システムに大きな2つの変更が加えられました。その第1は「購入者-提供者システム purchaser-provider system」の創設で，集まった資金による保健医療サービスの購入を一元的に扱う機関として国民医療保障庁 National Health Security Office(NHSO)が設立され，調達された資金の大半が，プライマリケア契約ユニット contracting units for primary care(CUP)(注：地域の制度登録者の治療に責任を負う保健医療サービス提供者)を通じて支払われるように改革されました。このシステムは，理論的には CUP が患者に近い位置にあるため，医療現場の現状を把握しやすいこと，コスト管理意識が高くなり，運営責任がより明確になるなどの効果が期待されました[68]。第2は資金配分の改革で，資金配分が各地域の人口構成に応じて調整されることとなり，地域間にあった医療

費支出の不公平が軽減されることとなりました。この30バーツ医療制度の導入により，患者1人あたり年間1,404バーツが政府の税収から医療機関に支払われました[67]。

30バーツ医療制度は，一般には成功とみなされていますが，いくつかの理由から批判もあります。もともとこの制度では提供される医療サービスの質が疑問視されていましたが，実際，一部の患者では医療サービスの質が標準を下回るほど低下したことから，政府はすべての医療機関に対して病院認証プログラム Hospital Accreditation Program に参加し，標準的で質の高い医療サービスを提供するように要請しました[67]。もう1つの批判は，地域内での資金配分の偏りに関するもので，各地域のCUPは有利な配分を要求する一部の地域病院の病院長からの強い圧力に曝されることとなり，その結果，資金配分がそうした圧力の強い病院に偏るという事態が生じてしまいました。また，公立の高次医療機関に財政的困難をもたらしたという批判もあります。これは，患者1人あたりの支払い額が低額に固定されてしまったため，低次の医療機関よりも高度で費用のかかる医療を提供する高次医療機関に赤字経営を強いることになった，というものです。このため，2002年に保健省によって中央危機準備金 central contingency fund が設立され，国が公的医療機関の給与予算を保障するという仕組みが導入されることになりました[68]。

● 得られた教訓

タイでの国民皆保険 universal healthcare insurance の経験は，他の国々にとって多くの教訓をもたらしました。その第1は，低・中所得国では達成不可能と考えられていた国民皆保険が，多くの中所得国でも実現可能であることを示したことです。また，タイの経験からは，保険の加入率を上げることは短期的には容易でも，それを長期的に持続させるためには，政府による持続的な政治的・経済的支援が不可欠であることも示されました。財政改革は時間がかかるものであり，また多くの困難な国家財政改革が必要となります。

タイでの保険加入者の急速な増加はいくつかの問題を含むものでしたが，保健医療財政におけるプライマリケア（一次医療）の重要性を示した点は，他の国々の教訓となるものです。それ以外にも，タイが最初の改革の後に直面した問題，購入者-提供者を分離する「購入者-提供者システム」の導入，プライマリケア契約ユニット（CUP）の創設，そして国民医療保障庁（NHSO）とタイ保健省の間に起きたような，責任の競合 competing responsibilities が生じる危険性なども，重要な教訓となっています[68]。そして，人口構造の変化，非感染性疾患の増加，限られた保健医療予算といった問題に，医療機関がどれほど効果的かつ効率的に対処しえているかを検討することも，タイだけではなく，他の多くの国々にとって重要な課題となっています。

## 医療サービスの外部委託

先述したように，多くの国々で，保健医療システムへのアクセス，カバレッジ，効果，効率を高めるために様々な努力が行われていますが，その1つの方法に，医療サービスを民間あるいはNGOセクターに外部委託（外部契約）contracting-out するという方法があります。これは，政府が医療サービスの"提供者"ではなく，"購入者"となることを意味します。こうした場合には，委託する医療サービス内容を明確に定め，政府が委託費を支払う前に契約に見合う内容のサービスが実際に提供されたかどうかを，個々に検証するようにしなくてはなりません。

外部の民間あるいはNGOセクターに医療サービスを委託する場合の前提は，特に保健医療システムが脆弱な低所得国では，政府が提供するよりも，効果的かつ効率的に医療サービスが提供されるということです。たとえば，アフガニスタンやカンボジアでは，内戦後の混乱期に保健医療システムを再建するために，医療サービスの外部委託が行われていました。

これまで実施されてきた多くの外部委託プロジェクトについて，それぞれで評価が行われていますが，それらがどれほど当初の目的を達成しえたかは，必ずしも明らかではありません。2008年に13の外部委託プロジェクトをレビューした論文では，外部委託が医療サービスのアクセスや公平性の向上，そしてサービスの質や効率の向上にどれほど効果があったかが評価されています[69]。

この研究によって，民間セクターへの委託が医療サービスへのアクセスの向上につながったこと，委託対象とならなかったその他の医療サービスへの利用率が低下したこと，保健医療システム全体への悪影響が生じなかったことなどが示唆されています[69]。

レビュー対象となった13のプロジェクトの中で，貧困層への医療サービスの公平性の向上を目的としたものはわずか2つで，1つは都市スラムの貧困層を対象にしたバングラデシュのプロジェクト，もう1つは貧困層の自己負担を減少させたカンボジアのプロジェクトでした。事業の外部委託は医療サービスの公平性の向上に役立つ可能性があるとこのレビューでは結論づけられています[69]。

レビュー対象となった論文の大半は，外部委託によって医療サービスの質が，公的セクターだけの場合よりも向上したかどうかに注目したものでしたが，この点の評価は難しかった，とこのレビューは述べています。なぜなら，論文ごとに"質"の定義が異なっており，また"質"の計測に用いる明確な指標も存在しないからです。このためこのレビューでは，①外部委託が医療サービスの質に与える影響を厳密に評価するためには，質についての明確な定義とそれを計測する指標の確立が必要であること，②その評価においては，外部委託された医療サービスの利用度も調べる必要があること，そして③かかった経費と医療サービスの質との関連を調べるために，政府が委託先に支払った金額

13プロジェクトのうち5つは医療サービスの効率向上について検討したものでした。その評価では、一部の事例では、外部委託に要した費用が公的セクターで実施する場合よりも少なくて済んだものの、別の事例では逆に、外部委託のほうが余分に費用がかかっていたことから、このレビューでは、外部委託が医療費削減につながるかどうかについて、明確な結論は下せないと述べられています[69]。

以上、このレビューでは、今日までに実施された評価に基づけば、外部委託によって医療サービスへのアクセスや質を向上できる可能性はあるが、質や効率に対する効果の測定が困難であり、この点に関してさらなる研究が必要であると結論されています。

### 成果主義的資金配分

成果主義的資金配分 results-based financing（RBF）は、パフォーマンスベース・インセンティブ performance-based incentives（PBI）とも呼ばれ、成果に応じて支払いを行う様々な財政手法を総称する用語です。RBFは、「事前に定められた目標が達成され、かつそれがデータとして確認された場合にのみ、国あるいは地方政府、医療サービスの管理者や提供者、あるいは医療サービスの購入者や利用者に対して、金銭的あるいは非金銭的な対価を支払うこと」[70, p1]と定義されます。簡単に言えば、第三者によって確認された計測可能な成果に対して、金銭的あるいは非金銭的対価を提供することです。

RBFは、インセンティブを通じて保健医療システムの問題解決を目指すアプローチで、報償 reward とペナルティを使い分けることで、保健医療関係者の行動、そして究極的には健康アウトカムを向上させることを目的とするものです。RBFは、医薬品や医療機器といった"インプット"から、医療施設での出産や妊産婦死亡率の減少といった"アウトプット"へと投資の方向を転換するものと言うこともできます。

近年、各国や開発支援関係者の間で、保健医療分野でのRBFに対する関心が高まっています。それは、RBFが保健医療分野への投資効果を向上させる可能性があるからです。現在RBFは多くの国で、国家の保健医療計画 national health plan における1つの方法として、またミレニアム開発目標 Millennium Development Goals（MDG）の達成を加速させる手段として、広く用いられています。

RBFでは、供給者サイドには提供する医療サービスの量や質の向上を促すインセンティブを与え、利用者サイドには医療サービスの利用を促すインセンティブを与えますが、両方を同時に実施することもできます。また、RBFのインセンティブは、「医療施設（あるいは医療施設のネットワーク）、個々の医療サービス提供者、家庭での決定権者、患者など、様々なレベルに適用することができます」[71, p6]。

RBFではたとえば、供給者サイド（医療従事者もしくは医療施設）では、すべての予防接種を完了した子ども1人、治癒した患者1人、あるいは助産専門技能者による出産の実施1件あたりに対してそれぞれ現金支給を受け、利用者サイドでは、医療施設で出産を行う女性のために交通チケットを支給する、子どもを定期健診 growth monitoring に連れて行くたびに、現金支給を受けるといったことが行われます。供給者サイドと利用者サイドの両方で同時に障壁が解消され、医療サービスの量や質が向上し、かつサービスの需要が増加することが理想的です。たとえば、医療施設での出産を奨励するために、出産に立ち会う助産専門技能者に現金を支給し、施設で出産する妊婦には交通チケットを与えるといった形です。

RBFの核心は支払いがなされる条件を明確に定めた履行契約 performance contract です[70]。履行契約は様々な組織間で締結が可能で、3つのタイプに大別されます。その第1は、開発援助でよく見られる「引き換え払い cash on delivery（COD）」と呼ばれるもので、開発援助組織から対象政府への資金援助の際に用いられます。第2は、医療サービスの質や量の向上を目的とする政府の取り組みなどで用いられる「パフォーマンスベース契約 performance-based contracting/finacing（PBC/PBF）」と呼ばれるもので、支払い機関から医療提供者への医療費の支払いの際によく用いられます。そして第3は、特定の保健医療プログラムに住民の参加を促すための行政的手段として用いられることのある「条件付き現金給付 conditional cash transfer（CCT）」と呼ばれるもので、政府から国民に直接給付が行われる場合に用いられます。

RBFは、理論的に以下の要素に分割することができます[73]。

- インセンティブの受給者
- インセンティブ支払いの対象となる成果（行動、アウトプット、アウトカム）
- 成果の測定と検証のための方法
- インセンティブの性質（大きさ、金銭的か否か、何に使えるものか）

成果主義的資金配分（RBF）では、地域レベルに自律性と柔軟性を与え、地域の創造性やイノベーションを高めて、健康向上につながる方策を地域が自ら開発できるように促すことを重視しています。またRBFで成果や支払いに対する監視、第三者による証明が求められるのは、それによって「国による報告や監視を、適時性、信頼性、正確性の高いものとし」[74]、保健医療システムにおける情報管理を強化することを目指しているからです。

RBFのインパクト評価を行った研究はごくわずかしかなく、一部の研究からは、「報償（もしくはペナルティ）はそれが過剰でない場合にのみ有効であること、インセンティブは健康向上を達成する上で有効な手段であること」[71, p7]が示されています。

一方で、13のRBFをレビューした研究によると、RBF

は，他の形態の投資よりも，保健医療サービスの供給やカバレッジの向上に有効であることが示唆されていますが，これが単に追加投資による効果なのか，純粋にRBFによる効果なのかは，その分析からは明確ではありません。しかもこの分析からは，RBFが医療サービスの質の向上，あるいはその効果や効率の向上につながったかどうかも明らかになっていません[75]。

しかし，「条件付き現金給付(CCT)プログラム」のなかには，貧困撲滅のための革新的手法で，かつ有効であることが広く認められているものがあります。たとえば，ブラジルのBolsa Familiaは1,100万家庭を対象とした貧困撲滅を目標とする家族給付金プログラムfamily stipend programですが，このプログラムは子どもの健康の促進，栄養改善，そして女性のエンパワーメントに有効で，かつ貧困を81％も減少させたと評価されています[76]。また，メキシコのCCTであるOportunidadesでは，家庭所得の増加，就学児童の増加，そして全年齢にわたって参加者の健康状態と栄養の改善がみられています[77]。

またルワンダでは，ヘルスセンターで提供される医療サービスに対して，その質も加味した出来高払いの診療報酬制fee-for-serviceが導入され，有望な結果が得られています。2010年に公表された評価によれば，このモデルによって以下の成果が得られたと報告されています[78]。

- 医療施設出産の21％の増加
- 2歳未満の子どもに対する予防的検診の64％の増加
- 2～5歳までの子どもに対する往診の133％の増加
- 出生前ケアの質の向上

このインパクト評価では，インセンティブが条件付き給付でなかったら，こうした成果は得られなかったことが示されています。しかし，こうしたプログラムも，丁寧にデザインされ実施されなければ逆効果になるおそれがあります。たとえば，汚職や，いたずらに利益を追求したり，インセンティブがないと必要な医療行為をしない，といった態度が生じれば，プログラムの意義は著しく損なわれてしまいます。また，どのようなサービスにインセンティブを付与するかの選択も大切で，サービス間に下手にインセンティブの差をつけると，重要な医療サービスの提供が妨げられることもあります[79]。

成果主義的資金配分(RBF)の持続可能性については問題も指摘されています。その第1は，RBFが複雑でその設計に12～18か月も要すること[80]，第2は，RBFプロジェクトを軌道に乗せるには多くの専門家の関与が必要で，そうした専門家の数が限られていること，そして第3には，財政的な持続可能性に慎重な検討を要することです。資金投入の程度や取引コストtransaction costはRBFのデザインによって異なりますが，アフガニスタンにおけるUSAID REACHプログラムの例では，RBFでは1人あたり年間4.82米ドルもの費用がかかると見積もられています[81]。この額は，保健医療セクターの予算の乏しい低所得国にはかなり厳しいものです。

RBFの費用対効果に関する研究はごく限られていますが，その効果に疑問を呈しているものもあります[82]。たとえば，ある系統的レビューでは，「条件付き現金給付プログラムは，予防的サービスの利用促進や，ときには健康向上にも有効であることが示唆されているが，その有効性について，また，有効であるためにはどの要素の役割が重要なのかについては，さらなる研究が必要である」[83, p1900]と指摘されています。

さらに，2012年に9つのRBFを分析した別の系統的レビューでも，エビデンスの質が低いため，RBFの効果については意味のある結論を引き出すことはできなかったと述べられています[84]。何よりも必要なのは，特に需要サイドと比較する際の，供給サイドにおける費用対効果に関する情報であり，またどの程度の現金給付が適切であるかについてもさらなる研究が必要とされています[85]。無条件の現金給付と条件付き現金給付との費用対効果の違いについては，最近多くの研究が行われつつあります。

RBFは費用対効果や持続可能性以外にも，多くの困難に直面しています。その中でも，保健医療システムを分権化して地方のヘルスセンターに財政的自律性を持たせることは，特に困難です。なぜなら，自律できるためには健康管理情報システムhealth management information systems(HMIS)，財政管理，研修などを含めた地域レベルでの能力向上が必要となるからです。

## 医薬品

### ●医薬品の重要性

医薬品はどの国の保健医療システムにおいても重要な役割を担っています。多くの疾患の治療に医薬品は不可欠であり，人々は収入のかなりの割合を医薬品に費しており，また国レベルでも，医薬品は保健医療分野の予算のかなりの割合を占めています。たとえば，総保健医療支出total health expenditureに占める医薬品費の割合は，高所得国では約20％，低所得国では約30％と推定されています[86]。

医薬品に関する国の責任について簡単に言えば，政府は国民にとって重要な疾患の治療やコントロールに必要でかつ質の高い医薬品を，必要なタイミングで調達できなければならないということです。加えて，それらが必要とされる場所に届けられ，安全に備蓄され，かつ適切に処方や調剤され，適切に服用されるようにもしなければなりません。本節では，保健医療システムにおける医薬品の役割に関わる主な問題，適切な医薬品を適切な価格で調達することに伴う重要な問題，医薬品の適切な管理や使用に関する問題の一部について手短かに検討します。

### ●必須医薬品と偽造医薬品

国は医薬品の供給について効果的かつ効率的に管理しなければなりません。実際，歴史的には多くの国々で，必ず

しもその国に必要ではない様々な医薬品が購入されたという事実があり，またそれらを最も適切な価格で調達することにも失敗が繰り返されてきました。

こうした事実を踏まえ，WHOは必須医薬品essential medicine/drugのリストを作成し，適切な医薬品がより適切な価格で調達できるよう支援してきました。その大きな目的は，国やその保健医療システムが，最も必要とされる医薬品を可能な限り安い価格で，かつ最も効果的・効率的に調達できるように支援することにあります。この取り組みは1977年に始まり，多くの国がこの必須医薬品アプローチを採用することで，低コストで，健康向上を達成できるようになっていきました[87]。

調達される医薬品は当然，その品質がある水準を満たすものでなくてはなりません。品質の低い医薬品は，"益"どころか"害"を及ぼす可能性があり，また低品質の医薬品を購入することは，個人にとっても国家にとってもお金の無駄になるからです。

国内で販売される医薬品の安全性と効果を保証するために，国は優秀な規制機関を備える必要があります。米国食品医薬品局Food and Drug Administration（FDA）はその典型で，オーストラリア，欧州連合，インド，日本にも類似の組織があります。しかし多くの低・中所得国には，そうした機関を設立するだけの資金的余裕がないのが現状です。

このような機関の欠如にも関連しますが，現在一部の国では偽造医薬品spurious, falsely labeled, fake, or counterfeit medicines（SFFC）の蔓延が問題となっています。偽造医薬品とは，有効成分を全く含まないか，微量もしくは過剰に含有し，見た目や味，包装がしばしば本物そっくりに作られた製品のことです。米国FDAはグローバル市場の医薬品の10〜15％が偽造医薬品であると推定しており，低・中所得国の中にはそれが50％を超える国もあると推定されています[88]。

偽造医薬品の流通元の1つが，「インターネット薬局internet pharmacies」で，そこで販売される医薬品の50％以上が偽造医薬品です。偽造医薬品の主な動機は金儲けであり，そうした医薬品の販売は世界的に違法とされているにもかかわらず[90]，グローバル市場の規模は，2010年に750億米ドルにものぼると推定されています[89]。

2010年にWHOは偽造医薬品（SFFC）に関するワーキンググループを立ち上げました。このワーキンググループは世界中で偽造医薬品に関するデータや情報を収集しており，それによれば驚くべき量の偽造医薬品が，グローバル市場に出回っていることが示されています[91]。以下はそのほんの一例です。

- 2009年，中国で通常量の6倍もの量が含まれる糖尿病向けの伝統薬によって2人が死亡，9人が入院した。
- 2011年，ケニアで3,000人のHIV患者が受け取った抗HIV薬Zidolam-Nが偽造医薬品であった。
- 2012年，米国で19の医療機関で用いられていたAvastin（がん治療に広く用いられる薬）が偽造医薬品であった。

SFFCワーキンググループは，偽造医薬品が市場に出回ることを防ぐため，監視や規制システムに関する勧告を出し続けています。これらの勧告はワーキンググループの前身であるIMPACT（国際偽造医薬品対策タスクフォース）の勧告をもとにしたもので，以下のような内容が含まれています[92]。

- 偽造医薬品の販売阻止に向けての確固たる政治的意志と罰則の強化
- 違反の摘発と規制の執行を行うための行政上，運用上の手段
- 正規の販売ルート以外で医薬品を購入することの危険性を，医療サービス提供者や一般の人々に啓発することの重要性

偽造医薬品の問題については，NGO・製薬企業・保健医療サービス事業者・合法的なインターネット薬局で構成される組織と，患者アドボカシー団体が協働して行っている「Fight the Fake」という国際的キャンペーンがあります[93]。この団体は，正規の販売ルート以外で医薬品を購入することの危険性を市民に啓発することに加え，政府関係者などのステークホルダーにこの問題に対する認識を深めてもらうことを目的に活動を行っています[93]。この団体は携帯電話を利用した技術を導入することで，偽造医薬品摘発の強化に努めています。それによれば，偽造医薬品が最も多いのは抗菌薬であり，薬剤耐性菌の増加にも深刻な影響を与えていることが示唆されています。

● 医薬品の適正価格での提供

製薬企業は医薬品を開発・製造・流通する企業で，ほとんどが営利企業です。医薬品の開発には候補となる分子化合物の発見から，安全性や効果検証のための臨床試験に至るプロセスが必要で，高額な費用がかかり1つの医薬品の開発に要する費用は，15億米ドルにものぼります[94]。こうした開発コストが医薬品，特に新薬が高価な原因であり，販売上で大きな障壁になっています。

製薬企業は営利組織であり，存続するためには利益を上げ続ける必要があります。新薬の開発と販売を促すために政府は一般に，真に新しいと認められる製品に対して「特許patent」を与え，一時的な独占を認めています。特許を取得した医薬品は，特許取得者だけが製造・販売することができます[95]。特許には，このようにイノベーションを促す効果がありますが，その反面，低・中所得国には購入不可能ほど高額なものにしてしまうという側面があります。

必須医薬品アプローチ以外にも，医薬品を低・中所得国にとって入手しやすくするための取り組みが数多くなされています。たとえば，多くの製薬企業が一部の貧困地域に

おいて低価格で販売し，また貧しい国々やグローバルヘルスキャンペーンに医薬品を寄付しています。また，数多くの製薬企業が長期間にわたって「顧みられない熱帯病 neglected tropical diseases (NTD)」の薬を寄付し続けています。

また多くの製薬企業が段階的プライシング tiered pricing を採用しており，それぞれの国の所得水準に合わせて価格を調整した上で医薬品を販売しています。しかしこれについては，個人が入手可能なレベルにまで価格が下げられていない，構造的な問題に対する対症療法的な対応に過ぎないという批判がしばしばなされています[96]。

様々な組織が，低・中所得国に対して手ごろな価格で良質な医薬品を入手できるように支援しており，たとえば世界抗結核薬基金 Global Drug Facility (GDF)[97]，グローバルファンド（世界基金）Global Fund to Fight AIDS, Tuberculosis and Malaria (GFATM)[98]，米国大統領エイズ救済緊急計画 President's Emergency Plan for AIDS Relief (PEPFAR) と協同関係にある Supply Chain Management System (SCMS)[99]，UNITAID（ユニットエイドと読む）[100]，クリントン財団 Clinton Foundation[101] などが，低・中所得国で必要な，抗HIV薬のような一部の医薬品の価格低下交渉を支援してきました。

一方，「知的所有権の貿易関連の側面に関する協定 Trade-Related Aspects of Intellectual Property Rights (TRIPS協定)」のようないくつかの国際貿易協定に対しては，低・中所得国の医薬品へのアクセスを強く阻害するものだとして強い批判があります。しかし，この協定では，公衆衛生上の危機に直面した場合には，特許を有する製薬企業の許可なしに，ジェネリック薬の製造と流通を認める"強制実施権 compulsory licensing"を国家が発動することを認めています[102]。たとえば2007年にタイは，心臓病薬であるプラビックスに対して強制実施権を発動し，プラビックスのコストを1錠あたり2米ドルから0.2米ドルに下げることができると見積もりました[103]。強制実施権は，抗HIV薬に対してブラジル，南アフリカ，マレーシアなどで発動されたことがあります[104]。

UNITAIDが出資している「パテントプール patent pool」も，ジェネリック薬の生産を可能とする1つのアプローチです。パテントプールとは，特許保有企業が低・中所得国向けに医薬品を製造する場合に限って，ジェネリック薬の製造企業に使用を認める抗HIV薬の特許を集めたものです。

●医薬品のサプライチェーン

国は，必要とする患者に，必要な時に，手ごろな価格で提供できるような医薬品のサプライチェーンを整備する必要があります。サプライチェーンの途絶は，深刻な，あるいは破局的な事態を引き起こす可能性があります。たとえば結核治療が中断すれば，薬剤耐性菌の出現を促すばかりか，患者が死亡することすらあります。

医薬品のサプライチェーンには下記のようにいくつかの要素があり，様々な関係者が含まれます[105]。

- 製造：必要な原料や医薬品を製造する企業
- 調達：保健省，政府調達機関，国の医薬品調達を支援するUNICEFのような公的機関やIDA FoundationやCrown Agentsなどの民間機関
- 配送：国・地方・地域レベルでの医薬品の配送に関わる機関・業者
- 備蓄：医薬品を安全に備蓄するのに必要な国・地方・地域レベルでの倉庫
- 提供：医薬品を発注し処方する保健医療サービス提供者

不幸なことに多くの低・中所得国には，必須医薬品のサプライチェーンを効果的に管理するのに必要な能力が備わっていません。サプライチェーンを効果的に運用するには，在庫管理や発送された医薬品の追跡，また適切なタイミングで医薬品の注文などができる熟練したスタッフや，それを支える管理システムの存在が必要です。多くの国では，ポリオ・インフルエンザ・肝炎のワクチンのように2〜8℃で冷蔵保存される必要がある医薬品を含め，医薬品やワクチンを適切に保管する施設も不足しています[106]。

しかし，現在多くの低・中所得国が，医薬品のサプライチェーン管理向上のための対策に乗り出しています。これらの国では，サプライチェーンの組織化，スタッフの訓練，調達を円滑にするための法的環境の整備に着手しており，一部の国ではそのための革新的なアプローチを模索しています。

たとえば，タンザニア政府の医療品調達部とコカ・コーラ社は2010年に，世界基金と協同して[107]，タンザニアでの必須医薬品のサプライチェーンを強化するProject Last Mileと呼ばれる事業を開始し，2011年からは，イェール大学もこの取り組みに参画しています。この取り組みは，コカ・コーラ社の持つ強力なサプライチェーンとその管理能力を利用し，必要な場所に必要な時に手ごろな価格で医薬品を届けようとするものです。タンザニアでの成功に基づいて，Project Last Mile は2019年までにアフリカの10か国で展開されることになっています[108]。

●医薬品の適正使用

国が，適切な医薬品を，適切な場所に，適切なタイミングで，かつ適切な価格でたとえ届けることができても，それが真に必要としている人々に適切な形で投薬されなければ意味がありません。事実，全処方薬の約半分が不適切に処方されていると推定されており，また適切に処方されても，半数の患者でしか適切に服用されていないという報告もあります[109]。

したがって，適切な医薬品の使用はグローバルヘルスの重要な課題であり，WHOは適切な使用を推進するために必要な手段として，以下の点を強調しています[109]。

- 医薬品使用に関する規則を定める規制部局を設立する。
- WHOや他の機関から出されている臨床ガイドラインに従う。
- 国の必須医薬品リストを開発する。
- 医薬品使用と処方を監視する委員会を病院や地域に設立する。
- 問題解決型カリキュラムを医療トレーニングに導入する。
- 医療提供者に、医薬品に関する継続的な教育の実施を求める。
- 医薬品の使用状況の監督や施設の監査を行い、その結果をフィードバックする。
- 医薬品について、製薬企業以外からの情報も利用する。
- 医薬品の使用に関する公的な教育を広く実施する。
- 医薬品の使用に対する金銭的インセンティブの使用を避ける。
- 医薬品に対する適正な規制を実施する。
- システムの運用に必要な適正な数の人材や医薬品を確保する。

どこの国でも、医薬品の適正な使用は大きな問題となっており、低・中所得国では特に深刻です。これは、医学的技量の不足による誤診や処方の誤り、あるいは儲け優先の過剰処方などによるものです。患者が必要のない医薬品を要求することもあり、また患者が不快な副作用のある薬の長期服用などに耐えられないために治療が中断するという問題もあります。

医薬品の適正使用の推進は、医学的のみならず、経済的にも大きなメリットがあります。たとえば、セネガルでは的確な診断と抗マラリア薬のアルテミシニン併用療法 artemisinin combination therapy（ACT）によって、マラリアの低減に成功しており[109]、また、2007年にはそれまで主として臨床診断に頼っていたマラリアの診断に、低コストの迅速診断検査を導入し[109]、その結果 ACT が確定診断例にしか用いられないようになり、ACT の過剰使用の抑制と、不要なコストの削減に成功しています。

タイの Antibiotics Smart Use プログラムでは 2007〜2012 年にかけて、治療成功率を高く保ちつつ、抗菌薬の使用を削減することに成功しました[109]。これは、タイの食品医薬品局による医療従事者に対する合理的な抗菌薬使用の教育や、患者向けに読みやすいパンフレットを作成するなどの努力の成果であり、その結果、地域病院 community hospital における抗菌薬の使用は 18〜23%、一次医療機関では 46% も減少したと報告されています[109,110]。

## 必須外科治療

### ●必須外科治療の相対的な軽視

外傷、悪性腫瘍、先天異常、妊娠合併症、白内障、緑内障、周産期合併症など多くの不健康状態には外科的処置が必要です。しかしこうした手術は、低所得国あるいは低中所得国 low-middle-income countries ではしばしば手技が不十分で、かつ必要な時に利用できないことが少なくありません。しかも、つい最近までこれらの国々では、こうした外科的処置の必要性に対してあまり関心が向けられてきませんでした。これは、これまでの国や援助パートナーの関心のほとんどが、女性や子どもの健康、感染症のコントロールに向けられていたからです。

しかし、ここ10年ほどの間に、外科治療が低所得国あるいは低中所得国において、費用対効果が高く、死亡や障害を減らすことのできる有効な手段として注目されるようになってきました。2006年に出版された Disease Control Priorities in Developing Countries, Second Edition (DCP2) という重要な本には、必須外科治療 essential surgery の項目があり、その第3版（DCP3）ではそれ以前の知見を踏まえて、必須外科治療の必要性やその費用対効果をさらに検討し、そうした外科治療の質やアクセス、アウトカムを向上する上で、低所得国あるいは低中所得国が取りうる手段について記述しています。また最近、Lancet 誌はグローバルサージェリー委員会を設置しています。

以下、本項では DCP3 の「必須外科治療」の章で述べられている内容を、最近 Lancet 誌に掲載されたその要約に基づいて概観します。

### ●必須外科治療とは何か？[111]

必須外科治療という用語は、一般的な用語ではないため、それに関連する文章をまず引用しておくことにしましょう。

> "必須外科疾患 essential surgical disorders"とは、主として外科的治療（手術やその他の外科的ケア）を要し、放置されれば健康に重大な影響を与え、かつ途上国でも実施可能で費用対効果の高い外科的治療（手術やその他の外科的ケア）によって治療しうる疾患（傷害を含む）[111, p2210]。

ここで言う、「外科的ケア surgical care」には、手術が必要かどうかの評価を含む術前ケア、安全な麻酔、術後ケアが含まれます。つまり"必須外科治療"とは、必須外科疾患の治療に必要な外科的ケアということになります。

表 5-9 は、各領域の必須外科治療に含まれる内容と、その実施のために低所得国あるいは低中所得国が目指すべき保健医療システムの水準を示したものです。

### ●疾病負荷

上述した必須外科治療が広く普及すれば，低所得国あるいは低中所得国の全死亡の約6.5％が予防できると推計されています。

しかし，こうした推計を行うにはデータが大きく不足していること，また必須外科治療の実施によって予防しうる死亡の割合は，必須外科治療へアクセスできない人々の人口割合に大きな影響を受けることに留意しておく必要があります。

### ●質の高い必須外科治療へのアクセスの格差

全世界の手術のうち，世界人口の35％を占める低所得国あるいは低中所得国で行われている手術は，そのわずか約3.5％に過ぎませんが，この数値は，これらの国々における熟練した人材，医療施設，医療機器の不足を考えれば，驚くにはあたりません。たとえば，米国における人口10万人あたりの一般外科医と麻酔科医の数は，低所得国のそれぞれ60倍以上，100倍以上にもなります。比較的富裕な低中所得国と比べても，一般外科医と麻酔科医はそれぞれ6倍以上，2倍以上になります。また，米国における人口10万人あたりの手術室数は，サハラ以南アフリカや南アジア諸国の10倍以上にもなります。

また，外科的ケアの質にも国家間で格差があり，帝王切開による合併症や死亡のリスクはスウェーデンと比べると，南アジアでは6〜10倍，サハラ以南アフリカでは100倍になります。麻酔合併症に関連する死亡については，低所得国あるいは低中所得国では，高所得国に比べて5倍以上と見積もられています。

### ●アクセスや質の格差を縮める

長期的に見れば，低所得国あるいは低中所得国自身が必須外科治療を実施できる外科医を養成できれば，それに越したことはありません。事実，ガーナなど一部の国ではそうした取り組みに大きな前進が見られています。

しかし，最貧国で熟練した外科医を必要な数だけ養成するには，非常に長期間を要することは明らかです。したがって当分の間は，いわゆる「タスクシフトtask shifting」によって，不足を補完する必要があります。「タスクシフト」とは，医師ではない医療従事者や内科医が外科治療を行うことを意味し，白内障手術や帝王切開といった手術では，外科医が行うよりも費用対効果が高いことが，ブルキナファソ，モザンビーク，タンザニアなど多くの国々から報告されています。

ベトナムなど一部の国では，WHOが作成した第一次医療機関での外科的ケアや緊急・必須外科治療に必要なインフラに関するガイドラインに沿った取り組みが行われ，機器や資材の整備に重要な進展が見られています。

年々，ユニバーサルヘルスカバレッジ（UHC）の実現に取り組む国が増加しており，必須外科治療がそうしたプログラムに含められれば，必須外科治療に対する人々のアクセスはもっと向上することになります。

必須外科治療の実施に必要な資源が不足する貧しい国々では，ケアの質の問題に対処することは簡単なことではありませんが，多くの国で，質向上のための様々な取り組みが行われ，持続可能な優れた成果があげられています。これらの取り組みは複雑でも高価でもなく，たとえば手術の安全に関するWHOの19のチェックリストを利用するだけでも，あらゆる所得レベルの国で，待機的手術 elective surgery（緊急でない，選択的な手術）と緊急手術のアウトカムの向上が認められています。

多くの高所得国では，ケアの標準化，患者の呼吸，酸素飽和度，毛細血管の血流の注意深いモニターなどにより，麻酔に伴う合併症の減少に成果を上げており，それには，患者の酸素飽和度を測定するパルスオキシメータなどの医療機器の導入が貢献してきました。したがって，低価格のパルスオキシメータなどの医療機器が開発され，利用できるようになれば，途上国における麻酔の質と安全性の向上に大きく役立つと思われ，現在そうした取り組みが進められています。

### ●必須外科治療のすぐれた費用対効果

必須外科治療は費用対効果の高いことがいくつかの研究で示されており，事実，必須外科治療の内容に含まれる一部の外科処置の費用対効果は，DALYに換算した場合，グローバルヘルスで重要などのような介入にも劣らないことが明らかにされています。たとえば，口蓋裂修復手術，鼠径ヘルニア手術，白内障手術，帝王切開の費用対効果は，ビタミンA補充療法とほぼ同等で，経口補水液療法や抗HIV療法よりも高いことが示されています。

必須外科治療は，一次，二次，三次のどの医療レベルでも費用対効果が高いことが知られていますが，一次医療レベルで用いられる場合に，特に高いことが示されています。

### ●結　論

低所得国あるいは低中所得国は，必須外科治療の普及に努力する必要があります。長期的には，そうした治療には十分に熟練した医師が携わるべきですが，当分の間は，医療機器や資材およびケアの質や安全性に関するWHOのガイドラインに従いつつ，タスクシフトを活用するのが現実的と思われます。そうした取り組みが広がっていけば，かなりの死亡やDALYを適切なコストで回避できるはずです。最近，「顧みられない熱帯病 neglected tropical diseases（NTD）」に注目が集まりつつありますが，必須外科治療についてもその必要性についての理解が深まり，それに必要な取り組みを始める国々が増加することが望まれます。

表 5-9　必須外科治療の内容

| | 手術が実施される場所 | | |
|---|---|---|---|
| | コミュニティの施設とプライマリヘルスセンター | 一次レベルの病院 | 照会病院や専門病院 |
| 歯科手術 | 抜歯<br>歯科膿瘍のドレナージ<br>齲蝕治療 | | |
| 産科婦人科,家族計画に関する外科処置 | 通常分娩 | 帝王切開<br>吸引分娩術,鉗子分娩術<br>異所性妊娠<br>用手吸引分娩,拡張,搔爬<br>卵管結紮術<br>子宮破裂や難治性分娩後出血に対する子宮摘出術<br>子宮頸部前がん病変に対する酢酸目視検査や凍結療法 | 産科瘻孔の修復 |
| 一般外科 | 表皮膿瘍のドレナージ<br>男性の包皮切除術 | 穿孔修復(消化性潰瘍穿孔,腸チフス回腸穿孔など)<br>虫垂炎<br>腸閉塞<br>人工肛門造設<br>胆嚢疾患(急性胆嚢炎への緊急手術も含む)<br>ヘルニア(嵌頓を含む)<br>水瘤切除術<br>尿管閉塞への治療<br>導尿法や恥骨上膀胱造瘻(皮膚から膀胱への管) | |
| 外傷 | 基本的救命器具を用いた心肺蘇生法<br>裂傷縫合<br>転位のない骨折の管理 | 外科的気道確保を含めた高度救命器具を用いた救命処置<br>胸部造瘻(胸腔ドレナージ)<br>救急腹壁切開<br>骨折整復<br>開放骨折の洗浄とデブリドマン<br>創外固定器の配置,牽引の使用<br>焼痂切開術,筋膜切開術(浮腫の圧力を開放するために収縮組織を切開すること)<br>外傷関連の四肢切断<br>皮膚移植<br>穿頭孔 | |
| 先天性 | | | 唇裂口蓋裂の修復<br>内反足の修復<br>水頭症のシャント<br>肛門直腸の奇形とヒルシュスプルング病の修復 |
| 視覚障害 | | | 白内障摘出と眼内レンズの挿入<br>トラコーマに対する眼瞼手術 |
| 非外傷性の整形外科 | | 化膿性関節炎のドレナージ<br>骨髄炎のデブリドマン | |

出典：Debas, H. T., P. Donkor, A. Gawande, D. T. Jamison, M. E. Kruck, and C. N. Mock, editors. 2015. Essential Surgery. Disease Control Priorities, third edition, volume 1. Washington, DC: World Bank. doi: 10.1596/978-1-4648-0346. License: Creative Commons Attribution CC BY 3.0 IGO.

# ケーススタディ

先述したように，多くの国で，保健医療セクターが直面する様々な課題に対する取り組みが行われています。これらの中の成功事例に共通することは，いずれもコミュニティベースの取り組みであることです。ここでは3つの事例を紹介します。

その第1は，バングラデシュで下痢症による死亡率の低下に成果を上げた有名なBangladesh Rural Advancement Committee（BRAC）の取り組みです［訳注：BRACは2017年のNGO Adviserによる国際NGOランキングで1位にランクされています。なお，2位は国境なき医師団です］。BRACが始めた介入は他国でも実施可能であることが示されており，低・中所得国の貧しい人々向けの医療サービスの向上について数多くの重要な教訓をもたらしました。第2，第3の事例は，保健医療システムの効果と効率を高めるために行われたアフリカでの興味深い取り組みです。これらは本書の執筆時点ではまだ規模も小さく，十分な評価がなされたものではありませんでしたが，これが拡大されれば，重要な取り組みとなることが予想されたため，あえて取り上げることにしました。

第2の事例は，ビタミンAとオンコセルカ症（河川盲目症）onchocerciasisに関するもので，複数のプログラムを統合することで，より効果的・効率的にサービスを供給しようとするアフリカの多くの国の取り組みです。第3の事例は，貧困層に最も多い疾患に対する保健医療費の支出を特に増やすことにより，健康アウトカムの向上を目指したタンザニアでの試験的プロジェクトに関するものです。

## 事例1─バングラデシュにおける下痢症との闘い

### ●はじめに

バングラデシュでは，下痢症は小児の罹病と死亡の主要な原因の1つです。2歳未満の小児では特に下痢症の頻度が高く，かつ重症化や死亡に至りやすい疾患です。下痢症は水分や電解質の喪失を招き，放置すれば脱水状態に陥って死亡の原因となるため，水分や電解質を補給することが不可欠です。

### ●介　入

BRACは，バングラデシュで活動する健康とコミュニティ開発を専門とする重要なNGOです。1980年にBRACは，特別な道具を使うことなく，誰にでも簡単にできる経口補水液oral rehydration solution（ORS）の調合法を普及するための大規模な介入事業を実施しました。この事業で，BRACは母親たちに経口補水液の調合法と下痢症の子どもに経口補水液を投与する必要性に関する教育に取り組みましたが，そこで懸念されたのは，人口の80％が読み書きができない状態では母親たちが適切に調合できず，下痢症の治療どころか，むしろ高ナトリウム血症を生じさせてしまう危険があることでした。

BRACはその経口補水液教育プログラムで，10の健康メッセージを伝えました。その中の1つが，身近にある材料と容器を用いてどのように経口補水液（ORS）を調合するか，ということです。ORSは"3つまみthree-finger pinch"の普通の食卓塩と"ひと握りone fistful"の未精製の黒砂糖とを，どの家庭にもある容器（467 mL）に入れ，容器の半分量の水に入れて，よくかき混ぜることで作ることができます。この食塩–砂糖溶液は作るのが簡単な上，安価・安全かつ効果的で，材料もどこででも入手することができるものです[112]。

女性の保健医療従事者は，経口補水液ワーカーoral rehydration worker（ORW）と呼ばれるほど補水液の調合について訓練されており，チームを組んで各村の家々を訪問しては，すべての世帯の女性や母親に絵で説明が書かれたフリップチャートを用い，ORSの調合や下痢症の管理に関する10の重要なポイントを教育して回りました。訪問の最後には各ポイントについての問題を出し，メッセージが理解されたことを確認しました。この教育で最も重要なことは，ORWの直接の監督下で母親に実際に経口補水液を調合してもらったことです。ORWは水の量が正しく測定されていることを確かめるために，計量の手順を確認した上で，対象者に調合プロセスを何度か繰り返してもらいました。ORWのチームは約2週間ごとに場所を変えて，説明して回りました。

### ●インパクト

この経口補水液ワーカー（ORW）による訪問教育は，バングラデシュの一部の部族の住む地域を除くすべての村で行われました。その結果，1,200万世帯がこの教育を受け，1世帯で複数の女性が教育を受けた世帯も少なくありませんでした。後の調査で，90％以上の女性が経口補水液（ORS）についての知識があり，かつ調合することもでき，そして実際に調合されたORSの約90％が安全で有効なものであったことが確かめられています。また，BRACがこのプログラムを始める以前は，バングラデシュの人々にはORSに関する知識がほとんどなく，地方部ではORS用のパックは入手できませんでした。しかし，1980年代半ばからORSパックの販売量が増え，その後の10年間で，軽度・中等度・水様・非水様のすべての下痢を含めると，下痢症の約50％がORSによって治療されたと推定されています[113]。また，母親たちに対する経口補水療法の教育が始まって10～15年経過した1990年代半ばに行われた別の研究では，バングラデシュの11～12歳の子どもの70％以上が，経口補水療法による下痢の治療を知っていることが明らかにされています。

## ●コストと利益

BRACはこの事業を実施するにあたって，自らの財源以外にOxfam，英国政府，スウェーデンのFree Church Aid，スイス政府の援助機関，そしてUNICEFからの資金援助を受けました。支援総額は約930万米ドルで，1世帯に経口補水療法を教育するのに要した費用は1回につき0.75米ドルと見積もられています。

## ●得られた教訓

このBRACの介入事業によって，適切な教育さえ受ければ，母親たちにはその識字能力にかかわらず健康行動を改善する力があることが明瞭に示されました。BRACが事業を始めた時点は，読み書きのできない母親に，材料の計り方や調合法を教えることは難しいだろうというのが一般的な見方でした。BRACが選んだ方法は女性にとって何ら目新しいものではなく，単に彼女らが普段，料理で行っていることに過ぎず，教育も日常的な生活環境の中で行われ，材料も普段使っているものが用いられました。また，教育はグループで行われたため，お互いに教えあうなど，1人で学ぶよりも学びやすい雰囲気の中で行われました。

プログラムの評価から，この事業を成功に導いたいくつかの要因が明らかになっています。その第1は，介入〔経口補水液（ORS）の調合法〕が比較的単純で，一度教えればその後の援助を必要としなかったこと，第2は，安価で，各世帯は塩と砂糖を買う以外の支出を必要としなかったこと，第3は，学ぶ内容やメッセージが，子どもの世話や料理といった女性たちがすでに持ち合わせている知識やスキルに基づくもので，文化的にも受け入れられやすかったこと，第4は，大規模なプログラムにもかかわらず運用体制がしっかりしており，厳格な監視のもとに行われたこと，そして，第5は，アウトカムとその目標が明確で，組織をあげて取り組んだことです[113]。

NGOはしばしば，一部の特殊な集団を扱ったり，プロジェクトもパイロット規模で終わってしまうことがありますが，BRACの取り組みは，NGOがパイロット規模を超えて大きく拡大していく能力があることを示しました。しかしそのためには強力な監視体制，指導者の執行能力，そして地方レベルでの柔軟性と自律性が必要になります。また，BRACの事業では，成果主義の賃金制度がとられましたが，この方式は成果の上がらない職員は「解雇し，他の仕事に回すことはしない」という雇用形態がとれる場合にのみ可能な方法です。測定が比較的簡単で，明確に定量化できるアウトカムや，それを独立して監視する機関も必要です。最後に，男性と女性を戦略的に雇用することも重要です。この事業では，女性従事者が家庭訪問を行って女性からの信頼を獲得し，男性従事者は男性が多く集まるところに出向いて話をするという方式がとられました。

## 事例2―草の根レベルでサービスを統合する

### ●はじめに

多くの国の保健医療システムが直面している問題は，特にアクセスの困難な地域において，どのように医療サービスを，効果的かつ効率的に供給するかということです。問題はこれらのプログラムが，しばしば「垂直的vertical」な方法で行われることにあります。"垂直的"とは，それぞれのプログラムが独立・並行して行われることを意味し，管理運用・スタッフ・資金獲得・調達などすべてが"プログラム別"に行われ，極端な場合にはそれぞれ独立の施設を持つことさえあります。保健医療システム全体が極めて脆弱な場合には，垂直型の管理運用が避けがたいこともありますが，ほとんどの高所得国の保健医療システムのように，複数のプログラムを統合的に実施するほうがはるかに効率的です。ここで紹介する事例は，ビタミンAプログラムとオンコセルカ症プログラムを統合しようとする，アフリカの多くの国々における取り組みで，ビタミンA剤とオンコセルカ症onchocerciasisの治療薬の配布を統合することによって，それぞれのプログラムの効果と効率だけではなく，保健医療システム全体の効果と効率を高める努力がなされています。

ビタミンA欠乏は，世界中の低・中所得国における5歳未満児の死亡[114]，失明そして感染症の重要なリスク要因となっています。2001年には，全世界で1億4000万人の前学童期の子どもと700万人の妊婦がビタミンA欠乏症を患っていたと推定されています。このビタミンA欠乏症には，ビタミンA補充療法vitamin A supplementationが有効で，子どもの生存率を高める効果のあることが確かめられています。このプログラムが始まったとき，サハラ以南アフリカの子どもの40％以上がビタミンA欠乏症を患っており，ビタミンA補充療法の普及によって，サハラ以南アフリカだけで，64万5000人の子どもの死を回避できると推定されていました[115]。

一方，オンコセルカ症は失明の原因となる感染症として世界第2位の疾患で，サハラ以南アフリカの多くの地域で，風土病的endemicに蔓延しています。この疾患は，フィラリアである*Onchocerca volvulus*という寄生虫によって生じ，この寄生虫はブユを介して人間に感染します。2005年の推計[116]では，アフリカ全体で3,700万人が感染しており，約27万人がそれによって失明したと推定されています。しかし，オンコセルカ症は単に失明だけではなく，皮膚の損傷，筋骨格異常，体重減少，免疫機能障害，そして一部ではてんかんや成長遅滞を引き起こします。オンコセルカ症は，政府の医療サービスが届かない遠隔の地域によく見られます。

オンコセルカ症の治療には，イベルメクチンが最もよく用いられており，通常はコミュニティベースのプログラムを通じて供給されます。これは，ボランティアを訓練し，

コミュニティの他の人々にオンコセルカ症とその治療法についての教育や、適切な対象者に15～20年にわたって年に1回、イベルメクチンの配布を依頼するというプログラムです。

## ●介　入

サハラ以南アフリカでは、ポリオ根絶が進展するに従って、一部の政府はNational Immunization Days (NID) [訳注：特別の日を設けて、ポリオワクチンの集団予防接種を行うキャンペーン] を徐々に廃止するようになりました。このNIDには、ビタミンA補充療法のキャンペーンが組み込まれていたため、その結果、5歳未満児に対するビタミンA補充療法の普及が滞るという事態が生じてしまいました。そこで、ナイジェリアやカメルーンでは、ヘレンケラー財団Helen Keller Internationalの支援を得て、ビタミンA補充療法プログラムとコミュニティベースのオンコセルカ症治療薬配布プログラムを統合することで、この問題の解決を試みました。両国とも、この取り組みが開始されたとき、小児のビタミンA欠乏症の割合は、ナイジェリアでは25％[117]、カメルーンでは40％[118]という非常に高いレベルに達していました。

2つのプログラムの統合は、いくつかの理由から合理的と考えられました。第1はイベルメクチンもビタミンA剤も、訓練を受けたボランティアによる配布が比較的容易だったこと、第2はどちらの医薬品も、配布対象が幼い子どもと最近出産したばかりの女性と、相互に関係する対象であったこと、第3はどちらの医薬品も、サプライシステムが類似し、かつ保健省からの支援を受けていたことです。2つのプログラムを統合することにより、1,100万人以上の小児に少なくとも年1回、高用量のビタミンA剤を配布することができるようになったと推定されています[118]。

この統合効果を評価するために、2001年と2003年に、それぞれにナイジェリアとカメルーンでパイロット研究が行われました。両国が選ばれたのは、コミュニティベースのイベルメクチン治療プログラムが確立していたからです。コミュニティの代表者と保健省職員との間で綿密な計画が立てられ、ビタミンAに関する情報とメッセージを含めた形で、研修用のモジュールと教育資材が改変されました。それぞれの村のコミュニティボランティアは、2つのプログラムをどうすればうまく統合して実施できるかを具体的に検討し、村民に対しては、キャンペーン期間中に子どもの生存にとってのビタミンAの重要性と、ビタミンAの投与は6～59か月の小児と2か月以内に出産した女性に対してのみ行われることを説明し、さらに6か月後にビタミンAの追加投与が必要であること、また子どもの栄養不足を防ぐ上での完全母乳哺育 exclusive breast-feedingの重要性についても説明しました。

## ●インパクト

カメルーンのパイロット研究に対する評価では、ビタミンA補充療法やイベルメクチンのカバレッジはすべてのパイロット地域で高いという良好な結果が得られました。その後、プロジェクトは2か月間のキャンペーンに拡大され、対象地域も1つ（人口5万人以下）から15地域（合計人口64万2000人以上）に拡大され、その結果ビタミンA補充療法のカバレッジは、6～59か月の小児で77％、2か月以内に出産した女性で90％に達し、イベルメクチンのカバレッジも、その15地域では2003年の70.3％から2004年の74％に向上しました。

ナイジェリアでは、2つの州で統合プログラムの試行が行われ、その対象は6～59か月の小児30万人、出産後の女性7万2000人に及びました。2003～2004年までに、このプログラムはUNICEF, Sight Savers International, Mission to Save the Helplessの援助のもと、州政府のオンコセルカ症コントロールプログラムの支援を得て、さらに4州に拡大されました。その拡大の途中には、パイロットプログラムが実施され、6～59か月の小児の80％（95万人）と、6週間以内に出産した女性の60％（11万7000人）に対し、ビタミンA補充療法が提供されました。これらの地域では、イベルメクチンのカバレッジが減少することはなく、全対象人口の80％以上のカバレッジが維持されました。これはコミュニティボランティアに、両方のプログラムを同時に提供する能力があることを、改めて示す結果となりました。

## ●コストと利益

ビタミンA補充療法をコミュニティベースのイベルメクチン治療と統合することによるコストは、2つのプログラムを別々に実施する場合に比べると、かなりの節減になります。統合プログラムの活動に必要となるトレーニング、監督、（医薬品の）配布、報告などの活動に要するコストは、保健省、NGO、コミュニティ、そしてAfrican Program for Onchocerciasis Controlを含む団体からの寄付によって賄われ、イベルメクチンはMectizan Donation Programを通して、Merck（メルク）社から政府に寄付されました。

WHOの費用対効果研究[119]によれば、1回のイベルメクチン治療の平均的費用は、ボランティアの費やした時間を除いて計算すると0.58米ドル、その時間を含めると0.78米ドルと見積もられています。ナイジェリアの統合プログラムでは、1回のビタミンA補充療法につき0.18米ドル余分にかかりましたが、6州に拡大すると0.15米ドルにまで減少しました。国家レベルでは、2つの治療を統合するのに要した費用は1回のビタミンA治療あたり0.10米ドルと見積もられています。

## ●得られた教訓

このプログラムから以下のような多くの教訓が得られて

います。

- 統合には、あらゆるレベルのステークホルダーとのパートナーシップが必要となる。
- 統合的プログラムに、政府の関係者を参加させ、かつ政府の資金援助を得るためには、アドボカシー活動が不可欠である。
- プログラムを拡大するためには、十分なパイロットテストと綿密な計画が必要である。
- プログラムを拡大すると、文化や地理条件の異なる地域が含まれることになるため、成果を上げるためには、継続的な監督、監視そして評価が不可欠である。

これらの経験に基づいて、多くの国々で類似したプログラムの導入が行われました。

## 事例3――タンザニアでのコミュニティ医療サービスの強化[120]

### ●はじめに

タンザニアはサハラ以南アフリカに位置する低所得国で、ほとんどの国民は地方部に住んでいます。タンザニアにおける疾病負荷 burden of disease は、低所得のアフリカ諸国に典型的なもので、乳児死亡率、小児（5歳未満児）死亡率、妊産婦死亡率が高く、マラリア、結核、そしてHIVが蔓延しています。最近の統計では、タンザニア政府が保健分野に対して行った支出は、年間1人あたり8米ドルと見積もられています。

### ●介入

カナダの国際開発研究センター International Development Research Center (IDRC) とタンザニア政府は、疾病負荷のパターンに対応した保健医療費の投資や、一部の健康問題に対する選択的な投資によって、地方部の貧しい人々の健康向上が可能かどうかを検討するための合同プロジェクトを立ち上げました。この取り組みは Tanzania Essential Health Interventions Project と呼ばれ、2つの地域（総人口70万人）で実施されました。

このプロジェクトでは、まず疾病負荷の現状を把握するための調査が行われました。信頼できる疾病統計が存在しないため、この調査では対象地域を戸別訪問し、病気、身体障害、死亡の原因を人々がどのように考えているかについて調査がされました。そして、その結果に基づいて疾病負荷が算出され、政府の保健医療予算の支出のパターンがその疾病負荷のパターンに沿っているかどうかが検証されました。

その結果、疾病負荷と保健医療予算支出のパターンの間には大きな隔たりがあることが明らかとなり、障害調整生命年数（DALY）の30％の原因であるマラリアには、予算のわずか5％しか配分されていないこと、また小児のDALYの28％の原因となっている健康問題には、予算の13％しか配分されていないことが明らかとなりました。逆に、一部の疾患については、その疾病負荷への影響の大きさや必要なコストを勘案すると、過剰な投資が行われていることが判明しました。

こうした分析結果に基づいて、2つの地域でパイロットプロジェクトが実施され、疾病負荷の大きい疾患には、1人あたり2米ドルに相当する予算が投入されました。同時に、それらの地域では、下痢症、肺炎、マラリアといった一般的な疾患の診断や治療を標準化するための簡単なアルゴリズムが導入され、また、政府から配給される必ずしも地域のニーズに合わない一般的な医薬品のパッケージではなく、地域のニーズに合った医薬品を自ら注文できるように調達法が改められ、そして、マラリア罹患を減らすために、就寝時には殺虫剤処理蚊帳 insecticide-treated bed net を使用することを徹底するための健康教育も行われました。

### ●アウトカム

こうした取り組みの結果、1つのパイロット地域では、1999年には100だった1,000出生対の乳児死亡率が、2000年には72へと28％も減少し、5歳未満児死亡率 under-5 child mortality rate も同じ期間に、1,000出生あたり140人から120人へと14％減少しました。同様の結果がもう1つの地域でも得られましたが、これらのパイロット地域と状況が似た他の地域では、このような減少は認められませんでした。パイロットプロジェクトに参加した地域では、身近なところで医療サービスが受けられるようにするため、自力で地域にヘルスセンターを設立するという動きも生じました。

### ●コスト

上述したようにパイロット地域には、新たに1人あたり2米ドルが投資されましたが、以上述べた成果を達成するのに実際に使われたのは、住民1人あたり0.80米ドルに過ぎませんでした。これは、この2地域における住民1人あたりの公的保健医療支出の10％上昇分に相当するものです。

### ●得られた教訓

このパイロットプロジェクトの成功には様々な要因が関与しています。その第1はプロジェクトが綿密に計画されたこと、第2はコミュニティが計画に関与したこと、第3はプロジェクトが疾病負荷に関する確かなデータとエビデンスに基づいて実施されたこと、第4は低コストで有効性が非常に高いことが知られている介入を用い、かつ重要度の高い健康問題に集中した取り組みが行われたこと、そして第5は資金投入が選択的に行われたことです。つまり、資金はその量だけではなく、その使い方が重要だというこ

とです。

これらの教訓は，過去数十年に行われた他の様々な重要な保健医療プログラムで得られてきた教訓と一致するものです。

# メインメッセージ

保健医療システムとは，「人々への保健医療サービスの供給を可能とする資源，組織そして管理システムの総体」[2, p31]であり，その主な機能には保健医療サービスの提供に必要な資金の調達，保健医療サービスの提供とそれに対する支払い，保健医療活動の管理や規制などが含まれます。サービスの内容には，予防，診断，治療，そしてリハビリテーションなどが含まれ，それ以外にも罹病に伴う経済的コストからの患者・家族の保護や，基本的な公衆衛生機能（たとえば，疾患サーベイランス，衛生検査施設の運営，食品医薬品の規制）が含まれます。保健医療システムは，全経済活動の中の重要な部分を構成するものです。

保健医療システムが提供する保健医療サービスは，一次，二次，三次に分類されます。国によっては，公的機関だけではなく民間セクターやNGOが保健医療システムの一部を担っているところもあります。しかし，その場合の重要な問題は，それぞれのセクターが保健医療システムで果たす役割をどのようにデザインするか，ということです。システム全体の規制と監視の責任が政府にあることは言うまでもないことですが，近年，すべてのサービスを政府が提供する必要はなく，民間セクターやNGOへの委託を含めて，どうすれば最も効果的・効率的に保健医療サービスを提供できるかを検討すべきだ，という考え方が広がりつつあります。

プライマリヘルスケア（PHC）の概念は，1978年のアルマアタ宣言 Declaration of Alma-Ata で示されたものですが，現在でもその意義が衰えることはなく，多くの国がその精神に基づいて，必要かつ社会的に適切な保健医療サービスを，最も必要とする人々の近くで提供できるように努力を続けています。そして同時に，予防・健康増進・治療・リハビリテーションサービスの提供や，それらをより高次の保健医療システムと連結させる努力も行われています。しかしその達成は，多くの国，特に低所得国ではいまだ困難な状況にあります。

保健医療システムには，それぞれの国の歴史や文化が反映されています。したがって，国によって多様かつ複雑であり，その分類は容易ではありません。しかし，非常に単純化して言えば，保健医療システムは以下の3つのタイプに分類できます。つまり，①英国のような国営保健サービス（国営医療制度）national health service によるもの，②カナダ，日本，ドイツのように国民健康保険制度 national health insurance program によるもの，③米国，インド，ナイジェリアのように多元的な制度が混在するもの，の3つです。そして，これらのシステムを比較する場合には，保健医療サービスの規制・資金調達・提供にそれぞれの関係者が果たす役割を考慮すること，また各システムで，健康保険を通じた経済的保護がどの程度提供されているか，保険がどのように組織され資金調達されているかを考慮することが大切です。

国によって，保健医療費が国民総生産（GDP）に占める割合には，インドネシアの3％から米国の18％まで，かなりの違いがあります。ほとんどの高所得国では国民皆保険制度が確立されていますが，国によるそうした保険制度のない低所得国ではほとんどの医療費を個人が負担しなければなりません。したがって，一般的に言えば，高所得国の保健医療システムは，低・中所得国の保健医療システムよりもその本来の目的に，より効果的に対応しえているということができます。

しかし，どの国の保健医療システムも問題を抱えており，特に低・中所得国では以下のような多くの重大な困難に直面しています。

- 高齢化や非感染性疾患の増加にどのように対応するか。
- ガバナンスの質をどのように捉えるか。
- 保健医療従事者の数，質，配置のバランスをどのようにとるか。
- 保健医療セクターへの十分な資金調達をどのように図るか。
- 良質な医療やケアをどのようにして提供するか。
- 保健医療サービスへのアクセスと公平な提供をどのように保障するか。
- 貧困層が医療サービスを受けるときの過大な負担から，どのように保護する仕組みを創設するか。

ガバナンスは重要な課題ですが，対処の難しい問題でもあります。なぜなら，それは保健医療セクターに限った問題ではないからです。しかし，それでも①保健医療セクターの資源に対する権限をもっとコミュニティに与えて，その利用状況を自ら監視させる，②保健医療セクターの調達能力を強化する，③民間セクターやNGOのほうがより効果的かつ効率的に提供できるサービスがあれば，そこに外部委託する，などによってガバナンスを高めることができます。

十分な数の熟練した保健医療従事者を適切な場所に確保することは，国家にとっては一朝一夕には達成できない難しい問題です。しかし，住宅提供，賃金の上乗せ，そして研修機会の提供など，様々なインセンティブを用いることによって，たとえば地方部で勤務する意欲を高められることなどが示されています。保健医療従事者の生産性も適切なインセンティブを通じて向上させることができます。

低所得国が費用対効果の高い保健医療サービスの実施に必要な資源を調達することは，今後も容易なことではないでしょう。しかし，保健医療分野における投資効果の大き

さを考えれば，非常に貧しい国であっても保健医療分野への投資を増やすことを考慮する必要があります。また，現時点における保健医療分野への投資は多くの国で極めて非効率的であり，①既存の支出を効率の観点から見直す，②投資効果の高い領域への投資割合を増やすなどの工夫で，資金調達ができる可能性があります。

低所得国においてもサービスの質の向上は可能です。サービスの品質認証 accreditation の導入も一案ですが，それが実際に健康アウトカムの向上につながるかどうかは証明されていません。一方，経験を積んだスタッフによる系統的なサービス評価，治療に関する明確なガイドラインやプロトコール，あるいはアルゴリズムの提供は，サービスの質の向上につながったという報告があります。また低所得国であっても，総合的な質管理の努力によって健康アウトカムを向上させることができるというエビデンスが増えており，成果主義的資金配分（RBF）を通じた質向上の努力も顕著に増加しつつあります。

貧困層や社会的に疎外された人々に対する医療サービスの供給は，ほとんどの国に共通する問題であり，もっと注意が払われる必要があります。その1つの方法としては，そうしたコミュニティの人々に保健医療的介入の計画やデザインの段階から参加してもらうという方法があります。貧困層への医療サービスの向上と，医療費によって家計が破綻しないようにするために，保険制度の整備に努力することが大切です。

また，低・中所得国が貧困層の健康向上を達成するためには，水や衛生状態などの基本的インフラの改善，ユニバーサルヘルスカバレッジ（UHC）の達成，貧困層に多い疾病の予防や治療に対して，低コストで費用対効果の高い医療サービスを提供するなどの取り組みが必要です。これには以下のような取り組みが含まれます。

- 安全な水の確保，し尿処理の改善，生活衛生の促進
- 食習慣の向上と，不足している栄養成分の補給
- 救急産科ケアを含む，基本的な産科・婦人科的医療サービスの提供
- 基本的な新生児医療サービスの提供
- 小児に対する予防接種と寄生虫駆除，下痢症に対する経口補水液，肺炎やマラリアに対する適時で適切な治療の提供
- HIV，結核，マラリアに対する適切な予防と治療の提供
- 喫煙の低減と，食塩消費の低減
- 高血圧や高コレステロール血症の治療，心臓発作に対するアスピリン投与，コミュニティベースの精神保健サービス

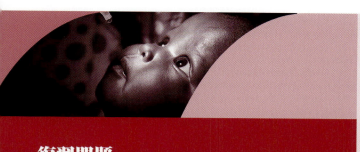

# 復習問題

1. 保健医療システムについて説明してください。
2. 保健医療システムの基本的な機能について説明してください。
3. 保健医療には，一次，二次，三次のレベルがありますが，それぞれの意味を説明し，かつ各レベルで，一般的にはどのようなサービスが提供されるかを述べてください。
4. 英国，ドイツ，米国の健康保険制度の違いについて比較してください。
5. 保健医療費が国民総生産（GDP）に占める割合が，国によってどれほどの違いがあるか，そしてなぜそれほど大きな違いがあるのかを説明してください。
6. 保健医療費に関して，民間支出のほうが公的支出より大きいのはどのようなタイプの国かを述べてください。また，ほとんどが公的に支出される国もありますが，そうした国との違いについて述べてください。
7. 低・中所得国における保健医療システムのガバナンスにおける主な問題をいくつかあげてください。
8. 保健医療システムに必要な人員の確保やその運営において，低・中所得国が直面する重要な問題をいくつかあげてください。
9. 保健医療システムが直面する最も重要な疫学的・人口学的問題をあげ，それが保健医療費にどのような影響を与えるかを説明してください。
10. 低・中所得国の脆弱な保健医療システムの効果と効率を向上するために可能な手段のうち，最も重要なものをいくつかあげてください。

## 引用文献

1. World Health Organization. (2005). *What is a health system?* Retrieved March 9, 2015 from http://www.who.int/features/qa/28/en/.
2. Roemer, M. (1991). *National health systems of the world* (Vol. 1: The Countries). Oxford, England: Oxford University Press.
3. Roberts, M. J., et al. (2004). *Getting health reform right: A guide to improving performance and equity*. New York: Oxford University Press.
4. World Health Organization (WHO). (2000). *The world health report 2000*. Geneva: World Health Organization.
5. World Health Organization (WHO). (2000). Overview. *The world health report 2000*. Geneva: World Health Organization.
6. Southby, R. (2004). Presentation at George Washington University.
7. World Health Organization. (2007). *Everybody's business: Strengthening health systems to improve health outcomes: WHO's framework for action*. Geneva: World Health Organization.
8. Birn, A.-E., Pillay, Y., & Holtz, T. H. (2009). *Textbook of international health*. New York: Oxford University Press.
9. World Health Organization. (1978). *Declaration of Alma-Ata*. International Conference on Primary Health Care, September 6–12, 1978, Alma Ata, USSR. Geneva: World Health Organization.
10. Bloom, G., Champion, C., Lucas, H., et al. (2008). Health markets and future health systems: innovation for equity. *Global forum update on research for health, 5*, 30–33.
11. United Nations Rule of Law. (n.d.). *Non-governmental organizations*. Retrieved June 22, 2015, from http://www.unrol.org/article.aspx?article_id=23.
12. World Bank. (2003). *Afghanistan health sector and emergency reconstruction and development project*. Washington, DC: World Bank.
13. World Bank. (1995). *Bangladesh integrated nutrition project*. Washington, DC: World Bank.
14. World Health Organization. Global Health Observatory. Health expenditure ratios. Retrieved December 28, 2010, from http://apps.who.int/gho/data/node.main.75.
15. Basch, P. (2001). *Textbook of international health* (2nd ed.). New York: Oxford University Press.
16. Blumel, M. (2013). The German health care system, 2013. In S. Thomson, R. Osborn, D. Squires, & M. Jun (Eds.), *International profiles of health care systems, 2013* (pp. 57–66). New York: The Commonwealth Fund.
17. Harrison, A. (2013). The English health care system, 2013. In S. Thomson, R. Osborn, D. Squires, & M. Jun (Eds.), *International profiles of health care systems, 2013* (pp. 37–45). New York: The Commonwealth Fund.
18. The Commonwealth Fund. (2013). The U.S. health care system, 2013. In S. Thomson, R. Osborn, D. Squires, & M. Jun (Eds.), *International profiles of health care systems, 2013* (pp. 128–135). New York: The Commonwealth Fund.
19. BrazilWorks. (2012). *Brazil's healthcare system: Towards reform*. Washington, DC: BrazilWorks.
20. World Bank. (2014). *Health financing profile—Brazil*.
21. Dugan, B., Hsiao, W., Roberts, M., Sinclair, M., & Noronha, J. (2013). *Brazil's national health system*. Boston, MA: Harvard School of Public Health and Harvard Kennedy School.
22. World Bank. (n.d.). Data Health expenditure, public (as % of total health expenditure). Retrieved March 9, 2015, from http://data.worldbank.org/indicator/SH.XPD.PUBL.
23. Torres, F. M. (2013). *Costa Rica case study: Primary health care achievements and challenges in the framework of social health insurance*. Washington, DC: The World Bank; and Saenz, M. dR., Bermudez, J. L., & Acosta, M. (2010). *Universal coverage in a middle-income country: Costa Rica*. Geneva: World Health Organization.
24. Swedish Agency for Growth Policy Analysis. (2013). *India's healthcare system—overview and quality improvement*. Stockholm: Swedish Agency for Growth Policy Analysis.
25. Saleh, K. (2013). *The health sector in Ghana*. Washington, DC: The World Bank.
26. Gajate-Garrido, G., & Owusua, R. (2013). *The national health insurance scheme in Ghana*. Washington, DC: IFPRI.
27. Apoya, P., & Marriott, A. (2011). *Achieving a shared goal: Universal health care in Ghana*. London: Oxfam International.
28. World Health Organization (WHO). (2000). Statistical annex. *The world health report 2000*. Geneva: World Health Organization.
29. Mathers, C. D., Lopez, A. D., & Murray, C. J. L. (2006). The burden of disease and mortality by condition: data, methods, and results for 2001. In A. D. Lopez, C. D. Mathers, M. Ezzati, D. T. Jamison, & C. J. L. Murray (Eds.), *Global burden of disease and risk factors* (pp. 45–93). New York: Oxford University Press.
30. Lewis, M. (2006). *Tackling healthcare corruption and governance woes in developing countries* (Working Paper 78). Washington, DC: Center for Global Development.
31. Physicians for Human Rights. (2004). *An action plan to prevent brain drain: Building equitable health systems in Africa*. Retrieved February 5, 2015, from http://physiciansforhumanrights.org/library/reports/action-plan-to-prevent-brain-drain-africa-2004.html.
32. Hongoro, C., & Normand, C. (2006). Health workers: Building and motivating the workforce. In D. T. Jamison, J. G. Breman, A. R. Measham, et al. (Eds.), *Disease control priorities in developing countries* (2nd ed., pp. 1309–1322). New York: Oxford University Press.
33. Institute of Medicine. (1999). *Measuring the quality of health care*. Washington, DC: IOM.
34. Peabody, J. W., Taguiwalo, M. M., Robalino, D. A., & Frenk, J. (2006). Improving the quality of care in developing countries. In D. T. Jamison, J. G. Breman, A. R. Measham, et al. (Eds.), *Disease control priorities in developing countries* (2nd ed., pp. 1293–1307). New York: Oxford University Press.
35. Beracochea, E., Dickenson, R., Freemand, P., & Thomason, J. (1995). Case management quality assessment in rural areas of Papua New Guinea. *Tropical Doctor, 25*(2), 69–74.
36. Thaver, I. H., Harpham, T., McPake, B., & Garner, P. (1998). Private practitioners in the slums of Karachi: what quality of care do they offer? *Social Science & Medicine, 46*(11), 1441–1449.
37. Nolan, T., Angos, P., Cunha, A. J., et al. (2001). Quality of hospital care for seriously ill children in less-developed countries. *Lancet, 357*(9250), 106–110.
38. Mohanan, M., Vera-Hernandez, M., Das, V., et al. (2015). The know-do gap in quality of health care for childhood diarrhea and pneumonia in rural india. *JAMA Pediatrics*. February 16, 2015.
39. Jamison, D. T., Breman, J. G., Measham, A. R., et al. (Eds.), (2006). *Priorities in health*. Washington, DC: World Bank.
40. Schieber, G., Baeza, C., Kress, D., & Maier, M. (2006). Financing health systems in the 21st century. In D. T. Jamison, J. G. Breman, A. R. Measham, et al. (Eds.), *Disease control priorities in developing countries* (2nd ed., pp. 225–242). New York: Oxford University Press.
41. Peters, D. H., Preker, A. S., Yazbek, A. S., et al. *Better health systems for India's poor*. Washington, DC: The World Bank.
42. Lagarde, M., & Palmer, N. (2011). *The impact of user fees on access to health services in low- and middle-income countries* (Review). Hoboken, NJ: The Cochrane Collaboration.
43. Jha, P., Chaloupka, F. J., Moore, J., et al. (2006). Tobacco addiction. In D. T. Jamison, J. G. Breman, A. R. Measham, et al. (Eds.), *Disease control priorities in developing countries* (2nd ed., pp. 869–885). New York: Oxford University Press.
44. Norton, R., Hyder, A. A., Bishai, D., & Peden, M. (2006). Unintentional injuries. In D. T. Jamison, J. G. Breman, A. R. Measham, et al. (Eds.), *Disease control priorities in developing countries* (2nd ed., pp. 737–753). New York: Oxford University Press.
45. Samb, B., Desai, N., Nishtar, S., et al. (2010). Prevention and management of chronic disease: A litmus test for health-systems strengthening in low-income and middle-income countries. *Lancet, 376*, 1785–1797.
46. Joint Learning Initiative. (2004). *Human resources for health: Overcoming the crisis*. Cambridge, MA: Joint Learning Initiative.

47. Resch, S., Ryckman, T., & Hecht, R. (2015). Funding AIDS programmes in the era of shared responsibility: An analysis of domestic spending in 12 low-income and middle-income countries. *Lancet Global Health, 3*, e52–e61.

48. Mills, A., Rasheed, F., & Tollman, S. (2006). Strengthening health systems. In D. T. Jamison, J. G. Breman, A. R. Measham, et al. (Eds.), *Disease control priorities in developing countries* (2nd ed., pp. 87–102). New York: Oxford University Press.

49. USAID. Demographic and health surveys. Retrieved February 5, 2015, from http://dhsprogram.com/.

50. Peabody, J. W., Taguiwalo, M. M., Robalino, D. A., & Frenk, J. (2006). Improving the quality of care in developing countries. In D. T. Jamison, J. G. Breman, A. R. Measham, et al. (Eds.), *Disease control priorities in developing countries* (2nd ed., pp. 1293–1307). New York: Oxford University Press.

51. Tollman, S., Doherty, J., & Mulligan, J.-A. (2006). General primary care. In D. T. Jamison, J. G. Breman, A. R. Measham, et al. (Eds.), *Disease control priorities in developing countries* (2nd ed., pp. 1193–1210). New York: Oxford University Press.

52. Sepulveda, J., Bustreo, F., Tapia, R., et al. (2006, December 2). The improvement of child survival in Mexico: The diagonal approach. *Lancet, 368*(9551), 2017–2027.

53. World Health Organization. (2014). What is universal health coverage? Retrieved January 19, 2015, from http://www.who.int/features/qa/universal_health_coverage/en/.

54. World Health Organization. (2014). Health financing for universal coverage. Retrieved January 19, 2015, from http://www.who.int/health_financing/universal_coverage_definition/en/.

55. Sen, A. (2015, January 6). Universal healthcare: The affordable dream. *The Guardian*. Retrieved June 22, 2015, from http://www.theguardian.com/society/2015/jan/06/-sp-universal-healthcare-the-affordable-dream-amartya-sen.

56. World Health Organization. (2010). *World health report 2010*. Geneva: World Health Organization.

57. Langomarsino, G., Gabarant, A., Adyas, A., Muga, R., & Otoo, N. (2012, September 8). Moving towards universal health coverage: Health insurance reforms in nine developing countries in Africa and Asia. *Lancet, 380*, 933–943.

58. Patcharanarumol, E., Ir, P., et al. (2011, January 25). Health financing reforms in southeast Asia: Challenges in achieving universal coverage. *Lancet, 377*, 863–873.

59. Kumar, A. K. S., Chen, L. C., Choudhury, M., et al. (2011, January 12). India: Towards universal health coverage 6—Financing health care for all: Challenges and opportunities. *Lancet, 377*, 668–679.

60. Atun, R., Andrade, L. O., Md. Almeida, G., Cotlear, D., et al. (2014, October 16). Universal health coverage in Latin America 1—Health system reform and universal coverage in Latin America. *Lancet*. doi:dx.doi.org/10.1016/S0140-6736(14)61646-9.

61. World Bank. *GDP per capita (current US$)*. Retrieved from http://data.worldbank.org/indicator/NY.GDP.PCAP.CD.

62. Twahirwa, A. (2008). Sharing the burden of sickness: Mutual health insurance in Rwanda. *Bulletin of the World Health Organization, 86*(11), 823–824. Retrieved from http://www.pubmedcentral.nih.gov/articlerender.fcgi?artid=2649549&tool=pmcentrez&rendertype=abstract.

63. Sekabaraga, C., Diop, F., Martin, G., & Soucat, A. (2011). Innovative financing for health in Rwanda: A report of successful reforms. In P. Chuhan-Pole & M. Angwafo (Eds.), *Yes, Africa can* (pp. 403–416). Washington, DC: The World Bank. doi:10.1596/978-0-8213-8745-0.

64. Schneider, P., & Hanson, K. (2007). The impact of micro health insurance on Rwandan health centre costs. *Health Policy and Planning, 22*(1), 40–48. doi:10.1093/heapol/czl030.

65. Sekabaraga, C., Diop, F., & Soucat, A. (2011). Can innovative health financing policies increase access to MDG-related services? Evidence from Rwanda. *Health Policy and Planning, 26*(Suppl 2), ii52–ii62. doi:10.1093/heapol/czr070.

66. Partners in Health. (n.d.). *Infographic: Health care in Rwanda improves dramatically*. Retrieved October 8, 2014, from http://www.pih.org/blog/health-care-in-rwanda-improves-dramatically.

67. Sreshthaputra, N., & Kawmthong, I. (2001). *The universal coverage policy of Thailand: An introduction*. A paper prepared for Asia-Pacific Health Economics Network (APHEN), July 19, 2001. Retrieved from http://www.unescap.org/aphen/thailand_universal_coverage.htm.

68. Hughes, D., & Songkramachai, L. (2007). Universal coverage in the land of smiles: Lessons from Thailand's 30 baht reforms. *Health Affairs, 26*(4), 999–1008.

69. Liu, X., Hotchkiss, D. R., & Bose, S. (2008). The effectiveness of contracting-out primary health care services in developing countries: A review of the evidence. *Health Policy and Planning, 23*, 1–13.

70. Musgrove, P. (2011). *Financial and other rewards for good performance or results: A guided tour of concepts and terms and a short glossary*. Washington, DC: The World Bank. Retrieved February 5, 2015, from http://www.rbfhealth.org/sites/rbf/files/RBFglossarylongrevised_0.pdf.

71. Center for Global Development. (2009). *Performance incentives for global health: Potential and pitfalls*. Washington, DC: Author. Retrieved January 4, 2010, from http://www.cgdev.org/doc/books/PBI/00_CGD_Eichler_Levine-FM.pdf.

72. Glassman, A. (2010). Comments presented at The Alphabet Soup of Results-Based Financing (RBF), September 14, 2010, World Bank, Washington, DC. Retrieved January 4, 2010, from http://www.rbfhealth.org/rbfhealth/library/doc/392/alphabet-soup-results-based-financing-rbf.

73. Loevinsohn, B. (2010). Comments presented at The Alphabet Soup of Results-Based Financing (RBF), September 14, 2010, World Bank, Washington, DC. Retrieved January 4, 2010, from http://www.rbfhealth.org/rbfhealth/library/doc/392/alphabet-soup-results-based-financing-rbf.

74. Morgan, L. Results-based financing for health: Performance incentives in global health: Potential and pitfalls. The World Bank. Retrieved June 1, 2015, from https://www.rbfhealth.org/sites/rbf/files/RBF_FEATURE_PerfIncentivesGlobalHealth.pdf.

75. Grittner, A. M. (2013). *Evidence from performance-based financing in the health sector*. Bonn: German Development Institute.

76. The World Bank. Results-Based Financing for Health (RBF). Brazil: Results-based financing (rbf) helps achieve decline in family poverty. Washington, DC: World Bank. Retrieved November 30, 2010, from http://www.rbfhealth.org/rbfhealth/news/item/320/brazil-results-based-financing-rbf-helps-achieve-decline-family-poverty.

77. The World Bank. Results-based financing for health (RBF). *Mexico's model conditional cash transfer (CCT) program for fighting poverty*. Washington, DC: World Bank. Retrieved February 6, 2015, from http://www.rbfhealth.org/resource/mexico%E2%80%99s-model-conditional-cash-transfer-cct-program-fighting-poverty.

78. Basinga, P., Gertler, P. J., Binagwaho, A., Soucat, A. L. B., Sturdy, J. R. & Vermeersch, C. M. J. (2010). *Paying primary health care centers for performance in Rwanda*. Washington, DC: World Bank. Retrieved January 4, 2010, from http://siteresources.worldbank.org/EXTDEVDIALOGUE/Images/537296-1238422761932/5968067-1269375819845/Rwanda_P4P.pdf.

79. The World Bank. Results-based financing (RBF) for health. *Cure, curse, or mixed blessing?* Washington, DC: World Bank. Retrieved February 6, 2015, from http://www.rbfhealth.org/resource/cure-curse-or-mixed-blessing.

80. USAID. (2010). *Performance-based incentives primer for USAID missions*. Washington, DC: Author. Retrieved February 6, 2015, from http://pdf.usaid.gov/pdf_docs/PNADX747.pdf.

81. Canavan, A., Toonen, J., & Elovainio, R. (2008). *Performance based financing: An international review of the literature*. Amsterdam: KIT Development Policy and Practice. Retrieved February 6, 2015, from http://www.kit.nl/health/wp-content/uploads/publications/1533_PBF%20literature%20review_December%202008.pdf.

82. Brenzel, L. (2010). *Evaluating the cost and financial impact of RBF schemes*. Presentation, Results Based Financing for Health Impact

Evaluation Workshop, Tunis, Tunisia. Retrieved February 6, 2015, from https://rbfhealth.org/sites/rbf/files/1_Tools%20for%20Impact%20Analysis%20Costing%20and%20Cost%20effectiveness_Brenzel_ENG_0.pdf.

83. Lagarde, M., Haines, A., & Palmer, N. (2007). Conditional cash transfers for improving uptake of health interventions in low- and middle-income countries: A systematic review. *JAMA, 298*, 1900–1910.

84. Witter, S., Freithem, A., Kessy, F., & Lindahl, A. (2012). *Paying for performance to improve the delivery of health interventions in low and middle-income countries (Review)*. New York: The Cochrane Review.

85. Pantoja, T. (2008). *Do conditional cash transfers improve the uptake of health interventions in low and middle-income countries? Summary of a systematic review*. SUPPORT. Retrieved January 4, 2010, from http://apps.who.int/rhl/effective_practice_and_organizing_care/SUPPORT_cash_transfers.pdf.

86. Lu, Y., Hernandez, P., Abegunde, D., & Edejer, T. (2011). The World Health Organization. The World Medicines Situation 2011. Retrieved March 2015, from http://www.who.int/health-accounts/documentation/world_medicine_situation.pdf.

87. World Health Organization. (2012). The pursuit of responsible use medicines: Sharing and learning from country experiences. Retrieved July 2014, from http://apps.who.int/iris/bitstream/10665/75828/1/WHO_EMP_MAR_2012.3_eng.pdf?ua=1.

88. Cockburn, R., Newton, P. N., Agyarko, E. K., Akunyili, D., & White, N. J. (2005). The global threat of counterfeit drugs: Why industry and governments must communicate the dangers. *PLOS Medicine*. Retrieved June 22, 2015, from http://journals.plos.org/plosmedicine/article?id=10.1371/journal.pmed.0020100.

89. World Health Organization. (2010). Growing threat from counterfeit medications. Retrieved March 2015, from http://www.who.int/bulletin/volumes/88/4/10-020410/en/.

90. World Health Organization. (2012). The pursuit of responsible use medicines: sharing and learning from country experiences. Retrieved July 2014, from http://apps.who.int/iris/bitstream/10665/75828/1/WHO_EMP_MAR_2012.3_eng.pdf?ua=1.

91. World Health Organization. (2012). Medicines: Spurious/falsely-labelled/falsified/counterfeit (SFFC) medicines. Retrieved March 2015, from http://www.who.int/mediacentre/factsheets/fs275/en/.

92. IMPACT. (2010). The handbook. Retrieved March 2015, from http://www.who.int/impact/handbook_impact.pdf?ua=1.

93. Fight the Fakes Campaign. (2014). Fight the Fakes Campaign joint statement. Retrieved July 2014, from http://fightthefakes.org/wp-content/uploads/2014/06/Joint-statement-_Fight-the-Fakes-Campaign-06022014.pdf.

94. Levine, D. S. (2012). New estimates of drug development pegs total at $1.5 billion. The Burrill Report: Drug Development. Retrieved from http://www.burrillreport.com/article-new_estimate_of_drug_development_costs_pegs_total_at_1_5_billion.html.

95. Hoen, E. (2009). *The global politics of pharmaceutical monopoly power: Drug patents, access, innovation, and the application of the WTO Doha Declaration on TRIPS and public health*. AMB.

96. Moon, S., Jambert, E., Childs, M., & von Schoen-Angerer, T. (2011). A win-win solution? A critical analysis of tiered pricing to improve access to medicines in developing countries. *Globalization and Health, 7*, 39.

97. STOP TB Partnership. (2015). What is the GDF? Retrieved March 2015, from http://www.stoptb.org/gdf/whatis/default.asp.

98. The Global Fund. (2015). Procurement support services. Retrieved March 2015, from http://www.theglobalfund.org/en/procurement/vpp/.

99. Supply Chain Management System. About us. Retrieved March 2015, from http://scms.pfscm.org/scms/about.

100. UNITAID. (2015). About UNITAID. Retrieved March 2015, from http://www.unitaid.eu/en/who/about-unitaid.

101. Clinton Health Access Initiative. (2015). About CHAI. Retrieved March 2015, from http://www.clintonhealthaccess.org/about.

102. Doha WTO Ministerial 2001: TRIPS. (2001). Declaration on the TRIPS agreement and public health. Retrieved 2014.

103. Savoie, B. (2007). Thailand's test: Compulsory licensing in an era of epidemiologic transition. *Virginia Journal of International Law, 48*, 212–246.

104. Beall, R., & Kuhn, R. (2012). Trends in compulsory licensing of pharmaceuticals since the doha declaration: A database analysis. PLOS ONE. Retrieved March 2015, from http://journals.plos.org/plosmedicine/article?id=10.1371/journal.pmed.1001154.

105. Raja, S., & Mohammad, N. (2005). National HIV/AIDS programs: A handbook on supply chain management for HIV/AIDS medical commodities. World Bank.

106. Centers for Disease Control and Prevention. (2012). Appendix C: Vaccine storage & handling. Retrieved March 2015, from http://www.cdc.gov/vaccines/pubs/pinkbook/downloads/appendices/appdx-full-c.pdf.

107. The Global Fund, Coca-Cola, Bill and Melinda Gates Foundation, Accenture, MSD, and Yale Global Health Leadership Institute. (2012). An innovative public-private partnership.

108. Coca-Cola Company. (2014). "Project Last Mile" expands to improve availability of life-saving medications in additional regions of Africa. Retrieved March 2015, from http://www.coca-colacompany.com/press-center/press-releases/%20project-last-mile-expands-in-africa.

109. World Health Organization. (2012). The pursuit of responsible use medicines: sharing and learning from country experiences. Retrieved July 2014, from http://apps.who.int/iris/bitstream/10665/75828/1/WHO_EMP_MAR_2012.3_eng.pdf?ua=1.

110. So, A., & Woodhouse, W. (2014). Medicines in Health Systems: Advancing access, affordability and appropriate use. Thailand's Antibiotic Smart Use Initiative. Alliance for Health Policy and Systems Research Flagship Report 2014. Retrieved March 2015, from http://www.who.int/alliance-hpsr/resources/FR_Ch5_Annex3a.pdf.

111. Mock, C. N., Donkor, P., Gawande, A., Jamison, D. T., Kruk, M. E., Debas, H. T. for the DCP3 Essential Surgery Author Group. (2015). *Essential surgery: Key messages from Disease Control Priorities* (3rd ed.). *Lancet, 385*, 2209–2219.

112. Chowdhury, S. *Educating mothers for health—Output based incentives for teaching oral rehydration in Bangladesh*. Retrieved January 22, 2007, from http://documents.worldbank.org/curated/en/2001/08/16253103/educating-health-using-incentive-based-salaries-teach-oral-rehydration-therapy.

113. Chowdhury, A., & Cash, R. (1996). *A simple solution: Teaching millions to treat diarrhea at home*. Dhaka: University Press.

114. Beaton, G. H., Martorell, R., Aronson, K. J., et al. (1993). *Effectiveness of VAS in the control of young children morbidity and mortality in developing countries* (ACC/SSN nutrition policy discussion paper 13). Geneva: World Health Organization.

115. Aguayo, V., & Baker, S. (2005). Vitamin A deficiency and child survival in sub-Saharan Africa: A reappraisal of challenges and opportunities. *Food and Nutrition Bulletin, 26*(4), 348–355.

116. World Health Organization. (2005). *Report of the Joint Action Forum of the African Program for Onchocerciasis Control*. Geneva: World Health Organization.

117. Maziya-Dixon, B., Akinyele, I. O., Oguntona, E. B., Nokoe, S., Sanusi, R. A., & Harris, E. (2004). *Nigeria food consumption and nutrition survey 2001–2003: Summary*. Ibadan, Nigeria: International Institute of Tropical Agriculture. Retrieved June 22, 2015, from http://pdf.usaid.gov/pdf_docs/PNADC880.pdf.

118. Haselow, N., Obadiah, M., & Akame, J. (2004). *The integration of vitamin A supplementation into community-directed treatment with ivermectin: A practical guide for Africa*. New York: Helen Keller International. Retrieved February 6, 2015, from http://www.coregroup.org/storage/documents/Diffusion_of_Innovation/How_To_Guide_English.pdf.

119. McFarland, D., et al. (2005). *Study of cost per treatment with ivermectin using CDTI strategy*. Geneva: WHO/APOC.

120. For 80 cents more: Even a tiny health budget, if spent well, can make a difference. (2002, August 15). *Economist*. Retrieved May 20, 2011, from http://www.economist.com/node/1280587?story_id=1280587.

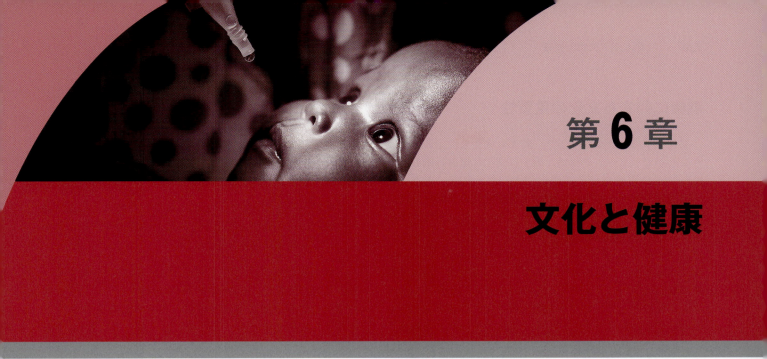

# 第6章

# 文化と健康

## 学習目標

- 文化とは何かを定義できる。
- 文化と健康の関係の中で最も重要なものを説明できる。
- 行動変容理論の一部を説明できる。
- 行動変容に有効な方法のうち,主なものを説明できる。
- 文化がどのように健康行動,すなわち予防介入のデザインに影響するかについて,事例をいくつかあげて説明できる。

## ビネット

▶ Joshuaは1歳の男の子で,ジンバブエ東部に住んでいました。ある日,母親は彼に熱があることに気づき,何が原因かを考えました。何を食べたのかしら? 「温かい」食べ物と「冷たい」食べ物を一緒に食べたのかしら? 何か土地の風習に触れることをしたのかしら? そして,明日になっても熱が下がらなかったら,土地の施術師 healerのところに連れて行こうと考えました。

▶ 80歳のSiu-Hongは香港に住んでいました。彼は1週間以上前から激しい歯の痛みがありました。彼の子どもたちは歯医者に行くよう繰り返し勧めましたが,彼は拒んでいました。彼は歯医者や西洋医学が嫌いだったのです。さらに,歯医者では診察まで長時間待たなければなりませんし,仕事先である布地問屋に行くのを休むのも嫌でした。とうとう,彼の子どもたちは父親に25米ドルを贈り,点心の店で朝食をご馳走するという条件で,やっと歯医者に行くことを納得させたのでした。

▶ Dorjiはブータンの首都ティンプーの郊外に住んでいました。彼はときどき,疲労感,体力の衰え,めまいを感じることがありましたが,熱はありませんでした。数週間後,同じような症状が出たため,彼は地元の診療所に行きました。大抵のブータンの診療所では,「ブータンの伝統医学」と「西洋医学」の2種類の医者がいますが,彼は症状から判断して,ブータンの伝統医に診てもらうことにしました。その伝統医は,症状の軽減に有効と考えられる薬草を処方してくれました。しかし,同時にこの伝統医は彼が感染症に罹っているかもしれないと考え,西洋医学の医師のところへ連れて行きました。西洋医は抗菌薬を処方してくれました。

▶ Arathiはインド東南部に住む若い母親でした。彼女や村の他の女性たちは,Tamil Nadu Nutrition Projectに参加していました。参加者は全員若い母親で,彼女らの乳幼児の大半は低体重でした。彼女は,母親から習った方法で自分の赤ん坊の世話をしていました。また,母親や祖母から習ったもの以外の食べ物も与えていましたが,それでも彼女の赤ん坊は,その年齢としてはかなり低体重でした。このプロジェクトでは,村の栄養指導士が,母親や子どもたちに適切な栄養と必要なビタミンの名前を織り込んだ歌を教え,また毎週体重測定会を開催して,その村の乳幼児全員の体重を測定し,順調に体重が増えているかどうか,そして子どもを健やかに成長させるにはどうしたらよいのかを考えてもらうようにしていました。さらに,低体重の子どもを持つ母親には栄養補助食品の作り方を教えました。

## 健康に対する文化の重要性

　文化 culture は多くの点で，健康の重要な決定要因と言うことができます。それは，第1に文化は健康行動 health behavior に影響を与えるからです。たとえば，人々の食べ物に対する考え方や何を食べるかは文化の影響を強く受けます。また，妊婦の食べ物，出産方法，母乳を与える期間，衛生行動 hygiene practice も文化と密接に関係しています。第2に文化は病気 illness に対する認識 perception に影響を与えるからです。文化が異なれば，健康や病気の原因について考え方もかなり異なります。第3に人々の保健医療サービスに対する態度は文化の影響を強く受けるからです。病気と感じたらすぐに医療サービスを利用する人々もいれば，重症になって初めて医療サービスを利用する人々もいます。第4に文化が異なれば健康や治療に関する概念や習慣も異なるからです。中国やインドには，独自の医学体系がありますが，それ以外の国々や社会でも，病気の概念，医療のタイプ，治療方法が異なる独特の医学体系が存在しています。

　本章の目的は，健康と文化の関係について最も重要な側面を解説することです。特にグローバルヘルスや低・中所得国における関係に焦点を当てます。まず文化 culture の概念について述べ，次いで健康，病気，保健医療サービスの利用，様々なタイプの保健医療従事者 health providers の役割に関する考え方などが，文化によってどのように異なるかを解説します。そして，人々の健康向上に役立つと思われる，いくつかの行動変容 behavior change の理論について紹介し，最後に文化と健康の重要な関係が反映されている4つの政策とプログラムの事例を取り上げ，なぜ，健康向上のために文化を考慮する必要があるのかについて説明して，本章を締めくくりたいと思います。

　本章から理解していただけるように，文化的価値観 cultural value の中には健康向上に役立つものがあり，たとえば，一夫一婦制を尊ぶ文化は，多数の性的パートナーを持つことを許容する文化に比べ，HIV/AIDS の流行を抑制する働きがあります。しかし，逆に，健康の悪化につながる文化的価値観もあり，たとえば，「ふくよかさ」を繁栄や富の象徴とみなす文化では，肥満は好ましいこととみなされ，心血管系疾患や糖尿病を増加させる可能性があります。また，文化によっては食べ物に関するタブーがあり，妊婦に必要な栄養摂取の妨げとなることがあります。こうした議論を通して，健康と文化の関係，健康に有益な行動 practice と有害な行動の関係，より健康的な行動を促進させる方法について学んでいただきたいと思います［訳注：本章では，practice という用語が何度も出てきますが，1つの訳語では表せないため，文脈によって行動，行為，風習，習慣などと異なる訳語を用いています］。

## 文化の概念

　文化の概念は19世紀の終わりに，人類学者によって初めて提唱され，その後多くの定義がなされていますが，初期には以下のように定義されていました。

　　人が，社会のメンバーとして獲得した知識，信念，芸術，法律，道徳，習慣やそれ以外の能力や習慣などからなる複雑な体系[2, p43]。

　比較的最近では，文化は「その社会の成員が共有する一連の規則や規範で，それに基づいて行動すると，社会の他の構成員から，適切で許容範囲とみなされるもの」[3, p30]と定義されています。もっと単純に言えば，文化とは「学習され共有される行動や信念」[4]と言うこともできます。

　文化は，以下のような様々な分野に影響を及ぼします。

- ●家族
- ●社会集団の形成
- ●個人の成長や発達
- ●コミュニケーション
- ●宗教
- ●芸術
- ●音楽
- ●政治や法
- ●経済

　文化と健康の関係を考えるときには，社会 society という言葉を理解する必要があります。社会とは，「特定の空間を占め，同じ文化的な伝統を共有する人々の集まり」[3]であり，「構成しているグループを結びつけている関係」[3, p31]によって構築される構造を有しています。ただし，文化の内部は必ずしも均一ではなく，そうした文化の内部に存在する下部構造を，サブカルチャー subculture と呼ぶことがあります。たとえば，「中国の文化」と言うとき，もちろん中国一般に共通する多くの特徴がありますが，中国は広大であるため，漢族の中にも，言語，食べ物，結婚の儀式，音楽などにかなりの違いがあります。おそらく，北インドでも同じことが言えます。北インド全体としては多くの文化的共通点がありますが，同時に，たとえば西ベンガル州と反対側のラジャスタン州の間には，言語，音楽，芸術，食べ物などに大きな違いがあります。

　文化と健康の関連について考えるとき，健康行動によっては，それがうまく適合する文化と，そうでない文化があること，また大きな社会的変化があったり，経済的開発が進んだ場合に，それまではうまく社会に適合していた行動が適合しなくなってしまうことがあるので注意が必要です[3, p46]。たとえば，遊牧民のある種の行動は遊牧民のライフスタイルには適合していても，社会が変化し，より定住的な生活をするようになると，もはやあまり適合しないものとなってしまう可能性があります。

私たちが文化と健康の関係を考えるとき，その文化が，その文化以外の人からはどのように見えているかについてもよく認識しておく必要があります。そうすれば，同じ文化を外側から見たときと内側の視点で見たときとで，どのように異なって見えるかを理解できるからです。

とりわけ，人類学 anthropology の黎明期に文化を研究していた人々は，自分の属する社会の観点から他の文化を判断し，その欠陥を指摘するという一方的な姿勢で研究を行っていました。この見方を，自民族中心主義 ethnocentrism と呼びます。これとは正反対の姿勢が文化相対主義 culture relativism であり，この視点に立てば，「文化は特有のものであるため，それは，その内部にいる人々自身の基準や価値でしか評価することができない」ということになります[3, p51]。

本章あるいは本書全体に流れる問いは，「その文化に基づいて行動する人々に，文化はどのような身体的・精神的影響を与えるか？」というものです。文化的価値観に基づいて行われる行動・行為・風習の中には，良くも悪しくも，健康に影響すると思われるものが数多くあります。たとえば，女性の陰核切除 female circumcision（＝女性器切除 female genital mutilation），新生児への砂糖水投与，インドや中国に存在する女性への差別，それに基づく食事の不平等，女児の性選別的中絶，性的マイノリティ sexual minorities を社会的に疎外しリスクの高い性行動に向かわせる差別・偏見，生後6か月間の完全母乳哺育の推奨，HIV感染のリスクを減少させる男性の割礼などです。

本章で読者に理解していただきたいことは，海外で保健医療政策の企画・実施に携わる場合，その政策を当該社会の人々の健康向上に真に役立つものにするためには，その社会の文化をよく理解しなければならない，ということです。これは，国際開発援助機関など外部から関与する人々にも言えることで，こうした人々は，当該社会の文化に鋭敏でなければならず，健康向上を図るためには，どのような行動変容が必要かについて，「文化の押し付け」にならないように，対象国の政府や内部の関係者と十分協議する必要があります[1, p56]。

# 健康信念と行動

文化が異なれば，身体についての認識 perception や病気の捉え方，病気の原因，また病気になったときの対処法についての考え方が異なり，したがって，病気の予防法，受けるべき治療についての考え方や，医療者が提供する治療方法も異なります[4]。本節では，ほとんどの低・中所得国の人々と，高所得国の移民の人々の間に存在する一部の特徴的な健康信念 health belief を取り上げて解説します。

## 病気の捉え方

病気 illness についての考え方は文化によってかなり異なります。たとえば，ある文化では全く正常とみなされることが，他の文化では疾苦 affliction と捉えられることがあります。たとえば，ある文化圏では，子どもに寄生虫がいることは普通のことで病気とみなされず，サハラ以南アフリカでは，マラリアは日常茶飯事のことなので多くの家庭ではそれは正常なことと捉えられています。また，南アジアの多くの地域では，女性の背部痛は非常に一般的なため，女性であることに伴う正常な状態とみなされており[5]，またエジプトでは住血吸虫症 schistosomiasis があまりに広く蔓延しているため，この疾患で尿中に血液が出ることは「男性の月経」と表現され，しばしば正常とみなされます[1, p57]。

## 疾患の捉え方

医療人類学 medical anthropology では，疾患は「個人の生物学的，心理・身体的 psychophysiologic プロセスにおける，不調や不適応」と定義されます[6, p252]。肺炎は疾患であり，HIVやポリオもまた疾患です。しかし「病気 illness」と「疾患 disease」は異なり，「病気とは，疾患や不快なことに対する，個人的，対人的，あるいは文化的な反応を意味します」[6]。病気を患ったと感じるとき，人々は，それを「症状 symptom」として表現し，そうした状態に対してその文化特有の名称がつけられていることがあります。しかしそうした状態は，必ずしも生物医学的意味での「疾患 disease」とはみなされないことがあります。つまり，文化が異なれば，病気の原因についての考え方が非常に異なるということであり，これは非常に重要なことです。

高所得国ではほとんどの人々が，「西洋医学のパラダイム Western medicine paradigm」に従って，疾患の原因を考えようとします。恐らく，読者のあなたもそうでしょう。インフルエンザや風邪に罹れば，それはウイルスが原因と考え，大人になって糖尿病に罹れば，遺伝的な要因や糖分の摂り過ぎのためだと考えることでしょう。また，喫煙や肥満，あるいは高血中コレステロール値は，心疾患のリスクを高めると考えるはずです。

一方，低・中所得国あるいは伝統色の強い社会では，病気を，生物医学的な意味での疾患としてよりも，それ以外の他の要因によると考えることが少なくありません。たとえば，「バランスの乱れ」が病気の原因と考える文化はたくさんあります。最も典型的なものは，「温」と「冷」の概念です。この場合，不健康な行動をとると，身体の「温」と「冷」のバランスが乱れると考えます。文化の中には，ある食べ物は「温」，ある食べ物は「冷」とみなされ，人々は病気を避けるためにこれらの食べ物をバランスよく食べようとします。

また，病気が超自然的な何かに原因があると信じる文化もあります。米国に居住するカリブ海出身者あるいはアフリカ出身者の子孫を対象に行われた調査では，多くの人が病気の症状は超自然的なことが原因，と考えていることが明らかにされています[7]。病気の原因を，邪眼 evil eye や

魔術の仕業のため，何かに取り憑かれたため，魂を奪われたため，あるいは神に逆らったためと考える文化も少なくありません[1]。カナダのある先住民の間では，「病気は必ずしも悪いものではなく，人生を考え直す機会として創造主から人々に送られたサインである」と信じられています[8, p81]。ナイジェリアのヨルバ族の人々を対象とした病気への文化的認知に関する研究からは，病気は「魔女 witchcraft，魔法 sorcery，神々，先祖，自然な病 natural illness，生まれつきの病 hereditary illness などに由来する」と考えていることが明らかにされています[9, p328]。

情緒的ストレス emotional stress を病気の原因とみなす考え方にも文化によって違いがあり，ストレスや極端な恐怖，あるいは極度の嫉妬が病気の原因と考える文化もあります[1]。また，性に関する事柄を病気の原因と考える文化もあり，たとえば，過度の性行為は，血を取り去ることで男性を虚弱にすると考える文化[1]があり，これは，インドの一部の地域でかなり一般的な信念です。

## 民族の病気

多くの文化に，「民俗病 folk illnesses」と呼ばれるものがあります。これは，人々によって，"医学的に"ではなく"文化的に"病気として解釈された身体の状態のことです。たとえば，empacho（あえて訳せば，胃もたれ）とは，ラテンアメリカの文化で多く使われる病気を表す言葉の1つです。これは，「胃や腸の壁に貼りついて，閉塞させてしまうような」[10, p693] 食べ物が原因となって引き起こされる状態で，何らかの不適切な食べ物を摂取することが原因と考えられています。子どもにおけるこの empacho は，腹部膨満感，下痢，胃痛を含む，あらゆる消化器症状を示します。

この empacho を治すためには，いくつかの食べ物を制限したり，温めた油で腹部をマッサージするなどの処置がとられますが，地元の施術師 healer（プエルトリコでは santiguaora，メキシコでは sobadora）に見てもらうことも少なくありません。米国のメキシコ人社会やメキシコの国内では，この病気を治すためにある種の粉薬が用いられます。

低・中所得国での健康問題を理解するためには，empacho のような民俗病の存在を知っておくことが非常に重要です。こうした empacho のような民俗病には医学的根拠がない可能性もありますが，たとえそうであっても，人々がそれを重要な病気と考えているのであれば，その社会の健康の改善に取り組む場合には，常にその信念 belief に配慮しなければなりません[10]。表6-1は病気の原因についての文化的解釈の一部を示したものです。

## 病気の予防

病気の原因に対する考え方が文化間で非常に多様であることを考えれば，それを避けるためにとられる文化的行動が多様であることは，驚くにはあたりません。たとえば，多くの文化には，健康でいるのに必要と信じられているタブーや行動が存在します。特に，妊娠中の食べ物には非常に多くのタブーが知られており，西マレーシアでは，重要なたんぱく源を禁止するなどの伝統的信念が存在することが示唆されています[11]。また，南部ナイジェリアで行われた伝統的信念に関する調査では，以下の食べ物は妊娠中に避けるべきであるという考えが広く普及していることが示されています[12]。

- 甘い食べ物：赤ん坊が虚弱になる。
- 卵：赤ん坊が大きくなって泥棒になる。
- かたつむり：赤ん坊が愚鈍になる，よだれをたくさん垂らすようになる，会話の発達が遅れる。

ブラジルの研究によると，妊婦は，優れたたんぱく源であるにもかかわらず狩猟肉や釣った魚は食べるべきではないとする文化があることが報告されています[13]。また，南インドの貧困層の女性を対象に行われた研究でも，豆類は重要なたんぱく源であるにも関わらず，果物や豆類の摂取がタブー視されていることが示唆されています[14]。

病気を避けることを目的とした多くの種類の儀式 ritual

表6-1 病気の原因についての文化的解釈の代表的な例

| 身体のバランス | 感情 | 超自然現象 | 性的 |
|---|---|---|---|
| 体温<br>活力<br>血<br>ずれ dislocation<br>臓器の異常<br>星座の不適合<br>　incompatibility of horoscopes | 恐怖<br>悲しみ<br>妬み<br>緊張 | 魔女 bewitching<br>悪魔 demons<br>悪霊の憑りつき spirit possession<br>邪眼 evil eye<br>神や神々の罰<br>魂の喪失 | 禁止されている人との性行為<br>性行為への耽溺 |

出典：Scrimshaw, S. C. (2006). Culture, behavior, and health. In M. H. Merson, R. E. Black, & A. Mills (Eds.), *International public health: Diseases, programs, systems, and policies* (pp. 53-78). Sudbury, MA: Jones and Bartlett から改変。

も存在します。これに似たものとして，病気にならないための悪霊払いのような儀式の伝統を持つ文化もあります。たとえば，ナイジェリアのヨルバ族の間には，お守り，魔除け，スカリフィケーション(瘢痕文身) scarification[訳注：皮膚に切れ込みや焼灼を行った際に形成されるケロイドを利用して肉体に文様を描くこと]，霊水薬 oral potions などによって，様々な原因による病気を防ぐことができるという信念があります[9]。インドの Rajasthan 州のある部族にはお守りを十字路に置く風習がありますが，これは他人に災いを与える，自分を災いから守る，悪霊を鎮める，あるいは自分の苦悩を精霊に預けるといった意味があります[15]。セネガルの農村には，2人の子どもを亡くした女性，2人の胎児を流産した女性，また不妊と思われる女性のための特別な儀式があり，それは，子どもの死や不妊がこれ以上起きないことを目的としています[16]。

### 病気の診断と治療，保健医療サービスの利用

多くの文化で，人々は病気になるとまずは民間療法 home remedies を用いて，自分で，もしくは家族の助けを借りて治そうとします。それでだめなら，地元のある種の施術師を訪れ，その施術師から民間薬を処方してもらったりします。そして，それでもだめなら最後に，家族は「西洋医 Western doctor」に助けを求めます。その場合にも，西洋医学と民間療法を同時に行うことがかなり一般的です。

このような人々や家族による病気のケアのことを，「対処パターン patterns of resort」と言います。人々は，様々な理由から，様々な医術者(医師や施術師など) healthcare provider に様々な時点で治療を求めますが[1]，その重要な理由の1つにサービスに対するコスト，つまり治療費という直接のコスト，交通費，時間や待ち時間などの間接的なコストがあります。また，経費の支払い方法も影響を与え，現金をほとんど持たない人々は，現金よりも現物，つまり果物や野菜などの農作物や，家禽などによる支払いを認める施術師や医者に行くことを好みます。医術者(医師や施術師など)の評判も選択の根拠となり，よりよい治療結果を期待して，人々は評判のよい医術者を選ぶ傾向があります。

医術者の患者との接し方も，患者が医術者を選択する上での重要な要因となります。人々は通常，よそ者よりも，同じ地域の出身で同じ言語を話し，彼らがよく知っていて，敬意ある態度で接してくれる医術者のところへ行くことを好みます。興味深いことに，人々は自分が民俗病 folk illness に罹っていると思う場合は，まず自宅で治そうとし，次いで地元の施術師のところへ行き，そして最後の手段として，たとえ治せないとわかっていても，医者のところへ行きます[10]。

このように，多くの文化において，病気の治療はまず家庭で行われることが多いことを理解する必要があります。高所得国でも，人々は何か病気の症状があると，アスピリンを服用したり，大量の水を飲んだり，ある種のスープ(たとえば，チキンスープ)を食べたり，休養をとったりします。色々な種類のハーブやビタミン類をとる人もいます。そして，それでは良くならないと感じたときだけ，医師のもとを訪れます。伝統色の強い社会では，病気になったと思ったとき，人々は大体同じような行動をとります。こうしたパターンを理解することは，人々の健康向上に取り組む場合には，不可欠のことです。

### 医術者

医術者にも多くの種類があります。**表6-2**はその代表的なものを示したものです。この表には，インドのアーユルベーダ医療 ayurvedic practitioners や中国の医療システムの中の漢方医 herbalists や鍼師 acupuncturists などのような伝統医療の医術者，それ以外にも，伝統的助産師(産婆) traditional birth attendant(TBA)や，僧侶 priests，薬

表6-2 代表的な医療関係者の例

| 土着のもの | 西洋医学 | 他の医療システム |
|---|---|---|
| 産婆 midwife<br>シャーマン<br>聖職者 cure<br>降霊術師 spiritualist<br>魔女 witch<br>魔術師 sorcerers<br>僧侶 priest<br>易者 diviner<br>薬草家 herbalist<br>接骨家 bonesetter | 薬剤師<br>コミュニティヘルスワーカー<br>看護助産師<br>看護師<br>助産師<br>医師<br>歯科医師 | 中国伝統医学<br>・治療師 practitioners<br>・漢方医 herbalist<br>・鍼師 acupuncturist<br>アーユルヴェーダ(インド伝統医学)施術師 Ayurvedic practitioners |

出典：Scrimshaw, S. C. (2006). Culture, behavior, and health. In M. H. Merson, R. E. Black, & A. Mills (Eds.), *International public health: Diseases, programs, systems, and policies* (pp. 53-78). Sudbury, MA: Jones and Bartlett から改変。

草家 herbalists，接骨家 bonesetters などが含まれますが，一方西洋医学の医療関係者には，その地域の規模や地理的位置によって様々ですが，たとえばコミュニティヘルスワーカーや看護師，助産師 midwives，看護助産師 nurse-midwives，医師や歯科医などが含まれます。また，多くの低・中所得国の薬局では，薬の処方だけではなく，薬剤師が医学的アドバイスを行うことも多いことに注意が必要です。法的には薬の処方には処方箋が必要ですが，多くの低・中所得国ではそれを徹底できない，あるいは徹底しようともしない状況があります。また，多くの医術者が，伝統医療と西洋医療を組み合わせて使うことが多いことも，認識しておく必要があります[1]。

## 健康行動と行動変容

2010年時点で，低・中所得国のすべての年齢層の男女における主要死因は，脳出血，心血管系疾患，慢性閉塞性肺疾患(COPD)，下気道感染症，下痢症，HIV/AIDS，マラリア，交通事故，結核，糖尿病が上位10位を占めています[17]。そして，その背景には，栄養不良，肥満，喫煙，室内外の大気汚染，無防備な性行動，不衛生な水，下水の不備などの問題が関係しています[17]。つまり，これらの疾患の背景には，多くの健康行動が関係しているということです。以下，重要な健康行動について見ていくことにしましょう。

低・中所得国の早死(早期死亡) premature death の最も重要なリスク要因は，幼児の低体重です。もちろん，収入と教育は母子の栄養状態にとって重要ですが，文化的要因もまた大きな影響を与えます。先述したように，多くの文化には，出産を安泰なものにする目的で妊婦の食事に関する様々なタブーが存在し，なかには妊婦に食べる量をむしろ減らすことを推奨する文化さえあります。さらには，母親が母乳哺育をする期間や離乳食を始める時期も文化に強い影響を受けます。栄養不足もまた，文化に密接に関連した食行動によって生じることがあります。では，妊婦が，今の所得レベルの中で，必要な栄養を十分に摂り，かつ生後6か月間の完全母乳哺育 exclusive breastfeeding を促すにはどうすればよいのでしょうか？

無防備な性行動は，低・中所得国のみならず高所得国においても，HIV感染の主要なリスク要因の1つです。性産業従事者 commercial sex worker(CSW) には客とコンドームの使用について交渉する力はなく，または経済的立場の弱い一般の女性も，夫やパートナーからの性行為の強要を拒否することが難しいという意味で，同じような問題を抱えることが少なくありません。しかしその一方で，コンドームを使用できるのに，無防備な性行動をする人々が多いのも事実です。では，これらの人々が安全な性行動をとれるようにするには，どうすればよいのでしょうか？

衛生 hygiene も健康行動が関係する重要な分野の1つで，安全な水や衛生的なし尿処理 sanitation の欠如は，下痢症の重要な原因となります。多くの低・中所得国では，衛生状態が悪いことが多く，人々は，水を安全に摂取する方法，排泄物を衛生的に処理する方法，排便後の石鹸と水での手洗いについて学ぶ必要があります。衛生に関連する行動も，もちろん文化と密接に関連しています。ではどうすれば，そうした行動を変えることができるのでしょうか？

次の章で論じるように，屋内大気汚染 indoor air pollution は呼吸器感染症の主要な原因です。これは，換気が不十分な屋内で，バイオマス燃料 biomass fuels を用いて調理が行われることによるもので，コンロを購入する経済的余裕がないことが，もちろんその大きな理由の1つですが，家族にとってはそれが文化であり，屋内大気汚染が健康に悪いことを知らないために，そのような調理法を行っている場合もあります。では，どうすればそうした調理方法を変えることができるのでしょうか？

喫煙は心臓血管疾患やがんの主な原因の1つです。喫煙者のほとんどは，思春期に喫煙を始めます。禁煙プログラムは色々なものが存在しますが，大抵は大人向けのものばかりです。では，思春期の喫煙をやめさせるには，どうすればよいのでしょうか？

行動が健康に密接に関係していることについては，低・中所得国と高所得国の間に違いはなく，高所得国にも健康に悪いと考えられる行動はたくさんあります。たとえば，高所得国では肥満が増え，それに伴って糖尿病が増加しています。喫煙も，心臓血管疾患やがんの重要な原因であるにもかかわらず，多くの人が喫煙を続けており，車のシートベルトも広く普及しているにもかかわらず，今なお使わない人たちもいます。では，こうした人々に，リスクの高い行動をやめさせるためには何をすればよいのでしょうか？

## 健康行動の改善

人がある健康行動 health behavior をとる理由を理解し，かつ行動変容を促すために役立つモデルや理論が数多く開発されています。より詳しく知りたい人は，同じシリーズの『The Essentials of Health Behavior』を参照してください[18]。本節では，最も重要ないくつかのモデルや理論に関する概念について，ごく簡潔に解説します。

### ●エコロジカルアプローチ

健康に関連した行動に影響を与える要因を考えるときには，「エコロジカルアプローチ(生態学的アプローチ) ecological approach」と言う考え方が重要です。これは，健康行動に影響する要因をいくつかのレベルに分ける考え方で，**表6-3**はそれを示したものです。

エコロジカルアプローチの基本的な考え方は以下の2点です。

表6-3 エコロジカルアプローチ

| レベル | 定 義 |
|---|---|
| 個人 | 知識，態度，信念，性格など，行動に影響を与える個人の性格 |
| 個人間 | 家族，友人，同僚などとの対人関係 |
| 組織 | 規則 rule，規制 regulation，ポリシー，インフォーマルな組織 |
| コミュニティ | 個人・グループ・組織内に，公式あるいは非公式に存在する社会的ネットワークや規範（基準） |
| 公共政策 | 疾患の予防，早期発見，コントロール，マネージメントに関わる健康行動や行為を，規制もしくは支援するための，地域，州，国家の政策や法律 |

出典：Murphy, E. (2005). *Promoting healthy behavior. Health bulletin 2.* Washington, DC: Population Reference Bureau から許可を得て改変．

- 健康は複数のレベルの要因による影響を受け，同時にそれらの要因に影響を与える（双方向性）――レベルとしては，個人，個人間，組織，コミュニティ，公共政策などがある[19, p4]。
- 行動は社会環境の影響を受け，また社会環境に影響を与える[19, p5]。

たとえば，思春期の男子がたばこを吸い始めるかどうかという場面を想像してみましょう。どちらに転ぶかは，彼の喫煙に抱く印象，喫煙したら周囲の人々が彼をどう見るだろうかという思い，彼の生活環境，たばこの値段，たばこ購入の容易さなどによって決まります。そしてもちろん彼が喫煙をすれば，彼の友人たちの何人かが，それを真似ることになるでしょう。

● 健康信念モデル

健康信念モデル health belief model とは，人々が健康行動を始める要因を理論的に説明しようと試みた最初のモデルです。これは，米国の公衆衛生局 Public Health Service が，人々が結核検診のための X 線撮影に参加したりしなかったりする理由を明らかにしようとする過程で開発されたものです[20]。このモデルの前提は，人々の健康行動は以下の認識 perception によるということです。

- 自分がその病気になる可能性の高さ（感受性 susceptibility）
- その病気に罹った場合の結果の重大性（重大性 severity）
- その行動によるメリット（利益 benefit）
- その行動をとらないようにする要因（障害 barrier）

このモデルではその後，自己効力感 self-efficacy という概念が追加されましたが，これは，人は"自分はその行動をすることができる"と感じられたときにのみ行動するという概念です[19]。

表6-4 行動変容段階モデル

段 階
　無関心期 precontemplation
　関心期 contemplation
　準備期 preparation
　行動期 action
　維持期 maintenance

出典：Murphy, E. (2005). *Promoting healthy behavior. Health bulletin 2.* Washington, DC: Population Reference Bureau から許可を得て引用．

このモデルを，コンドームを用いた性行為に当てはめて考えてみましょう。若い男性がコンドームを使うかどうかは，HIV に感染するかもしれないという恐れ（感受性），HIV に感染したらどれほど大変かについての認識（重大性），コンドームによって HIV 感染を予防できるという認識（利益），コンドームの入手しやすさ（障害），コンドーム使用を相手に納得させられるか（障害）が影響します。また，コンドームを買えるか，買ったら使えるかという思い（自己効力感）も，行動に影響を与えます。

● 行動変容段階モデル

行動変容段階モデル Stages of Change Model は，アルコールと薬物依存に対する取り組みの中で，1990 年代に米国で開発されたものです[19]。このモデルの前提は，行動変容 behavioral change とはいくつかの段階を持つ1つのプロセスであること，人によって位置する行動段階が異なる可能性があるということです。表6-4 は，その段階を示したものです。

アルコールと薬物依存に，このモデルがどのように当てはまるかを理解するのはそれほど難しくはありません。アルコール依存者を例にとれば，その中には，依存によって

生じる健康問題を全く認識しておらず，それに気付くための支援が必要な段階(無関心期 precontemplation stage)の人もいれば，問題を認識していて，依存から抜け出さなければという気持ちはあるが何もしておらず，行動を起こすための支援が必要な段階(関心期 contemplation stage)の人もいます。また，依存から抜け出す行動を始めたばかりの段階(行動期 action stage)の人や，開始した行動を持続させるための支援を必要とする段階(維持期 maintenance stage)にある人たちもいます[19]。

### ●イノベーション拡散モデル

イノベーション拡散モデル Diffusion of Innovations Model は，米国の農業改革で，新しい農業技術が農民間に広がっていく様子がヒントになって誕生したモデルです。このモデルで言う「イノベーション」は，「アイディア，行動，サービス，あるいは物のうち，個人や人々の集団に"新しい"ものとして認識されるもの」[1, p66]と定義されます。このモデルの前提は，社会変革を促進するにはコミュニケーションが必要だということであり，「拡散 diffusion」とは，集団や社会を構成するメンバーの間で，次第にイノベーションが伝わっていくプロセスのことを意味しています[21]。このモデルは，①人々がどのようにイノベーションを受け入れるか，②どうすれば受け入れを促進することができるかという点に着目したもので，受け入れたものをどう維持するかについては理論の範囲に含まれていません。

表 6-5 は健康分野でのイノベーション拡散を試みる場合に必要なプロセスの概要を示したものです。またこのモデルでは，イノベーションが伝わる過程の人々を以下のように，分類しています[1, 21]。

- イノベーター innovator
- アーリーアダプター(初期採用者 early adopters)
- アーリーマジョリティー(前期追随者 early majority)
- レイトマジョリティー(後期追随者 late majority)
- ラガード(遅滞者 laggards)

さらに，イノベーションが受け入れられる速度は，以下のような要因に影響を受けるとされています[1, 21]。

- そのイノベーションの受け入れによって獲得できると人々が考える利益。
- そのイノベーションが，人々の文化や価値観に，どれほど適合するか。
- そのイノベーションを実行するのが簡単かどうか。
- そのイノベーションをすでに受け入れたロールモデルとなる人々がいるかどうか。
- そのイノベーションが，費用対効果が高く，かつその受け入れにあまり時間・労力・費用を要しないと，人々から認識されるかどうか。

---

**表 6-5 イノベーション拡散モデル**

拡散の段階
- 問題やニーズの認知
- その問題に対処する上で必要な，基礎的，応用的研究の実施
- イノベーションを対象集団のニーズに適した形に創り込んでいくための戦略や資材の開発
- イノベーションの商品化 commercialization，生産，マーケティング，流通
- イノベーションの拡散と受け入れ
- イノベーションの受け入れによる影響

出典：Scrimshaw, S. C. (2006). Culture, behavior, and health. In M. H. Merson, R. E. Black, & A. Mills (Eds.), *International public health: Diseases, programs, systems, and policies* (pp. 53-78). Sudbury, MA: Jones and Bartlett から改変。

---

このモデルを，高所得国のある1つのコミュニティで実施される，健康な食生活(油脂類の摂取を減らす，フルーツや野菜の摂取を増やす，加工食品を減らす，穀類を増やすなど)のキャンペーンに当てはめてみましょう。イノベーターがキャンペーンを始めた当初は，一部の新しいもの好きな人(初期採用者)が，すぐに飛びついて食生活を変えることでしょう。続いて友人や，すでに食生活を変更した人々(ロールモデル)から感化を受けた人々が，食生活を変える可能性があり(前期追随者)，次に，それまで懐疑的だった人々が，他の人々が変わるのを見て，次第に食生活を変えていきます(後期追随者)。もちろん，なかなか行動を変えない人々もいます(遅滞者)。こうした行動変容には，たとえば有機食品などの健康食品の価格，単なる無関心，食べなれた食品を変えることへの抵抗などが阻害要因となります。

## 行動変容の理解とその実現

健康を向上させるためには，多くの場合，個人，家族，コミュニティの行動変容が必要となります。しかし，行動は文化と密接に関連しているため，行動変容にはそれゆえの困難が伴います。こうした中で，どの行動に変容が必要かを理解し，実際にその変容を導くためには，どうすればよいのでしょうか？ 以下，この問題についての答えを簡単に解説しておきたいと思います。

### 行動の理解

行動変容を実現するためには何よりもまず，問題となる行動 behavior について，以下の点を踏まえ，よく理解しておく必要があります。

- 問題となっている行動自体

- その行動が健康に及ぼすと考えられる，有益もしくは有害な影響とその程度
- その行動の根底にある動機
- その行動を変容させるための種々のアプローチに対して予想される反応

これを具体的にどのように応用できるかを，母乳哺育 breastfeeding を例に考えてみましょう。乳児死亡を減らすには，栄養改善が1つの鍵となるため，まず母乳哺育がどの程度そのコミュニティで行われているかを知ることが大切です。そのためには，以下のような問いについての情報を集める必要があります。

- 母親たちはいつから母乳哺育を始めるのか？
- 母乳は定期的に与えられるのか，それとも乳児が欲したときだけか？
- 母乳の与え方は，男の子と女の子で同じか？
- 完全母乳哺育 exclusive breastfeeding の期間はどれくらいか？
- 補完食 complementary foods はいつから始めるのか？
- 補完食が始まった後，いつまで母乳哺育を続けるのか？
- なぜ母親たちは母乳哺育を行うのか？
- なぜ母乳哺育を行わない母親がいるのか？
- 母乳哺育を行う母親と行わない母親はどう違うのか？
- 母乳哺育の実施について影響力を持っているのは誰か？

これらの問いに対する答えはもちろん文化によって異なりますが，それが得られて初めて，私たちは対象とする人々の文化的価値観や考え方に配慮した行動変容計画を立案することができます。逆に言えば，その行動，その背景にある理由・動機，その行動に影響を与えている人々のことを理解することもなく，"適切な"方向に行動変容を促すことは不可能だということです。しかし，こうした理解に達したとして，ではどうすれば行動を変えることができるのでしょうか？

## 健康行動の変容

健康行動を変容するアプローチには，様々なものがあります。その中には，個人を対象にしたものだけではなく，コミュニティあるいは社会全体を対象にしたものもあります。一般的にそれらのアプローチには，個人レベルとマスメディアを含む集団レベルでのコミュニケーション手法が組み合わせて用いられます。その主な手法について，次に簡単に紹介しておきましょう。

### ●コミュニティモビライゼーション

行動変容を促進する上で非常に重要な方法の1つが，コミュニティモビライゼーション（コミュニティ動員）community mobilization です。この場合，介入の対象はコミュニティ全体で，コミュニティ全体として行動変容が促進するように取り組みが行われます。そのためには，コミュニティの人々が問題を自ら認識し，その解決法を見出し，コミュニティ全体が協働して問題解決に取り組むように支援する必要がありますが，それには多大な努力を要し，また多くの場合，そのコミュニティのリーダーがその取り組みに参加し，行動変容を率先して行い，かつその促進に意欲的でなくてはなりません[19]。たとえば，後の章（第8章）に出てくる（そして最初のビネットでも取り上げた）Tamil Nadu Nutrition Project はコミュニティモビライゼーションの好例であり，このプロジェクトではコミュニティぐるみで，子どもの体重測定や，成長の悪い子どもの発見と支援，子どものための補助食品作り，そして適切な食物や必要な微量栄養素についての学習活動が行われました。この事例以外にも，他の章で出てくるように，バングラデシュにおける経口補水液による下痢症対策（第5章），ラテンアメリカでのポリオ根絶キャンペーン（第10章）など，コミュニティレベルで行われた多くの優れた取り組みが存在します。

### ●マスメディア

マスメディアは健康行動変容のキャンペーンによく利用されます。低・中所得国ではほとんどの人がラジオを持っているため，ラジオがよくキャンペーンに用いられます。しかし，健康増進の取り組みにおいては，「エンターテイメント教育 entertainment education」と呼ばれるアプローチの活用が増えつつあり，これは，途上国では多くの場合，登場人物が行動変容のメッセージを伝える，いわゆるドラマ soap opera の形式をとります。

たとえば，英国放送協会 British Broadcasting Company（BBC）には，低・中所得国と共同で HIV/AIDS のような重要な健康問題についてのドラマを作製するチームがあり，インドやナイジェリアで HIV/AIDS に関するシリーズが作製されています。ミャンマー政府も，ミャンマーで最も人気のある女優を起用し，ハンセン病 leprosy についてのドラマを作製しています。このドラマの目的はハンセン病に対する差別・偏見を克服することであり，人々にハンセン病の診断法や，早期に治療を開始すれば完治できることを知らせ，初期の段階で人々が治療を受けることを促すことにありました。一方，エチオピアの Population Media Center は，"Yeken Kignit" というラジオの連続ドラマを作製し，国民の半数近くがそれを通して，リプロダクティブヘルス reproductive health と男女の平等 gender equality について学んだと報告されています。実際，その放送が始まった2年半後には，避妊希望者が157％増加し，その増加は，そのドラマを聴いた人では聴かなかった人々の5倍にものぼったこと，家族計画 family planning の知識も3倍以上多かったこと，さらに男性では，ドラマ

を聴いた人では聴かなかった人よりもHIV検査率が4倍高かったことが報告されています[22]。

### ●ソーシャルマーケティング

ソーシャルマーケティングsocial marketingとは，コマーシャルマーケティングの手法を，健康行動の変容プログラムに応用したものです。この方法は，家族計画を広めるために広く用いられてきましたが，それ以外にも，マラリア予防用蚊帳の販売促進などにも活用されています。ソーシャルマーケティングでは，たとえばコンドーム，避妊薬，薬剤処理蚊帳などにローカルブランドを作成し，マスメディアや他のコミュニケーションチャネルを利用して，そのブランドとそれに関連する行動を普及させようとします。もちろん，マーケティングが成功するためには，綿密な市場調査，その地域の文化・価値・行動についての深い理解が必要となります。ソーシャルマーケティングでは，いわゆる「4つのP」が応用されます[19]。

- ●魅力的なプロダクト（製品）product
- ●適切な価格 price
- ●プロダクトを入手するのに便利な場所 place
- ●訴求性のあるプロモーション promotion

ソーシャルマーケティングを通して販売される物品は商業的なチャネルを用いて販売されますが，その販売には価格を抑えるために政府から助成金が出されます［訳注：ここでは物品販売がソーシャルマーケティングとして扱われていますが，本来，ソーシャルマーケティングは，物品販売だけではなく，むしろ喫煙，性行動などという物品ではない健康行動について開発されたものです（Andreasen AR. Marketing Social Change. Jossey-Bass, 1995）］。

### ●健康教育

健康教育health educationは，おそらく読者の皆さんも馴染みが深いはずです。これには，たとえば教室での授業，新聞・雑誌，ラジオやテレビ，最近ではインターネットなどの様々な形態があります。性に関する健康教育には多くの成功事例がありますが，そこには以下のように，他の健康教育にも参考となるいくつかの共通した特徴があります[19]。

- ●リスクの高い行動に焦点を当て，禁欲とコンドームの常用にメッセージを絞った。
- ●正確な情報を提供した。
- ●社会的圧力（たとえば，性教育への偏見）にも適切に対応した。
- ●使命感を持った教師やピアエデュケーターを教育者として選んだ。
- ●プログラムの内容を，生徒の年齢，性経験の有無，文化に合ったものとした。

### ●条件付き現金給付

本章の後半で紹介するメキシコのOportunidades（英語ではOpportunities）のように，健康行動の変容や貧困の削減を促進するために，「条件付き現金給付conditional cash transfer（CCT）」と呼ばれる経済的インセンティブeconomic incentiveを用いたプログラムを採用する国が増えつつあります。政府は，家族が栄養，健康，教育に関する"所定"の行動を，"所定"の期間内に実施した場合に，その家族に現金を支給します。所定の行動とは，たとえば病院での出産，予防接種など子どもの健康向上につながる育児行動，子どもの栄養状態の確認や補助食品の配布を行う栄養プログラムへの参加，女児を定期的に通学させること，などが含まれます。

### ●ヘルスプロモーションの成功

前節で，健康行動の変容や受け入れを促進するための，いくつかのヘルスプロモーションhealth promotionの成功事例を紹介しました。これらの事例に共通する特徴を分析することで，プログラムを成功に導くのに必要な多くの教訓を得ることができます。それをまとめたものが表6-6です。

---

**表6-6　ヘルスプロモーション成功の鍵となる要因**

- 問題となる健康問題とそれに関連する行動，主たるステークホルダーを特定する
- 行動理論を知り，適切なものを使用する
- 生物学的要因，環境，文化など，行動変容の促進要因，阻害要因になるものを検討する
- 介入のデザイン，実施，評価を，コミュニティ参加型のアプローチで行い，そのプロセスに重要なステークホルダーを巻き込む
- 慎重に計画し予算立てをする
- 他の人々とは異なる健康行動をする人々がいれば，それを同定する
- ポリシーダイアログ（政策対話），アドボカシー，キャパシティビルディングなど，行動変容を起こしやすい環境を整える
- 介入対象となる行動とその背景となる社会文化的要因の両方に対応した介入を開発する
- 持続可能性のある介入とする
- 最初から評価を行う
- 介入が成功した場合，それをさらに拡大あるいは他のセッティングへ応用させるための連携を構築する

出典：Murphy, E. (2005). *Promoting healthy behavior. Health bulletin 2*. Washington, DC: Population Reference Bureauから許可を得て改変。

# 社会影響アセスメント

健康と文化の関係を考えるとき，社会影響アセスメント social impact assessment（あるいは社会アセスメント social assessment）を常に実施する必要があります。社会影響アセスメントとは，「予定された介入の社会的影響を評価するプロセス，およびその影響をモニター・管理するための戦略を開発するプロセス」ですが[23, p2]，次のような，より詳しい定義もなされています。

> 社会影響アセスメントとは，予定された介入（政策，プログラム，計画，プロジェクト）によって直接生じる，予期されたあるいは予期されていなかった，有益もしくは有害な影響を含め，介入によって生じうるあらゆる社会的影響を，分析・モニター・管理するためのプロセス。その主な目的は，人々にとって，身体的にも社会的にも持続可能で公正な環境をもたらすことにある[23, p2]。

社会影響アセスメントでは，健康はもとより，それ以外の分野も幅広く視野に入れて行われます。たとえば，物理的社会環境，コミュニティ，人口構成，ジェンダー，マイノリティグループ，文化，健康などが含まれます。そしてこのアセスメントは既存のシステムを活用し，コミュニティの完全参加のもと，その予定された介入から最大限の利益を引き出すような形で実施される必要があります。つまり，これは「コミュニティの開発とエンパワメントを促進し，能力を強化し，ソーシャルキャピタル social capital を構築」するプロセスだということです[23, p2]。**表 6-7** はこの社会影響アセスメントの詳細なアプローチを示したものです。

多くの読者は，経済開発における環境アセスメント environmental assessment という概念については，よくご存じのことと思います。多くの国で，経済開発を行う場合には，環境への影響評価を実施することが義務付けられていますが，それが環境アセスメントです。社会影響アセスメントと環境アセスメントには，いくつかの共通点があります。たとえば，今，開発庁と政府が共同で，ある地域にいくつかのヘルスセンターを建設する計画を立てているとしましょう。こういう場合はまず初めに，国はプロジェクトの立案に必要な基礎情報を得る目的で，社会影響アセスメントを実施します。これは住民参加で行われる必要があります。そしてそのデザインは，地域内に存在する様々なグループの人々のニーズや，文化，価値観に配慮したものでなければなりません。そして，アセスメントではその計画によって生じうる有害影響を細大もらさず想定し，その影響を除去・削減する方法についても検討しなければなりません。そして，そのためにはそのプロジェクトから生じる社会的影響や，そのプロジェクトがその地域の価値観に本当に適合したものかどうかをモニター・評価する仕組みが，デザインの中に組み込まれている必要があります。

つい数年前まで，開発援助機関や政府は，社会影響アセスメントにほとんど無関心でした。ほとんどの保健医療プロジェクトでは，その社会的・文化的影響を評価しようという発想は見られず，また保健医療以外の分野への投資が，健康や社会にどのような影響を及ぼすかについてもほとんど関心が払われることはありませんでした。社会影響アセスメントの質には，省庁や地方政府間，あるいは各組織の内部でもかなりの違いがありますが，大きな開発プロジェクトでは，社会影響アセスメントを行うことが以前よりも多くなっています。

---

**表 6-7　社会影響アセスメントにおける評価内容と活動の一部**

- プログラムの対象とする人々を特定する
- 重要なステークホルダーの参加の促進や調整を行う
- 予定された介入がそのコミュニティに及ぼす可能性のあるインパクトを分析する
- 介入のインパクトを評価するのに必要なベースラインデータを収集する
- 対象コミュニティにおける文化的価値観を知り，それが予定された介入にどのように影響するかを理解する
- そのコミュニティに存在する活動の中で，予定した介入と同じようなインパクトを生じる可能性があるものを同定する
- 予定された介入の結果生じるインパクトと，それに対する様々なステークホルダーの反応を予測する
- 介入の評価と（評価が悪い場合の）代替となる介入の選択を支援する
- 予定された介入によって，ネガティブなインパクトが生じる可能性がある場合，その影響を軽減するための措置を提言する
- 評価のプロセスと，ネガティブな影響を受けた人々への補償について提言する
- ステークホルダー間に対立が生じる可能性がある場合，その解決法について提言する
- 介入のネガティブな影響が残存し低減不可能な場合，それに対処する戦略を提言する
- コミュニティ内の技能開発やキャパシティビルディングに貢献する
- プログラムの立案，実践，モニタリング，マネージメントを支援する

出典：Vanclay, F. (2003). International principles for social impact assessment. *Impact Assessment and Project Appraisal*, 21(1), 5-11 から改変。

## 政策とプログラムの概要

本節では政策とプログラムについて6つの事例を紹介します。それらは主に，これまでに出版された報告書や学術誌に掲載された論文に基づくものです。いずれの事例も，文化と健康の関係に関する重要な問題や関係を，行動変容においてどう考慮すべきかについて重要な示唆を与えてくれています。

事例1では，ブルンジにおける母乳哺育に対する伝統的な考え方と，WHOが推奨する6か月間の完全母乳哺育の方針との乖離について，事例2では，インドにおけるポリオ根絶計画に関係する文化的問題と，それを考慮しつつ，どのように予防接種の普及が進められていったかを解説します。さらに事例3では，地方の文化的慣習 cultural practice に配慮しながら，助産師による病院出産の促進に成功したペルーのアンデス山脈地方における取り組みを，事例4では，条件付き現金給付プログラムによって，栄養・健康・教育面での改善に成功したメキシコのOportunidades（英語では Opportunities）の経験を紹介します。そして，事例5ではヘルスプロモーションプログラムにピアエデュケーションを応用した，CARE Groupsの経験を紹介し，最後に，事例6として，文化的行動とエボラウイルス Ebola virus 流行の間に見られた重要な関係について解説します。

### 事例1——ブルンジにおける授乳[24]

出産後最初の6か月間は母乳だけで育てること（完全母乳哺育 exclusive breastfeeding）が，乳児の健やかな発育にとって非常に重要であり，多くの研究でそのことは証明されていますが，2011年のデータによると，低所得国における完全母乳哺育率は39％に過ぎません[25]。完全母乳哺育を促進するためにはまず，なぜ多くの女性が完全母乳哺育を行わないのか，その理由を理解する必要があります。

アフリカの低所得国の1つであるブルンジでは，2009年2月に完全母乳哺育の実施に影響を与える要因についての調査が行われました。その結果，同国では，子どもを母乳だけで育てた女性は最初の4か月間までは約74％でしたが，4か月後には多くの女性がそれをやめ，6か月間母乳だけで育てた女性は45％に過ぎないことが明らかになりました。

この調査は，CancuzoとRuyigiという2つの州に住む家族を対象としたもので，母乳哺育を6か月間継続するか否かの決定に，ある種の健康信念がどのように影響しているか理解することを目的として実施されました。それによって，完全母乳哺育を効率的に促進する上での障壁となる要因を明らかにしようとしたのです。

調査は障壁分析 barrier analysis と呼ばれるアプローチに基づいて行われ，健康行動への障壁を理解することを通して，行動変容のためのより効果的なメッセージや支援活動の開発が試みられました。この方法は母乳哺育だけでなく，栄養改善，便所の使用，蚊帳使用の促進などの目的にも用いられてきたものです。母乳哺育に関するこの調査では，具体的には以下の点について母親たちの考えを理解することが試みられました。

- 自分に影響力のある人々（たとえば夫や姑）が母乳哺育を認めると思うか。
- 神が母乳哺育を認めると思うか。
- 母乳哺育を行うのに必要な知識や能力があるか。
- 栄養不足が重大な問題であることを認識しているか。
- 自分の子どもが栄養不足になる可能性があると思っているか。
- 母乳哺育が栄養不足の予防に有効であることを知っているか。
- 母乳哺育期間は，母乳のみで育てなければならないことを覚えていられるか。
- 母乳哺育の実施に伴う欠点と利点について知っているか。

障壁分析に従って1歳未満の子どもを持つ母親の中で，子どもに完全母乳哺育を行った女性45人と，行わなかった女性49人とを対象に，インタビューによる調査が行われ，上記のポイントに沿って以下のような質問が行われました。

- あなたは，生後6か月まで母乳だけで育てることが，子どもが栄養不足に陥るのを防ぐのに役立つと思いますか？
- あなたは，生後6か月まで母乳だけで育てることを，神が認めると思いますか？
- あなたは，周囲の人々のほとんどが，あなたが子どもを母乳だけで育てることに賛成すると思いますか？
- あなたが子どもを母乳だけで育てることに賛成すると思われる人は誰ですか？
- あなたは，今お持ちの知識や能力で，あなたの次の子どもを生後6か月まで母乳だけで育てられると思いますか？
- あなたは，子どもを母乳だけで育てることのデメリットは何だと思いますか？
- 子どもを生後6か月まで母乳だけで育てようとする場合，その期間は，母乳以外の食べ物や飲み物を与えてはいけないことを覚えていられると思いますか？

この結果，以下のような，多くの統計学的に有意な知見が得られました。

- 完全母乳哺育をした人は，しなかった人に比べて21倍も，完全母乳哺育をしなければ子どもが栄養不足になる可能性があると答えた。
- 完全母乳哺育をしなかった人は，した人に比べて17.6倍も，神は完全母乳哺育を認めないだろうと答えた。
- 完全母乳哺育をした人は，しなかった人に比べて何倍も，義理の母親，夫，いとこ，実の母親が，完全母乳哺育に賛成すると答えた（それぞれ10.4, 6.5, 5.9, 3.8倍）。
- 完全母乳哺育をした人は，しなかった人に比べて8倍も，自分には完全母乳哺育をするのに十分な知識と能力があると答えた。
- 完全母乳哺育をしなかった人は，した人に比べて7倍も，母乳だけでは乳児はいつも空腹になるだろうと信じていた。
- 完全母乳哺育をした人は，しなかった人に比べて6.3倍も，完全母乳哺育を行うことに何の困難もないと答えた。

これらの知見から，母乳哺育促進プログラムをデザインするにあたっては，上記の倍率に鑑みて，特に以下の3点がメッセージとして重要であると考えられました。①完全母乳哺育で育てられない子どもは栄養不足になる可能性があること，②神が完全母乳哺育を認めていること，③母親の周囲の人たちも完全母乳哺育に賛成していること。

これらの知見を念頭において2つの対象地域で，以下のように母乳哺育促進のための多くの戦略が考案されました。

- 忠実に完全母乳哺育を行い，かつ子どもが健康で，栄養状態の良い母親を見つけ，ロールモデルとしてコミュニティの人々に示す。
- 完全母乳哺育が栄養不足を防ぐのに有効であることを，ピアによる授乳カウンセリングを通じて伝える。
- 完全母乳哺育が子どもの栄養上望ましいことを，母親たちに効果的に伝えられるよう，ヘルスプロモーションのトレーナーを訓練する。
- 地域の精神的なリーダーに，完全母乳哺育を支持してもらう。
- 完全母乳哺育が子どもの栄養にとって望ましいという文章を作り，それを牧師と司祭の説教の中に加えてもらう。
- 完全母乳哺育を支持する義理の母親，夫，いとこ，そして実母に，ラジオ番組に登場してもらう。
- 義理の母親，女性のいとこ，そして実母の中から，「リーダーマザー Leader Mothers」を選び，コミュニティレベルでのヘルスプロモーションのリーダーになってもらうように訓練する。

## 事例2─インドのポリオワクチン接種

2014年初頭に，インドは3年連続でポリオの症例ゼロを達成し，ポリオ根絶を宣言しました。インドは，かつては世界で最もポリオが流行していた国でしたが，ついにポリオ根絶に成功したのです[27]。

インドがポリオ根絶イニシアティブ Polio Eradication Initiative を開始したのは，1988年のことでした。これは，ポリオ根絶を目指した WHO の Global Polio Eradication Initiative の一環であり，コミュニティモビライゼーション community mobilization とヘルスコミュニケーション戦略を含むプロジェクトです[28]。そしてワクチンに関する正確な情報を提供してワクチン接種に対する需要を喚起し，一方で，ワクチン接種の阻害要因となるような既存の信念や行動を抑えることによって，ワクチン接種を完全に普及させることを目的として実施されたものです。

インドのこのポリオプログラムは，インド政府と国際的パートナーの共同した取り組みであり，保健家族福祉省 Ministries of Health and Family Welfare を介してインドの中央政府と地方政府が関与したほか，国家ポリオサーベイランスプロジェクト National Polio Surveillance Project, UNICEF, WHO, 国際ロータリー，米国の疾病管理予防センター Centers for Disease Control and Prevention (CDC), そして多くの NGO が関わっていました[29,30]。

インドは人口ランキングで世界第2位の大国で，人口は10億人以上です。29州で構成され，人口構成も非常に多様です[31]。そのため，健康に関する信念にも地域間，社会層間で大きな違いがあります。

最近までインドは，ポリオが風土病として残る最後の4か国のうちの1つでした[32]。しかも，過去15年間にポリオの定期的なアウトブレークがあり，普通の年は，年間症例数は非常に少なかったにもかかわらず，2002年と2007年には，それぞれ1,600件，874件と大きな流行が見られています[32]。最近のポリオの大流行は主として Uttar Pradesh 州と Bihar 州に集中していました[33]。

これらの大流行には，生物学的，社会的，政治的，そしてプログラム的といった様々な要因が関係していました。たとえば，①生物学的な要因としては，高い人口密度と劣悪な衛生状態，②主な社会的要因としては，ある地域での貧困の蔓延，仕事を求めて移動する非常に多くの家族の子どもたちへのワクチン接種の難しさ，マイノリティコミュニティの中に存在する予防接種への拒否感などがあり，③政治的な要因としては，ヒンドゥー教が多数派を占める政府と，少数派のイスラム教徒との間の緊張関係があり，④そしてプログラム的要因としては，予防接種普及率の低さやデータの改ざんなどが問題となった地域もあります[33]。

社会的に疎外されている少数派のイスラム教徒など，一部のコミュニティや社会層には経口ポリオワクチンに対する抵抗があり，その原因の1つには，ワクチンを繰り返し接種することの必要性に対する親の無理解があります。そ

の他にも，ワクチンには効果がない，子どもが病気になる，不妊になるといった噂が広まっているコミュニティがあり，また，イスラム教徒のコミュニティの中には，ワクチンはイスラム教徒の人口増加を防ぐための策略の一部であるという噂が広まっていたところさえありました[34]。こうした噂は，ほとんどの医療従事者やコミュニティヘルスワーカー community health workers がヒンドゥー教徒であるという事実に関係しているものと思われます。

こうした困難を踏まえ，インドや主要な国際機関の関係者は，インドのポリオ対策ではヘルスコミュニケーション戦略やコミュニティモビライゼーションを強化し，ワクチン接種に抵抗しているこれらの人々にアクセスし，子どもへのワクチン接種とそれを所定の回数で受けることの重要性を納得させるように特別な努力が注がれました[34]。それに加え，プログラムをそれぞれのコミュニティの文化や価値観に適合したものとするため，ヘルスコミュニケーション戦略とコミュニティモビライゼーションを，地域，地区，村の各レベルで独自に実施できるようにしました。コミュニケーション戦略では，住民間でのコミュニケーションが強化され[29,35]，住民と前から知り合いでかつ信頼・尊敬されているコミュニティのメンバーから予防接種についての情報が伝わるような工夫が凝らされました[35]。

このアプローチの主な概要は以下のようになります。

- 村レベルにまで拡張したコミュニティモビライゼーションネットワークの確立
- コーディネーターを含めたコミュニティモビライゼーションネットワークとワクチン接種チームとの連携。ワクチン接種チームは，予防接種週間には会場でブースを設けて予防接種を行い，その期間に会場に来れなかった人たちには，その後戸別訪問を行った
- キャンペーンにおけるコミュニティと宗教的リーダーの関与の強化
- 家庭間およびコミュニティのメンバー間のコミュニケーションの活用
- 有名人によるメディアキャンペーンの強化
- 小児科医会のような専門家組織の関与の強化

これらのコミュニティモビライゼーションとコミュニケーション活動が実施されたコミュニティでは，予防接種率が他のコミュニティよりも高かったことが証明されており[34]，また，ポリオの新規症例数が減少したことも確認されています。たとえば，このキャンペーンが行われた2010年の最初の9か月間には，インドで報告されたポリオの新規症例は37件で，前年の同期間の367件から，大きく減少しました[32]。

インドのポリオ根絶プログラムは，ヘルスコミュニケーションを行う場合には，疫学的事実や政治的環境だけではなく，文化的文脈にも十分な注意を払う必要があることを示唆しています。その他，以下の点の重要性が示されました。

- 疎外されたコミュニティを効果的にプログラムに巻き込むこと
- メッセージが確実に村のレベルにまで届くようにすること
- コミュニティのメンバーで影響力が強いと見なされている人々からの，強い直接的コミュニケーションが必要なこと
- 宗教的リーダーの協力を得ること

## 事例3──ペルーの出産サービス

本章のはじめに述べたように，どこでどのように出産が行われるか，誰が出産を介助するか，そして分娩合併症 obstetric complication に対する救急産科ケアを受けるかどうかは，文化的価値観に非常に強い影響を受けます。そして前述したように，エンパワメントの欠如や差別など，それ以外の要因も健康行動に影響を及ぼします。

ペルーのアンデス山脈地域には，専門の助産師の助けを借りることなく，伝統的に自宅で出産を行っている先住民がいます。これには，文化的な理由だけではなく，それ以外の要因，つまり医療施設の職員たちが彼女らの言語を理解せず，侮蔑的な態度で接し，かつ彼女らの伝統的な方法を無視した方法による出産を強いることが多いため，女性たちが医療施設に行くのを嫌がるという事情が背景にあります。

このため，貧困や低い教育水準とも相まって，1990年代後半におけるペルー・アンデス山脈の一部の地方の妊産婦死亡率 maternal mortality はかなり高く，たとえばAyacucho 地方の妊産婦死亡率は首都のリマより6倍も高いことが知られていました。

出産サービスで不快な思いをするのがわかっていれば，当然，女性たちの足は遠のいてしまいます。しかし，これは非常に危険な状況です。なぜなら，分娩合併症は出産中か出産直後に起こり，しかも予測が難しいからです。したがって，こうした女性たち，特に Ayacucho 地方の先住民女性のように分娩合併症リスクの高い人々には，専門技能を有する助産師による出産が非常に重要であり[36]，この問題に対処するために，国際NGO である Health Unlimited は Salud Sin Limites Perú（英語では Health Without Limits Peru）と協力して，Ayacucho 地方の Santillana 地域の先住民コミュニティのニーズに適した出産サービスモデルを開発しました。

この新しいモデルは以下のステップで立案・実施され，その過程にはすべての主なステークホルダー stakeholder が参加しました[36]。

- そのコミュニティにおける出産の実態を調べるための調査を実施。対象は，伝統的助産師（産婆）traditional birth attendant（TBA）と専門の保健医療従事者だけではなく，コミュニティの一般の男女

も対象とした。
- ステークホルダーによる一連の会議を行い，新しい出産サービスモデルを作成。この会議の目的は，対象コミュニティにおける伝統的な健康信念や風習に極力配慮しつつも，妊婦によりよい結果をもたらすモデルを作ることにあった。
- このモデルは約2年間実施され，その実施においては，対象コミュニティの言語であるケチュア語Quechuaを用いるなど，様々なコミュニケーションの努力がなされた。
- その後，この新しいモデルについての評価が実施され，その結果に基づいて改良が行われた。
- その後，長期にわたる評価が定期的に実施された。

以上のプロセスの中で，公的ヘルスセンターで出産した女性から，以下のような多くの問題が指摘されました。

- この地方のほとんどの先住民女性はケチュア語を話すにもかかわらず，医療従事者はスペイン語しか理解できない。
- 女性は夫，家族，伝統的助産師が出産に立ち会って欲しいと思っているのに，妊婦以外は分娩室に入ることが許されない。
- 分娩時に薬草や油などの伝統的医薬品を使うことが許されない。
- 女性は伝統的な姿勢（体を起こしてしゃがむ）で分娩することを望んでいるのに，ベッドに横たわった姿勢で出産することを強いられる。
- コミュニティの伝統では，家族が臍帯を切ることになっているが，それができない。
- コミュニティの伝統では，胎盤は土に埋められるが，センターでは胎盤が棄てられるため，それができない。

これらの問題や，それ以外にもインタビューで指摘された問題は会議で報告され，新しい出産サービスのモデル開発に活用されていきました。その結果，新しいモデルは，先住民女性が心地よく，かつ医学的に質の高いケアが受けられるように，アンデス地方の伝統的医療と近代的医療を組み合わせたものとなっていきました。

新しいモデルでは色々な工夫がなされ，たとえば医療従事者のためのケチュア語の研修，分娩時の夫や伝統的助産師の立ち合いの許可，伝統的医薬品の使用，分娩姿勢の選択の自由（立位でしゃがむ姿勢か，ベッドでの分娩），そして胎盤を埋蔵できるように家族への返却などが取り入れられました。しかし，質の高いケアを確保する上で必要と思われることには妥協はなく，たとえば，臍帯を家族が切ることは医学的に危険があるため，新しいモデルでは医療従事者が行うこととされました。

この新しい出産モデルは，Ayacucho地方の女性から好意的に受け止められ，1999～2007年の間に，医療施設で助産師によって行われる出産の割合は，Santillana地域では6%から83%にまで劇的に増加しました。このモデルの妊産婦死亡率に対する効果をさらに確かめるために，現在もなおデータの収集が続けられています[36]。

こうしたプロジェクトから得られる教訓は，貧しい人々や社会的に疎外された人々に対する保健医療サービスを考える場合には，伝統と矛盾するような行動変容を強いるのではなく，相手の文化的風習を理解し，それに配慮したプログラムにすることが重要だということです。また，すべての主なステークホルダーを巻き込み，それぞれに重要な役割を果たしてもらえるように，丁寧に計画し，実施し，評価することの重要性も，この取り組みから得られた重要な教訓となっています。

### 事例4──メキシコの条件付き現金給付プログラム

貧しい人々は，子どもの栄養や健康に必要な食料を買うことすらままならないことが多く，加えて，公的な医療サービスがあっても，通院費，受診にかかる時間，医療費など，直接的，間接的なコストのために，医療サービスへのアクセスが困難なことも少なくありません。貧しい人々はまた，子どもの教育にあまり熱心ではありません。それは，もちろん1つは貧困のゆえですが，もう1つの理由は，子どもが家族にとって重要な働き手だからです。

貧困を減らし，貧しい家族とその子どもたちに希望を与えるための取り組みの1つに，条件付き現金給付conditional cash transfer(CCT)と呼ばれるプログラムがあります。これは，予防的健康行動や子どもの教育に関係する所定の行動を家庭が実施した場合に，その家庭に現金を給付するというプログラムです。条件付き現金給付は，一般には，貧しい人々の食料購入を支援する目的で実施されますが，健康と教育の向上を目的として実施されることもあります。条件付き現金給付の目的は，短期的には当面の貧困状態を緩和することにありますが，長期的には，貧困を克服する機会を提供することにあります。

条件付き現金給付プログラムの好例として知られているのが，Oportunidadesで，これはメキシコ政府が貧しい家庭のセイフティネットワークとして始めたプログラムで，以前はProgresaと呼ばれていたものです。このプログラムの目的は，「貧困→栄養不足→健康不良→学業成績低下→貧困」という負のサイクルを打破することによって，貧困層の人々に，よりよい健康と教育の機会を提供することにあります。多くの条件付き現金給付プログラムと同じように，Oportunidadesは，貧困層の集中している地域，その中でも収入があるレベル以下の人々を対象として実施されています[37]。

2005年に，Oportunidadesでは，対象家庭に対して毎月平均20米ドルを給付しました。これは当時のメキシコの貧困ラインを越えるのに必要とされる金額の23%に相当するもので，以下のような内容を含んでいました[37]。

- 家庭給付 13 米ドル
- 小学校に通う年齢の子ども1人につき 8〜17 米ドル
- 中学校に通う年齢の子ども1人につき 25〜32 米ドル
- 学用品購入費としての1回限りの給付金として子ども1人につき 12〜22 米ドル

給付を受ける家庭には，以下の条件を満たすべき義務が課せられました[37]。

- 2歳未満の子ども：完全な予防接種の実施と成長チェックのための定期検診への参加
- 2〜5歳の子ども：年3回の成長チェックのための定期検診へ参加
- 妊婦：4回の出産前検診への出席
- 母乳哺育を行っている女性：2回の産後検診への参加
- 成人家族：年1回の身体検査の受診と健康教育セッションへの出席

Oportunidades は，女性に特化した社会的/経済的機会を創出することによって，男女平等を促進することも目標に掲げています。たとえば，現金給付の対象は女性であり，これは世帯主（大抵は男性）を経済支援の対象としてきた，これまでの社会的プログラムとは対照的です。また，中学校に通う女子には男子よりも多くの給付が行われますが，これは，性差別や女子の中途退学の原因となっている社会的文化の変容を目的としたものです。また，給付対象者と職員との間の連絡役 liaison にあえて女性を選ぶことによって，コミュニティにおける女性の役割を強化する工夫もなされました。

Oportunidades は，政府が実施した初めての全国規模の条件付き現金給付プログラムで，上述のように，貧しい家庭を対象にして女性をエンパワーし，受益者に義務を課し，その結果を評価するという独特なアプローチが用いられていますが，2006年までに，500万人以上がこのプログラムの対象となっています。

2009年のプログラム評価では，多くの地方で重要な成果が得られたことが明らかとなりました。たとえば，家庭支出の10％以上の増加，医療施設への受診数の大幅な増加，子どもの発育不良 stunting の44％の減少，罹病の減少，妊産婦死亡率の2〜11％の減少，中学校進学率の上昇（女子20％上昇，男子10％上昇）などが確認されています[37]。

このプログラムの成功がひとつの動機となって，多くの国で，貧困の低減と，健康，栄養，教育の向上を目的とした同じようなプログラムが開発されていきました。最初は，ラテンアメリカ諸国に広がり，ブラジルでも重要な全国規模のプログラムが開発されました。そして，アジアやアフリカの諸国でも，たとえばバングラデシュでは女子の中学校進学を支援するための奨学金プログラムが，またインドでは病院出産を促進するためのプログラムなど，健康と教育を促進するために，条件付き現金給付プログラムが使われるようになっていきました。

条件付き現金給付プログラムの効果については，条件付きではない現金給付プログラムとの効果の違い，需要サイドではなく供給サイドからの対策との効果の違い，条件付き現金給付の健康アウトカムに対する効果など，様々な観点から評価されていますが，効果を確実なものとするため，プログラムの質に対する評価も今後は必要と思われます[37]。

### 事例5 — Care Group モデル

#### ●課題—乳幼児死亡率を減少させる

多くの国において，5歳未満児死亡率（小児死亡率）の減少には，かなりの進展が見られていますが，特にサハラ以南アフリカでは，進展はまだ十分ではありません[38]。こうした死亡の多くは栄養不足と関連が強く，全世界の5歳未満児死亡の1/3は栄養不足が原因と見積もられています[39]。したがって，いかに子どもの死亡と栄養不足を減らすかは，子どもの健康問題の最優先課題と言うことができます。そしてそのためには，いかに行動変容を促すかが重要な鍵となります[40]。

#### ●必要な対策—行動変容

全世界の妊産婦死亡と小児死亡の95％が集中する低・中所得国において，行動変容を導く介入が，子どもの栄養不足の低減に有効であることが多くの研究で明らかにされています[41]。たとえば，6か月までの完全母乳哺育，適切な補完食，石鹸を使った手洗い，排泄物の適切な処理などの行動が，死亡リスクの減少，成長促進，栄養状態の向上，乳幼児の肺炎・下痢症・感染の予防に有効であることが示されています[42,43]。これらの行動は，UNICEFとWHOが子どもの生存・成長・発達を促進するために定めた，家族とコミュニティにとって重要な12の行動に含まれるものです。

それ以外にも，乳幼児死亡の減少に役立つことが証明された費用対効果の高い行動としては，定期的な予防接種，適切な微量栄養素の摂取，蚊帳の使用，心理社会的発達の促進，家庭での病気のケア，家庭での感染症の治療，迅速な医療機関の受診，アドバイスの遵守，周産期ケアなどがあります[44]。しかし，このように乳幼児死亡の減少に必要な行動がわかっているにも関わらず，まだ十分に実行されているとは言えないのが現状です。そのため，多くの母親にこれらの行動を普及させることを目的として，様々な取り組みが行われてきました[40]。

#### ●1つの解決策—Care Group モデル

国際的NGOであるWorld Relief は Peter Ernst 博士の指導のもとで，1995年にモザンビークにおいて多くの母親にアクセスする方法として「Care Group モデル」を初め

て開発しました。Food for the Hungry が1997年にそのモデルをモザンビークで採用し，その後，World Relief と Food for the Hungry に加えて，21以上の組織が20以上の国で Care Group モデルを採用しています[45]。

Care Group モデルとは，「10〜15人程度のボランティアと，コミュニティヘルスエデュケーター community health educator（あるいはプロモーター promoter）を単位とするグループで，エデュケーターは定期的な会合を通してボランティアの研修・監督を行い，各ボランティアは担当する10〜15人の家庭を訪問し，自分が学んだことを伝えたり，行動変容を支援することで母子保健の向上を目指すという戦略的アプローチ」です[46]。

このモデルは，コミュニティレベルでの住民同士の相互作用 peer-to-peer interaction を通して行動変容を促すもので，有給のコミュニティヘルスエデュケーターに訓練を受けた女性ボランティアによるグループ形成を行うのが特徴です。各エデュケーターは10〜15人程度のボランティア女性を訓練し，各ボランティアは，それぞれ約10〜12の家庭を担当します[40]。

Care Group のミーティングは2週ごとに行われ，その間の出来事の報告，2〜3の健康に関する勉強，活動の反省，その他の社会的活動などが行われます。ミーティングの間の期間には，Care Group のボランティアは割り当てられた10〜12の家庭を訪ねて，健康と栄養に関してその週に勉強したことを伝えていきます。コミュニティヘルスエデュケーター（プロモーター）は，その活動の監督・指導にあたります[40]。

Care Group モデルには，その開始以来，様々な修正が行われてきましたが，このモデルの核心となる以下の点については，変化はありません[47]。

- 住民同士の相互作用を用いた強力なコミュニケーションである。
- Care Group のボランティアは，そのコミュニティの母親たち，あるいはコミュニティのリーダーによって選ばれる。
- Care Group のボランティアが訪問する家庭の数は15を超えない。
- Care Group のミーティングへの出席をきちんとチェックする。
- 対象となる母親を，少なくとも月に1回は訪問する。
- ボランティアは，妊娠，出産，死亡についてのデータを収集する。
- Care Group を通じて普及しようとする情報の大半は，死亡率や栄養不足の減少に役立つ行動変容を促進する内容である。
- ボランティアが家庭訪問する際には，何らかの視覚的な教材を用いる。

● Care Group の効果

Care Group モデルによって，総死亡率の減少を含め，子どもの健康に関する多くの指標が改善したことが多くの国や地域で示されています。モザンビークは5歳未満児死亡率 under-5 mortality rate が世界で最も高い国の1つで，その Sofala 県において，Food for the Hungry が実施している Child Survival Program と呼ばれるプログラムは，世界でも最も長い歴史を持ち，かつ最もよく研究された Care Group プログラムの1つです。ある研究によれば，最初に Care Group モデルが導入された4つの地区では，2006〜2010年にかけて，栄養不足が全体で31％減少したと見積もられています。

この調査結果を少し詳しく見ると，2006〜2009年の間に，3つの地区では栄養不足が42％減少し[39]，行動変容としての完全母乳哺育が17％から77％に，ビタミンAが豊富な食物を少なくとも1日に1品摂取した子どもの割合が29％から88％に，子どもの健康の危険を示す兆候を少なくとも3つ知っている母親の割合が29％から93％に増加したことが報告されています[40]。ここで重要なことは，これらの結果が対象者あたり1年に2.78米ドルという高い費用対効果をもって達成されたということです[39]。

Care Group モデルの修正版を用いて，World Relief が，マラウイ共和国の Chitipa 地区で行った Tube Poka Child Survival Project でも同様の結果が示されています。このプロジェクトでは，低体重の子どもの割合は29.9％から13.1％に減少し，完全母乳哺育を受けた子どもの割合は40％から80％に，そして経口補水液で治療された下痢症の子どもの割合も8％から64％に増加しました[48]。同様の結果が，グアテマラ，リベリア，ルワンダ，カンボジア，ザンビア，ケニヤ，エチオピア，その他の国々からも報告されています[49]。

Care Group プロジェクトのボランティアが集めたデータの分析に基づけば，5歳未満児死亡率の低下も認められ，国によって程度は異なりますが，たとえばモザンビークの Child Survival Program では，42％低下したと推定され，カンボジアで World Relief が実施した Cambodia Light for Life Child Survival Program では，71.9％低下したと推定されています。USAID が一部に関与している Care Group プログラムでも，5歳未満児死亡率の減少率は，Care Group を取り入れていない他の USAID のプログラムよりも，49％大きかったと見積もられています[50]。こうした結果から，Care Group モデルの実施によって1人の命を救うのに要する平均費用は1,278米ドル，1 DALY を削減するのに要する平均費用は67.65米ドルと推定されています[50]。Care Group は，最貧国においてさえも費用対効果がよい対策と言うことができます。

● 得られた教訓

このように，Care Group モデルは貧しい国において

も，高い費用対効果で，5歳未満児死亡率を減少させることができる，重要な介入プログラムということができます。

行動変容の促進は通常は困難な課題ですが，Care Groupモデルは，住民同士の相互作用を利用すれば速やかで持続性のある行動変容が可能なことを示しています[51]。このことは，行動変容の促進にコミュニティを動員することの重要性，コミュニティ内にすでに存在する相互信頼によって築かれたネットワークや，人間関係を活用することの重要性を示唆するものとなっています[51]。さらに，Care Groupのボランティアになることは，多くの女性にとってコミュニティ内で影響力のある立場に立つ初めての経験であり，それが女性たちの活動を支える心理的基盤となったと考えられます[39,52]。

Care Groupの経験はまた，実現の難しい医療施設の整備・改善が必ずしも住民の健康増進にとって必須ではないことを示唆しています。このモデルは，子どもの健康状態が最も悪い，あるいは医療サービスや健康教育へのアクセスに最も恵まれない国々や地域で取り入れられてきました。そして，こうした取り組みから，資源の乏しいコミュニティにおいても簡単に，しかも対象者1人あたりわずか年2米ドル以下のコストで，健康行動の向上が可能なことが示唆されています[39]。Care Groupはさらに，資源の限られた地域における，長期的な保健医療システム改善の基礎作りにも役立ちます。ボランティアによる重要な健康指標データの収集は，持続的なシステム改善に不可欠な，地域の保健医療情報システムを構築する上で有用です[42]。また，HIV，結核，水，衛生といった保健分野における他の重要な行動変容のための基盤を築くことにも貢献できる可能性があります[49]。

## 事例6──エボラと文化

### ●はじめに

文化は，病気illnessや疾患diseaseなどに対する個人の考え方や感じ方に影響を与えます。文化的風習practice，信念belief，慣習custom，儀式ritualは，人が病原体に接触するリスクに影響を与え，かつその感染が伝播していくパターンにも影響を与えます。したがって，疾患のコントロールを成功させるためには，それぞれの集団が持つ固有の信念や行動に十分な配慮が必要です。

感染症や寄生虫症のコントロールにおける文化的配慮の重要性に対する理解は，この20年で高まってきたように思われますが，新興感染症emerging infectious disease，特にエボラEbolaのように致死性の高い疾患に関連する文化的要因については，これまであまり関心が払われてきませんでした[53]。しかし，2014年のエボラ流行では，新興・再興感染症対策のデザインや実施における文化的配慮の重要性が浮き彫りになりました。

### ●エボラとは何か

エボラウイルス病(エボラ出血熱) Ebola virus disease (EVD)は，野生動物から人間に伝染する急性で重篤な感染症です。この疾患は，感染者の体液との直接接触や，体液に汚染された物品に触れる間接接触を介した人-人感染によって，集団中に拡大していきます。ウイルスが血液，唾液，精液，母乳などの体液に含まれている間は，感染者はその感染を人に移す可能性があります。エボラの平均致死率は50％ですが，過去の流行では25〜90％とかなりのバラツキがあります[54]。

最初のエボラの大流行は1976年，コンゴ民主共和国のYambukuで発生しました[55]。その後1995年に，大規模な流行が再びコンゴ民主共和国で発生，北ウガンダで2000〜2001年に，そして2008年ごろにコンゴ民主共和国とウガンダで発生しています。しかし，2014年に西アフリカで発生した大流行はこれまでで最も複雑な流行で，それまでの流行の全症例数を上回る規模の症例と死亡者が発生しました[54,56]。

### ●文化がエボラ流行に及ぼした影響

エボラ流行には，埋葬行為，介護行為，社会的スティグマなど，いくつかの文化的要因が関係していることが知られています。こうした文化的要因とエボラとの関係をより正確に知ることで，エボラの伝播様式や流行をコントロールするためのより効果的な方法が明らかになってきました。以下に示す事例は，地域の文化を知ることが，疾患伝播のダイナミクスや，ある状況下での流行のコントロール法を明らかにするのにどのように役立ったかを示すものです[57]。

エボラとの関係で最も注目され，議論の的となってきた文化的風習は，埋葬習慣burial practiceです。2014年にギニアで発生した患者の60％は埋葬習慣と関係があると推定されています[57]。患者の死亡後も，エボラウイルスは患者の体液の中に何日間も生存し続けますが[58]，多くの地方には，埋葬前に家族が死者の体を洗う風習があるため，患者家族は高い感染のリスクに曝されることになります[53]。

葬儀の中で死体に直接触れることを求める宗教的儀式がある社会では，家族やコミュニティのメンバーがエボラに感染する恐れがあり[59]，また，遠くから葬式に参列した人々が死体に触れたり，家族が故人の形見分けをすると，それに付着したウイルスによって，感染が遠くの地域にまで飛び火する可能性もあります[59,60]。たとえばリベリアでは，イスラム教徒，キリスト教徒，あるいは土着宗教の信徒の間で故人の家族や友人が埋葬の前にその家で通夜を行い，そのときに，死者に敬意を示すために家族のメンバーが死体に触ったり，参列者が遺体に触れたり接吻したりすることがあります[61]。こうした背景から，2014年9月にWHOは，安全な葬儀のための指針を発表しました。この指針では，埋葬前の洗体の必要性や，遺体に祈りを捧げる

などの宗教儀礼の必要性を認めながらも，そうした儀式をより安全に実施する方法や，またそうした儀式に代わるより安全な方法についても紹介しています[59]。

エボラ流行においては，流行早期には男性の感染リスクが高く，その後次第に女性の感染が増え，やがて女性が男性を大きく上回るようになっていきます。これには興味深いことに，男女の性役割 gender role が影響していることが示唆されています。地方部の社会では，狩猟に出かけるのは大抵の場合男性で，そのため男性は最初の感染のきっかけとなる森の動物との接触のリスクが高くなります[62]。しかし，流行が続くうちに，今度は女性の感染リスクが高まりますが，これは，病気になった身内の食事の世話や清拭（注：身体を拭くこと）は通常，女性の仕事であること，加えて女性は伝統的に，葬儀を行う役目を負うことが多いという事実が関係しています[61]。実際，リベリアでは，2014年9月までにエボラで死亡した人の75%が女性であったと報告されています[63]。しかしこのように，女性の感染者が圧倒的に多いという事実にもかかわらず，コミュニティレベルの会議は男性で占められ，流行コントロール戦略についての会議も男性メンバーのみで行われているのが現状です[63]。将来の対策においては，女性により大きな役割を与えるような変革が求められます。

流行地域や国際社会に存在するエボラに対するスティグマ stigma も，エボラに対する対応を難しくしています。流行地域では，エボラの生存者やエボラの被害者の家族に対するスティグマが，流行拡大の1つの原因となっています。たとえば，家族・親類あるいは友人にエボラ患者が出た場合，自分たちが社会から疎外されるのを恐れて，患者を家に隠してしまうことがあります。すると，患者の治療機会が奪われてしまうばかりか，そのために，その家族がエボラ感染のリスクに曝されてしまうことになるのです[60,64]。

国際的レベルからみると，スティグマはパラノイア（妄想）や疾病への恐怖から生じ，それが流行への対応や人的支援活動を妨げることがあります。一部には，流行国への厳しい渡航制限，旅行禁止，あるいは帰国者の強制的隔離を課した国もあります。こうした対応は，流行地域に必要な，物的・人的資源の供給を妨げることになり，逆に事態の悪化につながる恐れがあります[64]。そのため2014年11月，国連はこのスティグマの根源の解明と，それを乗り越えて，連帯・結束した共同行動の必要性を全世界に呼びかけました[65,66]。エボラ流行が現在直面している問題は，初期のHIV/AIDS流行時に世界が直面した問題と多くの点で類似しており，そのため，エボラに関する地域住民の啓発活動は，HIV/AIDSのスティグマと闘うために開発されたコミュニティレベルでの草の根的活動をモデルとして開発されました[67]。

以上の要因以外に，エボラの流行とコントロールに関連した重要な文化的要因が他に数多くあります。たとえば，野生動物の肉を食べる習慣は，宿主である動物から人間へのエボラウイルスの伝播の主要なメカニズムであることが確認されています。リベリアでは，消費される肉の75%が野生動物の肉です[57]。また，多くの地域に存在する伝統的施術師 traditional healer による民間療法も，流行やコントロールに影響を与えることがあります。伝統的施術師は，地方のコミュニティでかなりの影響力を持っていることが多く，予防や治療について，現代医学や海外の支援組織とは違う方法を主張することがあります。たとえば北ウガンダでは，伝統的施術師が漂白剤を飲めばエボラが治るという誤った情報を流布したことがあります。しかし逆に，伝統的施術師は正しい公衆衛生情報を広めるための重要な存在ともなりえます。たとえば，2014年の大流行のとき，シエラレオネ共和国のある地区の伝統的施術者たちは，エボラウイルスに関する適切な訓練を受けるまでは患者に施療しない，という決定をしました[57]。

● 得られた教訓

文化的行動（行為） practice は，疾病のコントロールの障害と見なされることが少なくありませんが，文献的に数は多くないものの，文化に関する知識をうまく用いれば，そのコミュニティやそこにある資源を活用して，効果的な新興・再興感染症に対する流行対策を実施できる可能性のあることが示唆されています。

2003年に実施されたエボラに関する最初の社会文化的研究では，埋葬習慣などの一部の文化的行動は，確かに流行を拡大させる要因となる可能性があるものの，多くの既存の文化的信念や行動は，むしろ流行のコントロールに活用できると結論されています。これは，そうした信念や行動は，致死率が高い疾患が存在する環境で生き抜くための知恵でもあるからです[53]。たとえば，ウガンダのGulu市外で初めて行われた調査では，アチョリ Acholi 族が大半を占める住民の間では，エボラが，「gemo」（注：生物医学的な疾患とは異なる病気に対して，伝統的に使われる用語）として認識されるようになっていることが明らかにされました。この結果，アチョリ族の人々は，患者の隔離や葬儀などの公的行事の停止など，WHOが推奨する流行コントロール方法に適合するような形に，社会行動を修正していきました。こうした適応は，医学的説明を受けた結果生じたものではなく，世界のどの地域にもあるような病気 illness のホリスティック holistic な理解によってもたらされたものです。このため，流行地域の保健医療従事者や海外から支援に入った専門家たちは，アチョリ族の人々と共同して，流行のコントロールに必要な情報を，文化的にも受け入れやすい形で普及することができたのです[53]。

エボラやそれに類似する疾患の流行は，かなり稀な出来事です。それにもかかわらず2014年のエボラの大流行は，疾患の流行における文化的要因の重要性，したがって流行への対処における文化的配慮の重要性を世界に強く印象づけるものとなりました。しかし注意すべきことは，文化との関係は，その疾患と，その地域，およびその人々の集団に特異的なものだということです。したがって，エボ

ラが他の地域で発生した場合や，エボラ以外の疾患の流行が発生した場合には，改めてその文化とその疾患伝播との相互作用について，慎重な検討と配慮が必要になります。

## メインメッセージ

　文化とは，人々の間で学ばれ共有される一連の信念と行動（行為）practice を意味し，家族，家族以外の社会的集団，宗教，芸術，音楽，法律など，様々な領域に表出します。本章では，健康，健康行動 health behavior，病気 illness，保健医療サービスの利用，様々な保健医療従事者（伝統医や西洋医）に対する考え方が，文化によってどのように異なるか，なぜ，健康向上のために文化を考慮する必要があるのかを解説してきました。

　これまで述べてきたように，病気への考え方は，文化間でかなりの違いがあり，ある社会で"普通"とみられているものが，他の社会では"病的"と捉えられる可能性があります。また，病気や疾患 disease の原因に関する認識も社会によって異なります。疾患には，西洋医学的な見方以外にも，たとえば身体のバランスが失われた状態，超自然的原因，神の怒り，感情的なストレス，魔術の結果などとみられることがあります。また，病気を防ぐ方法も文化によって異なり，西洋医学的方法以外に，儀式 ritual，お守り charm，タブーとされる食べ物の忌避など，様々な文化的行動が存在します。

　人は，病気に罹ったと思ったとき，まずは家でできる治療を試みます。それが効かないとわかると，伝統的な社会に住む人々は，しばしばある種の伝統的施術師を訪れます。その後，現代的な医療を行っている医師のところを訪れることもありますが，それは，たいていは自分が確実に病気だと思った場合か，他の方法では治らなかった場合に限られます。

　伝統的風習 practice の中には，健康によいものも少なくありません。たとえば，母親が通常の仕事や家事に戻る前に，比較的長い期間子どもと一緒に過ごすことを伝統にしている文化があります。男性の割礼は多くの文化で行われていますが，これにはHIV感染を減らす効果があります。しかし，逆に，健康上あまり望ましくない伝統的風習もあります。たとえば，6か月までは母乳のみで育てられるべき乳児に，砂糖水を与える風習がありますが，これは乳児の健康にとって有害です。こうした場合に，健康によい行動に変えていくにはどうしたらよいかを考えなくてはなりません。

　行動変容に関係するモデルには，健康信念モデル Health Belief Model，イノベーション拡散モデル Diffusion of Innovations Model，行動変容段階モデル Stages of Change Model など，様々なものがありますが，行動変容を促進するためには，その行動自体，その行動と健康との関係，行動の背景にある動機，様々な行動変容プログラムに対象者がどのような反応をする可能性があるかについての深い理解が必要となります。

　予防接種を促進する，シートベルト着用を普及させる，ハンセン病患者に治療を促すといった，かなり大規模な行動変容プログラムを考える場合には，複数のアプローチを組み合わせて用いる必要があります。その1つの有効なアプローチが，コミュニティモビリゼーションであり，またマスメディアも，健康によい行動，悪い行動に関する知識を普及する上で有効な媒体であり，またソーシャルマーケティングと健康教育も，重要な行動変容の手法です。最近では，条件付き現金給付 conditional cash transfers が，行動変容の手法として利用される機会が増えています。そして，どのような行動変容プログラムであれ，それに科学的基礎を確立するためには，社会影響アセスメント social impact assessment，つまり対象とする行動の社会的背景や，行動変容がもたらす可能性のある社会的インパクトを明らかにする努力が求められます。

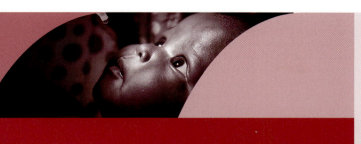

# 復習問題

1. 文化とは何かを説明し，それが社会によってどのように異なるかを，例をいくつかあげて説明してください。
2. 文化と健康との関係を，人々の身体的・精神的健康への影響という観点から評価することの重要性について述べてください。
3. 文化的行動や風習の中で，健康に良い例と悪い例を，それぞれ3つずつあげてください。
4. 文化が，人々の病気 illness の認識にどのように関係するかを述べ，文化によっては，一部の病気が"正常"とみなされることがある理由について説明してください。
5. 伝統的社会に暮らす貧しい人々が，病気の原因とみなすものの例をいくつかあげてください。
6. 病気と疾患 disease の違いについて述べてください。
7. 伝統的社会で幼児が病気に罹ったとき，両親は，誰に，どのような順番で助けを求めると思いますか？
8. 伝統的社会に暮らす人々は，なぜ伝統的施術師 traditional healer に病気を治療してもらおうとすると思いますか？
9. あなたが，禁煙などの健康行動を広く普及させたい場合，その計画を立てる上で，どのような情報が必要だと思いますか？
10. 社会影響アセスメント social impact assessments はなぜ大切で，それが十分に行われた場合，どのような利益が得られると思いますか？

## 引用文献

1. Scrimshaw, S. C. (2001). Culture, behavior, and health. In M. H. Merson, R. E. Black, & A. Mills (Eds.), *International public health: Diseases, programs, systems, and policies* (pp. 53–78). Gaithersburg, MD: Aspen Publishers.
2. Tylor, E. (1871). *Primitive culture.* London: J. Murray.
3. Haviland, W. A. (1990). The nature of culture. In *Cultural anthropology* (6th ed.). Fort Worth, TX: Holt, Rinehart & Winston, Inc.
4. Miller, B. (2004). *Culture and health.* Presentation given at George Washington University, Washington, DC.
5. Murphy, E. M. (2003). Being born female is dangerous for your health. *American Psychologist, 58*(3), 205–210.
6. Kleinman, A., Eisenberg, L., & Good, B. (1978). Culture, illness, and care: Clinical lessons from anthropologic and cross-cultural research. *Annals of Internal Medicine, 88*(2), 251–258.
7. Hopper, S. (1993). The influence of ethnicity on the health of older women. *Clinics in Geriatric Medicine, 9,* 231–259.
8. Letendre, A. D. (2002). Aboriginal traditional medicine: Where does it fit? *Crossing Boundaries, 1*(2), 78–87.
9. Jegede, A. S. (2002). The Yoruba cultural construction of health and illness. *Nordic Journal of African Studies, 11*(3), 322–335.
10. Pachter, L. M. (1994). Culture and clinical care. Folk illness beliefs and behaviors and their implications for health care delivery. *JAMA, 271*(9), 690–694.
11. Bolton, J. M. (1972). Food taboos among the Orang Asli in West Malaysia: A potential nutritional hazard. *American Journal of Clinical Nutrition, 25*(8), 788–799.
12. Chiwuzie, J., & Okolocha, C. (2001). Traditional belief systems and maternal mortality in a semi-urban community in Southern Nigeria. *African Journal of Reproductive Health, 5*(1), 75–82.
13. Trigo, M., Roncada, M. J., Stewien, G. T., & Pereira, I. M. (1989). [Food taboos in the northern region of Brazil]. *Revista de Saúde Pública, 23*(6), 455–464.
14. Sundararaj, R., & Pereira, S. M. (1975). Dietary intakes and food taboos of lactating women in a South Indian community. *Tropical and Geographical Medicine, 27*(2), 189–193.
15. Bhasin, V. (2003). Sickness and therapy among tribals of Rajasthan. *Studies of Tribes and Tribals, 1*(1), 77–83.
16. Fassin, D., & Badji, I. (1986). Ritual buffoonery: A social preventive measure against childhood mortality in Senegal. *Lancet, 18*(1), 142–143.
17. Institute of Health Metrics and Evaluation. (n.d.). *GBD 2010 heat map.* Retrieved September 24, 2014, from http://vizhub.healthdata.org/irank/heat.php.
18. Edberg, M. (2007). *Essentials of health behavior: An introduction to social and behavioral theory applied to public health.* Sudbury, MA: Jones & Bartlett.
19. Murphy, E. (2005). *Promoting healthy behavior. Health bulletin 2.* Washington, DC: Population Reference Bureau.
20. Rosenstock, I. M., Strecher, V. J., & Becker, M. H. (1988). Social learning theory and the Health Belief Model. *Health Education Quarterly, 15*(2), 175–183.
21. Rogers, E. (1983). *Diffusion of innovations* (3rd ed.). New York: Free Press.
22. Population Institute. (n.d.). *Soap operas: Making a difference in developing nations.* Retrieved February 28, 2014, from https://www.populationinstitute.org/resources/populationonline/issue/1/7/.
23. Vanclay, F. (2003). *Social impact assessment: International principles.* Special Publication Series No. 2. Fargo, ND: International Association for Impact Assessment. Retrieved December 28, 2014, from http://www.iaia.org/publicdocuments/special-publications/SP2.pdf.
24. This policy and program brief is adapted with permission from a paper prepared in May 2010 by Josephine E.V. Francisco, titled *Barrier Analysis of Exclusive Breastfeeding Practices in Ruyigi and Cancuzo Provinces, Burundi.* This paper was part of a culminating experience to meet the requirements for the master of public health degree at The George Washington University.
25. UNICEF. (2014). *Infant and young child feeding.* Retrieved September 24, 2014, from http://data.unicef.org/nutrition/iycf.
26. Food for the Hungry. *Barrier analysis.* Retrieved April 23, 2011, from http://barrieranalysis.fhi.net.
27. Chan, M. (2014, February 11). *WHO director-general celebrates polio-free India.* Retrieved May 29, 2014, from http://www.who.int/dg/speeches/2014/india-polio-free/en/.
28. Centers for Disease Control and Prevention. (1998). *Progress toward poliomyelitis eradication—India, 1998. MMWR, 47*(37), 771–781.
29. The Communication Initiative Network. (2004). *Social mobilisation-communication polio eradication partnership—India.* Retrieved April 23, 2011, from http://www.comminit.com/en/node/127845/292.
30. UNICEF. India polio eradication. Retrieved April 23, 2011, from http://www.unicef.org/india/health_3729.htm.
31. Maps of India. Indian States and Union Territories. Retrieved June 5, 2015, from http://www.mapsofindia.com/states/.
32. Global Polio Eradication Initiative. (2011). *Monthly situation reports.* Retrieved April 23, 2011, from http://www.polioeradication.org/Mediaroom/Monthlysituationreports.aspx.
33. Chaturvedi, S., Dasgupta, R., Adhish, V., et al. (2009). Deconstructing social resistance to pulse polio campaign in two north Indian districts. *Indian Pediatrics, 46*(11), 963–974.
34. Obregón, R., Chitnis, K., Morry, C., et al. (2009, August). Achieving polio eradication: A review of health communication evidence and lessons learned in India and Pakistan. *Bulletin of the World Health Organization, 87*(8), 624–630.
35. Bhagat, P. (2005). *Vaccination campaign focuses on tackling social resistance to vaccine.* Retrieved April 23, 2011, from http:www.unicef.org/infobycountry/india_25290.html.
36. Gabrysch, S., Lema, C., Bedrinana, E., et al. Cultural adaptation of birthing services in rural Ayachucho, Peru. *Bulletin of the World Health Organization, 87*(9), 724–729.
37. Eichler, R., Levine, R., & Performance-Based Incentives Working Group. *Performance incentives for global health.* Washington, DC: Center for Global Development.
38. UNICEF. *Committed to child survival: A promise renewed.* Progress Report 2014. Retrieved November 25, 2014, from http://apr.norvenanino.website/wp-content/uploads/2015/02/APR-Progress-Report-2014.pdf.
39. Davis, T. P., et al. (2013). Reducing child global undernutrition at scale in Sofala Province, Mozambique, using Care Group volunteers to communicate health messages to mothers. *Global Health: Science and Practice, 1*(1): 35–51.
40. Davis, T. (2014, November). *Reducing malnutrition and child deaths using Care Groups.* Food for the Hungry presentation.
41. World Health Organization. (2012). *Countdown to 2015: Tracking progress in maternal, newborn and child survival. Accountability for maternal, newborn and child survival: an update on progress in priority countries.* Geneva: World Health Organization. Retrieved December 28, 2014, from http://www.countdown2015mnch.org/countdown-news/26-new-update-fosters-country-accountability.
42. Freeman, P., Perry, H. B., Gupta, S. K., & Rassekh, B. (2012). Accelerating progress in achieving the millennium development goal for children through community-based approaches. *Global Public Health, 7*(4), 400–419. doi:http://dx.doi.org/10.1080/17441690903330305

43. Center for High Impact Philanthropy, University of Pennsylvania. *Care Group programs case study*. Retrieved November 17, 2014, http://www.impact.upenn.edu/images/uploads/130412_Care_Groups.pdf.

44. World Health Organization. *Child health and development: Key family practices*. Retrieved November 20, 2014, from http://www.emro.who.int/child-health/community/family-practices#l2.

45. CORE Group, Food for the Hungry, and World Relief. *Why critieria?* Retrieved November 18, 2014, http://www.caregroupinfo.org.

46. CORE Group. (2013). *Care Group definition*. Retrieved November 18, 2014, from http://www.caregroupinfo.org/.

47. *Care Group minimum criteria reviewer checklist*. Revised November 2012. Retrieved November 18, 2014, from http://www.caregroupinfo.org/.

48. Crespo, R., Kabaghe, V., Morrow, M., & Borger, S. (2009). *Tube Poka Child Survival Project. Final evaluation report*. USAID and World Relief.

49. CORE Group, Food for the Hungry, and World Relief. *Care Group journal articles*. Retrieved from http://caregroups.info/?page_id=48.

50. Perry, H., Morrow, M., Davis, T., Borger, S., Weiss, J., DeCoster, M., & Ernst, P. (2014). *Care Groups—An effective community-based delivery strategy for improving reproductive, maternal, neonatal and child health in high-mortality, resource-constrained settings: A guide for policy makers and donors*. Washington. DC: CORE Group.

51. Center for High Impact Philanthropy, University of Pennsylvania. Improving Child Health and Nutrition with Care Group Program: Q and A with Tom Davis of Food for the Hungry. Retrieved June 5, 2015, from http://www.impact.upenn.edu/2013/07/improving_child_health_nutrition_with_care_group_programs_qa_w_tom_davis_of/.

52. Casazza, L., et al. (2007). *Light for Life cost extension child survival project*. World Relief Cambodia and USAID. Retrieved from http://caregroups.info/docs/WRC_Cambodia_Final_Eval_2007.pdf.

53. Hewlett, B. S., & Amola, R. P. (2003, October). Cultural contexts of Ebola in Northern Uganda. *Emerging Infectious Diseases, 9*(10). Retrieved November 14, 2014, from http://wwwnc.cdc.gov/eid/article/9/10/02-0493.

54. World Health Organization. (2014, September). *Ebola fact sheet*. Retrieved November 14, 2014, from http://www.who.int/mediacentre/factsheets/fs103/en/.

55. Hewlett, B. S., & Hewlett, B. L. (2008). *Ebola, culture, and politics: The anthropology of an emerging disease*. Belmont, CA: Thomson Wadsworth.

56. Centers for Disease Control and Prevention. *Outbreaks chronology: Ebola virus disease*. Retrieved November 16, 2014, from http://www.cdc.gov/vhf/ebola/outbreaks/history/chronology.html.

57. Alexander, K. A., et al. (2014). What factors might have led to the emergence of Ebola in West Africa? *PLoS Neglected Tropical Diseases*. Retrieved from http://blogs.plos.org/speakingofmedicine/2014/11/11/factors-might-led-emergence-ebola-west-africa/

58. CDC and WHO. (1998). *Control for viral haemorrhagic fevers in the African health care setting*. Atlanta, GA: Centers for Disease Control and Prevention.

59. World Health Organization. (2014, November 7). *New WHO safe and dignified burial protocol—key to reducing Ebola transmission*. Retrieved from http://www.who.int/mediacentre/news/notes/2014/ebola-burial-protocol/en/.

60. Chowell, G., & Nishiura, H. (2014). Transmission dynamics and control of Ebola virus disease (EVD): A review. *BMC Medicine, 120*. Retrieved from http://www.biomedcentral.com/1741-7015/12/196.

61. Ravi, S., & Gauldin, E. (2014). Sociocultural dimensions of the Ebola virus disease outbreak in Liberia. *Biosecurity and Bioterrorism: Biodefense, Strategy, Practice, and Science, 12*(6). DOI:10.1089/bsp.2014.1002.

62. World Health Organization. (2007). *Addressing sex and gender in epidemic-prone infectious diseases*. Geneva: WHO. Retrieved from http://www.who.int/csr/resources/publications/SexGenderInfectDis.pdf?ua=1.

63. Wolfe, L. (2014, August 20). Why are so many women dying from Ebola? *Foreign Policy*. Retrieved November 16, 2014, from http://www.foreignpolicy.com/articles/2014/08/20/why_are_so_many_women_dying_from_ebola.

64. Hitchen, J. (2014, November 5). *Ebola in Sierra Leone: Stigmatization*. Africa Research Institute. Retrieved November 15, 2014, from http://www.africaresearchinstitute.org/blog/ebola-stigma/.

65. UN News Center. (2014, November 12). *Ebola: UN special envoy says combating stigma integral to overall crisis response*. Retrieved November 15, 2014, from http://www.un.org/apps/news/story.asp?NewsID=49320#.VGfA3PTF8_k.

66. Oxford Dictionaries. Solidarity. Retrieved November 19, 2014, from http://www.oxforddictionaries.com/us/definition/american_english/solidarity.

67. Davtyan, M., et al. (2014). Addressing Ebola-related stigma: Lessons learned from HIV/AIDS. *Global Health Action, 7*, 26058. Retrieved from http://dx.doi.org/10.3402/gha.v7.26058.

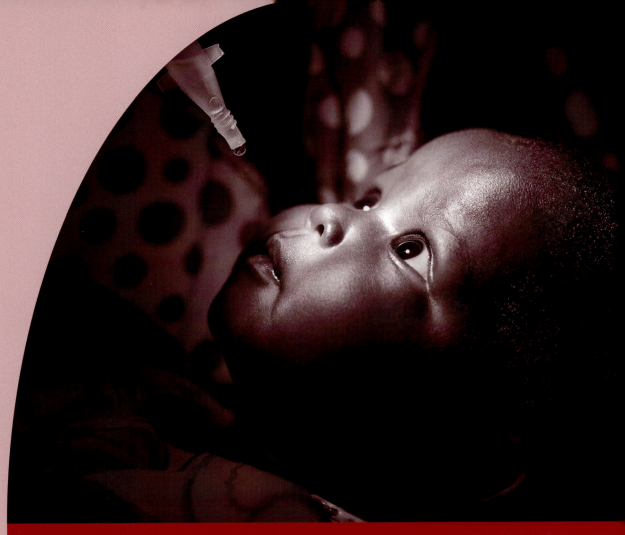

# 第III部

## 疾病負荷

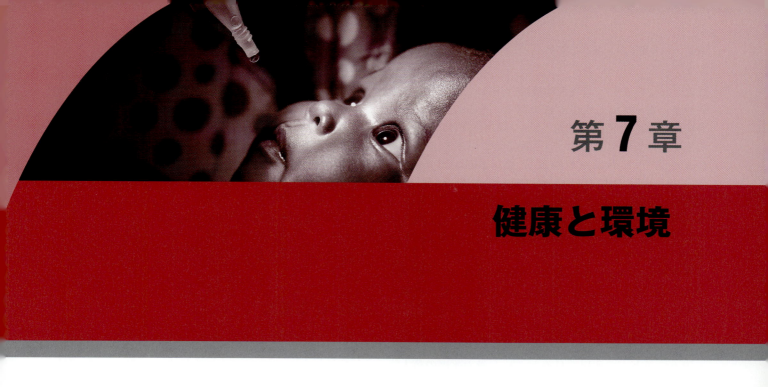

# 第7章

# 健康と環境

## 学習目標

- 低・中所得国において、健康に最も重要な環境問題を理解する。
- 屋内および屋外の大気汚染、不衛生な水、不適切なし尿処理の健康影響を理解する。
- 環境に関連する健康問題の負荷を減少させる上での、個人の衛生行動の意義を理解する。
- これらの環境負荷のコストや影響について理解する。
- 環境に関連する健康問題の世界的な負荷を減少させる上で、最も費用対効果の高い方法を理解する。

## ビネット

▶ Rashmiは、ネパール東部のごく質素な家に住んでいました。彼女は、換気のない部屋で、牛糞や薪を燃料とするコンロで料理をするため、息苦しさを覚えることがよくありました。彼女は1日に2回料理をしましたが、そのときは大抵一番小さな子どもを背負ったままでした。彼女は、灯油やガスを燃料とするもっといいコンロがあることは知っていましたが、彼女の家には灯油やガスを買うだけのお金がなかったのです。

▶ Sunisaは、北ラオスの地方部に住む若い母親で、彼女には1歳と3歳になる2人の娘がいました。彼女の家族は貧しくて水道がなかったため、彼女は毎日容器を手に、半マイルほど離れた小川まで、水を汲みに行かなければなりませんでした。汲んできた水は容器に入れたまま布をかぶせ、家の隅に保管していました。彼女は満足に教育を受けておらず、汲んできた水を濾過もせずそのまま使用していました。そんな不衛生な水のせいで、2人の子どもたちはよく下痢症に罹っていました。

▶ Juanは、メキシコシティで生まれ育ち現在70歳です。彼は昔、まだ車が少なく、街が混雑していなかった頃に見ることのできた雄大な景色のことを覚えていました。しかし今日、街は混雑し、車で溢れかえり、息苦しく感じることがあるほど空気が汚れてしまいました。大気汚染のために何日間も、全く景色が見えなくなってしまうことさえあります。彼は慢性閉塞性呼吸器疾患を患っているため、実際、とても息苦しく感じることがあり、彼は、この大気汚染が病気の原因ではないかと疑っています。

▶ Rajは、インド・パトナ県の端にある小さな市ほどもある大きなスラム地域に家族とともに住んでいました。ほとんどの家は捨てられた材木とトタンの屋根でできており、家には水道はなく、水を得るには、街はずれにある公共水栓まで歩いて行くか、公共水栓が壊れているときは、給水車から買うしかありませんでした。家にはトイレもなく、いくつかの共有トイレはありましたが、いつも汚かったので、ほとんどの住民、特に女性は、辺りが暗くなるまで待って、スラム街の近くの空き地へ用を足しに行っていました。

## 環境保健の重要性

環境保健問題は世界の疾病負荷 global burden of diseases の重要な割合を占め、環境由来のリスク要因（以下、環境要因）environmental risk factor を広義に捉えたある研究では、世界の疾病負荷の25〜33％が環境要因によると

161

推定されています[1]。世界保健機関（WHO）も，定期的な報告対象となっている疾患の80％以上，さらに世界の疾病負荷の24％，全死亡の23％，子どもの疾病負荷の33％が環境要因の影響を受けていると推定しています[2]。また，Lancet誌の「世界疾病負荷研究2010 Global Burden of Disease Study 2010（GBD2010）」でも，世界の全死亡の15％は，①不衛生な水，②不適切なし尿処理 poor sanitation，③屋外大気汚染 ambient air pollution，④屋内大気汚染 household air pollution，⑤鉛，の5つの環境由来の原因によると推定しています[3]。

世界の疾病負荷におけるこのような環境要因の重要性は，驚くべきことではありません。なぜなら，低・中所得国における死因の第3位は慢性閉塞性肺疾患であり，第4位は下気道感染症，第5位は下痢症で[4]，これらはいずれも環境要因と深い関わりがあるからです。しかも，これらの国々の子どもの死因を見ると，0〜5歳の死因の第1位は下気道感染症，4位は下痢症で，また5〜9歳の死因の1位は下痢症，3位は下気道感染症であり，子どもでは環境要因の影響が特に大きいことがわかります[4]。

さらに，表7-1のように，環境保健問題への適切な対処は，ミレニアム開発目標 Millennium Development Goals（MDG）を達成するための中心的課題として，特別な意義があります。

この表に示されているように，環境要因は経済と健康に多大な影響を及ぼすため，その減少は，MDGの第1目標である「極度の貧困と飢餓の撲滅」を達成する上で不可欠です。たとえば，中・低所得国に暮らす女性たちは，水を得るために毎日多大な時間と労力を費やしています。水が得やすくなれば，この女性たちの生活を大幅に改善することができ，また衛生的なトイレの整備は，排便の際の不快や不便の解消だけではなく，病気の予防にもつながるため，特に女性たちにとって重要な意義があります。また，環境改善によって，上述した子どもの2つの主な死因を低減できるため，子どもの死亡率の改善に役立つことは明らかです。屋内大気汚染を減らせば，女性と子どもの呼吸器疾患の予防につながり，また水溜まりを減らすことによって，マラリアを媒介する蚊の繁殖を抑制することができます。そして，こうした環境改善の取り組みの中には，環境の持続可能性の向上に役立つものも少なくありません。

環境保健 environmental health は，生活環境から地球環境までにわたる非常に広い範囲を含む概念です。本章では，低・中所得国において最も重要な環境要因である，①不衛生な水 unsafe water・不適切なし尿処理 poor sanitation・衛生行動 hygiene，②屋外大気汚染，③固形燃料の使用によって起こる屋内大気汚染（室内空気汚染）の3つについて解説します[5]［訳注：sanitationは，し尿，排水，ごみ，食品衛生まで含む広義の意味で使われることがありますが，本章では，「し尿処理」の問題にほぼ限定して用いられています］。

まずはじめに，環境保健に関連する重要な用語や概念を定義し，次に，これらの3つの問題からどのような疾病負荷 burden of disease がもたらされるかを検討し，そして最後に，これらの環境要因がもたらす損失や影響について解説します。

本章の後半の節「政策とプログラムの概要」では，低・中所得国における最も重要な環境保健問題と，それに対する費用対効果の高い対策を検討します。環境保健については多くの出版物が発行されているため，もっと詳しく学習したい人は，まずは入門書を読んだ後，そうした専門的な文献を読まれることをお勧めします[6,7]。

## 鍵となる概念

本章における「環境 environment」の定義をまず明確にしておきましょう。環境という単語は，健康の文脈では，遺伝的なもの以外のすべてを指して用いられることもあれば，健康に直接的な影響を及ぼす，物理的・化学的，あるいは生物的な要因の意味で用いられることもあります。本章では環境を広く，「個人や集団に影響を与える，個人レベルでは簡単にはコントロールできない，外的な物理的，化学的または微生物的な曝露やプロセス」と定義します[8, p379]。同時に本章では水，し尿処理，屋内大気汚染に関係する行動上の問題についても検討します。

一方，「環境保健 environmental health」は，通常，「有害な環境要因への曝露の減少，および行動変容を促すことによって，疾患，死亡，障害の予防を目指す公衆衛生上の一連の取り組みであり，疾患や傷害の直接的あるいは間接的な原因に対して，保健医療システム内外の資源を動員して対処し，健康向上を図る取り組み」[9]と定義されますが，WHOは，下記のように，より広義に定義しており，本章でもこれを用います。

> 環境保健とは，物理的・化学的・生物学的・社会学的・心理社会的な環境要因によって規定される人の健康（生活の質QOLを含む）の側面を包括する概念であり，また，現在および未来の人々の健康に悪影響を及ぼす可能性のある環境要因の評価・改善・コントロール・予防に関する理論や行動も意味する[10]。

また，疾病負荷やその他のトピックを論じる際には，本章ではWHOが使用している用語を用いているので注意してください。たとえば，「屋外大気汚染 ambient air pollution」は，疾病負荷研究では通常，「大気粒子状物質汚染 ambient particulate matter pollution」と表現されますが，WHOでは前者を用いており，本章も前者を用います。また，「屋内大気汚染（室内空気汚染）household air pollution」は，疾病負荷研究では通常，「固形燃料による屋内大気汚染 household air pollution from solid fuels」と表現されますが，この用語もWHOにならい，前者の表記を用いることとします。

表7-1 ミレニアム開発目標（MDG）と環境保健の間の主な関連

| 目標1：極度の貧困と飢餓の撲滅 |
| --- |
| 関連—環境要因は様々な病気や死亡の原因であり，その犠牲となるのは大半が貧しい人々である。したがって，環境要因の低減は貧困の撲滅に極めて重要な意義がある。 |
| 目標2：普遍的初等教育の達成 |
| 関連—不衛生な水と不適切なし尿処理環境に曝される子どもたちは，下痢症の感染リスクが高く，栄養不足に陥る可能性が高い。栄養状態と学習には関連があり，栄養不足の子どもたちは，学校に通う期間も短く，学習能力も低下する。 |
| 目標3：ジェンダーの平等の推進と女性の地位向上 |
| 関連—水へのアクセスが改善すれば，低・中所得国の女性たちが水の獲得のために費やしている時間や労力を削減することができるため，女性の生活の向上につながる。屋内大気汚染を改善することも，女性が調理法によって被る負荷を低減できるため，女性の生活と健康の大きな改善につながる。 |
| 目標4：子どもの死亡率の削減 |
| 関連—環境要因に対処することによって，子どもの二大死因である下痢症と肺炎を低減させることができる。下痢症は，水とし尿処理を衛生化することで削減でき，肺炎は，屋内の空気の質を改善することで削減することができる。 |
| 目標5：妊産婦の健康の改善 |
| 関連—不衛生な水と不適切なし尿処理に関連する下痢症は，母親の栄養状態を危機に曝す可能性があり，清潔な水は安全な出産に不可欠である。 |
| 目標6：HIV/エイズ，マラリアその他の疾病の蔓延防止 |
| 関連—環境を改善することでマラリア，住血吸虫症，デング熱などの感染症の媒介動物を減らすことができる。 |
| 目標7：環境の持続可能性の確保 |
| 関連—水やし尿処理の衛生化や個人の衛生行動の向上は，特にそれらがコミュニティベースで行われたとき，環境の持続性 sustainability を高めることができる。 |

出典：Millennium Development Goals., © 2015, United Nations, http://www.un.org/millenniumgoals/goals から改変。国連の許可を得て再掲。

表7-2は，環境保健上のいくつかの問題を例にとり，その症状と原因物質，引き起こされる健康上の問題をまとめたものです。それぞれの例は，家庭レベル，コミュニティレベル，グローバルレベルなどへ与える影響の大きさに従って分類されています。

## 環境に関連する重要な疾病負荷

本節では，本書で扱う環境問題に関連する健康状態の中から，最も重要なものを取り上げて，それぞれを簡潔に検討した後，それらがもたらす疾病負荷について検討していきます。

### 屋内大気汚染

WHOによると，世界中で約30億人が，調理や暖房に固形燃料 solid fuel を用いています。ここで解説する屋内大気汚染（室内空気汚染）はこの固形燃料の使用と関連があり，固形燃料には化石燃料（石炭）fossil fuel，牛糞，木材，木くず，生ごみなどのバイオマス燃料 biomass fuel が含まれます[11,12]。これに関して最も憂慮すべき状況は，固形燃料を用いる粗末なコンロが，部屋の中で換気が不十分なまま使われることが多いことです。通常，人々は経済的に豊かになるにつれ，石油やガスストーブを使うようになり，換気もよくなる傾向にあるため，こうしたコンロの使用は，通常，貧困層に限られています。

バイオマス燃料や化石燃料は燃やしても完全に燃え尽きることはなく，代わりに人間が呼吸とともに吸い込んでしまう様々なガスや化学物質の粒子を発生させます。換気の悪い家庭では，こうした粒子状物質 particulate matter の量は，WHO基準の20倍以上にも達することがあります[12]。屋内でのバイオマス燃料の燃焼によって発生する煙は，結膜炎，上気道感染症，急性呼吸器感染症を引き起こす可能性があり，また排出された一酸化炭素による急性中

表 7-2 典型的な環境保健問題—その原因と健康影響

| 基礎となる原因 | 健康に与える影響の例 |
|---|---|
| **家庭レベル** | |
| 不衛生な水，不適切なし尿処理，生ごみの廃棄，不適切な衛生行動 | 下痢症，マラリア・住血吸虫症・デング熱などの媒介動物による疾患 |
| 高い室内人口密度と不十分な煙の換気 | 呼吸器疾患と肺がん |
| 自然環境から混入した毒性物質への曝露 | ヒ素，マンガン，フッ化物による中毒 |
| **コミュニティレベル** | |
| 上下水道設備の不備 | マラリアや住血吸虫症などの媒介動物による疾患 |
| 排気ガスや産業由来大気汚染への曝露 | 呼吸器疾患，一部のがん，子どもの知能指数の低下 |
| **グローバルレベル** | |
| 気候変動<br>オゾン層破壊 | 猛暑/極寒，嵐，洪水，火災などによる怪我や死亡<br>間接的な影響—媒介動物性疾患の拡大<br>呼吸器疾患の重症化，集団移転，海面水位の上昇による水質汚染など<br>皮膚がん，白内障<br>間接的な影響—食料生産の減少など |

The World Bank. Environmental health の許可を得て引用。http://siteresources.worldbank.org/INTPHAAG/Resources/AAGEHEng.pdf へ 2015 年 2 月 27 日にアクセス。

毒が起こる可能性もあります。さらに，その他のガスや煙などについても，長期にわたって健康に悪影響を及ぼし，循環器疾患，慢性閉塞性肺疾患 chronic obstructive pulmonary disease（COPD），生殖能への悪影響，がんなどのリスクを高めることが知られています[12]。こうした屋内大気汚染の影響を特に受けやすいのは，女性や子どもです。

### 屋外大気汚染

大気中には様々な汚染物質が存在しています。屋外大気汚染 ambient air pollution によって最も生じやすい症状は，咳，鼻・喉の炎症，息切れなど呼吸器症状です[13]。**表 7-3** は，大気中でよく見られる汚染物質 pollutant と，その発生源の例，それによって生じる最も重要な健康影響をまとめたものです。何らかの健康問題を有する人では，屋外大気汚染の有害性が増強されることがあり，また一般的に，高齢者や若年者は大気汚染により敏感なため健康被害を受けやすいと言われています。

深刻な屋外大気汚染が原因で死亡率が短期間に激増した実例はいくつもあります。最も有名な例は，1952 年に英国・ロンドンで起こったケースです。気温逆転 temperature inversion と呼ばれる現象によって，汚染物質を多く含んだ濃い霧が街の中心部を数日間覆ってしまったのです。その時の空気中の粒子量は，通常時の 3〜10 倍にもなったと言われています。同年の 12 月 13 日の市当局の報告によると，1 日あたり 10 万人対の死亡率が通常時の 4 倍にも上昇しました[13]。

### 水，し尿処理，衛生行動

世界中で衛生的な環境で生活している人は，全世界人口の 60％に過ぎません。しかもこの割合は地域によって異なり，ラテンアメリカ・カリブ海地域では約 80％ですが，サハラ以南アフリカでは約 30％に過ぎません[14]。アフリカのほとんどの大都市では近代的な衛生設備が整備されておらず，アジアでも一部の地域では多くの人々が，衛生的なし尿処理設備がない環境で生活しています。UNICEF と WHO は 2015 年時点で，約 24 億人がし尿処理設備のない環境で生活していると推定しています[15]。

し尿処理が不適切であれば水や食料を汚染し，糞口経路 oral-fecal route による感染の原因となり，回虫や鉤虫などの寄生虫症を増加させ，トラコーマの感染源となるある種のハエは，糞尿に多く集まるため，トラコーマを拡大させます[16]。したがって，し尿処理の改善は，下痢症，寄生虫症，トラコーマなどによる疾病負荷の減少につながります[16]。

一方，水について UNICEF と WHO は，2012 年時点で世界人口の約 90％が安全な水にアクセスできていると推定しています。しかしこれは逆に言えば，いまだに約 7 億 5,000 万人もの人々が安全な水にアクセスできていないと

いうことであり，2億人近い人々は，河川や湖などの表層水に頼っているのが現状です[15]。サハラ以南アフリカやオセアニア地域の一部には，50％の人しか安全な水にアクセスできていないところもあり，サハラ以南アフリカのほとんどの国々や，イエメン，パキスタン，アフガニスタン，カンボジア，ラオスでは，安全な水にアクセスできる人は全人口の75％に満たないと推定されています[17]。しかし，公式統計では，"安全"と見なされている水でさえ，危険な病原体を含んでいる場合が少なくないのが現実です。

実際上，水に関連する感染症は，疾病負荷を考える上で最も重要な疾患の1つであり，低・中所得国には多くの種類の疾患が流行しています。表7-4はその分類を示したもので，表7-5はその中で最も重要な疾患とその病原体を示したものです。

これらの病原体は下痢症やその他多くの消化器異常の原因となり，深刻な下痢や脱水症状が生じた場合には，患者は死に至ることがあります。こうした疾患は特に，乳幼児，高齢者，免疫機能が衰えたHIV感染症の患者などが罹ると，非常に危険です。

## 環境関連疾病による疾病負荷

Global Burden of Disease Study 2010では，次のように推定されています。

- 約350万人の死亡と障害調整生命年数（DALY）の4.3％は，屋内大気汚染の影響による[18]。
- 約310万人の死亡とDALYの3.1％は屋外大気汚染の影響による[18]。
- 約30万人の死亡とDALYの0.9％は，不衛生な水と不適切なし尿処理による[4,19]。

本節では，屋内大気汚染と屋外大気汚染，不衛生な水と不適切なし尿処理による疾病負荷についてさらに詳しく検討し，併せて衛生行動の影響についても論じることとします。

### 屋内大気汚染

読者の中には，低・中所得国における最も重大な環境要因は屋外の大気汚染だと思っている人が多いのではないでしょうか？ しかしそれは間違いで，低・中所得国では，「屋内」大気汚染が4番目に重要なリスク要因となっています[4]。

WHOは，2012年に発生した脳卒中，虚血性心疾患，急性下気道感染症，肺がん，慢性閉塞性肺疾患（COPD）による死亡のうち，430万人は屋内大気汚染（室内空気汚染）household air pollutionによると推定し，そしてそのうち169万人が東南アジア地域で，162万人が，西太平洋地域で発生したと推定しています。そしてこれらの地域では，中国とインドにおける死亡が大きな割合を占めていると考えられています[20]。

ただし，これらの数値には，固形燃料の使用による屋内大気汚染との関係が確実な疾患しか含まれておらず，関係

### 表7-3 よく見られる大気汚染物質とその健康影響

| 汚染物質の名称 | 発生源の例 | 健康に与える影響 |
|---|---|---|
| 一酸化炭素 | ガソリンや化石燃料の燃焼—車 | 血液の酸素運搬能を減少させる |
| 鉛 | 鉛を含む，ガソリン，ペンキ，バッテリー類 | 脳や中枢神経系の障害—消化器症状 |
| 二酸化窒素，酸化窒素 | ガソリンや化石燃料の燃焼—車 | 肺や呼吸器系の損傷 |
| オゾン | 汚染物質の化学反応によって発生する様々な酸素 | 呼吸困難—目のかゆみ |
| 粒子状物質 | 材木の燃焼やディーゼル燃料 | 呼吸器への刺激—肺の損傷 |
| スモッグ | 汚染物質の混合，特にオゾンや灯油をベースにした燃料からの排出物 | 呼吸器系や眼への刺激 |
| 二酸化硫黄 | 石炭やオイルの燃焼 | 呼吸器への刺激—肺の損傷 |
| 揮発性有機化合物 | 燃料の燃焼—ある種の化学物質からの発生（たとえば，溶剤） | スモッグの急性影響に似た症状—発がん性の可能性 |

出典：U.S. Environmental Protection Agency. *The plain English guide to the Clean Air Act: The common air pollutants.* http://www.epa.gov/airquality/peg_caa/cleanup.html; U.S. Environmental Protection Agency. Air & radiation: Six common air pollutants へ2005年3月28日にアクセス。http://www.epa.gov/air/urbanair/ へ2015年2月27日にアクセス。

表7-4 水を感染経路とする感染症の一部

| 感染経路 | 感染機序と関係する疾患 |
|---|---|
| 水媒介性 waterborne | 病原微生物に汚染された飲料水によって感染が生じる（たとえば，下痢症，赤痢，チフス） |
| 水欠乏性 water-washed | 水の供給不足により衛生状態を保てないために人から人への感染が生じる（たとえば，疥癬，トラコーマ） |
| 水棲息性 water-based | 水中に棲息する宿主を介して感染する（たとえば，住血吸虫症，メジナ虫症） |
| 水関連媒介動物性 water-related insect vector | 水中や水の近くで繁殖する媒介動物（ベクター）を介して感染する（たとえば，デング，マラリア，トリパノソーマ） |

出典：Cairncross, S., & Valdmanis, V. (2006). Water supply, sanitation, and hygiene promotion. In D. T. Jamison, J. G. Breman, A. R. Measham, et al. (Eds.), *Disease control priorities in developing countries* (2nd ed., p. 775). Washington, DC and New York: The World Bank and Oxford University Press.

表7-5 水系感染症の病原体の例

腸内原生寄生虫
- 赤痢アメーバ *Entamoeba histolytica*
- ランブル鞭毛虫 *Giardia intestinalis*
- クリプトスモリジウム・パルバム *Cryptosporidium parvum*
- クリプトスモリジウム・カエタネンシス *Cryptosporidium cayetanensis*

腸内バクテリア細菌
- サルモネラ菌 *Salmonella*
- 赤痢菌 *Shigella*
- 大腸菌 *Escherichia coli*
- ビブリオ・コレラ菌 *Vibrio cholerae*
- カンピロバクター *Campylobacter*

ウイルス病原体
- エンテロウイルス
- アデノウイルス
- ノロウイルス

出典：Friis, R. H. (2007). Water quality. In *Essentials of environmental health* (p. 211). Sudbury, MA: Jones and Bartlett から改変。

が疑われている白内障や結核は含まれていないため，屋内大気汚染の影響を過小評価している可能性があります。また，屋内大気汚染は低体重児出産など妊娠に悪影響を及ぼすという報告や，肺がん以外の2種類のがんの発症と関連を示唆する報告も見られます[11]。

固形燃料の使用による屋内大気汚染に由来する疾病負荷は，そのほとんどが低・中所得国で発生しており，屋内大気汚染による全死亡の41％は女性で発生していると推定されています[20]。また，低・中所得国の子どもたちは，女性が調理などの家事を行う間は背中におぶわれていることが多く，また母親と一緒に屋内で過ごす時間が長いため，他の家族よりも屋内大気汚染の影響を受けやすいことから，屋内大気汚染による全死亡の13％は5歳未満児で発生していると推定されています[20]。

### 屋外大気汚染

WHOは，2012年に発生した全死亡の6.7％[21]，肺がんによる死亡の16％，COPDによる死亡の11％，虚血性心疾患や脳卒中による死亡の20％が屋外大気汚染 ambient air pollutionによるものと推定しており[21]，年齢・性別では，男性の全死亡の53％，女性の全死亡の44％，5歳未満児の全死亡の3％が屋外大気汚染によると推定しています[22]。

インドと中国では，粒子状物質 particulate matterに基づく屋外大気汚染による疾病負荷が特に大きな問題となっており，実際，全世界の屋外大気汚染による疾病負荷の2/3は，アジアの低・中所得国で生じています。また，東欧諸国でも屋外大気汚染による疾病負荷は重要な健康問題となっています[22]。

### 水，し尿処理，衛生行動

Global Burden of Disease Study 2010によれば，不衛生な水や不適切なし尿処理は，2010年における30万人の死亡と，DALYの0.9％の原因であったと推定されています[18]。WHOも，2012年に発生した84万2000人の死亡と疾病負荷の1.5％が，不衛生な水と不適切なし尿処理および不十分な衛生行動によるものと推定しています[23]。それ以前の推計でも，アフリカ地域における障害調整生命年数（DALY）の85％が，主に子どもにおける糞口感染および下痢症によるものとされています[5]。

世界的にも，これらの環境要因による疾病負荷の大半は，下痢症などの疾患が多い子どもに生じていると考えられますが，実際，Global Burden of Disease Study 2010では，不衛生な水や不適切なし尿処理は，子どもの死亡原因の1％を占めると推定しています[18]。これらの環境要因は，南アジアやサハラ以南アフリカの中でも，特に貧しい国々や地域に暮らす貧困で教育水準の低い人々に大きな影響を与えています。それは，そうした人々は衛生的な水やトイレ設備が利用できる生活環境や，病気の予防に必要な衛生知識を学ぶ機会に恵まれていないからです。

不衛生な水，不適切なし尿処理，衛生行動 hygieneの

不十分さといった問題は相互に深く関係し合っているため，それぞれが個別に下痢症の発生にどれほど影響しているかを推定することは，非常に困難です。それでも，現在では高所得国における過去の経験や，低・中所得国で行われた数々の研究から，水の問題を改善するだけでは，下痢症の発生を十分に減少させることができないことが明らかになっています。つまり，下痢症の大半は，食品摂取や個人の衛生行動がその原因となっていると思われます。この問題については，後で再び触れます。

水問題の改善には，下痢症以外にもメジナ虫症，住血吸虫症，トラコーマなどを減少させる効果があります[16]。

## 重要な環境保健問題のコストと影響

以上述べてきた重要な環境保健問題が，社会，経済に与える影響は極めて大きなものがあります。その理由の第1は世界の疾病負荷の25％が環境要因によるもので[24]，それに伴う社会的・経済的コストが膨大なものになると考えられるからです。

第2は，先述したように，これらの環境要因やそれによる疾病負荷は，とりわけ貧しい人々に大きな影響を与えるからです。これは，バイオマス燃料や石炭などの固形燃料solid fuelを使用するのは主に貧困層だからであり，そのため，これらの環境要因による疾病負荷は，高所得国よりも低・中所得国により集中することとなります。高所得国では，普通，バイオマス燃料や石炭を用いて料理がされることも，水・し尿処理が問題となることも現在ではほとんどなく，衛生知識もかなり行き渡っています。

第3は，こうした環境保健問題は人々の生産性に強い負の影響を与えるからです。たとえば，屋内大気汚染は女性の病気や障害の重要な原因となり，急性・慢性の病気を引き起こし，長期にわたって生産性を減少させます。しかも，低・中所得国の女性におけるこうした健康問題の影響は女性だけにとどまらず，その家族，特に健康や生存を母親に依存する幼い子どもたちにも大きな影響を及ぼします。

幼い子どもたちは，本章で論じる3つの環境保健問題のすべてについて，大きなリスクに曝されています。特に不衛生な水の影響を受けやすく，下痢症に罹ると，感染と栄養不足の悪循環に陥り，最終的には成長と発達が阻害され，死に至ることもあります。屋内大気汚染は，子どもに呼吸器感染症，肺炎による死亡，喘息による障害をもたらす可能性があり，一方屋外大気汚染も屋内大気汚染よりは程度は低いものの，同じ問題を引き起こす可能性があります。大気汚染は高齢者にも重大なリスクとなります。なぜなら，大気汚染は，彼らがすでに罹っている慢性疾患やそれによる障害の程度を悪化させ，その結果として生産性を低下させるからです。

## 疾病負荷を減少させるために

これまでに紹介した環境保健問題の一部には，最近重要な前進が見られています。本節ではこれらの問題について，今日までに得られた教訓や，低・中所得国でも実施可能でかつ費用対効果の高い対策をいくつか紹介します。

### 屋外大気汚染

屋外大気汚染 ambient air pollution は非常に幅広いテーマであるため，低・中所得国の取り組みの費用対効果を検討した研究はわずかしか存在しません。しかし，高所得国で行われた研究結果から，低・中所得国でも可能な多くの費用対効果の高い方法が示唆されています[25]。

多くの都市，たとえばジャカルタ，マニラ，カトマンズ，ムンバイなどの都市は，世界銀行が支援するプロジェクトに参加し，下記のように自国の大気汚染度の計測や，それを減少させるための取り組みを行っています[25]。

- 汚染の程度とタイプの同定
- 汚染がどのように拡散したかの評価
- 粒子状物質の減少がもたらす健康影響の評価
- 減少させるのにかかる時間とコストの見積り
- 健康上の利益の評価
- 健康上の利益の価値の評価
- 介入にかかるコストと得られる利益のバランスの評価

これらの都市と低・中所得国の他の大都市で取り組まれた，初期の大気汚染対策には以下のようなものがあります[25]。

- 無鉛ガソリンの導入
- 2ストロークエンジンにおける低煙潤滑油の使用
- 2ストロークエンジンの使用禁止
- 公共交通機関の燃料のガソリンから天然ガスへの切り替え
- 乗り物の排気検査の強化
- ごみの焼却廃棄の減少

これらに加えて，政府がその規制権限を利用し，交通政策や産業振興政策の中に大気汚染の問題を組み込ませることも重要です[25]。多くの低所得国では，自動車や産業活動に伴う大気汚染源がまだ少ないことから，屋外大気汚染の問題はまだそれほど深刻でありません。したがって，今のうちから屋外大気汚染やそれによる健康被害を防止するための費用対効果の高い対策を実施しておけば，問題が深刻になってから対策を行うよりもはるかに効果的です。特に交通や産業活動による汚染を視野に入れておく必要があります。

## 屋内大気汚染

　固形燃料の使用に伴う屋内大気汚染やその健康影響を減少させるための対策には色々なものがあります。汚染源対策としては，調理器具の改善，汚染物質発生の少ない燃料の使用，太陽光を利用した調理器具や暖房器具の使用などが考えられますが，たとえば，煙の換気ができるような家屋構造にする，台所を家の中心部から離すといった居住環境の改善も効果的です。また，乾燥した燃料を使用する，コンロや煙突の維持管理をきちんとする，調理場所に子どもを近づけないといった日常生活における行動上の改善を行うことによっても，汚染や曝露を減らすことができます[26]。

　公共政策 public policy も重要で，たとえば学校や地域あるいはメディアを通じ，屋内大気汚染を減少させるための方法についてのキャンペーンを行う，あるいは優遇税措置によって調理器具や汚染物質発生の少ない燃料の値段を下げるなどの対策が考えられます。必要ならば，貧しい人々がそうした燃料や調理器具を購入できるようにするための補助金を設けることも可能です。また，屋内大気汚染のサーベイランスを行い，可能であれば屋内大気汚染レベルに標準値を設け，その標準値を守るように指導することもできます。しかし，これは多くの低所得国の能力を超える可能性があります[26]。

　個々の屋内大気汚染対策の費用対効果の算出は非常に複雑で，多くの仮定を持ち込む必要があります。それでも，これまでの分析結果から，屋内大気汚染が最も深刻なサハラ以南アフリカや南アジアでは，改良型のコンロを用いることが，東アジアでは，ガスや灯油など汚染の少ない燃料の使用を促進することが最も費用対効果の高い方法であることが明らかにされています。ただし，この結果は，コンロがきちんと維持管理され，質のよい燃料が使用されている場合を想定しているため，そうでない場合は，効果は減弱することになります[26]。

　どうすれば，より性能の高いコンロや質のよい燃料の使用を促進できるかについては，これまで世界で多くの知見が得られていますが，中国とインドでは非常に広汎な取り組みが行われ，その結果，次の4点の重要性が示唆されています[26]。

- ニーズの評価や対策のプランを立てるときは，エンドユーザー，特に女性の参加を重視する。
- より性能の高いコンロや質のよい燃料への需要を高め，供給側にとってより競争的な市場環境を創出する。
- 貧困層がより良いコンロや燃料を入手しやすくするため，一部のプログラムに補助金やマイクロクレジットを導入する。
- より良いコンロや燃料の使用を推進させるような全国的，あるいは地域的な政策を確立する。

## し尿処理

　し尿処理 sanitation には，たとえばバケツ型の簡易便器 bucket latrine といった単純なものから，近代都市的な下水整備システムに至るまで様々なレベルの技術があります。トイレ設備の形態も様々で，それに伴うコストも非常に広汎にわたります。表7-6は，し尿処理に関する様々な方法をまとめたものです。トイレは個々人で所有するものとしばしば思われがちですが，公衆トイレもあれば，多くの個人や家族で共有する形式のトイレもあります。

　し尿を衛生的に処理するための1人あたりの費用は，設備の種類によってかなり異なります。最も低コストなものには，簡易水洗トイレ pour-flush latrine，換気管付きトイレ ventilation improved latrine，単純な穴式トイレ pit latrine などがあり，低・中所得国でも60米ドル程度で設置することができます。こういった設備の耐用年数を5年とすると，1人あたりの年間コストは12米ドル前後という計算になります。本格的な下水道システムを整備するコストは，国によってはこの費用の10倍以上にもなります。しかも，そのシステムが適切に機能するためには水が必要ですが，その水自体が不足している地域も少なくありません[16]。費用対効果のさらに高いトイレ設備の開発も進んでおり，バングラデシュでは，なんと1戸あたりわずか0.27米ドルで設置できる簡易水洗便器（トイレ）が開発されています[16]。

　こうした簡易トイレの衛生性に懸念を持つ人もいるかもしれませんが，実際には，必要な衛生環境を創り出すには十分であり，たとえば1980年代の初めに行われたある非常に重要なレビュー論文では，穴式トイレ pit latrine は不便ではあるものの，健康の観点からは近代的な下水処理設備に劣らないほど衛生的であると結論付けられています[27]。

　このように非常に安価で，しかも効果の高い簡単なトイレ設備があるにもかかわらず，低・中所得国にトイレを備えた家庭が非常に少ないことに驚かれるかもしれません。これらの背景には，文化的問題だけではなく，次のような様々な理由があります[16]。

- 知識の不足―特に貧困層では，そもそもこうした様々なトイレ設備についての情報がなく，また情報があっても，そうした設備は実際よりも多額の費用がかかると信じている可能性がある。
- 費用―比較的安価とは言っても，貧困層は前払いに必要なお金を持っていない可能性がある。
- 建設―トイレ設備を設置するのに必要な技術や技術者が不足している可能性がある。
- 地域の法律―特に都心部では近代的な下水道設備が存在していない場合でも，地域の法律によって簡易トイレの設置が禁止されていることがある。

　国によっては，政府や自治体が安価な簡易トイレの設置を推進していたり，また衛生環境の改善が社会全体の利益

> 表7-6 し尿処理技術の一部
>
> - 簡易穴式トイレ simple pit latrine
> - 小口径下水システム small bore sewer（固形物以外の液体部分だけを小口径の管で流す下水システム）
> - 換気改良型トイレ ventilation-improved latrine
> - 簡易水洗トイレ pour-flush
> - 浄化槽 septic tank
> - 家庭をつなぐ下水管システム sewer connection
>
> 出典：Cairncross, S., & Valdmanis, V. (2006). Water supply, sanitation, and hygiene promotion. In D. T. Jamison, J. G. Breman, A. R. Measham, et al. (Eds.), *Disease control priorities in developing countries* (2nd ed., p. 780). Washington, DC and New York: The World Bank and Oxford University Press.

> 表7-7 水供給の改善によって期待しうる罹病減少の程度
>
> | 項目 | 減少率（％） |
> |---|---|
> | 疥癬 | 80 |
> | 腸チフス | 80 |
> | トラコーマ | 60 |
> | 下痢症の多くと赤痢 | 50 |
> | 皮膚や皮下感染 | 50 |
> | パラチフスやその他のサルモネラ | 40 |
>
> 出典：Cairncross, S., & Valdmanis, V. (2006). Water supply, sanitation, and hygiene promotion. In D. T. Jamison, J. G. Breman, A. R. Measham, et al. (Eds.), *Disease control priorities in developing countries* (2nd ed., p. 776). Washington, DC and New York: The World Bank and Oxford University Press から許可を得て改変。

につながるという観点から，最も貧しい家庭にトイレ設置のための補助金を出しているところもあります。政府や自治体がトイレの使用を義務付ける条例を設けているところもあり，たとえば，ブルキナファソのある主要都市では，家の所有者が所定期間内にトイレを設置しなかった場合は，家の所有権を剥奪するという条例を設けることによってトイレ設置の推進に成功しています[16]。

安価なトイレ設備への需要が高い場合には，その普及は民間セクターに任せればよく，行政はトイレに対する需要の喚起，民間セクターの参入の促進，トイレ設備の製品基準の設定，トイレの設置や維持管理に必要な技術の研修といった分野にその役割を集中することができます[16]。

し尿処理の改善は，官民パートナーシップやNGOの活動によっても促進することができます。低コストのトイレの設置に最も成功したジンバブエとバングラデシュの事例は，NGOのリーダーシップによって実施されたものです。ジンバブエでは，NGOによるコミュニティベースの取り組みによって3,400個もの簡易トイレの設置に成功し，かかった費用は1個あたり13米ドル，住民1人あたりわずか2.25米ドルと見積もられています[28]。バングラデシュでは，NGOの援助によって100の村で1人あたり1.50米ドルのコストで簡易トイレが普及し，屋外排泄 open defecation の撲滅に成功しています[29]。これらの事例で重要な点は，簡易トイレの設置費用は各家族自身が負担したことです。

し尿処理の改善がもたらす最も重要な効果は，下痢症の減少です。いくつかの研究から，し尿処理の改善によって，下痢症を平均28％も減少できることが示唆されています[30]。また，非常に重要なことに，トイレの設置によって家族内での手洗い習慣が増える可能性があり，それによる予防効果も期待することができます。

最後に，衛生的なし尿処理のもたらす利益は，下痢症の減少だけにとどまらず，回虫 ascaris，鞭虫 trichuris，鉤虫 hookworm などの寄生虫症の減少にも役立ち[16]，非常に費用対効果の高い寄生虫対策となります。また，先述したように，これはトラコーマの減少にも役立ちます[31]。

### 水の供給

水の供給 water supply とし尿処理の問題には，健康との関係で多くの共通点が見られます。用いる技術によって費用も大きく異なります。水の供給法には，たとえば次のようなものがあります。

- 水道による各戸給水 house connection
- 共同水栓 standpost
- チューブウェル tube well（ボーリングによる小口径のポンプ式の井戸）
- 素掘り井戸 dug well
- 雨水の収集

本節では，水供給の改善によって健康向上を図る様々な取り組みの費用対効果について検討します。水への適切なアクセスとは，1日少なくとも20Lの水を，住居から1km以内の範囲で入手できることと定義されています[16]。

水供給の改善は健康に様々な利益をもたらします。これまでに行われたいくつかの重要な研究によれば，細菌基準を満たす安全な水の持続的な供給によって，多くの疾患を予防することができます（**表7-7**）。たとえばトラコーマは27％，住血吸虫症は77％，メジナ虫症は78％減少することが示されています（いずれも中央値）[16]。

その他にも，供給する水の量・質，し尿処理の改善，衛生行動の推進など様々な対策間で，その健康に及ぼす効果を比較検討した研究も行われています。その結果は，環境分野以外の人々には少し意外かもしれませんが，下痢症の

最大の減少(約30％)が見られたのは，①し尿処理の改善，②水供給とし尿処理改善の組み合わせ，③衛生行動の推進が実施された場合であり，水供給の量・質の改善だけではその効果は15〜20％に過ぎませんでした。つまり，水供給の改善だけでは，し尿処理の改善ほど大きな効果は期待できないということ，言い換えれば水供給，し尿処理，衛生行動の推進は，一体となって行われて初めて，最大限の効果を期待することができるということです[16]。

水についてもう1つの重要な知見は，最大の健康効果が得られるのは，水道による各戸給水の場合だということです。残念なことに，共同水栓では各戸給水ほどの健康効果を期待することはできません[16]。たとえば，ニューギニアでの取り組みをレビューした文献によれば，下痢症の発生は，各戸給水の場合が，共同水栓の場合よりも56％も少ないことが明らかになっています[16]。各戸給水の場合には，水の使用量が共同水栓よりもはるかに多く，それが衛生状態の向上に効果が高い理由の1つと考えられています。

### 衛生行動

残念なことに，衛生行動の普及 hygiene promotion が，どれほど実際の健康行動の増進や関連する疾患負荷の減少に役立っているかについての研究は，あまり多くありません。しかし，そうした研究によれば，①衛生行動の普及促進によって下痢症の発生が33％減少すること，②衛生行動促進キャンペーンにおいては，たとえば手洗い1つに集中するなどメッセージをできるだけシンプルにしたほうが，有効でしかも持続的な効果が得られることが明らかとなっています。また，衛生行動促進キャンペーンで家族が得たメッセージの効果は比較的長期間保たれ，再教育は5年に1度で十分なことも示唆されています[16]。また，手洗いが呼吸器感染症へ与える影響に関する研究も行われており，手洗いは急性呼吸器疾患の有意な減少にも関連することが示唆されています[16]。

### 水，し尿処理，衛生行動促進への投資の統合

これまでの研究の知見を総合してみると，衛生行動の促進，し尿処理の改善，共同水栓の設置は，いずれも低・中所得国では費用対効果の高い方法であると考えられます。公的資金による各戸給水の整備は，健康への効果は大きいものの，費用対効果という面では共同水栓に劣ります。表7-8 はそれを示したものです。

たとえば，衛生行動の促進やし尿処理の改善によって，1 DALY減少させるのに必要なコストは経口補水液にほぼ匹敵するほど効率的であり，そうした投資を行えば下痢症の疾病負荷が減り，したがって経口補水液使用の必要性が低下することになります。

以上のことを踏まえ，ここで低・中所得国にとって最も合理的なアプローチを検討してみると，その第1は衛生行動の促進です。これには，それ自体の重要性と，水供給やし尿処理への投資効果を最大化するという二重の意味があ

表7-8 水，し尿処理，衛生行動の向上によるDALY削減の費用対効果

| 投　資 | 1 DALY 削減に要するコスト |
|---|---|
| 衛生行動の推進 | 3.35 |
| 適切なし尿処理促進 | 11.15 |
| 水を供給するセクターへの規制と指導 | 47.00 |
| チューブウェルと共同水栓 standpost | 94.00 |
| 各戸給水 house connection | 223.00 |
| 上下水道設備の建設と促進 | 270.00 |

出典：Cairncross, S., & Valdmanis, V. (2006). Water supply, sanitation, and hygiene promotion. In D. T. Jamison, J. G. Breman, A. R. Measham, et al. (Eds.), *Disease control priorities in developing countries* (2nd ed., p. 791) Washington, DC and New York: The World Bank and Oxford University Press から許可を得て改変。

ります。第2は安価なトイレ設備の普及です。そのために政府は，民間セクターの参入の促進，消費者の需要の喚起，トイレ設置に必要な技術の研修，トイレの製品基準の設定，トイレの設置や維持管理に必要な技術の研修などの対策を行う必要があります。第3は低コストの水供給プログラムの開発です。これについては多くの場合，コミュニティベースの取り組みになるかどうかがその成功の鍵となります。第4は政府がその権限を駆使して，これらのプログラムを消費者の購買力に見合ったものにすること，そして長期的には，料金制による各戸給水システムの整備に努めることです。水とし尿処理の問題については多くの文献が出版されているので，こうしたプログラムがどのように企画，立案，実施，財政措置されているか，興味のある読者は参照してください。

## 政策とプログラムの概要

ここでは，4つの政策とプログラムを紹介します。その第1は，セネガルで行われた石鹸を用いた手洗い行動促進プログラム，第2は，インドネシアの東ジャワで行われた「トータルサニテーション total sanitation」キャンペーンです。これらの取り組みは，設定目標をおおむね達成し，同じ問題に取り組んでいる他の国々に重要な教訓をもたらしています。第3は，バングラデシュで発生したヒ素による水質汚染の問題，第4は，気候変動と健康との関係の問題で，今日までに行われた最も重要な研究から得られた知見を簡潔に紹介します。

## 石鹸を用いた手洗い行動の促進事業—セネガル

石鹸を用いた手洗いには，有害な細菌など様々な病原体を殺す効果があり，疾病の拡大予防に非常に有効な手段です。しかし，他の低・中所得国と同様，セネガルにおける石鹸を用いた手洗いの実施率はかなり低く，たとえば，2004年に行われた研究では，手洗いの実施率は子どもの排泄物の世話をした後で18％，食べ物を扱う前は18％，トイレを使用した後で23％に過ぎず[32]，石鹸のある場所と水のある場所が離れていること，石鹸の持ち主が他人にそれを使わせたがらないこと，手を洗う場所がないことなどが，その理由としてあげられていました。

2003年，石鹸を用いた手洗いを促進するための官民パートナーシップ Public-Private Partnership for Handwashing with Soap (PPPHW) がセネガルで発足しました。世界銀行と国連開発計画 (UNDP) の共同事業である Water and Sanitation Program (WSP) の技術支援を得て，PPPHWはまず同国保健省内の衛生問題を管轄する部署に設置されました。

PPPHWは2004年に，石鹸で手を洗うことの重要性と，どういう場合に手を洗うべきかを教育するための啓発キャンペーンを開始しました。「石鹸で清潔に，水だけではだめ (Water rinses but soap cleans)」というのが，このキャンペーンの第1段階に用いられた国民へのメインメッセージでした。

キャンペーンでは，このメッセージを伝えるために，様々な媒体が利用されましたが，特に重要なものとしては，母親たちが食事を準備する時間帯に合わせて，テレビやラジオによる全国的な放送が行われました。セネガルの人々の87％以上がラジオを所有し，40.1％の人がテレビを所有していることから，マスメディアによる広報がメッセージや視覚的情報の発信に非常に有効と考えられたからです。セネガルでは，屋外の大きな広告板 billboard などが多くの場所に設置されているため，それも広報の媒体として用いられました。

キャンペーンでは，メッセージを直接国民に伝えるために，様々な地域でインタラクティブなイベントも催されました。地域の市場や学校では，女性や子どもたちに石鹸を用いた手洗いの重要さを伝えるための，娯楽性のある催しや実演会などが実施され，さらに婦人会やヘルスセンターの待合室などで，小規模のグループディスカッションなども行われました。

2008年にPPPHWプロジェクトは，「石鹸を用いた手洗い行動を広め，定着させるために革新的な促進アプローチを応用する」を目標とするWSPのGlobal Scaling Up Handwashing Project に組み込まれ，第2段階のキャンペーンが開始されました[32,p1]。この段階のキャンペーンでは，生殖可能年齢の女性と5～9歳の子どもに対象が限定され，セネガルの11地域のうち8地域にまで活動が拡大されました。そして，石鹸を用いた手洗い行動を50万人の母親と子どもに普及させることが目標として掲げられました。

2008年，行動決定要因をできる限り多く抽出し，第2段階の行動変容プログラムに生かすことを目的に，石鹸を用いる手洗い行動にどのような要因が関与しているかを検討するための調査が行われました。その結果，この調査に参加した2,040人の母親のほとんどが，石鹸を用いた手洗いの重要さを理解していることが明らかになりました。

52％の人々が，「水だけの手洗いで十分であるか」という質問に「同意しない」と回答し，またほぼ80％の母親が，「汚れや，目に見えない細菌などを取り除くには石鹸を用いた手洗いが必要であるか」という質問に，「強く同意」もしくは「同意」と回答し，母親たちが，「石鹸で手を洗うこと」と「疾病の予防」との関連をよく理解していることが示されました。そして，この研究では，石鹸を用いる手洗い行動を促進するためには，手洗いに必要な"水"や"石鹸"が家庭にあるかどうかを考慮する必要のあることも明らかとなりました。

こうして，第2段階のキャンペーンでは，ほとんどの母親たちが石鹸を用いた手洗いの重要性を理解しているとの前提に立って，石鹸で手洗いをしようとする"意図 intention"［訳注：行動科学の用語で，ある行動を行ってみようという意思のこと］を「喚起し，強化し，そして支援すること」が目的とされました。したがって，このキャンペーンでは，そうした意図（意思）を実行に移せるように，まずは石鹸のある洗面所の設置に段階的に取り組むことを奨励しました。キャンペーンメッセージの広報には，プログラムの第1段階と同じ媒体が用いられ，それ以外の様々なプログラムの内容については，WSPによる技術援助と指導のもとに各地域の広告代理会社やNGOなどによって企画立案され，実施されました。

このキャンペーンでは，石鹸を用いた手洗い行動を一層促進させるための新たな広告板やラジオ・テレビ番組などが作られ，2009年6～12月の間に，92のテレビ番組と1,496のラジオ番組が放送されました。また，地域で尊敬されている人々に，地域のサッカー場を含む様々な場所で，石鹸を用いた手洗いの実演や手洗い実行の誓いを立ててもらうなどのイベントが実施されました。2009年12月までに，161のそうしたイベントが実施され，約14万人が参加したと推定されています。

地域のNGOのメンバーも各家庭を訪問し，石鹸を用いた手洗いを実行に移すための具体的方法を母親たちと話し合い，また150人の訓練を受けたスタッフが，水や石鹸の確保を含め，母親たちに手洗いをするための洗面所を設置するための計画を立てる手助けをしました。

もちろん，このプログラムは様々な困難にも直面しました。特に，地域のパートナーとの連携は，最初，多少の困難を伴いました。たとえば，当初，地元の広告代理店は，指示に反して，石鹸を用いた手洗いによって健康を増進することができるというポジティブなメッセージではなく，

細菌や疾患を強調したネガティブなメッセージにこだわり，そのためWSPは，その後は丸投げするのではなく，地元広告代理店と密接に連絡をとりながら広告を作成するようにしました。

もう1つの困難は，アウトリーチワーカーが，単なる情報提供だけではなく，母親たちと石鹸を用いた手洗いの妨げとなる要因について話し合い，洗面所の設置計画を一緒に立て，その実現にまで漕ぎつけることができるようにするためには，ワーカーらをどう指導・監督すればよいかという問題でした。そこでプロジェクトでは，ワーカーたちが効果的に職務を遂行できるように，職務状況の監視や，必要な研修の実施などの対策がとられました。こうした取り組みからわかったことは，たとえば洗面所のサンプルなど，具体的な物品を持参して実演するほうが，行動変容効果がはるかに高いということでした。

このプロジェクトではまた，成功経験と失敗経験を絶えず評価しつつ，キャンペーン戦略を改善し続けることの重要性も示されました。前述したように，第2段階の開始前には調査が実施され，キャンペーン全体のメッセージが再評価されました。その後も，プロジェクトの効果は絶えず評価され，それに基づいてプログラムの内容が修正されていきました。たとえば，2008年時点のキャンペーンでは，男性は単なる社会的サポーターとしての位置付けに過ぎませんでしたが，その後プログラムを評価する過程で，男性は家庭の稼ぎ頭で，保護者が規範的な存在であり，したがって石鹸を用いた手洗いにも非常に大きな影響力を持っていることが明らかとなりました。実際，調査では，半数の女性が，石鹸を買うことの決定権は夫が持っていると答えていました。そこでプログラムでは，こうした男性の役割の重要性を踏まえ，その後のキャンペーンでは男性の関与をより高めることにしました。こうして新しく作成されたコミュニケーション媒体では，男性が石鹸を用いた手洗いに取り組んでいる姿を描き，男性の手洗いへの意識を高めるとともに，男性の役割の重要性を目に見える形にしていきました[33]。

## Total Sanitation and Sanitation Market
――インドネシアの東ジャワ

Water and Sanitation Program(WSP)は，貧しい人々が，安価で安全な水やし尿処理設備へ持続的にアクセスできるように支援することを目的とする，世界銀行と国連開発計画(UNDP)による国際的連携事業です[35]。WSPが実施するプログラムの1つに，Total Sanitation and Sanitation Market(TSSM)と呼ばれるものがあり，多くの国で実施されています。TSSMは，衛生的なトイレを使用する人の数を早急に増やすことを目的とした，3つのアプローチから構成されています。

- 消費者調査に基づいた行動変容戦略の開発
- 市場調査に基づいた，簡易トイレの市場拡大を図るためのアプローチの開発
- 屋外排泄open defecationを完全になくすための，コミュニティ主導の"トータルサニテーション"の普及キャンペーンの実施

TSSMプロジェクトは，進捗のモニター，結果の継続的な評価，そこから得られる学びを特に重視していますが，プログラムが実施される環境となる政策・制度・財政的枠組みを整える取り組みを通して，プロジェクトを成功させるのに必要な環境整備にも特別な努力を払っています。

2007年，インドネシアの東ジャワでもTSSMプロジェクトがスタートしました。プログラムがスタートした当初，トイレを利用できる人々は，地方部ではわずか55％，都市部でも70％未満という状況でした。そこでこのプロジェクトでは，世界で最も人口密度の高い地域の1つであるこの地域の140万人の住民に対し，持続性のあるし尿処理環境の保障を目標として設定しました[34]。

このプロジェクトでは，これまでの他のプロジェクトとは異なり，プロジェクトの企画・開発や財政運営へのコミュニティの参加，コミュニティにおけるトイレ需要の創出，需要に見合うだけの適切なトイレ設備の供給の保障などについて特別な注意が払われました[36]。

### ●需要の創出

東ジャワの各地域はこのプログラムへの自主的参加を求められ，まず最初のステップとして，コミュニティもしくは家庭レベルでのトイレの需要の増加という課題に取り組みました。

そして，プログラムへの行政の援助を獲得するために，し尿処理環境の不備が国や地域レベルでどれほどの経済的影響を与えるか，またし尿処理問題への投資によってどのような社会・経済的な利益が得られるかなどを理解してもらうための地域の行政担当者との話し合いが行われました[34]。

プロジェクトでは，し尿処理環境の改善に対する需要を創出するためのアプローチとして，屋外排泄の根絶を目指すコミュニティベースのアプローチであるCommunity-Led Total Sanitation(CLTS)が採用されました。これは，個々の家庭にトイレを設置することよりも，コミュニティ全体の持続的な行動変容に焦点を当てるアプローチで，その目的は，いくつトイレが設置されても，1人でも屋外排泄を続ける人がいれば，疾病のリスクは完全にはなくならないことを，コミュニティの人々に理解してもらうことにあります。そこでCLTSでは，その取り組みの一環として，コミュニティ自身に，し尿処理の改善と屋外排泄をなくすための解決策を考えてもらうこととし[34]，まず，村間の境界線を引いた地図上に，屋外排泄が行われている場所を住民にマッピングしてもらうことから始めました[37]。

さらにプログラムでは，し尿処理に関連する製品やサービスに対する需要を喚起するために，マーケティング技法

を用いて，どのような衛生行動が望ましいかを広報するという戦略をとりました[37]。たとえば，プログラムでは，"Lik Telek"（現地語で"くそおじさん Uncle Shit"）という屋外排泄を象徴する漫画キャラクターを用いたコミュニケーションキャンペーンを行いました。頭の周りにはハエがたかり，ドヤ顔のこの"Lik Telek"は，いくら周りの人がトイレを使うように勧めても，全く意に介することなく，木の陰で屋外排泄を続けます[38]。このキャンペーンに用いられた一連のポスター，ラジオコマーシャル，8分のビデオドラマの作成は，地域の行政からの資金援助を得て行われました。

● トイレ設備の供給の改善

またこのプロジェクトでは，トイレ設備に関する市場調査が18か月にわたって行われ，トイレ設備に対してどれほどの需要があるかが分析されました。その結果，消費者にも，トイレ設備を販売する人々にも，また技術者にも，理想的なトイレ設備に関する共通した定義がなく，またイメージするものが大きく異なっていることが明らかになりました。そのため，トイレ設備は費用が高すぎて，とても手が出ないものと思い込んでいる人もいました。加えて，川や池での屋外排泄は，便が目に見えず，水に流され，魚に捕食されると思われることから，社会的にも容認され，簡単で，安全で，清潔な行動であると認識されていることがわかりました。

こうした調査結果に基づいて，このプロジェクトでは，プロジェクト側と販売者が協力して衛生的なトイレ設備についての共通の定義を作成し，それを満たす様々な価格の様々な種類のトイレ設備を供給できるようにしました。そして，この定義を広く人々に周知するために，"WC-ku Sehat（英語で，「私のトイレは健康で衛生的です」）"という名称のプログラムが開始され，基準を満たしたトイレ設備には，「サムアップ thumbs-up」マーク（親指を立てた手のサイン）を貼付することとし，またプログラムが推奨するトイレごとに価格，構造（地下部，地表部，地上部）を示した Informed Choice Catalog というカタログも作成されました[34]。

さらには，販売されるトイレ設備の供給量，質，適切性を確実なものとするために，東ジャワの技術訓練機関による職人に対するトレーニングと資格認定も開始されました。すべての地区のトイレ工事が，技術資格認定を受けた職人によって行われるようにするためです。2009年6月時点で10地区の600人の職人が，それ以降にも1,110人の職人がトレーニングを受けたと報告されています[36]。

● プロジェクトの目標達成

この東ジャワのプロジェクトでは，従来型の取り組みよりも大きな成果を上げることができました。それは，コミュニティの積極的な参加を促し，調査に基づいた戦略によってトイレ設備への需要と供給の両方を高めることができたからです。このプロジェクトにより，衛生的なトイレ設備を利用できる人々の数は18か月の間に49%も増加しました。従来型の取り組みであれば，この期間で改善できる割合はせいぜい10〜15%程度にとどまったと予測されています。さらに，2007年11月〜2009年5月の間に，東ジャワ21地区の32万5000人以上の人々が，改善されたトイレ設備を利用できるようになりました。そしてこの取り組みによって，東ジャワの最も貧しい715の村で屋外排泄が一掃され，衛生的なトイレ設備を使用する家庭の割合は，貧しくない村よりも高くなるという，従来型の取り組みではおそらく達成できなかったと思われる重要な成果が得られたのです。

東ジャワで行われたこのTSSMプロジェクトは，外部からの資金援助に頼るのではなく，コミュニティの積極的な参加と投資に支えられているため，他のプロジェクトよりも持続可能性 sustainability が高いと考えられます。各家庭は，自分でトイレ設備に必要な費用を捻出するか，貸し付け業者と協力して費用を調達しました。TSSMプロジェクトには地方政府も出資したため，予算，企画，実施，そしてモニタリングに至るすべてのプロセスに TSSMプロジェクトが組み込まれることとなり，それも，このプロジェクトの持続可能性を高めている要因と考えられます[34]。このプロジェクトの最初の1年間は補助金なしで行われましたが，それでも従来の補助金を用いた取り組みと比較すると，10〜15倍も多くのトイレを設置することができたのです。

しかし，このプロジェクトはこうした優れた成果にもかかわらず，いまだに多くの困難を抱えてもいます。その第1は，マーケティングの問題です。トイレ設備に関するマーケティングという新しい取り組みは，効果的ではありますが，数少ないその分野の専門家の相当の関わりが必要となります。その意味で，かなりの資金が必要であり，それは地方政府の財政能力を超える可能性があります。第2は，スケールアップの問題です。東ジャワのプロジェクトが開始された当時，インドネシアにはトイレ設備の普及に関する国家レベルでのプロジェクトがなく，このプロジェクトを東ジャワを超えて拡大していくためには，持続的な政治的コミットメントと TSSM の援助が必要でした。その状況は現在も変わりありません[36]。

### ヒ素中毒—バングラデシュ

すべての人々に安全で清潔な水を保証することは，長年，グローバルヘルスにおける最優先課題の1つとなってきました。この目標を達成するために，バングラデシュでは，1970年代から全国で何千もの井戸が掘られてきました。しかし残念なことに，原因不明の地下水汚染のために，3,300万〜7,700万人もの人々がヒ素中毒の危険に曝されてしまうという事態が生じてしまったのです[39]。この大規模な汚染とその健康影響は，人類史上最大の水質汚染と考えられています。なぜ，このような事態が生じたので

しょうか？

### ●ヒ素とは何か？

ヒ素 arsenic とは毒物であり，人間の健康上全く益がない物質です。ヒ素塩はすべての自然水に含まれていますが，通常その量は極めて微量で，世界中のほとんどの自然水における含有量は，1Lあたり0.01 mg以下に過ぎませんが，地域によっては，岩や土壌中に非常に多く含まれているところがあります。ヒ素中毒 arsenicosis はヒ素によって引き起こされる中毒症状で，通常5～20年間という長期間ヒ素に曝露されることで発症します。慢性ヒ素中毒による症状には，皮膚の損傷・硬化，手足の黒斑，手足の腫れ，また手足の感覚喪失などがあります。損傷した皮膚には感染が起こりやすく，激しい痛みを伴う壊疽が生じる危険が高くなります。ヒ素に曝露してから症状が出るまでには，通常20年以上もの長い潜伏期間があります。ヒ素の濃度が高い場合には，皮膚損傷はもっと早く現れることがあります[40]。

ヒ素を多く含む水を長期にわたって飲用すると，皮膚・膀胱・腎臓・肺などのがん，四肢の血管病変，糖尿病，高血圧，生殖障害など様々な疾患が生じます。大体，1Lあたり0.05 mg以上のヒ素を含んだ水を長期間飲み続けると，100人のうち1人がヒ素と関連したがんで死亡すると推定されています[41]。ただ幸いなことに，これらの疾患は可逆的であり，通常，早期発見や汚染の除去によって回復します[40]。

### ●問題

過去，バングラデシュでは，ほとんどの表層水（川，池の水など）が病原微生物に汚染されていたため，安全な水の確保に苦慮していました。この汚染による胃腸疾患が子どもに多発していたため，バングラデシュでは，1970年代から胃腸疾患を減少させることを目的に，井戸の削掘が行われるようになったのです[42]。

これらの井戸は，直径5cmのチューブで水を汲み上げる手押しポンプ式の井戸（チューブウェル tube well）[43]で，通常は200 m近くの深さまで掘られます。それは，150 mよりも深い部分から組み上げた地下水は一般にヒ素の含有量が少なく，長期の飲用に適すると考えられているからです[42]。

しかし，バングラデシュでは，1987年に初めてヒ素中毒が報告され，その後1993年に地下水のヒ素汚染，そして1998年までにヒ素中毒の拡大が確認されました。そこで，2008年までに，バングラデシュに存在する470万個のチューブウェルの水質検査が行われ，そのうちの140万個で，ヒ素量が政府の基準値である50 mg/Lを超えていることが明らかとなりました[40]。2013年には，この安全基準を超えるヒ素を含有する井戸水を飲んだ人は2,500万人に及び，そのうち560万人が200 mg/Lのヒ素を含有する井戸水に曝露していたと推定されています。2013年までに，ヒ素中毒の症状を発症した人は少なくとも4万人にものぼります[41]。

### ●長期的な影響

バングラデシュでは，すでに相当数のヒ素に関連した疾病や死亡が報告されていますが，潜伏期間が数十年と長いことを考えれば，今後さらなる症例の増加が予測されます。そして，さらに憂慮されるのは，子どもを持つ世代の成人がヒ素中毒で早死することによる，「ヒ素孤児 arsenic orphan」の問題です[42]。

ヒ素中毒は，社会的・経済的にも大きな影響を及ぼします。バングラデシュでは，ヒ素中毒が人にうつる病気，あるいは呪われた病気であるといった根も葉もない噂のために，ヒ素中毒の患者は，深刻な社会的スティグマに苦しんでいます[40]。また，一部の推定によれば，ヒ素中毒に関連した死亡によって，バングラデシュは2030年までに125億米ドルもの経済的損失を被ると予測されています[42]。

### ●得られた教訓

バングラデシュで起こったこの深刻な事件は，すべての地下水についてヒ素検査が必要であることを示唆し[43]，環境由来の地下水汚染の可能性について，世界的に大きな関心を集めました。今では，ヒ素汚染が70か国以上の国に存在することがわかっており，その半数はこの10～15年以内に発見されたものです[41]。

ヒ素の曝露による長期的な健康被害は，曝露を除去することで緩和できますが，この緊急事態に対する対応は決して迅速なものではありませんでした。汚染が確認された3年後でも，対策が行われた村はわずか数百に過ぎず，2000年になっても数百万の井戸が未検査のまま放置されていました。長期的な解決策が検討されている間に，問題に対する迅速な対応が遅れてしまったのです[43]。

## 気候変動と健康

### ●背景

気候変動 climate change とは，これまでに観測されてきた地球の平均気温の上昇と，それに伴って生じる可能性のある様々な影響のことを意味します[44]。過去100年間に，地球の温度は1.4°F（0.8°C）上昇したと推測されています[44]。それに付随して，降水量の変化，洪水 flooding，干ばつ drought，熱波 heat wave，氷河の解氷，海水温度の上昇，海抜の上昇といった変化が生じています[44]。国連事務総長は，気候変動は現代における最も重要で，かつ広汎な影響を及ぼす環境問題であると述べています[44]。また気候変動は，貧しい国の貧しい人々の健康を向上させる取り組みにとって重大な脅威であると考えられています[45]。

### ●問題点

WHOの推定によると，2030～2050年の間に，気候変

動によって25万人の超過死亡が生じるとしており[46]，そのうち約3万8000人が高温曝露による高齢者で，4万8000人が下痢症，6万人がマラリア，そして9万5000人が子どもの栄養不足によるとされています[47]。

気候変動の評価で主要な役割を果たしている「気候変動に関する政府間パネル The United Nations Intergovernmental Panel on Climate Change (IPCC)」は2013年に，1950年代からの地球表面の温度上昇が，人類の活動によるものであることは95％確実であると報告しています[48]。この報告は，国際社会に，この変化を食い止める行動をとることを迫るものでした。しかしここで注意すべきことは，この気候変動によって最も大きな被害を受けるのは，その原因（たとえば，$CO_2$の排出）に最も寄与の「少ない」人々，つまり低・中所得国の貧しい人々だという事実です[48]。

●気候変動が健康に与える影響

気候変動の健康影響には様々なメカニズムが存在します。たとえば，干ばつ，洪水，熱波などの異常気象は，社会のインフラの破壊，日常生活の破壊，人体への過酷な負荷を与え，死亡率を直接増加させます。干ばつは広い地域に影響を与えるため，世界で最も深刻な災害と考えられています[49]。さらに，降水パターンの変動は安全な水の供給を阻害するため，衛生が損なわれ，その結果，下痢症を増加させます[47]。また，降水パターンの変動は，農業生産を変動させ，人々の栄養状態に間接的に影響します。高気温は人体に厳しい負荷を与え，呼吸器疾患や心血管系疾患に関係した死亡を増加させ，また大気汚染を悪化させて，喘息を増加させます。また，気候の変動は生態系 ecosystem や生物の多様性 biodiversity にも大きく影響します。降水や気温の変動は，たとえわずかなものであったとしても，蚊などの媒介動物の棲息分布を変動させ，デング熱やマラリアなどの媒介動物を介する感染症の流行に影響を与えます[50]。

●気候変動の影響を受ける人々

Lancet 誌の委員会 Lancet Commission は，気候変動はすべての人に悪影響を与え，何十億人もの人々の生活の安寧が損なわれると予測していますが，その影響は一様ではありません[51]。低所得国，あるいは一部の中所得国のように，保健医療のインフラ整備が遅れている国では，気候変動で生じる健康影響へ対応できないため，その影響を特に強く受ける可能性があり，また，地方部では気候変動によって農業生産に影響が生じるのに対し，都市部では気温上昇によって大気汚染が進むと予測されるなど，都市部と地方部では気候変動の影響が異なる可能性があります[47]。

また，どの国においても子どもと高齢者は，気候変動の健康影響を特に受けやすく，子どもは下痢症，マラリア，栄養不足の影響を，一方，身体機能の衰えた高齢者は，気温上昇や極端な気候変動の影響を受けやすいと考えられます[47,52]。

●必要な対策

気候変動は，人や経済に重大な損害をもたらすと予想され，事実WHOは，2030年までに気候変動によってもたらされる健康被害による損害額は，年間20億〜40億米ドルにものぼると推定しています[47]。しかし，幸いなことにこうした気候変動の影響に対しては，その軽減に役立つ費用対効果の高い介入策が存在し，国連環境計画 United Nations Environment Program は，それらを「適応戦略 adaptation strategy」と「緩和戦略 mitigation strategy」と名付けて提案しています。前者は気候変動に対するレジリエンスを高めるための短期的戦略であり，後者は炭素の排出量を削減するための長期的戦略です[53]。これらの戦略は，気候変動の健康影響の低減，もしくはその影響に耐え得るような保健医療システムの強化を通して，健康に直接的な利益をもたらすことを目指しています。

短期的な対策である「適応戦略」としては，緊急時への備えについての教育，高濃度汚染に対する警報の発信，洪水の際の水の煮沸の必要性，動物媒介性疾患に対する知識の普及，衛生行動の促進などに関する公衆衛生教育の強化などが考えられます[54]。

一方，長期的な対策である「緩和戦略」では，温室効果ガス greenhouse gas，とりわけ炭素やメタンの排出削減がその中心となります[55]。2050年に世界人口が90億人になると仮定した場合，これらのガス排出レベルが産業革命以前の2倍まで増加することを防ぐためには，現在の排出量の2/3以上を削減しなければなりません[50]。こうした戦略が功を奏すれば，粒子状物質 particulate matter に関連する60万〜440万の死亡，オゾンに関連する4万〜52万の死亡を防ぐことができ，さらには年間穀物生産高を3,000万〜1億3500万メトリックトン増加させることができると推定され[56,57]，また，1メトリックトンあたりのメタン排出量削減によって，700〜5,000米ドルの利益が生み出されると推定されています[57]。

国連環境計画（UNEP）は，炭素とメタンの排出量を削減するために様々な対策を提案していますが，温室効果ガスの最大の排出源が化石燃料 fossil fuel であることを考えれば，その削減を最優先課題として取り組まねばなりません[55]。固形燃料 solid fuel の燃焼は，直接的または間接的にコントロールすることができます。たとえば政策レベルでは，温室効果ガスの排出を厳しくする，つまり企業の製造工程を環境に優しくかつ無駄の少ないものにさせる法律を制定することによって規制することができます[55]。

さらに，「緩和戦略」としては，化石燃料の代替となるエネルギー源の開発・使用を促進する研究や助成を継続していく必要があります。そして，こうした努力は，高所得国だけではなく低・中所得国でも必要であり，すでに低・中所得国でも費用対効果の高い対策が可能なことが示唆されています。たとえば，インドのJaipurでは，350床を持

つ医療機関がソーラーパワーを利用した温水器や電灯を導入することで，2005〜2008年の間に，エネルギー使用料金を半減することに成功しており，また，ブラジルでは，101の病院を要する医療組織が，年間1,035 kWの電力削減，費用にして25％の削減を達成しています[52]。

森林破壊 deforestation や森林劣化 forest degradation を食い止めることも緩和戦略の１つです。農業の拡大，森林開拓，インフラの拡大，破壊的な伐採，火事などによる森林の減少は，温室効果ガス排出の20％に影響を与えており，化石燃料に次ぐ気候変動の２番目の要因となっています[55]。こうした森林破壊や劣化は，政府や企業が炭素排出の削減によって利益を得られるといった特殊な経済手法［訳注：いわゆる排出権取引 carbon emission trading］を導入することによって，削減することができます[55]。

その他の緩和戦略としては，新たな農業技術や保管技術の開発による農業廃棄物の減少や農業の効率化，建築産業における廃棄物の減少，リサイクル設備向上のための投資，地域や自然生態系に配慮した持続性のあるツーリズムの促進などがあります[55]。Lancet 委員会やその他の関連団体は，迫りくる気候変動の健康影響を最小限に食い止めるためには，個人，地域，国，世界のあらゆるレベルでの活動が必要であると警告しています[51]。

## 将来の課題

水，し尿処理 sanitation，屋内大気汚染 household air pollution，屋外大気汚染 ambient air pollution などによって生じる疾病負荷を減らす取り組みには，様々な困難が伴うと予想されます。その最たるものの１つが人口増加です。多くの低・中所得国では人口増加が続いており，当分の間この傾向は続くと見込まれています。人口が増え続けると，都市部への人口集中がさらに進むと予想されますが，果たして低・中所得国では，そうした都市人口の増加に見合う水の供給やし尿処理に必要なインフラの整備を行うことが可能なのでしょうか？

また，低・中所得国の経済成長も重要な問題の１つです。低・中所得国の経済が今後比較的急速に成長し続けた場合，エネルギーの使用や自動車の増加による大気汚染が一層進行することが予想されますが，低・中所得国はこの問題にどのように対処すればよいのでしょうか？ また，産業活動が増大すれば，大気や水の汚染が悪化する可能性がありますが，政府の統制力の弱い国々で，果たして環境汚染物質の排出の管理や規制が可能なのでしょうか？

屋内大気汚染や，不衛生な水・し尿処理に関連した健康問題の多くは，都市部の人々よりも地方部に住む人々に，富裕層よりも貧困層に，そして女性や子どもに，より大きな被害をもたらします。これらの問題に有効に対処するには，コミュニティベースのアプローチが不可欠です。なぜなら，こうしたアプローチでは，公的セクター，民間セクター，NGOがコミュニティと連携する必要があり，貧困層や女性や子どもに自ずと焦点が当たることになるからです。

環境要因がもたらす健康影響を減少させるためには，その問題についての知識を十分に高めることが必要です。つまり，人々やコミュニティは，自分たちの健康と自分たちが暮らす環境との関係，そして国，地域，コミュニティ，家庭の各レベルで，問題解決の方法が実際に存在することをよく理解する必要があります。こうした知識や解決方法に関する情報は，貧困層，教育水準の低い人々，地方部に住む人々，女性で特に重要となります。

環境保健におけるもう１つの困難は，その解決には，一般に，医療保健以外の分野からの取り組みが必要となることです。たとえば，都市部における水の供給システムは通常，公社もしくは民間会社の管理下にあり，し尿処理も通常はそれぞれの都市の管理下にあります。一方，地方部における水の供給やし尿処理は，多くの場合，コミュニティもしくは各家庭で管理されています。屋内大気汚染の改善には，調理器具や調理に使用する燃料を変える必要があるため，その解決には，家庭やコミュニティとの協働が必要となります。一方，大気汚染は工場や自動車などが主な原因であり，その規制は経済や政策に関わる問題であるため，保健省が直接コントロールすることはできません。

## メインメッセージ

環境保健 environmental health に関連する問題は，世界の疾病負荷 global burden of disease に大きな影響を与えていますが，その負荷は，個人，家庭，コミュニティ，地球のあらゆるレベルで生じています。おおまかには，世界の全疾病負荷の約1/3は環境問題に関係しており[58]，全疾病負荷の約8％が，本章で解説した屋外大気汚染，屋内大気汚染，水，し尿処理，衛生行動に関連しています[5]。

これらの環境要因の健康リスクは，アフリカやアジアの低所得国で最も大きく，その中でも特に問題が深刻なのは，固形燃料の使用による屋内大気汚染に曝され，また不衛生な水を使用している女性や子どもです。環境要因は，子どもの下痢症や急性呼吸器感染症などの病気や死亡の極めて重要な原因であり，また蠕虫病などの多くの寄生虫症の原因でもあります。こうしたことから，環境要因の改善は，グローバルヘルスにとって必要不可欠かつ喫緊の課題であると言って過言ではありません。

屋内大気汚染は，特に貧困層で，バイオマス燃料や石炭を使用したコンロが，換気の悪い屋内で使用されていることに起因しており，屋外大気汚染は，多くの都市部では，自動車からの排気ガスがその主な原因となっています。一方，不適切なし尿処理は，人の排泄物中の病原体を分散させてしまいますが，衛生的なトイレ設備にアクセスできている人は，世界の約60％に過ぎません。不衛生な水も病

原体を媒介しますが，水の不足も適切な衛生行動の妨げとなります。屋外排泄や石鹸を使わない手洗いなどの不衛生な行動は，低・中所得国の教育を十分受けていない人々で特に多く見られます。

　低・中所得国における屋外大気汚染の低減に有効で，費用対効果の高い方法に関するデータはあまり存在しませんが，有鉛ガソリンの排除，2ストロークエンジンの禁止，排出ガス基準の強化，車両燃料の天然ガスへの移行など，多くの方法が可能と思われます。一方，屋内大気汚染の低減に最も費用対効果の高い方法は，アフリカと南アジアでは改良型コンロの使用を促進すること，東アジアでは，コンロの燃料をバイオマス燃料や石炭から灯油やガスに切り換えることと考えられます。

　水に関連する感染症，特に下痢症を減少させる上で最も費用対効果の高い方法は，安価なトイレ設備や共同水栓に投資することに加え，手洗い行動を促進させることです。水への投資は，女性が水汲みに費やしている多大な時間と労力の削減に役立ち，非常に多くの利益が期待できるほか，寄生虫症の削減にも役立ちます。しかし，衛生行動を向上させなければ，安全な水の供給だけでは下痢症の疾病負荷を大きく削減することはできません。

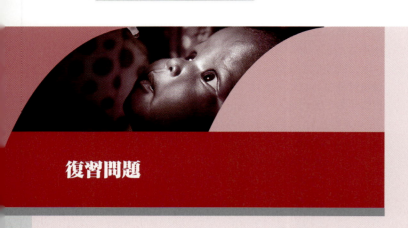

## 復習問題

1. グローバスヘルスにおいて、環境保健問題が重要な理由について述べてください。また、最も重要な環境保健問題と、それが重要である理由を述べてください。
2. 低・中所得国において、屋内大気汚染による疾病負荷が、屋外大気汚染による疾病負荷よりも大きい理由を述べてください。
3. 世界で、屋内大気汚染による疾病負荷が最も大きな地域をあげ、その理由を述べてください。
4. 水に関係する感染経路をいくつかあげ、それぞれの経路に関係する疾患の例をあげてください。
5. 屋外大気汚染に関連する健康問題をいくつかあげてください。
6. 手洗い行動の促進が重要な理由を説明してください。
7. アフリカの低所得国において、貧困層の人々に対する水の供給を改善するためにどのようなアプローチが可能かを説明してください。
8. ネパールで、安価なトイレ設備の設置を拡大するために、どのようなアプローチが可能かを説明してください。
9. ネパールの貧困層の人々が、衛生的で安価なトイレ設備に投資する上で、妨げとなるものがあればそれをあげ、次に、それを克服するにはどうすればよいかを説明してください。

## 引用文献

1. Smith, K. R., Corvalan, C. F., & Kjellstrom, T. (1999). How much global ill health is attributable to environmental factors? *Epidemiology, 10*(5), 573–584.
2. Prüss-Üstün, A., & Corvalán, C. (2006). *Quantifying environmental health impacts: Preventing disease through healthy environments: Towards an estimate of the environmental burden of disease*. Geneva: World Health Organization. Retrieved February 25, 2014, from http://www.who.int/quantifying_ehimpacts/publications/preventingdisease/en/.
3. Institute of Health Metrics and Evaluation. *GBD cause patterns*. Retrieved October 6, 2014, from http://vizhub.healthdata.org/gbd-cause-patterns/.
4. Institute of Health Metrics and Evaluation. *GBD 2010 heat map*. Retrieved October 6, 2014, from http://vizhub.healthdata.org/irank/heat.php.
5. Lopez, A. D., Mathers, C. D., Ezzati, M., Jamison, D. T., & Murray, C. J. L. (2006). Measuring the global burden of disease and risk factors 1990–2001. In A. D. Lopez, C. D. Mathers, M. Ezzati, D. T. Jamison, & C. J. L. Murray (Eds.), *Global burden of disease and risk factors*. New York: Oxford University Press.
6. Friis, R. H. (2007). *Essentials on environmental health*. Sudbury, MA: Jones and Bartlett.
7. Yassi, A., Kjellstrom, T., de Kok, T., & Guidotti, T. L. (2001). *Basic environmental health*. New York: Oxford University Press.
8. McMichael, A. J., Kjellstrom, T., & Smith, K. R. (2001). Environmental health. In M. H. Merson, R. E. Black, & A. Mills (Eds.), *International public health: Diseases, programs, systems, and policies*. Gaithersburg, MD: Aspen Publishers.
9. The World Bank. *Environmental health*. Retrieved February 27, 2015, from http://siteresources.worldbank.org/INTPHAAG/Resources/AAGEHEng.pdf.
10. World Health Organization. *Public health, environmental and social determinants of health*. Retrieved February 27, 2015, from http://www.who.int/phe/en.
11. World Health Organization. *Household air pollution and health*. Fact Sheet No. 292. Retrieved December 28, 2014, from http://www.who.int/mediacentre/factsheets/fs292/en/index.html.
12. Yassi, A., Kjellstrom, T., de Kok, T., & Guidotti, T. L. (2001). Health and energy use. In *Basic environmental health* (pp. 311–331). New York: Oxford University Press.
13. Yassi, A., Kjellstrom, T., de Kok, T., & Guidotti, T. L. (2001). Air. In *Basic environmental health* (pp. 180–208). New York: Oxford University Press.
14. World Bank. *Improved sanitation facilities (% of population with access)*. Retrieved February 27, 2015, from http://data.worldbank.org/indicator/SH.STA.ACSN/countries?display=graph.
15. UNICEF. (2013). *2.4 million people will lack access to improved sanitation in 2015*. Retrieved October 14, 2014, from http://www.unicef.org/media/media_69091.html.
16. Cairncross, S., & Valdmanis, V. (2006). Water supply, sanitation, and hygiene promotion. In D. T. Jamison, J. G. Breman, A. R. Measham, et al. (Eds.), *Disease control priorities in developing countries* (2nd ed., pp. 771–792). New York: Oxford University Press.
17. UNICEF and WHO. (2014). *Progress on sanitation and water 2014 update*. Geneva: WHO.
18. Lim, S. S. et al. (2013). A comparative risk assessment of burden of disease and injury attributable to 67 risk factors and risk factor clusters in 21 regions, 1990–2010: A systematic analysis for the Global Burden of Disease Study 2010. *Lancet, 380*(9859), 2224–2260.
19. Institute of Health Metrics and Evaluation. (2014). *GBD Compare*. Retrieved October 15, 2014, from http://vizhub.healthdata.org/gbd-compare/.
20. World Health Organization. (2014). *Burden of disease from household air pollution for 2012*. Retrieved June 3, 2014, from http://www.who.int/phe/health_topics/outdoorair/databases/FINAL_HAP_AAP_BoD_24March2014.pdf.
21. World Health Organization. (n.d.). *Mortality from ambient air pollution*. Retrieved March 6, 2015, from http://www.who.int/gho/phe/outdoor_air_pollution/.
22. World Health Organization. (2014). *Burden of disease from ambient air pollution for 2012*. Geneva: World Health Organization.
23. World Health Organization. (2014). *Water sanitation health*. Retrieved June 22, 2015, from http://www.who.int/water_sanitation_health/en/.
24. World Health Organization. *Preventing disease through healthy environments: Towards an estimate of the environmental burden of disease*. Retrieved February 25, 2014, from http://www.who.int/quantifying_ehimpacts/publications/preventingdisease/en/.
25. Kjellstrom, T., Lodh, M., McMichael, A. J., Ranmuthugala, G., Shrestha, R., & Kingsland, S. (2006). Air and water pollution: Burden and strategies for control. In D. T. Jamison, J. G. Breman, A. R. Measham, et al. (Eds.), *Disease control priorities in developing countries* (2nd ed., pp. 817–832). New York: Oxford University Press.
26. Bruce, N., Rehfuess, E., Mehta, S., Hutton, G., & Smith, K. (2006). Household air pollution. In D. T. Jamison, J. G. Breman, A. R. Measham, et al. (Eds.), *Disease control priorities in developing countries* (2nd ed., pp. 793–816). New York: Oxford University Press.
27. Feachem, R., Bradley, D., Garelick, H., & Mara, D. (1983). *Sanitation and disease: Health aspects of excreta and wastewater management*. Chichester, U.K.: John Wiley & Sons.
28. Waterkeyn, J. (2003). Cost-effective health promotion: Community health clubs. Paper presented at the 29th WEDC Conference, Abuja, Nigeria.
29. Allan, S. (2003). *The WaterAid Bangladesh/VERC 100% sanitation approach; Cost, motivation and subsidy*. Unpublished master's thesis, London School of Hygiene.
30. Pruss-Ustun, A. et al. (2014). Burden of Disease from Inadequate Water, Sanitation and Hygiene in Low- and Middle-income Settings: A Retrospective Analysis of Data from 145 Countries. *Tropical Medicine and International Health, 19*(8), 894–905.
31. Emerson, P. M., Lindsay, S. W., Alexander, N., et al. (2004). Role of flies and provision of latrines in trachoma control: Cluster-randomised controlled trial. *Lancet, 363*(9415), 1093–1098.
32. This brief is based on Water and Sanitation Program. (2010). *Senegal: A handwashing behavior change journey*. Retrieved October 20, 2010, from http://www.wsp.org/wsp/sites/wsp.org/files/publications/WSP_SenegalBCJourney_HWWS.pdf.
33. Water and Sanitation Program. (2010). *Involving men in handwashing behavior change in Senegal*. Retrieved October 26, 2010, from http://www.wsp.org/wsp/sites/wsp.org/files/publications/WSP_InvolvingMen_HWWS.pdf.
34. This brief is based largely on Water and Sanitation Program. (2009). *Total Sanitation and Sanitation Marketing Project: Indonesia country update. Learning at scale*. Retrieved October 11, 2010, from http://www.wsp.org/wsp/sites/wsp.org/files/publications/learning_at_scale.pdf.
35. Water and Sanitation Program. Home. Retrieved October 12, 2010, from http://www.wsp.org/.
36. Water and Sanitation Program. (2009). *Annual report 2009*. Retrieved October 12, 2010, from http://www.wsp.org/wsp/global-initiatives/Global-Scaling-Up-Handwashing-Project/Annual-Progress-Report-2009.
37. Water and Sanitation Program. *Scaling up rural sanitation: Core components*. Retrieved October 12, 2010, from http://www.wsp.org/global-initiatives/global-scaling-sanitation-project/Sanitation-core-components#applying_total_sanitation.

38. Water and Sanitation Project. Global Scaling Up Sanitation Project Second Annual Progress Report. Retrieved February 27,2015, from http://www.wsp.org/sites/wsp.org/files/publications/gsp_annual_progress_report.pdf.

39. Smith, A. H., Lingas, E. O., & Rahman, M. (2000). Contamination of drinking-water by arsenic in Bangladesh: A public health emergency. *Bulletin of the World Health Organization, 78*, 1093–1103.

40. UNICEF. (2008). *Arsenic mitigation in Bangladesh*. Retrieved August 8, 2014, from http://www.unicef.org/bangladesh/Arsenic.pdf.

41. UNICEF. (2013). *Arsenic contamination in groundwater*. Position Paper No. 2. Retrieved August 8, 2014 from http://www.unicef.org/media/files/Position_Paper_Arsenic_contamination_in_groundwater_April_2013.pdf.

42. Flanagan, S. V., Johnston, R. B., & Zheng, Y. (2012). Arsenic in tube well water in Bangladesh: Health and economic impacts and implications for arsenic mitigation. *Bulletin of the World Health Organization, 90*, 839–846. doi: 10.2471/BLT.11.101253.

43. Smith, A, H., Lingas, E. O., & Rahman, M. (2000). Contamination of drinking-water by arsenic in Bangladesh: A public health emergency. *Bulletin of the World Health Organization, 78*, 1093–1103.

44. Environmental Protection Agency. (2014). *Climate change: Basic information*. Retrieved October 16, 2014, from http://www.epa.gov/climatechange/basics/.

45. World Bank. (2014). *Climate change overview*. Retrieved November 4, 2014, from http://www.worldbank.org/en/topic/climatechange/overview#1.

46. Hales, S., Kovats, S., Lloyd, S., & Campbell-Lendrum, D. (2014). *Quantitative risk assessment of the effects of climate change on selected causes of death, 2030s and 2050s*. Geneva: World Health Organization.

47. World Health Organization. (2014). *Climate change and health*. Fact Sheet No. 266. Retrieved from http://www.who.int/mediacentre/factsheets/fs266/en/.

48. Intergovernmental Panel on Climate Change. (2013). *Climate change 2013: The physical science basis*. Contribution of Working Group I to the fifth assessment report of the Intergovernmental Panel on Climate Change. Cambridge, UK and New York, NY: Cambridge University Press.

49. McMichael, A. J., Woodruff, R. E., & Hales, S. (2006). Climate change and human health: Present and future risks. *Lancet, 367*, 859–869.

50. Haines, A., Kovats, R. S., Campbell-Lendrum, D., & Corvalan, C. (2006). Climate change and human health: Impacts, vulnerability and public health. *Public Health, 120*, 585–596.

51. Costello, A., et al. (2009). Managing the health effects of climate change. Lancet and University College London Institute for Global Health Commission. *Lancet, 37*, 1693–1733. doi: 10.1016/S0140-6736(09)60935-1.

52. Neira, M. (2012). *Environmental health and sustainable development*. Geneva: World Health Organization. Retrieved November 4, 2014, from http://ec.europa.eu/environment/archives/soil/pdf/may2012/02%20-%20Maria%20Neira%20-%20final.pdf.

53. United Nations Environment Programs. *Climate change*. Retrieved October 15, 2014, from http://www.unep.org/climatechange/Introduction.aspx.

54. United Nations Environment Programs. *Climate change adaptation*. Retrieved November 4, 2014, from http://www.unep.org/climatechange/adaptation.

55. United Nations Environment Programs. *Climate change mitigation*. Retrieved November 4, 2014, from http://www.unep.org/climatechange/mitigation/Home/tabid/104335/Default.aspx.

56. Anenberg, S. C. (2012). Global air quality and health co-benefits of mitigating near-term climate change through methane and black carbon emission controls. *Environmental Health Perspectives, 120*, 831–839.

57. Shindell, D., et al. (2012). Simultaneously mitigating near-term climate change and improving human health and food security. *Science, 335*(6065), 183–189.

58. Smith, K. R., Corvalan, C. F., & Kjellstrom, T. (1999). How much global ill health is attributable to environmental factors? *Epidemiology, 10*(5), 573–584.

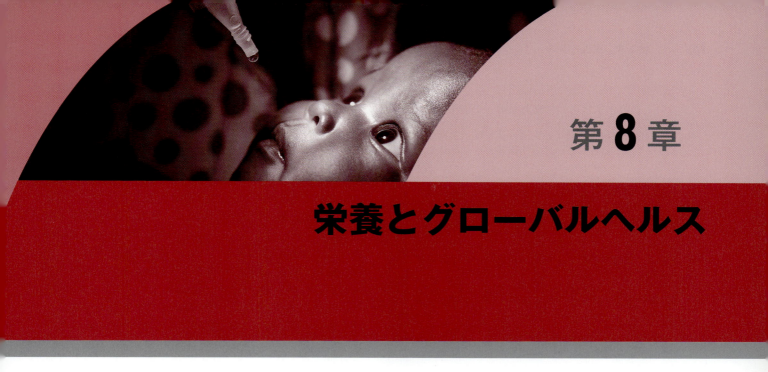

# 第 8 章

# 栄養とグローバルヘルス

## 学習目標

- 栄養学の鍵となる用語を説明できる。
- 栄養状態に影響する要因をあげることができる。
- ライフステージごとの必要な栄養の違いを説明できる。
- 世界の栄養問題について説明できる。
- 栄養問題のコストとその影響を説明できる。
- 栄養問題の解決のために取りうる手段について説明できる。

## ビネット

▶ Shireen は，バングラデシュの首都ダッカに住む1歳の女の子でした。彼女は低体重で生まれ，家庭には離乳後の彼女に十分な食べ物を与えるだけの経済的余裕がありませんでした。彼女は呼吸器感染症や下痢をたびたび発症し，再び肺炎で入院しました。病院の懸命の努力もむなしく，彼女は入院2日後に亡くなってしまいました。

▶ リベリアに住む Ruth は第1子を妊娠していました。彼女は，鉄不足のためずっと貧血を患っており，妊娠してからも，鉄や葉酸の補助剤，ビタミンやミネラルを強化された食品を手に入れることができずにいました。彼女はある晩，産気づき伝統的産婆の介助で出産しましたが，産後に大量出血し，病院に行く間もなく亡くなってしまいました。

▶ Dorji は，インド北部の山岳地帯に住む15歳の少年でした。彼はとても背が低く，重度の知的発達障害がありました。しかしこのような子どもは，この村では彼だけではありませんでした。なぜなら彼の住む村は，土壌中のヨウ素が少なく，ヨウ素欠乏症が蔓延していたからです。政府はヨウ素入り食塩の普及を促進していましたが，彼の住む地域ではそのような塩はまだ売られていなかったのです。

▶ Rachel と彼女の母親はケニアの港町モンバサに住んでいました。彼女はすでにポリオワクチンの1回目の接種を受けており，もうすぐ2回目の接種日でした。ここでは，子どもたちはポリオデーというキャンペーンに参加すると，ポリオワクチンの接種だけでなくビタミンA補助剤ももらうことができます。ケニアに限らず多くの国で，ポリオキャンペーンが実施される前はビタミンA不足のため視力を失う子どもたちが多くいましたが，キャンペーン開始後はその数はほぼゼロになりました。

▶ Fai は，中国南部に住む7歳の男の子で，1人っ子でした。経済的にどんどん裕福になるにつれて，彼の家族は，伝統的な食事よりも加糖飲料やポテトチップスなど，西洋の加工食品を多く口にするようになり，さらには運動もしなくなり，テレビばかり見るようになってしまいました。加えて，彼の両親は特別な日にはいつも彼をファストフード店に連れて行き，チーズバーガーとフライドポテトを買い与えました。中国では伝統的に子どもの肥満率は低いのですが，彼はすでに肥満でした。

## 栄養の重要性

栄養は健康にとって何よりも重要なものの1つです。**表8-1**に示すように，健康状態と栄養状態には非常に密接な

### 表8-1　母親と子どもの健康と栄養との関係

| |
|---|
| 母親の栄養状態の向上と肥満の防止は，母親と生まれてくる子ども双方の健康状態に大きな影響を及ぼす。 |
| 生後6か月間の完全母乳哺育は，他の食事が混在した哺育よりも，子どもの健康や認知的発達の上で優れている。 |
| 受精から2歳までの期間（機会の窓）における栄養不足は，幼児や小児に不可逆的な成長・発達障害を引き起こす。 |
| 世界の5歳未満児の死亡の45%が栄養不足と関連がある。 |
| 低体重や微量栄養素欠乏の子どもは，病気に罹りやすく，治りにくく，予防可能な下痢症，麻疹，肺炎，マラリアによって死亡するリスクが高い。 |
| 低体重だった子どもで急速に体重が増えると，後に肥満や非感染性疾患になりやすい。 |
| 肥満の人は男女を問わず，心疾患，脳卒中，糖尿病に罹りやすくなる。 |

出典：Black RE, Victora CG, Walker SP, et al. Maternal and child undernutrition and overweight in low-income and middle-income countries. *Lancet*. August 3, 2013; 382(9890): 427-451.

関係があります。

栄養は子どもの成長に不可欠の要素であり，心身の正常な発達と，成人した後の健康を大きく左右します。また，栄養状態は子どもの就学，学業成績，脱落などとも密接に関係しており，したがって成人してからの労働生産性や収入にも大きく影響します。

こうした栄養の重要性にもかかわらず，世界では極めて多くの人々が栄養不足 undernutrition の状態にあり，低所得国，なかでも南アジアとサハラ以南アフリカの国々の貧しい女性や子どもたちに特に問題が集中しています。実際，低体重 underweight は5歳未満児死亡の最大のリスク要因であり，不適切な母乳栄養がそれに次ぎます[1]。2011年時点では，世界の5歳未満児の16%が低体重と推定されており，その大多数は低・中所得国に集中していました[2]。さらに，世界の子どもの26%が発育不良 stunted の状態にあり，それもやはり南アジアとサハラ以南アフリカに集中しています[2]。低・中所得国の母親と子どもの栄養状態に関する最近のレビューでは，世界の子どもの死亡の45%以上，つまり年間300万人の子どもの死亡は，栄養状態に起因することが示唆されており，世界全体で毎日実に8,000人もの子どもたちが栄養不足で死亡しているのです[3]。

こうした母親や子どもの栄養問題は決して容認できないものです。なぜなら，これは，極めて効果的でかつ費用対効果の高い対策がすでに数多く存在しているにもかかわらず，それが十分に実行されていないことを意味するからです。栄養状態は，母乳哺育，適切な補完食，特定の栄養素を豊富に含む食品の摂取についての知識を普及することで，大部分は改善が可能です。しかし，そうした情報提供の努力が，十分にあるいは効果的に行われていないのが現実なのです。高所得国では食塩へのヨウ素添加が50年以上も前から行われているのに対し，多くの低所得国ではいまだにヨウ素が添加されていない食塩が販売されています。鉄や葉酸も，妊婦に必須の栄養素であることが何十年も前からわかっているにもかかわらず[4]，「ビネット」で取り上げた Ruth のように，途上国の多くの女性たちには，鉄や葉酸の補助剤や，鉄や葉酸の強化された食品が行きわたっていません。

世界の栄養状態はここ数十年で劇的に変化してきました。つまり，多くの人が栄養不足状態にある一方で，21億人つまり世界人口の約30%が過体重 overweight あるいは肥満 obesity の状態にあり，このうち7%が5歳未満児です[2]。肥満はかつては高所得国の問題と考えられていましたが，今や，肥満人口の大多数は低・中所得国に分布しており，低体重，微量栄養素不足，過体重，肥満など様々な種類の栄養不良 malnutrition［訳注：本章では栄養の過多，不足，偏りを包括する用語として"栄養不良"と訳します］に同時に取り組まなければならないという複雑な状況が生じています[5]。

過体重と肥満は，いくつかの観点から特に重要です。第1は，この問題がほぼすべての国で悪化しているからです。第2は，過体重と肥満は心疾患，脳卒中，糖尿病など人々の健康や生産性を著しく損ない，医療費を増大させる非感染性疾患 noncommunicable disease と密接に関わっているからです。そして第3は，過体重や肥満の予防は複雑であり，その解決には様々なセクターの関与と，個人・地域・国・世界などあらゆるレベルでの戦略的な取り組みが必要だからであり，第4は，この問題の解決には莫大な費用がかかるからです。

栄養問題は，ミレニアム開発目標 Millennium Development Goals（MDG）達成の核心的課題の1つです。表8-2に示すように，栄養問題は直接的もしくは間接的に MDG のほぼすべての目標に関係しており，栄養状態の大幅な改善がなければ，MDG が達成される見込みはありません。MDG の第1目標である飢餓 hunger の問題は完全に栄養問題とつながっており，栄養不足は貧困と密接に関わっています。非常に多くの子どもたちが栄養不足の状態にあり，そうした子どもたちは，教育をまともに受けることができません。また，子どもの死亡の45%が栄養不足と関係しているため，栄養問題に対する効果的な対策をとらなければ，子どもの死亡率低下の目標を達成することは不可能です。そして，女性特有の栄養問題は彼女たちの労働生産性を損ない，経済的・社会的地位の向上や妊産婦死亡率

## 表8-2　栄養とミレニアム開発目標との関係

**目標1―極端な貧困と飢餓の撲滅**

関連―悪い栄養状態は，貧困の原因でもあり結果でもある。収入と栄養状態の向上は，健康の向上につながる。

**目標2―普遍的初等教育の達成**

関連―栄養状態のよい子どもはそうでない子どもに比べて，就学率が高く，就学年数も長く，また学業成績もよい。

**目標3―ジェンダーの平等の推進と女性の地位向上**

関連―女性は鉄欠乏性貧血のような栄養欠乏状態に非常に陥りやすく，それによって健康や生産性を損なわれることが多い。肥満と過体重も，女性の生産性を損なう疾患の原因となることが多い。したがって，女性の栄養状態の改善は，収入の増加や生産性の向上につながる可能性が高い。

**目標4―子どもの死亡率の削減**

関連―世界の5歳未満児の死亡の45％は栄養不足と関係があるため，子どもの栄養状態の大幅な改善なくしては，子どもの死亡率の大きな改善は望めない。

**目標5―妊産婦の健康の改善**

関連―妊産婦の健康や，出産時の母親と子どもの健康状態は，妊婦の栄養状態，つまり栄養不足や栄養過多（肥満，過体重）に非常に密接に関係している。

**目標6―HIV/エイズ，マラリアその他の疾病の蔓延防止**

関連―結核やHIV/AIDSなど一部の疾患では，栄養状態を良好に保つことがその予後に極めて重要である。

出典：United Nations. Millennium Development Goals. Available at: http://www.un.org/millenniumgoals/ から2015年6月6日にアクセス。and Black RE, Victora CG, Walker SP, et al. Maternal and child undernutrition and overweight in low-income and middle-income countries. *Lancet*. August 3, 2013; 382(9890): 427-451.

の低下を妨げ，生まれてくる子どもにも有害な影響を及ぼします。

本章ではこうした栄養問題の特別な重要性に焦点をあて，世界の栄養問題の中で最も重要なものを選んで解説します。まずはじめに，基本となる用語の紹介，次に栄養状態を決定する要因の検証，その後，それぞれのライフステージに必要な栄養について検討します。そして，世界の栄養状態を脅かす主な要因について考察した後，その中の一部の栄養問題のコストと影響について検討します。その後，「政策とプログラムの概要」の節で6つの事例を取り上げ，「ケーススタディ」の節では，本章の主要なテーマに関わる2つの事例を紹介します。そして最後に，この栄養問題に対するグローバルな取り組みが直面するいくつかの困難を検討して，この章を締めくくることとします。

## 定義と用語

本章では，表8-3に示す栄養に関する多くの用語を使用します。「栄養不良 malnutrition」とは，適切に栄養を得られていない状態，つまり栄養過多，栄養不足，誤った栄養摂取を含む概念です。必要なエネルギーや栄養素を摂れていない状態を「栄養不足 undernutrition」，年齢相応の体重に達していない状態を「低体重 underweight」，栄養を多く摂りすぎて，身長に対して体重が重すぎる状態を，「過体重 overweight」や「肥満 obesity」と呼び，体格指数 body mass index（BMI）で判定されます。

## 栄養に関するデータ

栄養に関するデータが十分には揃っていません。たとえば，世界銀行区分地域別に低出生体重 low birth weight・微量栄養素欠乏 micronutrient deficiencies から，過体重・肥満に至る問題を分析したデータは1つもなく，また年齢区分もデータによってまちまちで，地域区分も，WHO，UNICEF，世界銀行，世界疾病負担研究2010 Global Burden of Disease Study 2010 (GBD2010) でそれぞれ異なる地域区分が用いられています[6]。こうした事情から，本章ではできる限り UNICEF，WHO，世界銀行の区分地域データを用いるようにしますが[2]，必要に応じてGBD2010のデータも用いることがあります。

## 栄養状態の決定要因

### 栄養状態

栄養状態には，多くの要因が関与しています。図8-1はUNICEFの分類によるものです[7]。これはもともと栄養不足の要因を分類したものですが，後から説明するように，この分類は肥満や過体重の原因にも適用することができます。

この分類では，関連要因は直接的要因，背景的要因，根本要因に分類されます。栄養不足の場合，直接的な要因は食事の摂取不足と感染症です。食事の摂取不足には，摂取の絶対量が足りない場合もあれば，必要な栄養素の摂取が足りない場合もあります。いずれの場合も，人々は体力が衰え，感染症に罹りやすくなり，治癒が遅れ，また感染症

表8-3 主な用語とその定義

| |
|---|
| 貧血 anemia—赤血球の変性や数の減少などにより，血中ヘモグロビン値が低下した状態。 |
| 体格指数 body mass index(BMI)—体重を身長の2乗で割ったもの（単位：$kg/m^2$）。 |
| ヨード欠乏症 iodine deficiency disorders(IDD)—ヨード欠乏による病態で，甲状腺腫，甲状腺機能低下症，精神遅滞，死産，流産，先天奇形，神経クレチン病などが生じる。 |
| 低出生体重 low birthweight—出生体重が2,500g未満の場合。 |
| 栄養不良 malnutrition—栄養に偏りのある様々な状態。低体重，発育不良，過体重・肥満，微量栄養素欠乏などが含まれる。 |
| 肥満 obesity—体脂肪が過剰な状態。評価にはBMIを用いる。国際的な基準はBMI 30以上を肥満とする。 |
| 過体重 overweight—身長に対し体重が過剰であること。成人においてはBMIを用いて評価される。国際基準は以下の通りである。<br>・25〜29.99　グレード1　過体重<br>・30〜39.99　グレード2　肥満<br>・40以上　　グレード3<br>子どもでは，身長別体重 weight-for-height が，国際基準の2標準偏差を超える場合（Zスコア>2）と定義されている。 |
| 発育不良 stunting—栄養や健康状態が不良のため，正常な成長曲線に届かない状態。発育不良は，年齢別体重が国際基準の2標準偏差未満の場合（Zスコア<-2）と定義される。 |
| 栄養不足 undernutrition—子どもの栄養不足の指標として年齢別身長比，年齢別体重比，身長別体重が最もよく使用されている。成人の栄養不足はBMI 18.5未満と定義される。 |
| 低体重 underweight—子どもでは，年齢別体重が国際基準の2標準偏差未満である場合（Zスコア<-2）。成人では，BMIが18.5未満の場合。低体重は発育不良やるい痩を合わせた概念で，栄養不足の指標としても用いられる。 |
| ビタミンA欠乏症 vitamin A deficiency—ビタミンAの組織中濃度が，罹病や死亡を増加させたり，生殖能力を低下させたり，発育や発達を遅延させるほど低下した状態。 |
| るい痩 wasting—子どもでは，身長別体重が，国際基準の2標準偏差未満（Zスコア<-2）である場合。 |
| Zスコア Z-score—統計学で，基準集団の中央値からある人の測定値の距離を，その集団の標準偏差で割った値。 |

出典：World Bank. Repositioning Nutrition as Central to Development. Washington DC: The World Bank; 2006: xvii.

にかかる頻度も増えてしまいます。感染症に罹ると，それが食欲低下と消化不良の原因となり，その結果一部の栄養素の不足が生じます。栄養状態と感染症のこの悪循環は，低・中所得国において，子どもたちの栄養改善に取り組む場合には十分な配慮が必要です。

UNICEFの分類には，家庭における食料不足，医療サービスの不足や不衛生な環境，女性と子どもへのケアの不足など，食べ物の摂取不足や感染症の背景となる要因も含まれています[7]。食物の摂取不足に陥る原因には様々なものがあり，たとえば耕す土地があるかどうか，食料を生産する能力があるかどうか（農村部に住む人の場合），食料の入手が可能かどうか，食料の購入に必要なお金があるかどうかなどが影響します。また，多くの家庭では，摂取できる食べ物の量や内容は，家庭内での地位によって異なることがあり，たとえば，女性や女児は，男性と男児よりも少量もしくは栄養価の低い食べ物しか与えられないことが

あります。また，低所得国の地方部には飢餓期 hungry season と呼ばれる期間が存在することがあります。これは，家族が収穫した食べ物を食べ尽くしてしまい，食べ物を買うお金もないために，次の年の収穫が始まるまでの間，ただ飢えに耐えなければならない季節のことを言います。

不衛生な水や不適切な し尿処理は，下痢症の極めて重大な原因であり，したがって感染症と栄養不足の悪循環の大きな原因となります。非衛生的な生活環境では食べ物も同じく非衛生的に扱われるため，この問題はさらに深刻となります。また，寄生虫症が蔓延している環境では特に子どもが罹患しやすく，その場合は，せっかくの栄養も寄生虫に奪われてうまく吸収できなくなってしまいます。

子どもの育児のあり方も，健康のみならず栄養状態にも影響を及ぼします。6か月間の完全母乳哺育，十分な質と量の補完食の供給，水と食べ物の衛生的な取り扱いなどに

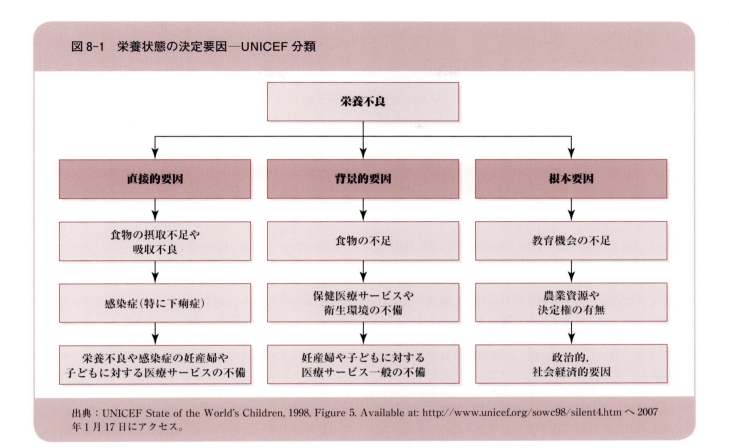

図8-1 栄養状態の決定要因—UNICEF分類

出典：UNICEF State of the World's Children, 1998, Figure 5. Available at: http://www.unicef.org/sowc98/silent4.htm へ 2007年1月17日にアクセス。

配慮して育児がなされれば，子どもの栄養状態を良好に保つことができます。また前述したように，母親の栄養・健康状態は，子どもが低体重で生まれるか，出生後適切に成長できるかどうかを左右する極めて重要な要因となります。

適切な医療サービスへのアクセスも，栄養状態に影響を与えます。たとえば，予防接種，ビタミンA補助剤，下痢治療用の亜鉛を含む経口補水液，様々な栄養素を含んだ妊婦への栄養補助剤[8]，子どもへの寄生虫駆除薬などは，子どもや母親の栄養状態を良好に保つ上で極めて重要です。しかし，残念なことに，こうした基本的な保健医療サービスを提供できていない国々が今なお，あまりにも多いのが現状です。

もちろん，栄養問題の根幹には，UNICEFが「根本原因」と呼ぶ要因があり，健康の社会的決定要因 social determinants of health と同じように，社会経済的状態，家族の収入，健康や栄養についての適切な知識，また生活における決定権の程度といったものが含まれます。また農業生産，マーケティング，流通などに関わる国家もしくは国際レベルの政策も，個人，コミュニティ，そして社会全体の栄養状態に多大な影響を及ぼします。

## 過体重と肥満

肥満と過体重には多くの要因があり，これも栄養不足の場合と同じように，直接的，背景的，根本的な原因に分けることができます。最も直接的な原因は，カロリー消費が減少した状態（たとえば，運動不足など）での過剰なカロリー摂取です。一部には遺伝要因の関与もありますが，後述するように，世界的に肥満が増加している背景には，グローバルな経済と貿易の自由化，所得の増加，社会経済的状態の向上，都市化などがあります。

遺伝要因の関与は様々で，過食や寡動的傾向など行動への影響，あるいは脂肪の蓄積速度など代謝への影響が知られていますが[9]，こうした遺伝要因の違いは，人種・民族間だけでなく同じ家族内にも存在する可能性があります[9]。そして，研究は始まったばかりですが，腸内細菌 gut microbe が代謝の状態の制御に関わっていることを示唆する研究もあります[10]。このように，遺伝要因は肥満に一部影響しますが，後述するように，肥満は遺伝要因と不健康な環境要因の相互作用によって生じることを理解することが大切です。つまり，肥満に関わる遺伝要因は，一般には環境要因への感受性を修飾する要因に過ぎないということです[11]。

肥満や過体重には多くの文化的および地域的な要因も影響します。たとえば，エジプトやサウジアラビアでは，女性が運動するのはよくないこととされています[12]。また多くの国では，男性はあまり家事をしないという伝統があるため，家の中にいると運動不足に陥る傾向があります[13]。さらには，一部のアラブやアフリカの国々のように，ふく

よかであることが富の象徴と考えられているところもあります[14]。

肥満や過体重に対するこうした遺伝要因や文化的要因の関与は，これまでにも知られていたことですが，重要なことは，肥満と過体重は現在，世界のほぼすべての国で増加し続けていることです。この背景には，①グローバルな経済と貿易の自由化，②個人所得の増加，③都市化という3つのマクロレベルの要因があります[15]。

これらの要因によって，世界的に生活スタイルや生活環境が変化し，加糖飲料 sugar-sweetened beverages（SSB），高カロリー食品，栄養の偏った食べ物の消費が増えるに伴い肥満が増加し続けているのです[16]。

たとえば多くの国では，1970～1990年代に農作物の自由貿易政策が導入され，それが国内の流通量や価格に大きな変化をもたらしました[15]。加えて，海外からの直接投資も増えてきたため，入手可能な食料の種類，価格，販売方法，マーケティング法などにも影響が及んでいます[17]。

個人所得は世界的に増加傾向にあり，その傾向は今後も続くと予想されています[18]。低・中所得国における急速な経済成長は，テレビを見る時間の増加，加工食品摂取の増加など，人々の栄養状態と生活スタイルの変化をもたらしつつあります。高所得国では，裕福な人ほど健康によい食事を選んだり，意識的に運動をしたりするため，体重は収入に比例して減少する傾向にありますが[19]，発展途上にある多くの低・中所得国では，逆に，社会経済的な地位が高くなるほど，体重も増加する傾向にあります[15]。

また，低・中所得国では都市化 urbanization が進行していますが，都市化は様々な理由から過体重や肥満につながります。都市化には，肥満の予防手段となりうる医療サービスや教育へのアクセス向上につながるという側面もありますが，多くの低・中所得国では，あまりにも急速な都市化のためそれに関連したインフラの発展が追いついていません[16]。都市化に伴う食生活，仕事，環境，行動の変化は，カロリー摂取が増える一方で，カロリー消費が減るというライフスタイル上の変化をもたらし，人々の肥満傾向を促進します。

前述したように，カロリー摂取を直接増加させるような食生活上の変化が世界各地で生じています。伝統的な食生活を維持している国では，高所得国であっても肥満の割合は低く保たれていますが[20]，一般的には，グローバル化 globalization や都市化が進む中で，人々は伝統的な食文化から離れ，ファストフード店やスーパーマーケットで入手できる高カロリー・低栄養の食べ物や，動物性食材を使った砂糖量の多い食品を多く食べるようになりつつあります。同時に，都市化によって農家や農耕地が遠くへと追いやられ，新鮮な食材が入手しにくくなるという状況も生じています[21]。

ファストフードは，高カロリー，量の多さ，加工肉や精製度の高い小麦粉の使用，加糖飲料，高い塩分・糖分・脂肪含量などにより，肥満やそれに関連する合併症の原因とみなされてきました[22]。しかし，過去40年間にファストフード店は，世界中で爆発的に増加し[23]，たとえばマクドナルドの店舗は，1987年には951店舗に過ぎなかったものが，今日では100か国以上3万5000店舗にまで拡大しています[24,25]。

スーパーマーケットも，加糖飲料や塩分・糖分・脂肪の多い高カロリーの加工食品を入手しやすくすることによって，肥満の増加に関与してきました[26]。スーパーマーケットには食品の種類にかかわらず，人々の食事量を増加させる効果があるという研究もあります[27]。スーパーマーケットは中南米をはじめ，アジアや東ヨーロッパ，そしてアフリカでも急速に増加しています[28,29]。

米国やカナダなどの高所得国では，スーパーマーケットから近い地域の住民ほど肥満や体重過多の割合が低いという研究結果もあります[30]。それは，パック詰めの高度加工食品を多く取り扱う小売店に比べ，スーパーマーケットではより多くの種類の新鮮で健康的な食品が手に入るためです。しかし世界的にみて，低・中所得国の人々は，食料品は相変わらず路上の市場や小さな売店で買い，スーパーマーケットでは，果物や野菜よりも糖分・塩分・脂肪分の多い食品を購入する傾向にあります[28]。

ファストフード店やスーパーマーケットの増加に伴って，食料品のマーケティングや宣伝広告も急激に発達し，人々の食料需要に大きな変化をもたらしています[31]。子どもを対象にした食品の広告では，とりわけ栄養の偏った健康によくない食品が扱われる傾向があります[32]。

このような変化に伴い，様々な国や地域で人々の食生活が顕著に変化し，特に砂糖の消費量は，主に加糖飲料の摂取量の増加によって過去40年の間に劇的に増加しました。低・中所得国でも個人所得や都市人口の増加に伴って，砂糖の摂取量が増加しています[33]。現在，加糖飲料は，米国における最大の砂糖摂取源であり[34]，メキシコではすべての年齢で摂取カロリーの10%が加糖飲料に由来しています[35]。

動物性食品の摂取も増加しています。赤身の肉や加工肉は，体重増加，2型糖尿病，心疾患，ある種のがん，そして死亡率の上昇と関係があります[36〜40]。1989～2000年にかけて，世界の動物性食品の消費は地方部で3倍以上，都市部ではほぼ4倍に増加しましたが[41]，逆に，未精製の穀物，果物や野菜などの消費は減少しつつあります[11,42]。

こうした傾向に伴い，摂取カロリー量が増加する一方，デスクワークやテレビあるいはインターネット視聴の増加，自動車利用の増加に伴って，消費カロリー量は減少しつつあります[43]。

現在のガイドラインでは，慢性疾患の予防のために，1日30分以上で，中等度以上の運動を推奨していますが[44]，都市では，人口の過密による屋外の運動スペースの不足や治安の悪化などの理由で，外で体を動かす機会が減っています[45]。さらに，多くの低・中所得国では，農業，林業，鉱業といった肉体労働から，オフィスワークや

工場内労働などよりカロリー消費の少ない労働形態に移りつつあります[42]。

さらに、人口が10万人から25万人に増えると、徒歩で移動する人の割合は37%から28%に、自転車で移動する人の割合は26%から9%に減少するという研究結果もあり[46]、また、都市における生活では、睡眠時間が短縮し、子どもや大人の肥満が増加するという報告もあります[47]。ストレスは肥満のリスク要因ですが、急速に都市化が進む低・中所得国では、労働時間の延長、社会的サポートの減少などストレスの原因となる要因の増加も、肥満増加の背景にあると考えられています[43]。

技術の発達に伴いテレビやコンピュータなどによる屋内娯楽が増え、一方、屋外活動の機会が減少しつつあります[25]。テレビを見る時間の長さは年齢にかかわらず体重増加と関連があり、そうした寡動的な時間を短くすることが、運動とは関係なく肥満に対する予防的効果のあることが報告されています[48]。

## 栄養状態の計測

子どもの栄養状態は通常、体重と身長を測定し、**図8-2**に示した国際的に標準化された成長曲線上にプロットすることで評価されます。プロットの位置から、国際標準に比べてその子どもがどのように成長しているかを知ることができます。

**表8-3**に栄養状態の評価に関係する用語を示しましたが、その中で最も重要なものは以下の4つです。

- 出生体重 birthweight——出生体重が2,500 g未満の場合は、低出生体重と評価される。
- 年齢別身長 height-for-age——年齢別身長が国際基準の2標準偏差未満である場合(Zスコア<−2)は、発育不良 stunting と評価される。
- 年齢別体重 weight-for-age——年齢別体重が国際基準の2標準偏差未満である場合(Zスコア<−2)は、低体重 underweight と評価される。
- 身長別体重 weight-for-height——身長別体重が国際基準の2標準偏差未満である場合(Zスコア<−2)は、るい痩 wasting と評価される。

栄養不足というと通常、外見から見るからにわかる状態を想像しがちですが、必ずしもそうではないことに特に注意が必要です。世界的に多い低〜中等度の栄養不足の大半は、見た目ではそうとわからないことがほとんどです。こうした低〜中等度の栄養不足であっても、生物学的成長、健康状態、労働生産力に非常に大きな影響を与えることがあり、その影響は不可逆的なことさえあります。

成人の栄養状態は主に体格指数 body mass index(BMI)で評価されます。BMIは体重を身長(m)の2乗で割ったもので、国によって異なる場合もありますが、一般には以下の基準が用いられます[49]。

18.5未満————————低体重
18.5以上〜25未満——正常
25以上————————過体重
30以上————————肥満

## 重要な栄養問題

### 子どもと妊婦に必要な栄養

重要な栄養は数多くありますが、なかでも低・中所得国の子どもや妊婦に必要な栄養を考えた場合、たんぱく質、カロリー、5つの微量栄養素(ビタミンA、鉄、ヨウ素、亜鉛、カルシウム)が最も重要です。以下、これらの栄養素について簡単に見ていきますが、**表8-4**はこれらの栄養素を含む食品、およびその生体における役割をまとめたものです。

人が生きるためには、生理的必要量を満たすだけのカロリーと微量栄養素を摂取しなければなりません。足りなければ栄養不足 undernutrition となります。UNICEFによると、栄養不足とは「食事摂取の不足(飢え)と、繰り返す感染症のために、年齢に比して体重が低い状態(発育不良 stunting)、身長に比して危険なほど体重が低い状態(るい痩 wasting)、あるいはビタミンやミネラルが不足している状態(微量栄養素欠乏)」を言います[50, para.1]。

発育不良や慢性的な栄養不足は、長期間にわたる食事摂取不足(カロリーおよび微量栄養素の不足)と、感染症を繰り返す結果として生じ[50]、子どもの成長は不足の程度に比例して遅滞し、年齢別身長が小さくなります[51]。

低体重 underweight とは、るい痩と発育不良を合わせた概念で、ミレニアム開発目標(MDG)の第1目標「極端な貧困と飢餓の撲滅」の中では、個人レベルでの栄養不足の改善を評価する指標として使われています。

るい痩は、急激な食料不足や感染のため極端に体重が減少した状態のことで、干ばつや飢饉の際によく生じますが、何らかの原因で、急激で極端なカロリー不足が起こった場合にも生じます。

重度急性栄養不良 severe acute malnutrition(SAM)とは、身長別体重が、WHOの国際基準(中央値)の3標準偏差値未満である状態(Zスコア<−3)で、低体重の極端な場合を意味します。るい痩には、緊急の治療的対応が必要となります[52]。

栄養不足は、特に子どもの疾病リスクを大きく上昇させ、知的能力の発達にも悪影響を及ぼします。また残念なことに、幼少期に栄養不足だった人が、小児期や成人期に急激に体重が増加すると[訳注:これを catch-up gain と言います]、糖尿病、高血圧、高コレステロール血症などの栄養に関連した慢性疾患の発生リスクが高いことが知られています[53]。

## 図8-2 子どもの成長曲線

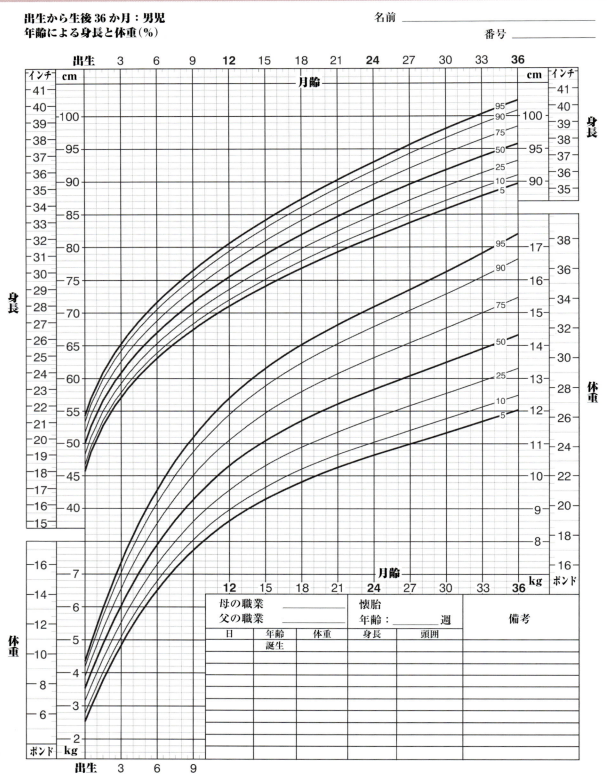

出典：Centers for Disease Control and Prevention. Birth to 36 months: Boys: Length-for-Age and Weight-for-Age Percentiles. Available at: http://www.cdc.gov/growthcharts/data/set1clinical/cj41l017.pdf へ2015年7月16日にアクセス。

表 8-4 重要な栄養素，含まれる食品，およびその生体における役割

| 重要な栄養素 | 含まれる食品 | 生体における役割（一部） |
| --- | --- | --- |
| たんぱく質 | ミルク，卵，鶏肉，豆類 | 成長促進と免疫機能の維持 |
| ビタミンA | 肝臓，卵，緑黄色野菜，オレンジ，赤色の果物や野菜 | 免疫機能の維持と眼球乾燥症の予防 |
| カルシウム | ミルク，乳製品，一部の緑黄色野菜（たとえば，ブロッコリー，ケール，カラシナ，チンゲンサイ，ハクサイ），アーモンド，ブラジルナッツ，豆類 | 歯や骨の強化<br>血液凝固<br>神経伝達物質<br>妊娠高血圧の軽減 |
| 葉酸 | 緑黄色野菜<br>果物<br>乾燥した豆，エンドウ豆，ナッツ<br>強化小麦粉，穀類 | 細胞の新生を助け，神経管閉鎖不全の予防に不可欠 |
| ヨウ素 | 一部の海藻や，ヨウ素を含む土壌で育った植物 | 成長促進，精神神経的発達 |
| 鉄 | 魚，肉，家禽，穀物，野菜，豆類 | 鉄欠乏性貧血の予防，低体重児や未熟児の予防 |
| 亜鉛 | 赤身もしくは白身の肉，貝 | 成長促進，免疫機能の維持，認知機能の発達 |

出典：the *Journal of Nutrition*. Nutrient information. http://jn.nutrition.org/nutinfo/ へ2007年2月8日にアクセス。Bhutta, Z. A., Das, J. K., Rizvi, A., et al. (2013, August 3). Evidence-based intervention for improvement of maternal and child nutrition: what can be done and at what cost? *Lancet*, 382(9890), 452-477; MedlinePlus. (n.d.). *Calcium in diet*. http://www.nlm.nih.gov/medlineplus/ency/article/002412.htm; MedlinePlus. (n.d.). *Folic acid* へ2015年5月14日にアクセス。http://www.nlm.nih.gov/medlineplus/folicacid.html へ2015年5月14日にアクセス。

　また，低身長で栄養不足の女性では妊娠出産関連の死亡率が高くなり，低出生体重児を出産するリスクも高くなります。低出生体重児は，正常体重で生まれた子どもに比べて発育不良，発達阻害，死亡のリスクが高くなります[51]。子どもと妊婦の栄養不足の身体影響については，後に解説（p.190）します。

### ビタミンA

　ビタミンAは，緑黄色野菜と（柑橘系以外の）果物に多く含まれ，動物の肝臓や乳・卵にも含まれる栄養素です[51]。ビタミンAが欠乏すると眼球乾燥症 xeropthalmia を発症し，症状として夜間の視力低下から始まり，眼球が乾燥し，ついには失明する可能性があります[54]。

　あまり知られていませんが，ビタミンAは免疫系の機能や子どもの成長にも大変重要な栄養素です。ビタミンA補助剤を新生児に投与した臨床試験では，ビタミンAを投与すると感染症による死亡が25％減少し，発育不良による死亡が66％減少したと報告されています[55]。ビタミンAはある疾患の重症度にも大きく影響し，また肺炎，マラリア，麻疹，下痢などに罹った子どもが生存できるかどうかにも影響します[51]。

### ヨウ素

　ヨウ素 iodine は，海産物やヨウ素を含む土壌で育てられた野菜などに含まれます[56]。山岳部に住む人々は海産物を食べる機会が少ない上に，山の土壌はヨウ素を含まないことが多いため，しばしばヨウ素不足に陥ります。「ビネット」に登場した Dorji もその例です。ヨウ素が欠乏すると，典型的には甲状腺腫 goiter や知的能力の発達障害が生じますが[56]，それ以外にも，流産，死産，先天性奇形，聴力障害などが生じることがあります[51, p554]。実際，ヨウ素不足のため子どもに最もよく生じる症状は，軽度の知的障害であり[51]，クレチン病（甲状腺機能低下症）の子どもは，そうでない子どもに比べてIQが平均10～15点低くなり[57]，極端な場合には重度の精神遅滞と聾唖を生じます。ヨウ素欠乏症は予防が可能であるにもかかわらず，実際には子どもの認知発達障害の主な原因の1つとなっているのが現状です[58]。

### 鉄

　鉄分は，魚，獣肉，鳥肉などに最も吸収しやすい形で含まれています。野菜，果物，穀物，ナッツ，豆類などにも含まれていますが，吸収はあまりよくありません。鉄が欠乏すると多くの場合，鉄欠乏性貧血 iron deficiency anemia が生じ，倦怠感などの症状が出現します。鉄欠乏は妊婦では特に重要な問題で，未熟児や低体重児が生まれるリスクが高まるだけでなく，出産時の出血や死亡のリスクも高まります[59]。さらに，鉄欠乏は精神発達遅滞や免疫機能

低下にもつながります[51]。6～24か月齢の子どもにとって鉄分は，認知・運動機能の適切な発達に不可欠です。

## 亜鉛

亜鉛は主に肉と貝類に含まれています[60]。亜鉛が極端に不足すると，発達遅滞，免疫機能障害，皮疹，生殖機能低下，認知機能低下につながります[51,p554]。また，軽～中等度の亜鉛不足では感染症のリスクが高まり[51]，下痢症，肺炎，マラリアなどの感染症のリスクが高くなります[51,55]。亜鉛には感染症からの回復力を高める効果もあり，実際，下痢症の子どもに亜鉛補助剤を投与するとその回復が早まります[60,61]。

## 葉酸とカルシウム

葉酸 folic acid とカルシウムは，妊婦とその妊娠出産にとって非常に重要な栄養素です。葉酸はビタミンBの一種で，細胞新生を助ける働きがあり，緑黄色野菜や一部の果物，豆，ナッツに含まれ，小麦粉などの強化食品にも添加されています。妊婦の葉酸欠乏は，胎児の二分脊椎などの神経管閉鎖不全を引き起こすことがあります[62]。カルシウムは主に乳製品に含まれる他，一部の緑黄色野菜，小骨のある魚，ナッツ，種子類からも摂取することができます。妊娠高血圧は，妊産婦死亡 maternal death の重要なリスク要因ですが，カルシウムを補給することでそのリスクが低下することが示されています[8]。

## 肥満と非感染性疾患

肥満と非感染性疾患 noncommunicable disease（NCD）の予防には，バランスの取れた健康的な食事が非常に大切です。専門家よる「健康な食事 healthy diet」の定義を系統的にレビューした研究から，健康な食事に必要な要素は，野菜，果物，未精製の穀物，豆，ナッツ，そして多少の赤身肉や加工肉であることが明らかにされています[63]。つまり健康な食事とは，食物繊維，微量栄養素が豊富に含まれ，逆に飽和脂肪酸やトランス脂肪酸，コレステロール，糖分，塩分などが少ないものだということです[63]。以下，肥満や非感染性疾患の原因と考えられている栄養素について，重要なものを選んで解説します。

## 脂質

ナッツ，植物油，魚に含まれる不飽和脂肪酸 unsaturated fat には，血中の悪玉コレステロールを低下させたり，人間の体内で合成できないω（オメガ）-6やω-3脂肪酸などの供給源となるなど[64]，健康にとってよい効果があることが知られています。逆に，飽和脂肪酸 saturated fat やトランス脂肪酸 trans fat は，心疾患リスクを上昇させ，悪玉コレステロールを増加させます[65～67]。飽和脂肪酸やトランス脂肪酸は主に赤身肉や乳製品に含まれ，後者は油脂の保存性を高めるために水素添加された油脂 hydrogenated oil の中に特に多く含まれています。

## 塩分

過剰な塩分摂取 salt intake は，高血圧のリスクを高めて脳卒中や致死的な心血管系疾患の原因となることが知られています[68]。塩分は，外食の食事や加工食品に多く含まれています[68]。塩分摂取は，1日1.7g未満，食塩（NaCl）にして1日5g以下に抑えるのが，血圧を低下させる上で有効であることが示唆されています[69]。

## 砂糖

砂糖（牛乳，果物，野菜に含まれるものを除く）を過剰摂取すると，低栄養でカロリーばかりが多い食事が増えることになり，肥満や過体重につながります[69]。特に加糖飲料は，体重増加，2型糖尿病，心血管系疾患のリスクを増加させることが知られています[35,70～72]。成人では，加糖飲料を毎日摂取する人はそうでない人に比べ，収入や人種に関係なく，過体重と肥満が27％も多いことが報告されています[73]。WHOは，砂糖からのカロリー摂取を全カロリー摂取の10％以下にするよう呼びかけています。10％という数字は，1日に2,000カロリーを摂取するとして，砂糖大さじ12杯分に相当します[74]。

## 食物繊維と精製された炭水化物

食物繊維 dietary fiber は，野菜，豆類，未精製穀物などに多く含まれ，肥満，糖尿病，心血管系疾患，各種のがんなどの予防に効果があります[69]。穀物は，精製すると食物繊維と他の多くの栄養素が失われて，グリセミック指数 glycemic index（GI）の高いでん粉 starch だけが多く残り，血糖値を急激に上昇させ，肥満や2型糖尿病のリスクを高めます[75]。精製された炭水化物には，パン，パスタ，白米などがあり，米国や中国の研究によると，白米の消費の増加に伴って糖尿病のリスクが増えるという報告があり，肥満や過体重の人ではもっと顕著に増加します[76,77]。

# ライフステージと必要な栄養素

人生のライフステージによって必要な栄養は異なります。これまでは，地球規模での栄養問題を解説してきましたが，ここからは妊娠期，幼児期，小児期，思春期，成人期，老年期において，どのように必要な栄養が変化するかを考察していきます。それによって世界の栄養問題の性質，栄養に関係する疾病負荷，その負荷に対する解決策への理解を深めることができます。

## 妊娠と出生体重

妊婦の栄養状態は，妊娠中の母子双方の健康にとって非常に重要です。妊娠中は十分なたんぱく質とカロリーを摂る必要があり，普段よりも1日に300カロリー多目に摂取することが推奨されています。加えて，鉄，葉酸，ヨウ

素，亜鉛も母子双方の健康にとって非常に重要です[78]。

子どもの出生体重は，その後の成長と健康に非常に重要な意味があります。母体から十分で適切な栄養を得られなかった胎児は，死産，精神異常，多くの深刻な先天性疾患などのリスクが高くなり，また，成長が遅滞する子宮内胎児発育遅延 intrauterine growth retardation と呼ばれる状態になることもあります。満期で生まれても低体重の子どもは，正常体重で生まれた子どもよりも，下痢症と肺炎のリスクが高くなり，ある研究では，出生体重が 1,500～1,999 g の子どもは，2,000～2,499 g の子どもに比べ，新生児仮死と感染で死亡するリスクが 8 倍高まると報告されています[55]。

## 乳児期と幼児期

子どもの生物学的成長で最も重要な時期は，受精から 2 歳までです。この期間は「機会の窓 window of opportunity」と呼ばれ，この時期に栄養が障害されると，その後の身体的・精神的発達に不可逆的な影響が生じる可能性があり，また，感染症に罹る頻度が増えたり，感染からの回復に時間がかかるようになります。したがって，乳児 infant や幼児 young child が，十分な量のたんぱく質，カロリー，脂質を摂取することは大変重要で，それ以外にも，ヨウ素，鉄，ビタミン A，亜鉛も欠かすことができません。

生後 6 か月間母乳のみで育てられた子どもは最も発育がよく，その後も健康を保つことのできることが，世界のあらゆる地域で証明されています。実際，2011 年の乳幼児死亡のうち 15％にあたる 80 万人は，不十分な母乳栄養が原因と推計されています[3]。6 か月間の母乳を続けながら，衛生的な方法で補完食 complementary food に移行すれば，子どもは最もよく発育します[79]。特に，様々な栄養素が不足しがちな低・中所得国では，補完食に栄養素を補強できれば非常に有効な対策となります。

前述したように，多くの子どもの栄養状態は，母乳をやめる時期に一度危険に曝されます。なぜなら，子どもの栄養状態は，母乳をやめた時点から，家族がその子どもの食事や病気のケアなどについて適切に養育できるかどうかに依存することになるからです。この時期に必要な栄養を得られなかった子どもは発育不良となり，身体的にも精神的にも不可逆的に発達が遅れてしまいます[80]。

この事実は，栄養向上を目的とした政策にとって極めて大きな意味があります。つまり，栄養不足による健康障害を予防するためには，受精から 2 歳までの期間，いわゆる「機会の窓」の期間に，子どもの栄養状態を改善しなければならず，そのためには，妊婦が健康で正常体重の子どもを出産できるような支援から始める必要があるということです[57]。

## 思春期

思春期 adolescent によい栄養に恵まれた女子は，そうでない女子よりも早く発育します。一方，栄養状態が悪くまだ発育途上にある女子が妊娠すると，低出生体重児を出産する可能性が極めて高くなります。これは，胎児とまだ成長を続けている母体が，栄養を取り合うためと考えられています[79]。栄養状態が悪く体格の小さい女子は，体格の大きい女子よりも出産時の合併症のリスクも高くなります。これは，体格が小さいと出産が困難になるからです。さらに，通常思春期には著しく成長しますが，発育不良の子どもはその時期にも正常な成長曲線に追いつくことはできません。思春期の子どもが正常に発達し健康な成人になるためには，適切なたんぱく質とカロリーが必要です。それ以外にも，特にヨウ素，鉄，葉酸，そして骨の成長のためにカルシウムが必要となります[79]。

## 成人期と老年期

成人は，健康と生産性の維持のためにバランスのとれた適切な栄養を必要とします。成人期には，他の時期と同じように，脂質，コレステロール，砂糖，塩分など，体に有害になりうる食品を過剰に摂取しないように特に注意が必要です。また，老年期は，成人期と同様にたんぱく質，カロリー，鉄の十分な摂取が必要で，肥満も避けなければなりません。また，骨粗鬆症 osteoporosis が生じやすいため，十分なカルシウム摂取には特に注意が必要です[81]。老年期には，自立し，身体の機能を正常に保つために適切な栄養が欠かせません。しかし，高齢者は十分な収入を得ることが難しく，適切な食事もできないことが少なくありません。

# 世界の栄養事情

## 栄養不足

過去 20 年の間に，栄養不足 undernutrition の改善に重要な前進が見られています。たとえば，最新の推計によれば，低・中所得国の 5 歳未満児における低体重児の割合は，1990 年の約 28％から 2011 年の 17％にまで低下しました[2]。なかでも，バングラデシュ，中国，インドネシア，メキシコ，ベトナムなどでは，栄養不足の改善に関して目覚ましい進展が見られています[82]。微量栄養素の改善についても進展は目覚ましく，たとえばヨウ素添加塩 iodized salt を使用している家庭は，1990 年の 20％から現在(2014 年)の 80％にまで増加し[5]，またビタミン A 補助剤を摂取している子どもの割合も，今ではほとんどすべての低・中所得国で 70％に達しています[5]。

しかし，こうした進歩にもかかわらず，世界ではまだ非常に多くの妊婦や子どもたちが栄養不足の状態に置かれており，2011 年時点で世界中で約 1 億人の子どもたちが中等度～高度の低体重，1 億 6500 万人が発育不良 stunting，5,200 万人がるい痩 wasting の状態にあると推定され

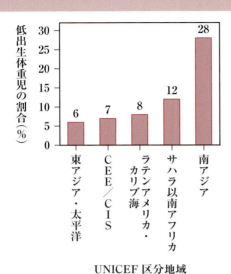

図8-3 UNICEF区分地域における低出生体重児の割合，2007〜2011年

注：CEE/CIS は Central and Eastern Europe and the Commonwealth of Independent States（中東欧と独立国家共同体）の略。中近東・北アフリカのデータはなし。
出典：UNICEF. Improving Child Nutrition: the achievable imperative for global progress. 2013. http://data.unicef.org/corecode/uploads/document6/uploaded_pdfs/corecode/NutritionReport_April2013_Final_29.pdf へ 2015年5月6日にアクセス。

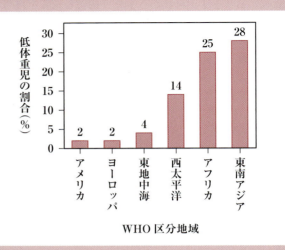

図8-4 WHO区分地域における5歳未満児中の低体重児の割合，2011年

出典：UNICEF, WHO, and The World Bank. Levels & Trends in Child Malnutrition: Joint Child Malnutrition Estimates. 2012. http://www.who.int/nutgrowthdb/jme_unicef_who_wb.pdf へ 2015年5月10日にアクセス。

ています[2]。世界の貧しい女性たちもまた低体重の状態にあり，貧しい女性や子どもたちのかなりの割合が，成長にとって重要な微量栄養素が不足した状態にあります。つまり，栄養問題は，今だに乳児や子ども，妊婦の早死 premature death に関わる最も重要な原因の1つであり続けているということです。栄養不足に伴う経済的損失は極めて大きいものがあります。以下の節では，栄養不足に伴う疾病負荷を検討し，栄養不足の病気や死亡のリスク要因としての側面を解説します。

### 低出生体重

図8-3 は低出生体重児（2,500 g 未満で生まれた子ども）に関する，UNICEF区分地域別のデータを示したものですが，完全なものではなく一部の地域のデータが欠落しています。この図によれば，南アジアでは生まれた子どもの30％近くが低出生体重児ですが，この地域の栄養事情を考えれば，驚くにはあたりません。南アジアに次ぐ高い値を示しているのが，12％のサハラ以南アフリカです[83]。

2011年には1億人，すなわち世界の5歳未満児の16％が中〜高等度の低出生体重児であったと推計されています[2]。図8-4 は低出生体重児の割合を WHO 区分地域別に示したものですが，アメリカ地域で2％，アフリカで25％，東南アジアで28％と地域によって大きな違いがあります。

### るい痩

多くの子どもが低体重であることに加え，約5,200万人の子どもが中〜高等度のるい痩であると推計され[2]，これは全世界の5歳未満児の約8％に相当します。図8-5 は WHO 区分地域別のるい痩の割合を示したものです。東南アジア地域が14％と突出していますが，アフリカと東地中海でも10％とかなり高い割合になっています。

### 発育不良

上述したように，およそ1億6500万人の子どもが2011年時点で発育不良と推計されています[2]。これは世界の5歳未満児の約1/4（25％）にも相当する数です。図8-6 に示す5歳未満児における WHO 区分地域別の中〜高等度の発育不良児の割合は，アフリカで41％，東南アジアで36％，東地中海で27％と推定されています[2]。

### 一部の微量栄養素欠乏

表8-5 は，ビタミンA，亜鉛，ヨウ素，鉄のそれぞれの欠乏者の推定割合を，国連区分地域別に見たもので，一部（ビタミンA，鉄欠乏）は5歳未満児と妊婦，亜鉛，ヨウ素は全年齢についてのデータです。ビタミンA，亜鉛，鉄の欠乏者の割合が最も高いのはアフリカ地域とアジア地域で，ヨウ素欠乏者の割合はヨーロッパ地域が最も高くなっています。ビタミンAと亜鉛の免疫機能への重要性を考えると，5歳未満児のビタミンAの欠乏が，アフリカ地域で約40％，アジア地域で約33％，また亜鉛の欠乏がそれぞれ24％，20％という状況は，深刻な事態と言

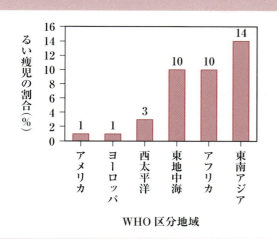

図8-5 WHO区分地域における5歳未満児中のるい痩児の割合, 2011年

出典：UNICEF, WHO, and The World Bank. Levels & Trends in Child Malnutrition: Joint Child Malnutrition Estimates. 2012. http://www.who.int/nutgrowthdb/jme_unicef_who_wb.pdfへ2015年5月10日にアクセス。

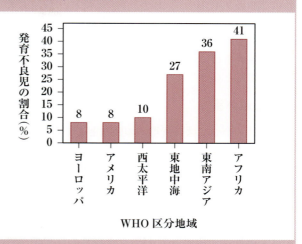

図8-6 WHO区分地域における5歳未満児中の発育不良児の割合, 2011年

出典：UNICEF, WHO, and The World Bank. Levels & Trends in Child Malnutrition: Joint Child Malnutrition Estimates. 2012. http://www.who.int/nutgrowthdb/jme_unicef_who_wb.pdfへ2015年5月10日にアクセス。

表8-5 国連区分地域における一部の微量栄養素欠乏の割合

| 地域 | ビタミンA欠乏の割合(%) | | 亜鉛欠乏の割合(%) | ヨウ素欠乏の割合(%) | 鉄欠乏性貧血の割合(%) | |
|---|---|---|---|---|---|---|
| | 5歳未満児 | 妊婦 | 全人口 | 全人口 | 5歳未満児 | 妊婦 |
| アフリカ | 41.6 | 14.3 | 23.9 | 40.0 | 20.2 | 20.3 |
| アメリカ・カリブ海 | 15.6 | 2.0 | 9.6 | 13.7 | 12.7 | 15.2 |
| アジア | 33.5 | 18.4 | 19.4 | 31.6 | 19.0 | 19.8 |
| ヨーロッパ | 14.9 | 2.2 | 7.6 | 44.2 | 12.1 | 16.2 |
| オセアニア | 12.6 | 1.4 | 5.7 | 17.3 | 15.4 | 17.2 |

注：ビタミンA欠乏の定義は血清レチノール濃度<0.70 μmol/L（1995〜2005）。亜鉛欠乏の定義は亜鉛摂取量が不足した状態で、各国の平均値（2005年）の加重平均から判定。ヨウ素欠乏の定義は尿中ヨウ素濃度<100 μg/L（2013）。鉄欠乏性貧血は血中ヘモグロビン値<110 g/L（2011）。

出典：Black, R. E., et al. "Maternal and child undernutrition and overweight in low-income and middle-income countries." *The Lancet* 382(9890): 427-451.

わねばなりません。さらに、すべての区分地域における鉄欠乏の状態は5歳未満児の10〜20%、妊婦の15〜20%と極めて憂慮される状況にあります。

### 栄養不足と死亡の関連

栄養不足が直接の原因となって死亡している5歳未満児の割合は、世界的に見るとわずかですが[1]、これまでに述べたように、栄養不足は病気、障害、感染症（たとえば、下痢症、肺炎、麻疹など）による死亡のリスク要因として極めて重要です[3]。また、貧血は25%の妊産婦死亡に関連しており、カルシウム欠乏は、妊娠中毒症 preeclampsiaによる死亡の原因として重要です[3]。

前述のように、5歳未満児の死亡の45%（人数にすると300万人）が栄養状態に関係のある原因（胎児の発育阻害、不十分な母乳栄養、発育不良、低体重、るい痩、ビタミンAと亜鉛の欠乏など）によるもので、そのうち約130万人が胎児期の発育阻害と不十分な母乳栄養、87万5000人がるい痩、100万人が発育不良と低体重、11万6000人が亜

鉛欠乏，15万7000人がビタミンA欠乏に関連していると考えられています［訳注：原因が重複するため，単純合計は300万人にはなりません］。最後に，前述したように，胎児期に発育阻害があると，満期で生まれても低出生体重となる可能性が高くなります。つまり，子どもの死亡を減少させるには，子どもの栄養問題に取り組むことが極めて大切だということです[3]。

### 肥満と過体重

肥満は，かつては高所得国の問題と考えられていましたが，今や低・中所得国を含むあらゆる国の問題となり[25,84]，2013年には世界人口の約30％近くにあたる21億人が肥満または過体重の状態にあると推定されています[85]。これは，1980年のほぼ2倍にあたります[86]。WHOによると，肥満や過体重が疾病負荷 burden of disease に及ぼす影響は，糖尿病で44％，虚血性心疾患で23％，一部のがんで7〜41％にのぼると見積もられています[87]。肥満とそれに伴う慢性疾患による疾病負荷の大半は，サハラ以南アフリカ，インド，東南アジア，中国，南アメリカ各地域の低・中所得国で発生しており，しばらくはこの状態が続くと考えられています[88]。

図8-7に示すように，肥満の増加は世界的傾向であり，すべてのWHO区分地域で認められています。世界の成人人口の37％が肥満または過体重で，1980年よりも27.5％増加したと推定されています[85]。これを性別に見ると，男性では28.8％から36.9％，女性で29.8％から38.0％に増加しています[85]。また，図8-8に示すすべてのWHO区分地域で，女性の肥満の割合が男性よりも高くなっています。トンガでは，男女で肥満の割合が50％を超え，クウェート，キリバス，ミクロネシア，リビア，カタール，サモアでは，女性で50％を超えています[85]。サハラ以南アフリカの中では，南アフリカ共和国の女性肥満の割合が42％と最高です[85]。

子どもの肥満は21世紀の公衆衛生の最も深刻な問題の1つです。なぜなら，小児期の肥満は成人期の肥満につながり，慢性疾患のリスクを増大させるからです[44,89]。世界の小児や思春期の子どもにおける肥満と過体重の割合は，1980年から47.1％も増加しています[85]。WHOは，2010年時点で全世界で4,300万人の子どもが過体重または肥満であり，うち3,500万人が低・中所得国に居住していると推定しています[90]。高所得国では，2013年時点で23.8％の男子と22.6％の女子が肥満または過体重の状態にありますが，低・中所得国でもその割合が増加しており，1980〜2013年にかけて，男子では8.1％から12.9％に，女子では8.4％から13.4％に増加したと推定されています[85]。米国，ブラジル，中国など一部の国では，大人よりも急激に子どもの肥満が増加しています[11]。小児や思春期の子どもにおける肥満の増加率は，中東・北アフリカの女子で特に高くなっています[85]。図8-9は5歳未満児の体重過多（肥満を含む）をWHOの区分地域ごとに示したものです。

個別の国で見ると，米国が世界の全肥満者の13％を占め最大ですが，中国とインドを合わせると全体の15％に

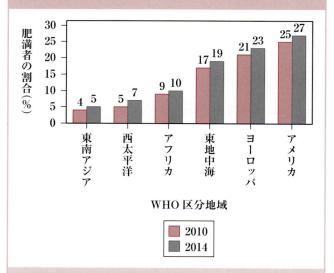

図8-7　WHO区分地域における成人の肥満者の割合，2010，2014年

注：肥満はBMI≧30（年齢調整推定値）。
出典：肥満はWHO. Global Health Observatory Data Repository: Obesity (bodymassindex>=30) (age-standardized estimate) から，WHO区分地域別データはhttp://apps.who.int/gho/data/view.main.2480A?lang=en へ2015年5月6日にアクセス。

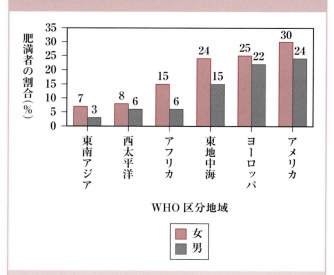

図8-8　WHO区分地域における成人の男女別肥満者の割合，2014年

注：肥満はBMI≧30（年齢調整推定値）。
出典：肥満はWHO. Global Health Observatory Data Repository: Obesity (bodymassindex>=30) (age-standardized estimate) から，WHO区分地域別データはhttp://apps.who.int/gho/data/view.main.2480A?lang=en へ2015年5月8日にアクセス。

なります。また，中東，北アフリカ，中米や，太平洋・カリブ海の島嶼国の中には，肥満の割合が44％以上と著しく高い国があります。地域別に見ると，2013年時点で最も肥満の割合が高いのは中東・北アフリカで，男性の58％以上，女性の65％以上が肥満または過体重の状態にあります。中米では，57％以上の成人男性と65％以上の成人女性が肥満または過体重で，なかでもコロンビア，コスタリカ，メキシコで特に高率です（男女で50％以上）。太平洋の島嶼国でも44％近くの男性と51％近くの女性が，カリブ海諸国では38％の男性と50％以上の女性が肥満または過体重と推定されています[85]。

肥満と過体重の人々の割合は，過去30年で世界的に増加しましたが，増加率には国や地域で大きな違いがあります。高所得国では肥満の増加は1980年代に始まり，1992～2002年にかけて急増し，2006年以降は緩やかに増加しています。サウジアラビア，バーレーン，エジプト，クウェート，パレスチナなどの中東の国々は，世界最高の増加率を示しています[85]。今後20年で，低・中所得国では過去最大規模の肥満の増加が生じると考えられ，過体重は62～205％，肥満は71～263％増加すると推定されています[88]。

肥満と過体重は世界の主要死因の1つであり，年間340万人の成人死亡数，損失生命年数 years of life lost の3.9％，障害調整生命年数（DALY）の3.8％に寄与しています[85]。世界的に見て今や，肥満と過体重で死亡する人の方が低体重で死亡する人よりも多く，それは高所得国だけでなく中所得国でも同じ状況となっています[87]。

## 栄養，健康，経済成長

栄養は，個人，コミュニティ，国家の経済成長に大きな影響を与えます。かつての経済発展の考え方の中では，栄養摂取は消費であり，生産のための投資とはみなされていませんでした。しかし，これから見ていくように，栄養は人の健康や知的・生物学的能力にとって極めて重要な意味があります。栄養は，人の学習能力，体力とそれを活かして仕事をする能力を支え，人の生産性 productivity に大きな影響を与えるのです。

まず栄養不足は，妊産婦の健康に甚大な影響を与え，同時に経済的にも大きな損失をもたらします。ほとんどの低・中所得国の女性は，子育てに加えて家庭の収入も担っています。したがって，栄養不足や，鉄・ビタミンA欠乏のために女性が出産で命を落とすことになれば，働き盛りの母親を失った貧しい家族では収入が減り，また子育てにも支障をきたすことになります。実際，低所得国では，母親の死亡後に，幼い子どもも死亡することは珍しいことではありません。

女性の栄養状態は，子どもの出生体重とその後の栄養状態を決定する重要な要因であり，また神経管閉鎖不全 neural tube defect の原因ともなります[91]。栄養不足には様々なタイプがありますが，いずれも子どもの精神的・認知的発達障害の原因となります。栄養状態の悪い子どもは発育不良となり，就学できなかったり，就学年齢が遅れたりします。またIQも低く，集中力がなく，学習能力も低

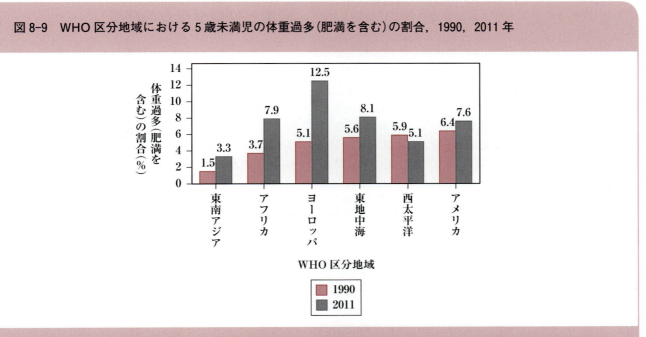

図8-9　WHO区分地域における5歳未満児の体重過多（肥満を含む）の割合，1990，2011年

出典：UNICEF, WHO, and The World Bank. Levels & Trends in Child Malnutrition: Joint Child Malnutrition Estimates. 2012. http://www.who.int/nutgrowthdb/jme_unicef_who_wb.pdf へ2015年5月10日にアクセス。

下してしまいます。また栄養不足の子どもは病気になりやすいために欠席が多く、成績も悪く、退学する可能性も高くなります。そのため、将来の経済力にも大きな影響が及びます。

栄養状態は大人の生産性にも影響を与えます。鉄欠乏性貧血などの栄養状態を改善すると、労働生産性が5〜15％も上昇することが多くの研究で示されています[92]。栄養状態の改善は、病気を予防し、治療に伴うコストの削減などを通して経済的にもよい影響を与えます。後半の「政策とプログラムの概要」では、グアテマラをその成功事例として紹介します。

栄養状態は寿命にも影響を与えます。栄養状態のよい子どもはそうでない子どもに比べて長く生きることができ、その分、経済への貢献も大きくなります。また、栄養状態のよい成人は病気に罹りにくく、罹っても回復が早く、寿命も長くなり、栄養状態の悪い成人よりもその分、経済により多くの貢献をすることができます。

社会と経済の歴史を考えても、経済に対する栄養の重要性は明らかです。19世紀後半の英国の経済発展に関する研究から、栄養状態の改善が労働者の体力を増進し、健康を促進し、経済的な生産性も高めたことが示されています[93]。たとえば、身長と賃金との関連を示した研究、インドネシアのゴム農園労働者に鉄補助剤による貧血の治療を行ったことで、ゴムの収穫量が増えたという研究、ケニアの道路建設労働者にカロリー補助剤を支給したところ、4〜12.5％生産性が高まったという研究などがあります[94]。中国でも、製粉所で働く女性に鉄補助剤を投与したことで、仕事の効率が17％向上したことが報告されています[95]。世界銀行による栄養問題のレビューでは、微量栄養素欠乏を改善すると中国とインドの国内総生産(GDP)は年あたり25億米ドル増加すると推計されています[57]。その他、微量栄養素欠乏では国内総生産(GDP)の1〜2％、発育不良ではGDPの8〜10％にも相当する経済損失が生じるとする研究もあります[91]。

肥満や過体重の社会への影響も非常に大きく、健康に悪影響を及ぼすことで、個人のみならず社会全体にも大きな影響を及ぼします。肥満や過体重は、心血管系疾患、2型糖尿病、高血圧、筋骨格系疾患、子宮がん、乳がん、大腸がんなどによる罹病morbidityや死亡mortalityの重要なリスク要因であり[96〜98]、その上、肥満とその合併症に対する医療費は高額で、特に低・中所得国では、貧しい家庭を借金と病気の悪循環に陥れ、健康と経済の格差をさらに拡大します[99]。

肥満とその合併症に伴うコストは、国家レベルでも大きな負担となります。米国では医療費の5〜10％が肥満に関わる治療費に消費されており、その額は年間1,900億米ドルにもなり、その25％が公共の資金によって賄われています[100,101]。インドと中国でも肥満に関連する医療支出が急増しており[102]、2012〜2030年の間の、糖尿病と心血管系疾患に伴う医療支出はインドで2兆4000億米ドル、中国で8兆7400億米ドルにも上ると予測されています[103]。こうしたコストは、中国の医療システムを圧迫するだけではなく、その経済成長さえ妨げる可能性があります[11]。

肥満と過体重は、労働者の生産性にも影響し、社会の経済生産性を低下させます。肥満の従業員はより多くの健康問題を抱えるため、他の社員よりも欠勤が多くなり[104]、従業員の入れ替わりや、肥満関連疾患による早死に伴う収益の減少も、生産性の低下につながります[105]。2006〜2015年の間に、低・中所得国では、肥満とそれに関連した慢性疾患のために、840億米ドルの経済生産の損失が生じたと推計されています[106]。肥満と過体重が主要なリスク要因となる非感染性疾患(NCD)によって失われた生産性と医療費支出を併せた合計損失は、2010年では世界全体で1兆4000億米ドルであったと推定されています[107]。そして、これからの20年、心血管系疾患、慢性呼吸器疾患、がん、精神疾患を合計した経済的損失は、47兆米ドルにも上ると推定されており、これは2010年の世界全体のGDPの実に75％に相当します[108]。

最後に、肥満は精神保健にも影響を及ぼし、特に子どもとその学業に有害な影響を与えます[109]。肥満と過体重は、自己肯定感やボディイメージを低下させ、また不安、うつ、自殺企図、自殺行為の原因にもなることが示されています。また肥満は学校でのいじめや偏見の原因となり、子どもたちの学業を著しく妨げ、大学生の場合は授業の出席率や学位取得率が低くなります。このために、こうした子どもたちは収入の高い仕事に就くことができず、加齢とともに病気と借金という悪循環に陥ってしまうことになります[110]。

## 政策とプログラムの概要

ここでは6つのプログラムを取り上げます。第1は最貧国の1つでありながら微量栄養素欠乏の改善に成功したネパールのプログラム、第2は長年取り組みが低迷していたにもかかわらず、近年、小麦粉の栄養強化に極めて短期間で成功したケニアのプログラム、第3は栄養補給プログラムによって、長期的な体格、知的能力、成人の収入の向上に成功したグアテマラの事例、第4は伝統的な食事の保持を推進した韓国の取り組み、第5は運動促進に成功したブラジルの取り組み、そして第6は塩分の消費を減少させたフィンランドの取り組みです。

### 微量栄養素欠乏の改善に向けたネパールの取り組み

ネパールの家庭の多くは、栄養豊富な食品を買い続けられるだけの収入がなく、また、健康な食事に関する知識も不足しているため、子どもたちに十分な栄養を含む食事を与えることができません。このため、特に女性や子どもの多くは、栄養と微量栄養素が不足した状態にあります[111]。

たとえば、1990年にはネパールの5歳未満児の約半数

が発育不良 stunting であり[111,112]，加えて妊婦の75％と子どもの50％以上が貧血状態にありました。栄養改善のプログラムはありましたが範囲が限られ，多くの妊婦が鉄や葉酸の補助剤の支給を受けられず[111]，また栄養強化された食品もほとんど存在していませんでした。

しかし，ネパール政府は2003年に，WHO，UNICEF，Micronutrient Initiative の援助を受けて，National Anemia Control Strategy と Iron Intensification Program を開始し，微量栄養素欠乏の改善では他国を先駆ける存在となっています。これらは，女性のコミュニティボランティアが妊婦に鉄補助剤を配布し，同時に，寄生虫駆除，妊産婦ケア，栄養強化食品の提供などのサービスを行うというプログラムです。すべての妊婦をカバーするために，妊婦をいち早く認識するためのモニタリングシステムも設けられました。

同時に，ネパール保健省は米国国際開発局 United States Agency for International Development(USAID)と協力して，国の下痢症対策事業に亜鉛剤の供給を取り入れました。2006年の調査では，過去2週間以内に亜鉛を投与されていた下痢症患者はわずか0.4％に過ぎず，そのため，USAID の支援によって，下痢症に対する経口補水液と亜鉛の使用を促進するための，民間セクターの医療従事者を対象とした研修事業が開始されました。同時に，民間セクターで使える亜鉛の供給量も増やされました。こうした公共セクターと民間セクターが一体となった取り組みによって，2009年までに，亜鉛の使用は人口の65％にまで拡大しました[112]。一方，Micronutrient Initiative は地域のラジオを用いた亜鉛に関するキャンペーン，公共セクターや民間セクターによる亜鉛補助剤の配布，亜鉛の使用状況やサプライチェーンのモニタリングと報告システムの強化などを支援しました[113]。

免疫力を高め，夜盲を予防し，麻疹・肺炎・下痢症などの罹病や死亡を予防する目的で，ビタミンA補助剤も年に2回，子どもたちに支給されていますが，Micronutrient Initiative は，新生児へのビタミンA強化プログラムの試みも支援しています[113]。

これらの取り組みで重要なことは，その地域に住む女性のボランティアによるコミュニティヘルスワーカーが重要な役割を果たしていることです。彼女らは，それぞれのコミュニティで必要な補助剤を配布し，それを記録するだけではなく，親たち，特に母親を対象に，栄養豊富な食品や微量栄養素補助剤を摂取することの大切さや，衛生行動，母乳栄養の重要性などに関する教育を行っています[114]。NGOも，彼女たちに研修の機会を提供することで微量栄養素欠乏の解決に貢献しています[114]。

このプログラムは，政府，NGO，コミュニティボランティア，そしてネパールの開発パートナーが一体となり，大きな成功を収めました。2009年までに妊婦の80％以上が鉄と葉酸の補助剤の支給を受け，女性の貧血は35％減少しました。亜鉛の使用は2005年には1％未満であったものが，2008年には16％に増加し，その使用者の85％が亜鉛と経口補水液を正しく使用し，67％が推奨されている10日間投与を正しく実施していることが確認されています[114]。また，2009年までに，95％の子どもがビタミンA補助剤の投与を受けるようになりました[111]。その結果，ネパールの5歳未満児の1,000人あたりの死亡率は1990年の142人から，2009年の51人へと大きく低下したのです[113]。

ネパールの事例は，資源の限られた国であっても，費用対効果の高い方法で，微量栄養素欠乏を大きく減少できることを示した点で非常に重要です。これは，強い政治的意思と，コミュニティヘルスワーカーの登用，微量栄養素に関する知識の効果的な普及，プログラムの注意深いモニタリングの成果であり，また多くの開発パートナーとの協働によって可能となったものです。

## ケニアでの食品の栄養強化における Rapid Result Initiative の活動

長年，アフリカの国々は食塩のヨウ素添加に取り組み，その義務化も行ってきました。しかし，食品の栄養強化はあまり進まず，2011年時点で食品の栄養強化を義務化している国は1つもありませんでした[115]。

ケニアもつい最近まで，そうしたアフリカの国の1つでした。食品の栄養強化が進まなかった原因の一部は，公的セクターと民間セクターとの協力が難しかったことにありました。食品の栄養強化においては，公的セクターは食品の安全性の保障，一方民間セクターは強化食品の生産と販売と，セクターによってそれぞれの役割が異なることから，両者の協力が不可欠です[116]。

ケニアでは，食品の栄養強化の実現に向けて食品産業と行政機関が参加する Keniyan National Fortification Alliance(KNFFA)という組織が設立されました[116]。しかし，当初はほとんど進展がなく，食品産業側は行政が食品の基準作りや監視をする気がない，一方行政側は企業は食品の栄養強化に消極的だ，とお互いに批判し合うようなあり様でした。

この状況を打開するために，KNFFA は Micronutrient Initiative や Rapid Results Institute と協力して100日以内に栄養強化食品を生産するという画期的な方針を打ち出しました。Micronutrient Initiative はカナダのNGOで，特に低・中所得国の女性と子どもの微量栄養素欠乏の問題で世界的に活躍している国際組織であり，Rapid Results Institute は健康，教育，水の供給などの分野で，多くの国に対しその迅速な目標達成を支援しているNGOです。

KNFFAは，食品の栄養強化プログラムを推進するために，まず主要な関係者を集めて，品質基準の設定や規制の実施など，食品の栄養強化に関する懸案を議論するとともに，プロジェクトへの積極的な参加を呼びかけました。次に，食品産業や行政機関などの関係者のための研修会を開催しました。平行して，「130日以内に栄養強化食品の認

証手続きを確立し，3つのブランドの食用油にビタミンAの強化を行う」という目標を定めていったのです[115,116]。

こうした努力によって，ケニアは短期間でそれまで不可能と思われた目標の達成に成功しました。130日目までに，食用油市場の15%を占める3つのブランドの油がビタミンA含有量の国際基準を満たすようになり，栄養強化の基準，強化食品の認証手続き，認証された食品に添付するロゴマークも作成されました[116]。現在，ケニア食品・医薬品基準局 Kenya Bureau of Standards が食品の栄養強化基準をモニターし，保健省が認証手続きの規制を担当しています[116]。こうした努力の結果，公的セクターと民間セクター間の連携と信頼関係が強まり，他の主な食品の栄養強化を進めていくための土台が築かれたのです。

## グアテマラにおける子どもへの栄養補助と成人の生産性

栄養不足の子どもに対する栄養補助プロジェクトは多くの国で実施されています。その中には，インドの Tamil Nadu Nutrition Project のように注意深く評価されているものもありますが，子どもたちを成人期に及ぶまで長期間追跡して，その効果を確認したものは極めて稀です。その稀なプログラムの1つが以下に示すグアテマラの事例です。

グアテマラでは4つの村で，2,392人の7歳未満の子どもを対象に，1969年3月1日と1977年2月28日に，Institute of Nutrition of Central America and Panama（INCAP）によって，栄養補助と発達に関する第I相の調査が実施されました。その後4つの村はランダムに2分され，2つの村の子どもたちには，「アトレ atole」という脱脂粉乳・Incaprina（たんぱく質の混合粉末）・砂糖を含む，たんぱく質・カロリー補助食品が支給され，他の2つの村の子どもたちには，「フレスコ fresco」という，微量栄養素はアトレと同量含むものの，脂質やたんぱく質は含まずカロリーも最低限に抑えられた補助食品が支給されました。これらの補助食品はそれぞれ1日に2回，2年間にわたって子どもたちに配布されました[117]。

この研究では，これらの子どもたちのコホートを長期間追跡し，就学状況や学業成績，成人後の知的機能，産んだ子どもの出生体重，労働生産性などが両群で比較されました。そしてその一環として，プログラム終了後25年目にあたる2002～2004年にかけて，エモリー大学の協力のもと，プログラムに参加した1,448人の人々の再調査が行われ[117]，Inter American Serien Test を用いた識字力と読解力の測定と，Raven Progressive Matrices Test を用いた認知機能の測定が行われました。

その結果，以前にアトレ（たんぱく質とカロリーを補強された補助食品）を摂取した人々では，フレスコを摂取した人々よりも，識字力・読解力・認知機能の能力が高いことが示されました。男性では補助食の種類と就学年数との間に有意な関連は認められませんでしたが，女性ではアトレを摂取した人々では，フレスコを摂取した人々よりも，就学年数が1.2年多いという結果になりました[53]。そして最終的に，就学年数で調整すると，アトレを摂取した男女の知的機能がフレスコを摂取した男女よりも高いことが明らかになったのです[117]。

経済的生産性との関連についても給料を指標に分析され，アトレを最初に摂取したのが3歳になる前の男性では，フレスコを摂取した男性よりも46％高い収入を得ていることが示されました。女性では収入差は認められませんでしたが[118]，生まれた子どもへの影響が示唆され，子どものときにアトレを摂取した女性から生まれた子どもは，特に男児において出生体重，身長，頭囲が大きいことが明らかとなりました。さらにその後も，それら子どもたちは年齢に比して身長・体重が大きいことが示されています[119]。

この研究には，子どもに対する栄養補助の重要性を明らかにしたという意味で重要な意義があります。つまり，幼少期にたんぱく質とカロリーを十分に含む食品を摂取することが，男女ではその後の識字能や認知能力の発達を助け，男性ではより高い収入につながり，この女性たちから生まれた子どもたちも発育がよい，つまり言い換えれば，早い段階で栄養を補助することがその後の人生によい影響を及ぼすということです。

## 韓国での伝統食のプロモーション

韓国の経済は，朝鮮戦争（1950～1953年）から復興し，急激に成長しました[120]。この成長は人々の生活スタイルにも大きく影響し，特に1988年のオリンピック開催以後は，ファストフード店などが若い世代の人気を集め，西洋の食文化が急速に普及していきました[121]。いわゆる疫学転換 epidemiological transition（主要死因の感染症から非感染性疾患への移行）は，米国では1940年頃，日本では1950年頃と推定されていますが，韓国では1970年頃と推定されています[122]。

韓国は他のアジア諸国と異なり，経済成長，食生活の変化が起こる中でも，低脂肪で野菜豊富な伝統食の維持に努めてきました。1998年に行われた食事評価の研究で，韓国の脂肪摂取量や肥満者の割合が，その経済レベルから予測されるよりも低い値（脂肪摂取は16.7％低値）となったのは，伝統的な食事を推奨してきた韓国政府の政策が功を奏したためと考えられています[120]。

伝統食の維持には Korea Dietetic Association（KDA）も重要な役割を果たしました。KDA は民間の組織で，セミナーやダイエットキャンプを通した栄養教育，地域のヘルスセンターでの栄養支援サービス，ウェブサイトを利用した栄養の情報発信，マスメディアで流布する食品や栄養の広告に関するモニタリング，それに全国的な栄養キャンペーンも実施しています[120]。KDA は小学校に伝統食のメニューを提供したり，子どものいる家庭に伝統食を維持することの大切さを訴える手紙を出したり，保護者向けの講義なども行ってきました[123]。

こうした官民が連携した取り組みが功を奏し，韓国の伝

統的な食事が保持されることになり，健康によい影響がもたらされています。韓国の1998年の野菜消費量は，アジアで最高の1日280g，つまり食事の20%を野菜が占めていました[120]。キムチが米の次に多く消費され，消費野菜の40%を占めていました[124]。それに加えて1990年代には特に，1人1日あたりの果物の消費量も経済成長とともに急増しました。1998年には，1人1日あたり197.5gの果物が消費されましたが，これは1970年の18.9gの10倍以上にあたります[120]。

脂質の摂取量は1人1日あたり1969年の16.9gから1998年の41.5gに，全脂質消費量に占める動物性脂肪の割合は1970年の30.6%から1998年の48.2%へと増加しました[120]。しかし，他のアジア諸国と比較すると脂質由来のエネルギーの割合は依然としてかなり低値にとどまっていました。これは油を使わない伝統的な調理方法のためと考えられます[121]。さらに肉の大部分は，西洋風の調理法ではなく韓国の伝統的な調理法によって調理され，野菜と一緒に食べられていました[120]。

1998年の韓国の肥満者割合は，西洋諸国や他のアジア諸国よりも大幅に低く，男性で1.7%，女性で3.0%でした[120]。韓国の現在の肥満割合はOECD諸国で最も低く，成人で4%にとどまっています。しかし，過体重以上の人々の割合は現在人口の30%に達しており，今後10年でその割合は5%増えると予想されています[125]。

以上紹介した韓国の取り組みは，健康的な食生活の推進における官民連携の可能性を示しています。つまり韓国は，官民一体となった栄養や調理法に関する情報の普及を通して，現代社会において伝統的な食事の維持に成功し，肥満を予防することができたのです。

## ブラジル―運動推進のためのAgita São Pauloプログラム

1970年代からブラジルは急速に経済発展を遂げ，肥満と過体重も急激に増加しました。1990年までには，国民の69.3%が1日のほとんどを椅子に座って過ごす生活を送るようになったと報告されています[126]。

こうした現状を打開するために，サンパウロ市は，汎米保健機関Pan-American Health Organization(PAHO)や他の国際組織を交えた2年間の検討期間を経て，1996年，肥満と過体重の軽減を目的とするAgita São Pauloプログラムを立ち上げました。このプログラムの主な対象者は生徒，労働者，高齢者であり，10年の間に市民の運動の重要性に対する理解度を50%高め，運動量を20%増やすことが目標に掲げられました[127]。そして，簡単かつお金がかからない方法で，最低30分程度の中等度の運動をできるだけ毎日市民に行ってもらうために，通勤時や家事などの日常生活の中で，ジムやスポーツなど特別な施設でなくても運動が可能なことを人々に理解してもらうことに努めました[127]。

このプログラムは，産官学とNGOが連携する形で実施され，Studies Center of the Physical Fitness Research Laboratory of São Caetano do Sul(CELAFISCS)がまとめ役となり，主にサンパウロ市保健局が出資しました[127]。このプログラムは極めて費用対効果が高く，年間費用は15万~40万米ドルで，これは1人あたり0.01米ドルに過ぎません。これに対し，運動不足により生じる医療費は1人あたり年間1米ドルと推定されていました[128]。

プログラムには科学部会と事業部会が設置されました。科学部会は国内外の学者や医師で構成され，プログラムの科学的基礎を支えるとともに実施状況を評価し，また医療界との協力体制を整えました[127]。一方，事業部会は，政府，NGO，民間の300以上の組織で構成されました。プログラムの企画・運営・実施は，これらの部会の直接の責任のもとに実施されました[129]。

このプログラムでは，生徒，労働者，高齢者を対象に，①大規模イベント，②協力組織との共同した活動，③パートナーシップの3つの活動が実施されました[127]。大規模イベントは，できるだけ多くのサンパウロ市民を巻き込むことを目標に，少なくとも100万人にメッセージが届けられました。このイベントは祝祭日に合わせて開催されることが多く，活動的な生活スタイルの重要性を，啓発活動やマスメディアを通じて人々に伝えました。大規模イベントは，生徒，労働者，高齢者それぞれに合わせたものが企画されましたが，最も人気が高かったのはAgita Galera(Agita=動く，Galera=人々)で，このイベントには全州で6,800の公立学校の600万人の生徒と25万人の教師が参加しました。各学校には，プログラムのメッセージを伝えるハンドブック，ポスター，チラシが配られ，また生徒やその家族を対象に，プログラムのメッセージを伝えるためのフライヤー(チラシ)が配布されました。そして生徒には，運動に関する自分自身の啓発用資料作りと，それを用いて実際に運動をしながら運動の大切さを自分のコミュニティに伝える啓発活動が奨励されました。協力組織も重要な役割を果たし，それぞれ得意分野や活動のタイプが異なる組織同士がお互いに交流するなかで，新たな活動のアイデアが生み出されていきました。また，それぞれの組織は，独自のパンフレット，マニュアル，広告ツールを開発し，自らの職員やコミュニティの人々に対して運動の普及に取り組みました。最終的に，このプログラムは50以上の市町村に広がり，その自治体がプログラムを企画・実施し，自分の地域での運動の実施状況をモニターしていったのです[127]。

このプログラムについては様々な評価が行われ，運動に対する意識とともに実際の運動量が高まったことが確認されています。3年間の取り組みで，プログラムの主要目標を認識している人の割合は，州全体で9.5%から24.0%に増加し，特に教育レベルの高い人々でその割合が高いことが示されました(最も高学歴層で67%)[127]。さらに，運動量との関係についても分析され，十分な運動を行っている人の割合は，プログラムを知っている人では54.2%，知ら

ない人では31.9％と，前者で有意に高いことが示されました[13]。世界銀行と米国疾病管理予防センター（CDC），CELAFISCSの支援を受けて行われた分析では，このプログラムで，質調整生存年quality-adjusted life year（QALY）を1年分上昇させるのに要した費用は5万レアル以下と，非常に費用対効果の高いプログラムであったことが示されました[128]。

Agita São Pauloは，運動を促進しようとするブラジルの他の州，他のラテンアメリカ諸国にとって，優れたロールモデルであり[128]，実際WHOは，このプログラムを他の低・中所得国のモデルとして推奨しています。また，これがきっかけとなって毎年，運動促進のための大規模な国際的キャンペーンが行われるようになったのです[127]。

### フィンランドの塩分の消費削減を目的とした ラベルの使用

かつては食塩が主な保存料だったため，フィンランドの伝統食も例に漏れず塩分量の高いものでした[130]。1970年代のフィンランド人1日あたりの塩分摂取量は12グラム（ナトリウム4,800 mg/日）と，WHOが推奨する摂取量の2倍以上もあり，国民は高血圧，脳卒中，冠動脈疾患の高いリスクに曝されていました[131]。このため，1978年にフィンランドのNational Nutrition Councilは，全国的に塩分摂取量の削減に取り組むことを提言し[132,133]，それを受けて，1979～1982年にかけて心血管系疾患による死亡率の削減を目標とした，North Karelia Projectというコミュニティ参加型のプロジェクトが実施されることになりました。

このプロジェクトには，医療機関，学校，NGO，メディア，食品産業など多くの関係者が参加し[130]，3年後には全国展開されました。メディアは健康に与える塩分の悪影響に関する情報を発信し，一般市民と政府の塩分や低塩食品についての意識を高めるのに貢献しました[134]。このプロジェクトでは，消費者の健康教育，医療従事者・教師・食品宅配業者へのトレーニングも重要な対策として実施されました[130]。

こうした取り組みに支えられて，塩分摂取を抑制するための多くの表示制度labeling systemが導入されました。1993年，貿易産業省と保健・社会政策省Ministry of Social Affairs and Healthは，パン，ソーセージ，その他の加工肉製品，加工魚製品，バター，スープ，ソース，惣菜，塩分を含む調味料，など高塩分摂取の原因になりうる食品のカテゴリーを決め，重量あたりの塩分含有量の表示を義務付け[135]，塩分を多く含む食品には「高塩分」と表示させ，塩分が少ない食品には「低塩分」という表示を許可することとしました[132,134]。2000年，フィンランド心臓協会Finnish Heart Associationは，塩分含有量の低い食品に対する「Better Choice」という表示を，また塩分含有量が低くカリウムやマグネシウムを多く含む岩塩に「Pansalt」という表示の実施を開始しました[132,134]。こうした表示システムの導入によって，対象食品の塩分含有量は20～25％減少したと推定されています[136]。

このプロジェクトでは尿へのナトリウム排出量を指標に，塩分摂取量が5年ごとに測定されました。2002年までに，1日の塩分摂取量は，男性で3.9 g，女性で2.7 gにまで低下し，拡張期血圧は10 mmHg以上低下しました[130]。これは，消費者が塩分含有の低い食品を選択するようになったこと，食品会社が「高塩分」の表示を避けるために高塩分食品の生産を中止したり，岩塩などのナトリウムの少ない食塩を使用するようになったことの両者によってもたらされたものです[132,136]。こうした変化に伴って，中年人口における脳卒中や心疾患による死亡率は80％減少し，国全体の平均寿命も男女ともに数年も延伸したのです[136]。

## ケーススタディ

コミュニティの栄養状態の向上に成功した事例は数多くありますが，その中で最もよく知られているのが，インドのTamil Nadu Integrated Nutrition Projectです。中国も過去10年でヨウ素欠乏を大幅に改善してきました。

### インドのTamil Nadu[137]

● 背　景

Tamil Nadu Integrated Nutrition Projectは，栄養状態の改善に成功した大規模な事例として最も重要なものの1つです。このプロジェクトは，州の貧しい女性と子どもたちの栄養状態を改善することを目的に，1980年に南インドのTamil Nadu州で開始されました。その特徴は，いくつかの非常に明確な目標を定めて実施されたことです。

目標設定が明確にされたのには，いくつかの理由がありました。その第1は，プロジェクト開始時点における同州の女性と子どもの栄養状態が非常に深刻な状態にあったことです。第2は，それまでも栄養改善に多額の投資が行われていたにもかかわらず，栄養不足の問題が根強く残っていたこと，そして第3は，既存のプロジェクトでは期待されていたような効果があがらず，費用対効果が低いことが示されていたことです。それまでのプロジェクトでは，最も支援の必要な子どもたちに支援が行き届かないどころか，あろうことか，子どもたちへの補助食として支給されていた食品が，食事代わりに使われ，ひどい場合には，子どもではなく他の家族が食べていたというケースも少なくなかったのです。補助食品の形態も子どもが食べるのには適していませんでした。また，家族に対する栄養教育や，栄養状態の改善に役立つ医療への投資もほとんど行われていませんでした。

このTamil Naduが他のプロジェクトと最も大きく異なるのは，子どもの栄養不足の多くは単なる食費の不足では

なく，不適切な「育児」にも原因があるという発想でデザインされたことです。このためこのプロジェクトでは，栄養教育と適切な育児の推進を特に重視した取り組みが行われました。加えて，幼い時期の栄養不足は子どもの身体および精神発達に不可逆的な影響を与えるため，このプロジェクトでは妊婦と授乳中の母親，それと3歳未満の子どもに対象を絞った対策が行われました。

● 介 入

こうした目標に沿ってこのプロジェクトでは，医療従事者や栄養士 nutrition worker による，栄養教育，プライマリヘルスケア，発育不良児への食事援助，ビタミンA補助剤の提供，定期的な寄生虫駆除，子どもの下痢への対処法についての母親の教育，一部の女性への食事の援助などが，パッケージとして提供されました。

このプロジェクトの革新的な点は，子どもの成長モニタリングを，コミュニティの活動の動機付けとして活用したことでした。母親たちがグループを組んで，定期的に子どもたちの体重を測り，成長曲線上にプロットし，コミュニティの栄養士とともに成長の遅れている子どもを確認していきました。そして，このプロジェクトの非常に革新的な取り組みとして，補助食品は子ども全員ではなく，成長の遅れている子どもにのみ，それも成長が遅れている期間にだけ支給したのです。また，このプログラムは母親への栄養教育と併せて実施されました。これは，適切な育児と短期間の栄養補給を組み合わせることによって，成長の遅れている子どもを正常な成長軌道に戻すことができるという考え方に基づくものです。ここが，これまでの一般的で伝統的なプロジェクトと大きく異なる点です。

● インパクト

このプロジェクトの栄養補助プログラムは，ほぼ予定通りに行われましたが，医療面での取り組みは，完全には実行されませんでした。しかし，それにもかかわらず，慎重な評価が行われた結果，対象となった子どもたちの栄養不足が有意に減少したのです。この効果はその後も長期間続き，プロジェクトの成果が持続的であることが示されました。また他のインドの栄養改善プロジェクトに比べて費用対効果がより高いことが明らかとなりました。

● 得られた教訓

このプロジェクトからは，以下のようないくつかの重要な教訓がもたらされました。

- 成長モニタリングと，成長の遅れた子どもに対する選択的な短期的栄養補助を組み合わせることで栄養状態を改善することができ，費用対効果も高い。
- 全員に長期間にわたる栄養補助を行うという従来の方法は，栄養状態改善には必ずしも効率的な方法ではない。
- 成長モニタリングには，女性たちの組織的な協力を得ることができる。
- 栄養教育は，それだけでも育児に持続的で長期的な好影響を与えることができる。

## 中国でのヨウ素不足への挑戦

● 背 景

長い間，中国は世界で最もヨウ素不足が深刻な国でした。1995年には8～10歳の子どもの20%が甲状腺腫の徴候を示しており，全国民のうち約4億人にヨウ素欠乏症のリスクがあると推定されていました。これは世界のヨウ素欠乏症の40%にも当たる数です。幸いなことに，ヨウ素不足は，安くて世界中どこにでもある食塩にヨウ素を添加することで簡単に解決することができますが，当時の中国のように貧しくかつ広大な国では，決して簡単なことではありませんでした。

● 介 入

中国政府は，ヨウ素欠乏が精神障害と関連があるという科学的エビデンスを，1人っ子政策 one-child-per-family policy にとっての脅威と捉え，ヨウ素欠乏対策を強化することを決定しました。1993年に中国は国際的ドナーの資金で運営されていた Iodine Deficiency Disorders Control Project からの技術的な援助と資金援助を得て，National Iodine Deficiency Disorders Elimination Program を開始しました。甲状腺腫があまりに多く，それが正常と思われているような地域では特に，ヨウ素欠乏に対する市民の意識を高める必要がありました。バスにポスターを掲示し，新聞社説，テレビのドキュメンタリー番組などを通した全国的な公共教育が行われ，市民にヨウ素添加塩の購入を促しました。省政府はこうした教育が，最も遠隔な地域にも届くように支援を行いました。ヨウ素添加塩の供給は，112のヨウ素添加工場の新設と，55の既存施設での増産によって賄われました。そして，これらの施設に対して，既存の147の小売包装センターをそれぞれ補助するために，小売包装システムが導入されました。その包装は，ヨウ素添加塩であることが消費者に一目でわかるようにデザインされました。ヨウ素非添加塩の販売は禁止され，塩の生産者にはヨウ素添加に必要な技術支援が行われました。塩に添加されたヨウ素はすぐに蒸散してしまうため，生産段階で適切な量のヨウ素が添加されているかどうかを監視し，また，供給販売の段階で適量が含まれているかどうかの監視も行われました。中国では国家によって生産と供給が管理されているため，製造許可と規制の執行は円滑に行われました。

### ●インパクト

こうした取り組みの結果，1995年には80％だった食塩へのヨウ素添加率は1999年までに94％になり，ヨウ素添加された食塩の品質も大幅に改善しました。そして，ヨウ素欠乏症は劇的に減少し，8〜10歳の子どもの甲状腺腫の割合も1995年の20.4％から1999年には8.8％にまで減少したのです[138]。

### ●費用対効果

この取り組みが行われた時点では，食塩へのヨウ素添加には，食塩1kgあたり2〜7米セントのコストがかかり，これは多くの国の食塩の販売価格の5％以下に相当します。中国政府はこのプログラムに約1億5,200万米ドルを投資し，その費用の一部はヨウ素添加された食塩の価格を上げることで回収されました。このプロジェクトへの主な援助組織の1つである世界銀行は，このプロジェクトは極めて費用対効果の高いものであったと評価しています。

### ●得られた教訓

中国のこうした経験は，ビタミンAや鉄など他の微量栄養素欠乏に対する今後の取り組みにも，重要な教訓をもたらすものとなっています。このプロジェクトは，政府の長期にわたる確固たる意志で取り組まれ，それに必要な行政的，法的，技術的，社会文化的変化をもたらしました。援助組織間の調整も，中国政府と援助組織自身によって，強力かつ効果的に行われ，政府や援助組織間であらゆる面で相互支援が行われました。財政戦略は当初から明確に決められていました。食塩製造業界は，ヨウ素添加食塩の生産を投資の好機と捉え，業界を近代化し，価格の強みを生かしてさらに国際市場へと乗り出していきました。

中国の食塩へのヨウ素添加プログラムは，ヨウ素添加食塩の消費が非常に低い貧しい遠隔の山間部を対象に，現在も続けられています。なぜなら，こうした地域では，安い岩塩が入手できるため，ヨウ素添加食塩は高過ぎると住民が感じ，その普及が遅れているからです。普及を促進する方法としては，補助金の支給，井戸水へのヨウ素添加，遊牧民にはヨウ素のカプセルや注射などといった方法がありますが，こうした地域ではどういう方法が最も効果的かは今後研究が必要です。中国ではこのような様々なアプローチにより，ヨウ素欠乏症は撲滅されようとしています。このケースの詳細な情報は，本書の姉妹書『Case Studies in Global Health: Millions Saved』を参照してください[139]。

## 将来の栄養問題

上に述べてきたように，世界的にはここ数十年で，栄養問題について大きな前進が見られましたが，世界が直面する栄養不足，肥満，過体重，不健康な食生活などはまだ深刻な状況が続いています。栄養不足 undernutrition は，南アジアとサハラ以南アフリカで特に深刻ですが，肥満や過体重は多くの低・中所得国でも増加しつつあります。国際的には，栄養課題に関するミレニアム開発目標（MDG）はまだ達成されていません。栄養問題を解決するには，今後何が必要なのでしょうか？

世界の栄養状態を改善するには，様々な面で多様な取り組みが必要です。第1は世界あるいは各国家で政策決定に携わる人々が，世界の5歳未満児の死亡の約45％が栄養状態に関連しているという重大な事実を認識し，適切な行動をとることです。これらの重要な栄養問題には，低コストで費用対効果の高い解決策が存在するにもかかわらず十分に実行されていないのが現実であり，健康の基礎としての栄養問題にもっと政策的関心が向けられる必要があります。また栄養の問題は，農業，健康，教育など幅広い分野にまたがり，縦割り行政になじみにくい面があるため，政府は省庁を超えた実施体制の確立に努力する必要があります。

しかも，栄養問題は所得，性別，民族などによって異なるため，政策を検討する際には，そうした違いを十分に理解した上で，それぞれの状況に適した解決策を考慮しなければなりません。さらに，多くの低・中所得国では栄養不足と過体重・肥満に同時に取り組む必要があります。

食品産業界との協力も重要で，ケニアの事例で示したように，強化食品の開発と製造を促進し，その需要を拡大するためには，各国政府はそれを可能とする法的・財政的な基盤を整える必要があります。同じことが，砂糖，塩分，加工食品中の脂質についても言えます。また，Tamil Naduの事例で示された，コミュニティ参加の取り組みの重要性についても認識しておく必要があります。

栄養改善に有効な方法については，すでに多くの知識が蓄積されていますが，他分野における科学的進歩を取り入れながら，栄養問題を解決する最善の方法を絶えず追求する必要があります。より安価で製造も簡単で栄養豊富な補助食品や，非常に安価で副作用もなく，投与頻度がもっと少なくても済むようなビタミンやミネラルの補助剤，あるいは食品の栄養強化の費用対効果をさらに高める方法が開発されれば，問題解決に大きく貢献することができます。また，低・中所得国も，栄養改善の有効な方法やそれに必要なコストに関する理解を深める努力が必要です。

最後に，人々の健康と栄養状態の改善は，すべての国で最優先課題とされなければなりません。そのためには，市民社会，政府，民間セクター，コミュニティが連携して，最善の対策による問題解決に取り組む必要があり，そしてその際には常に以下の3つのアプローチを考慮する必要があります。

- ●直接的介入 nutrition-specific intervention—完全母乳哺育，微量栄養素補助剤，食品の栄養強化など，栄養状態を直接改善するための介入。

- 間接的介入 nutrition-sensitive intervention—予防接種，農業従事者の自家消費用作物の増産を支援するプログラムなど，栄養問題の背景要因となる問題に対する介入。
- 環境整備—栄養問題に対する対策の効果的実施を可能とするための，法律，政策，資源，制度などの整備[5]。これには，たとえば砂糖入り飲料や脂質を多く含む食品への課税などが含まれます。

以下，栄養不足と肥満・過体重に対するいくつかの対策について補足します。

## 栄養不足

知識と行動が，食べ物，調理法，食べる量を決定する重要な要因であることはすでに述べましたが，こうした知識や行動は，貧しい人々の間でも改善可能であることがいくつかの研究から明らかにされています[140]。

インドの Tamil Nadu や，ホンジュラス，インドネシア，マダガスカルなどで行われた成長モニタリングプログラムは，栄養状態を改善する上で費用対効果の高い方法です。その際に重要なことは，プログラムをコミュニティ参加型にし，参加する母親には，子どもの成長の重要性，完全母乳哺育，適切な補完食の導入の仕方，下痢への対処法といったよりよい育児のあり方を十分理解してもらうことです。また，成長モニタリングプログラムと行動変容プログラムを統合して行うことも重要です[141]。

感染症と栄養状態の間には密接な関係があり，多くの感染症は食べる力や消化力を低下させ，その結果栄養状態が悪化して免疫力が低下し，感染症に罹りやすくなるという悪循環に陥ってしまいます。したがって，低・中所得国の貧しい人々，特に女性や子どもの栄養状態を改善する上では，その基礎として，寄生虫症や下痢症，およびマラリアや麻疹などの感染症を予防することが大切です。もちろん，健康教育，予防接種などの基本的な保健医療サービス，水とし尿処理といった衛生面での向上が同時に重要であることは言うまでもありません。

主に収入の問題で，十分な量もしくは適切な内容の食事が摂れない人もいますが，同じような状況は，自然災害や紛争などの際にも生じることがあります。このような場合には，高カロリー・高たんぱく質で保存がきき，すぐに食べられる補助食を配布するか，あるいはフードスタンプ food stamp（米国で低所得者向けに行われている食料費補助対策）のように，食事チケットを配布し，無料もしくは低価格で購入できるような特定の食料サービスの仕組みを導入することが考えられます。こうした「条件付き現金給付プログラム conditional cash transfer program」は，栄養状態の改善にも用いられるようになってきていますが，チケットや現金給付の代わりにスマートカードが使われ始めています。

ビタミンやミネラル補助剤は世界中に広く普及しています。これらの補助剤はカプセルやシロップの形をとった安価なもので，多くの人々，特に子どもや授乳中の母親の微量栄養素欠乏の改善手段として，使用されています。ビタミン A は年2回の投与が必要であり，供給コストを抑えるために，その投与は，子どもに対する他の医療サービスと組み合わせて行うべきであり[57]，ここ数十年の間，ビタミン A の経口投与は全国規模のポリオの予防接種と組み合わせて行われてきました。こうした取り組みを世界的に拡大していく必要があります。妊婦に対して鉄と葉酸の補助剤を供給する取り組みも行われていますが，ビタミン A ほどにはうまくいっておらず，プログラムの見直しが必要となっています。

多くの国々で微量栄養素欠乏を解消するための食品強化の取り組みが行われています。事実，先進国では，食品への栄養強化が行われ，様々な栄養不足が解消されてきました。ヨウ素添加食塩は，中国の例が示すように，非常に安価で，現在，世界の約2/3で使用されており，鉄を添加することでさらに栄養強化の効果を高められる可能性があります。他の食品においても栄養強化は可能ですが，それを効果的に実施するためには，添加が技術的に簡単で安価に行え，かつ広く普及している食品を選ぶことが大切です[142]。たとえば，小麦粉，食用油，マーガリン，醤油なども食塩と同様に栄養添加に適している食品と言えます。現在製造されているマルチビタミン・ミネラル補助剤も，子どもの食べ物に振りかけて食べられるように作られています。食品強化にかかるコストは，1人あたり年間3〜5米セントに過ぎず[57]，既存の商品販売のネットワークを利用できるため，食品への栄養強化は，優れた健康向上戦略であることは明らかです。鉄の強化が難しいことを考えると，女性の鉄不足を改善するのに最も効果的な方法は，食品に鉄と葉酸を添加することかもしれません。

また，栄養を強化するための作物の品種改良も行われています。これはバイオ技術を利用して，米，ヤムイモ，その他の野菜などの栄養価を高める試みです。

最近の研究では，以下のような取り組みによって，子どもの死亡率を約15%低下させる可能性があると推定されています[8]。

- 妊婦への葉酸補給のための補助剤あるいは食品添加
- 妊婦へのエネルギーとたんぱく質補給
- 妊婦へのカルシウム補給
- 適切な母乳栄養の促進
- 補完食の適切化
- 6〜59か月の子どもに対するビタミン A と亜鉛の補給
- 急性の高度栄養不足に対する適切な対処
- 急性の中等度栄養不足に対する適切な対処

こうした対策のパッケージは非常に費用対効果が高く，1 DALY を減少させるのに要するコストは，179米ドルと

見積もられています[91]。表 8-6 は DALY を 1 年短縮するために必要なコストと，利益／コスト比 benefit/cost ratio について様々な取り組み別に示したもので，栄養介入の費用対効果が他の保健医療介入に劣らないことが示されています。

## 過体重と肥満

肥満は特に低・中所得国で深刻な問題となっています。その問題の大きさを考えれば，世界，国家，地域，個人などあらゆるレベルで肥満を予防するための政策と戦略が立てられる必要があり，食品産業，医療従事者，学校，都市計画者，農業セクター，メディアなどとの連携も不可欠です。

国際機関には，栄養と運動に国際基準の設定，その基準の順守状況の監視，肥満問題が特に深刻な国を把握するためのサーベイランス・モニタリング・評価システムの確立などの重要な役割があります。2011 年 9 月，国連総会は非感染性疾患 noncommunicable disease（NCD）についての国際サミットを召集し，肥満を含めた非感染性疾患の 1 次予防の鍵となる目標を設定しました[143]。WHO も NCD 対策には，費用対効果の高い介入の開発を含めて，非常に多くの取り組みを行っており，たとえば食事と運動については，塩分摂取の削減，不飽和脂肪酸の摂取の増加を推奨し，マスメディアを通して食事と運動に関する人々の意識の向上に努めてきました。心血管系疾患や糖尿病については，心血管系疾患の既往がある人々を含めて，心臓発作や脳卒中を起こすリスクの高い人々に対する，カウンセリングや多剤を用いた治療を推奨しています[108]。

肥満に対しては，国家レベルでも様々な対策が可能で，多くの国で，食事や運動に関する具体的なガイドラインが策定されています[144, 145]。国家的なキャンペーンも多くの国で行われており，米国では大統領夫人を筆頭にした「Let's Move」キャンペーンが実施されました。これは，子どもの肥満の改善を目的とした総合的な取り組みであり，タスクフォースが設置され，関連するプログラムや政策のレビューに基づいて，目標が明確な新たな国家プランが策定されました[146]。効果的な肥満の予防戦略は，低・中所得国では特に重要です。なぜなら，これらの国の栄養状況は過渡期にあり，栄養不足と栄養過多（過体重・肥満）の問題が混在しているため，相互に干渉しないようにそれぞれの対策を進めなければならないという難しい対応を迫られているからです。また，効果的な大規模キャンペーンを成功させるためには，政府内の複数の部局間の適切な協力体制と資源配分が不可欠です。

肥満と過体重を減少させるためには，栄養政策と食糧・農業政策を連動させることも有効な対策の 1 つになります。たとえば，不健康な食品や加糖飲料 sugar-sweetened beverage に課税すれば消費を抑制することができるとともに，増加した税収入を健康増進プログラムの資金に回すことができます[147]。ここ 5 年で，加糖飲料への課税は，デ

表 8-6　一部の栄養介入の費用対効果と利益／コスト比

| 1DALY 減少に要したコスト |
|---|
| ビタミン A と亜鉛補助剤 —— 5～15 米ドル |
| 重度急性栄養不良のコミュニティと連携した取り組み —— 40 米ドル |
| 大規模な行動変容介入 —— 50～150 米ドル |
| 鉄補給 —— 66～115 米ドル |
| 葉酸補給 —— 90 米ドル |

| 利益／コスト比 |
|---|
| 駆虫 —— 6：1 |
| 主要食品への鉄添加 —— 8：1 |
| 食塩へのヨウ素添加 —— 30：1 |
| 葉酸補給 —— 46：1 |

出典：Horton S. Economics of nutritional interventions. In: Semba RD, Bloem M, eds. Nutrition and Health in a Developing World, third edition. Totowa, New Jersey: Humana Press; 2015. Forthcoming.

ンマーク，ハンガリー，フランス，メキシコ，米国のカリフォルニア州バークレーで実施されており，その効果は完全には分析されていませんが，メキシコでの予備的調査では，課税することで加糖飲料の消費が 10％減少し，水の消費が 13％増加したことが示されています[147]。また，油，砂糖，動物性食品への補助金を廃止すれば国際的に価格が上昇し，それらの食品の消費を，特に低所得層において減少させることができます[148]。そして同時に農家への補助金などによって，野菜や果物などの健康的な食品の価格を低下させ，かつ入手しやすい販売体制を整えることができれば，人々の食生活をより健康的な方向に導くことができます[149]。中国では実際に，野菜，果物，大豆に補助金を支給することで，これらの消費と生産を増加させることに成功しています[150]。

フィンランドの例で見たように，政府は，消費者や食品産業をより健康な食品の消費や生産に向かわせるために，食品の包装にカロリーや栄養素の表示を義務付けることができます[151]。カナダ，米国，ブラジルでは，最新の研究結果に基づいて，トランス脂肪酸など，特に問題となる食品成分の含有量の表示が義務付けられています[152～155]。包装表面栄養表示システム front-of-package labeling system を使えば，短いラベルや簡単なシンボルを用いて，その食品に含まれる成分情報を，簡単に，見やすく表示することが可能で，カラー表示すれば，消費者は健康によいまたは悪い食品を一目で見分けることができます。たとえば，英国では，包装表面栄養表示システムに信号の色分けを取り入れて，脂肪，飽和脂肪酸，砂糖，塩分の含有量の高・中・低が，それぞれ赤，黄，青の色で示されています[156]。

栄養成分ラベル表示の動きは，インド，中国，ブラジル，メキシコ，南アフリカ共和国などの低・中所得国でも広がっています。同じように，レストランやファストフード店でのカロリー表示も，米国のいくつかの地域で実行されており，食品の選択や健康に好影響が見られることが報告されています[157]。こうしたラベルを表示すると同時に，表示の意味についての人々の認識を高める教育キャンペーンも併せて行う必要があります。

こうした栄養表示以外の栄養政策としては，水素化された油脂の代わりにω-3脂肪酸の使用を促すなど，より健康的な代替品の生産と使用を促す方法もあります。これは，レストラン，スーパーマーケット，食品製造企業，食品宅配業者などの食品産業界に，砂糖，脂質，塩分，カロリーを減らすために自主的な取り組みを促すという方法ですが，これには農業セクターや食品産業界の協力が不可欠です。こうした取り組みは，高所得国ではすでに始まっていますが，低・中所得国にもこのような取り組みが広がることが望まれます[158, 159]。

子どもを標的にしたテレビ，インターネット，その他のメディアによる不健康な食品の宣伝を規制する法整備をすることで，こうした食品の消費と子どもの肥満を減少させることができます[160]。区画法 zoning law を導入し，一定の区画内のファストフード店の数を制限することも可能です[40]。WHO は，政府や企業に対して子どもの健康に悪い食品の広告を減らすことを推奨していますが，残念ながら，実際にそれに取り組んでいる国はごく一部にとどまっています[161]。

学校での健康的な食環境を整え，同時に，生徒と親への栄養教育を実施することも，子どもの健康的な食生活を醸成する上で非常に大切です[162]。学校給食を行えば，健康的な食事を，安価もしくは無料で提供することができ，同時に，栄養不足と過体重・肥満を予防することができます。加糖飲料や健康に悪いスナック菓子の自動販売機を撤去し，より健康的なお菓子の販売を増やす，もしくは校内でのお菓子の販売を禁止するといった対策も考えられます。体育の時間を延長したり，学校内での食品広告を禁止するといった対策も有効です。

WHO の Global Action Plan for the Prevention and Control of Non-communicable Diseases 2013～2020 では，運動不足の10％削減が目標として掲げられています[87]。この目標を達成するためには，各国は，ブラジルのように運動についての国家的ガイドラインを策定し，国民にほぼ毎日，30分程度の中等度の運動を促すための，全国的教育キャンペーンを実施する必要があります[44]。テレビやインターネットを見る時間を減らすための，強制的なキャンペーンあるいは自主性を促すキャンペーンも1つの方法です。たとえば，米国のテレビ局 Nickelodeon は，1年に1度，3時間すべての放送を中止し，「立ち上がって，外に出て，そして遊ぼう」と子どもの外遊びを促す「Worldwide Day of Play」という取り組みを行っています[163]。こうした取り組みが他の放送局にも広がれば，もっと定期的で長時間の取り組みに発展する可能性があります。

国レベルあるいは地方レベルの都市計画を工夫することで，安全でアクセスしやすいレクリエーション空間・施設のある町づくりができます。また，公共交通機関の割引運賃の提供，自転車シェアリングプログラムの導入，自転車の安全講習，駐輪場の確保なども，公共交通機関や自転車の使用を促すことで運動を促進する効果があります[15]。公園や歩道，安全な自転車レーンの設置，登りやすいビル階段の整備なども効果的です。

マスメディアの力も強力です。デジタル・印刷メディアあるいはソーシャルマーケティングを通じて，肥満を社会問題として取り上げていく必要があります[164]。マスメディアを動員できれば，行政や社会の関心を高め，その結果，具体的な政策やプログラムを導くことも不可能ではありません[164]。また，メディアによる栄養教育は，健康と体重減少に直接，ポジティブな影響をもたらしうることも示されています[165, 166]。

医師の役割も重要です。医師は診察時には必ず患者の体重を測定し，必要に応じて患者に，栄養と体重管理に関するアドバイスを行うよう努力する必要があります[166]。しかし，そのためには，患者の行動変容を導くのに必要なスキルについてのトレーニングが必要であり，もし肥満者に対する差別意識があればそれを克服するようにしなければなりません[167]。また，医療組織や NGO の活動は，政策決定を促す上で重要です[15]。たとえば，米国心臓協会 American Heart Association は，心血管系疾患の予防に必要な具体的な対策についての科学的な声明を発表していますが，これは非常に多く引用され，医師や医療機関の肥満対策の指針として活用されています[168]。

食品の入手可能性，あるいは物理的・社会的環境が個人の意思決定に影響するとは言え，健康的な食生活と運動を実践するかどうかは，最終的には個人の選択にかかっています。より健康であるためには，私たち1人ひとりが，特に砂糖からのエネルギー摂取や塩分を控え，飽和脂肪酸やトランス脂肪酸を避け，また成人であれば運動を週に150分，子どもであれば1日60分以上行うことが大切です[44]。

## メインメッセージ

### 栄養不足

栄養状態は健康の重要な決定要因であり，母親と子ども双方の健康に関わり，子どもの出生体重，出生後の身体的成長，認知的発達，免疫機能，就学，集中力，学習能力に影響し，将来の生産性にも影響を与えます。

グローバルヘルスの観点から最も重要な栄養問題は，母乳栄養が正しく行われているかどうか，必要なカロリーやたんぱく質が十分に摂取されているかどうか，ビタミン

A，ヨウ素，鉄，亜鉛，カルシウムなどの微量栄養素が十分に摂取されているかどうかということです。これらの栄養素の重要性は，思春期，妊娠中または授乳中の女性，乳児，小児，成人，高齢者などライフステージによって異なります。

　世界では，10億人以上もの人々が，カロリー，たんぱく質，微量栄養素が欠乏した状態にあります。貧困がその主な原因ですが，文化，慣習，食習慣などにも影響を受けます。どのような栄養不足であれ，問題は貧困者，社会的弱者，女性や子どもほど深刻です。

　カロリーやたんぱく質の不足は，出生時の低体重，発育不良，免疫力の低下を引き起こし，ビタミンA不足は視力への影響が有名ですが，免疫力や子どもの成長にも悪影響を及ぼします。鉄の不足は，貧血を引き起こし，虚弱や疲れの原因となりますが，妊婦では健康障害や死亡，子どもでは発育不良や精神発達遅滞などの原因となります。ヨウ素欠乏は，甲状腺腫や精神異常の原因となり，また子どもの成長にも悪影響を及ぼします。亜鉛の不足は，免疫力への影響の他，子どもの成長，認知機能や運動機能の発達に影響を与えます。

　しかし，幸い，これらの問題については，多くの費用対効果の高い解決策があります。たとえば，栄養状態に深刻な影響を与える感染症や下痢症の予防には，石鹸を用いた手洗いの励行，栄養状態の改善には，生後6か月間の完全母乳哺育と適切で衛生的な補完食，カロリーやたんぱく質補給のための補助食，ビタミンAや鉄の補助剤，食塩へのヨウ素添加，妊婦へのマルチビタミン剤投与，下痢治療のための経口補水液や亜鉛の投与などがあります。こうした対策を実施すれば，貧しい家庭であっても，栄養改善は可能ですが，こうした対策は，コミュニティ参加型で行われるときに最も効果を発揮します。

　ただし子どもが正常に発達するためには，受精から2歳までという短い時間（機会の窓 window of opportunity）に適切な栄養を供給する必要があることを忘れてはいけません。その期間に生じた発育や発達の遅れは，不可逆的なものとなってしまうからです。

　以上を踏まえれば，グローバルな栄養不足対策では，特に以下の点に特に留意する必要があります。

- 妊婦に適切なカロリーとたんぱく質と微量栄養素を摂取させること。
- 生後6か月までは母乳栄養のみで子どもを育てること（完全母乳哺育）。
- 生後6か月以降の子どもには適切な補完食を与えること。
- 地域の状況に即した栄養の補助や強化を，コミュニティ参加型で実施すること。
- 衛生行動の向上，水・し尿処理の衛生化，適切な健康・食行動の促進によって，感染症を予防すること。
- 南アジアとサハラ以南アフリカに対策を集中すること。

そして，これらの実施にあたっては以下のように，短期的，中期的，長期的なアプローチが必要となります[141]。

短期的対策
- コミュニティと連携した子どもの成長モニタリングの実施
- ビタミンAと鉄補給の実施
- 下痢症対策としての亜鉛の使用
- 適切な対象に対する治療食の供給

中期的対策
- コミュニティと連携した子どもの成長モニタリングの持続的実施
- チケット，スマートカードや条件付き現金給付などのプログラムを用いた栄養補助の実施
- 食塩へのヨウ素添加を含め，地域に適した食品に対する微量栄養素の強化

長期的対策
- 女性の教育や女性の社会的立場を向上させるための適切な対策の実施
- 食品の栄養成分を改善するための新たなテクノロジーの使用

## 肥満と過体重

　貿易の自由化，経済成長，急速な都市化などのグローバル化によって，世界的に肥満や肥満に関連する慢性疾患が急増しつつあります。グローバル化は，人々の食事，生活習慣，生活環境を劇的に変化させ，カロリー摂取量を地球規模で増加させ，特に栄養転換 nutritional transition の過渡期にある低・中所得国では，ファストフード店やスーパーマーケット，砂糖・動物性製品を多く含む食品が増加する一方で，運動量の低下，その他の行動・文化・生物学的な要因によって，肥満と過体重が急速に増加しています。

　肥満の予防には，野菜，果物，全粒粉，豆，ナッツ類を多く含み，一方，赤身肉や加工肉，飽和脂肪酸やトランス脂肪酸，砂糖，塩分，精製された炭水化物などが少ない，バランスの良い健康的な食事が重要です。

　しかし，残念ながら世界の大多数の人々は，そうした健康的な食事を摂取できておらず，21億人もの人々が肥満もしくは過体重の状態にあります。低・中所得国では裕福な女性に肥満者が多い傾向がありますが，高所得国では対照的に，肥満は低所得者により多い傾向があります。子どもの肥満は特に問題であり，世界では現在約4,300万人もの子どもが肥満または過体重の状態にあり，その状態を保ったまま成人になっていく可能性があります。

　肥満とその合併症の医療費は高く，また生活の質を著しく損なうため，特に低・中所得国では，栄養過多と栄養不足の2重負荷 double burden of malnutrition と戦うため

の予防戦略を立てる必要があります。肥満問題の複雑さと今後の展望を考えれば，効果的な予防戦略や政策を，世界，国家，地域，家庭，個人と様々なレベルで取り組む必要があります。国際機関による栄養状態の目標設定やガイドラインの制定に加え，行動と環境を変えるために政府，組織，コミュニティ，個人が共同する必要があります。政策や予防活動には，産業界，メディア，医療従事者，農業従事者，都市計画者の参加が必要となります。

政府，産業，個人が取り組める費用対効果の高い肥満対策や食生活改善には以下のようなものが考えられます。

- 政府による栄養表示の義務付け，塩分含有基準の設定，課税，生産者による自発的な塩分制限，個々の消費者が栄養表示に基づいて行う意思決定を通した塩分摂取量の削減。
- 政府によるトランス脂肪酸の規制，健康的な油の生産に向けた企業の動機付け，食品の栄養表示などを通じた，トランス脂肪酸から多価不飽和脂肪酸への転換促進。
- 政府，地域の保健医療部局，民間組織，学校などの取り組みと連動した，健康な食生活や運動習慣に対する意識向上のためのマスメディアキャンペーン。
- 心血管系疾患の既往を持つ人々や，心臓発作と脳卒中リスクの高い人々に対するカウンセリングと多剤併用による治療。ただし，これらは診察と結び付けて行う必要があり，医療機関は日常診療の中で肥満予防のアドバイスを常時行う必要がある。
- 心臓発作予防のための，診察に基づくアスピリンの投与。

最後に，これらの栄養課題に対する取り組みにおいては，①直接的介入，②間接的介入，③対策の効果的実施を可能とするための環境整備，という3つのアプローチが必要なことに留意する必要があります。

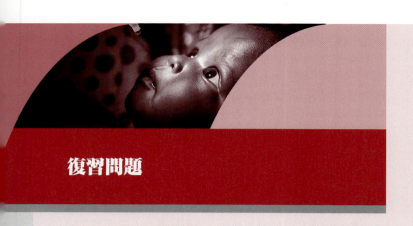

# 復習問題

1. ミレニアム開発目標（MDG）における栄養問題の重要性について述べてください。
2. 発育不良 stunting とるい痩 wasting の違いについて述べてください。
3. 栄養不足 undernutrition の直接的，間接的原因について述べてください。
4. 肥満 obesity と過体重 overweight の直接的，間接的原因について述べてください。
5. 栄養状態と健康状態の関係について述べてください。
6. 栄養状態を評価する上で成長曲線がどのように用いられるかを説明してください。
7. 微量栄養素欠乏の中で最も重要なものをいくつかあげ，また，それによって生じる健康問題について説明してください。
8. 妊婦にとって貧血がなぜ特に危険であるか，その理由を述べてください。
9. 生後6か月間母乳のみで育てることがなぜ重要なのかを説明してください。
10. 世界で最も栄養問題が深刻な地域をあげてください。
11. 栄養状態と経済発展の関係について述べてください。
12. 5歳未満児の栄養不足を改善する上で，費用対効果の高い取り組みにはどのようなものがあるかを説明してください。
13. 肥満や過体重を改善する上で，費用対効果の高い取り組みにはどのようなものがあるかを説明してください。

# 引用文献

1. Institute of Health Metrics and Evaluation. (2015). *GBD 2010 heat map*. Retrieved May 12, 2015, from http://vizhub.healthdata.org/irank/heat.php.
2. United Nations Children's Fund, World Health Organization, The World Bank. (2012). *UNICEF-WHO-World Bank joint child malnutrition estimates*. New York: UNICEF; Geneva: WHO; Washington, DC: World Bank.
3. Black, R. E., Victora, C. G., Walker, S. P., et al. (2013, August 3). Maternal and child undernutrition and overweight in low-income and middle-income countries. *Lancet, 382*(9890), 427–451.
4. UNICEF and The Micronutrient Initiative. (2004). *Vitamin and mineral deficiency: A global progress report*. Ottawa: The Micronutrient Initiative.
5. International Food Policy Research Institute. (2014). *Global nutrition report 2014: Actions and accountability to accelerate the world's progress on nutrition*. Washington, DC: International Food Policy Research Institute.
6. Lancet. (2010). *Global burden of disease study 2010*. Available at http://www.thelancet.com/global-burden-of-disease.
7. UNICEF. (1998). *State of the world's children: Focus on nutrition*. New York: Oxford University Press.
8. Bhutta, Z. A., Das, J. K., Rizvi, A., et al. (2013, August 3). Evidence-based intervention for improvement of maternal and child nutrition: What can be done and at what cost? *Lancet, 382*(9890), 452–477.
9. Centers for Disease Control and Prevention. *Genomics and health*. Retrieved September 18, 2014, from http://www.cdc.gov/genomics/resources/diseases/obesity/index.htm.
10. Cox, A. J., West, N. P., & Cripps, A. W. (2014). Obesity, inflammation, and the gut microbiota. *The Lancet Diabetes & Endocrinology, 3*(3), 207–215.
11. Popkin, B. M. (2006). Global nutrition dynamics: The world is shifting rapidly toward a diet linked with noncommunicable diseases. *American Journal of Clinical Nutrition, 84*(2), 289–298.
12. Nakamura, Y. (2002). Beyond the hijab: Female Muslims and physical activity. *Women in Sport & Physical Activity Journal, 11*(2), 21.
13. Matsudo, S. M., Matsudo, V. R., Araújo, T., Andrade, D., Andrade, E., Oliveira, L., et al. (2002). Nível de atividade física da população do estado de São Paulo: Análise de acordo com o gênero, idade, nível sócio-econômico, distribuição geográfica e de conhecimento. *Revista Brasileira de Ciência e Movimento, 10*(4), 41–50.
14. Benjelloun, S. (2002). Nutrition transition in Morocco. *Public Health Nutrition, 5*(1a), 135–140.
15. Malik, V. S., Willett, W. C., & Hu, F. B. (2012). Global obesity: Trends, risk factors and policy implications. *Nature Reviews, Endocrinology, 9*(1), 13–27.
16. Fuster, V., & Kelly, B. B. (Eds.). (2010). *Promoting cardiovascular health in the developing world: A critical challenge to achieve global health*. Washington, DC: National Academies Press.
17. Hawkes, C., Chopra, M., & Friel, S. (2009). Globalization, trade, and the nutrition transition. In R. Labonté, T. Schrecker, C. Packer, & V. Runnels, *Globalization and health: Pathways, evidence and policy* (pp. 235–262). New York: Routledge.
18. Kearney, J. (2010). Food consumption trends and drivers. *Philosophical Transactions of the Royal Society B: Biological Sciences, 365*(1554), 2793–2807.
19. Caballero, B. A. (2005). A nutrition paradox—underweight and obesity in developing countries. *New England Journal of Medicine, 352*(15), 1514–1516.
20. Johns, T., & Eyzaguirre, P. B. (2006). Linking biodiversity, diet and health in policy and practice. *Proceedings of the Nutrition Society, 65*(2), 182–189.
21. Wang, Y., Mi, J., Shan, X. Y., Wang, Q. J., & Ge, K. Y. (2007). Is China facing an obesity epidemic and the consequences? The trends in obesity and chronic disease in China. *International Journal of Obesity, 31*(1), 177–188.
22. Pan, A., Malik, V. S., & Hu, F. B. (2012). Exporting diabetes mellitus to Asia: The impact of Western-style fast food. *Circulation, 126*, 163–165.
23. Ritzer, G. (2002). An introduction to McDonaldization. *McDonaldization: The Reader*, 4–25.
24. McDonald's. *Company profile*. Retrieved September 1, 2014, from http://www.aboutmcdonalds.com/mcd/investors/company_profile.html.
25. Misra, A., & Khurana, L. (2008). Obesity and the metabolic syndrome in developing countries. *Journal of Clinical Endocrinology and Metabolism, 93*(11, Suppl. 1), S9–S30.
26. Kimenju, S. C., Rischke, R., Klasen, S., & Qaim, M. (2015). Do supermarkets contribute to the obesity pandemic in developing countries? *Public health nutrition*, 1–10.
27. Hawkes, C. (2008). Dietary implications of supermarket development: A global perspective. *Development Policy Review, 26*(6), 657–692.
28. Reardon, T., Timmer, C., Barrett, C., & Berdegue, J. (2003). The rise of supermarkets in Africa, Asia, and Latin America. *American Journal of Agricultural Economics, 85*, 1140–1146.
29. Wagner, K. H., & Brath, H. (2012). A global view on the development of non communicable diseases. *Preventive Medicine, 54*, S38–S41.
30. Cummins, S., & Macintyre, S. (2006). Food environments and obesity—Neighbourhood or nation? *International Journal of Epidemiology, 35*(1), 100–104.
31. Popkin, B. M., Adair, L. S., & Ng, S. W. (2012). Global nutrition transition and the pandemic of obesity in developing countries. *Nutrition Reviews, 70*(1), 3–21.
32. Horgen, K. B., Choate, M., & Brownell, K. D. (2001). Television and children's nutrition. In D. G. Singer & J. L. Singer (Eds.), *Handbook of children and the media* (pp. 447–461). Thousand Oaks, CA: Sage.
33. Popkin, B. M., & Nielsen, S. J. (2003). The sweetening of the world's diet. *Obesity Research, 11*(11), 1325–1332.
34. Welsh, J. A., Sharma, A. J., Grellinger, L., & Vos, M. B. (2011). Consumption of added sugars is decreasing in the United States. *American Journal of Clinical Nutrition, 94*(3), 726–734.
35. Malik, V. S., Popkin, B. M., Bray, G. A., Després, J. P., Willett, W. C., & Hu, F. B. (2010). Sugar-sweetened beverages and risk of metabolic syndrome and type 2 diabetes: A meta-analysis. *Diabetes Care, 33*(11), 2477–2483.
36. Mozaffarian, D., Hao, T., Rimm, E. B., Willett, W. C., & Hu, F. B. (2011). Changes in diet and lifestyle and long-term weight gain in women and men. *New England Journal of Medicine, 364*(25), 2392–2404.
37. Pan, A., Sun, Q., Bernstein, A. M., Schulze, M. B., Manson, J. E., Willett, W. C., et al. (2011). Red meat consumption and risk of type 2 diabetes: 3 cohorts of US adults and an updated meta-analysis. *American Journal of Clinical Nutrition, 94*(4), 1088–1096.
38. Bernstein, A. M., Sun, Q., Hu, F. B., Stampfer, M. J., Manson, J. E., & Willett, W. C. (2010). Major dietary protein sources and risk of coronary heart disease in women. *Circulation, 122*(9), 876–883.
39. Chan, D. S., Lau, R., Aune, D., Vieira, R., Greenwood, D. C., Kampman, E., et al. (2011). Red and processed meat and colorectal cancer incidence: Meta-analysis of prospective studies. *PLoS One, 6*(6), e20456.
40. Pan, A., Sun, Q., Bernstein, A. M., et al. (2012). Red meat consumption and mortality: Results from 2 prospective cohort studies. *Archives of Internal Medicine, 172*(7), 555–563.
41. Popkin, B. M. (2009). *The world is fat: The fads, trends, policies, and products that are fattening the human race*. New York: Penguin Group.
42. Popkin, B. M., & Gordon-Larsen, P. (2004). The nutrition transition: Worldwide obesity dynamics and their determinants. *International Journal of Obesity, 28*(Suppl. 3), S2–S9.

43. Hu, F. B. (2008). *Obesity epidemiology*. New York: Oxford University Press.
44. World Health Organization. (2010). *Global recommendations on physical activity for health*. Geneva: WHO.
45. Sallis, J. F., Slymen, D. J., Conway, T. L., Frank, L. D., Saelens, B. E., Cain, K., et al. (2011). Income disparities in perceived neighborhood built and social environment attributes. *Health & Place*, 17(6), 1274–1283.
46. Singh, S. K. (2005). Review of urban transportation in India. *Journal of Public Transportation*, 8(1), 79–97.
47. Patel, S. R., & Hu, F. B. (2008). Short sleep duration and weight gain: A systematic review. *Obesity*, 16(3), 643–653.
48. Muntner, P., Gu, D., Wildman, R. P., Chen, J., Qan, W., Whelton, P. K., et al. (2005). Prevalence of physical activity among Chinese adults: Results from the International Collaborative Study of Cardiovascular Disease in Asia. *American Journal of Public Health*, 95(9), 1631–1636.
49. World Health Organization. (n.d.). *BMI classification*. Retrieved May 14, 2015, from http://apps.who.int/bmi/index.jsp?introPage=intro_3.html.
50. UNICEF. (2006). *Progress for children. A report card on nutrition, No. 4*. Retrieved May 8, 2011, from http://www.unicef.org/progressforchildren/2006n4/index_undernutrition.html.
51. Caulfield, L. E., Richard, S. A., Rivera, J. A., Musgrove, P., & Black, R. E. (2006). Stunting, wasting, and micronutrient disorders. In D. T. Jamison, J. G. Breman, A. R. Measham, et al. (Eds.), *Disease control priorities in developing countries* (2nd ed., pp. 551–567). New York: Oxford University Press and The World Bank.
52. World Health Organization. (2006). *Severe acute malnutrition*. Retrieved June 15, 2015 from http://www.who.int/nutrition/topics/malnutrition/en/.
53. Victora, C. G., Adair, L., Fall, C., et al. (2008). Maternal and child undernutrition: Consequences for adult health and human capital. *Lancet*, 371(9609), 340–357.
54. GP Notebook: *Xerophthalmia*. Retrieved May 30, 2015, from http://www.gpnotebook.co.uk/simplepage.cfm?ID=664403984.
55. Black, R. E., Allen, L. H., Bhutta, Z. A., et al. (2008). Maternal and child undernutrition: Global and regional exposures and health consequences. *Lancet*, 371(9608), 243–260.
56. Government of Australia. *Iodine explained*. Retrieved June 27, 2006, from http://www.betterhealth.vic.gov.au/BHCV2/bhcarticles.nsf/pages/Iodine_explained?open.
57. World Bank. (2006). *Repositioning nutrition as central to development*. Washington, DC: World Bank.
58. World Health Organization. (2015). Micronutrient deficiencies. Iodine deficiency. Retrieved June 15, 2015, from http://www.who.int/nutrition/topics/idd/en/.
59. US National Library of Medicine. Medline Plus. Iron. Retrieved July 7, 2015, from http://www.nlm.nih.gov/medlineplus/iron.html.
60. World Health Organization. (2015). Zinc supplementation in the management of diarrhea. Retrieved June 15, 2015, from http://www.who.int/elena/titles/bbc/zinc_diarrhoea/en/.
61. Brown, K. H., & Wuehler, S. E. (2000). *The micronutrient initiative*. Ottawa: The Micronutrient Initiative.
62. MedlinePlus. *Folic acid*. Retrieved May 14, 2015, from http://www.nlm.nih.gov/medlineplus/folicacid.html.
63. World Cancer Research Fund. (2007). *Food, nutrition, physical activity and the prevention of cancer: A global perspective*. Washington, DC: World Cancer Research Fund.
64. American Heart Association. (2015). *Polyunsaturated fats*. Retrieved September 21, 2014, from http://www.heart.org/HEARTORG/GettingHealthy/NutritionCenter/HealthyEating/Polyunsaturated-Fats_UCM_301461_Article.jsp.
65. Appel, L. J., Sacks, F. M., Carey, V. J., et al. (2005). Effects of protein, monounsaturated fat, and carbohydrate intake on blood pressure and serum lipids: Results of the OmniHeart randomized trial. *JAMA*, 294(19), 2455–2464.
66. Mozaffarian, D., Micha, R., & Wallace, S. (2010). Effects on coronary heart disease of increasing polyunsaturated fat in place of saturated fat: A systematic review and meta-analysis of randomized controlled trials. *PLoS Medicine*, 7(3), e1000252.
67. Mente, A., de Koning, L., Shannon, H. S., & Anand, S. S. (2009). A systematic review of the evidence supporting a causal link between dietary factors and coronary heart disease. *Archives of Internal Medicine*, 169(7), 659–669.
68. World Health Organization. (2014). *Guideline: Sodium intake for adults and children*. Retrieved September 18, 2014, from http://apps.who.int/iris/bitstream/10665/77985/1/9789241504836_eng.pdf.
69. Nishida, C., Uauy, R., Kumanyika, S., & Shetty, P. (2004). The joint WHO/FAO expert consultation on diet, nutrition and the prevention of chronic diseases: Process, product and policy implications. *Public Health Nutrition*, 7(1a), 245–250.
70. Malik, V. S., Willett, W. C., & Hu, F. B. (2009). Sugar-sweetened beverages and BMI in children and adolescents: Reanalyses of a meta-analysis. *American Journal of Clinical Nutrition*, 89, 438–439.
71. Fung, T. T., Malik, V., Rexrode, K. M., Manson, J. E., Willett, W. C., & Hu, F. B. (2009). Sweetened beverage consumption and risk of coronary heart disease in women. *American Journal of Clinical Nutrition*, 89(4), 1037–1042.
72. De Koning, L., Malik, V. S., Kellogg, M. D., Rimm, E. B., Willett, W. C., & Hu, F. B. (2012). Sweetened beverage consumption, incident coronary heart disease and biomarkers of risk in men. *Circulation*, 125(14), 1735–1741.
73. Babey, S. H. et al. (2009) *Bubbling over: Soda consumption and its link to obesity in California* (Healthy Policy Brief). Los Angeles: UCLA Center for Health Policy Research.
74. World Health Organization. (2015). *Guideline: Sugars intake for adults and children*. Geneva: WHO. Retrieved March 22, 2015, from http://apps.who.int/iris/bitstream/10665/149782/1/9789241549028_eng.pdf?ua=1.
75. Gross, L. S., Li, L., Ford, E. S., & Liu, S. (2004). Increased consumption of refined carbohydrates and the epidemic of type 2 diabetes in the United States: An ecologic assessment. *American Journal of Clinical Nutrition*, 79(5), 774–779.
76. Sun, Q., Spiegelman, D., van Dam, R. M., Holmes, M. D., Malik, V. S., Willett, W. C., et al. (2010). White rice, brown rice, and risk of type 2 diabetes in US men and women. *Archives of Internal Medicine*, 170(11), 961–969.
77. Villegas, R., Liu, S., Gao, Y. T., Yang, G., Li, H., Zheng, W., et al. (2007). Prospective study of dietary carbohydrates, glycemic index, glycemic load, and incidence of type 2 diabetes mellitus in middle-aged Chinese women. *Archives of Internal Medicine*, 167(21), 2310–2316.
78. Ohio State University. (2009). *Nutritional needs of pregnancy and breastfeeding* (Fact Sheet). Retrieved May 30, 2015, from http://ohioline.osu.edu/hyg-fact/5000/pdf/5573.pdf.
79. Black, R. E., Morris, S. S., & Bryce, J. (2003). Where and why are 10 million children dying every year? *Lancet*, 361(9376), 2226–2234.
80. Gillespie, S., & Flores, R. (n.d.). *The life cycle of malnutrition*. Washington, DC: International Food Policy Research Institute. Retrieved July 7, 2015, from http://ebrary.ifpri.org/cdm/ref/collection/p15738coll2/id/125440.
81. National Osteoporosis Foundation. *What is osteoporosis?* Retrieved May 30, 2015, from http://nof.org/articles/7.
82. UNICEF. *Nutrition: What are the challenges?* Retrieved June 28, 2006, from http://www.unicef.org/nutrition/index_challenges.html.

83. UNICEF and World Health Organization. (2004). *Low birth weight: Country, regional, and global estimates.* New York: UNICEF.

84. Finucane, M. M., Stevens, G. A., Cowan, M. J., et al. (2011). National, regional, and global trends in body-mass index since 1980: Systematic analysis of health examination surveys and epidemiological studies with 960 country-years and 9.1 million participants. *Lancet, 377*(9765), 557–567.

85. Ng, M., Fleming, T., Robinson, M., et al. (2014). Global, regional, and national prevalence of overweight and obesity in children and adults during 1980–2013: A systematic analysis for the Global Burden of Disease Study 2013. *Lancet, 384*(9945), 766–781.

86. Flegal, K. M., Carroll, M. D., Kit, B. K., & Ogden, C. L. (2012). Prevalence of obesity and trends in the distribution of body mass index among US adults, 1999–2010. *JAMA, 307*(5), 491–497.

87. World Health Organization. (2013). *Global action plan for the prevention and control of noncommunicable diseases 2013–2020.* Retrieved September 4, 2014, from http://apps.who.int/iris/bitstream/10665/94384/1/9789241506236_eng.pdf.

88. Kelly, T., Yang, W., Chen, C. S., Reynolds, K., & He, J. (2008). Global burden of obesity in 2005 and projections to 2030. *International Journal of Obesity, 32*(9), 1431–1437.

89. Singh, A. S., Mulder, C., Twisk, J. W., van Mechelen, W., & Chinapaw, M. J. Tracking of childhood overweight into adulthood: A systematic review of the literature. *Obesity Reviews, 9*(5), 474–488.

90. De Onis, M., Blossner, M., & Borghi, E. (2010). Global prevalence and trends of overweight and obesity among preschool children. *American Journal of Clinical Nutrition, 92*(5), 1257–1264.

91. Horton, S. (in press). Economics of nutritional interventions. In R. D. Semba & M. Bloem (Eds.), *Nutrition and health in a developing world* (3rd ed.). Totowa, NJ: Humana Press.

92. Hunt, J. M. (2002). Reversing productivity losses from iron deficiency: The economic case. *Journal of Nutrition, 132*(Suppl. 4), 794S–801S.

93. Fogel, R. (1991). *New sources and new techniques for the study of secular trends in nutritional status, health, mortality, and the process of aging.* Cambridge, MA: National Bureau of Economic Research.

94. Wolgemuth, J. C., Latham, M. C., Hall, A., Chesher, A., & Crompton, D. W. (1982). Worker productivity and the nutritional status of Kenyan road construction laborers. *American Journal of Clinical Nutrition, 36*(1), 68–78.

95. Li, R., Chen, X., Yan, H., Deurenberg, P., Garby, L., & Hautvast, J. G. (1994). Functional consequences of iron supplementation in iron-deficient female cotton mill workers in Beijing, China. *American Journal of Clinical Nutrition, 59*(4), 908–913.

96. World Health Organization. (2009). *Global health risks: Mortality and burden of disease attributable to selected major risks, 2009.* Geneva: WHO. Retrieved September 4, 2014, from http://www.who.int/healthinfo/global_burden_disease/GlobalHealthRisks_report_full.pdf.

97. Danaei, G., Ding, E. L., Mozaffarian, D., Taylor, B., Rehm, J., Murray, C. J., et al. (2009). The preventable causes of death in the United States: Comparative risk assessment of dietary, lifestyle, and metabolic risk factors. *PLoS Medicine, 6*(4), e1000058.

98. Prospective Studies Collaboration, et al. (2009). Body-mass index and cause-specific mortality in 900,000 adults: Collaborative analyses of 57 prospective studies. *Lancet, 373,* 1083–1096.

99. Beaglehole, R., Bonita, R., Horton, R., et al. (2011). Priority actions for the non-communicable disease crisis. *Lancet, 377*(9775), 1438–1447.

100. Centers for Medicare & Medicaid Services. (2013). *National health expenditures 2013 highlights.* Retrieved September 4, 2014, from http://www.cms.gov/Research-Statistics-Data-and-Systems/Statistics-Trends-and-Reports/NationalHealthExpendData/downloads/highlights.pdf.

101. Cawley, J., & Meyerhoefer, C. (2012). The medical care costs of obesity: An instrumental variables approach. *Journal of Health Economics, 31*(1), 219–230.

102. Popkin, B., Horton, S., & Kim, S. (2001). The nutrition transition and prevention of diet-related chronic diseases in Asia and the Pacific. *Food and Nutrition Bulletin, 22*(4), 1–58.

103. Bloom, D. E., Cafiero, E. T., McGovern, M. E., Prettner, K., Stanciole, A., Weiss, J., et al. (2013). *The economic impact of non-communicable disease in China and India: Estimates, projections, and comparisons* (NBER Working Paper No. 19335). Cambridge, MA: National Bureau of Economic Research.

104. Thompson, D., Edelsberg, J., Kinsey, K. L., & Oster, G. (1998). Estimated economic costs of obesity to U.S. business. *American Journal of Health Promotion, 13*(2), 120–127.

105. World Health Organization. (2000). *Obesity: Preventing and managing the global epidemic* (No. 894). Geneva: World Health Organization.

106. Abegunde, D. O., Mathers, C. D., Adam, T., Ortegon, M., & Strong, K. (2007). The burden and costs of chronic diseases in low-income and middle-income countries. *Lancet, 370*(9603), 1929–1938.

107. Food and Agriculture Organization of the United Nations. (2013). *The state of food and agriculture, 2013.* Rome, Italy: Author. Retrieved September 4, 2014, from http://www.fao.org/docrep/018/i3300e/i3300e.pdf.

108. Bloom, D. E., Cafiero, E., Jané-Llopis, E., Abrahams-Gessel, S., Bloom, L. R., Fathima, S., et al. (2011). *The global economic burden of noncommunicable diseases.* Geneva: World Economic Forum.

109. Kolotkin, R. L., Meter, K., & Williams, G. R. (2001). Quality of life and obesity. *Obesity Reviews, 2*(4), 219–229.

110. Friedman, R. R., & Puhl, R. M. (2012). *Weight bias: A social justice issue.* New Haven, CT: Yale University, Rudd Center for Food Policy and Obesity.

111. Basnet, A. S., & Mathema, P. (2010). *Micronutrient supplementation brings new hope for children in Nepal.* Retrieved January 10, 2011, http://www.unicef.org/infobycountry/nepal_56023.html.

112. Micronutrient Initiative. (2009). *Investing in the future: A united call to action on vitamin and mineral deficiencies. Global report 2009.* Ottawa, Ontario, Canada: Author. Retrieved January 10, 2011, http://www.unitedcalltoaction.org/documents/Investing_in_the_future.pdf.

113. Micronutrient Initiative. *Nepal.* Retrieved January 10, 2011, from http://www.micronutrient.org/english/view.asp?x=605.

114. UNICEF. (2003). *Getting to the roots: Mobilizing community volunteers to combat vitamin A deficiency disorders in Nepal.* Kathmandu, Nepal: UNICEF Regional Office for South Asia. Retrieved May 31, 2015, from http://www.unicef.org/rosa/Getting.pdf.

115. Micronutrient Initiative. (2007). *Accelerating food fortification: A Rapid Results Initiative in Kenya.* Retrieved May 31, 2015, from http://rapidresultsinstitute.info/wp-content/uploads/2012/02/Kenya-Micro-Nutrients.pdf.

116. Micronutrient Initiative. *Accelerating food fortification in Kenya: A results based approach to forming public-private partnerships.* Retrieved June 15, 2015, from http://www.rapidresults.org/wp-content/uploads/2015/06/Accelerating-Food-Fortification-in-Kenya.pdf.

117. Stein, A. H., Wang, M., DiGirolamo, A., et al. Nutritional supplementation in early childhood, schooling, and intellectual functioning in adulthood: A prospective study in Guatemala. *Archives of Pediatrics and Adolescent Medicine, 162*(7), 612–618.

118. Hoddinott, J., Maluccio, J. A., Behrman, J. R., Flores, R., & Martorell, R. (2008). Effect of a nutrition intervention during early childhood on economic productivity in Guatemalan adults. *Lancet, 371*(9610), 411–416.

119. Behrman, J. R., Calderon, M. C., Preston, S. H., Hoddinott, J., Martorell, R., & Stein, A. D. (2009). Nutritional supplementation in girls influences the growth of their children: Prospective study in Guatemala. *American Journal of Clinical Nutrition, 90,* 1372–1379.

120. Lee, M. J., Popkin, B. M., & Kim, S. (2002). The unique aspects of the nutrition transition in South Korea: The retention of healthful elements in their traditional diet. *Public Health Nutrition, 5*(1a), 197–203.

121. Kim, S., Moon, S., & Popkin, B. M. (2000). The nutrition transition in South Korea. *American Journal of Clinical Nutrition, 71*(1), 44–53.

122. Drewnowski, A., & Popkin, B. M. (1997). The nutrition transition: New trends in the global diet. *Nutrition Reviews, 55*(2), 31–43.

123. Korean Dietetic Association. Retrieved September 20, 2014, from http://www.dietitian.or.kr.

124. South Korean Ministry of Health and Welfare. (1969–1999). *Reports on 1969–95 National Nutrition Survey; Report on 1998 National Health and Nutrition Survey*. Seoul, South Korea: Ministry of Health and Welfare.

125. Organisation for Economic Co-operation and Development. *Obesity and the economics of prevention: Fit not fat. Korea key facts*. Retrieved September 24, 2014, from http://www.oecd.org/els/health-systems/obesityandtheeconomicsofpreventionfitnotfat-koreakeyfacts.htm.

126. Rego, A., Berardo, F., & Rodrigues, S. (1990). Fatores de risco para doenças crônico não-transmissíveis: Inquérito domiciliar no município de São Paulo, SP (Brasil). Metodologia e resultados preliminares. *Revista de Saúde Pública, 24*, 277–285.

127. Matsudo, S. M., Matsudo, V. R., Araujo, T. L., Andrade, D. R., Andrade, E. L., et al. (2003). The Agita São Paulo Program as a model for using physical activity to promote health. *Revista Panamericana de Salud Pública, 14*(4), 265–272.

128. National Social Marketing Centre. (2012). *ShowCase: Agita São Paulo*. Retrieved October 17, 2014, from http://www.consumerfocus.org.uk/files/2012/09/Agita-Sao-Paulo-FULL-case-study.pdf.

129. Organización Panamericana de la Salud. (2002). *A multisectoral coalition in health: Agita São Paulo, una coalición multisectorial en salud*. São Paulo, Brasil: Midiograf.

130. European Commission. (2008). *Collated information on salt reduction in the EU, 2008*. Retrieved September 23, 2014 from http://ec.europa.eu/health/ph_determinants/life_style/nutrition/documents/compilation_salt_en.pdf.

131. World Health Organization & Food and Agriculture Organization. (2003). *Diet, nutrition and the prevention of chronic diseases* (Technical report series 916). Geneva: World Health Organization; Rome: Food and Agriculture Organization.

132. He, F. J., & MacGregor, G. A. (2009). A comprehensive review on salt and health and current experience of worldwide salt reduction programmes. *Journal of Human Hypertension, 23*(6), 363–384.

133. Laatikainen, T., Pietinen, P., Valsta, L., Sundvall, J., Reinivuo, H., & Tuomilehto, J. (2006). Sodium in the Finnish diet: 20-year trends in urinary sodium excretion among the adult population. *European Journal of Clinical Nutrition, 60*(8), 965–970.

134. Karppanen, H., & Mervaala, E. (2006). Sodium intake and hypertension. *Progress in Cardiovascular Diseases, 49*(2), 59–75.

135. Pietinen, P., Valsta, L. M., Hirvonen, T., & Sinkko, H. (2007). Labelling the salt content in foods: A useful tool in reducing sodium intake in Finland. *Public Health Nutrition, 11*(4), 335–340.

136. World Action on Salt & Health. (2009). *Finland: Salt action summary*. Retrieved September 24, 2014, from http://www.worldactiononsalt.com/worldaction/europe/53774.html.

137. The World Bank. (1994). *Impact evaluation report: Tamil Nadu Integrated Nutrition Project*. Washington, DC: World Bank.

138. Goh, C. C. (2002). Combating iodine deficiency: Lessons from China, Indonesia, and Madagascar. *Food and Nutrition Bulletin, 23*(3), 280–291.

139. Levine, R., & What Works Working Group. (2007). *Case studies in global health: Millions saved*. Sudbury, MA: Jones and Bartlett.

140. Griffiths, M., Dicken, K., & Favin, M. (1996). *Promoting the growth of children: What works: Rationale and guidance for programs*. Washington, DC: World Bank.

141. Levinson, F. J., & Bassett, L. (2008). *Malnutrition is still a major contributor to child deaths*. Washington, DC: Population Reference Bureau.

142. Lofti, M., Merx, R., Naber, P., & Van der Heuvel, P. (1996). *Micronutrient fortification of foods: Current prospectus, research and opportunities*. Ottawa: International Agriculture Centre.

143. United Nations General Assembly. (2011). *Draft political declaration of the high-level meeting on the prevention and control of non-communicable diseases*. Retrieved September 20, 2014, from http://www.un.org/en/ga/ncdmeeting2011/pdf/NCD_draft_political_declaration.pdf.

144. U.S. Department of Health and Human Services. (2008). *Physical activity guidelines for Americans*. Retrieved September 1, 2014, from http://www.health.gov/paguidelines/.

145. U.S. Department of Agriculture. *Dietary guidelines from around the world*. Retrieved September 2, 2014, from http://fnic.nal.usda.gov/professional-and-career-resources/ethnic-and-cultural-resources/dietary-guidelines-around-world.

146. Let's Move Campaign. *Let's move: America's Move to raise a healthier generation of kids*. Retrieved September 2, 2014, from http://www.letsmove.gov/.

147. Knight, H. S. F. (2014, October 11). *Soda tax backers sweet on Mexico's sugar-fighting success*. Retrieved March 21, 2015, from http://www.sfgate.com/bayarea/article/S-F-soda-tax-proponents-salute-Mexico-as-model-5815356.php.

148. Guo, X., Popkin, B. M., Mroz, T. A., & Zhai, F. (1999). Food price policy can favorably alter macronutrient intake in China. *Journal of Nutrition, 129*(5), 994–1001.

149. Cash, S. B., Sunding, D. L., & Zilberman, D. (2005). Fat taxes and thin subsidies: Prices, diet, and health outcomes. *Acta Agriculturae Scandinavica Section C, 2*(3–4), 167–174.

150. Zhai, F., Fu, D., Du, S., Ge, K., Chen, C., Popkin, B. M. (2002). What is China doing in policy-making to push back the negative aspects of the nutrition transition? *Public Health Nutrition, 5*(1a), 269–273.

151. Kramer, L. (1995). Nutrition labels help build deli, bakery sales. *Supermarket News, 20*, 21–24.

152. Benincá, C., Zanoelo, E. F., de Lima Luz, L. F. Jr., Spricigo, C. B. (2009). Trans fatty acids in margarines marketed in Brazil: Content, labeling regulations and consumer information. *European Journal of Lipid Science and Technology, 111*(5), 451–458.

153. Skeaf, C. M. (2009). Feasibility of recommending certain replacement or alternative fats. *European Journal of Clinical Nutrition, 63*, S34–S49.

154. Coombes, R. (2011). Trans fats: Chasing a global ban. *BMJ, 343*, d5567.

155. Ratnayake, W. M., L'Abbe, M. R., Farnworth, S., et al. (2009). Trans fatty acids: Current contents in Canadian foods and estimated intake levels for the Canadian population. *Journal of AOAC International, 92*(5), 1258–1276.

156. Kmietowicz, Z. (2012). EU law forces UK ministers to rethink food labelling. *BMJ, 344*, e3422.

157. Roberto, C. A., Larsen, P. D., Agnew, H., Baik, J., & Brownell, K. D. (2010). Evaluating the impact of menu labeling on food choices and intake. *American Journal of Public Health, 100*(2), 312–318.

158. Department of Health. *Calories to be capped and cut*. Retrieved September 17, 2014, from http://mediacentre.dh.gov.uk/2012/03/24/calories-to-be-capped-and-cut/.

159. The Healthy Weight Commitment Foundation. Retrieved September 3, 2014, from http://www.healthyweightcommit.org/.

160. Hawkes, C. (2007). Regulating and litigating in the public interest. Regulating food marketing to young people worldwide: Trends and policy drivers. *American Journal of Public Health, 97*(11), 1962–1973.

161. World Health Organization. (2004). *Global strategy on diet, physical activity and health*. Retrieved September 4, 2014, from http://apps.who.int/iris/bitstream/10665/43035/1/9241592222_eng.pdf?ua=1.

162. Hawkes, C., Smith, T. G., Jewell, J., Wardle, J., Hammond, R. A., Friel, S., et al. (2015, February 18). Smart food policies for obesity prevention. *Lancet, 385*(9985), 2410–2421.

163. Nickelodeon. Worldwide day of play. Retrieved September 3, 2014, from http://www.nick.com/road-to-wwdop/.

164. Huang, T. T. K., Cawley, J. H., Ashe, M., Costa, S. A., Frerichs, L. M., Zwicker, L., et al. (2015, February 18). Mobilisation of public support for policy actions to prevent obesity. *Lancet, 385*(9985), 2422–2431.

165. Pekka, P., Pirjo, P., & Ulla, U. (2002). Influencing public nutrition for non-communicable disease prevention: From community intervention to national programme—Experiences from Finland. *Public Health Nutrition, 5*(1a), 245–251.

166. Gortmaker, S. L., Peterson, K., Wiecha, J., Sobol, A., Dixit, S., Fox, M. K., et al. (1999). Reducing obesity via a school-based interdisciplinary intervention among youth: Planet Health. *Archives of Pediatrics and Adolescent Medicine, 153*(4), 409–418.

167. Dietz, W. H., Baur, L. A., Hall, K., Puhl, R. M., Taveras, E. M., Uauy, R., et al. (2015, February 18). Management of obesity: Improvement of health-care training and systems for prevention and care. *Lancet*.

168. Artinian, N. T., Fletcher, G. F., Mozaffarian, D., Kris-Etherton, P., Van Horn, L., Lichtenstein, A. H., et al. (2010). Interventions to promote physical activity and dietary lifestyle changes for cardiovascular risk factor reduction in adults: A scientific statement from the American Heart Association. *Circulation, 122*(4), 406–441.

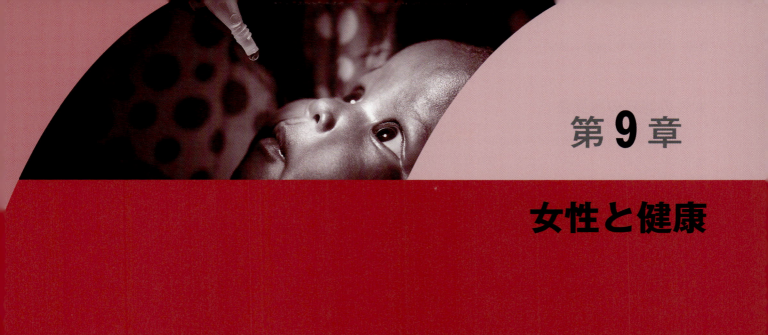

# 第9章

# 女性と健康

## 学習目標

- 個人，家族，コミュニティにおける女性の健康の重要性を説明できる。
- 女性の健康の決定要因と，社会や集団によるその多様性について説明できる。
- 世界の女性，とりわけ低・中所得国の女性の疾病負荷について説明できる。
- 低・中所得国において，女性の健康の重大な障害となっている要因を説明できる。
- 女性の健康向上における成功事例と，そこから得られる教訓を説明できる。

## ビネット

➡ Suneetaは，とりわけ第1子には女児よりも男児を望む風習の強いインド北部に住んでいました。彼女が初めての子どもを妊娠した時，息子が欲しかった彼女の夫は，子どもの性別を知るために，彼女に超音波診断を受けさせ，その結果，子どもが女児だとわかると，家族ぐるみで本人の了承を得ることもなく，彼女が中絶し，もう一度妊娠を試みるべきだと決めてしまったのです。

➡ パキスタンの田舎に住むSarahは第2子を妊娠していました。陣痛が始まると，彼女はその町では誰もがするように伝統的助産師（産婆）birth attendantを呼びました。難産で分娩は長引き，無事に出産するにはすぐに病院に行く必要がありましたが，その地方では女性は，夫の許可なしには病院に行くことができませんでした。しかし不幸なことに，当時，夫は他の町に働きに出ていて連絡がとれず，数時間後，彼女は赤ちゃんとともに自宅で亡くなってしまったのです。

➡ Carmenはグアテマラの首都Guatemala Cityのスラム地域に住んでいました。彼女は未婚でしたが，数か月前に会った男性と関係を持った後妊娠してしまいました。その地域の文化では，未婚での妊娠は家族の恥とみなされるため，彼女は家族に隠れて中絶手術を受けることにしました。グアテマラでは，母親の救命目的以外の中絶は違法ですが[1]，それでも医師もしくは無免許の堕胎師による非合法の中絶が横行していました。彼女は医師にかかるだけのお金がなかったため，無免許の堕胎師のところへ行きました。しかし，手術の不手際で，術中に大量に出血し，彼女は病院に運ばれる間もなく亡くなってしまったのです。

➡ Elizabethは南アフリカのCape Townに住む15歳の女の子でした。優秀な生徒でしたが，家が貧しく学用品や制服や本を買うためのお金にいつも困っていました。Johnは以前から彼女に目を付けていました。彼は25歳で，良い職につきいつも彼女の学校の他の女の子たちと遊びまわっていました。2学期の初め，学校に払うお金に困っていた彼女はわずかなお金と引き換えに，彼と性関係を持ちました。ElizabethにはHIVに関する知識がありましたが，Johnが自分は健康だからコンドームは必要ないと言いはったため，コンドームなしの性行為をしてしまいました。約1年後，彼女は具合が悪くなり，HIV検査を受けた結果，HIV陽性であることが判明したのです。

215

## 女性の健康の重要性

　これらのビネットは，グローバルヘルスにおける女性の健康問題の重要性をよく示しており，それは以下のように要約することができます。

- 特に低・中所得国では，女性として生まれること自体が健康にとってのリスクとなる。
- 多くの社会で，女性は差別され，役割を押し付けられる立場にあり，それが女性の健康をリスクに曝している。
- 女性は，女性であることと，その社会的地位のために，多くの固有の健康問題に曝される。
- 男性と女性の間には，重大かつ不当な健康格差が存在する。
- 女性の罹病，障害，早死 premature death は，当該女性，その家族，さらには社会に，大きな経済的損失を与える。
- 女性の健康向上を目的とする多くのプログラムは比較的低コストで，障害調整生命年数（DALY）や死亡数をかなり改善できる可能性がある。
- 女性の教育・健康および社会的地位の改善は，社会的・経済的発展にとって最も強力で費用対効果の高い施策の1つである。

　加えて，女性の健康はミレニアム開発目標 Millennium Development Goals（MDG）[2]と密接な関係があります。**表9-1**は，8つの目標のうち6つがどのように女性の健康と結び付いているかを示したものです。

　本章では，読者に以下の点を理解してもらうことを目標としています。

- 低・中所得国の女性が直面する，リプロダクティブヘルスと女性への暴力に関係する重要な問題
- これらの問題に最も影響（被害）を受けるのはどのような女性たちか
- これらの問題のリスク要因
- 女性の健康問題が，社会・経済に及ぼす影響
- これらの問題に取り組む上での最も費用対効果の高い方法

　また，本章では，世界の男性と女性の間に存在する重要な健康格差についても一部解説します。「政策とプログラムの概要」の節では，女性と健康に関する，多くの施策の事例を紹介し，「ケーススタディ」の節では，その主なポイントを具体的事例の中で確認していきます。女性の健康に関しては，本章で扱われる内容以外にも様々な側面がありますが，それらについては，栄養（第8章），感染症（第12章），非感染性疾患（第13章）に関する章で取り扱います。

表9-1　女性の健康とミレニアム開発目標との重要な関連

| | |
|---|---|
| 目標1—極度の貧困と飢餓の撲滅 | |
| 関連—女性の健康不良と栄養不足は，貧困の原因であり結果でもある。女性の栄養状態が改善すれば，母親と子どもの健康状態が改善し，それ以外にも母親と子どもの両方にとって様々な有益な効果が得られる。 | |
| 目標2—初等教育の完全普及の達成 | |
| 関連—女性の健康が向上すれば，女性の就学，通学，学業の向上が期待できる。女性の学力が向上すれば，女性とその子どもの健康向上を期待できる。 | |
| 目標3—ジェンダーの平等と女性のエンパワメントの推進 | |
| 関連—ジェンダーの平等と女性のエンパワメントが進めば，女性の教育レベルの向上，収入を得る機会の増加，女性への暴力の減少がもたらされ，それらはすべて女性の健康状態の向上につながる。 | |
| 目標4—子どもの死亡率の削減 | |
| 関連—子どもの死亡のかなりの部分は，母親の健康不良と栄養不足に関係がある。したがって，母親の健康状態と栄養状態の改善は，子どもの罹病と死亡の主な原因である低体重出生児を減らすための重要な基礎となる。 | |
| 目標5—妊産婦の健康の改善 | |
| 関連—これは女性の健康に直接関係する。 | |
| 目標6—HIV/AIDS，マラリア，その他の疾患の蔓延の防止 | |
| 関連—HIV感染者やAIDS患者は男性よりも女性に多く，女性の罹病，障害，死亡の大きな原因となっている。したがって，HIV/AIDSの蔓延を防止することは，女性やその家族の健康に大きな影響を及ぼす。 | |

出典：United Nations. *Millennium Development Goals*. Available at: http://www.unece.org/fileadmin/DAM/commission/2006/MDG_Report_final.pdf へ2015年2月10日にアクセス。

## 重要な用語の定義

　女性と健康の分野では，よく出てくる固有の用語があります。その中で重要なものをまとめたのが**表9-2**です。

## 女性の健康の決定要因

　女性の健康は、性 sex とジェンダー gender の両方に関係します。「性は生物学的なもので」[3, p205]、これは女性として生まれること自体に関係があります。一方、「ジェンダーは文化的なもので」[3, p205]、男性と比較した場合の、女性の役割に関する社会的規範や社会的地位と関係があります[4]。女性の健康問題の一部は生物学的要因によるもので、たとえば女性のみが卵巣がんになるという事実はそれに相当します。一方、女性の健康問題には、ビネットに出てきた女児の性選別的中絶のように、主に社会的要因によって決定されるものもあります。しかし、ビネットで取り上げた出産時に死亡した Sarah の例のように、ほとんどの女性の健康問題には生物学的要因と社会的要因の両者が絡まっています。

## 生物学的決定要因

　女性には女性特有の多くの生物学的な健康リスクがあります。その1つが月経に関係する鉄欠乏性貧血で、それ以外にも妊娠自体に伴う合併症、妊娠によって悪化する疾患、喫煙のような不健康なライフスタイルが妊娠に与える影響などがあります[5]。また、妊娠中には、妊娠高血圧症などの死亡にもつながりかねない重大な合併症の危険があり、さらには子宮脱や産科的瘻孔などの多くの治癒困難な障害に苦しむこともあります。妊産婦死亡の原因としては子癇前症や子癇もありますが、一番の原因は出血です。その他、妊娠中の女性の健康悪化につながる要因としては、マラリア、肝炎、結核、栄養不足、肥満、うつ病のようなメンタルヘルスの問題があり、また安全でない中絶も、女性の罹病や死亡の重要な原因の1つです。ライフスタイルでは、ある種の職業、飲酒、喫煙、薬物の使用が妊娠に影響を及ぼすことが知られています[5]。

#### 表9-2　女性の健康に関する重要な用語の定義

| |
|---|
| 中絶 abortion—人工的または自発的に、子宮外で生育不可能な時期に、胎児を子宮外に出したり、胎児が死亡したりすること。 |
| 帝王切開 caesarean delivery (section)—腹部を切開して外科的に胎児を取り出すこと。 |
| 子癇 eclampsia—妊娠後期に、非常に高い血圧によって女性に発作が生じる重篤で、生命に危険な状態。 |
| 家族計画 family planning—夫婦などが、人工的あるいは自然な避妊法を用いて、意識的に、出産の回数や頻度を制限すること。 |
| 女性器切除 female genital mutilation—女性器の切除に関わる伝統的な風習。 |
| 妊娠糖尿病 gestational diabetes—血糖調節の不調によって、妊娠中に起こる糖尿病。 |
| 出血 hemorrhage—体内もしくは体外への、大量で制御不可能な出血のこと。妊娠20週以降〜出産前に起こるものを分娩前出血 antepartum hemorrhage、出産後の産道からの500 mL 以上の出血を分娩後出血 postpartum hemorrhage と言い、出産後24時間以内に起こったものを、特に初期分娩後出血と言う。 |
| 妊産婦死亡 maternal death—妊娠中、出産中、または出産から42日以内の女性の死亡。 |
| 産科的瘻孔 obstetric fistula—膀胱または直腸から腟への漏出を起こし、女性を永久的に失禁状態にする産道の損傷。 |
| 子癇前症 preeclampsia(いわゆる毒素血症 toxemia)—妊娠性高血圧、尿中のたんぱく質、水分うっ滞による浮腫を症状とする病態。 |
| 敗血症 sepsis—重篤な感染によって、全身的な炎症反応が生じた重篤な病態。 |
| 性選別的中絶 sex-selective abortion—胎児の性別が、親や家族の望みに反する場合(一般的には女児の場合)に、胎児を中絶すること。 |

出典：Planned Parenthood. Glossary. http://www.plannedparenthood.org/learn/glossary へ2015年4月14日にアクセス。
American Diabetes Association. Gestational diabetes. http://www.diabetes.org/diabetes-basics/gestational/ へ2015年4月14日にアクセス。
Medscape. Postpartum hemorrhage. http://emedicine.medscape.com/article/275038-overview へ2015年4月14日にアクセス。
World Bank. Maternal mortality ratio (modeled estimate, per 100,000 live births). http://data.worldbank.org/indicator/SH.STA.MMRT へ2015年4月14日にアクセス。
Medline Plus. Sepsis. http://www.nlm.nih.gov/medlineplus/ency/article/000666.htm へ2015年4月14日にアクセス。

また，女性は男性に比べ，生物学的にHIVなどの性感染症に感染しやすいことが知られています[6]。これは性交時に接触する粘膜部の面積が，女性の方が男性よりも広いことに関係しています。女性が罹る疾患の中には，子宮がんや卵巣がんのような生物学的に女性に固有の病気もありますが，乳がんのように男性でも稀に見られるものの，大半は女性が罹患する疾患もあります。女性では加齢に伴い心疾患に罹るリスクが男性よりも高くなりますが，診断されるのはかなり稀なことです[4]。

### 社会的決定要因

女性の健康の社会的決定要因 social determinants of health も，特に男性優位の社会では非常に重要です。なぜなら，これらの社会的要因は主にジェンダー規範 gender norm に関係するからです。ジェンダー規範は男性と女性の役割や価値を区別し，大抵の場合は女性を不利な立場に追いやっています。多くの社会で，女性は低い社会的地位を強いられており，女性固有の，さまざまな社会的・健康的・経済的問題の原因となっています。

健康の社会的決定要因は，女性が生まれる前からすでに作用しています。インドや中国のような男子を望む傾向が非常に強い社会では，特に第1子については，超音波診断を使って出生前の子どもの性別を特定し，女児とわかれば中絶する家族もあります[7,8]。冒頭のビネットのSuneetaの場合がそうです[9]。

食事における男女差別も，さまざまな社会で見られます。たとえば，女児は同齢の男児ほど母乳をもらえず，離乳食も男児が優先されることが多く[10]，大きくなっても，女子は男子よりも少ない食物しか与えられません。高齢になっても，一部の社会では先に男性に食べさせ，女性はその残りしか食べられないところもあります。それ以外にも，栄養のある食物は男性が優先して食べ，女性はその残りを食べるという文化もあります。こうした食事における男女差別はしばしば女性の栄養不足の原因となり，それによって女性は病気に罹りやすくなってしまいます。また，栄養不足は発育不良や骨盤狭小の原因ともなり，女性が妊娠した場合に，女性自身とその子どもの健康に重大な問題をもたらす可能性があります。

女性の性にかかわる経験についても，それに関連する多くの重要な社会的問題があります。たとえば，多くの社会で見られる女性の社会的地位の低さは，女性の身体的・性的虐待の原因となります。女性は多くの場合，男性優位であることによって，いつ，どのように，誰と性交渉するか，あるいは避妊具を使うかどうかについてもほとんど選択する余地を与えられません。このため，女性は若年時に，しかも多くの場合コンドームなどの避妊具を使うことなく，性行為を強要されることが少なくありません。こうした社会的理由によって，女性は妊娠するリスク，短い間隔で何度も妊娠するリスク，性感染症やHIVなどに感染するリスクが高い状態に置かれることになります。加えて，多くの社会，特に紛争地域ではレイプも蔓延しています。

持参金 dowry とは花嫁の家族が花婿の家族への贈り物のことですが，これに関連した女性への残虐行為として「持参金殺人 dowry death」と呼ばれるものがあります。インドの若い女性の死亡原因を調べた研究によると，焼死する若い既婚女性の数が異様に多く，多くの場合，その事故は料理中の女性に起こったとされています。しかし，それらのすべてが料理中の事故によるものではなく，結婚時の妻の持参金が少ないことに不満を持った夫の家族が，若い女性に火傷を負わせることがあることが知られています[11]。

女性にうつ病の頻度が高いことも，社会における女性の地位の低さや，女性が家族や社会から過度の役割を担わされることに関係しているように思われます。また，多くの社会で見られることですが，女性には医学的には説明のつかない婦人科的な不定愁訴があるという非常に多くの報告がありますが，これも多くの女性が直面する生活上のストレスに関係している可能性があります[3]。

低所得層では女性が中心となっている世帯が非常に多く見られますが，それは離婚や別居，夫の死亡，または夫の出稼ぎなどの理由によるもので，その傾向は特に最貧困層で顕著です。こうした世帯の女性は，コミュニティの中で最も教育に恵まれない存在でもあり，貧困と低教育がこうした女性たちの健康を悪化させています。さらに，こうした多くの文化の中で，離婚した女性や夫を亡くした女性は厳しい差別の対象となります。

女性が社会や家族から負わされる役割も，女性の健康にとって大きなリスクとなることがあります。たとえば，多くの社会で女性たちは，屋内で適切な換気もないまま，直火で料理をします。これは女性だけでなく，子どもの呼吸器系障害の原因にもなります。

多くの社会で女性たちは，貧困，低教育，社会的地位の低い状態に置かれているため，保健医療サービスを非常に受けにくい状態にあります。その上，女性や女児は，これらのサービスを必要な時に利用できないことが少なくありません。たとえば，保健医療サービスを受けるには夫や男性親族の"許可"が必要であったり，あるいは男性親族の"引率"がなければ医療機関に行けないことさえあります。そのため，妊娠合併症などで緊急処置を必要とする場合でも，こうした社会的制約のために，女性たちは必要な処置が受けられないことがあるのです。ビネットで述べたSarahはこうした例です。

### 女性の健康問題

女性の健康の生物学的・社会的決定要因について見てきましたが，以下，女性の重要な健康問題，その頻度，およびそれらの主なリスク要因について見ていくことにしま

しょう。本節では，性選別的中絶，女性器切除，性感染症，女性への暴力，妊娠の合併症などを取り上げ，栄養問題についても少し触れることとします。

## 性選別的中絶

性選別的中絶 sex-selective abortion は，世界中でどの程度行われているのでしょうか？ 性選別的中絶が特に多いのはインドと中国[12]で，これについては多くの研究がなされていますが，インドでは過去20年間に1,000万人の女胎児 female fetus が中絶されたと推定されています[13]。さらに最近の研究によれば，インドでは毎年30万〜60万人の女胎児が中絶されており，これは女胎児妊娠全体の約2〜4％に相当します。さらに，この研究では2001〜2010年の間に，300万〜600万人の女胎児が中絶されたと推定されています[9]。

性選別的中絶の結果，多くの国で男女比に不均衡が認められます。自然な場合，約105人の女児に対して100人の男児が生まれると予測されますが，今日のインドでは，女児：男児比は100：112，中国では100：111となっています。この現象はかつてシンガポールや韓国などほかの多くの国でも見られたものですが，今では自然な比に近づきつつあります[14]。

収入と教育レベルが上がるにつれて，家族の人数と男児選好の傾向はいずれも低下していくことが知られています。しかし，インドや中国ではこのパターンに当てはまらず，収入と教育レベルが上がり，進んだ医療技術（たとえば，超音波診断）がさらに利用できるようになるにつれて，男児を得るための性選別的中絶を行う傾向があります。インドでは，第1子が女子だった場合に特にその傾向が強く[9]，中国では，いわゆる「一人っ子政策 one-child policy」がその傾向に拍車をかけています。

## 女性器切除

女性器切除 female genital mutilation (FGM)〔注：female genital cutting (FGC)と表記されることもある〕は，陰核を包む皮膚のひだである包皮の切除，外性器の部分的または全切除と，腟口を狭めるための縫合など様々な種類があり，世界保健機関（WHO）では4つのタイプに分類しています。また，生殖器に針を刺したり，腟口を狭めるために化学薬品を使ったりするなどの，関連した様々な風習があります[15]。

女性器切除を受ける女児の半数が5歳になる前に受け，残りは15歳になるまでに切除を受けます。切除は一般的に，カミソリの刃やナイフやガラスを用いて行われ，世界全体で約1億2500万人もの女性が女性器切除を受けていると見積もられています。また，サハラ以南アフリカとエジプトでは，毎年300万人もの女児が切除を受けると推定されています。エジプト，ギニア，ソマリアなど一部の国では，女性器切除は実質的に15〜49歳のすべての女性に行われています。一方，アフリカでもカメルーン，ニジェール，ウガンダなどのように，ごく一部の女性にしか女性器切除が行われない国々もあります。この風習はどこでも廃れつつあるように見受けられ，切除を受ける女子は，世代を経るごとに減少しつつあります。女性器切除は民族性 ethnicity と密接に関係していますが，母親の教育レベルが高いほど，その娘が切除を受ける割合は低い傾向にあります[16]。

女性器切除には，非常な痛みとショックを伴う可能性があり，また，切除の器具が必ずしも清潔とは限らないため感染の危険があり，また出血をすることもあります。長期的影響としては，尿のうっ滞，不妊，分娩不全が生じることがあり，より広汎にわたる切除を受けた女性では，分娩後出血 postpartum hemorrhage，帝王切開，長期入院のリスクが高くなります。さらに，性器切除を受けた女性から生まれた子どもは，受けていない母親の子どもよりも，出産直後に蘇生術が必要となる確率や，死産や新生児死亡の確率が高くなることが知られています[17]。また，性器切除後の感染や出血に対して速やかで適切な処置がなされなければ，女性が死に至ることもあります[15]。

## 性感染症

ここでは，HIV以外の性感染症 sexually transmitted infections (STI)を扱いますが，女性は男性よりも性感染症のリスクが高いという事実に特に注意する必要があります。それは，前述したように，接触する粘膜の面積がより大きいこと，性感染症の症状が現れにくいといった生物学的理由と，不利な社会的立場を強いられているために，女性は男性よりも性感染症の治療を受けにくい状況に置かれている，という社会的理由によります。

HIV以外の性感染症に罹患した女性は，適切なタイミングに適切な治療を受けなければ，健康に多くの長期的な影響が生じる可能性があります。たとえば，骨盤内炎症性疾患，慢性疼痛，卵巣膿瘍，子宮外妊娠，不妊などがそうです[18]。また，妊婦が適切なタイミングに適切な治療を受けることができない場合には，胎児喪失 fetal wastage，死産 still birth，低出生体重児 low birth weight baby，子どもの目や肺の損傷，先天異常 congenital abnormalities などのリスクが高くなります[18]。実際，最近の研究によると，妊娠中の梅毒によって年間30万5000人の胎児や新生児が死亡していると推定されており[19]，さらに梅毒の合併症によって，妊婦が死に至ることもあります[18]。ヒトパピローマ（乳頭腫）ウイルス human papilloma virus (HPV)は子宮頸がんに関係があり[18]，2012年には，年間約44万5000人が新たに子宮頸がんを発症し，27万5000人が子宮頸がんで死亡していると推定されています[19]。性器クラミジアは，女性が男性の9倍も多く，特に注目すべき疾患です[4]。この性器クラミジアは低所得国で非常に蔓延しており，慢性結膜炎，生殖器系 reproductive tract の感染，陰部潰瘍，不妊などの原因となります[4]。

Global Burden of Disease Study 2010 では，HIV以外

の性感染症による疾病負荷 burden of disease の見積もりがなされています。それによれば，低・中所得国の男女における疾病負荷の約0.5％は，梅毒，性器クラミジア，淋菌感染症 gonococcal infection などの性感染症（HIV/AIDS以外）によると考えられ，これらの疾患による疾病負荷は，女性が男性をやや上回っています。サハラ以南アフリカでは，他の地域に比べて性感染症の罹病率と死亡率が高くなっており，疾病負荷全体の約1.0％，女性では約1.2％がこれらの性感染症（HIV/AIDS以外）によるものと推定されています[20]。

参考にできる研究は限られていますが，それらによれば，性器クラミジア，淋菌感染症，梅毒の各有病率（存在率）prevalence は，国あるいは地域によって大きな幅があります。以前の中国での研究では，中国各地域の性器クラミジアの有病率（存在率）は1〜24％の幅があり[18]，アジアの他の地域での研究では，梅毒はほぼ0〜約15％までと多様で[18]，サハラ以南アフリカでの研究では，性器クラミジアは2〜30％，淋菌感染症は2〜32％，梅毒はほぼ0〜23％と報告されています[18]。

性感染症のリスクが若者で特に高いのは，性行為を強要されたり，場当たり的な性行為をしたり，コンドームの使用を主張する力や使うスキルが欠けていたりするからです[17]。

女性の性感染症のリスク要因としては，若年での性行為（注：アジアやサハラ以南アフリカに多い児童婚 child marriage も含む），多数の相手との性行為，リスクの高い相手（注：かなり年上の男性を含む）との性行為，コンドームを使用できないことなどがよく知られており，それ以外にも，飲酒や薬物の使用，性関係における男女の力の差などが無防備な性行為 unprotected sex の原因となり，性感染症のリスクを高めます。

## 女性への暴力や性的虐待

女性への暴力 violence や性的虐待 sexual abuse は，世界中で極めて頻繁に起こっています。性的虐待には，レイプ，性的暴行 sexual assault，淫行 sexual molestation，セクシュアルハラスメント sexual harassment，近親相姦が含まれますが[21]，暴力も，多くの場合性的虐待を伴っています[10]。女性への暴力や性的虐待の信頼できるデータを集めるのは非常に困難ですが，2006年のUNAIDSの調査によると，世界の女性の10〜50％が生涯に少なくとも1度は恋人や夫から暴力を受けたことがあり，また「10〜25歳の女性の20〜48％が，最初の性的経験は強要されたものだと報告している」と指摘しています[22]。恋人や夫からの暴力に関した他の研究によれば，「女性の1/3が，殴られたり，性行為を強要されたり，あるいは，はなはだしい精神的虐待を受けたことがある」ことが示されています[23, p159]。WHOは2013年に，恋人や夫からの暴力に関する最新の推計を次のように発表しています[24]。

- すべての女性の約35％が，恋人や夫，あるいはそれ以外の人から暴力や性的虐待を受けたことがある。
- 世界の約30％の女性が恋人や夫から暴力を受けたことがあり，地域によっては40％近くに達するところもある。
- 殺害された女性全体の38％は，恋人や夫による。
- すべての女性のうち7％が，恋人や夫以外から性的虐待を受けたことがある。

さらに，「戦争の道具」としてレイプが組織的に使われることも少なくありません[25]。

女性への暴力や虐待は，けが，望まない妊娠，性感染症，うつ病，そして時には不治の障害や死など，女性の健康に様々な負の影響を及ぼします[5]。女性への暴力には，様々な要因が複雑に絡み合っている可能性があり，十分な研究は行われていませんが，男性パートナーの年齢が女性よりも若いこと，男性パートナーに暴力の経歴があること，男女の社会経済的な地位が低いこと，薬物や飲酒，社会的孤立，ジェンダーの不平等などが関係しているように思われます。また暴力は，紛争中と紛争後の社会で起こりやすいことが知られています[26]。

## 妊産婦の罹病と死亡

WHOは，2013年に28万9000人の妊産婦が死亡したと見積もっていますが，これには妊娠中，出産中，および子どもが生まれてから42日以内の死亡が含まれています[27, 28]。1990〜2013年までの間に，年間の妊産婦死亡 maternal deaths 数は約45％減少したと見積もられており，年平均2.6％減少したことになります。これは重要な進歩ではありますが，ミレニアム開発目標（MDG）を達成するために必要な年間5％の減少には届いていません[27]。

妊産婦死亡の約99％は低・中所得国で発生しており，そのうち約62％がサハラ以南アフリカ，24％が南アジアで生じています。国別にみると，妊産婦死亡の1/3をインドとナイジェリアが占め，インド，ナイジェリアを含むコンゴ民主共和国，エチオピア，インドネシア，パキスタン，タンザニア，ケニア，中国，ウガンダの10か国で，全体のほぼ60％を占めています[29]。

妊産婦死亡率 maternal mortality ratio は，世界で少なくとも10万出生対160，低・中所得国で10万出生対230と見積もられており，これは高所得国の妊産婦死亡率（10万出生対16）の14倍にもなります。妊産婦死亡の生涯リスク（確率）は，世界全体では1/190，高所得国では1/3,400，低・中所得国では1/160と推定されています。妊産婦死亡率が最も高い国は，シエラレオネで10万出生対1,100，妊産婦死亡の生涯リスクが最も高いのはチャドで1/15であり，ソマリアでも1/18にもなります[29]。表9-3は世界銀行区分地域における妊産婦死亡率と妊産婦死亡の生涯リスクを示したものです。

表9-3 地域別の妊産婦死亡率と妊産婦死亡の生涯リスク（確率），2013年

| 地　域 | 妊産婦死亡率（10万出生対） | 妊産婦死亡の生涯リスク（確率） |
|---|---|---|
| ヨーロッパ・中央アジア | 28 | 1/1,700 |
| 東アジア・太平洋 | 75 | 1/700 |
| ラテンアメリカ・カリブ海 | 87 | 1/500 |
| 中東・北アフリカ | 78 | 1/430 |
| 南アジア | 190 | 1/190 |
| サハラ以南アフリカ | 510 | 1/38 |
| 高所得国 | 7 | 1/3,400 |

出典：WHO, UNICEF, UNFPA, The World Bank, and the United Nations Population Division. (2014). *Trends in maternal mortality: 1990 to 2013*. Geneva, World Health Organization.

　出産の時は，母子にとってリスクが最大になり，妊産婦死亡の42％は出産中または出産直後の1日以内に起こること[30]，そして，妊産婦死亡の50〜71％が出産後，それもほとんどが出産直後の1週間以内に起こることが示唆されています[5]。

　妊産婦死亡の原因には間接的なものと直接的なものがあり，28％は間接的な原因によって起こります[27,31]。その中にはマラリア，貧血，HIV/AIDS，心血管系疾患などの妊娠に影響を及ぼすあるいは，妊娠によって悪化する疾患が含まれますが[5]，これらの疾患がどれほど重要かは，それらがその地域にどれほど蔓延しているか，どれほど効果的な対策がその地域で実施されているかによります。妊産婦死亡の72％は直接的な原因によって起こり，これには出血，高血圧，敗血症，安全でない中絶 unsafe abortion，停止分娩 obstructed labor などが含まれます[27,31]（**図9-1**）。

　妊産婦死亡のリスクは，国家間や国内に存在する健康格差を浮き彫りにします。前述したように，高所得国の女性の妊産婦死亡の確率は1/3,400ですが，サハラ以南アフリカでは1/38であり，サハラ以南アフリカの女性と高所得国の女性では，妊産婦死亡の確率がほぼ100倍も異なることになります[29]。

　妊産婦死亡には多くのリスク要因がありますが，その中で最も重要なものは，母体の栄養状態と一般的健康状態です。同じように，身体が小さいことも重要なリスク要因となります。それ以外にも，妊産婦死亡と女性の教育レベルや収入の間には非常に強い相関があり，教育レベルや収入の高い女性では，そうでない女性よりも妊産婦死亡は少ない傾向があります。妊産婦死亡は民族や居住地によっても異なり，地方部に住む女性は都市部に住む女性よりもリスクが高くなります。また妊産婦死亡はとりわけ，思春期女性の出産[10]，第1子を妊娠した女性[32]，5人以上の子どもを持つ女性[32]，35歳以上での出産[32]との関連が高く，また出産間隔が短いことも妊産婦死亡のリスクを高める要因となります。さらに，妊娠中の飲酒，喫煙，薬物の使用は，妊産婦と子どもの両方を危険に曝す要因であり，マラリアとHIV/AIDSも妊娠に大きな影響を与えます。逆に，専門技能を有する医療従事者の立ち会いによる出産，救急産科ケアへのアクセスが可能なことは，安全な出産のための重要な条件となります。

　妊産婦死亡はまた，医療サービスの，いわゆる「3つの遅れ three delays」が生じる場合にそのリスクが高くなります。

- 医療サービスを受けることを決定するまでの遅れ
- 医療機関を決め，そこに行くまでの遅れ
- 医療機関で適切な医療を受けられるまでの遅れ[33]

　この「3つの遅れ」については，本章の後半で改めて取り上げます。

### 安全でない中絶

　中絶に関する重要な問題は，中絶が安全かどうかということです。WHOは安全な中絶を，「訓練を受けた医療従事者により，適切な器具，正確な技術，適切な衛生水準で」[5]行われるものと定義しています。安全でない中絶 unsafe abortion とは，安全な中絶と逆の概念であり，訓練を受けていない医療従事者もしくは術者が，不適切な器具，不正確な技術，非衛生的な状態で行う中絶のことを言います[5]。世界で毎年行われている全中絶のうち，安全に行われているものは約60％に過ぎないと考えられています[5]。

　中絶で亡くなる女性は，安全な中絶を受けた女性では10万人に1人もいませんが，安全でない中絶による死亡

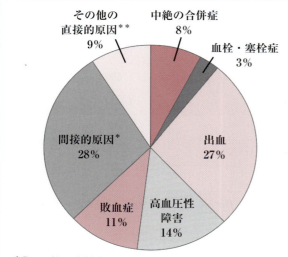

図9-1 低・中所得国における妊産婦死亡の原因

その他の直接的原因** 9%
中絶の合併症 8%
血栓・塞栓症 3%
出血 27%
高血圧性障害 14%
敗血症 11%
間接的原因* 28%

*「その他の直接的な原因」には, 出産の合併症, 分娩停止, その他を含む。
**「間接的原因」には, HIV に関連した原因, 妊娠中に悪化した既存疾患, その他を含む。

出典：Say, L., et al. (2014). Global causes of maternal death: A WHO systematic analysis. *The Lancet Global Health 2*(6): e323-e333; WHO. Maternal mortality fact sheet. December 20, 2014 http://www.who.int/mediacentre/factsheets/fs348/en/.

率は国により異なりますが, 中絶10万件に対し約100～600と推定されており, 最低でも100倍も高くなります。毎年, 世界の妊産婦死亡全体の約13％が安全でない中絶によるものと見積もられています[5, 34]。

WHOは, 世界全体で毎年, ほぼ2,200万件の安全でない中絶が行われ, そのうちほぼ1,900万件が低・中所得国で行われていると推定しています。図9-2は, 安全でない中絶が, 世界の様々な地域でどの程度行われているのかを示したものです。安全でない中絶を受ける人々の年齢も地域ごとに異なります。アフリカでは安全でない中絶を受ける人の約60％は25歳未満ですが, アジアでは30％に過ぎません。ラテンアメリカ・カリブ海地域では, 安全でない中絶を受ける女性の約半数が20～29歳と推定されています[5]。

### 産科的瘻孔

産科的瘻孔 obstetric fistula とは, 膀胱と腟の間, または直腸と腟の間に穴が開いた状態のことを言います。これは, 長引いた妊娠や, 出産の失敗の結果として起こることが多く, その結果, 尿や便が腟から漏れ出てしまうという悲惨な状態が生じます。産科的瘻孔を患った女性は, ひどいスティグマや遺棄の対象となるため, 産科的瘻孔は深刻な社会的・経済的結果を引き起こします[35]。

産科的瘻孔を患う女性の数を毎年正確に見積もることは困難ですが, いくつかの研究によれば, 10万出産あたりの産科的瘻孔の発生数は, サハラ以南アフリカ, 北アフリカ, 西アジア, 南アジアでは50～80件, ラテンアメリカや中国では約30件と推定されており[36], そこから推計すると, 全世界では毎年, 約5万～10万人の女性に瘻孔が生じ[37], 200万人の女性が瘻孔を抱えて生きていると推定されます[37]。

瘻孔のリスク要因は, その多くが停止分娩 obstructed labor に関連するもので, 栄養不足, 若年初産, 多産経験などが含まれます。さらに, 女性器切除や産道を傷つけるような伝統的風習も分娩を長引かせ, 瘻孔に結び付くことがあります。瘻孔はレイプや性的暴行などの外傷によっても起こります。救急産科ケア emergency obstetric care にアクセスできない場合や, アクセスできても適切な処置が受けられない場合には, 瘻孔のリスクが高まります[37]。

## 男女の健康上の重要な違い

過去数十年の間, 低・中所得国の女性の健康問題では, リプロダクティブヘルス reproductive health が重視されてきました。しかし最近ではそれに加えて, 様々な社会的役割やジェンダー差別が女性の健康に及ぼす負の影響に注目が集まりつつあり, 男性と女性との健康の違いに関する情報が増加しつつあります[4]。一般に, 女性の出生時平均余命（平均寿命）life expectancy は男性よりも長く, 平均すると, 低所得国では女性は男性よりも1年長く, 高所得国では7年長く生きる計算になります[4]。

しかし, 疾病負荷 burden of diseases で見ると, 女性のほうが男性よりも負荷が大きい19の疾患が存在します。それらの中には当然, 妊産婦特有の疾患や女性に圧倒的に多いがん（たとえば, 乳がん）が含まれますが, 女性が男性よりも長生きすることに関連する疾患（アルツハイマー病, 変形性関節症 osteoarthritis, 脳血管疾患, 心血管系疾患, 加齢性視覚障害など）もあります。実際, 女性と男性の障害調整生命年数（DALY）を比較すると, アルツハイマー病で80％, 変形性関節症や加齢性視覚障害で60％以上, 脳血管疾患や心血管系疾患で40％以上, うつ病で50％以上, そして片頭痛で3倍以上と女性のほうが男性よりも大きくなっています。女性差別のみが原因となって生じる疾病負荷には, 南アジアの女性における焼死や火傷の問題があり, この焼死や火傷のDALYは女性のほうが男性よりも250％以上も大きく[4], そのため南アジアは, 世界の中で最も健康の男女格差が大きな地域となっています。

## 女性の健康問題に伴うコスト

女性の健康問題には莫大な社会的コストが伴います。た

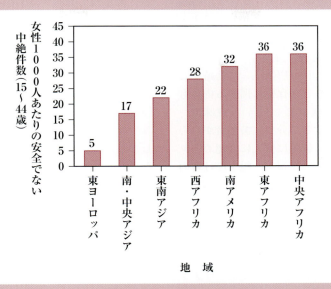

図 9-2　安全でない中絶の地域別頻度，2008 年

出典：UNDP/UNFPA/WHO/World Bank Special Programme of Research, Development and Research Training in Human Reproduction (HRP). (2012). Unsafe abortion incidence and mortality-global regional levels in 2008 and trends, information sheet: WHO.

とえば，女性が出産中に死亡した場合，ほとんどの社会において子どものケアは主に女性によって担われているため，満足なケアを受けられなくなった子どもが，生後まもなく死亡してしまうことも少なくありません。その他にも，たとえば産科的瘻孔を患った女性は，しばしば差別や虐待の対象となり，また結核，HIV/AIDS，一部の「顧みられない熱帯病 neglected tropical diseases（NTD）」などに罹患した女性が社会的に強い差別の対象となることも多く，非常に大きな社会的コストを伴います。女性の栄養問題も非常に大きな社会的コストを伴う問題ですが，十分な関心が払われていないのが現状です。

十分な調査は行われていませんが，女性への暴力も，とりわけ低所得国では極めて大きな社会的コストを伴う問題です。たとえば，家庭内暴力による損失は，チリでは国内総生産（GDP）の2％，ニカラグアでは1.6％にも相当すると見積もられており，米国での調査では，恋人や夫からの暴力は，1年で200万件の傷害の原因となっており，約60億米ドルもの損失をもたらしていると推定されています[26]。

妊産婦の罹病，障害，死亡に伴う経済的コストは，非常に大きいと考えられますが，これまで十分な研究は行われていません。罹病や障害は当然，家庭内外における女性の生産性を損ない，女性が働いて得られたはずの収入は大きく失われてしまいます。女性が死亡した場合は，収入のみならず家事や子どものケアにも支障をきたし，残された子どもの発育や発達が損なわれ，将来の生産性にも影響が及ぶことになります。同じように，女性のうつ病も高い経済的コストを伴います。

## 政策とプログラムの概要

ここでは，2つの事例を紹介します。第1の事例は，Tostan という，アフリカの多くの国々でコミュニティ開発に携わり，女性器切除 female genital mutilation の撤廃に優れた成果を上げてきた NGO の活動です。Tostan は教育やエンパワメントを通して，コミュニティ自らがその意思と活動によって権利や社会的福利の向上を獲得できるように支援することを方針としており，その活動は極めて興味深いものがあります。第2の事例は，後出のスリランカとともに，妊産婦死亡率 maternal mortality ratio の減少に大きな成果を上げたインドの Tamil Nadu 州の事例です。過去20年間で，妊産婦死亡率を大きく減少させることができた国は少ないため，この事例は特に重要です。

### セネガルにおける女性器切除への取り組み[38]

Tostan は米国を拠点としコミュニティ開発を活動目的とする NGO で，アフリカでは20年以上もの間，成人や青少年を対象に人権や責任について，参加型のノンフォーマル教育 participatory nonformal education を提供してきました［訳注："ノンフォーマル教育"とは，学校での公式教育ではないという意味。"学校外教育"とも訳される］。参加型教育とは，集団的な学びを目的としたグループ討論の中で，参加者に積極的に発言する機会を提供する教育のことを言います。

Tostan の活動の核は，独自に開発したコミュニティ・

エンパワメント・プログラム Community Empowerment Program（CEP）で，これは"Kobi"と"Aawde"という2つの部分からなる30か月間の教育プログラムです。Kobiとは「木を植えるための土地を耕すこと」を意味し，民主主義，人権，問題解決に関する授業に始まり，後半では，衛生，ワクチン，精神と身体の発達，生殖のプロセス，HIV/AIDS，性感染症，女性器切除（FGM），児童婚，強制結婚などの風習に伴うリスクなどの保健に関する内容も扱われます。一方，Aawdeは「種をまく」という意味で，経済的エンパワメントを目的とする部分で，参加者が自らの資金源を活用し，それまでは伝統的に個人には認められていなかった地元での経済活動や職業選択の幅を広げるのを支援します。経済的エンパワメントとしては，読み書きの教育と小さな商売の運営の演習などが行われ，読み書きの練習の一環として，参加者は携帯電話のショートメッセージサービス（SMS）の使い方を学習します。

Tostanのプログラムの要は「組織化された拡散 organized diffusion」で，これはコミュニティ・エンパワメント・プログラム（CEP）に直接参加した人々が，学んだ知識を他の人たちに伝達（拡散）していくことを意味します。つまり，このプログラムの参加者は，参加期間中に自分が新たに得た知識を誰かに伝えなければならず，その相手を選ぶように求められます。多くの場合は，配偶者，友人，親戚，隣人が選ばれます。このプロセスで，参加者はコミュニティの重要な問題について他の住民と議論し考える機会を持つことになり，学ぶ立場と教える立場を同時に経験しながらエンパワーされていくのです。

Tostanの授業は現地の言葉で，しかも，歌や口承の物語など現地の伝統を取り入れながら行われます。伝統を生かしつつ新しいテーマを取り込むことで，参加者は自信を持って積極的に学ぶことができ，人権に配慮した行動や行為，また推進すべきあるいは撤廃すべき行動や行為などを自ら認識できるようになっていきます。Tostanの教育プログラムは，男性・女性・子ども・宗教的指導者や地域の指導者などコミュニティのあらゆるメンバーと協働して行われます。特に，女性や少女たちを取り込むことによって，コミュニティの企画や対話への女性の参加を促します。コミュニティ全体を巻き込まなければ，効果的で持続可能な変革を起こすのは不可能だからです。

● Tostanと女性器切除

Tostanは女性器切除廃絶を目的として組織されたNGOではなく，人権とそれに伴って生じる義務についての学習推進を，コミュニティと協働しながら活動する教育団体です。たとえば，あらゆる暴力から自分が自由になる"権利"が，他の人々を暴力から守る"責任"とどのように関係するかといった議論をコミュニティで行います。これは家庭やコミュニティにおける配偶者らによる暴力をなくすことにつながります。

Tostanのコミュニティ・エンパワメント・プログラム（CEP）への参加を通し，多くのコミュニティが，自ら女性器切除を撤廃していきました。女性器切除の撤廃は設立目的に含まれておらず，Tostan自身は当初そうした議論に巻き込まれることをためらっていましたが，Tostanの教育プログラムは，女性器切除に対する対話をコミュニティの中に広げていく役割を果たしていくことになったのです。

ある1つの村が最初に女性器切除の廃絶を宣言した後，そこの宗教的指導者でかつTostanへの参加者であったDemba DiawaraはTostanに対し，1つの村だけの取り組みでは，女性器切除を真に廃絶することはできないと主張しました。彼の主張は，「女性器切除は結婚のために必要なことであり，受けていないものは結婚できない。そのため貧困に追いやられ，社会的に疎外されてしまう。しかも，結婚は村以外の相手と行われることが多いため，1つの村だけで女性器切除を廃止することはできない。真に廃絶するには，多くのコミュニティが足並みを揃える必要がある」というものでした。Tostanは，その意見を取り入れ，複数のコミュニティを戦略的に選んで女性器切除問題に取り組むこととし，選ばれたコミュニティ間のネットワークの中で，教育や社会的変化が広がっていくようにプログラムを作成しました。

女性器切除は社会規範 social norm であり，人々を文化的につなぐ役目を持つものです。規範は，その社会の多くの人々によって維持されるものであり，特定の個人やグループにその責任が帰されるものではありません。Tostanの教育的アプローチは，そのコミュニティにおける社会規範の前提となっている仮説や信念についての対話や熟考を社会的に促すこととなりました。その結果，社会規範が変化し，何千ものコミュニティが女性器切除を廃止していくことになったのです。

前にも述べたように，Tostanは女性器切除の撤廃を使命として設立された組織ではなく，その目的は，人権と責任に関する教育を通したコミュニティのリーダー育成にあります。そして，Tostanは，持続性のある変化をもたらすためには，何がコミュニティにとって有益かを，"コミュニティ自身が"決定しなければならないと考えています。そのため，Tostanはホリスティックな教育アプローチ，つまり1つの問題だけではなく，コミュニティが直面している様々な問題を同時に扱うというアプローチをとります。そうすることで，コミュニティ内部から，人権や福利の向上につながるような，そしてコミュニティが望む変化についての議論の場となるような新たな行動や行為が生まれてくると考えるのです。

● プログラムの効果

Tostanは，セネガル，ギニア，ガンビア，モーリタニア，ソマリア，ジブチ，ギニアビサウ，ブルキナファソ，マリなど多くのアフリカ諸国で，それぞれの地域の住民の関心事，価値観，将来への希望などを学びながら，草の根的活動を展開してきました。このように，その地域の実情

に対する深い知識を持つことが，社会文化的文脈と村人の実生活と経験に適した新しい戦略を開発する上では，不可欠です。Tostan の教育的アプローチは，住民に積極的参加と自らを見直す機会を提供し，そのプロセスで参加者からのフィードバックを絶えず受けることができるため，コミュニティの状況の変化に素早く適応することができます。言い換えれば，Tostan は自らのスタッフと参加コミュニティの間に，ともに相手を理解し学び合うという相互にエンパワーされる関係を築くことによって，お互いに自信と力を得ることを目指していると言うことができます。

Tostan は，多くの地域で実施しているコミュニティ・エンパワメント・プログラム（CEP）を地域別に3つのタイプに分けて，その効果についての内部評価を行っています。つまり，Tostan が直接関わり全プログラムを実施している地域，CEP の中の啓発とコミュニティ宣言活動だけを行っている地域，何の介入も受けていない地域の3つです。これによって Tostan は，コミュニティ間の議論を通じて，それぞれのコミュニティでどのように社会的規範が再構成されていくかをよりよく理解できるようになり，その結果，Tostan が直接あるいは間接的に関わった村では，女性器切除が大きく減少したことが明らかになったのです。

Tostan 自身の内部評価以外にも，Tostan のコミュニティ・エンパワメント・プログラム（CEP）のインパクトは，2008年に UNICEF や Macro International などの組織によって評価されています[39]。1997年に Tostan の支援で最初の女性器切除廃止宣言が出されて以来，2010年6月現在，セネガルでは4,203，ギニアでは364，ブルキナファソでは23，ガンビアでは44，ソマリアでは36のコミュニティで，女性器切除が廃止されています。UNICEF と Macro International による長期評価では，Tostan が活動した地域の77％で，女性器切除が減少したと報告されています。

Tostan は，コミュニティ・エンパワメント・プログラム（CEP）の参加者からのフィードバックを重視するとともに，その実績について絶えず内部もしくは外部からの評価を実施しています[40]。Tostan は，今後も人間の権利と責任の教育を重点とした活動を続けることにより，多くのアフリカの国々で持続可能な社会変化を支援していくことでしょう。

## インドの Tamil Nadu 州における妊産婦死亡率の減少

インド南部に位置する Tamil Nadu 州は，30年以上にもわたり妊産婦死亡率を減少させてきたことでよく知られており，その取り組みは，妊産婦死亡率が高いインドの他の州やインド以外の国にも非常に参考となるものです。

同州の総出産率と妊産婦死亡率は，1980年代にはすでに，インドの他のほとんどの州よりも低くなっていましたが，州政府にとって満足できるレベルではありませんでした。なぜなら，その頃の同州の妊産婦死亡率は，現在（2013年）のジンバブエ[29]と同じ10万出生対450人というレベルだったからです[41]。

Tamil Nadu 州では，Family Welfare Program という家族計画とリプロダクティブヘルスを含むプログラムが広汎に実施されていましたが，1998～1999年に至っても約13％の家族が家族計画サービスにアクセスできない状況に置かれていました。加えて，前述したようにインドでは膨大な数の性選別的中絶 sex selective abortion が行われており，その一部は安全性に問題があり，妊産婦死亡の原因ともなっていました[1]。さらに，同州では他の地域と同じように，妊産婦死亡は貧困層，地方部，若い女性に集中していました。1980年代初期の同州は，州全体が地方色が強くて貧困者が非常に多く，かつ若年者の結婚や出産も相当な数に上っていました[42]。

同州では，妊産婦への保健医療サービスに改善が見られていましたが，前述した「3つの遅れ three delays」が，まだ妊産婦死亡の主な原因となっていました。2004年に至っても，適切な「医療サービスを受けることを決定するまでの遅れ」（適切な産婦人科医療を受けることを決断するまでの遅れ）による死亡が，全妊産婦死亡の実に40％を占め，そして「医療施設を決め，そこに行くまでの遅れ」（医療施設に搬送されるまでの遅れ）による死亡が37％を，「医療施設で適切な医療を受けられるまでの遅れ」（医療施設で適切な緊急産科ケアを受けられるまでの遅れ）による死亡が23％を占めている状態でした[42]。

そこで同州政府はこの高い妊産婦死亡率 maternal mortality ratio と乳児死亡率 infant mortality rate に対処するため，1980年代に妊産婦や乳幼児の健康をより重視する形での保健医療システムの改革を行い，比較的短期間の間に妊産婦ケアの向上を達成しました。

同州政府の取り組みは，上記の「3つの遅れ」への対処を中心とするもので，①望まない妊娠を防止・根絶するための施策，②早い段階での産科ケアへのアクセス，出生前ケア，通常の産科ケア，施設での出産，搬送前の応急処置などを向上させるための施策，③最初の搬送先で，救急産科ケアを受けられるようにするための施策，の3つの内容から構成されていました[42]。

望まない妊娠を防ぐために，政府は家族計画へのニーズとアクセスしやすさを高めるプログラムを実施するとともに，州政府が資金援助するクリニックで，安全に中絶処置が受けられるようにしました。こうした施策と，教育機会の拡大，経済開発の促進，社会規範の改革の努力を結び付けることにより，2011年には Tamil Nadu 州の出生率は1.7にまで低下したのです[42,43]。

州政府は，初期段階での産科ケアの質とアクセスを向上させる1つの施策として，3人の専門技能を有する助産師が1回8時間のシフトで働く仕組みを導入し，24時間体制で対応できるようにしました。看護師は出産前の健康診断を実施し，出産に立ち会い，問題のある新生児をケアし，より高度なケアが必要と判断される場合には，他の医

療機関に照会する役割を担いました。その結果，2005～2006年には96％の妊婦が直近の妊娠で最低3回の出産前ケアを受けることができるようになりました。また，妊婦登録が促進され，定期検診への参加率や妊娠合併症の早期発見率が高まり，救命措置のための照会率が向上するという効果も生じました[42]。

医療施設までの搬送の遅れは，救急車サービスの導入によって急速に減っていきました。政府が車を提供し，NGOが運用するという形で行われたこのサービスは，貧しい妊婦には無料で，裕福な患者は有料で提供され，その結果施設出産率は，1993～1994年の67％から2007～2008年の98％へと顕著に増加したのです[42]。

救急産科ケアの利用とアクセスは，2008年までに62の総合的緊急産科・新生児ケアセンター Comprehensive Emergency Obstetric and Newborn Care Centre（CEmONC）が設立されることによって，大きく改善されました。これらのセンターは手術室，検査室，血液バンクを完備し，産科医と小児科医は常駐，麻酔科医はオンコール体制で待機し，すべての基本的な産科・新生児の救急医療サービスを24時間提供することができるもので，州のあらゆるところから1時間以内に到着できるところに設立されました。その結果，2004～2005年には86％の女性が30分以内でセンターに到着でき，83％の女性が到着後30分以内に処置を受けられたという報告があり，治療までの遅れが減少したことが示されています。こうした救急産科ケアへのアクセスの向上によって，妊産婦死亡や新生児死亡は減少し，帝王切開による出産も全出産の19％を占めるまでに増加しました[42]。

州政府はこうした医療サービス向上のための取り組みとともに，教育の推進にも努力を傾けました。その結果，家族計画プログラムを利用する女性が増え，妊娠回数の減少，妊娠年齢の上昇などの効果が生まれ[42]，加えて若年婚が減り，家族計画と栄養への認識も全体的に向上し，識字率の向上も見られるようになりました[42]。そして，このような変化が生じるにつれて，同州の妊産婦死亡率は，1980年の10万出生対450人から，2011年の97人へと大きく減少することになったのです[44]。

Tamil Nadu州では，支配政党が変わった後もこうした政策が継続され，保健医療従事者のモチベーションの向上，必須医薬品供給の促進，アウトリーチプログラムを通したヘルスセンターと住民の関わりの強化に努める一方，プライマリヘルスケアや救急医療サービスに対する投資効果を慎重にモニターしてきました[42]。

しかし，こうした施策を維持していく上で解決すべき課題もまだまだ多く，その中には，高い死産率の減少，妊産婦死亡と乳幼児死亡の地域格差の解消，救急医療施設へのアクセスの一層の拡大，都市の健康問題への対策などが含まれます[42]。

## ケーススタディ

以上述べてきたように，女性の健康問題に関しては多くの国で前進が見られています。以下，その中で2つの重要な事例を紹介します。第1はスリランカにおける妊産婦死亡減少の取り組み，第2はバングラデシュにおける家族計画推進の取り組みで，いずれもよく知られた成功例です。

### スリランカにおける妊産婦死亡率[45]

#### ●背　景

スリランカは低所得国であるにもかかわらず，国家が伝統的に教育と健康に取り組んできた歴史があります。スリランカの女性の識字率は，南アジア平均の2倍以上で，1930年代から地方部でも無料の保健医療サービスが受けられるようになっています[45]。またスリランカには，低所得国では異例のよく整備された市民登録システムがあり，1900年ごろから，妊産婦死亡を記録し続けています[46]。

#### ●介　入

スリランカでは妊産婦死亡を減らすために，数々の施策が行われてきました。最初に行われたのは，保健医療サービスへのアクセスの改善で，1930年代から，医療従事者が常駐する保健医療施設が国中に設置され，1950年代には二次，三次の医療施設が整備され，ほぼ同時期に救急搬送体制の整備も行われました。

1940年代にスリランカは，助産師 midwife の数を増やす政策を推進するとともに，高度な医療へのアクセス向上に努め，その結果，専門技能を持つ助産師による出産が，多くの女性や家族に受け入れられるようになりました。スリランカでは現在3,000～5,000人の助産師が従事しており，地域と保健医療システムを結ぶ重要な架け橋の役割を果たしています。

スリランカの妊産婦死亡の取り組みについてもう1つ特記すべきことは，市民登録システムを用いて妊産婦死亡率が特に高い地域を特定したことです。その結果，政府は，たとえば人里離れた紅茶園で働く女性たちのような物理的にも社会的にも孤立した集団に集中した対策を実施できるようになったのです。こうした取り組みと同時に，政府は，1960年代から妊産婦への保健医療サービスの質を高める努力を持続的に行ってきました。その中にはたとえば，個々の妊産婦死亡の事例から得られた教訓を全体に周知することによる，サービスの質の向上と産科的処置における過誤を減少させる努力などが含まれます。

同時にスリランカでは，他の保健分野，特に衛生環境の整備や，マラリアや鉤虫症 hookworm 対策でも目覚ましい成果を上げ，これらの活動もまた健康向上と，妊産婦死亡率の低下に寄与しました。

### ●影　響

こうした努力の結果，スリランカにおける2008年の妊産婦死亡率は，1935年から6～12年ごとに半減してきており，1950年代には10万出生対500～600人であった妊産婦死亡率は，最近では29人にまで低下しました[47,48]。専門技能を有する助産師による出産は，1940年代には30%であったものが，今日では97%に達しています。

スリランカの経験で特筆すべき点は，国民所得や保健医療支出がより大きい国よりも，妊産婦の健康に関して，より優れた成果を達成していることです。助産師を含む勤勉で高い技能を持つ医療従事者の存在により，スリランカは低所得国でありながら医療へのアクセスの拡大を達成することができたのです。

### ●教　訓

スリランカにおける妊産婦死亡率の減少は，全国民に無料で保健医療サービスを提供する強力な保健医療システムの基盤の上に，救急産科ケア obstetric emergency care を含む妊産婦医療へのアクセスを高める施策がとられたことによります。高い職業的使命感，助産師の幅広い活用，市民登録システムから得られる妊産婦死亡データの系統的活用，脆弱性の高い集団 vulnerable group に対するサービスの質の向上なども，成功に寄与したと考えられます。また，スリランカ政府が伝統的に人間開発 human development に努力してきたことが，教育水準の向上，ジェンダーの平等の推進，家族計画の推進，保健医療サービスにおける優れた連携体制などにつながり，妊産婦死亡率の減少をさらに後押ししたものと思われます。スリランカの妊産婦死亡率の減少は，抗菌薬の発達やマラリア撲滅運動などの貢献によることも確かですが，それだけではなく，政府が長年にわたって1つひとつの政策を積み上げてきたことによるものです。スリランカのこうした成功は，妊産婦死亡率がまだ高い一部の低・中所得国に多くの貴重な教訓をもたらすものとなっています。スリランカの事例についてさらに詳しく学びたい人は，姉妹書である『Case Studies in Global Health: Millions Saved』を参照してください[49]。

## バングラデシュにおける出生率の低下

### ●背　景

家族計画法にはいくつかの方法が存在しますが，低・中所得国に住む1億5000万もの女性たちは，出産制限や間隔をあけた出産を望んでいるにもかかわらず，避妊法を全く用いていないと推定されています。バングラデシュでは，女性の半数以上が読み書きができず，また伝統的に大家族が好まれる社会であるため，1970年代の中頃には1人の女性が生む子どもの数は平均7人にもなり，そのため，母親と子どもの健康は常に大きなリスクに曝されていました。世界でも最も人口密度が高く，人口の80%が貧困層であるこの国にとって，人口増加を減らすことは喫緊の課題となっていました。

### ●介　入

1975年，バングラデシュ政府は出生率を下げるために，4つのプログラムからなる政策を開始しました。第1は，若い既婚女性を家族福祉アシスタント family welfare assistants (FWA) と呼ばれるアウトリーチワーカーとして訓練し，家庭訪問を通して家族計画や避妊に関する情報を女性たちに提供してもらうというプログラムで，FWAとして参加した女性は4万人を超えました。この取り組みは予想を超えた成果を上げ，文化的，地理的あるいは交通的に社会から孤立した多くの女性を含むほぼすべてのバングラデシュの女性が，少なくとも1回はFWAと接触を持ったと推定されています。第2は，既存のよく発達した物流システムを利用した，避妊具など家族計画に必要な物品を供給するプログラムです。第3は，地方に何千もの家族計画クリニックを設立し，FWAが，不妊手術など長期の避妊法について自分が担当する女性をそこに照会できるプログラムで，これによって多くの女性が家族計画法を利用できるようになりました。第4は，情報・教育・伝達 information, education, communication (IEC) プログラムで，妻と避妊について話し合うよう男性を説得する方法や，FWAの社会的認知を高めるために，ヒロインが遂にはFWAになる感動的なドラマの作成など，様々なキャンペーンが工夫されて，非常に大きな成果をあげました。このプログラムは，ケニア，タンザニア，ブラジルのマスメディアを用いた対策にも大きな影響を与えました[50]。

これらのプログラムはその後着実に発展していきましたが，それにはMatlab Health Research Centerという，40年以上にわたって健康，栄養，家族計画に関する大規模な研究を行ってきた研究センターの貢献を抜きに考えることはできません。このセンターがフィールドとしている地域では，保健医療サービスの提供法に関する様々なアプローチが検討され，その結果はバングラデシュのみならず，他の多くの国の母子保健プログラム maternal and child health program の基礎となっています。

### ●インパクト

上記のプログラムを通してバングラデシュのすべての女性たちが，家族計画法の様々な選択肢を認識できるようになりました。避妊法の使用は，1970年代中頃にはわずか8%であったものが，2007年には約50%にまで上昇しました。また出生率 fertility も1970年代中頃には女性1人あたり6.3人であったものが，1990年代には3.3人へと半減しました[51]。もちろん女性の教育と雇用の機会が増えたことなども，避妊のニーズの高まりの背景にありますが，これらの家族計画プログラムは，人々の家族計画に対する態度と行動に，独立した影響を与えたことが明らかにされて

### ●コストと利益

こうしたバングラデシュのプログラムには年間1億〜1億5000万ドルを要しましたが，その半分以上が米国国際開発局 United States Agency for International Development (USAID)，国連開発計画 United Nations Development Program (UNDP)，世界銀行 World Bank などの出資によるものです。プログラムの効率を上げる努力は今も続けられていますが，これらのプログラムの中で最も費用がかかっているのが家族福祉アシスタント（FWA）です。かつてはプログラム成功の重要な鍵を握ったFWAも，家族計画が普及した今日では，"必須"の情報源というよりは"便利"な存在という程度のものとなってしまいました[53]。ある研究によれば，現時点で家族計画プログラムの費用対効果を高めるためには，特に脆弱性の高い接触困難な女性に対象を絞り，固定した施設（たとえば，クリニック）でFWAが保健医療と家族計画のサービスを提供するアプローチである，とされています[54]。しかし一方で，女性の健康に関わる人々からは，FWAの役割を家族計画だけではなく，母性保護 safe motherhood，性感染症，HIV/AIDS など「性と生殖に関する健康 sexual and reproductive health」にまで広げれば，費用対効果を高く維持できる，また，FWAは地方の女性の社会的地位におけるロールモデルとして重要である，という主張もなされています[21]。

### ●教訓

バングラデシュにおけるプログラムの成功には4つの要素が関係しています。第1はバングラデシュ政府と国際機関による政治的コミットメント，第2は孤立した家庭を含むほぼすべての家庭にメッセージを届けたFWAの広汎な活用，第3は対象層を的確に絞り，行動変容を促したマスメディア戦略，第4は問題の継続的把握とプログラムの改善に役立った Matlab Health Research Center からの研究結果とデータです。バングラデシュのプログラムにはまだ多くの課題がありますが，バングラデシュは強制的な方法に頼ることなく，出生率を急速に下げることに成功した数少ない低所得国の1つです。この事例についてさらに詳しい情報を知りたい人は，姉妹書である，『Case Studies in Global Health: Millions Saved』を参照してください[49]。

## 女性の健康に関する将来の課題

低所得国の女性の健康は，女性としての生物学的特性のみならず，女性に社会や家庭における特定の役割や制約，価値を押し付けるジェンダー規範 gender norm などに強く影響を受けます。また，多くの国の保健医療システムには深刻なジェンダー格差があり，女性の医療問題が男性の医療問題よりも軽視されている現実があります。このため，将来にわたって低・中所得国の女性の健康を大きく改善するためには，さまざまな社会的，公衆衛生的施策が必要となります。

今後の重要な課題の1つに女性の栄養状態の改善があります。なぜなら，母体が栄養不足の状態にあると胎児も栄養不足となり，その結果生まれた子どもは発育不良となり様々な健康問題を患う可能性が高くなるからです。

女性の長期的な健康向上にとって重要なもう1つの課題が，教育へのアクセスです。女性を社会的にエンパワーする上で教育は不可欠であり，女性がエンパワーされれば女性の社会的地位は向上し，女性差別に伴う健康被害を減らすことができます。さらに，教育レベルが向上すれば重要な健康情報へのアクセスが向上し，それによって女性や子どもの健康向上を期待することができます。また，女性への教育は，社会全体の発展にとって非常に強力な推進力となります。

女性の役割や女性の健康についての観念にも大きな変革が必要であり，そのためには，コミュニティや社会的レベルにおける意識改革の努力が不可欠です。そうなれば，女胎児の性選別的中絶や，停止分娩 obstructed labor に陥った妊婦が，適切な医学的処置を受けられないまま死亡するといった悲劇的な出来事の発生などを減らすことができると思われます。

また，女性の健康を考える時に，女性を単に子どもを産む存在としてではなく，人格を持った1人の人間として扱う意識を定着させることにも絶えざる努力が必要です。そうした意識が定着すれば，女性に特有の健康問題に対する理解が進み，あらゆる保健医療対策において女性の健康問題へ配慮がされるといった，女性の健康向上に不可欠な様々な動きが促進することになると思われます。加えて，多くの文化圏で，医療従事者の大多数が男性であることも，医療サービスへのアクセスを難しくしています。女性医療従事者をもっと数多く育成し，最も必要とされているところに適切に配置することが望まれます。

次節では，女性器切除 female genital mutilation，性感染症，女性への暴力，その他のリプロダクティブヘルス上の問題（たとえば，妊産婦死亡，危険な中絶，産科的瘻孔）など，前述した女性に特有の健康問題に対する対策について述べます。

### 女性器切除

「政策とプログラムの概要」（p.223）で紹介した Tostan の事例では，行動変容を促進するためにはそのコミュニティの伝統的行動や信念に特に配慮した取り組みが必要であることを示しましたが，こうした努力を，女性のエンパワメント，教育，経済的自立の取り組みと結び付けることが大切です。女性器切除は，コミュニティに古くから存在する信念や伝統と深く結び付いた行為であり，そうした信念や伝統は，民族，教育レベル，収入，地域によって大きく異

なります。女性器切除問題に対処するには，こうした根底にある問題への理解を深めることが不可欠です[15]。

## 女性への暴力

女性への暴力が，複雑な社会的要因とそれらの相互作用の結果であることはすでに解説しましたが，そうしたエビデンスが蓄積されつつあるにもかかわらず，特に低・中所得国では女性への暴力を減らす有効な対策や，費用対効果が高い対策に関するエビデンスはほとんど存在しないのが現状です。

米国やその他の高所得国では，状況によっては，法律による保護が，女性への暴力を減らす上で有効であることが示されています。被害女性が駆け込めるシェルターも女性への暴力を減らす効果があり，また警察，裁判官，医療従事者が，女性への暴力により敏感でより効果的な対応ができるよう研修の機会を設けることも，有効な対策であることが認められています。そして，女性への暴力を扱うには，NGO の方が政府関係組織よりも効果的で効率的な対応が可能と思われます[26]。

女性への暴力の原因は多様で地域や社会によっても異なるため，社会的文脈に適した対策の組み合わせを考慮する必要性を指摘した論文もあります。表9-4 はそうした対策の中で特に重要なものを示したものです。Tostan の経験は，コミュニティと連携した取り組みが女性への暴力を減らす上でも有効であることを示しています。

女性への暴力に関して，低・中所得国における文献をレビューした最近の研究によれば，効果について評価されたプログラムは少ないものの，その中で最も成功したプログラムには，「参加型で，多くのステークホルダーが関わり，ジェンダー問題や女性への暴力について真剣な議論を促し，また暴力に頼らない行動，家族間でのコミュニケーションや話し合いに基づく意思決定 shared decision making を促進する」といった特徴がある，と指摘されています[55, p1555]。

## 性感染症

性感染症（HIV/AIDS 以外で女性に多い梅毒，淋菌，クラミジアなど）は，特にサハラ以南アフリカにおける女性の罹病や死亡の原因としてだけでなく，HIV 感染のリスクを高めるという意味でも重要です。したがって，女性におけるその疾病負荷には重要な意義があります。

性感染症に関するプログラムでは，感染の減少，合併症の減少，出産時の児への感染の減少が目標となります[18]。合併症が生じた後に治療するよりも，感染を予防したり，合併症が生じる前に発見して治療するほうが費用対効果が高いことは明らかです。そのためには，若い女性の初性交年齢を遅らせる，夫とであっても望まない性交渉を拒否する，性的パートナー数を減らす，コンドームを使用する，早期に診断し適切な治療を受けるといった行動の促進やそれを可能とする施策が必要です。

そのためには，若い人々に「適切な意思決定をするための情報とスキル」を提供し，「意思決定に従った行動を支援する保健医療サービス」を整え，かつ「健康的な行動ができるような，社会的，法的，規制的な環境」を整備する必要があります[41, p153]。

今日までに，HIV/AIDS 以外の性感染症の抑制に成功した対策には，以下のようなほぼ共通した特徴があります。つまり，第1は性感染症サーベイランスシステムの存在，第2は感染のリスクが最も高い人々に対する健康教育プログラムの提供，第3は性感染症の治療に必要な技能を有する保健医療従事者の存在，第4は感染者のパートナーも検査や治療を受けられるパートナー告知プログラム partner notification program の存在，第5はコンドーム使用を促進する通常「コンドームプロモーション」と呼ばれるプログラムの存在です[18]。

たとえば，スウェーデンでは，学校での教育キャンペーン，パートナー告知プログラム，コンドームプロモーションを無料 HIV 検査サービスとともに提供し，15年間で淋菌感染を 1/15 に，クラミジア感染を 1/2 に減らすことに成功しています。ザンビアでも，性感染症クリニック数の大幅な増加，健康教育者や臨床医に対する研修機会の増加，健康教育の拡大などの施策を通じて，性感染症の減少に大きな進展が見られています[18]。南アフリカ共和国では，「Love Life」という 12〜17 歳の青少年を対象としたセクシャルヘルス（性の健康）促進プログラムが実施され，ある評価によれば，これによって，「健康リスクに対する理解が向上する，初性交年齢を遅らせる，性的パートナー数を減らす，コンドーム使用交渉を積極的に行う，性行為に関するパートナーとのコミュニケーション力を向上させ

**表9-4　恋人や夫からの暴力を減らすための方法（一部）**

| |
|---|
| 恋人や夫からの暴力に対する認識を高め，女性への暴力に関する文化的規範を変えるための，予防・教育キャンペーンの実施 |
| パートナーに暴力をふるう人々に対する治療 |
| 家庭と仕事へのつながりを強めるためのプログラム |
| カップルカウンセリング |
| 暴力被害に遭った女性のためのシェルターの設置 |
| 暴力をふるう人々の法的拘束 |

出典：Rosenberg, M. L., Butchart, A., Mercy, J., Narasimhan, V., Waters, H., & Marshall, M. S. (2006). Interpersonal violence. In D. T. Jamison, J. G. Breman, A. R. Measham, et al. (Eds.), *Disease control priorities in developing countries.* (2nd ed., pp. 755-770). Washington, DC and New York: The World Bank and Oxford University から許可を得て改変。

る」などの効果があったと報告されています[41, p154]。

## 妊産婦死亡

前述したように，世界では現在，妊娠・出産に関連して年間約30万人もの女性が死亡しています。死亡原因としては，うち4万人近くが安全でない中絶によるもので，それ以外に，妊娠合併症や前述したいわゆる「3つの遅れthree delays」によって，妊婦が適切な医療サービスを受けられなかったことによる死亡もあります。以下，安全でない中絶，妊娠の調節に必要な家族計画，妊娠合併症，「3つの遅れ」のそれぞれの課題について概説します。

### ●安全でない中絶

中絶に関連する障害，罹病，死亡は，そのほとんどが低・中所得国における非合法の「安全でない中絶 unsafe abortion」によるものです。安全でない中絶の健康影響を最小限にとどめるためには，一次医療レベルで衛生的で適切な中絶後のケアが可能なように医療システムを整備しなくてはなりません。つまり，敗血症，出血，ショックに効果的に対処できる医療水準，言い換えれば入院治療，抗菌薬治療，麻酔，輸血ができる医療水準を整える必要があるということです[10]。不完全流産 incomplete abortion に対しては，外科的な拡張法や掻爬術よりも真空吸引法のほうが費用対効果の高い方法ですが，ミソプロストール misoprostol という薬も，設備のない状況では費用対効果の高い方法であり，真空吸引法の補完法として用いることもできます。しかし，薬による中絶は政治的な問題を引き起こす可能性があるので注意が必要です[56]。当然，安全でない中絶自体を排除することが重要であり，そのためには家族計画サービスの内容とアクセスしやすさを向上させる必要があります[10]。

中絶が合法な国では，女性が安全でない中絶を受けることがないように，医療体制を整える必要があり，中絶は合法であることを周知する必要があります。加えて，合法的中絶は安全かつ衛生的でなければならず，中絶後のいかなる合併症にも対処できる医療サービスの保証が必要になります。また，東ヨーロッパや日本など家族計画の一部として中絶が比較的多く行われている社会では，家族計画の選択肢についてのカウンセリングが保証される必要があります[10]。

### ●家族計画

「Family Planning Saves Lives（家族計画は命を救う）」は，長年発行されているある書籍の書名ですが非常に重要な言葉です[57]。実際，妊娠や中絶には，障害，罹病，死亡など重大なリスクを伴う可能性があり，それを避けるためには，家族計画サービスの普及を通して望まない妊娠 unwanted pregnancy を防ぐ必要があります。事実，妊産婦死亡率 maternal mortality ratio が高い国における妊産婦死亡の1/3は，有効な家族計画プログラムがあれば防ぐことができたと推定されています[10]。しかし現実には，妊娠を遅らせたり回避したいと望んでいる世界中の多くの女性が，必要な家族計画プログラムにアクセスできないでいます。たとえば，サハラ以南アフリカで行われた研究では，妊娠を回避したいと思っている女性の20%が家族計画プログラムにアクセスできないでいると推定されています。

不妊手術のような永久避妊法は男性にも女性にもありますが，世界の全不妊手術のうち男性の占める割合は8%に過ぎません[58]。避妊法には永久避妊法以外にも，子宮内避妊器具やインプラントなどによる長期的避妊法，避妊用ピル，コンドーム，ペッサリーなどのバリア法による短期的避妊法があります。また，出産後6か月間の完全母乳哺育は，そのあいだ母親の生理が止まるために自然の避妊法の役割を果たします。定期的な禁欲による自然な家族計画法もあります。

家族計画は，バングラデシュ，ブラジル，コロンビア，韓国，ベトナムなど多くの国々で大きな前進が見られています。これらの国々の経験から，家族計画プログラムが有効であるためには，以下の5つの要件が必要であることが示唆されています。①情報に基づく家族の意思決定を支援するための，家族計画に関する情報・教育・コミュニケーションプログラムの推進，②様々な家族計画法のオプションの提供，③女性が利用できる公立や民間の医療施設の整備，④貧しい人でも利用できるような無料もしくは安価な医療サービスの提供，⑤家族計画について十分な知識を持ち，適切な配慮のできる保健医療従事者，特に女性医療従事者の存在，の5つです[59]。家族計画を広める上でのソーシャルマーケティング social marketing の有効性も非常に多くの研究で示されています。ソーシャルマーケティングとは，コマーシャルマーケティングの技術を用いて，たとえばコンドームのような健康に関連した物品を販売する方法のことを言います［訳注：ここでは"物品"販売に限定されていますが，本来ソーシャルマーケティングは物品に限らず，喫煙，検査，性行動などの健康行動について開発されたものです（Andreasen AR: Marketing Social Change. Jossey-Bass, 1995）］。

家族計画は妊産婦死亡を減らす上で費用対効果の高い方法ですが，その中のどのアプローチ（情報提供，避妊法，医療サービス，ソーシャルマーケティングなど）が最も費用対効果が高いかについては必ずしも明らかではありません。ただ，サハラ以南アフリカと南アジアでは，現在もなお妊産婦死亡率は高いレベルにあり，また，南アジアの一部とサハラ以南アフリカの多くの国々では若年での結婚や出産，そして特に出産間隔の短さのために，いまだに出生率が非常に高いレベルにあるため，家族計画プログラムの一層の普及が望まれます。

### ●妊娠合併症

妊娠合併症 complications of pregnancy のリスクは，母体の健康状態が影響するため，母親の栄養状態は非常に

重要です。また，マラリアは妊娠した女性にとって極めて危険であり，またHIV/AIDSも女性と子どもに複雑な健康影響をもたらします。

妊娠のアウトカムに影響する健康状態の一部は，出生前に検出することができます。しかし，WHOが推奨する妊娠中の4回の定期的な医学的チェックを受けても，なお検出できない合併症もあります。したがって，出産は妊娠合併症を適切に扱い，必要に応じて適切な医療機関に照会できるような専門性の高い医療従事者によって行われる必要があります。加えて，救急医療施設への搬送システムが地域に存在している必要があり，また，医療機関では合併症に対する質の高いケアが提供されなければなりません。

妊娠合併症による妊産婦死亡を減らすのに有効な，費用対効果の高い医療サービスのパッケージが存在します。表9-5はすべての国が備えるべき必須の産科的医療サービスの内容を示したものです。財政的に余裕がある国では，表9-5に加え，食事，ビタミン剤，マラリア予防，HIV陽性妊婦の出産への対応，高リスク胎児へのケアなどが加わりますが[59]，これらを別々のサービスとして実施するのではなく，妊産婦，新生児，子どもと連続性のある一貫したサービスパッケージとして実施していくことが大切です。

● 3つの遅れ

医療サービスは，質の高いことは当然ですが，人々の間に，それに対する需要がなければ何の意味もありません。これは，上述した「3つの遅れ」(p.221)のうちの第1の遅れ—医療施設の受診を決断するまでの遅れ（妊娠に伴う異常の発見の遅れ）に大きな問題を抱える地域では特に重要です。そのための対策として，多くの国で施設出産を促進するための条件付き現金給付 conditional cash transfer が導入されていますが，その普及には施設出産に対する社会的・経済的制約を克服する必要があります。たとえばインドの一部の地域では，出産のために妊婦を医療施設に連れてきた人や，施設出産の立ち合いにきた家族に対する現金給付が行われています。しかし，いくら施設出産のニーズが高まっても，医療施設までのアクセスや搬送体制，提供される医療の質などが改善しないかぎり，結局，妊婦の安全は保証されません。つまり，「住民の施設出産に対するニーズ」を高めるインセンティブプログラムだけではなく，第2と第3の遅れを改善するためのプログラムも同時に実施する必要があるということです。

表9-5 妊娠に対する，一次レベルでの基本的医療サービスの内容

| 定期的な出生前ケア |
|---|
| 臨床検査 |
| 産科的，婦人科的検査 |
| 尿検査 |
| 臨床検査—ヘモグロビン，血液型，Rh因子，梅毒およびその他の性感染症の検査 |
| 救急処置が必要な事態，出産，授乳，避妊に対する助言 |
| 教育 |
| 鉄と葉酸の補充 |
| 破傷風ワクチン |
| 梅毒のスクリーニングと治療 |
| 出産時のケア |
| 衛生的な出産技能，衛生的な臍帯切断，衛生的な胎児と胎盤の娩出 |
| 妊娠後期の注意深い管理 |
| 必要に応じた会陰切開の実施 |
| 出産に伴う合併症の把握と応急処置の実施 |
| 経静脈的輸液 |
| 出血が起こった場合の経静脈的子宮収縮薬の投与 |
| 分娩記録の作成 |
| 基本的新生児ケアの提供 |
| 経静脈的抗菌薬投与 |

出典：Graham, W. J., Cairns, J., Bhattacharya, S., Bullough, C. H. W., Quayyum, Z., & Rogo, K. (2006). Maternal and perinatal conditions. In D. T. Jamison, J. G. Breman, A. R. Measham, et al. (Eds.), *Disease control priorities in developing countries* (2nd ed., p. 515). Washington, DC and New York: The World Bank and Oxford University Press から許可を得て改変．

# メインメッセージ

活動家としても知られるある有名な研究者が，「女性として生まれることは健康にとってのリスクである」と述べているように[3, p205]，女性が直面する健康問題には，生物学的要因，社会的要因，その相互作用によるものなどがあります。その中でも，多くの文化に見られる女性の社会的地位の低さは，女性のある種の健康問題や，男女間の健康格差の原因として重要です。

世界的に，女性の健康，特に低・中所得国における女性の健康には，3つの重要な問題を指摘することができます。その第1は栄養状態，第2は性選別的中絶 sex selective abortion，そして第3は医療における女児の差別的取り扱いであり，これは女児の5歳未満児の死亡率を男児よりも高める原因となっています。性感染症は，特にサハラ

以南アフリカの生殖年齢の女性にとって重要な障害の原因であり，また女性器切除は特にアフリカで広汎に行われている風習で，女性の罹病と障害の重要な原因となっています。女性への暴力もまた，女性の健康を損なう重要な原因の1つです。

　妊娠・出産が原因で起こる罹病，障害，死亡も依然かなりの数に上り，年間約30万人もの女性が妊娠・出産が原因で死亡し，そのうち約4万人が安全でない中絶によると推定されています。難産の際，専門技能者が立ち会っていなければ，瘻孔などの問題が生じる可能性があり，約200万人もの女性がその被害に苦しんでいると言われています。妊娠・出産に伴う罹病，障害，死亡のリスクが高まるのは，妊産婦（母親）が発育不全の場合，若年結婚の場合，若年での初産の場合，5人以上の子どもを出産している場合，出産間隔が短い場合です。家族計画にアクセスできないことや家族計画の知識が普及していないことも，こうした問題の原因になっています。これは，特に南アジアの一部とサハラ以南アフリカのほとんどの地域に当てはまり，これらの地域では家族計画の普及率が低く，合計特殊出生率 total fertility rate（TFR）は高いレベルにとどまっています。低・中所得国，特に救急産科ケアのシステムが整備されていない国々では，初産年齢の上昇，出産間隔の延伸，女性1人あたりの出産回数の減少が女性の生命を守る上で重要です。

　女性の健康問題には非常に大きなコストが伴います。ほとんどの社会において育児の主役は女性であり，母親が健康を損なえば子どもの健康にも大きく影響します。また，女性は多くの家庭で経済的にも重要な役割を担っており，彼女らの罹病，障害，死亡は大きな経済的影響をもたらします。

　スリランカなど一部の国では，健康と教育へ重点的に投資することによって，比較的低いコストで女性の健康向上に成功しています。その中には，女性の教育機会の向上，助産師へのアクセスの向上，助産師を支える病院側の体制の整備などが含まれます。

　将来にわたって女性の健康を向上させるためには，①栄養，②家族計画，③出産前ケア，④専門技能を有する医療従事者による出産，⑤難産となった女性を救急搬送するシステムの整備，⑥病院における質の高い救急産科ケアの提供など，一連の費用対効果の高いサービスを提供できる保健医療システムの整備が必要となります。現在，多くの国々で，産科的医療サービスの需要と提供される医療サービスの質を高めるために，インセンティブプログラムを含む様々な努力が行われています。しかし，長期的な問題解決のためには，①男性に有利に作られたジェンダー役割 gender role の変革，②女性の教育とエンパワメントの推進，③収入が得られるような支援など，女性が直面している健康問題の根本的解決につながる施策を推進していく必要があります。それらの施策は，とりわけ性選別的中絶，女児殺し，女性への暴力を減らすのに有効であり，かつ妊産婦の罹病，障害，死亡の原因となる「3つの遅れ three delays」（p.221）を解消することにもつながります。

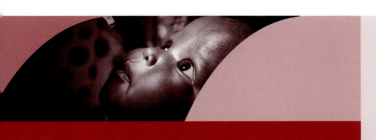

# 復習問題

1. 「女性として生まれることは健康にとってリスクである」と言われるのは、なぜですか？
2. 女性の健康に特に注目しなければならないのはなぜですか？
3. ジェンダー問題は、どのような形で、女性の健康に影響すると思いますか？
4. 男女間の疾病負荷の違いについて、主なものをいくつかあげてください。
5. その違いはどのような原因によるものですか？
6. 「3つの遅れ」とは何ですか？ なぜそれらが重要なのですか？
7. 安全でない中絶の合併症に対処するためには、どのような施策が必要だと思いますか？
8. 恋人や夫からの暴力を減らすためには、どのような対策が必要だと思いますか？
9. 女性の性感染症のリスクを減らすには、どうすればよいですか？
10. 低所得国の女性の健康を向上させるのに、最も費用対効果の高い対策には、どのようなものがありますか？

## 引用文献

1. Prada, E., Restler, E., Sten, C., Dauphinee, L., & Ramirez, L. (2005). *Abortion and postabortion care in Guatemala: A report from health care professionals and health facilities* (Occasional Report No. 18). New York: Guttmacher Institute. Retrieved January 17, 2015, from http://www.guttmacher.org/pubs/2005/12/30/or18.pdf.
2. United Nations. Millennium Development Goals. Retrieved March 15, 2006, from http://www.un.org/millenniumgoals.
3. Murphy, E. M. (2003). Being born female is dangerous for your health. *American Psychologist, 58*(3), 205–210.
4. Buvinic, M., Medici, A., Fernandez, E., & Torres, A. C. (2006). Gender differentials in health. In D. T. Jamison, J. G. Breman, A. R. Measham, et al. (Eds.), *Disease control priorities in developing countries* (2nd ed., pp. 195–210). New York: Oxford University Press.
5. World Health Organization. (2005). *The world health report 2005: Make every mother and child count.* Geneva: World Health Organization.
6. Quinn, T. C., & Overbaugh, J. (2005). HIV/AIDS in women: An expanding epidemic. *Science, 308*(5728), 1582–1583.
7. Abeykoon, A. T. P. L. (1995). Sex preference in South Asia: Sri Lanka an outlier. *Asia-Pacific Population Journal, 10*(3), 5–16.
8. Gu, B., & Roy, K. (1995). Sex ratio at birth in China, with reference to other areas in East Asia: What we know. *Asia-Pacific Population Journal, 10*(3), 17–42.
9. Jha, P., Kesler, M. A., Kumar, R., et al. (2011, May 24). Trends in selective abortions of girls in India: Analysis of nationally representative birth histories from 1990 to 2005 and census data from 1991 to 2011. *Lancet, 377*, 1921–1928.
10. Tinker, A. (1994). *A new agenda for women's health and nutrition.* Washington, DC: The World Bank.
11. Rov, K. (1999). *Encyclopaedia against women & dowry death in India.* New Delhi: Anmol Publications.
12. Gendercide Watch. *Case study: Female infanticide.* Retrieved June 10, 2006, from http://www.gendercide.org/case_infanticide.html.
13. Jha, P., Kumar, R., Vasa, P., Dhingra, N., Thiruchelvam, D., & Moineddin, R. (2006). Low female-to-male sex ratio of children born in India: National survey of 1.1 million households. *Lancet, 367*(9506), 211–218.
14. Central Intelligence Agency. The world factbook field listing: Sex ratio. Retrieved January 3, 2015, from https://www.cia.gov/library/publications/the-world-factbook/fields/2018.html.
15. UNICEF. (2005). *Female genital mutilation/cutting: A statistical exploration 2005.* New York: UNICEF.
16. UNICEF. (2014). *Female genital mutilation/cutting: A statistical overview and exploration of the dynamics of change.* New York: UNICEF.
17. Glasier, A., Gulmezoglu, A. M., Schmid, G. P., Moreno, C. G., & Look, P. F. V. (2006). Sexual and reproductive health: A matter of life and death. *Lancet, 368*, 1595–1607.
18. Rowley, J., & Berkley, S. (1998). Sexually transmitted diseases. In C. J. L. Murray, & A. D. Lopez (Eds.), *Health dimensions of sex and reproduction* (pp. 19–110). Geneva: World Health Organization.
19. World Health Organization. (2013). *Sexually transmitted infections (STIs).* Retrieved January 3, 2015, from http://www.who.int/mediacentre/factsheets/fs380/en/.
20. Institute of Health Metrics and Evaluation. (2013). *GBD compare.* Retrieved January 3, 2015, from http://vizhub.healthdata.org/gbd-compare/.
21. World Health Organization. (2015). *Violence against women.* Retrieved June 4, 2015, from http://www.who.int/mediacentre/factsheets/fs239/en/.
22. UNAIDS. *Violence against women and AIDS.* Retrieved February 28, 2006, from http://data.unaids.org/GCWA/GCWA_BG_Violence_en.pdf.
23. Williams, J. (2004). Women's Mental Health: Taking Inequality into Account. In J. Tew (Ed.), *Social Perspectives in Mental Health: Developing Social Models to Understand and Work with Mental Distress.* London: Jessica Kingsley.
24. World Health Organization, London School of Hygiene and Tropical Medicine, & South African Medical Research Council. (2013). *Global and regional estimates of violence against women.* Geneva: World Health Organization.
25. UNICEF. Sexual violence as a weapon of war. Retrieved April 14, 2015, from http://www.unicef.org/sowc96pk/sexviol.htm.
26. Rosenberg, M. L., Butchart, A., Mercy, J., Narasimhan, V., Waters, H., & Marshall, M. S. (2006). Interpersonal violence. In D. T. Jamison, J. G. Breman, A. R. Measham, et al. (Eds.), *Disease control priorities in developing countries* (2nd ed., pp. 755–770). New York: Oxford University Pres.
27. World Health Organization. (2014). *Maternal mortality* (Fact sheet no. 348). Retrieved January 3, 2015, from http://www.who.int/mediacentre/factsheets/fs348/en/.
28. Last, J. M. (2001). *A dictionary of epidemiology* (4th ed.). New York: Oxford University Press.
29. World Health Organization, UNICEF, UNFPA, The World Bank, & United Nations Population Division. (2013). *Trends in maternal mortality: 1990 to 2013.* Geneva: World Health Organization.
30. Lawn, J. E., Lee, A. C., Kinney, M., et al. (2009). Two million intrapartum-related stillbirths and neonatal deaths: Where, why, and what can be done? *International Journal of Gynaecology and Obstetrics, 107*, S5–S19.
31. Say, L., et al. (2014). Global causes of maternal death: A WHO systematic analysis. *The Lancet Global Health, 2*(6), e323–e333.
32. AbouZahr, C. (1998). Antepartum and postpartum hemorrhage. In C. J. L. Murray, & A. D. Lopez (Eds.), *Health dimensions of sex and reproduction: The global burden of sexually transmitted diseases, HIV, maternal conditions, perinatal disorders, and congenital anomalies* (pp. 165–190). Cambridge, MA: Harvard School of Public Health.
33. Measure Evaluation Population and Reproductive Health (PRH). (2014). *Safe motherhood.* Retrieved January 7, 2015, from http://www.cpc.unc.edu/measure/prh/rh_indicators/specific/sm.
34. World Health Organization. *Preventing unsafe abortion.* Retrieved January 4, 2015, from http://www.who.int/reproductivehealth/topics/unsafe_abortion/magnitude/en/.
35. Royal College of Midwives. (2010). *Obstetric fistula: A silent tragedy.* London: The Royal College of Midwives Trust.
36. AbouZahr, C. (1998). Prolonged and obstructed labor. In C. J. L. Murray, & A. D. Lopez (Eds.), *Health dimensions of sex and reproduction: The global burden of sexually transmitted diseases, HIV, maternal conditions, perinatal disorders, and congenital anomalies* (pp. 243–266). Cambridge, MA: Harvard School of Public Health.
37. Health & Development International. (2005). *Obstetric fistula as a catalyst: Exploring approaches for safe motherhood.* Meeting report, Atlanta, GA, October 3–5, 2005.
38. This case study is based on a draft case study that was provided by Tostan. More information about Tostan can be found at their website, http://www.tostan.org.
39. UNICEF. (2008). *Long-term evaluation of the Tostan Programme in Senegal: Kolda, Thies and Fatick regions.* New York: UNICEF.
40. Diop, N., Moreau, A., & Benga, H. (2008). *Evaluation of the long-term impact of the Tostan Programme on the abandonment of FGM-C and early marriage: Results from a qualitative study in Senegal.* New York: Population Council.
41. Providing interventions. (2006). In D. T. Jamison, J. G. Breman, A. R. Measham, et al. (Eds.), *Priorities in health* (pp. 129–154). New York: Oxford University Press.
42. World Health Organization. (2009). *Safer pregnancy in Tamil Nadu: From vision to reality.* Retrieved August 22, 2010, from http://whqlibdoc.who.int/searo/2009/9789290223566.pdf.
43. Jansankhya Sthirata Kosh (National Population Stabilisation Fund). (2011). *Why population matters.* Retrieved January 7, 2015, from http://www.jsk.gov.in/total_fertility_rate.asp.

44. Office of Registrar General India. (2011). *Maternal and child mortality and total fertility rates: Sample Registration System (SRS)*. Retrieved January 7 2015, http://censusindia.gov.in/vital_statistics/SRS_Bulletins/MMR_release_070711.pdf.

45. This case study is largely based on Pathmathan, I., Lijestrand, J., Martins, J. M., et al. (2003). *Investing in maternal health: Learning from Malaysia and Sri Lanka*. Washington, DC: The World Bank.

46. Wickramasuriya, G. A. W. (1939). Maternal mortality and morbidity in Ceylon. *Journal of the Ceylon Branch of the British Medical Association*, 36(2), 79–106.

47. United Nations. (2003). *Human development report*. New York, NY: United Nations.

48. World Bank. (2014). *Maternal mortality ratio (modeled estimate per 100,000 live births*. Retrieved January 7, 2015, from http://data.worldbank.org/indicator/SH.STA.MMRT.

49. Levine, R., & What Works Working Group. (2007). *Case studies in global health: Millions saved*. Sudbury, MA: Jones and Bartlett.

50. Manoff, R. (1997). Getting your message out with social marketing. *American Journal of Tropical Medicine and Hygiene*, 57(3), 260–265.

51. Mitra, S. N., Al-Sabir, A., Cross, A. R., & Jamil, K. (1997). *Bangladesh demographic and health survey 1996–1997*. Dhaka: National Institute for Population Research and Training.

52. Barkat-e-Khuda, Roy, N. C., & Rahman, D. M. (2000). Family planning and fertility in Bangladesh. *Asia-Pacific Population Journal*, 15(1), 41–54.

53. Janowitz, B., Holtman, M., Johnson, L., & Trottier, D. (1999). The importance of field workers in Bangladesh's family planning programme. *Asia-Pacific Population Journal*, 14(2), 23–36.

54. Routh, S., & Barkat-e-Khuda. (2000). An economic appraisal of alternative strategies for the delivery of MCH-FP services in urban Dhaka, Bangladesh. *International Journal of Health Planning and Management*, 15(2), 115–132.

55. Ellsberg, M., Arango, D. J., & Morton, M., et al. (2014, November 20). Prevention of violence against women and girls: What does the evidence say? *Lancet*, 1703–1707.

56. Guttmacher Institute. Implementing Postabortion Care Programs in the Developing World: Ongoing challenges. Retrieved April 14, 2015, from https://www.guttmacher.org/pubs/gpr/17/1/gpr170122.html.

57. Smith, R., Ashford, L., Gribble, J., & Clifton, D. (2009). *Family planning saves lives* (4th ed.). Washington, DC: PRB.

58. Jamison, D. T. (2006). Maternal and perinatal conditions. In D. T. Jamison, J. G. Breman, A. R. Measham, et al. (Eds.), *Disease control priorities in developing countries* (2nd ed., pp. 499–529) New York: Oxford University Press.

59. Graham, W. J., Cairns, J., Bhattacharya, S., Bullough, C. H. W., Quayyum, Z., & Rogo, K. (2006). Maternal and perinatal conditions. In D. T. Jamison, J. G. Breman, A. R. Measham, et al. (Eds.), *Disease control priorities in developing dountries* (2nd ed., pp. 499–530). Washington, DC: Oxford University Press and The World Bank.

60. Jamison, D. T., Breman, J. G., Measham, A. R., et al. (Eds.), *Priorities in health*. New York: Oxford University Press.

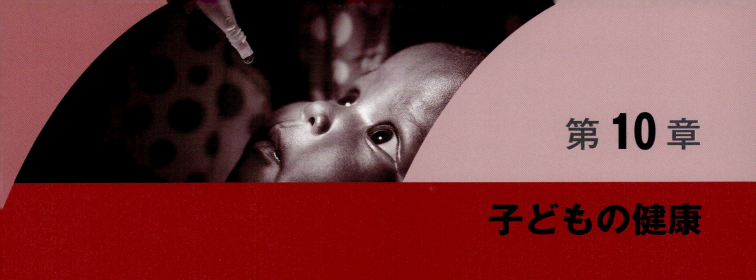

# 第10章
# 子どもの健康

## 学習目標

- 子どもの最も重要な病因・死因について国際的視野から理解できる。
- 新生児死亡が持つ意味の重要性を説明できる。
- 子どもによって，生死が分かれる理由について説明できる。
- 子どもの健康向上に対して，費用対効果が最も高い介入方法を説明できる。
- 子どもの健康向上の取り組みの成功例について説明できる。
- 予防接種の重要性と，予防接種が低・中所得国でどのように拡大してきたかを説明できる。
- 子どもの健康をさらに向上する上で，低・中所得国が直面している課題について説明できる。

## ビネット

▶ Nassibaはタジキスタンの辺境に生まれました。彼女は3歳の時ひどい麻疹に罹り，両親が村のヘルスセンターに連れて行く間もなく死亡してしまいました。彼女の出生届は出されていませんでした。なぜなら出生届を提出する役所は家からとても遠く，また両親は出生届に必要な費用を払うことができなかったからです。彼女の死亡届も出されませんでした。つまり，国の記録上，彼女はこの世に存在すらしなかったことになります。

▶ Estherは南アフリカ共和国のケープタウンでHIV陽性の母から生まれました。彼女が生まれた当時，政府はHIVの母子感染を防ぐ薬の支給をしていませんでした。数か月後，彼女にはHIV感染の徴候が現れてしまいました。

▶ Tirthaは7か月前にネパールの西端の地域である家族の4番目の子どもとして生まれました。彼女は母乳とともに，補完食も与えられていましたが，ある日彼女はひどい下痢と発熱に見舞われました。母親は彼女をすぐにヘルスセンターへ連れて行きたいと思いましたが，センターまでは遠く2時間もかかるため，翌日まで様子を見ることにしました。しかし翌朝，Tirthaは脱水症状で亡くなってしまったのです。

▶ Juanはボリビア高地の先住民の家庭に生まれました。生まれたばかりの彼女を保温するため家族はできるだけのことをしましたが，山はとても寒く，生後数日がたった頃，彼女の呼吸に異変が生じたため，家族は地域のヘルスワーカーに電話で助けを求めました。ヘルスワーカーは彼女の症状を肺炎と判断し，新生児救命プログラムで学んだばかりの抗菌薬を処方した上に，家族に子どもをどのようにケアしたらよいかを指示しました。前の子どもは肺炎で死亡していましたが，この適切な処置によってJuanは命を落とさずに済んだのです。

## 子どもの健康の重要性

子どもの健康についてあえて1章を割くことには，多くの理由があります。第1は，全世界で毎年630万人もの5歳未満児が死亡しているからです[1]。これは毎日1万7000人もの5歳未満児が亡くなっていることを意味します。第2は，こうした子どもの死亡の多くは予防できるものだか

237

らです。高所得国では子どもが死亡することは滅多にありませんが[2]、途上国における子どもの死亡の半分以上は、簡単で低コストの介入で避けられたはずのものと推定されています[3]。第3は、子どもはその高い脆弱性のため、グローバルヘルスの中でも特別の配慮を必要とする存在だからです。子どもが健康に育つ上で必要なあらゆる条件や環境、つまり、無事な出生、適切な母乳哺育、定期的な予防接種、安全で衛生的な環境での成育などは、すべて子ども以外の他者すなわち大人の手に委ねられています。その意味で、大人には子どもの健康と生存を守る倫理的な責務があります。

子どもの健康は貧困とも密接に関連しています。たとえば、安全な水と衛生的な生活環境に恵まれれば、子どもたちの多くは下痢症に罹らずにすみ、また家族特に母親の教育レベルが高ければ、よりよい育児を受けることができます。また、所得の高い家庭に生まれれば、健康、教育、社会的サービスなど多くの面で有利な環境で育つことができます。

子どもの死亡数を減らす取り組みは世界的に着実に進展しています。子どもの年間死亡数は1990～2013年の間に大幅に減少し、この間に9,000万人もの子どもの命が救われたと推定されています[4]。**図10-1**は世界銀行区分地域（注：高所得国は含まれない）と高所得国における5歳未満児死亡率の推移を示したものです。

しかし、こうした進歩にもかかわらず、世界の一部の地域では進歩は十分ではなく、図からも明らかなようにサハラ以南アフリカと南アジアではまだ大きな改善の余地があります[4]。

以上のことから、**表10-1**に示す子どもの健康は、ミレニアム開発目標 Millennium Development Goals (MDG) の中でも特に大きな比重が置かれているのです。

本章では、低・中所得国における子どもの健康に関わる重要な問題を取り上げますが、新生児期（生後1か月）にも特に注意しつつ、5歳未満児の罹病 morbidity や死亡 mortality に関わるリスク要因と、さらに罹病や死亡の減少に効果のある施策について解説します。そして、最終的に低・中所得国の子どもの健康をさらに向上させる上で克服すべき課題を示すとともに、「政策とプログラムの概要」と「ケーススタディ」の節では重要な概念を取り上げつつ、具体的事例を紹介します。

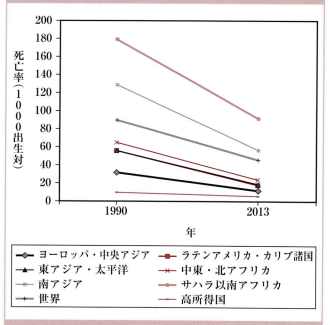

図10-1　世界銀行区分地域および高所得国における5歳未満児死亡率の減少, 1990～2013年

出典：World Bank. World development indicators: Mortality. http://data.worldbank.org/indicator/SH.DYN.MORT/countries/1W-Z4-ZQ-Z7?display=graph へ2015年2月24日にアクセス。

### 表10-1　ミレニアム開発目標（MDG）と子どもの健康との関連

| |
|---|
| 目標1――極度の貧困と飢餓の撲滅 |
| 関連――子どもの死亡の50%以上が低栄養と関連している。 |
| 目標2――初等教育の完全普及の達成 |
| 関連――子どもの就学，通学，学業成績は，健康と密接に関連している。 |
| 目標3――ジェンダーの平等の推進と女性の地位向上 |
| 関連――女性のエンパワメントは，女性の健康，教育，健康な子どもを育てる力を高める。 |
| 目標4――子どもの死亡率の削減 |
| 関連――子どもの健康と直接の関連がある。 |
| 目標5――妊産婦の健康の改善 |
| 関連――妊産婦の健康は，子どもの出生体重と出生後の健康や生存に影響を与える。 |
| 目標6――HIV/AIDS，マラリア，その他の疾病の蔓延の防止 |
| 関連――HIV/AIDS，マラリアは子どもの主要な死因である。 |
| 目標7――環境の持続可能性確保 |
| 関連――子どもの罹病と死亡は，非衛生的な水とし尿処理に関連している。屋内大気汚染も子どもの健康の決定要因である。 |

出典：United Nations. Millennium Development Goals. http://www.un.org/millenniumgoals にアクセス可。

本章では，子どもの罹病や死亡の原因の中でも特に重要なもの，つまり新生児期の死因（たとえば，早産合併症）に加えて，肺炎，下痢，マラリア，「顧みられない熱帯病 neglected tropical disease（NTD）」，ワクチンで予防できる疾患など焦点を当てて解説します。なお，本章の記述は主に低・中所得国の5歳未満児 under-5 child を対象としていますが，彼らを総称して「子ども child」と表現することとします。

また本章では紙幅の都合上，死産 stillbirth については触れないことをあらかじめお断りしておかなければなりません。世界保健機関（WHO）では，死産を「在胎週数28週以上での死産」と定義しており[5]，こうした死産は，WHOが「見えざる重要な公衆衛生問題 invisible public health priority」と表現するほど非常に重要な問題です[5]。全世界の死産数は毎年260万件と推定されており，そのほぼすべてが低・中所得国で生じています[5]。この問題に関心のある人は，WHOが出している資料や，近年の死産に関する知見を集約している Lancet 誌の特集記事を参照してください[6]。

## 重要用語

本章ではグローバルヘルス上の課題を分析する際に用いる重要な指標のうち，新生児死亡率 neonatal mortality rate，乳児死亡率 infant mortality rate，5歳未満児死亡率 under-5 child mortality rate（U5MR）などを頻繁に使用します。

また，本章では子どもを以下の3つの時期に分けて論じます。

新生児 neonatal（newborn）—生後1か月までの子ども
乳児 infant —生後1年までの子ども
5歳未満児 under-5 — 0歳から4歳までの子ども

表10-2 には，5歳未満児における罹病，障害，死亡の主な原因を示したものです。

## データの出典

本章のデータは様々な情報源から採用しています。基礎的データの多くは UN Interagency Group for Child Mortality Estimation の出版物に基づき，それ以外の資料は WHO，UNICEF，World Bank の資料や，Global Burden of Disease Study 2010 などから採用しています。また，Lancet 誌に発表された新生児関連の数々の研究からも多くの情報を引用しています。

---

**表10-2　子どもの罹病・死亡と関連する用語**

| |
|---|
| 窒息—深刻な酸素供給不足状態 |
| 下痢—頻発する水様便が特徴的な状態 |
| 鉤虫—犬，猫，人間のような哺乳動物を宿主とし，その腸に棲息する寄生虫。なかでも ancylostoma duodenale と necator americanus の2種類が人間に最も多く寄生する。 |
| マラリア—熱帯熱マラリア原虫，三日熱マラリア原虫，卵形マラリア，サルマラリアまたは四日熱マラリアが血液中に寄生することで起こる疾患で，ハマダラカにより媒介される。 |
| 百日咳—伝染性の高い細菌感染症で，ワクチンによって死亡を予防できる代表的な疾患の1つである。 |
| 肺炎—主に感染によって肺胞に起こる炎症。肺炎は下気道感染症の1例である。 |
| ポリオ—ポリオウイルスの感染による疾患で，麻痺を伴うことがある。 |
| 敗血症—重度の感染によって起こる重篤な病態であり，全身性炎症反応症候群を引き起こす。 |
| 破傷風—主に汚染された物体による切り傷がもとで感染する細菌感染症。滅菌されていない道具で臍帯が切断されると，そこから破傷風に感染することがある。 |

出典：Birley, M. H. *PEEM Guidelines 2 — Guidelines for forecasting the vector-borne disease implications of water resources development.* http://www.who.int/water_sanitation_health/resources/peem2/en/ へ 2015年3月22日にアクセス。Doctors Without Borders. *Glossary.* http://www.doctorswithoutborders.org/education/bol/Glossary.htm へ 2007年4月14日にアクセス。World Health Organization. Soil transmitted helminth infections. http://www.who.int/mediacentre/factsheets/fs366/en/ へ 2015年4月10日にアクセス。World Health Organization. Pneumonia. http://www.who.int/mediacentre/factsheets/fs331/en/ へ 2015年4月10日にアクセス。Medline Plus. Sepsis. http://www.nlm.nih.gov/medlineplus/ency/article/000666.htm へ 2015年4月10日にアクセス。

## 死亡率と疾病負荷

### 5歳未満児

冒頭で述べたように，2013年には世界で約630万人の5歳未満児が死亡しています。これら死亡の99%は低・中所得国で生じており，そのほぼ半分がわずか5か国，つまりインド，ナイジェリア，コンゴ民主共和国，パキスタン，中国で生じています[4]。そして，5歳未満児の死亡のうち約44%は新生児期（生後28日未満）に発生しており，かつ新生児死亡の1/3以上は生まれたその日に生じているのです[4]。

図10-2は2013年の世界銀行区分地域と高所得国の新生児死亡率を示したものです。この図からわかるように，地域間にはかなりの格差が存在し，予想されるように最も死亡率が高いのはサハラ以南アフリカと南アジアで，高所得国の7倍にもなります。

図10-3は同じように，世界銀行区分地域と高所得国の乳児死亡率を比較したものです。新生児死亡率と同じようにサハラ以南アフリカが最も高率で，南アジアがそれに続いています。しかし，乳児死亡率の地域間格差は新生児死亡率よりも大きく，高所得国と比べるとサハラ以南アフリカでは12倍，南アジアでは9倍も高くなっています。

図10-4は世界銀行区分地域と高所得国の5歳未満児死亡率を示したもので，サハラ以南アフリカでやはり高く高所得国の15倍以上，南アジアが9倍以上でそれに次いでいます。

図10-5ははじめに示した3つの図（すなわち新生児・乳児・5歳未満児の各死亡率）を組み合わせ，世界銀行区分地域と高所得国間で比較したものです［訳注：図10-5を見るときは，乳児死亡率は新生児死亡率を含み，5歳未満児死亡率は両者を含むことに注意して下さい］。

この図から以下の点を読み取ることができます。

- サハラ以南アフリカはすべての死亡率がどの地域よりも高い。
- 南アジアがそれに次ぐ。
- これらの死亡率は，地域の所得レベルと関連が見られる。
- 高所得の地域では，死亡率は新生児期に最も高い。
- 低・中所得の地域でも，新生児期の死亡率が最も高く，乳児期の死亡率がそれに次ぐ。
- サハラ以南アフリカでは，どの児期（新生児・乳児・5歳未満児）でも死亡率が高く，たとえ生後1か月あるいは生後1年を生き延びても，生後5年までに死亡するリスクが高い。

予想されるように，子どもの死亡率は親の収入や教育そして居住地によって異なります。数年前のUNICEFの調査によると，サハラ以南アフリカでは5分位区分で最も低所得層に生まれた子どもは，最高所得層の子どもと比べて5歳未満で死亡する確率が約2倍高いこと，東アジア・太

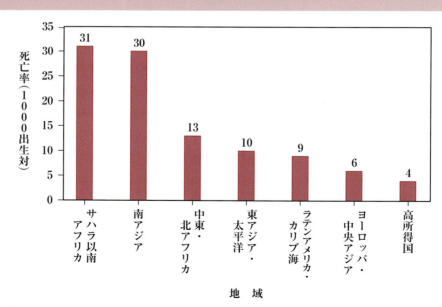

図10-2 新生児死亡率―世界銀行区分地域および高所得国，2013年

出典：World Bank. World Development Indicators: Mortality. http://data.worldbank.org/indicator/SH.DYN.MORT/countries/1W-Z4-ZQ-Z7?display=graph へ2015年2月22日にアクセス。

図 10-3　乳児死亡率—世界銀行区分地域および高所得国，2013 年

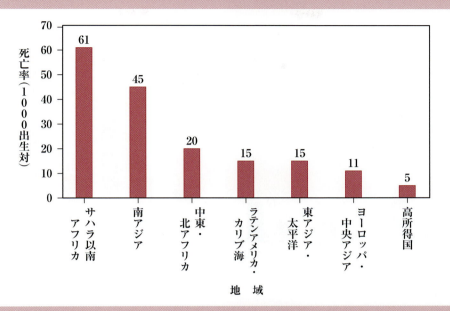

出典：World Bank. World Development Indicators: Mortality. http://data.worldbank.org/indicator/SH.DYN.MORT/countries/1W-Z4-ZQ-Z7?display=graph へ 2015 年 2 月 22 日にアクセス。

図 10-4　5 歳未満児死亡率—世界銀行区分地域および高所得国，2013 年

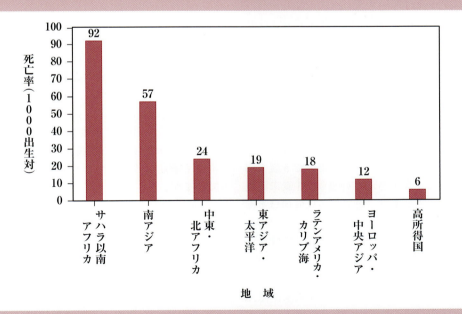

出典：World Bank. World Development Indicators: Mortality. http://data.worldbank.org/indicator/SH.DYN.MORT/countries/1W-Z4-ZQ-Z7?display=graph へ 2015 年 2 月 22 日にアクセス。

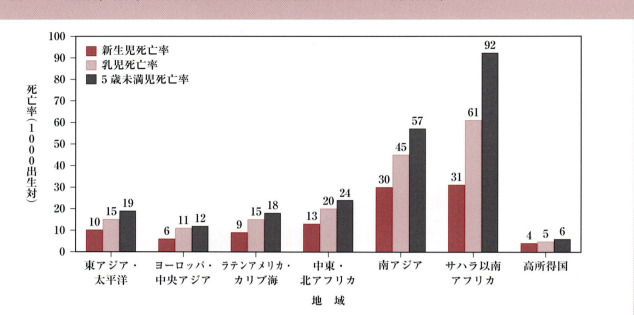

図10-5 新生児，乳児，5歳未満児死亡率—世界銀行区分地域および高所得国，2013年

出典：World Bank. World Development Indicators: Mortality. http://data.worldbank.org/indicator/SH.DYN.MORT/countries/1W-Z4-ZQ-Z7?display=graph.

平洋，南アジア，中東・北アフリカ地域でも，最低所得層の子どもは最高所得層の子どもと比べて5歳未満児死亡率がほぼ3倍高いことが示されています。

所得ほどではありませんが，居住地域が都市部 urban area か地方部 rural area かということも，子どもの死亡率に影響があり，たとえば5歳未満児死亡率は，ラテンアメリカ・カリブ海地域では地方部のほうが都市部より約1.7倍高く，南アジアでも1.5倍，サハラ以南アフリカでも1.4倍高くなっています[7]。

母親の教育レベルとの関係もよく知られており，すべての低・中所得国で，母親が初等教育を受けていない場合は，母親の教育レベルが中学卒業以上の場合に比べて5歳未満児死亡率が約2倍高いことが示されています。5歳未満児死亡率の男女差にも地域差があり，南アジア以外のほとんどの地域では男子が女子よりも高く，東アジア・太平洋地域では男女はほぼ同程度ですが，インドと中国では逆転し[7]，男子よりも女子のほうが5歳未満で死亡する確率が高くなっています。

表10-3 は世界銀行区分地域と高所得国の5歳未満児死亡の主な原因を示したもので，以下の点を読み取ることができます。

- 所得レベルが低い地域ほど，子どもが感染症で死亡する可能性が高い。
- 所得レベルが高くなるほど，死因に先天性疾患など出産に関連したものが多くなる。
- サハラ以南アフリカでは，マラリア，HIV/AIDS が重要な死因の1つとなっている。

図10-6 は世界全体の5歳未満児の死亡原因を示したものです。5歳未満児の死亡は，そのほぼすべてが低・中所得国で起きています。これらの国々では，長年にわたって子どもの死亡率を削減する努力が続けられており，図に見られるように主な死因は，以前の感染症から，現在では早産合併症 preterm birth complication や出生時仮死 birth asphyxia など出産時の要因へと移行しつつあります。しかし，それでもなお感染症は重要な死因であり，肺炎は2位，下痢症は4位，マラリアは8位，HIV は12位を占めています。

5歳未満児の死因について新生児期とそれ以降に分けて理解することは，政策形成上非常に重要な意味があります。図10-7 と図10-8 はそれぞれ，世界全体の新生児期の死因と新生児期以降の死因を示したものです。新生児期には早産合併症が全体の35％，出生時仮死が24％，敗血症やその他の感染症が15％，先天異常が10％，肺炎が約5％を占めていますが，新生児期以降では肺炎，下痢症，マラリア，その他の感染症・周産期・栄養関連などの要因が死因全体の60％以上を占めていることがわかります。

表10-3　5歳未満児死亡の10大死因，世界銀行区分地域，高所得国および世界，2010年

| 東アジア・太平洋 | ヨーロッパ・中央アジア | ラテンアメリカ・カリブ海 | 中東・北アフリカ |
|---|---|---|---|
| 1. 早産合併症 | 1. 下気道感染症 | 1. 早産合併症 | 1. 早産合併症 |
| 2. 下気道感染症 | 2. 先天性疾患 | 2. 先天性疾患 | 2. 先天性疾患 |
| 3. 新生児脳症 | 3. 早産合併症 | 3. 下気道感染症 | 3. 下気道感染症 |
| 4. 先天性疾患 | 4. 新生児脳症 | 4. 新生児脳症 | 4. 下痢症 |
| 5. 下痢症 | 5. 下痢症 | 5. 新生児敗血症 | 5. 新生児敗血症 |
| 6. 新生児敗血症 | 6. 新生児敗血症 | 6. 下痢症 | 6. 新生児脳症 |
| 7. 溺死 | 7. 髄膜炎 | 7. 自然災害 | 7. たんぱく質エネルギー栄養障害 |
| 8. 髄膜炎 | 8. 溺死 | 8. たんぱく質エネルギー栄養障害 | 8. 交通外傷 |
| 9. 交通外傷 | 9. 脳卒中 | 9. 髄膜炎 | 9. 髄膜炎 |
| 10. 麻疹 | 10. 乳幼児突然死症候群 | 10. 交通外傷 | 10. その他の心血管系・循環器系疾患 |

| 南アジア | サハラ以南アフリカ | 高所得国 | 世界 |
|---|---|---|---|
| 1. 早産合併症 | 1. マラリア | 1. 早産合併症 | 1. 早産合併症 |
| 2. 下気道感染症 | 2. 下気道感染症 | 2. 先天性疾患 | 2. 下気道感染症 |
| 3. 下痢症 | 3. 下痢症 | 3. 新生児脳症 | 3. マラリア |
| 4. 新生児敗血症 | 4. 早産合併症 | 4. 乳幼児突然死症候群 | 4. 下痢症 |
| 5. 新生児脳症 | 5. 新生児敗血症 | 5. 新生児敗血症 | 5. 新生児敗血症 |
| 6. 先天性疾患 | 6. たんぱく質エネルギー栄養障害 | 6. 下気道感染症 | 6. 新生児脳症 |
| 7. 髄膜炎 | 7. 新生児脳症 | 7. 交通外傷 | 7. 先天性疾患 |
| 8. たんぱく質エネルギー栄養障害 | 8. 髄膜炎 | 8. 溺死 | 8. たんぱく質エネルギー栄養障害 |
| 9. 麻疹 | 9. HIV/AIDS | 9. 対人暴力 | 9. 髄膜炎 |
| 10. 脳炎 | 10. 先天性疾患 | 10. 髄膜炎 | 10. HIV/AIDS |

出典：Institute for Health Metrics and Evaluation (IHME). GBD Heatmap. Seattle, WA: IHME, University of Washington, 2013. Available from http://vizhub.healthdata.org/irank/heat.php へ2015年2月27日にアクセス。

## 子どもの罹病と死亡の主な原因

### ●肺　炎

　急性呼吸器感染症 acute respiratory infection は低・中所得国の子どもの主要死因の1つであり，こうした国々では子どもたちは年間平均3～6回も急性呼吸器感染症に罹ります。低・中所得国における急性呼吸器感染症の予後は高所得国よりもはるかに悪く，高い確率で死亡します。最も一般的な急性呼吸器感染症は風邪や耳の炎症など上気道感染症です[8]。

　一方，典型的な下気道感染症には肺炎と細気管支炎があります。肺炎は細菌，ウイルス，真菌によって起こりますが，最も多い原因の細菌では，肺炎連鎖球菌とインフルエンザb型菌(Hib)[8]，ウイルスではRSウイルス respiratory syncytial(RS) virus です。ニューモシスティス肺炎

*Pneumocystis jirovecii* は HIV に感染した子どもに主に見られる肺炎です[9]。

肺炎の主な感染経路は飛沫感染ですが、血液を介する感染もあり特に出産時にそのリスクが高くなります[9]。肺炎では発熱、咳、喘鳴と呼吸困難などの症状が生じ、医療設備が整っていない地域では浅くて速い呼吸や陥没呼吸によって診断されます。細菌性肺炎の場合は抗菌薬治療を受ける必要がありますが、抗菌薬治療が必要な子どものうち実際に治療を受けられるのはほんの1/3に過ぎません。肺炎の治療はほとんどの場合地域で受けることができますが、特に重症な場合や乳幼児の場合は病院で治療を受ける必要があります[9]。

● 下痢症

下痢症は子どもの死因の第2位を占め、細菌、ウイルス、原虫、蟯虫など様々な病原体によって引き起こされます[10]。下痢症は糞口経路 fecal-oral route、すなわち患者の糞便中の病原体が他者の口に入ることによって感染しますが、通常こうした感染は不衛生な水、不適切なし尿処理や不衛生な行動の結果として生じます[10]。

下痢症では脱水、栄養素の喪失、るい痩、腸の障害が生じます[10]。急激な脱水が起こると短期間に死に至ることがあります。ある研究では、持続性の下痢とそれによる重度の栄養障害に陥った子どもは、栄養障害が軽い子どもと比べ17倍も死亡リスクが高いことが報告されています[10]。低・中所得国の5歳未満児は年間に平均約3〜4回下痢症に罹り、生後6〜11か月の時点ですでに2回の下痢症を経験しますが、第8章で述べたように、この生後6〜11か月という時点は完全母乳哺育が終わる頃であり、子どもが初めて不衛生な水や食料などの生活環境に曝される時期に相当します[10]。

● マラリア

マラリアは数種類の蚊によって媒介されます。マラリアは急性疾患であり、蚊に刺されてから10〜15日後に急性症状が生じます。マラリアの診断は血液塗抹検査もしくは迅速診断検査によって行われ、通常は確定診断がついた場合にのみアルテミシニン併用療法 artemisinin-based combination therapy（ACT）が行われますが、実際には、これに従わない治療がかなり横行しています[11]。

マラリアは子どもの罹病 morbidity と死亡 mortality にとって非常に重要な原因の1つです。サハラ以南アフリカ

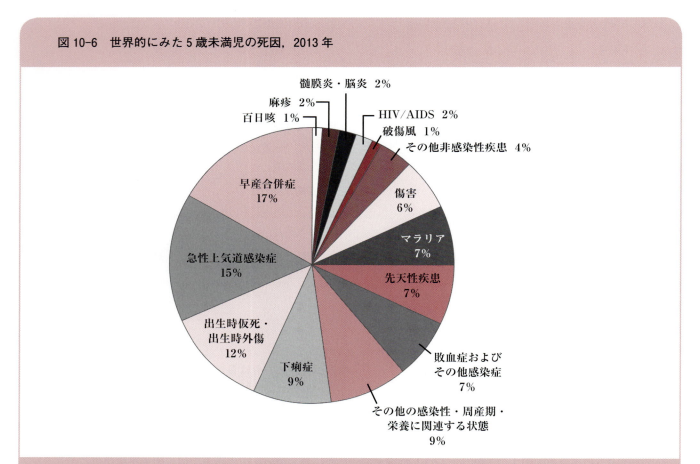

図10-6　世界的にみた5歳未満児の死因，2013年

髄膜炎・脳炎　2%
麻疹　2%
百日咳　1%
HIV/AIDS　2%
破傷風　1%
その他非感染性疾患　4%
早産合併症　17%
傷害　6%
マラリア　7%
急性上気道感染症　15%
先天性疾患　7%
出生時仮死・出生時外傷　12%
敗血症およびその他感染症　7%
下痢症　9%
その他の感染性・周産期・栄養に関連する状態　9%

出典：WHO. Global Health Observatory Data Repository: Mortality and global health estimates. http://apps.who.int/gho/data/view.main.CM300WORLD-CH17?lang=en へ2014年1月21日にアクセス。

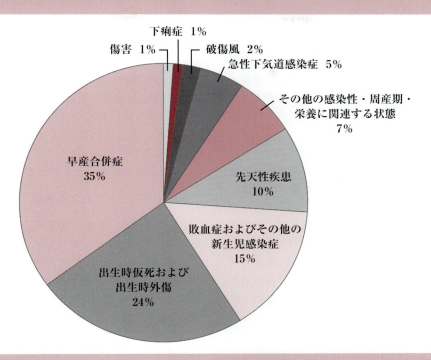

図 10-7　世界的に見た新生児の死因，2013 年

出典：World Health Organization. Global Health Observatory Data Repository. http://apps.who.int/gho/data/view.main.CM300WORLD-CH17?lang=en へ 2015 年 2 月 6 日にアクセス。

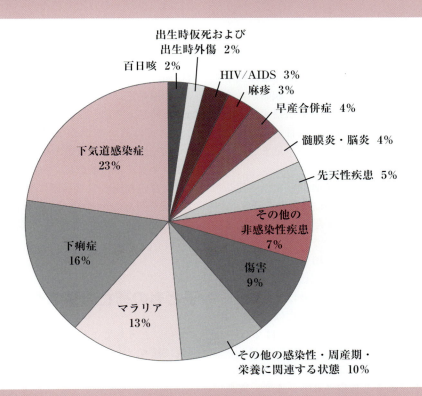

図 10-8　世界的に見た新生児以降の 5 歳未満児（1～59 か月）の死因，2013 年

出典：WHO. Global Health Observatory Data Repository: Mortality and global health estimates. http://apps.who.int/gho/data/view.main.CM300WORLD-CH11?lang=en へ 2015 年 2 月 28 日にアクセス。

では年間約60万人もの子どもたちがマラリアで死亡しており[11]、5歳未満児死亡の最大死因となっています[12]（表10-3参照）。こうした地域の子どものマラリアに罹る頻度は高く、サハラ以南アフリカの蔓延地域の子どもは年間5回も感染していると推定されています[13]。しかも、最も悪性な脳性マラリアに罹ると約20％が死亡します。マラリアは直接的な健康影響以外にも、早産や子宮内発育遅延を引き起こし、低出生体重や死亡の原因となることがあります[13]。

● HIV/AIDS

HIVは、出産時あるいは母乳を通じて児に感染します。抗HIV治療 antiretroviral therapy（ART）を受けていない母親から生まれた新生児の感染率は15〜45％にもなりますが、母子感染を防ぐための適切な処置を行えば、その確率を5％以下にまで削減することができます[14]。そして、HIV陽性の子どもが抗HIV治療を受けられない場合、その1/3は生後1年までに死亡し、生後2年目までに半数が死に至ります。しかし、生後12週までに治療を開始すれば死亡する確率は75％近くも減少します[15]。

世界的にHIVに新規感染する女性の割合が減少するにつれ、また抗HIV薬やその他の母子感染予防策が普及するにつれ、新生児のHIV感染は減少しつつありますが、2013年には20万人もの新生児がHIVに感染し、その90％以上はサハラ以南アフリカで生じています[15]。5歳未満児死亡の約2％はHIV感染によるものと推定されています。

● 麻疹

麻疹 measles については「予防接種」の節と「政策とプログラムの概要」の節でも論じますが、ここでは麻疹の疫学を中心に解説します。麻疹は、感染者の鼻腔・咽頭からの分泌物との接触や咳による飛沫感染によって伝播する急性呼吸器感染症です。初期症状として鼻水、涙目、頬の内側の白い斑点であり、その後発疹が出現して手や足まで広範囲に広がります[16]。

麻疹は肺炎、下痢、脳炎、失明などの合併症を引き起こすことがありますが、5歳未満でビタミンAが欠乏していたり、HIVに感染している子どもは合併症を生じやすく、死亡のリスクが高くなります。サハラ以南アフリカの研究では麻疹に罹患した子どもの0.5〜10％が死亡すると報告されています[17]。

低・中所得国における麻疹ワクチンの普及は非常に大きく進歩しており、麻疹の流行やそれによる死亡は減少しつつあります。実際、全世界の麻疹による死亡は2000〜2013年にかけて75％も減少しました[16]。しかしながら、すでに述べたように麻疹はいまだに5歳未満児死亡の主因であり、死因の約2％を占めると推定されています。麻疹は幸い予防接種で予防できますが、予防接種をしなければほぼ100％の子どもが麻疹に罹患する可能性があります[17]。

● 土壌伝播蠕虫

通常「虫 worms」と呼ばれる、土壌伝播蠕虫 soil-transmitted helminths は人間にも伝染します。その中で最も多いのが回虫 roundworm、鉤虫 hookworm、鞭虫 whipworm です。2012年には、約8億8000万人もの子どもがこれらの寄生虫に感染していたと推定されていますが、そのうち適切な治療を受けられた子どもは約30％に過ぎません[18]。寄生虫への感染は鉄欠乏性貧血などの深刻な病気を引き起こすだけではなく、子どもの身体的・精神的発達に負の影響を与えます[19]。これらの寄生虫症によるリスクは6〜7歳頃がピークとなります[20]。

● 新生児死亡率に対する捕捉

上述のように、5歳未満児死亡の減少にはかなりの進歩が見られていますが、新生児死亡に限れば、残念ながら新生児破傷風を除きあまり大きな進歩は見られていません[21]。2013年に生じた5歳未満児死亡630万のうち44％、すなわち280万が新生児（生後1か月以内）死亡で、そのほとんどすべてが低・中所得国で発生しています[1]。

したがって、今後さらに子どもの死亡率を減少させるためには、この新生児死亡率を減少させる必要がありますが、そのためには、これらの死亡がどの時点で、どういう場所で、なぜ起こるのかについて十分理解する必要があります。たとえば、新生児死亡の1/3以上は生まれたその日に生じ[22]、約73％が生後1週間以内に死亡しています。このため、生後1か月近く待たないと、その子が無事に育つかどうかはわかりません。これが多くの文化において生後1か月後に子どもに名前が付けられる理由と考えられ、「ビネット」のNassibaの事例のように、多くの出生が役所に届けられていない理由と考えられます。

新生児死亡について考える場合は、他の子どもの死亡の場合と同じように、母親の健康と子どもの健康との関係をよく念頭に置いておかねばなりません。新生児死亡の60〜80％は低出生体重児で生じていますが、これは主には母親がマラリアに罹患している、栄養不足であるといった母親自身の健康と栄養状態に原因があります[23]。このことは、国家間あるいは低・中所得国内の貧富の差が縮まれば、膨大な数の新生児死亡を予防できることを意味しています。

## 子どもの死亡のリスク要因

では、どうしてこれほど多くの子どもたちが予防可能な病気に罹り、亡くなってしまうのでしょうか？ これは、前述した、「健康の社会的決定要因 social determinants of health」と関係があります。たとえば、貧困 poverty は健康の大敵であり、子どもの罹病 morbidity や死亡 mortality の重大かつ根本的な原因の1つでもあります。貧困状

態にある人々は栄養が不足し，生活衛生（水，し尿処理）も劣悪で，保健医療サービスや教育へのアクセスにも恵まれず，それらすべてが子どもの健康を大きく左右します。そして前述したように，家族の収入と子どもの生存には非常に強い関係があり，また母親の健康と教育レベルも，子どもが新生児期から5歳未満までの時期を生き延びられるかどうかを大きく左右します。

実際，2006年に作成されたミレニアム開発目標（MDG）の報告書では，その目標の1つ「子どもの死亡率の削減」に関連して，母親の収入や教育レベルが高いほど子どもの生存率 survival rate が高いことが指摘されており，母親が無教育もしくは小学校までという家庭では，子どもの死亡率 child mortality が1,000出生対157であるのに対し，母親が中学校以上の教育を受けている家庭では1,000出生対82と，ほぼ半分であることが示されています[24]。

母親の健康も子どもの健康の重要な決定要因であり，母親が10代もしくは高齢の場合，出産間隔が短い場合，母親の体格が小さい場合，母親が低栄養状態にある場合，マラリアに罹患している場合には，母親の健康のみならず，子どもの健康にも悪影響が及びます。これらはまた，子どもの死亡リスクを高める早産や低出生体重の重要な予測因子でもあります[25]。

出産が適切な医療環境で行われるかどうか，専門技能を持つ医療従事者によって行われるかどうかも，新生児の生存に強い影響を与えます[26]。救急産科ケアに対応できる環境で出産が行われる場合や，専門技能を有する助産師 skilled birth attendant（必要な蘇生処置，新生児の保温，母乳の早期開始などについて知識があり，かつ指導できる助産師）の介助で出産が行われる場合には，子どもの生存率は高くなります。

子どもの生活環境も子どもの健康を決定する基本的な要因の1つです。屋内大気汚染（室内空気汚染）indoor air pollution は呼吸器疾患のリスクを高め，水・し尿処理が不衛生な環境では下痢症 diarrheal disease と土壌伝搬蠕虫 soil-transmitted helminths に罹るリスクがとりわけ高まります。また，マラリアなどの感染症が蔓延している地域に住む子どもでは当然，それらの感染症罹患のリスクが高くなります。さらに，子どもが母乳哺育から補完食 complementary food に切り替わる時期には，子どもが劣悪な衛生状態に曝される危険が非常に高くなります。そして，教育レベルの高い家族ほど育児に関する知識があり，そういう家庭の子どもはより健康であり生存率が高くなります。

母親の栄養状態も，胎児の期間は母体を通して間接的に，そして新生児，乳児，5歳未満児の時期には直接的に子どもの健康と生存に強い影響を与えます[27, p2227]。

- 母乳哺育を受けていない0〜5か月の乳児は，完全母乳哺育を受けている乳児に比べ，下痢症と肺炎で死亡するリスクがそれぞれ7倍高くなる。
- 子どもの死亡の35％は，低体重児に多い下痢症，肺炎，麻疹，マラリアへの罹患，母親の栄養不足に関連した胎児の発育遅延と新生児死亡による。
- ビタミンA欠乏症の子どもでは下痢症，麻疹，マラリアで死亡するリスクが20〜24％，亜鉛欠乏症の子どもでは下痢症，肺炎，マラリアによる死亡率が13〜21％高くなる。

戦争や紛争は子どもに重大な被害をもたらし，子どもの罹病と死亡を増加させます（特にサハラ以南アフリカや中東）。UNICEFは，典型的な場合には5年間の戦争で，5歳未満児死亡率が13％上昇すると見積もっています[28]。このため，リベリアやシエラレオネといった紛争が勃発している国々，あるいは紛争が終わろうとしている国々は，世界で最も新生児死亡率が高い地域となっています[23]。

家族が適切な医療サービスを探し，適切なタイミングで受療する能力をもっているかどうかも，子どもの生存と成長にとって非常に重要です。後述するように，子どもの罹病や死亡の減少に役立つ，低コストで非常に効率のよい治療法が数多くあり，たとえば肺炎や下痢症を予防するワクチン，麻疹などの感染症の予防に有効なワクチンがあります。家族に肺炎の見分け方を教育したり，コミュニティヘルスワーカーに抗菌薬の投与法を教育することも，罹病や死亡の減少に役立ちます。その他，経口補水液 oral rehydration（ORT）は下痢症による死亡の予防に，蚊帳はマラリアの予防に，また，抗HIV治療はHIVの母子感染の予防にそれぞれ有効です。さらに，母親と子どもの健康向上に非常に有効な，低コストの様々な栄養補給プログラムもあります。

## 子どもの罹病と死亡に伴う費用と影響

子どもの罹病と死亡による直接の経済的損失を正確に見積もることは困難ですが，子どもの罹病と死亡には膨大な費用と影響が伴うことは明らかで，短期的には家族に影響し，中・長期的には子ども自身に影響します。

短期的には病児のケアのために直接的あるいは間接的な費用がかかり，かなり大きな支出となります。前述したように，アフリカの子どもは年間に5回もマラリアに感染し，また，低・中所得国に住む子どもは，年間に急性呼吸器感染症に3〜6回，下痢症に3〜4回も罹患します。こうした罹患回数を考えれば，家族がわずかな資産の相当な部分を子どもの医療に費やすことは，決して想像に難くありません[10]。その上，病児の介護に当たる家族は仕事を休まなければならず，その分家族の収入が減少することになります。

中・長期的にも，子どもの罹病や死亡による経済的損失は大きく，早産 prematurity，低出生体重，子宮内胎児発育遅延 intrauterine growth retardation，先天性異常は，

子どもに不可逆的な健康障害を引き起こすだけではなく，家族や社会にも重大な影響を与えます。また，下痢症については，たとえばブラジルでの研究では，知能テストの点数が「過去に持続性下痢に罹患したことがある子どもでは，そうでない子どもよりも25〜65％低かった」と報告されています[10, p375]。前述のように，麻疹の合併症は脳炎と失明を引き起こす可能性があり，また寄生虫症は，貧血，発育遅延，精神発達遅滞を引き起こすことで子どもの就学，通学，学業に影響を与え，成長してからの生産力にも影響します[20]。

最後に，子どもの罹病と死亡には広汎な社会的コストと影響が伴います。低所得国の貧しい家庭では，生まれた子どもが死亡する確率が高いことを予想して，それを補うために多くの子どもを持とうとします。言い換えれば，彼らが望む数だけの子どもを得るために，それ以上の数の子どもを作ろうとするのです。

## 予防接種 —"グローバルヘルスのベストバイ"

### 子どもの健康における特別な重要性

子どもの健康のための対策の中で予防接種 immunization は，最も有効かつ費用対効果が高いものの1つであり，グローバルヘルスにとって極めて重要な意義があります。国家規模で行われる予防接種プログラムは，5歳未満児の子どもの罹病と死亡を減らす上で不可欠であり，実際，毎年の定期予防接種 regular immunization によって世界全体で200万〜300万人の死亡が予防され，1億人の子どもが病気や障害を免れることができたと推定されています[29, 30]。

2013年には世界中の乳児の84％が予防接種を受けており，これほど高い普及率を持つ公衆衛生対策は他にはありません[31]。予防接種プログラムの恩恵は，それが十分広汎に行われた場合には，予防接種を受けた個人にとどまらず，いわゆる「集団免疫 herd immunity」効果によって，予防接種を受けていない人々にも及びます。抗菌薬治療の必要な感染症の場合には，予防接種をすることによって治療の必要性が減り，その分，抗菌薬耐性菌の発生を抑制する効果も期待することができます。

予防接種によって集団全体の健康が向上すれば，経済成長が促され，貧困の削減につながります[32]。国家規模での予防接種プログラムはしばしば「グローバルヘルスのベストバイ best buy in global health」と評価され，個人，家族，コミュニティ，そして国全体への優れた投資となります。ある研究では，最も貧しい72か国で既存の予防接種をスケールアップできれば，2011〜2020年の間に640万人の命が救われ，62億米ドルの医療費と1,450億米ドル相当の生産性の損失を避けることができると推計されています[33]。つまり，定期的な予防接種は，疾患とそれに伴う障害を予防することによって人の生産性を保ち，医療費を削減し，家庭レベルでは収入を増やし，社会的レベルでは経済発展の促進につながるということです[34]。

予防接種は寿命も延伸させますが，ある研究によれば，5年寿命が延びるごとに1人あたりの年間所得は0.3〜0.5％増えると推定されています[35, 36]。また，予防接種で病気を予防できれば，治療や入院にかかる直接的費用だけではなく，病児の世話で仕事を休むことに伴う間接的な費用も減らすことができます。さらに前に述べたように，5歳未満児死亡率の高い地域では出生率も高い傾向があるため，人々の健康が改善して出生率が減少すると，「人口ボーナス demographic dividend」（注：人口の中の労働力人口割合が特に多くなること）と呼ばれる現象が生じ，経済成長にさらに有利な人口構成が生まれます。

### 国際的な予防接種の努力

国際社会は，子どもの健康を促進させるために様々な予防接種プログラムや活動を展開してきました。その中で最も重要なものが，拡大予防接種プログラム Expanded Programme on Immunization（EPI）です。1974年，WHOの世界保健総会 World Health Assembly は，世界中の子どもたちに予防接種を提供することを目標に EPI を開始し[37]，その第1段階として，結核，ポリオ，ジフテリア，破傷風，百日咳，麻疹の6つの疾患に集中した取り組みを開始しました。なぜなら当時，これらの6疾患のワクチンを含む4種類の予防接種を受けていたのは，世界の子どもの約5％に過ぎなかったからです[38]。EPI は，12か月齢までのすべての子どもにこれらの予防接種を，そして妊婦には破傷風毒素に対する予防接種を推奨しました。

EPI のもとで，各国は WHO のガイドラインに従って独自の国家予防接種プログラムを作成し，実行していきました。具体的には，その国々ではワクチンの備蓄と，ワクチンを低温で医療施設に配送するための安定したコールドチェーン（低温輸送システム）cold supply chain と搬送システムの整備，保健医療従事者 health care worker の雇用・訓練・監督，ワクチンの意味と重要性を国民に教育するための啓発プログラムの開発，さらに予防接種の実施状況をモニターするためのシステムの整備が求められました[39]。

予防接種プログラムの実施状況のモニターは，行政的手法と実地調査という2つの方法によって行われました。前者（行政的手法）は，ある期間内に医療機関で予防接種を受けた子どもの年齢・性別・接種量・受診日などの個別データを集めるもので，後者（実地調査）は，WHO が開発した2段階クラスターサンプリング法 two-stage cluster sampling を用いて行われる調査です[39]。

この2段階クラスターサンプリング法は，調査対象となる地域の行政単位（注：区や市町村など）のリストだけが存在し，地域の全住民のリストが存在しない場合に用いられる手法で，まず全行政単位のリストから一部の行政単位をランダムに抽出し，次に選ばれた行政単位内からランダム

に住民を選び出す方法です［訳注：詳しい方法については, http://www.dhsprogram.com/publications/publication-DHSM4-DHS-Questionnaires-and-Manuals.cfm 参照］。調査は 3～5 年後ごとに実施され［訳注：人口保健調査 Demographic and Health Survey（DHS）と呼ばれます］, そのデータは, 公式な記録が存在していない国では主たるデータとして, 行政データが存在する国では行政統計の正確さを補完するデータとして用いられています。DHS と UNICEF の多指標クラスター調査 Multiple Indicator Cluster Survey（MICS）は, 子どもの予防接種の普及率を調べるためのルーチンの情報源として活用されています[40]。

EPI を採用する国は着実に増え, 1980 年代までにはほぼ世界全体にゆきわたりました。1974 年に EPI が開始されたとき, WHO が作成した標準予防接種プランには, BCG, DTP（ジフテリア, 破傷風, 百日咳）, 経口ポリオワクチン, 麻疹の 4 種類の予防接種が含まれ, 最初の 20～30 年は常にこの 4 種類のワクチンを含む形で予防接種が行われていました。しかし, 2000 年頃から始まったワクチン自体, あるいは運送・保管法などにおける科学的な進歩と, 予防接種に対する世界的な取り組みの変化が相まって, 低・中所得国においても「新しくまだ普及していないワクチン new and underused vaccines（NUV）」の導入が増え始めました[41]。そこで EPI でも B 型肝炎, 黄熱（流行国のみ）, インフルエンザ b 型菌（Hib）ワクチンが, 推奨ワクチンのリストに追加されました。

EPI の開始当初から, 一部の国では国家予防接種プログラムにかかる費用は, その財政的能力を超えることが明らかでした[37,42]。そこで, 1977 年, 汎米保健機関 Pan American Health Organization（PAHO）はワクチン調達のための PAHO Revolving Fund for Vaccine Procurement を設立し, 41 の加盟国からの資金をプールして, 質のよいワクチンや注射器, 関係必需品を大量にかつ可能な限り安価に購入し, 各国に分配するようにしました。このプログラムによって, アメリカ地域に住む何千万人もの子どもへの予防接種が可能となり, 何百万もの死が予防され, アメリカ地域は WHO の 6 区分地域の中で初めてポリオを根絶し, 域内での麻疹と風疹の流行を根絶した唯一の地域になったのです[43]。このプログラムは, いわゆる「規模の経済 economies of scale」を用いて価格を引き下げることによって, ワクチンの自己自給を可能とした点に大きな特徴があります。今日, PAHO 加盟国は, 予防接種の費用の 95％を自国の予算で賄っています[43]。

PAHO に属さない低・中所得国も EPI に取り組みましたが, 常に財源確保に苦しんでいました。そこで, 1999 年に, EPI の拡大と, より多くの子どもが完全な予防接種を受けられるようにすることを目的に, Global Alliance for Vaccines and Immunization（GAVI, 現在は Gavi に改称）が設立されました。Gavi は, 低・中所得国で予防接種事業を促進・強化する目的の官民パートナーシップです。International Finance Facility for Immunization（IFFIm）と Gavi の資金調達部門である Vaccine Fund に適格とみなされた国々は, ワクチンの購入と全国予防接種プログラムの実施に必要な資金を提供されますが, 対象国には共同出資と, Gavi の援助を卒業して自前の財政措置に至るためのロードマップを策定することが求められます。Gavi が資金供給を始めたのは 2001 年のことですが, 最近では 53 か国にまで拡大しています[44]。Gavi の適格基準を満たすには, 1 人あたり国民総所得 gross national income per capita が 1,570 米ドル以下でなくてはなりません[44]。また, 「新しくまだ普及していないワクチン（NUV）」導入のための追加援助を受けるには, EPI ワクチンの普及率があるレベル以上でなくてはなりません。

2000 年以降, Gavi の支援を受けた予防接種プログラムにより, 世界の最も貧しい国々で 4 億 4000 万人の子どもが予防接種を受けられるようになりました[45]。上述のように, Gavi は低・中所得国に対して新しいワクチンとワクチン製剤の導入のための追加援助を行っており, その豊富な資金をもとに, 2015 年までに 9,000 万人の子どもへの肺炎球菌ワクチン, 5,300 万人の子どもへのロタウイルスワクチン, そして 2 億 3000 万人の子どもへの 5 価ワクチン pentavalent vaccine の接種を支援する計画を立てています[46]。

もし, Gavi が 2016～2020 年の間に 75 億米ドルの追加資金を調達することができれば, Gavi に支援されている国々ではさらに 3 億人の子どもたちに予防接種ができ, その結果 500 万～600 万人の命が救われることになると推定されています[47]。これが実現すれば, WHO が推奨している 11 のワクチンによって完全に防御される子どもの人口割合は 5％以下から 50％へと大きく増加することになります[47]。後でもっと詳しく論じますが, この 5 価ワクチンは 1 製剤中に 5 つのワクチンを含むという意味で戦略的に重要な意義があります。なぜなら, 最も致死性の高い 5 つの疾患から同時に子どもを防御でき, また注射回数が少なくてすむ分, 在庫と接種にかかる費用を節約できるからです。また住民の側にも, 受診回数が少なくてすむというメリットがあります。さらに, ワクチンを別々に注射する際の打ち漏れのリスクを排除できるというメリットもあります。

2002 年, EPI は Reaching Every District strategy（RED）を開始しました。これは, 80％の地域で 80％の子どもに 3 種混合ワクチン（DTP3）の完全接種を目的とする構想であり, 既存の定期的な予防接種の機会を利用して実施しようとするものです[17]。RED 構想は, 2003～2005 年の間にアフリカの 26 か国で実施され[48], 3 種混合ワクチンの接種率の増加に成功しています[49]。

さらに 2005 年, WHO と UNICEF は 2006～2015 年にわたる Global Immunization Vision and Strategy（GIVS）を開始しました。GIVS は, すべての人々に予防接種への平等なアクセスを保証することで, 予防可能な病気による罹病と死亡を減らすことを目的とした初めての 10 か年計

画でした。GIVS は，①より多くの疾患のワクチンをより多くの人に接種する，②新しいワクチンやテクノロジーを導入する，③他の重要な公衆衛生対策と予防接種プログラムを統合する，④国際的な連携体制で予防接種プログラムを運営するという，4つの目標のもとに実施されました[46]。具体的には，2010年までに世界の90％の国における予防接種プログラムの実施と，同時にすべての地域において少なくとも80％の予防接種率の達成が目標として掲げられました[46]。

2012年には世界保健総会 World Health Assembly で，世界ワクチン接種行動計画 Global Vaccine Action Plan (GVAP) が WHO 加盟国94か国により承認されました。GVAP は上記 GIVS の成功経験に基づいて企画されたもので，世界で最も脆弱な人々の命を守るためのワクチンの開発・普及に大きな進歩をもたらすことを目的とするものでした[50]。GVAP は 2011～2020 年の「ワクチンの10年 Decade of Vaccines」の間に，既存のワクチンへのより平等なアクセスを保証する努力を通じて，何百万人もの子どもの死を予防しようとしています[51]。GVAP のもとに実施されている Decade of Vaccines Global Action Plan は，予防接種の範囲と接種率を世界的に拡大しようという取り組みであり，生まれた国・貧富・性別・民族，居住地（都会／地方）などの違いに一切関係なく，すべての人々がワクチンで予防可能な疾患 vaccine-preventable disease で死亡することのないように努力しています。これまでの取り組みと比較し最も大きな違いは，GVAP ではモニタリング，説明責任 accountability，第三者による進捗状況の評価を伴う点であり，その最初の評価は2013年に実施されました[50]。今日，WHO は拡大予防接種プログラム（EPI）で推奨するワクチンを，ジフテリア，百日咳，破傷風，脊髄性小児麻痺，結核，麻疹，B型肝炎，インフルエンザb型菌，肺炎球菌感染症，ロタウイルス，ヒトパピローマウイルス（HPV）の11疾患にまで拡大しています[52]。

## 6つの基本的なワクチンの普及率と予防接種で予防可能な疾患の減少

先に述べたように，低・中所得国における国家予防接種プログラムでは，ジフテリア，百日咳，破傷風，ポリオ，結核，麻疹の6つが主要な疾患とされています。子どもの健康に関してこの20年間に生じた進歩の大部分は，予防接種の普及によるものと考えられており[53]，実際，もともと拡大予防接種プログラム（EPI）が推奨したワクチンで予防可能な疾患による死亡数は，2004年の90万件から2010年の40万件にまで減少したと見積もられています[51]。図10-9は麻疹症例の報告数の変化を示したものですが，麻疹の予防接種率の上昇に伴って，麻疹症例が劇的に減少したことが明瞭に見てとれます。

次に4つの主なワクチンとそれぞれの疾患について概説します。

### ●ジフテリア，破傷風，百日咳ワクチン（DTP）

ジフテリア diphtheria，破傷風 tetanus，百日咳 pertussis は致死的な疾患であり，主に子どもが罹る疾患です。これらの疾患に対応する予防接種は混合ワクチンで，一般にはそれぞれの疾患の頭文字を取って「DTP ワクチン」と呼ばれています。世界で DTP ワクチンの接種を受けている子どもの割合は，1990年の76％から2012年には83％（1億1100万人）に増加しています[54]。ミレニアム開発目標の目標4（子どもの死亡率の削減）の中で掲げられた，2015年までに世界の子どもの90％に DTP ワクチンを供給するという目標を達成するためには，さらに1,300万人の子どもがワクチン接種を受ける必要があります[55]。DTP ワクチンを1回接種するのにかかる費用は平均0.2米ドルと見積もられています[56]。

### ●ポリオワクチン

一般には，「ポリオ polio」という名称で知られている脊髄性小児麻痺 poliomyelitis は，主に5歳未満の子どもが罹る非常に感染性の高い疾患です。罹患すると1/200の確率で不可逆的な麻痺が生じることがあり，症例の5～10％は死亡します[57]。ポリオには根治療法はありません。世界的なポリオ根絶キャンペーンは1988年から実施されており，ポリオが流行している国は，1988年時点の125か国が，2014年現在ではわずか3か国にまで減少しています[57]。2014年3月にはWHOによって，東南アジア地域でもポリオの根絶が正式に認定され，現在世界人口の80％がポリオのない地域に住んでいることになります。1990～2012年の約22年間に，ポリオワクチンの3回投与を受けた子どもの割合は，76％から84％に上昇しました[54]。これに伴いポリオの報告症例は，1988年の35万件から，2012年にはわずか293件にまで減少したのです[54]。

WHOはここ10年，稀に生じる経口ポリオワクチンによるポリオ感染を避けるために，経口ポリオワクチン接種を徐々に廃止し[58]，不活化ワクチン inactivated polio vaccine（IPV）への移行を求めています。

2015年時点での経口ポリオワクチン1回投与に要する費用は0.12～0.21米ドル，不活化ワクチンは0.92～2.95米ドルとなっています[56]。ポリオに関しては，後述の「政策とプログラムの概要」の節で世界ポリオ根絶計画 Global Polio Eradication Program（GPEP）について，また「ケーススタディ」の節でアメリカ地域からのポリオ根絶の事例について紹介します。

### ●BCG ワクチン

結核 tuberculosis は結核菌 *Mycobacterium tuberculosis* によって引き起こされる疾患で，予防も治療も可能ですが，非常に感染性の高い疾患であり，適切な治療を受けなければ，感染者の2/3は死に至ります[59]。結核とその死亡例の95％はアジア，アフリカの低・中所得国で生じてい

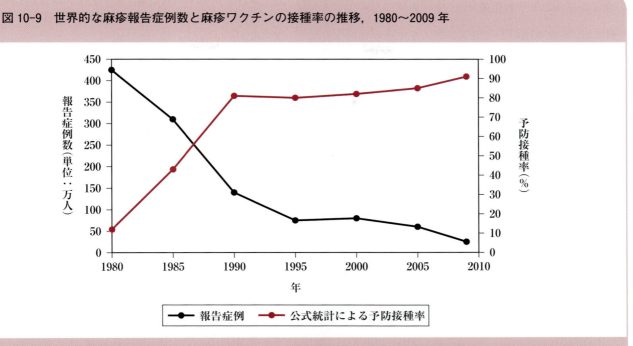

図 10-9　世界的な麻疹報告症例数と麻疹ワクチンの接種率の推移，1980〜2009 年

出典：World Health Organization. WHO Vaccine-Preventable Diseases: Monitoring System, 2010 Summary から改変。http://whqlibdoc.who.int/hq/2010/WHO_IVB_2010_eng.pdf へ 2015 年 3 月 3 日にアクセス。

ますが，2012 年には約 50 万人の子どもが結核に罹患し，そのうち 7 万 4000 人が死亡したと推定されています[59]。結核のワクチンとしても知られている BCG（カルメットゲラン桿菌 Bacille Calmette-Guérin）ワクチンは，1921 年から使われており，定期的予防接種プログラムの一部として，世界の 80％以上の乳児に投与されています[60]。BCG ワクチンは子どもの髄膜炎と播種性結核も予防しますが，潜在肺感染の再活性化を予防することはできません[60]。BCG の 1 回接種にかかる費用は，2015 年時点では 0.07〜0.16 米ドルと見積もられています[56]。

● 麻疹ワクチン

本章の後半の「政策とプログラムの概要」の節で詳しく論じますが，感染力の非常に強いウイルス感染症である麻疹 measles は，安全で費用対効果 cost-effectiveness の高いワクチンが存在するにもかかわらず，5 歳未満児の主要な死因の 1 つとなっています。2000 年以降，10 億人以上の子どもが麻疹の予防接種を受けており，2012 年には，世界の子どもの 84％が 1 歳の誕生日までに少なくとも 1 回の麻疹の予防接種を受けています。その結果，2000〜2012 年の間に麻疹による死亡は世界全体で 78％も減少しましたが，それでもなお，2012 年には 12 万人以上の子どもが麻疹で死亡しています[16]。麻疹ワクチンの 1 回の接種に要する費用は，2015 年時点で 0.23〜0.48 米ドルと見積もられています[56]。

### 新しいワクチンの普及の前進

この 10 年間で，新しいワクチンの開発と普及，そして予防接種プログラムの地理的範囲の拡大に大きな前進が見られました。最近では，拡大予防接種プログラム（EPI）の 6 つの主要な疾患以外の新しいワクチンが開発されています。たとえば B 型肝炎，インフルエンザ b 型菌，肺炎球菌，ロタウイルス，黄熱，ヒトパピローマウイルスに対する各ワクチンなどですが，まだ十分に普及していません，以下，これらのワクチンと疾患について概説します。

● B 型肝炎ワクチン

B 型肝炎 hepatitis B は，肝臓を冒すウイルス感染症です。後で取り上げる 5 価ワクチンにも含まれる B 型肝炎ワクチンは，肝がんや肝硬変による死亡も含め，毎年何十万もの死亡を予防しています[61]。B 型肝炎ワクチンは 95％の有効性があり，がんの主な原因を予防する初めてのワクチンです[61]。このワクチンは，2012 年現在 181 か国で使用されており，179 か国で国家予防接種プログラムの一部に取り入れられています[51]。地域によってバラツキはありますが，B 型肝炎ワクチンを 3 回接種している乳児の割合は，1990 年には世界でわずか 1％でしたが，2014 年現在では 79％にまで増加したと見積もられています[56]。B 型肝炎の 1 回の接種にかかる費用は，2015 年時点で 0.16〜0.38 米ドルと見積もられています。

### ●インフルエンザb型菌(Hib)ワクチン

Hibは，5歳未満の子どもに髄膜炎や重症の肺炎をもたらす細菌です。2000年には，Hibは200万〜300万人の子どもに重篤な感染を引き起こし，そのうち38万6000人が死亡したと推定されています[62]。Hibワクチンは，2011年には177か国，2012年末時点では184か国で使用されており，2012年の終わりまでに，173か国で国家予防接種プログラムの一部に取り入れられています[33]。Hibワクチンを3回接種した子どもは，2012年には世界全体で45%と見積もられていますが，地域差があり南北アメリカ大陸では91%に達していたのに対し，WHOの東南アジア地域と西太平洋地域ではそれぞれわずか11%，14%に過ぎませんでした。Hibワクチンは，単独もしくはDTPと組み合わせて，あるいはB型肝炎やヒトパピローマウイルスなどを含む他の予防接種と組み合わせて用いられます。2015年時点で，次に述べるHibワクチンを含む5価ワクチン1回投与にかかる費用は1.34〜2.80米ドルと見積もられています[56]。

### ●5価ワクチン

2001年に初めて導入された5価ワクチン pentavalent vaccine は，予防接種における最も重要な科学的進歩の1つです。このワクチンは3回に分けて投与され，ジフテリア，百日咳，破傷風，B型肝炎，Hibを予防することができます。複数の疾患に対するワクチンを1回で接種することができるので経費の節約となり，必要な受診回数も削減できて予防接種の普及率を高めるのに役立ちます。2000年時点で，HibとB型肝炎ワクチンの両方を通常の予防接種プログラムに取り入れていた低所得国はわずか1か国でしたが，2013年の終わりまでには，南スーダンを除く72の低所得国で5価ワクチンが導入され[61]，2014年にはGaviの支援によって，南スーダンでも5価ワクチンの導入がなされました[63]。5価ワクチンの世界的な普及率は，2011年の50%から2020年には90%以上になると予想されています[51,64]。

### ●肺炎球菌結合型ワクチン

肺炎を引き起こす細菌である肺炎球菌による感染症は，50万人もの5歳未満児の死因となっています[61]。肺炎は世界の5歳未満児の全死亡の18%に関連し，低所得国における子どもの主要な死因となっています[65]。現在用いられている肺炎球菌結合型ワクチン pneumococcal conjugate vaccine は，最も多い肺炎球菌に有効であり，このワクチンを導入した国では，罹病率と死亡率を低下させる効果が認められています。94の低・中所得国における肺炎球菌ワクチンの普及率は，2011年の約6%から2020年には89%にまで増加すると見積もられ[51,64]，また2013年の終わりまでには，35の低所得国を含む102か国で導入され[61,66]，1,100万人の子どもが予防接種を受けたと推定されています。肺炎球菌結合型ワクチン1回接種に必要な費用は，2015年時点で3.30〜7.00米ドルと見積もられています[56]。

### ●ロタウイルスワクチン

ロタウイルス rotavirus は，5歳未満児における重篤な下痢症の最大の原因ウイルスです。世界のほぼすべての子どもが5歳までにロタウイルスに感染しますが，それによる死亡のほぼ95%は治療に恵まれない低所得国で発生しています[67]。ロタウイルスには2つのワクチンがありますが，低所得国ではまだあまり普及していません。もしこれらのワクチンがGaviの支援基準を満たすすべての国で使われれば，18万人の死と毎年600万回もの医療機関への受診を回避でき，年間6,800万米ドルの治療費を節約できると推定されています。こうした推計を踏まえて，WHOはすべての乳児にロタウイルスワクチンの接種を推奨しています[68]。Gaviは，2012年の終わりまでに20か国以上の国々に対してロタウイルスワクチン導入の支援を承認し[66]，2013年の終わりまでに6つの国で実際に導入されました[61]。94の低所得国，低・中所得国において，2011年時点では2%だったロタウイルスワクチンの普及率は，2020年までに77%にまで増加すると予測されています[64]。2015年時点のロタウイルス1回の接種にかかる費用は2.30〜5.00米ドルと推定されています[56]。

### ●黄熱ワクチン

黄熱 yellow fever は，蚊が媒介する急性出血性ウイルス疾患です。世界中で年間20万人が罹患し，うち3万人が死亡，患者の90%がアフリカで発生していると推定されています[69]。黄熱には根治療法はありませんが，1回のワクチン接種で免疫は生涯にわたって保たれます。WHOは近年，黄熱流行地域に住む生後9か月以上のすべての子どもに予防接種を推奨しています。黄熱ワクチン1回の接種にかかる費用は，2015年時点で0.77〜1.17米ドルと見積もられています[56]。WHOは現在，以前のような10年経ってからの再接種は推奨していません。

### ●ヒトパピローマウイルス(HPV)ワクチン

ヒトパピローマウイルス human papillomavirus (HPV) は子宮頸がんの原因の70%を占め，毎年27万人以上の女性がこのがんで死亡しています[70]。死亡の約85%は低・中所得国で発生しています[70]。これまでに解説した他のワクチンとは異なり，HPVワクチンは乳児ではなく性的活動が始まる前の9〜13歳の子どもが接種対象となります。以前WHOは3回の接種を推奨していましたが，最近のエビデンスに基づけば，15歳未満の少女へは最低6か月の間隔を空けた2回の接種で十分であるとされています。この接種回数の減少は経済面と健康面でのメリットがあります。なぜなら，同じ労力でより多くの少女へのワクチン接種が可能になり，また再接種のし忘れの防止や製造量の確

保もより容易となるからです[55]。しかし，15歳以上もしくは免疫力の低下した少女には，これまで通り0か月，1～2か月，6か月の，3回接種が推奨されています[55]。2014年時点で，HPVワクチンは45以上の国で導入されています[33]。2013年にはGaviが支援する6つの国でパイロットプロジェクトが開始されています[61]。HPVワクチン1回の接種にかかる費用は，2015年時点で平均4.55米ドルと見積もられています[56]。

● MenAfriVac

アフリカでは7～14年ごとに髄膜炎菌髄膜炎meningococcal meningitisが流行し，最大4億5000万人の人々がその感染リスクに曝されています[71]。2000年，WHOと国際NPOであるPATHのパートナーシップで開始されたMeningitis Vaccine Project（MVP）は，製薬企業の国際的コンソーシアムと協働し，サハラ以南アフリカの1～29歳の人々をこの髄膜炎から予防するための新しいワクチン開発に乗り出しました。そうして開発されたのがMenAfriVacです。MenAfriVacは髄膜炎の流行を50％減少させ，1回の接種費用は0.50米ドル以下ですむと予想されています[71]。2010年の12月から導入が開始されて以来，1億5000万人以上の人々に接種されています[72]。

## 次世代ワクチンとワクチンの配送

Gavi，PATH，WHO，各国のドナー，製薬企業などの協力と支援によって，近年，新しいワクチンや新しいワクチンの配送システムが開発されて試験されています。WHOは，2010年から始まった「ワクチンの10年 Decade of Vaccine」の間に，コレラ，デング，マラリア，ポリオ，腸チフスに対する新しいワクチンが開発されると予想しています[51,64]。さらに，安全で，熱に強く，保管と輸送がより容易で，容器が小さくごみを減量できる新しいワクチンの剤形を開発する研究も進められています[73]。国際的なコレラワクチンの備蓄も開始され，それをどのように分配すべきかについての話し合いが進められています[55]。デング熱に対する市販のワクチンはまだありませんが，研究者の予想では，ここ数年で市販され，接種率は2020年までには49％に達するとされています[64]。

ワクチンで予防可能な疾患 vaccine-preventable diseaseの中で，近年最も重要な進歩のあったものの1つが腸チフス typhoidです。腸チフスは，腸チフス菌 Salmonella typhiによって引き起こされ，通常，汚染された食べ物や水を介して感染します。毎年，2,100万人が感染し，そのうち21万6000～60万人が死亡していると見積もられています[74]。現在使われているワクチンの予防効果は比較的短く，また腸チフスによる死亡率が最も高い2歳未満児では安全性に問題があります[75]。それでも，以前のワクチンが5歳未満児に使用が許可されていなかったことを考えれば，進歩と言えます[76]。2013年，インドの製薬企業であるBharat Biotechが，大人と6か月以上の子どもで長期的な予防効果が実証された初めてのワクチンである腸チフス結合型ワクチンを開発しましたが[77]，このワクチンの価格はまだ明らかではありません。

2014年7月，子どもへの投与が可能と考えられるマラリアワクチンが最終の審査段階に入りました。蚊帳などの他の介入と併せて接種された場合，この新しいマラリアワクチンは，5～17か月の子どもの46％で予防効果があることが示されていますが[78]，まだ承認した国はありません。

## 普遍的予防接種への前進

以上述べてきたように極めて大きな進歩にもかかわらず，ワクチンで予防可能な疾患は，いまだに世界の多くの罹病と死亡の主な原因であり続けています。2013年には，1億1100万人の乳児，つまり世界の乳児の84％が主な感染症に対する予防接種を受けていますが[79]，逆に言えば，いまだに毎年何百万人もの子どもたちがワクチンを接種できずにいる，もしくは十分な接種を受けられずにいることになります。2012年には，ほぼ1/5の乳児（2,260万人）がDTPワクチンの3回接種を受けられず[33,80]，2013年には，2,180万人の乳児が何の予防接種も受けていません[79]。その結果，2012年には，150万人の乳児がワクチンで予防可能な疾患によって死亡しています[33]。

残念なことに，こうした問題は世界で最も貧しい地域の子どもたちに集中しており，予防接種は，人々のニーズの大きさと良質の医療サービスへのアクセス可能度が逆相関するという，いわゆる「医療ケア逆相関の法則（さかさま医療ケアの法則） inverse care law」に当てはまります[81]。予防接種の普及率は，母親の学歴，ヘルスセンターからの地理的な距離，そして家庭の収入などの社会経済的要因の影響を受け[51]，また人種，民族，居住地（都会／地方），国の経済レベルも影響し，WHO区分のアフリカ地域や東南アジア地域における都市部のスラムや地方部に住む貧しい子どもたちは，予防接種へのアクセスが最も難しい状況に置かれています。前述したように，インドを含む東南アジア地域とアフリカ地域では，予防接種普及率が遅れた状況にあり，西太平洋，ヨーロッパ，アフリカの3地域では90％以上に達しているにもかかわらず，この2つの地域では，それぞれ77％，75％にとどまっています[79]。アフリカ地域で予防接種率が低い理由には，治安の悪化，保健医療従事者の不足，予防接種を実施するための予算の不足などが考えられます[49]。

WHOの各区分地域の内部においても，その国の所得レベルによって予防接種率は異なり，所得レベルが高いほど予防接種率も高くなります。DTPワクチンは一般に，定期予防接種率を示す最もよい指標と見なされていますが[49]，低所得国と高所得国の間のDTPの3回完全接種率の差は，2000年は30％であったものが，2010年には16％と縮小傾向にあります[51]。しかし，2012年にDTPワクチンを受けられなかった2,260万人の1歳未満児の70％以上は，コンゴ民主共和国，エジプト，インド，インドネシ

ア，イラク，ナイジェリア，パキスタン，フィリピン，ウガンダ，南アフリカ共和国の10か国に集中しています[33]。同じように，2011年に，麻疹ワクチンの初回接種を受けられなかった2,000万人の子どものうち，その半分以上はコンゴ民主共和国，エジプト，インド，ナイジェリア，パキスタンの5か国に集中しています[82]。2011年には，これらの国と他のいくつかの国々で，大きな麻疹の流行が報告されています[82]。

予防接種率は，国の内部でも所得の地域差，保健医療施設の整備の程度，そうした施設への交通の便などで異なります。たとえばいくつかの国のデータによれば，麻疹ワクチンの普及率は，最も豊かな五分位に属する人々では，最も貧しい五分位に属する人々よりも最大58％高く，地方部では都市部よりも普及率は30％低くなっています[51]。また一般に予防接種率は，都市部の貧困層（特に短期移民）や先住民族の間で低い傾向にあります[51]。地域差はインドでもよく見られ，たとえばBihar州におけるDTPの3回完全接種率は40％で，これはTamil Nadu州やKerala州よりも少なくとも30％低い値となっています[73]。

予防接種率に差が生じる原因は様々です。低所得国では，保健医療のインフラの脆弱性，人的資源や国家予防接種プログラムの安定した実施に必要な費用の不足などが背景にあり，またプログラムの実施は，紛争，自然災害，疾病サーベイランスの有無などにも影響を受けます[37]。次節では予防接種の世界的普及への重大な妨げとなる問題について論じます。

## 普遍的予防接種への障壁と対応

世界のすべての子どもが予防接種を受けられるようになるためには，まだ多くの解決すべき課題が残っています。主な問題は，保健医療のインフラ，人的資源，ワクチンの需要と供給，そして資金です。低・中所得国では多くの場合，国家予防接種プログラムを維持するのに必要な，保健医療のインフラや人的資源が整っておらず，また情報の不足やワクチンへの根強い不信感などのために予防接種への需要が低く，それが普遍的予防接種 universal immunization への強い足かせとなっています。需要が高まれば，国は必要な量のワクチンを手頃な価格で調達することができ，推奨されたスケジュールに従って，予防接種を実施することができます。もちろんそのためには，そうした国々が購入できる価格で，必要な量のワクチンが供給されなければなりません。資金調達も大きな課題であり，多くの低所得国では予防接種プログラムを自前の資金だけで運営できる短期的あるいは中期的な資金が不足しています。したがって，これらの国々が普遍的予防接種を達成するためには，国自身の努力と，国内外の公的セクターと民間セクターの支援が必要となります。

### ●インフラと人的資源の不足

低所得国では最も基本的な保健医療のインフラすら整っていないことが多く，それが予防接種サービスの普及の大きな阻害要因となっています。予防接種プログラムの実施に瀟洒な医療施設は必要ありませんが，ワクチンを安全に備蓄し，対象地域まで安全に輸送する手段や，誰がいつどの予防接種を受けたかを正確に記録するシステムは最低限必要です。また，新しいワクチンが導入・拡大されるにつれ，その効果を測定し，疫学的状況や疾患の特性の変化をモニターするサーベイランスシステムも必要となります[66]。

国家予防接種プログラムを円滑に運営するためには，ワクチンの投与やそれを正確に記録することができる，訓練された有給スタッフが必要です。こうしたスタッフは，予防接種が最も効率よく実施できるように，保健医療システムの一員として管理・監督されなければなりません。予防接種を受けられなかった子どもの数は，2010年には世界全体で1,930万人と推定されていますが，そのうち660万人がアフリカに住み，かつ60％が5つの国に集中していました。これらの国では，ワクチンは入手可能であったにもかかわらず輸送システムがなく，予防接種の実施にあたる人員も乏しかったために，限られた範囲でしか予防接種を実施できなかったのです[37]。こうした背景から最近Gaviは，最貧国において適切で持続可能な保健医療のインフラを強化するために多大の資金を投入しています。

### ●需要の欠如

需要の創出は，国の予防接種プログラムの成功にとって不可欠の条件です。需要の不足は，ワクチンに対する教育の欠如や，ワクチンに対する根強い不信感の結果として生じることがあります。政治家も市民も予防接種に伴うリスクと利益をよく理解し，すべての子どもに対して基本的予防接種を保証することは社会の基本的責務であるということを認識しなければなりません。低・中所得国は，拡大予防接種プログラム（EPI）の基本的ワクチンを導入した後も，「新しくまだ普及していないワクチン new and underused vaccine (NUV)」の需要喚起に努める必要があります。たとえば，肺炎球菌結合型ワクチンの場合，その接種を受けられない子どもの割合は，2010年時点で高所得国では13％であったのに対し，低所得国では98％にも上っていました[51]。

予防接種のもたらす利益についての意識と理解を高めることが，ワクチンに対する需要の創出には不可欠です。インドのように携帯電話がほぼ全国に普及している国では，携帯電話とソーシャルネットワークを通じて予防接種のリスクと利益についての社会的啓発を行えば，需要を刺激できる可能性があります[51]。最後に，予防接種プログラムが成功するには，予防接種への不信感につながる倫理的，文化的，イデオロギー的，あるいは宗教的な信念についても前もって把握し，対処する必要があります。

### ●供給の不足

需要が喚起され，国家予防接種プログラムが確立された

ら，次に必要なのは，適切で信頼性の高いワクチンの供給を確保することです。しかし必要な量のワクチンを手頃な価格で入手することは必ずしも容易なことではありません。また，定期的予防接種や補完的接種は適切な時期に行う必要があり，それに合わせてワクチンを確保しなければなりません。供給が途中で途切れたりすれば，免疫ができなかったり免疫が不十分になるおそれがあり，またワクチンの価格が高すぎたり生産や流通に問題があると，プログラムの規模が拡大するにつれてワクチン供給に深刻な問題が生じることがあります。

接種範囲の拡大や新しいワクチンの導入によって使うワクチンの量や種類が増えると，供給および輸送システムに対する負荷が増し，供給・実施体制の不備の一部の低所得国では，5価ワクチン，肺炎球菌ワクチン，ロタウイルスワクチンなどの接種率の目標達成が危うくなる恐れがあります[61]。こうした問題に対処するためにGaviは，"予防接種サプライチェーン戦略"を策定し，サプライチェーンの設計とその最適化を支援の優先課題に設定しており[83]，WHOとUNICEFもサプライチェーンの拠点を作るプロジェクトを開始しています[83]。5価ワクチンの開発といった進歩に伴って，供給に関連する問題の解決が迫られているのです。

ワクチンを，常に手頃な価格で供給できるようにするためには，新たな企業がワクチン市場に参入しやすい環境を整える必要があります。ワクチンは，製造工程や規制の複雑化に伴って研究開発コストが増大し，極めて多額の投資が必要となっています。新しいワクチンの初期供給が少なければ価格は高騰し，需要が不確実であれば製造量は抑えられて，その結果ワクチンの供給に支障をきたすことになります。こうした事情からこれまでは，ワクチンの安全性と有効性が証明された後，低・中所得国の貧困層にまで広く普及するようになるには，通常15〜20年もかかってきました。こうした遅れを解消するためにGaviは，肺炎球菌ワクチンの普及を加速することを目的に設立されたPneumococcal Accelerated Development and Introduction Plan (PneumoADIP) に資金援助し，途上国における肺炎のサーベイランス，診断，アドボカシーなどへの支援を通して，高所得国で最初に導入されてからわずか1年後というスピードで，ルワンダにおける肺炎球菌ワクチンの導入に成功しています。

長期的には，新しいワクチンが開発されれば市場競争によって，既存のワクチンの価格が下がり，そのぶん低所得国の子どもにワクチンが行きわたるようになります。PATHなどの組織は，新しいワクチンの開発と新興企業のワクチン市場への参入を支援するために，新規製造業者のために方法，技術，材料，および研修機会を提供するテクノロジープラットフォームを立ち上げています。近年，ワクチンへの新たな投資戦略の出現によって，世界のワクチン市場に変化が生じ，高品質のワクチンを低価格で供給する新興企業の参入が相次いでいます[61]。こうした新興企業はインド，中国，インドネシアなど世界各地に存在し，現在ではEPIの中心となるワクチンの86%をUNICEFに提供するまでに成長しています[84]。予防接種プログラムのための長期的に安定した資金の存在と，低・中所得国におけるワクチン需要の増大によって，低価格でワクチンが提供されるようになってきたのです[61]。

● 財源の不足

予防接種に関連する費用は高く，今後も上昇していく傾向にあります。たとえば，EPIの中心となるワクチン（コアワクチン）一式（6疾患，複数回接種分を含む）の購入費は，2001年には子ども1人あたり1.37米ドルであったものが，2011年には38.80米ドル以上に上昇しました[73]。専門家は，コアワクチンに，肺炎球菌とロタウイルスワクチンを加えると，子ども1人を完全に免疫するのに要する費用は64.00米ドルにも達する可能性があると指摘しています[37]。WHOは，予防接種プログラムの規模の拡大，「新しくまだ普及していないワクチン（NUV）」の導入，補完的接種の提供などにより，世界の最も貧しい94か国からワクチンで予防できる疾患を撲滅するのに要する年間のコストは，2011年の35億〜45億米ドルから，2020年には60億〜80億米ドルになると推定しています[51]。つまり，「ワクチンの10年 Decade of Vaccine」にかかる累積コストは500億〜600億米ドルにもなるということです[51]。このうち，46%がワクチンと注射器，54%が輸送コストと保健医療システムにかかる費用と見積もられています[64]。ナイジェリア，インド，パキスタンは対象人口が多く，また既存プログラムを拡大して，肺炎球菌とロタウイルスのワクチンを導入しようという野心的な計画を進めており，この3か国だけで上記の総費用の37%を占めると見積もられています[64]。

さらに，コレラ，デング熱，マラリア，ポリオ（IPV），および腸チフスに対するワクチンは開発の様々な段階にあり，利用可能になれば予防接種の費用はさらに高くなると予想されます[64]。もちろん，予防接種プログラムのメニューが増えれば，それだけワクチンで予防可能な疾患を減少もしくは根絶できるため，医療費総額としては節約できることになります[64]。

市場形成をうながす圧力，直接的な財政支援，国際機関による研究開発の支援がなければ，EPIのコアワクチンでさえ，世界の最も貧しい人々に行きわたらないことは明らかであり，その状況を打開するには，資金調達におけるイノベーションが不可欠です。幸い，資金調達を促し価格を下げる試みは，これまでのところ大きな成功を収めてきました。たとえば，International Finance Facility for Immunisation (IFFIm) は世界中の予防接種プログラムを財政的に支援するために，2013年末までに資本市場で45億米ドルを調達し，また2000年以降Gaviの支援により，4億4000万人の子どもが予防接種を受けることができるようになりました[45,61]。Gaviはさらに2015年までに，肺炎球

菌ワクチンを9,000万人に，ロタウイルスワクチンを5,300万人に，5価ワクチンを2億3000万人にそれぞれ接種する計画を立てています[46]。最後に，競争の激化，技術の向上，国際協力によって基本ワクチンの1回接種にかかる費用は減少しつつあり，たとえば5価ワクチンの1回接種あたりの平均価格は，2003年の3.56米ドルから2012年の2.17米ドルへと減少しました（39％減）。2013年には，ある企業が最低価格1.19米ドルの価格を提示しています[45]。

国家予防接種プログラムのワクチンにかかる経費とワクチン以外にかかる経費の相対的割合は，時とともに変化しつつあります。初期のEPIでは6つの基本抗原は比較的安価で，ワクチン自体にかかる経費は総経費の20％にとどまり，残りは保健医療のインフラ，人的資源，サプライチェーン，物流インフラなどにかかる経費でした[85]。しかし，2000～2010年の間に各国は5価ワクチンの使用を拡大し始めたため，ワクチン自体にかかる経費が増え，総経費はそれまでの2倍もしくは3倍に膨らんでいます[85]。ただし，5価ワクチンはワクチン自体は高価ですが，ワクチン以外の経費が増えることはほとんどありません。なぜなら，DTP（ジフテリア，破傷風，百日咳）ワクチンを5価ワクチンに変えても接種回数が増えることはなく，またコールドチェーンに追加の貯蔵スペースが必要となることもないからです。

しかし今後，さらに効果的な新しいワクチンが予防接種プログラムに導入されてくるにつれ，プログラムの総経費は大幅に増加していくと専門家は予測しています。なぜなら，新しいワクチン自体が高価であり，また医療従事者の訓練やサプライチェーンの維持など先行投資が必要となるからです[85]。WHOとUNICEFが最近（2014年）発表した推計によれば，子ども1人あたりの予防接種に要する経費は，2011～2015年の24.90米ドルから，2016～2020年には32.60米ドルに増加すると見積もられています[85]。

どの国においても，国家予防接種プログラムの究極の目標は，外部援助に頼ることなく自前で運営することであり，その重要な一歩は国家予算に予防接種プログラムを組み込むことです。2010年時点で，WHO加盟国193のうち154か国には予防接種に特化した予算項目があり，147か国では予防接種プログラムの維持・改善・拡大，さらに新ワクチンの導入についての中・長期的な国家計画が策定されていると報告されています[51]。普遍的予防接種 universal immunization の達成には，まだ多くの深刻な課題が残っていますが，途上国の強い国家的意志と国際社会の支援・支援により，これまでに何百万という命が救われてきたのです。

## 政策とプログラムの概要

ここでは予防接種の重要性を踏まえた上で2つの事例を紹介します。1つめは世界ポリオ根絶計画の進捗状況で，2つめは麻疹対策の進捗状況です。

### 世界ポリオ根絶計画

1988年，WHOの全加盟国の保健大臣の集まりである「世界保健総会（WHA）」は，世界ポリオ根絶計画 Global Polio Eradication Initiative（GPEI）の開始について合意しました[86]。当時，ポリオは5大陸125か国で蔓延し，年間35万人すなわち1日1,000人の子どもに麻痺が生じていましたが[87]，2014年にはポリオ症例は世界でわずか372件にまで減少し，現在ポリオが流行しているのはアフガニスタン，ナイジェリア，パキスタンの3か国のみとなりました[88]。

世界ポリオ根絶計画は官民パートナーシップで，各国政府と5つのパートナー，つまりWHO，国際ロータリークラブ，米国疾病管理予防センター（CDC），UNICEF，ビル＆メリンダ・ゲイツ財団の主導で行われているプログラムです。これは，人類史上最大の国際的公衆衛生プロジェクトであり，例外的な規模で取り組まれています。

世界ポリオ根絶計画の立ち上げには，初期のポリオ根絶の成功がその背景にありました。1950年代と1960年代に2つの優れたポリオワクチンがそれぞれ，Jonas Salk と Albert Sabin によって開発されました。多くの高所得国では，それらのワクチンの使用によって早期にポリオが根絶されていきました[89]。たとえば，ソーク不活化ポリオワクチン Salk inactivated polio vaccine を用いて，米国のポリオ症例は1950年代の年間2万件から1960年代には年間1,000件にまで減少し，1963年の集団予防接種プログラムでSabinの経口ポリオワクチンが用いられるようになると，さらに減少して1979年には遂にゼロになったのです。

さらに，国際ロータリークラブは1979年に，その最初のポリオ予防接種プロジェクトをフィリピンで開始し，600万人の子どもの予防接種に成功しました。さらに，組織創立100周年を迎える2005年までに，世界のすべての子どもにポリオワクチンを提供する構想を立て，まず最初の数年間で，Sabin博士と協力して2億4000万米ドルを調達し，1988年にはWHO，UNICEF，CDCと提携して，PolioPlus Projectを創設しました[90]。同年，UNICEFとWHOも，予防接種を通して子どもの死亡率の削減を目指すUniversal Childhood Immunization Initiativeを立ち上げ，汎米保健機関（PAHO）も1990年までにアメリカ地域からポリオを根絶する取り組みを開始しました[87]。

世界ポリオ根絶計画の当初の目標は2000年までにポリオを根絶することでした[87]。残念ながら，目標の達成には至りませんでしたが，低・中所得国における2,000万人のボランティアの努力により，5億7500万人以上の子どもが毎年経口ポリオワクチン接種を受けられるようになり[86]，世界のポリオ症例数は1,000にまで減少し，99％の削減に成功したのです[91]。

この成功は，いくつかの鍵となる戦略によってもたらされたもので，その戦略とは，①経口ポリオワクチンの乳児

への定期予防接種，②National Immunization Daysなどによる全国的な集団予防接種キャンペーンの実施，③ポリオの症状である急性弛緩性麻痺に対する積極的サーベイランスactive surveillanceの実施，④新しい症例を検出するためのラボ（検査）機能の強化，⑤特定の地域に的を絞ってポリオ流行に迅速に対処する「掃討作戦 mop-up campaign」の実施の5つです[89,91]。

これらの戦略には，その後保健医療従事者の研修，啓発キャンペーン，コミュニティや宗教指導者との連携，技術的・科学的イノベーション〔たとえば，サーベイランスのための地理情報システム（GIS）や新しいワクチン製剤の導入〕，ワクチンの製造と配布，ベストプラクティスの共有などが付け加えられていきました[89,92]。

こうした国際的努力の成功を象徴する重要な出来事は，2014年にインドでポリオが根絶されたことです。インドではポリオの根絶は不可能だと考えられていました。それは，一部の子どもでワクチンが効かないという技術的困難，インドの多くの地域で衛生環境が非常に劣悪であること，特に北インドではポリオプログラムへの不信感が強いこと，公衆衛生上のインフラが脆弱であることなど，様々な難しい問題が存在していたからです[93]。

しかし，最終段階に差しかかった世界的ポリオ根絶プログラムは，数多くの困難に直面しています。問題は最後に残った3か国（アフガニスタン，ナイジェリア，パキスタン）でとりわけ深刻であり，これらの国では紛争，公衆衛生上のインフラの脆弱性，劣悪な衛生環境，医療従事者の活動を妨げる宗教的もしくはその他の社会的障壁の存在など，様々な理由によって接種を必要とするすべての子どもに予防接種をすることができずにいます[89]。2012年，世界保健総会（WHA）はポリオ根絶を，「世界の公衆衛生プログラム上の緊急事態 programmatic emergency for global public health」と表現しています[89]。

世界ポリオ根絶計画は，上記以外にも財政的，政治的，技術的課題に直面しています。その理由の1つは，ポリオ根絶に予定よりもはるかに長い時間と多額の費用がかかっているため，「ドナー疲労 donor fatigue」が生じていることです。さらに，タリバンによるパキスタンのポリオ関係者の殺害など，予想もしなかった政治的攻撃に曝されるという事態も生じています。これらの問題の克服は容易なことではありません。さらに，低・中所得国での新規症例の減少を加速するために使用されている経口ワクチンは，それ自体がワクチン由来のポリオを引き起こす可能性があります。したがって，ワクチンを注射によるものへ移行する必要がありますが，その実施には経口ワクチンよりもはるかに大きな困難を伴います。そして，ポリオやワクチン由来のポリオの再流行を防ぐために，ポリオ根絶後もワクチン接種の継続が必要となるという問題もあります[94]。

世界ポリオ根絶計画の2013～2018年の戦略計画では，2014年までにすべての野生ポリオウイルスの根絶（注：達成されていません）と2018年までにポリオのない世界を実現することを目指しています。この計画では，以下の4つの取り組みに焦点を当てています。

- 定期的予防接種 routine immunization
- 補完的接種 supplementary immunization
- サーベイランス
- 的を絞った掃討作戦 mop-up campaign

この計画では，ベストプラクティスとインフラの強化，およびGaviとの密接な協働を通して，各国の予防接種システムを強化することがその核心となっています[94]。

### 麻疹―進歩と課題

● はじめに

この10年で麻疹対策は大きく前進し，2000年に54万8000人であった麻疹による死者は，2011年には15万8000人へと大きく減少しました[95]。しかし，麻疹は依然として世界の5歳未満児の12位の死因であり，南アジアや東南アジアでは10位以内の死因となっています[96]。さらに，2012年にはヨーロッパ，アフリカ，南アジア，東南アジアの15か国で麻疹のアウトブレークが生じています[95]。以下，麻疹，麻疹ワクチン，流行の動向，国際的目標，麻疹に対する世界的取り組みが直面する問題点について概説します。

● 麻疹ウイルス

麻疹 measles は非常に感染しやすいウイルス性疾患です。予防接種を受けていないと，ウイルスに曝露したほとんどすべての人が麻疹に罹ってしまいます。麻疹ウイルスは通常，喉と肺の裏を覆う細胞内で増殖し[16]，咳とくしゃみ，もしくは感染している鼻や喉の分泌物との濃厚な接触によって感染します[16]。ウイルスは空気中または物の表面においても最高2時間は活性があり，人に感染します[16]。感染した人には，発症4日前から発症4日後まで感染性 infectivity があります。

通常，麻疹の初期症状は高熱で，ウイルスに曝露してから10～12日後に発症します[16]。初期の症状は鼻水，咳，結膜炎，口腔粘膜の白い粘膜疹などで[16]，その後，14日頃に発疹が出始めて5～6日間続きます[16]。栄養不足の子ども，ビタミンA不足の子ども，HIV/AIDSやその他の疾病で免疫能が衰えている子どもは，重篤な状態に陥りやすいことが知られています[16]。

● 麻疹ワクチン

麻疹の予防接種は安全で，効果的で，そして安価であり，低所得国における購入・配送にかかる費用は，ワクチン1人分につき1米ドル以下に過ぎません[95]。麻疹ワクチンは通常，風疹 rubella ワクチンと混合して用いられることが多く，MRワクチンとして知られています。WHOは麻疹の予防接種について，確実な免疫と流行の発生を防ぐ

ために，子どもに2回の予防接種を推奨しており[16]，麻疹の流行が起こっている国では，子どもが9か月齢のときに最初の予防接種をするように推奨しております[97]。2回目の接種は，定期接種もしくは補完的接種のときに行うのが普通ですが[98]，1回の接種だけでも85％の確率で免疫が成立します[16]。

●疾病負荷の動向

安全で費用対効果の高いワクチンが存在するにもかかわらず，初回の接種を受けるべき子どものうち，毎年約2,000万人が接種を受けられておらず，WHO区分地域のアフリカや東地中海，ヨーロッパの各地域では，その根絶目標を達成する見込みはまだ立っていません[99]。アフリカ地域では，アンゴラ，コンゴ民主共和国，エチオピアなど予防接種システムの不十分な国々で大きな流行が続いています[99]。東地中海地域やアフガニスタン，パキスタン，ソマリア，イエメンでは，定期的な予防接種のシステムが脆弱であったり，また補完的接種の遅れなどにより，麻疹が再興しています[99]。ヨーロッパでは，西ヨーロッパにおける政治的コミットメントの不十分さや，東ヨーロッパの保健医療システムの脆弱さによって，根絶計画は困難に直面しています[99]。東南アジア地域のインドやインドネシアなどの国の子どもは，アクセスが困難なために麻疹の予防接種を受けられない空白地域 pockets（たとえば，山間部，島）が数多く存在します[99]。

麻疹の予防接種を受けていない人は誰でも感染と合併症の危険があります。麻疹の最もよく知られた合併症は失明，脳炎，劇症下痢とそれに伴う脱水症状，耳の感染症，そして重篤な呼吸器感染症（たとえば，肺炎）で[16]，予防接種を受けていない妊婦では麻疹の合併症のリスクが高くなります[16]。幸い死を免れた人では終生免疫が成立します[16]。

麻疹に関連した死亡の95％以上は低所得国で発生しており，栄養不足の人が多い地域や保健医療システムが脆弱な地域では，死亡率は10％にも達することもあります[16]。自然災害や紛争を経験した地域や，あるいは復興途中の地域でも麻疹のリスクが高くなりますが，その理由の大半は，保健医療のインフラやサービスが損なわれているため定期的な予防接種ができないこと，また避難キャンプでは人が密集するため感染が起きやすいことによります[16]。

●国際社会の目標

ミレニアム開発目標（MDG）の目標4では，1990～2015年の間に5歳未満児死亡率 under-5 mortality rate を2/3減少させることが掲げられており[16]，麻疹の定期的予防接種率が，目標達成に向けての指標の1つとされています[95]。2000年に開始された Measles & Rubella Initiative は，麻疹と風疹の目標を達成するために，WHO，UNICEF，米国赤十字社，米国疾病管理予防センター（CDC），国連基金 United Nations Foundation が協働して開始したものです[16]。2000年以降，Measles & Rubella Initiative は，集団予防接種プログラムを通して10億人の子どもに予防接種を提供してきました[16]。

汎米保健機関（PAHO）は2000年に麻疹根絶戦略を立ち上げ，2002年にはアメリカ地域における麻疹流行の抑止に成功しています[100]。

●未解決の課題

世界的な麻疹根絶には，いくつかの大きな課題が立ちはだかっています。第1は麻疹が非常に感染しやすいこと，第2は北インドのような人口密度の高いところでは麻疹の根絶が技術的に難しいこと，第3は麻疹対策がすべての国で十分に取り組まれているわけではないことです[101]。

2012年，Measles & Rubella Initiative は，2012～2020年にわたる Global Measles and Rubella Strategic Plan を開始しました[95]。この計画は，2020年までに少なくとも5つのWHO区分地域で麻疹と風疹を根絶することを目指しており[16]，①2回目の接種を受ける子どもの割合を高める，②効果的なサーベイランスによって疾患をモニターする，③流行発生に対する準備に努める，④予防接種に対する人々の信頼を築き需要を高める，⑤ワクチンを改良するための研究と開発を行う，という5つの戦略が盛り込まれています[95]。

Gaviは麻疹対策の積極的パートナーとして，麻疹ワクチン，注射器具，運用に必要な資金を支援し続けており[98]，2017年までの間に Gavi の対象地域で実施される Measles & Rubella Initiative に対して5,500万米ドルを支援することを約束しています[98]。これらの対象地域では，子どもに1回しかワクチン接種を提供できない場合，2回目の接種の費用を Gavi に申請することができます。Gaviは流行発生のリスクの高い6つの国々（アフガニスタン，チャド，エチオピア，コンゴ民主共和国，ナイジェリア，パキスタン）に対して，補完的接種への支援も行うことにしています[98]。

## ケーススタディ

これまでに子どもの疾病負荷 burden of disease の減少には，多くの重要な進歩がもたらされてきましたが，それは主に，ワクチンプログラムの拡大とビタミンA補給によるものです。以下に紹介する2つの事例は，現実的な費用を用いて子どもたちの罹病と死亡を大きく減少させることに成功した低・中所得国の事例です。それぞれの詳細については，姉妹書である『Case Studies in Global Health: Millions Saved』を参照してください[102]。

### ラテンアメリカ・カリブ海諸国におけるポリオの排除

●背　景

1952年に Jonas Salk が不活化ポリオワクチン inactivated polio vaccineを開発し，それを用いた1955〜1961年の集団予防接種によって，西半球におけるポリオ発生は90％も低下しました[103]。その10年後の1962年には，Albert Sabinによって，より安価で投与しやすく，腸内でのウイルス増殖を抑制した経口生ポリオワクチン oral polio vaccineが開発され，1977年にはWHOの拡大予防接種プログラム Expanded Programme on Immunization (EPI)の6種類のワクチンの1つに採用されました。1977年にEPIを採用したラテンアメリカでは，わずか7年間で経口生ポリオワクチンの普及率は80％に達し，その結果，1975〜1981年の間にポリオの発生率はほぼ半減し，ポリオの症例報告をした国の数も19から11に減少しました[104]。

● 介 入

こうした目覚ましい前進に励まされ，汎米保健機関 (PAHO)は，ラテンアメリカ・カリブ海地域からポリオを排除するプログラムに乗り出しました。プログラムには多くの国際機関が参加したため，プログラムを監督するために，PAHO内とそれぞれの国にプログラム調整委員会 Inter-Agency Coordinating Committeesが設置されました。そして，何千人もの保健医療従事者，管理職者，技術者がその実施のための研修を受け，すべての子どもに経口生ポリオワクチンを接種させ，新規ポリオ症例を同定し，いかなる流行にも即座に強力に対処できる体制が整えられました。こうした体制は，1980年に根絶に成功した天然痘根絶対策の経験の上に築かれたものです[105]。

● インパクト

ラテンアメリカ・カリブ海地域における最後のポリオ症例は，1991年にペルーで報告されました。2000年にはハイチとドミニカ共和国でワクチン由来の感染例が20症例報告されましたが，2000年以降は1例の報告も見られていません。

● コストと利益

ラテンアメリカ・カリブ海地域におけるポリオプログラムには，最初の5年間で1億2000万米ドル(7,400万米ドルは各国から，そして4,600万米ドルは国際援助組織から)がかかり，その後は毎年国際援助組織からの1,000万米ドルを必要としました。ポリオが流行した場合の治療費や身体障害に伴うコストを考えれば，これらの投資はわずか15年で回収できたと見積もられています[106]。さらに，プログラムはこの地域の国々の保健医療インフラの大幅な改善にもつながり，それも相まって目標達成につながっていったのです。

● 得られた教訓

ラテンアメリカ・カリブ海地域が，わずか6年間でポリオの排除に成功できたのは，優れた政治的コミットメント，関係組織間と地域内国家間の綿密な協力体制，社会とコミュニティの大規模な動員の結果です。2000年にワクチン由来のポリオ流行が発生したことは，予防接種とサーベイランスの手を緩めてはならないことを，地域全体に注意喚起する機会となりました。ラテンアメリカ・カリブ海地域におけるこの成功は，ポリオ根絶への世界的気運を高め，1988年の世界ポリオ根絶計画へとつながって行きました[107]。地域リーダーとの信頼関係の構築やコミュニティと連携した活動の重要性は，この地域における取り組みから得られた最も重要な教訓の1つであり，その後の世界ポリオ根絶計画の中でも生かされていきました。

## ビタミンA投与によるネパールの子どもの死亡率の削減

● 背 景

ビタミンA欠乏症 vitamin A deficiencyは，低・中所得国における子どもの主な死因の1つです。この約10年の間に，ビタミンA欠乏症は，低・中所得国における約40％の子どもの免疫能を損ない，毎年ほぼ100万人の子どもの死亡の原因となったと推定されており，マラリア，下痢症，急性呼吸器感染症，麻疹の罹病にも明らかな影響を及ぼしています[108]。

ネパールでは，就学前の児童の2〜13％が眼球乾燥症 xeropthalmiaによって失明していることから，ビタミンA欠乏症は非常に重要な問題となっています。この背景には，ネパールは山岳地帯が多いためにビタミンAを含む食物の栽培や購入が難しい，また38％のネパール人が絶対的貧困状態で生活しており(注：その多くが社会的に疎外された低カーストの家族)，栄養価の高い食べ物を購入できない，といった地理的・経済的事情があります。

● 介 入

1980年代後半までは，微量栄養素欠乏 micronutrient deficiencyは，下痢やその他の乳児の病気の原因というよりはその結果であると広く信じられていました。しかし，すでに1970年代にはAlfred Sommerがインドネシアでの調査で，ビタミンA欠乏症が子どもの死亡と関連している可能性を指摘していました。その後Keith WestとSommerは，ネパールでランダム化比較試験 randomized controlled trialを実施し，定期的なビタミンAの供給によって6〜60か月齢の子どもたちの死亡率を30％も削減できることを示しました[109]。

こうした研究結果と非常に高い乳児死亡率 infant mortalityを考慮し，ネパール保健省は1992年にNational Vitamin A Programを開始し，他の省庁やNGOと密接に連携してネパール全土でビタミンAカプセルを供給するパイロットプログラムを開発しました。プログラムを運営するために保健省を支援する技術支援グループが組織され，ネパール国王もNational Vitamin A ProgramをTen Year National Program of Actionに組み入れることでこの取り

組みを長期にわたって支援しました。

このプログラムは、①毎年2回、6〜60か月齢児に対する高容量のビタミンAカプセルの予防的投与、②眼球乾燥症、重度の栄養不足、長引く下痢症の治療、③ビタミンAを多く含む食物の摂取や6か月間の完全母乳哺育の奨励を通して、ビタミンA欠乏による罹病と死亡の減少を目指したものでした。

このプログラムの計画は、4年の間に政府の行政能力を高めつつ段階的に拡大するという戦略で進められ、毎年8つの地方で実施するというペースで、優先順位の高い32の地方で順次行われました。そして、一部平行しながら1993〜2001年にかけて残りの43の地方でも展開されていきました。National Vitamin A Programの導入が遅れた地方では、導入までの期間に子どもたちと新しく母親になった女性たちを対象に、1回分のビタミンAカプセルが定期予防接種に併せて提供されました。そして、National Vitamin A Programの対象となった子どもたちには年2回のビタミンA補給が実施されました。

National Vitamin A Programの計画開始当時、ネパールの公衆衛生システムでは、地域のヘルスワーカーの無断欠勤が横行し、人々の信頼を失っていました。そのためこのプログラムでは、ヘルスワーカーではなく、村でプライマリヘルスケアや家族計画サービスに従事していた女性コミュニティヘルスボランティア female community health volunteers（FCHV）のシステムを改善し活用することにしました。プログラム実施前には58地方に2万4000人のFCHVがいましたが、多くはコミュニティで大して尊敬もされておらず、ボランティアを続けるインセンティブはほぼ皆無の状態でした。そこで、プログラムの技術支援グループのリーダーであったRam Shresthaは、コミュニティや彼女たち自身が抱いていたFCHVに対するネガティブなイメージを変えるために、「尊重」、「認知」、「機会」という概念に焦点を当て、彼女たちに、家族やコミュニティから評価されるような責務と、現状を変革するための機会を提供し、社会に深く根付いたジェンダー差別の払拭に取り組んだのです。

その結果、数年後にはFCHVの人数は2倍以上の4万9000人にまで増え、1年に2回、ビタミンAカプセルを370万人の子どもたちに届けることができるようになりました。FCHVは配布場所に集まった家族や子どもにビタミンAカプセルを直接手渡すという役目を担うことで、公衆衛生行政とコミュニティの重要な橋渡し役を務めることになったのです。政府の他の多くの省庁も、ビタミンAの重要性をメッセージとして自分たちのプログラムの中に取り入れていきました。

●インパクト

こうした取り組みにより、5歳未満児死亡率は1,000出生対48まで低下しました。この低下は、ビタミンA投与以外にも女性の識字率の向上、子どもたちの体重と栄養状態の改善、予防接種率の向上などとも関連しており、これらの要因の総合的効果であったと考えられますが、1995年中頃から2000年の中頃までの間に、ビタミンAプログラムによって、約13万4000の死亡が予防されたと見積もられています[110]。ビタミンAを全国に供給できるまでには約8年かかりましたが、一旦実施されたものは確実に維持され、女性や子どもへの供給率が90%を下回ることは決してありませんでした。

●コストと利益

他の微量栄養素補給プログラムが、子ども1人あたり約5米ドルもの費用がかかるのに対し[111]、ネパールのビタミンA補給プログラムは比較的安価で、子ども1人あたりの費用は、1錠配布の場合は約0.81〜1.09米ドル、2錠配布の場合は約0.68〜1.65米ドルと見積もられています[112]。また、年間7,500人の命が救われたことを考慮すると、2000年以降のプログラムでは、死亡を1件予防するのに要した費用は345米ドル、1 DALY（障害調整生命年数）を予防するのに要した費用は、11〜12米ドルと推計されます[113]。

●得られた教訓

ネパールのNational Vitamin A Programの成功は、技術的イノベーションが、イノベーティブな実施計画と組み合わさったとき、いかに大きなインパクトを社会に与えうるかを明瞭に示すものとなりました。プログラムを実施するためにShresthaは、脆弱な保健医療システムではなく既存のコミュニティヘルスボランティア（FCHV）システムを活用するというイノベーティブな方法を採用しました。このアプローチは、政府、NGO、コミュニティの結び付きを強める役目を果たし、成功の重要な鍵となりました。それ以外にも、パートナーシップの構築、定期的な質のモニタリング、わかりやすく効果的なパブリックメッセージ、目的と実施戦略の明確さも、成功に貢献したと考えられます。非常に貧しく、ガバナンスや行政能力が非常に限られたネパールという国での成功は、他の同じ状況にある国々にとって、大きな教訓となるものです。

## 子どもの健康における重要な課題

前述したように、この25年間に5歳未満児の罹病率と死亡率は大きく低下しました。実際、バングラデシュ、マラウイ、ネパール、リベリア、タンザニア、東ティモール、エチオピアの7か国では、1990〜2012年の間に5歳未満児死亡率は2/3以上も減少し、他の18か国でも50%以上減少しました[4]。

しかしこうした進歩にかかわらず、低・中所得国の子どもの健康にはまだ大きな改善の余地があります。第1は、子どもの死亡率の減少はその大半が1〜5歳の子どもの死

亡率の低下によるもので，新生児死亡率にはあまり大きな改善が見られていないことです[1]。第2は，子どもの死亡率の減少は死亡率が最も高いサハラ以南アフリカと南アジアであまり大きな前進が見られていないことです。サハラ以南アフリカは，5歳未満児の人数が1990年よりも増えた世界で唯一の地域であるにもかかわらず，そこが5歳未満児死亡率の改善が最も遅れている地域なのです[4]。

さらに，罹病や死亡の減少に有効かつ低コストな方法が数多くあるにもかかわらず，最も必要とされる地域でそれが実施されていないという現実があります。たとえば，まだ多くの妊婦や母親は低栄養の状態に置かれ，まともな産前ケア prenatal care も受けられず，救急措置ができる助産師の介助を受けることもできない状況に置かれています。また，多くの家庭では，子どもが下痢になっても経口補水療法 oral rehydration therapy(ORT)を行わず，子どもの重大な死因である肺炎も，適切な診断や治療が受けられない状況にあります。また，マラリア予防用の殺虫剤処理蚊帳 insecticide-treated bednets もまだ十分にはゆきわたっておらず，子どものマラリアの早期診断と適切な治療もいまだ不十分な状態にあります。

低・中所得国における新生児死亡の大部分は，低所得国でも実施可能な単純な技術で防ぐことができます[26]。実際，子どもの年間死亡数のほぼ2/3はそうした"予防可能な"疾患が原因となっているのです[27]。

では，南アジアとサハラ以南アフリカにおいて，こうした対策がもっと普及するためには，何をすればよいのでしょうか？ また，これらの地域の新生児死亡率をできるだけ速やかに減少させるためには何をすればよいのでしょうか？ 低所得で教育に恵まれない家庭の子どもの死亡率を，より豊かな家庭の子どもと同じレベルにまで低下させることは，果たして可能なのでしょうか？[114]

次節では，子どもの死亡率の減少に役立つ費用対効果の高い介入方法を取り上げ，どうすればその普及を加速できるのかを検討しますが，一部はライフサイクルに沿いながら，その他については介入のタイプごとにまとめて考察します。

## 子どもの健康に対する重要な介入

### ●重要な介入

5歳未満児の死亡を減らすための介入には，いくつかの考え方があります。1つはライフコース，つまり介入を行う時期に沿った考え方で，以下のように区分することができます[115, 116]。

- 妊娠前
- 妊娠期間中
- 分娩中，出生時，出生からの1週間
- 出生直後の乳児期
- その後の約4年間

次に，これらの各時期にどのような介入が必要かを考え[115, 116]，併せて，それらの介入にどのような障害が伴う可能性があるかを考えていきます[117]。

- 実施あるいはその拡大が最も難しい介入は何か。
- これらを実施する上で最も障害となるものは何か──資金か，人的資源か，サービス供給体制か。
- 新生児 newborn や幼児の死亡率の低下に成功した国々の経験から何を学ぶことができるか。

2014年にWHOの世界保健総会で採択された，Every Newborn Action Plan の以下の5つの戦略目標も念頭に置く必要があります[116]。

- 分娩時，出生時，出生後の数日間といった極めて重要な時期のケアを強化し，投資する。
- 妊産婦や新生児ケアの質を改善する。
- すべての女性と新生児にケアを提供し，不公平を減少させる。
- 妊産婦や新生児ケアの質の改善に向けて，両親，家族，コミュニティの力を活用する。
- すべての新生児数を数える。つまり，出生登録や死亡登録などの統計データの正確性と信頼性を向上させる。

新生児期を生き延びた子どもに対する対策を考える場合には，①彼らに病気や死亡をもたらす原因は何か，②病気や死亡のリスクが高いのはどういう子どもたちか，③何がリスク要因となるか，④低コストでこれらを解決する取り組みがあるか，などについて考える必要があります。子どもが新生児期を生き延びれるようにするためには，肺炎，下痢症，敗血症，マラリア，HIV/AIDS，土壌伝播蠕虫 soil-transmitted helminths に特別な注意を払わなければなりません。

### ●妊婦と母親[118]

10代での出産や短い間隔での出産が多い国や社会では，結婚と初産の年齢を遅らせることや出産間隔を広げたり出産回数を減らすことが非常に重要で，それが母子双方の健康向上につながります。

産前ケア prenatal care の充実も不可欠です。適切な産前ケアを受けられれば，栄養状態を適切に保ったり，微量栄養素の産前補給を受けることができ，また，母親と子ども双方の健康に大きく影響する高血圧や糖尿病に関連する問題も発見することができます。マラリアも胎児の成長や出生体重に有害な影響を及ぼしますが，早期に発見すれば治療を受けることができます。また，産前ケアは，死産や早産の防止にも役立ちます。

アフリカ地域でも特に中部と南部の一部では，多くの妊婦がHIV/AIDS に感染しています。産前ケアで妊婦のHIV感染を発見することができれば，妊婦は自らの健康と母子感染予防のために必要な，抗HIV治療(ART)を受

けることができます。もちろん、女性のHIV感染を予防することが母子感染を防ぐ最良の対策ですが、母親がHIVに感染している場合でも、抗HIV療法（ART）は母子感染予防の上で費用対効果の高い方法と言うことができます[119]。

専門技能を有する助産師 skilled birth attendant の存在も大切で、こうした助産師によって分娩と胎児の適切な監視が行われれば妊娠と出産の安全性が高まり、難産とわかった場合には、救急産科ケア emergency obstetric care に照会することができます。妊婦の感染症予防も母子双方にとって重要であり、たとえば母親が破傷風の予防接種を受けていれば子どもの生存率は確実に高まります[23]。医療へのアクセスも重要で、出生後早期に医療機関を受診できれば、新生児死亡の減少につながります[21]。

●新生児

先述したように、新生児死亡（生後1か月以内の死亡）のほとんどは早産合併症 preterm birth complication や出生時仮死 asphyxia、敗血症 sepsis などによるものですが、幸いそれを防ぐのに役立ち、かつ費用対効果の高い対策が数多く存在します。表10-4はそれらを示したもので、新生児 newborn への基本ケア、低体重児への特別ケア、救急産科ケアの3つに大別されます[23]。低所得国では高度で高価な技術を用いることはできませんが、また必ずしもその必要はありません。

新生児への基本ケアにおいては、専門技能を有する助産師の存在が母子双方の生命にとって不可欠です。助産師らは新生児のケアに必要な知識や技術（臍帯の衛生的な処置、感染予防、児の保温、最初の24時間は沐浴させないなど）を有しています。助産師は児の蘇生に必要なスキルや器具を備えておく必要もあり、現在、低所得国でも実施可能な簡単な方法の普及が進められつつあります。出産は、助産師が、完全母乳哺育 exclusive breastfeeding がなぜ必要か、あるいは肺炎のような命に関わる疾患の徴候をどのように識別するかなど、妊婦や家族を教育する絶好の機会でもあります[23]。

早産や低体重で生まれた場合は、児を暖かく保温して授乳することや、あらゆる合併症に素早く適切に対処するなど特別なケアが必要です。高所得国であれば、早産児は保育器で育てられることになりますが、低所得国の貧しい家庭にはそのような選択肢はほとんどありません。しかし、インドで行われた研究では、児を保温する特別な寝袋と、母乳哺育や感染症の早期治療を組み合わせた対策を行うことで、35〜37週で生まれた子どもや、やや早産で生まれた子どもの新生児死亡率が87%も減少したことが示されています[120]。

早産児や低体重児を保温する方法の1つに、カンガルーケア kangaroo mother care（KMC）と呼ばれるものがあります。カンガルーケアには、母親と新生児のスキンシップ、頻繁もしくは完全（あるいは、ほぼ完全）な母乳哺育、早期の退院などを含むケアで、乳児を自然かつ自由にケアすることで低体重児や早産児の健康や発育に多くの利益があることが知られています[121]。カンガルーケアは、暖かさ、母乳、刺激、安全、愛情といった子どものニーズを満たすことを目的としています[122]。たとえば、子どもにおむつだけを身に着けさせて母親とのスキンシップを促し、保温だけではなく母と子の絆を強める効果もこのカンガルーケアはねらっています。また、このカンガルーケアでは、子どもが欲しがるときに授乳しますが、それによって栄養補給が促進され、体重増加や感染症予防などの効果を期待することができます[123]。カンガルーケアは、少なくとも赤ちゃんの健康状態が安定し、体重が1.8kg（4ポンド）になるまでは続ける必要があります[123]。カンガルーケアは医療施設で開始され、その後家庭で継続されることになりますが、家庭での実施には、適切なフォローアップとサポートが必要です[122]。

こうした努力を行っても感染症に罹り、緊急ケアが必要になることがあります。新生児が感染症に罹った場合の抗

---

**表10-4　新生児への基本ケア、低体重児への特別ケア、救急産科ケア**

**新生児への基本ケア**
- 早期かつ完全な母乳哺育
- 保温と最初の24時間の沐浴の回避
- 臍帯の衛生的処置を含む感染コントロール
- 母親への産後のビタミンA投与
- 眼炎、目の炎症、結膜炎を予防するための抗菌眼薬の投与
- 家庭でのケアや救急対応についての情報提供とカウンセリング
- 出生時無呼吸に対する蘇生処置

**低体重児への特別ケア**
- 保温、授乳サポート、感染症予防、スキンケアへの特別な配慮と、合併症の早期検出と管理
- カンガルーケア
- ビタミンK注射
- 監視下での安全な酸素使用

**救急産科ケア**
- 重篤な感染症、新生児脳症（脳の疾患）、重篤な黄疸や出血、発作の管理、呼吸促迫症候群（RDS）、新生児破傷風などに対する支持的ケアの提供

出典：Lawn, J. E., Zupan, J., Begkoyian, G., & Knippenberg, R. (2006). Newborn survival. In D. T. Jamison, J. G. Breman, A. R. Measham, et al. (Eds.), *Disease control priorities in developing countries* (2nd ed., pp. 531-549). Washington, DC, and New York: The World Bank and Oxford University Press; Additions made from Howson, C. P., Kinneyv, M. V., McDougall, L., Lawn, J. E., and the Born Too Soon Preterm Birth Action Group. (2012). *Born too soon: The global action report on preterm birth*. Geneva: World Health Organization.

菌薬の投与には，色々と難しい問題が伴います。多くの場合，抗菌薬の処方は法的には医師だけに認められていますが，新生児死亡率が高い地方部や貧困地域では医師がいないことが少なくありません。そういう地域では，コミュニティヘルスワーカーを訓練すれば，重篤な感染症に罹った新生児に抗菌薬を安全に投与できることが示されています[23,120,124]。

● 子どもの肺炎と下痢症のコントロール

5歳未満児の死因として最も重要な疾患は肺炎で，下痢症がそれに続きますが，これらの疾患による死亡は完全に予防が可能です。この観点からWHOとUNICEFは最近，2025年までに肺炎と下痢症による死亡を根絶するための行動計画 Integrated Global Action Plan for Pneumonia and Diarrhoea を発表しました[124]。

この計画の根底には，低コストで非常に有効な対策がすでに存在するにもかかわらず，多くの子どもたちが今なお肺炎や下痢症で死亡しているのは，それらの対策の普及が不十分であることと，あまりにも非系統的に行われてきたことに原因があるという認識があります。前述したように，たとえば肺炎の疑いのある子どものうち，抗菌薬の投与を受けられる子どもはわずか30％に過ぎず，また下痢症の子どもの中で経口補水療法を受けられる子どもは35％に過ぎないのです[124]。

肺炎と下痢症による死亡を減らすために，この行動計画では 図10-10 に概説した「Protect, Prevent, and Treat Framework」に沿った対策を系統的に提供するために，すべての政府機関やパートナー組織を横断的に束ねた統合的なアプローチをとるように各国政府に推奨しています。

このアプローチの前提は，予防接種，HIV予防，健康的な生活環境の整備を通した病気の予防，病気に対する適切で良質の治療の提供などを通して子どもたちを守ることにあります[124]。

生後6か月までの完全母乳哺育の重要性についてはこれまで何度も強調してきました。それは，母乳は衛生的でかつ栄養価が高いため，子どもが下痢症や栄養不足に陥るのを防ぐことができるからです。しかし，子どもが補完食 complementary food に移行すると，補完食を衛生的に調理する，微量栄養素を十分含むように配慮するなど，子どもが下痢症や栄養不足に陥らないように様々な対策が必要となります[11]。

また，前述したように，予防接種には肺炎球菌ワクチン，インフルエンザb型菌ワクチン，ロタウイルスワクチンなどのように，肺炎と下痢症に直接的に効果のあるものもありますが，間接的に肺炎や下痢症を減らす効果のあるものもあります。たとえば，麻疹ワクチンには，5歳未満児の下痢症による死亡を6～26％減少させる効果があると報告されています[11]。もちろん，子どもの下痢症の削減にとって衛生的な水・し尿処理の重要性は言うまでもありませんが，そのようなインフラが十分な予防効果を発揮するには個々の家庭レベルの努力だけでは十分でなく，コミュニティ全体として大掛かりでかなりの費用のかかる取

図10-10 UNICEF/WHOによる Protect, Prevent, and Treat Framework for Pneumonia and Diarrhea

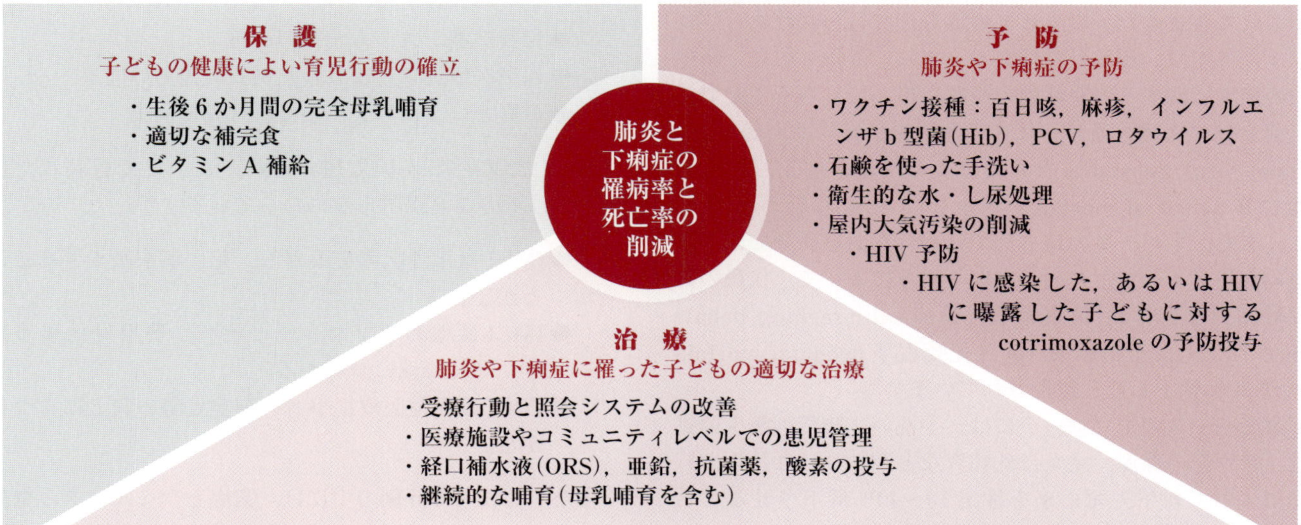

**保護**
子どもの健康によい育児行動の確立
- 生後6か月間の完全母乳哺育
- 適切な補完食
- ビタミンA補給

**予防**
肺炎や下痢症の予防
- ワクチン接種：百日咳，麻疹，インフルエンザb型菌(Hib)，PCV，ロタウイルス
- 石鹸を使った手洗い
- 衛生的な水・し尿処理
- 屋内大気汚染の削減
- HIV予防
- HIVに感染した，あるいはHIVに曝露した子どもに対する cotrimoxazole の予防投与

**治療**
肺炎や下痢症に罹った子どもの適切な治療
- 受療行動と照会システムの改善
- 医療施設やコミュニティレベルでの患児管理
- 経口補水液(ORS)，亜鉛，抗菌薬，酸素の投与
- 継続的な哺育（母乳哺育を含む）

中央：肺炎と下痢症の罹病率と死亡率の削減

出典：UNICEF/World Health Organization. Ending Preventable Child Deaths from Pneumonia and Diarrhoea by 2025 Geneva: World Health Organization/The United Nations Children's Fund (UNICEF); 2013, page 6 から改変。

り組みが必要となります[23]。

子どもが抗菌薬が効かないタイプの下痢症に罹ったときには経口補水液と亜鉛補給という、非常に費用対効果の高い方法があり、下痢の期間と重症度の軽減に大きな効果があることが明らかにされています。

### ●予防接種

本章を通して述べてきたように、予防接種immunizationは子どもの健康にとって最も費用対効果の高い方法であり、死亡を減らす上での中心的戦略となるものです。

またすでに述べたように、6つの基本ワクチンやそれ以外の新しいワクチンの普及には、近年極めて大きな前進が見られていますが、まだ多くの低・中所得国の子どもたちが予防接種を受けられない状態に置かれています。この子どもたちが、早くかつ持続的にワクチンを受けられるようにすることが、今後の重要な世界的課題であると言えます。

## 子どもの健康向上のためのコミュニティベースのアプローチ

多くの地域におけるこれまでの研究から、適切な知識や健康行動の普及、あるいは基本的保健医療サービスの提供には、訓練を受けたコミュニティメンバーが役割を担う家庭ベースあるいはコミュニティベースのアプローチが非常に有効であることが示されてきました。たとえば、バングラデシュではプライマリヘルスケアサービスの大部分がBangladesh Rural Advancement Committee(BRAC)というコミュニティをベースに活動するNGOによって担われています。

コミュニティと家庭の役割は新生児の健康にとっても極めて重要であり、多くの国や地域でコミュニティ全体での知識向上community awarenessや女性グループの関与が、新生児の健康と生存の向上に非常に有効であることが示されてきました。ボリビアの地方部で行われたあるプロジェクトでは、現地の女性グループに、母体・胎児・新生児の健康に関する啓発活動の役割を担ってもらうことで、産前産後の保健医療サービスの利用や伝統的助産師traditional birth assistantsの介助による出産が増え、周産期死亡率perinatal mortalityが全体で62％も低下しました。また、ネパールの地方部で行われたある研究では、現地の女性グループと共同した取り組みによって、住民の衛生行動や受療行動（健康希求行動）health-seeking behaviorが向上し、その結果、新生児死亡率neonatal mortalityが30％低下したと報告されています[23]。

家庭ベースのアプローチには、手洗い、臍帯の衛生的処置、新生児の保温、完全母乳哺育などがあり、これらの行動によって新生児死亡率を推定10〜40％低下させることができると考えられています。補完食の際にスポイトやコップを用いることも、新生児死亡の60〜80％の原因を占めている低体重児死亡を防ぐ重要な方法の1つです[23]。

表10-5は子どもの健康を守るために低所得の家庭でも実施できる対策をまとめたものです。それぞれの家庭が知識を備え、かつコミュニティからの支援が得られれば、家庭でも非常に多くの対策が可能であることがわかります。低・中所得国に住む貧困な人々の、教育・収入・社会的地位の改善がただちには見込めない状況では、家庭・コミュニティベースのアプローチは、健康に関する人々の知識と行動を向上させる上で非常に重要な戦略となります。

## 小児期疾患の統合的管理

病気の子どもに対する統合的管理が必要であるという認識が世界的に高まるにつれ、コミュニティベースの活動の重要性が再び注目されつつあります。低・中所得国で行われている保健医療プログラムの多くはいわゆる「縦割りvertical」的で、保健医療システム全体と切り離されてバラバラに運営される傾向があり、たとえば、ワクチン接種プログラムが、他の保健医療サービスと連携なく実施されることは珍しいことではありません。同じことが、家族計画サービス、マラリアや結核、「顧みられない熱帯病neglected tropical diseases」を含む他の多くのプログラムにも当てはまります[125]。

しかし、子どもの病気や死亡には多くの要因が関わっていることを考えれば、1つのプログラムだけで子どもの健康を実現するには難しいこと、したがって統合的アプローチが必要なことは明らかなことです。

そこで近年提唱されているのが「小児期疾患の統合的管理Integrated Management of Childhood Illness(IMCI)」です。これは1つの症状だけを治療をしたり、1つの介入だけを提供するのではなく、子どもを総合的に見るアプローチであり、保健医療システム全体、地域のヘルスセンター、家族、コミュニティなど様々なレベルでのケアの重要性を視野に入れたアプローチです[126]。IMCIでは以下の3点に特に重きが置かれます。

- ●保健医療システム全体の改善
- ●保健医療従事者による症例管理能力の向上
- ●家庭とコミュニティの健康行動の向上

IMCIは現在75か国で用いられ、これまで行われた評価から以下のことが明らかになっています[126]。

- ●IMCIは栄養状態を改善し、死亡率を減少させることができる。
- ●IMCIは他のアプローチと比べ、費用対効果が高く、経費節減につながる。
- ●IMCIは保健医療従事者の勤務姿勢の向上にもつながる。

また、これらの評価の中には、家庭とコミュニティ全体での行動の改善が重要であること、必要な対策を行うには保健医療システムの強化が必要であること、IMCIをさらにスケールアップする必要があること、などが指摘されています[126]。

表 10-5 重要な家庭の健康行動

1. 完全母乳哺育 exclusive breastfeeding—生後6か月まで乳児を完全に母乳で哺育すること（HIV陽性の母親の場合は，代わりの方法についてカウンセリングが必要）。
2. 補完食 complementary feeding—生後約6か月で開始し，子どもに毎回新たに調理された，カロリーと栄養に富む食事を与えること。併せて母乳哺育も生後2年以上にわたって続けられる。
3. 微量栄養素 micronutrients—食事または補助剤によって，適切な量の微量栄養素（特に，ビタミンA，鉄，亜鉛）を，子どもが摂取できるようにする。
4. 衛生行動 hygiene—排泄物（子どもの排泄物を含む）の衛生的な処理と，排泄後および食事準備前の手洗い，それに子どもが食事する前の手洗いの励行。
5. 予防接種 immunization—すべての予防接種〔BCG，DTP（ジフテリア，破傷風，百日咳），経口ポリオワクチン，麻疹〕を，最初の誕生日までに全部受けさせる。
6. マラリアと蚊帳の使用—子どもを殺虫剤処理蚊帳 insecticide-treated bednet の中で寝かすことによって，マラリアから子どもを守る。
7. 心理社会的発達 psychosocial development—子どものニーズに応じたケアの提供や，話したり，遊んだり，刺激的な環境を提供することを通して，精神的・社会的発達を促進する。
8. 病児の家庭でのケア—子どもが病気になったら，母乳を含め，食べ物や水分を与え続ける。患児の家庭でのケアには，この表にある12項目のケアのうち，食事や水分を与え続けること，経口補水療法と発熱の治療，迅速な受療，保健医療従事者のアドバイスに従うことなどが含まれる。
9. 家庭での感染症治療—患児に対して家庭でできる適切な感染症治療を行う。
10. 受療 care-seeking—子どもに家庭外での治療が必要かどうかを判断し，適切な医療を受けさせる。
11. 保健医療従事者のアドバイスの遵守—保健医療従事者の行う治療やフォローアップ，照会についてのアドバイスに従う。
12. 産前ケア antenatal care—すべての妊婦が確実に適切な産前ケアを受ける（注：これには，産前に医療機関を少なくとも4回は受診し，破傷風トキソイドワクチン接種を推奨される回数受けることを含む。母親が，出産時，産後，授乳期に受療する際は，家族やコミュニティによるサポートが必要）。

出典：World Health Organization. (2004). *Family and community practices that promote child survival, growth, and development: A review of the evidence.* Geneva: World Health Organization.

　子どもの健康を改善するために何が必要かは誰の目にも明らかです。したがって，重要なことは，何をすべきかよりもそれをどのように実施するか，対策の効果を上げるためにどのようにコミュニティを巻き込んでいくか，ということです。スリランカ，キューバ，中国などの国々やインドのKerala州では，適切な保健行動や衛生行動，適切な栄養摂取，家庭における病気の処置の仕方，医者にかかるべきタイミングなどについての知識が，広く住民の間に普及しています。またバングラデシュでも，多くの人々が教育レベルも収入も低いにもかかわらず，経口補水療法（ORT）が広く普及しています。これらの経験が示すことは，子どもの健康を向上させる上で，家庭とコミュニティの役割が鍵を握るということです。今後のグローバルヘルスの取り組みには，こうした経験から得られた教訓をしっかりと生かしていく必要があります。

## メインメッセージ

　2013年には世界中で約630万人もの子どもが5歳未満で死亡しました。そのうちの約280万人（44％）は最初の4週間以内に死亡しており，かつその死亡の約50％はわずか5つの国インド，ナイジェリア，コンゴ民主共和国，パキスタン，中国で発生したものです。

　本章の冒頭の「ビネット」で学んだように，子どもの生存のチャンスは置かれた環境で非常に大きく異なり，高所得国では5歳未満児死亡率 under-5 child mortality rate は1,000出生対7ですが，最も貧しく統治が脆弱で紛争の多発している国々，たとえばアンゴラでは1,000出生対167，シエラレオネでは161にもなります[2]。また，国の内部でも，こうした国家間の違いに匹敵するような違いがあります。

　世界における5歳未満児の最大の死因は早産合併症です。2013年の5歳未満児死亡の17％を早産合併症が占め，出産時仮死や出産時外傷が12％，先天異常が7％と続きます。

　感染症も5歳未満児死亡の重要な死因であり，肺炎が死因の約15％を占め，下痢症，敗血症，マラリア，HIV/AIDS，麻疹などがそれに続きます。アフリカでは，マラリアが子どもの最大の死因となっています。

　健康の社会的決定要因 social determinants of health も子どもの健康に大きな影響を与える要因であり，特に貧困と母親の教育の欠如は子どもの罹病と死亡の根本的原因として重要です。

　栄養状態も子どもの健康と生命を強く左右します。5歳未満児死亡の約35％は栄養不足と関連しており，それは

母体の栄養不足，母乳哺育の不足，感染症，エネルギー・たんぱく質・必須微量栄養素の不足によって生じます。また，不衛生な水・し尿処理，不適切な衛生行動，そして屋内大気汚染も，子どもの病気と死亡の重要なリスク要因となります。

子どもの死亡を減少させる対策には，よく知られた有効で費用対効果の高い対策が数多くあります。したがって，いまだに年間何百万人もの子どもの命が失われているのは，有効な対策が存在しないからではなく，有効とわかっている対策を十分に普及・拡大できていないことに，その原因があります。

重要な介入は，妊娠前，妊娠中，出産時，出産直後，新生児期(生後1年間)，小児期(5歳未満)というライフコースに沿って実施されており，以下のようなものがあります。

- 母親の健康と栄養状態を良好に保つこと
- 妊婦に対する産前ケアと微量栄養素補給
- HIVの母子感染の予防
- 専門技能を有する助産師の介助による出産と，必要に応じた救急産科ケアへの照会
- 新生児の適切なケアと，必要に応じた医療機関への照会
- 生後6か月間の完全母乳哺育
- 様々な補完食の衛生的な導入
- 小児期予防接種
- マラリア対策のための蚊帳と，定期的な駆虫薬の投与
- 下痢症に対する経口補水療法と，肺炎の早期診断と治療

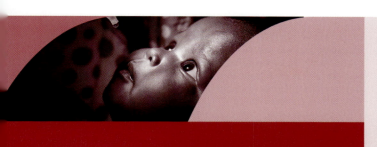

## 復習問題

1. 子どもの死因として，世界的に最も重要なものをいくつかあげてください。
2. 新生児，乳児，5歳未満児における死因の違いについて述べてください。
3. 同じ国の中でも，地域によって子どもの罹病率や死亡率が異なる理由を述べてください。
4. 栄養と子どもの健康との関連について述べてください。
5. 低所得国の子どもの健康が，家庭の所得レベルによってどのように異なるかを説明してください。
6. 低所得国の子どもの健康が，母親の教育レベルによってどのように異なるかを説明してください。
7. 専門技能を有する助産師による出産が，新生児の健康にとってどのように重要かを述べてください。
8. 新生児の命を救うための，最も費用対効果の高い介入について説明してください。
9. 5歳未満児の命を救うための，最も費用対効果の高い介入について説明してください。
10. 所得が低くても，あるいは十分な保健医療サービスが受けられない状況でも，子どもを健康に保つために家庭でできる対策について述べてください。

## 引用文献

1. Liu, L., Oza, S., Perin, J., et al. (2015, January 30). Global, regional, and national causes of child mortality in 2000-2013, with projections to inform post-2015 priorities, an updated systematic analysis. *Lancet, 385*, 430–440.
2. World Bank. *Mortality rate, under 5 (per 1,000 live births)*. Retrieved February 28, 2015, from http://data.worldbank.org/indicator/SH.DYN.MORT/countries?display=map.
3. World Health Organization. (2014). *Children: Reducing mortality (Fact Sheet No. 178)*. Retrieved May 30, 2015, from http://www.who.int/mediacentre/factsheets/fs178/en/.
4. UNICEF. (2013). *Committing to child survival: A promise renewed—Progress report 2013*. New York: UNICEF.
5. World Health Organization. *Stillbirths*. Retrieved March 2, 2015, from http://www.who.int/maternal_child_adolescent/epidemiology/stillbirth/en/.
6. Lancet. (2011, April 14). *Stillbirths*. Retrieved March 2, 2015, from http://www.thelancet.com/series/stillbirth.
7. UNICEF. (2010). *Progress for children: Achieving the MDGs with equity*. New York: UNICEF.
8. Simoes, E. A. F., Cherian, T., Chow, J., Shahid-Salles, S., Laxminarayan, R., & John, T. J. (2006). Acute respiratory infections in children. In D. T. Jamison, J. G. Breman, A. R. Measham, et al. (Eds.), *Disease control priorities in developing countries* (2nd ed., pp. 483–497). New York: Oxford University Press.
9. World Health Organization. (2014). *Pneumonia (Fact Sheet No. 331)*. Retrieved March 1, 2015, from http://www.who.int/mediacentre/factsheets/fs331/en/.
10. Keusch, G. F., Fontaine, O., Bhargava, A., et al. (2006). Diarrheal diseases. In D. T. Jamison, J. G. Breman, A. R. Measham, et al. (Eds.), *Disease control priorities in developing countries* (2nd ed., pp. 371–387). New York: Oxford University Press.
11. World Health Organization. (2014). *Malaria (Fact Sheet No. 94)*. Retrieved March 1, 2015, from http://www.who.int/mediacentre/factsheets/fs094/en/.
12. Institute of Health Metrics and Evaluation. (2015). *GBD 2010 heat map*. Retrieved March 1, 2015, from http://vizhub.healthdata.org/irank/heat.php.
13. Breman, J. G., Mills, A., Snow, R. W., et al. (2006). Conquering malaria. In D. T. Jamison, J. G. Breman, A. R. Measham, et al. (Eds.), *Disease control priorities in developing countries* (2nd ed., pp. 413–431). New York: Oxford University Press.
14. World Health Organization. *HIV/AIDS mother-to-child transmission of HIV*. Retrieved March 1, 2015, from http://www.who.int/hiv/topics/mtct/en/.
15. UNAIDS. (2014). *The gap report*. Geneva: UNAIDS.
16. World Health Organization. (2015). *Measles (Fact Sheet No. 286)*. Retrieved March 1, 2015, from http://www.who.int/mediacentre/factsheets/fs286/en/.
17. Brenzel, L., Wolfson, L. J., Fox-Rushby, J., Miller, M., & Halsey, N. A. (2006). Vaccine-preventable diseases. In D. T. Jamison, J. G. Breman, A. R. Measham, et al. (Eds.), *Disease control priorities in developing countries* (2nd ed., pp. 389–411). New York: Oxford University Press.
18. World Health Organization. *Soil-transmitted helminthiases*. Retrieved March 1, 2015, from http://www.who.int/gho/neglected_diseases/soil_transmitted_helminthiases/en/.
19. World Health Organization. *Intestinal worms*. Retrieved March 1, 2015, from http://www.who.int/intestinal_worms/more/en/.
20. Hotez, P. J., Bundy, D. A. P., Beegle, K., et al. (2006). Helminth infections: Soil-transmitted helminth infections and schistosomiasis. In D. T. Jamison, J. G. Breman, A. R. Measham, et al. (Eds.), *Disease control priorities in developing countries* (2nd ed., pp. 467–482). New York: Oxford University Press.
21. Lawn, J. E., Cousens, S., & Zupan, J. (2005). 4 million neonatal deaths: When? Where? Why? *Lancet, 365*(9462), 891–900.
22. UNICEF. (2015). *Neonatal mortality rates are declining in all regions but more slowly in sub-Saharan Africa*. Retrieved March 1, 2015, from http://data.unicef.org/child-mortality/neonatal.
23. Lawn, J. E., Zupan, J., Begkoyian, G., & Knippenberg, R. (2006). Newborn survival. In D. T. Jamison, J. G. Breman, A. R. Measham, et al. (Eds.), *Disease control priorities in developing countries* (2nd ed., pp. 531–549). New York: Oxford University Press.
24. United Nations. (2006). *The Millennium Development Goals report 2006*. New York: United Nations.
25. Lawn, J. E., Blencowe, H., Oza, S., et al. (2014, May 20). Every newborn: Progress, priorities, and potential beyond survival. *Lancet, 384*, 189–205.
26. Darmstadt, G. L., Bhutta, Z. A., Cousens, S., Adam, T., Walker, N., & de Bernis, L. (2005). Evidence-based, cost-effective interventions: How many newborn babies can we save? *Lancet, 365*(9463), 977–988.
27. Black, R. E., Morris, S. S., & Bryce, J. (2003). Where and why are 10 million children dying every year? *Lancet, 361*(9376), 2226–2234.
28. UNICEF. (2005). *State of the world's children 2005*. New York: UNICEF.
29. United Nations. We can end poverty: Millennium Development Goals and beyond 2015. Retrieved December 15, 2014, from http://www.un.org/millenniumgoals/childhealth.shtml.
30. UNICEF. Immunization. Retrieved December 15, 2014, from http://www.unicef.org/immunization/.
31. World Health Organization. (2014). Immunization coverage reaches 84%, still short of 90% goal. Retrieved December 15, 2014, from http://www.who.int/immunization/newsroom/press/immunization_coverage_july2014/en/.
32. Bloom, D. E. (2011). The value of vaccination. In N. Curtis, A. Finn, & A. J. Pollard (Eds.), *Hot topics in infection and immunity in children: Vol. VII* (pp. 1–8). New York: Springer.
33. World Health Organization. (2014). *Global immunization data*. Geneva: WHO. Retrieved December 15, 2014, from http://www.who.int/immunization/monitoring_surveillance/global_immunization_data.pdf.
34. World Health Organization. (2013). *Global vaccine action plan 2011–2020*. Geneva: WHO. Retrieved December 15, 2014, from http://www.who.int/immunization/global_vaccine_action_plan/GVAP_doc_2011_2020/en/.
35. Bärnighausen, T., et al. (2014). Reassessing the value of vaccines. *The Lancet Global Health, 2*(5), e251–e252. Retrieved December 15, 2014, from http://www.thelancet.com/journals/langlo/article/PIIS2214-109X%2813%2970170-0/fulltext?rss=yes.
36. Deogaonkar, R. (2012). Systematic review of studies evaluating the broader economic impact of vaccination in low and middle income countries. *BMC Public Health, 12*(1), 878.
37. Nshimirimana, D., et al. (2013). Routine immunization services in Africa: Back to basics. *Journal of Vaccines and Immunization, 1*(1), 6–12.
38. Chan, M. (2014). Beyond expectations: 40 years of EPI. *The Lancet, 383*(9930), 1697–1698. Retrieved December 15, 2014, from http://www.thelancet.com/pdfs/journals/lancet/PIIS0140673614607510.pdf.
39. World Health Organization. (2005). *Immunization coverage cluster survey. Reference manual*. Geneva: WHO. Retrieved December 15, 2014, from http://apps.who.int/iris/handle/10665/69087.
40. Demographic and Health Survey Program. (2014). *Child health*. Retrieved December 16, 2014, from http://dhsprogram.com/topics/Child-Health.cfm.
41. Wang, S., Hyde, T. B., Mounier-Jack, S., Brenzeld, L., Favine, M., Gordon, W. G., et al. (2013). New vaccine introductions: Assessing the impact and the opportunities for immunization and health systems strengthening. *Vaccine, 31*, 122–128. Retrieved December 16, 2014, from http://www.sciencedirect.com/science/article/pii/S0264410X12015927.
42. World Health Organization. (2001). *Expanded program on immunization (EPI) in the Africa region: Strategic plan of action 2001–2005*. Harare: WHO.

43. Pan American Health Organization. (2014). *About PAHO Revolving Fund: Why we need it.* Retrieved December 15, 2014, from http://www.paho.org/hq/index.php?option=com_content&view=article&id=9562&Itemid=40717&lang=en&limitstart=1.

44. Gavi, The Vaccine Alliance. *Country eligibility policy—Finance & programmatic policies.* Retrieved December 15, 2014, from http://www.gavi.org/about/governance/programme-policies/country-eligibility/.

45. Gavi, The Vaccine Alliance. *Gavi facts and figures.* Retrieved December 15, 2014, from http://www.gavi.org/about/mission/facts-and-figures/.

46. Gavi, The Vaccine Alliance. *Global immunization vision and strategy.* Retrieved December 15, 2014, from http://www.gavi.org/about/ghd/givs/.

47. Gavi, The Vaccine Alliance. (n.d.). *Investing together for a healthy future: A world free from vaccine-preventable diseases. The 2016 to 2020 investment opportunity.* Geneva: Gavi. Retrieved December 16, 2014, from http://www.gavi.org/Library/Publications/Publications-Gavi/The-2016-2020-GAVI-Alliance-Investment-Opportunity/.

48. Ryman, T., et al. (2010). Reaching Every District (RED) approach to strengthen routine immunization services: Evaluation in the African region, 2005. *Journal of Public Health, 32*(1), 18–25.

49. Arevshatian, L. (2007). An evaluation of infant immunization in Africa: Is a transformation in progress? *Bulletin of the World Health Organization, 85*(6), 449–457.

50. Cherian, T., & Okwo-Bele, J.-M. (2014). The decade of vaccines global vaccine action plan: Shaping immunization programmes in the current decade. *Expert Review of Vaccines, 13*(5), 573–575. Retrieved December 15, 2014, from http://informahealthcare.com/doi/abs/10.1586/14760584.2014.897618.

51. World Health Organization. (2013). *Global vaccine action plan 2011–2020.* Retrieved December 15, 2014, from http://www.who.int/immunization/global_vaccine_action_plan/en/.

52. World Health Organization. (2014). *Summary of WHO position papers—Recommendations for routine immunization.* Retrieved December 15, 2014, from http://www.who.int/immunization/policy/Immunization_routine_table1.pdf.

53. World Health Organization. (2014). *Children: Reducing mortality.* Retrieved December 15, 2014, from http://www.who.int/mediacentre/factsheets/fs178/en/.

54. Gavi, The Vaccine Alliance. (2012, October 1). *Department of Immunisation, Vaccines and Biologicals' estimates and projections, as of October 2012.* Retrieved December 15, 2014, from http://www.google.com/url?sa=t&rct=j&q=&esrc=s&source=web&cd=2&ved=0CCQQFjAB&url=http%3A%2F%2Fwww.gavi.org%2Flibrary%2Fpublications%2Fgavi-fact-sheets%2Fgavi-facts-and-figures%2F&ei=LnUMVeX6N_b9sATUzYKQCQ&usg=AFQjCNHfej4Prx_QKDmOEa7n8D9VQ52x-Q&sig2=iTxUdYd-rNXINv4yQ5aMvQ&bvm=bv.88528373,d.cWc&cad=rja.

55. World Health Organization. (2014, May 23). *Weekly Epidemiological Record, 89*(21), 221–236. Retrieved December 15, 2014, from http://www.who.int/wer/2014/wer8921/en/.

56. UNICEF. *Vaccine price data.* Retrieved December 15, 2014, from http://www.unicef.org/supply/index_57476.html.

57. World Health Organization. (2014). *Poliomyelitis* (Fact Sheet No. 114). Retrieved December 15, 2014, from http://www.who.int/mediacentre/factsheets/fs114/en/.

58. World Health Organization. *What is vaccine derived polio?* Retrieved from April 13, 2015, from http://www.who.int/features/qa/64/en/.

59. World Health Organization. (2014). *Tuberculosis* (Fact Sheet No. 104). Retrieved December 15, 2014, from http://www.who.int/mediacentre/factsheets/fs104/en/.

60. World Health Organization. *BCG vaccine.* Retrieved December 15, 2014, from http://www.who.int/biologicals/areas/vaccines/bcg/en/.

61. Gavi, The Vaccine Alliance. (2014). *GAVI Alliance progress report 2013.* Retrieved December 15, 2014, from http://gaviprogressreport.org/2013/.

62. World Health Organization. *Haemophilus influenzae type B (Hib).* Retrieved December 15, 2014, from http://www.who.int/topics/haemophilus_influenzae/en/.

63. Gavi, The Vaccine Alliance. *Pentavalent vaccine support.* Retrieved December 15, 2014, from http://www.gavi.org/support/nvs/pentavalent/.

64. Gandhi, G., et al. (2013). Projections of costs, financing, and additional resource requirements for low- and lower middle-income country immunization programs over the decade, 2011–2020. *Vaccine, 31*, B137–B148.

65. Gavi, The Vaccine Alliance. (2013). *Pneumococcal disease.* Retrieved December 15, 2014, from http://www.gavi.org/library/publications/gavi-fact-sheets/factsheet–pneumococcal-disease/.

66. Chopra, M., et al. (2013). Ending of preventable deaths from pneumonia and diarrhoea: An achievable goal. *The Lancet, 381*(9876), 1499–1506.

67. Gavi, The Vaccine Alliance. (2013). *Rotavirus disease.* Retrieved December 15, 2014, from http://www.gavi.org/library/publications/gavi-fact-sheets/factsheet–rotavirus-disease/.

68. World Health Organization. (2013, February 1). *Weekly Epidemiological Record, 88*(5), 49–64. Retrieved December 15, 2014, from http://www.who.int/wer/2013/wer8805/en/.

69. World Health Organization. (2014). *Yellow fever* (Factsheet No. 100). Retrieved December 15, 2014, from http://www.who.int/mediacentre/factsheets/fs100/en/.

70. World Health Organization. (2014). *Human papillomavirus (HPV) and cervical cancer* (Factsheet No. 380). Retrieved December 15, 2014, from http://www.who.int/mediacentre/factsheets/fs380/en/.

71. World Health Organization. (2010, December 6). *Revolutionary new meningitis vaccine set to wipe out deadly epidemics in Africa.* Retrieved December 15, 2014, from http://www.who.int/mediacentre/news/releases/2010/meningitis_20101206/en/.

72. Program for Appropriate Technology in Health. *Ending the epidemics.* Retrieved December 15, 2014, from http://www.path.org/menafrivac/overview.php.

73. Desai, S. N., & Kamat, D. (2014). Closing the global immunization gap: Delivery of lifesaving vaccines through innovation and technology. *Pediatrics in Review, 35*(7), e32–e40.

74. World Health Organization. *Immunizations, vaccines, and biologicals: Typhoid.* Retrieved December 15, 2014, from http://www.who.int/immunization/topics/typhoid/en/.

75. Thiem, V. D., et al. (2011). The Vi conjugate typhoid vaccine is safe, elicits protective levels of IgG anti-Vi, and is compatible with routine infant vaccines. *Clinical and Vaccine Immunology, 18*(5), 730–735.

76. Szu, S. C. (2013). Development of Vi conjugate—A new generation of typhoid vaccine. *Expert Review of Vaccines, 12*(11), 1273–1286.

77. Sharma, E. K. (2013, August 26). Bharat Biotech launches typhoid conjugate vaccine. *Business Today.* Retrieved December 15, 2014, from http://businesstoday.intoday.in/story/bharat-biotech-launches-typhoid-conjugate-vaccine/1/198124.html.

78. Gavi, The Vaccine Alliance. (2014, July 24). *Malaria vaccine takes first steps towards market.* Retrieved December 15, 2014, from http://www.gavi.org/Library/News/Statements/2014/Malaria-vaccine-takes-first-steps-towards-market/.

79. World Health Organization. (2014). *Immunization coverage reaches 84%, still short of 90% goal.* Retrieved December 15, 2014, from http://www.who.int/immunization/newsroom/press/immunization_coverage_july2014/en/.

80. UNICEF. *Immunization.* Retrieved December 15, 2014, from http://www.unicef.org/immunization/.

81. Tudor Hart, J. (1971). The inverse care law. *The Lancet, 297*(7696), 405–412.

82. World Health Organization. (2013, January 17). *WHO: Measles deaths decline, but elimination progress stalls in some regions.* Retrieved December 15, 2014, from http://www.who.int/mediacentre/news/notes/2013/measles_20130117/en/.

83. Schreiber, B. (2014, April). *Proposed visions and strategies for the next decade.* Presentation at the meeting of the Strategic Advisory Group of Experts (SAGE) on Immunization, Geneva, Switzerland. Retrieved January 15, 2015, from http://www.who.int/immunization/sage/meetings/2014/april/5_SAGE_April_iSC_Schreiber_Vision.pdf.

84. Gilchrist, S., et al. (2013). Lessons learned in shaping vaccine markets in low-income countries: A review of the vaccine market segment supported by the GAVI Alliance. *Health Policy and Planning, 28*(8), 838–846.

85. Lydon, P., et al. Health system cost of delivering routine vaccination in low-and lower-middle income countries: What is needed over the next decade? *Bulletin of the World Health Organization, 92*(5), 382–384.

86. Global Polio Eradication Initiative. (2004). *Strategic plan 2004–2008*. Retrieved from http://www.polioeradication.org/content/publications/2004stratplan.pdf.

87. UNICEF. *A history of global polio eradication*. Retrieved from http://www.unicef.org/immunization/files/the_history_of_polio.pdf.

88. Global Polio Eradication Initiative. (2015). *Data and monitoring*. Retrieved March 3, 2015, from http://www.polioeradication.org/Dataandmonitoring.aspx.

89. Kaiser Family Foundation. (2014). *The U.S. government and global polio efforts*. Retrieved from http://kff.org/global-health-policy/fact-sheet/the-u-s-government-and-global-polio-efforts/.

90. Rotary International. *Rotary's involvement in polio eradication*. Retrieved from http://www.rotaryfirst100.org/presidents/1992dochterman/polioplus.htm#.VAuOG88g_EU.

91. Modlin, J. F. (2010). The bumpy road to polio eradication. *New England Journal of Medicine, 362*(25), 2346–2349.

92. Emory University. (2013). Scientific declaration on polio eradication. Retrieved from http://vaccines.emory.edu/poliodeclaration/text.pdf.

93. John, T. J., & Vashishtha, V. M. (2013). Eradicating poliomyelitis: India's journey from hyperendemic to polio-free status. *The Indian Journal of Medical Research, 137*(5), 881–894.

94. Wassilak, S., & Orenstein, W. (2010). Challenges faced by the Global Polio Eradication Initiative. *Expert Review of Vaccines, 9*(5), 447–449.

95. 2013 Fact Sheet. (n.d.). *Measles and Rubella Initiative*. Retrieved August 10, 2014, from http://www.measlesrubellainitiative.org/wp-content/uploads/2013/07/MRI-Fact-Sheet-FINAL-JULY9.pdf

96. GBD Heatmap. (n.d.). *Institute for Health Metrics and Evaluation (IHME)*. Retrieved August 13, 2014, from http://vizhub.healthdata.org/irank/heat.php

97. World Health Organization. (n.d.). Table 1: Summary of WHO Positioin Papers - Recommendations for Routine Immunization. Retrieved March 3, 2015, from http://www.who.int/immunization/policy/Immunization_routine_table1.pdf?ua=1

98. Gavi Alliance. (n.d.). *Measles vaccine*. Retrieved August 12, 2014, from http://www.gavialliance.org/support/nvs/measles/

99. Annual Report. (n.d.). *Measles & Rubella Initative*. Retrieved August 11, 2014, from http://www.measlesrubellainitiative.org/wp-content/uploads/2013/07/MRI-2012-Annual-Report.pdf

100. Pan American Health Organization (PAHO). (n.d.). *Verification of measles and rubella elimination in the Americas*. Retrieved August 12, 2014, from http://www.paho.org/hq./index.php?option=com_docman&task=doc_view&gid=19677&Itemid=

101. Six Challenges for Measles Eradication. (n.d.). *The Epidemiology Monitor*. Retrieved August 8, 2014, from http://epimonitor.net/Six_Challenges_for_Measles_Eradication.htm

102. Levine, R., & What Works Working Group. (2007). *Case studies in global health: Millions saved*. Sudbury, MA: Jones and Bartlett.

103. Henderson D. A., de Quadros, C. A., Andrus, J., Olive, J.-M., & Guerra de Macedo, C. (1992). Polio eradication from the western hemisphere. *Annual Review of Public Health, 13*, 239–252.

104. de Quadros, C. A. (2000). Polio. In J. Lederberg (Ed.), *Encyclopedia of microbiology* (2nd ed., Vol. 3, 762–772). San Diego, CA: Academic Press.

105. Gawande, A. (2004, January 12). The mop-up: Eradicating polio from the planet. *The New Yorker*, pp. 34–40.

106. Musgrove, P. (1988). Is the eradication of polio in the western hemisphere economically justified? *Bulletin of the Pan American Sanitary Bureau, 22*(1), 67.

107. Global Polio Eradication Initiative. (2003). *Progress 2003*. Retrieved May 30, 2015, from http://www.who.int/biologicals/publications/meetings/areas/vaccines/polio/2003_global_polio_%20eradication_initiative-progress.pdf?ua=1.

108. World Health Organization. (2002). *The world health report 2002: Reducing risks, promoting healthy life*. Geneva: World Health Organization.

109. West, K. P., Jr., Pokhrel, R. P., Katz, J., et al. (1991). Efficacy of vitamin A in reducing preschool child mortality in Nepal. *Lancet, 338*(8759), 67–71.

110. Rutstein, S. O., & Govindasamy, P. (2002). *The mortality effects of Nepal's vitamin A distribution program*. Calverton, MD: ORC Macro.

111. Caulfield, L. E., Richard, S. A., Rivera, J. A., Musgrove, P., & Black, R. E. (2006). Stunting, wasting, and micronutrient disorders. In D. T. Jamison, J. G. Breman, A. R. Measham, et al. (Eds.), *Disease control priorities in developing countries* (2nd ed., pp. 551–568). New York: Oxford University Press.

112. Fiedler, J. L. (1997). *The Nepal national vitamin A program: A program review and cost analysis*. Bethesda, MD: Partnerships for Health Reform Project, Abt Associates.

113. Fiedler, J. L. (2000). The Nepal national vitamin A program: Prototype to emulate or donor enclave? *Health Policy and Planning, 15*(2), 145–156.

114. Victora, C. G., Wagstaff, A., Schellenberg, J. A., Gwatkin, D., Claeson, M., & Habicht, J. P. (2003). Applying an equity lens to child health and mortality: More of the same is not enough. *Lancet, 362*(9379), 233–241.

115. Bhutta, Z. A., Das, J. K., Bahl, R., et al. for the Lancet Newborn Interventions Review Group and the Lancet Every Newborn Study Group. (2014, July 26). Can available interventions end preventable deaths in mother's newborn babies, and stillbirths, and at what cost? *Lancet, 384*, 347–370.

116. Mason, E., McDougall, L., Lawn, J. E., et al. for the Lancet Every Newborn Study Group on Behalf of the Every Newborn Steering Committee. (2014, August 2). From evidence to action to deliver a healthy start for the next generation. *Lancet, 384*, 455–467.

117. Dickson, K. E., Simen-Kapeu, A., Kinney, M. V., et al. for the Lancet Every Newborn Study Group. (2014, August 2). Every newborn: Health-systems bottlenecks and strategies to accelerate scale-up in countries. *Lancet, 384*, 438–454.

118. Unless otherwise noted, this section is based primarily on the interventions noted in Bhutta et al., Mason et al., and Dickson et al. (references 108, 109, and 110).

119. Bertozzi, S., Padian, N. S., Wegbreit, J., et al. (2006). HIV/AIDS prevention and treatment. In D. T. Jamison, J. G. Breman, A. R. Measham, et al. (Eds.), *Disease control priorities in developing countries* (2nd ed., pp. 331–369). New York: Oxford University Press.

120. Bang, A. T., Bang, R. A., Baitule, S. B., Reddy, M. H., & Deshmukh, M. D. (1999). Effect of home-based neonatal care and management of sepsis on neonatal mortality: Field trial in rural India. *Lancet, 354*(9194), 1955–1961.

121. World Health Organization. (2003). *Kangaroo mother care: A practical guide*. Geneva: WHO. Available at http://books.google.com/books?id=cTDRwoUvTnoC&printsec=frontcover&cd=1&source=gbs_ViewAPI#v=onepage&q&f=false.

122. Conde-Agudelo, A., Belizán, J. M., & Diaz-Rossello, J. L. (2007). Kangaroo mother care to reduce morbidity and mortality in low birthweight infants (Review). *The Cochrane Collaboration*. Retrieved April 23, 2011, from http://apps.who.int/rhl/reviews/CD002771.pdf.

123. Osman, N. (2009, October 13). "Kangaroo" incubation urged for Indonesia's pre-mature babies. *Jakarta Globe*. Retrieved April 23, 2011, from http://www.thejakartaglobe.com/national/kangaroo-incubation-urged-for-indonesias-premature-babies/335372.

124. UNICEF/World Health Organization. (2013). *Ending preventable child deaths from pneumonia and diarrhoea by 2025*. Geneva: World Health Organization/The United Nations Children's Fund.

125. Victora, C. G., Adam, T., Bryce, J., & Evans, D. B. (2006). Integrated management of the sick child. In D. T. Jamison, J. G. Breman, A. R. Measham, et al. (Eds.), *Disease control priorities in developing countries* (2nd ed., pp. 1117–1191). New York: Oxford University Press.

126. World Health Organization. *Integrated management of childhood illness (IMCI)*. Retrieved March 2, 2015, from http://www.who.int/maternal_child_adolescent/topics/child/imci/en/.

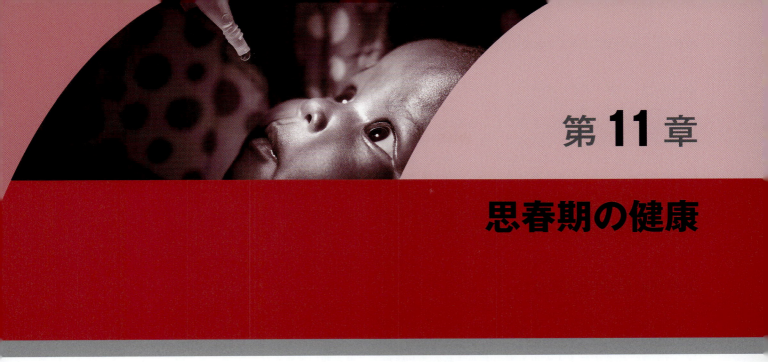

# 第11章

# 思春期の健康

## 学習目標

- グローバルヘルスにおける思春期の健康の重要性を説明できる。
- 思春期の死亡と疾病負荷の主な原因について説明できる。
- 思春期の死亡と障害調整生命年数（DALY）の主なリスク要因を説明できる。
- 思春期の主要な健康問題が及ぼす健康，社会，経済面における影響を説明できる。
- 思春期の疾病・死亡負荷を減らす上でどのような施策が有効かをいくつか例を挙げて説明できる。

## ビネット

▶ Carmenはエルサルバドルに住む15歳の女の子です。エルサルバドルは婚前交渉を認めない社会ですが，彼女は14歳のときから性的行動を開始し，16歳のときに妊娠してしまいました。その結果，彼女は高校を中退せざるをえず，子どもを産むまで田舎の親戚のところで暮らすことになりました。学校に戻ることは難しく，またこのような若い年齢で妊娠・出産したことで，経済的にも非常に苦しい立場に追いやられてしまいました。

▶ Rachelは南アフリカ共和国に住む15歳の女の子です。彼女は，国のHIV母子感染対策がまだあまり進んでいないときに，HIV陽性の母親から生まれた多くの子どもの1人です。彼女は，物心ついたときから抗HIV薬を服用していましたが，ここ数年，薬を処方通りに飲むことをときどき忘れるようになっていました。また彼女は，友人たちに自分の感染が知られはしないかといつも怯えながら暮らしています。

▶ Johnは米国イリノイ州のシカゴに住む18歳の男の子です。彼はかなり努力して高校に通いましたが，結局卒業することができませんでした。シカゴでは，高校の卒業資格がない若者が就ける仕事はほとんどなく，彼は同じような境遇の仲間たちとぶらぶら遊んで大半の時間を過ごしていました。そのうち彼は若者のギャング集団に誘われ，少量の違法薬物を売って金稼ぎをするようになり，時には，その一部を自分自身で使うようにもなっていました。しかし彼は19歳のとき，トラブルに巻き込まれて自宅近くの路上で薬物を売っているときに殺害されてしまいました。対人暴力によって多くの青少年が犠牲になっていますが，彼もその1人となってしまったのです。

▶ Rashmiはインドのパンジャブ州に住む14歳の女の子です。彼女は熱心に働き，勉強もし，非常に優秀でしたが，常に家族や地域からかけられる期待に大きなプレッシャーを感じてきました。つまり，どうしたら自分に割り当てられた家事をすべてこなし，家族のために稼ぎ，学校で良い成績を収め，そして家族にとっていい結婚ができるのか，ということを常に思い悩んできたのです。最近，彼女の身体には，自分では理解できないような変化が多く現れるようになり，また自分がやらなければならないことに押しつぶされそうな感覚を覚えるようになりました。そして，実際この数か月，彼女には，あるときは非常に幸せに，あるときは非常に悲しく感じるという気分の変調が現れるようになり，彼女は何かがおかしいと感じていますが，それが何なのか，またどうしたらよいのかわからずにいます。

271

▶ Juanは18歳のとき，ペルーのリマ郊外で交通事故で死亡してしまいました。彼はそのとき，自動車免許を取得したばかりでした。事故を起こした場所は，数本の道路が合流した交通量の多い交差点で，標識もその地域に住んでいない人にはわかりにくいものでした。彼は，緑の左矢印が出ているときにしか左折できないということを理解できず，対向車が来ているのに左折してしまったのです。衝突の勢いで車が回転し，そこに別の車が衝突したため彼は重傷を負い，翌日病院で亡くなってしまいました。

## 思春期の健康の重要性

世界保健機関（WHO）は，思春期 adolescence を10～19歳と定義しています[1]。それに従えば，世界では約12億人，つまり，約6人に1人が思春期の若者であることになります[1]。世界の思春期の若者の約90％は低・中所得国で暮らしています[2]。

思春期の健康は，いくつかの理由から特に注目に値します。その第1は思春期の若者が人口の中で大きな割合を占めるからであり，第2は思春期の若者の疾病負荷 burden of disease には子ども child とは異なる特徴があり，特別の配慮が必要だからです。とりわけ，リプロダクティブヘルス reproductive health，精神保健 mental health，対人暴力，交通事故などは，この時期の若者に特にリスクの高い問題です。第3は，思春期は健康行動 health behavior が形成される時期であるため，この時期に，健全な健康行動を確立することが非常に重要だからです。たとえば成人期の健康は，思春期に安全運転をするかどうか，適度な飲酒をするかどうか，禁煙をするかどうか，適度な運動や健康によい食事をするかどうかに大きく左右されます。最後に，表11-1に示すように，ミレニアム開発目標 Millennium Development Goals（MDG）と思春期の健康には重要な関係があります。

本章では，低・中所得国に焦点を当てながら，重要な思春期の健康問題について考察していきます。まずはじめに，思春期に関係する重要な用語とその定義を確認し，次に思春期の若者の健康問題，その主なリスク要因，そして思春期の重要な健康問題に伴うコストとその結果について見ていきます。「政策とプログラムの概要」の節では，思春期の健康に対する取り組みの事例を2例紹介し，最後に，そうした重要な健康問題にどのように取り組めばよいかを論じて本章を締めくくることにします。

### 思春期の定義

思春期 adolescence に相当する年齢には，様々な表現と

#### 表11-1　ミレニアム開発目標（MDG）と思春期の健康

| |
|---|
| 目標1─貧困と飢餓の撲滅<br>関連─貧困は思春期の健康のリスク要因であり，その結果でもある。思春期の健康が向上すれば，より健康で生産的な成人になることができる。思春期の若者の多くは発育不良や貧血の状態にあるため，栄養状態の向上は，思春期の若者自身の健康のみならず，女性の場合はその子どもの健康向上にもつながる。 |
| 目標2─初等教育の完全普及の達成<br>関連─思春期の健康が向上すれば就学や学業成績にもよい影響を与える。 |
| 目標3─ジェンダーの平等の推進と女性の地位向上<br>関連─思春期の女性の健康向上は，教育や雇用機会の拡大，収入の増加，女性のエンパワーメントにつながるとともに，恋人や夫などからの暴力，思春期の妊娠などの減少にも役立つ可能性がある。 |
| 目標4─子どもの死亡率の削減<br>関連─思春期は子どもから大人に移り変わる重要な発達段階であり，思春期の健康を向上させようとする努力は，子ども期の死亡率の減少に注がれた個人・社会の努力を継承・発展させるという意義があり，また成人期における健康や生産性にもポジティブな影響を与える。 |
| 目標5─妊産婦の健康の向上<br>関連─特に低・中所得国の妊産婦の健康障害は，思春期女性の主な罹病・死亡の原因となっている。結婚や出産の年齢を遅らせ，避妊法を普及し，産科ケアの質やアクセスを向上させることができれば，妊産婦の健康を向上させることができる。 |
| 目標6─HIV/AIDS，マラリア，その他の疾病の蔓延の防止<br>関連─思春期の若者，特に低・中所得国の思春期の女性は，HIV感染リスクが特に高い。サハラ以南アフリカでは，結核も思春期の若者の主要死因であり，またマラリアは多くの思春期の若者が罹る病気の1つである。思春期の若者のHIV，結核，マラリアを減らすことができれば，思春期の若者および国民一般の健康を大きく向上させることができる。 |

出典：United Nations. Millennium Development Goals. http://www.un.org/millenniumgoals/ へ2015年5月3日にアクセス。

> **表 11-2　重要単語と定義**
>
> - 世界保健機関(WHO)は，思春期 adolescent を 10〜19 歳と定義しています。
> - 国連は，若者 youth を 15〜24 歳と定義しています。
> - 国連の子どもの権利条約 Convention on the Right of the Child では，子ども child を 18 歳未満と定義している。
>
> 出典：World Health Organization. Adolescents: health risks and solutions. http://www.who.int/mediacentre/factsheets/fs345/en/ へ 2015 年 5 月 3 日にアクセス；United Nations. Definition of Youth. http://www.un.org/esa/socdev/documents/youth/fact-sheets/youth-definition.pdf へ 2015 年 5 月 3 日にアクセス；United Nations Office of the High Commissioner for Human Rights. Convention on the Rights of the Child. http://www.ohchr.org/EN/ProfessionalInterest/Pages/CRC.aspx へ 2015 年 5 月 3 日にアクセス。

定義が用いられています。表 11-2 はその中で最も重要なものを示したものです。WHO を含む多くの機関が 10〜19 歳を思春期としていますが，20〜24 歳までを含める場合もあります。本章では WHO の定義に従い，一貫して 10〜19 歳を思春期と定義することとします。

## 思春期の健康に関するデータの限界

本章で用いるデータの多くは，2014 年に WHO が発行した思春期の健康に関する報告書から引用し[3]，それ以外の重要なデータは 2007 年と 2011 年に出版された 2 つの Lancet 誌の特集論文から引用しています[4,5]。ほかの章と同じように，一部のデータは世界疾病負荷研究 2010 Global Burden of Disease Study 2010 (GBD2010) からも引用しています[6]。さらに，一部の疾病負荷に関するデータについては，結核に関する WHO の出版物などから随時引用しています。

しかし，思春期の若者に関するデータには重大な欠落があることに注意が必要です。グローバルヘルスの関心の対象は，その大半が 5 歳未満の子どもであり，子どもの健康に関するデータのほとんどが，5 歳未満に偏っています。また，10〜19 歳のデータが入手できることもあまりなく，たとえば Lancet 誌の特集論文で扱われている年齢層は 10〜24 歳であり，GBD 2010 では 10〜14 歳と 15〜19 歳に分けて扱われていますが，10〜19 歳にまとめたデータはありません。

さらに言えば，WHO の報告書では，思春期の若者に関するデータは「高所得国」と「世界」という 2 つのカテゴリーに分類されていますが，低・中所得国という区分でのデータはありません。逆に，GBD 2010 には低・中所得国のデータは示されていますが，WHO の報告書とは年度がずれてしまっています。

## 過渡期としての思春期の重要性

思春期は，子どもが生物的，心理的，社会的に急速な変化を遂げる時期です。この時期にはホルモンの変化に伴って二次性徴の発現が進み，心理面では認知機能や情動の発達が急速に進みます。脳の発達は 25 歳頃まで続くため，思春期の間は，年齢が上がるにつれて自らの衝動の制御や，より理性的な判断ができるようになっていきます。思春期の特に若い時期は，同年代の人々から影響を受けやすくなり，成長とともに親への依存度が減少していきます[3,7]。表 11-3 は，思春期の若者が身体，認知，社会，情動の各領域において達成する主な変化についてまとめたものです。

思春期を考える上で留意すべきことは，思春期の期間が，ある意味で"延びている"という事実です。大半の男女で，二次性徴の発現が以前よりも早まり，一方で結婚など成人としての社会的役割を担う時期が，これまでよりも遅くなりつつあります[7]。

## 思春期の主な健康問題

表 11-4 は，思春期の健康，特に，低・中所得国における思春期の健康に関する最も重要なポイントをまとめたものです。以下，これらについて少し詳しく見ていくことにします。

### 死亡と疾病負荷

図 11-1 に示す世界の思春期の若者の三大死因は，交通外傷，HIV/AIDS，自傷行為 self-harm です。これに下気道感染症 lower respiratory infections，対人暴力 interpersonal violence，下痢症が続きます。溺死 drowning，髄膜炎 meningitis，てんかん epilepsy，内分泌・血液・免疫疾患も上位 10 位に入っています。ここでは，世界の思春期の主要死因のうち 4 つが感染症であること，かつその大半が比較的貧しい国々で発生していることに注意が必要です[3]。

上位 10 位を占める要因は，死亡と疾病負荷〔障害調整生命年数 disability-adjusted life years (DALY)〕とでは大きく異なります。DALY の場合は単極性うつ病 unipolar depressive disorder が第 1 位であり，鉄欠乏性貧血，腰痛/頸部痛，不安障害，喘息なども主要原因に含まれますが，これらは主要死因には含まれていません[3]。

図 11-1 を見ると，世界の思春期の死因には男女差がかなりあることがわかります。男性の主要死因は交通外傷が圧倒的に 1 位で，対人暴力，HIV/AIDS，溺死がそれに続きますが，女性では HIV/AIDS，自傷行為，下痢症が上

**表 11-3　思春期における身体的，認知的，社会的，心理的な発達**

| 思春期前期（10〜14歳）における変化 ||
|---|---|
| 身体的変化 | 認知的，社会的，心理的な変化 |
| ・性的成熟期 puberty（通常，女性は8〜13歳，男性は9〜14歳）の始まり<br>・筋肉の発達と急激な成長<br>・月経と乳房の成長（女性）<br>・変声と顔の体毛の発生（男性） | ・自意識 self-consciousness の出現と自尊感 self-esteem の低下<br>・身体的変化に伴う違和感や不快感<br>・ピアプレッシャー peer pressure（友人・仲間からの影響）への敏感さ<br>・抽象的思考 abstract thinking や内省的思考 introspection の向上<br>・未来よりも現在を重んじる傾向 |
| 思春期後期（15〜19歳）における変化 ||
| 身体的変化 | 認知的，社会的，心理的な変化 |
| ・特に男性において引き続く身体的な成長 | ・独立心や全能感 invincibility の増大<br>・新しさや多様な経験を求める傾向<br>・異性や恋愛関係への興味の増大<br>・抽象的思考や内省的思考の引き続く向上<br>・意思決定 decision-making，批判的思考 critical thinking，計画能力の向上と道徳心の発達 |

出典：Office of Adolescent Health, U.S. Department of Health & Human Services. *Adolescent Development E-Learning Module.* http://www.hhs.gov/ash/oah/resources-and-publications/learning/ad_dev/index.html へ 2015年5月4日にアクセス。

**表 11-4　思春期に関する重要な事実**

- 思春期の若者の死亡率は，他の年齢グループと比べて低い。
- 交通外傷が思春期の若者の主要死因であり，それに HIV/AIDS，自傷行為，対人暴力が続く。
- 妊娠や出産の合併症が 15〜19 歳の女性の主要死因である。
- アフリカにおける思春期の若者の死亡率（10万人あたり260.6人）は，世界平均（10万人あたり94.2人）と比べてはるかに高い。
- アフリカにおいて思春期の若者の死亡率が高い原因は HIV/AIDS である。
- 思春期の若者の DALY の主な原因はうつ病であり，それに交通外傷，鉄欠乏性貧血，HIV，自傷行為が続く。
- 傷害は死亡や DALY の主な原因であり，大多数の国々では少なくとも 50％の思春期男性が，死亡する前年に重篤な負傷を負ったことが報告されている。
- 一部の国では，思春期の若者の1/3が肥満である。
- 喫煙者は，ほとんどの高所得国および一部の低・中所得国で減少しているが，ほとんどの中所得国では，思春期の若者の喫煙率は高いままである。

出典：World Health Organization. *Health for the World's Adolescents: A second chance in the second decade.* Geneva: WHO; 2014.

位に並びます[3]。

DALYにも明らかな男女差があります（**図11-2**）。DALYの主要原因は，男性では交通外傷 road traffic injury が1位で，それに単極性うつ病，HIV/AIDS，自傷行為が続きます。女性では単極性うつ病が圧倒的に多く，鉄欠乏性貧血 iron deficiency anemia，交通外傷，HIV/AIDS が続きます[3]。

死因は国家の所得レベルで異なりますが，同じ所得レベルであっても性別によって異なります。**表11-5**は低・中所得国と高所得国における10〜14歳と15〜19歳の男女の五大死因を示したものです。低・中所得国では，いずれの年齢層でも男性の1位の死因は交通外傷ですが，第2位と3位は，10〜14歳ではHIV/AIDSと溺死，15〜19歳では対人暴力と自傷行為に変わります。高所得国でも1位の死因は交通外傷ですが，第2位は自傷行為で，これは年齢層による違いはありません。

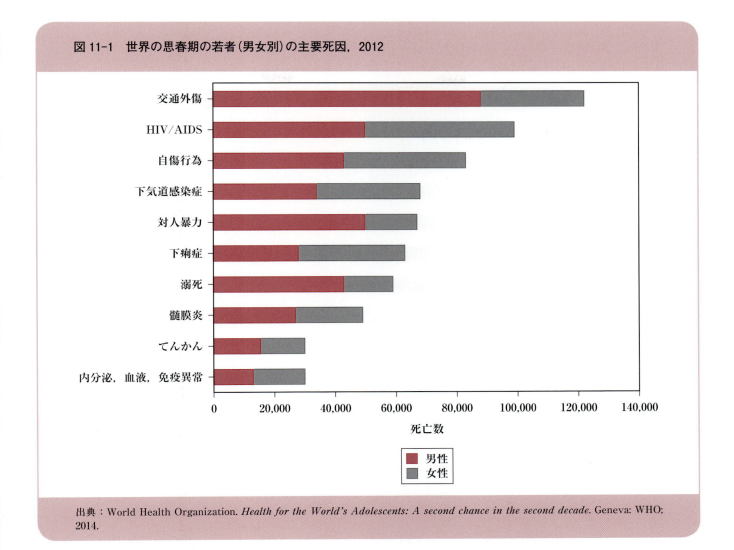

図 11-1　世界の思春期の若者（男女別）の主要死因，2012

出典：World Health Organization. *Health for the World's Adolescents: A second chance in the second decade*. Geneva: WHO; 2014.

　女性の場合，低・中所得国では，10〜14 歳では感染症が死因の第 1 位，2 位を占めていますが，15〜19 歳では自傷行為が第 1 位で，2 位に妊娠・出産に伴う異常 maternal disorder がきます，これは妊婦の栄養不足や適切な保健医療サービスの欠如によるものです。高所得国では，男女ともいずれの年齢層においても死因の第 1 位は交通外傷，第 2 位は自傷行為ですが，3 位以下は年齢で異なり，15〜19 歳では男女とも，対人暴力が第 3 位にきます。

　表 11-6 は，世界全体（注：思春期の若者の 90％は低・中所得国で暮らしているため事実上低・中所得国の状態を反映）と高所得国における 10〜14 歳と 15〜19 歳の男女の DALY の五大原因を示したものです。10〜14 歳の DALY の原因には，男性では世界（ほぼ低・中所得国）と高所得国の間に重要な違いがあり，前者では鉄欠乏性貧血や HIV/AIDS が主な要因ですが，後者では，筋骨格系の異常 musculoskeletal disorder や行動障害 behavioral disorder が上位にきています。女性でも，単極性うつ病がトップであることを除けば，同様の傾向が認められます。

　15〜19 歳の年齢層では，性別を問わず，また世界全体（ほぼ低・中所得国）でも高所得国でも，精神保健的問題と交通外傷が重要な要因となっており，加えて世界全体では，男性では対人暴力が，女性では妊娠・出産に伴う異常が上位にきていることが注目に値します。

　また，死因と DALY の原因は，思春期の間でも年齢が上がるにつれて変化していきます。図 11-3 は世界における 5〜9 歳，10〜14 歳，15〜19 歳，そして 20〜24 歳の各年齢層の死因を示したものです。5〜9 歳では，下痢症や下気道感染症などの感染症が主な死因ですが，年齢が上がるにつれて感染症による死亡は減少し，代わりに対人暴力，交通外傷，自傷行為による死亡が増加します。15〜19 歳以上になると，とりわけ低所得国の女性では，妊娠・出産に伴う異常が重要な死因となってきます。

　図 11-4 は図 11-3 と同じ年齢区分における DALY の原因を示したものです。死因の場合とは大きく異なり，5〜9 歳では主な原因である下痢症と鉄欠乏性貧血が，年齢の上昇とともに減少し，代わりに自傷行為や意図的な傷害と交通外傷が急激に増加し，また対人暴力，HIV/AIDS，うつ病も増加します。

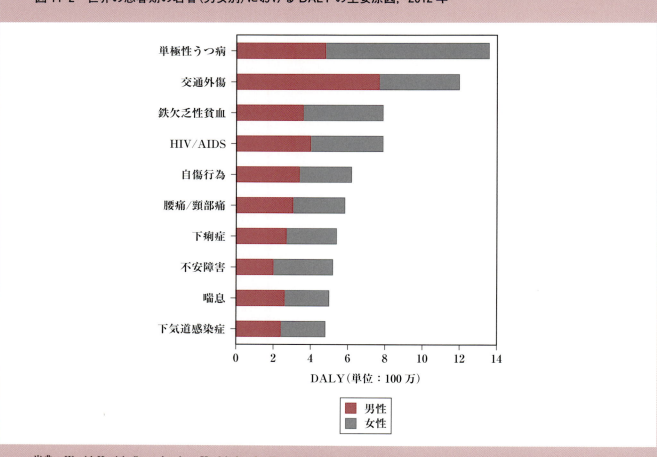

図11-2 世界の思春期の若者（男女別）におけるDALYの主要原因，2012年

出典：World Health Organization. *Health for the World's Adolescents: A second chance in the second decade.* Geneva: WHO; 2014.

　思春期の若者10万人あたりの死者数は，WHO区分地域あるいは国家の所得レベルによって大きく異なります。たとえば，アフリカ地域と東地中海地域における思春期の死亡率はヨーロッパ地域のそれぞれ約7倍と約2倍にもなり，それ以外にも，以下のような注目すべき事実があります[3]。

- アメリカ地域の低・中所得国における思春期男性の死亡は，その1/3が対人暴力による。
- 東地中海地域の低・中所得国における思春期男性の死亡は，その1/5が戦争・紛争による。
- 東南アジア地域における思春期女性の死亡は，その1/6が自傷行為による。
- アフリカ地域における思春期の若者の死亡は，その1/6がHIV/AIDSによる。
- 高所得国における思春期の若者の死亡は，その1/5が交通外傷による。

### リスク要因と社会的決定要因

　**表11-7**は10～19歳の若者のDALYの主なリスク要因を示したものです。①不衛生な水・不適切なし尿処理，②鉄欠乏症が含まれていますが，この2要因は，貧困や栄養不足，および多くの思春期の若者が暮らす生活環境に関係するもので，それ以外の4つの要因は，思春期の若者自身の行動に関係した要因です[8]。

　思春期の若者の中には，脆弱性の高いサブグループが存在することに注意が必要です。たとえば，セクシュアリティ sexuality や民族によって差別されている人々，地方部 rural area に住む人々，紛争地域や自然災害が起こった地域に住む人々，収監されている人々などがそれに相当します[3]。

　ジェンダー格差 gender disparity も，男女の健康格差の原因となることがあります。たとえば，中学校にまで行ける女性の数は男性よりも少なく，そのぶん健康に関する情報から疎外されてしまうことになります。実際，低・中所得国（中国を除く）の中でHIVに対する正しい知識を

思春期の主な健康問題

表11-5 性別，年齢別，国家の所得レベル別にみた世界の思春期の若者の五大死因，2010年

| 低・中所得国 | | 高所得国 | |
|---|---|---|---|
| 10～14歳 | 15～19歳 | 10～14歳 | 15～19歳 |
| 男性 | 男性 | 男性 | 男性 |
| 1. 交通外傷 | 1. 交通外傷 | 1. 交通外傷 | 1. 交通外傷 |
| 2. HIV/AIDS | 2. 対人暴力 | 2. 自傷行為 | 2. 自傷行為 |
| 3. 溺死 | 3. 自傷行為 | 3. 溺死 | 3. 対人暴力 |
| 4. 下気道感染症 | 4. 溺死 | 4. 白血病 | 4. 溺死 |
| 5. 自然災害 | 5. マラリア | 5. 先天異常 | 5. 薬物使用障害 |
| 女性 | 女性 | 女性 | 女性 |
| 1. HIV/AIDS | 1. 自傷行為 | 1. 交通外傷 | 1. 交通外傷 |
| 2. 下気道感染症 | 2. 妊娠・出産に伴う異常 | 2. 自傷行為 | 2. 自傷行為 |
| 3. 下痢症 | 3. 交通外傷 | 3. 先天異常 | 3. 対人暴力 |
| 4. 交通外傷 | 4. マラリア | 4. 下気道感染症 | 4. 先天異常 |
| 5. マラリア | 5. 火傷 | 5. 白血病 | 5. 薬物使用障害 |

出典：Institute for Health Metrics and Evaluation. Global Burden of Disease Heat Map. http://vizhub.healthdata.org/irank/heat.php へ 2015年5月3日にアクセス。

表11-6 性別，年齢別にみた世界と高所得国の思春期の若者のDALYの五大要因，2012年

| 世界全体 | | 高所得国 | |
|---|---|---|---|
| 10～14歳 | 15～19歳 | 10～14歳 | 15～19歳 |
| 男性 | 男性 | 男性 | 男性 |
| 1. 鉄欠乏性貧血 | 1. 交通外傷 | 1. 単極性うつ病 | 1. アルコール使用障害 |
| 2. HIV/AIDS | 2. 対人暴力 | 2. 喘息 | 2. 交通外傷 |
| 3. 単極性うつ病 | 3. 自傷行為 | 3. 腰痛/頸部痛 | 3. 自傷行為 |
| 4. 交通外傷 | 4. 単極性うつ病 | 4. 行動障害 | 4. 単極性うつ病 |
| 5. 喘息 | 5. アルコール使用障害 | 5. 不安障害 | 5. 腰痛/頸部痛 |
| 女性 | 女性 | 女性 | 女性 |
| 1. 単極性うつ病 | 1. 単極性うつ病 | 1. 単極性うつ病 | 1. 単極性うつ病 |
| 2. 鉄欠乏性貧血 | 2. 自傷行為 | 2. 喘息 | 2. 不安障害 |
| 3. HIV/AIDS | 3. 妊娠・出産に伴う異常 | 3. 不安障害 | 3. 腰痛/頸部痛 |
| 4. 下痢症 | 4. 不安障害 | 4. 腰痛/頸部痛 | 4. 交通外傷 |
| 5. 喘息 | 5. 鉄欠乏性貧血 | 5. 偏頭痛 | 5. アルコール使用障害 |

出典：World Health Organization. *Health for the World's Adolescents: A second chance in the second decade.* Geneva: WHO; 2014.

表11-7 世界の思春期の若者における死亡の主なリスク要因，2012年

- 飲酒
- 無防備な性行為
- 避妊の未実施
- 鉄欠乏性貧血
- 違法薬物使用
- 不衛生な水，不適切なし尿処理や衛生行動

出典：World Health Organization. *Health for the World's Adolescents: A second chance in the second decade.* Geneva: WHO; 2014.

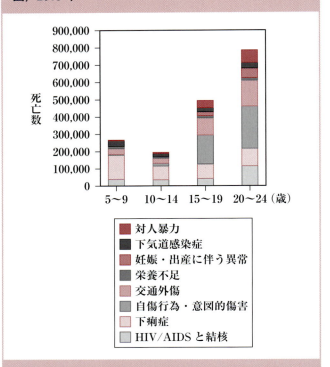

図11-3 年齢別にみた世界の思春期の若者の主要死因，2010年

出典：Institute for Health Metrics and Evaluation. Global Burden of Disease Cause Patterns. http://vizhub.healthdata.org/gbd-cause-patterns/ へ2015年5月3日にアクセス。

持っている思春期の若者の割合は，男性が30％で，女性では19％に過ぎないと報告されています[5]。

一方，思春期の男性は女性に比べて戦争，対人暴力，交通外傷のリスクが非常に高く，事実，思春期男性の死亡率は全年齢と全地域（アフリカは除く）で女性よりも高くなっています[5]。交通外傷による思春期男性の死亡リスクは女性の3倍にもなりますが，これは，社会文化的理由，および男性が女性よりも危険を冒す傾向が強いことによるものです[9]。

いわゆる「健康の社会的決定要因 social determinants of health」は，思春期の若者の健康に非常に重要な影響を与えます。すなわち，国の所得レベル，不平等な所得，教育へのアクセスといった要因の重要性は言うまでもなく，家族の保護と支援，同年代の仲間（ピア），学校なども，思春期の若者が身体的，精神的，社会的に成長する上で重要であり，またマスメディアへの曝露も，思春期の若者の行動や健康に重要な影響を与えます[8]。

## 思春期の死因と疾病負荷の主な原因

次に，思春期の若者の死因と疾病負荷（DALY）の原因について，その主なものを少し詳しく取り上げます。

### ●若年妊娠と出産

15～19歳女性における出産数の世界平均は1,000人対49であり，全出産数の11％を占めます。15～19歳の女性約1,600万人と，15歳未満の女性約200万人が毎年出産し，18歳までに全女性の1/5が出産すると推定されています。全世界の出産の95％は低・中所得国であり，これらの国々では妊娠・出産に伴う異常が15～19歳の女性の主な死因となっています[1]。たとえば，妊娠・出産に伴う異常は，2012年には東地中海地域では死因の第1位であり，またアフリカ，東南アジア，アメリカ地域でも上位4つの死因の1つに数えられています[3]。WHO区分地域におけるアフリカ地域は出生率の高い地域ですが，この地域における15～19歳の女性の死亡率は同年代の男性の1.5倍となっています[5]。世界全体では毎年，15～19歳の女性約300万人が危険な妊娠中絶 unsafe abortions を受けており，この中の一部が死に至っているのです[1]。

図11-5は世界銀行区分地域における思春期女性の出生率 fertility rate を示したもので，サハラ以南アフリカとラテンアメリカ・カリブ海地域の思春期の出生率は，東アジア・太平洋地域に比べてそれぞれ5倍以上，3倍以上であることがわかります。思春期の出生率が高いことは，思春期女性の死亡リスクが高いことを意味します。なぜなら，貧しい環境に暮らす女性，特に栄養不足で発育不良の女性が，若齢で短い妊娠間隔で，しかも妊産婦への保健医療サービスが乏しい地で出産する場合には，死亡リスクが高くなるからです。

### ●貧血

世界では多くの子どもが，栄養不足 undernutrition や発育不良 stunting という問題を抱えたまま思春期に入っていきます。これは，特に南アジアやサハラ以南アフリカ地域，アメリカ地域の先住民の居住地域，またそのほかの低・中所得国の特に貧しく食糧供給が不十分な地域で生じていることです。鉄欠乏性貧血 iron deficiency anemia は特に，長年にわたって10～14歳の若者の重要な健康問題の1つであり，事実，ほぼすべての低・中所得国の10～14歳の男女において DALY の主な原因の1つとなってい

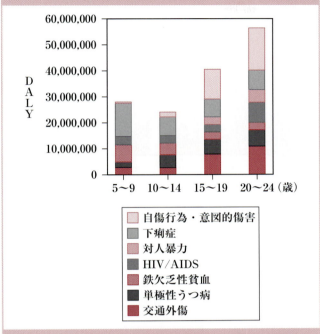

図11-4 年齢別にみた世界の思春期の若者のDALYの主要原因，2010年

自傷行為・意図的傷害
下痢症
対人暴力
HIV/AIDS
鉄欠乏性貧血
単極性うつ病
交通外傷

出典：Institute for Health Metrics and Evaluation. Global Burden of Disease Cause Patterns. http://vizhub.healthdata.org/gbd-cause-patterns/ へ2015年5月3日にアクセス。

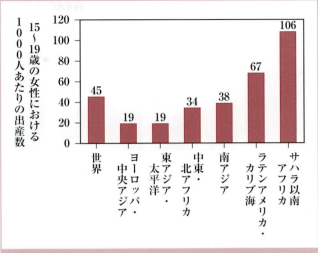

図11-5 世界銀行区分地域と世界の15〜19歳の思春期女性の出生率，2013年

出典：World Bank. Adolescent Fertility Rate, 2013. http://data.worldbank.org/indicator/SP.ADO.TFRT/countries/1W-8S-Z7-Z4-ZQ-ZJ-ZG?display=graph020406080100120 へ2015年5月3日にアクセス。

ます[10]。

● HIV/AIDSと，その他の性感染症

世界の200万人以上もの思春期の若者が，HIV/AIDSに感染していると推定されています。また，HIV関連死の総数は最も多かった2004〜2005年に比べれば約30％減少していますが，思春期の若者におけるHIV関連死はむしろ増加しており，そのほとんどがアフリカ地域であると推定されています。この理由は明確ではありませんが，幼少期を生き延びたHIV陽性の子どもが，思春期に入ってから必要な治療を受けられていない状況が関係している可能性があります。サハラ以南アフリカの15〜24歳の若者のうち，HIV感染の有無を自分で把握しているのは，男女それぞれ10％，15％に過ぎないと言われており，国によっては，15〜24歳の思春期の若者が全新規HIV感染症の60％も占めるところもあります。思春期はほとんどの若者が性的活動を開始する時期であり，特に女性は生物学的にも社会的にもHIV感染リスクが非常に高い時期であり，さらに思春期は飲酒や薬物使用などの影響で，危険な性行為を行うリスクも高く，その分HIVに感染するリスクも高くなります[1]。

低・中所得国における思春期の女性では，HIVだけでなく性感染症のリスクも特に高まります。これには生殖系や免疫系がまだ未発達であること，女性を差別するジェンダー規範，性的パートナーとの年齢の格差，金品と引き換えの性行為transactional sexや売春を余儀なくされる生活状況などが関係しています。さらに，多くの高所得国やサハラ以南アフリカでは，思春期女性の1/3以上が性交経験をもっています。高所得国の思春期の若者の間ではコンドームの使用は増加しているものの，アフリカ19か国の調査によると，思春期の女性で直近の性行為でコンドームを使用した人は1/3以下に過ぎないことが示されています。このような背景から，世界の性感染症のほとんどは25歳以下の若者の間で生じていると推察されます。WHOの推計によれば，梅毒syphilis，淋病gonorrhea，性器クラミジアgenital chlamydia，トリコモナス症trichomoniasisなどの新規患者は毎年3億4000万人となっており，ほとんどの国で性感染症患者の有病率（存在率）prevalenceは上昇しつつあります[4]。

● その他の感染症

麻疹measlesのような感染症による思春期の若者の死亡や障害は，主に乳幼児期のワクチンの普及によって大幅に減少しました。実際，アフリカでは2000〜2012年の間に，感染症による死亡数は90％も減少しています。しかし，前述したように下痢症diarrheal disease，下気道感染症lower respiratory infections，髄膜炎meningitisのような感染症は依然として思春期の若者の主要死因であり，またマラリアが思春期の若者における主要な死因の1つであることは表11-5に示したとおりです。

結核では，HIV/AIDSや結核患者の有病率（存在率）が

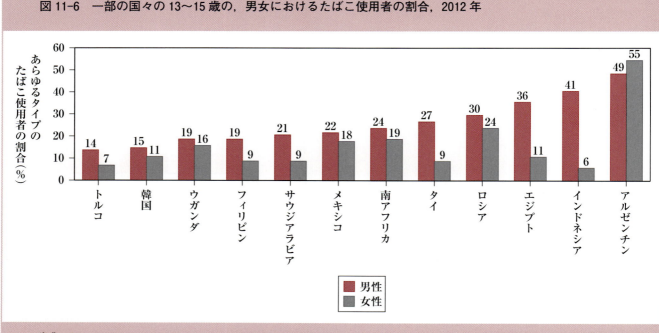

図11-6 一部の国々の13～15歳の，男女におけるたばこ使用者の割合，2012年

出典：World Health Organization. *Health for the World's Adolescents: A second chance in the second decade*. Geneva: WHO; 2014.

非常に高く，サハラ以南アフリカ地域の主要死因となっています。また，世界中で成人の結核の有病率（存在率）が最も高い地域の1つとしてあげられる南アジアでも，結核は思春期の若者における主要死因の1つです[10]。こうしたことから現在，幼少の子どもや思春期の若者における活動性結核感染リスクや，その治療の必要性については世界的な注目が高まっています。

● 非感染性疾患

前述したように，思春期における食事の内容や量，身体的活動の程度，飲酒・喫煙といった行動は，成人期の健康に大きな影響を及ぼします。

世界的にみて，思春期の若者は砂糖，塩分，飽和脂肪酸を多く含む食品をより多く摂取する傾向にある一方，運動量が減少しつつあり，そのため思春期の若者の間で肥満の割合が増加しつつあります。一部の国の調査では，推奨されるレベルの運動をしている思春期の若者は1/4未満に過ぎず，また一部には，思春期の若者の1/3が肥満である国もあります。ここで特に注目すべきことは，このように思春期の若者の間で肥満が増加している一方で，低体重，発育不良，微量栄養素欠乏の子どもも非常に多いという事実です[3]。

多くの高所得国では，思春期の若者におけるたばこの使用は減少しつつあります。しかし，その一方で多くの低・中所得国では，たばこ産業が市場を求めてたばこの販売に力を入れているため，使用率は逆に上昇しつつあります。

女性における使用率の上昇に伴い，男女差が狭まってきている地域もあります。図11-6は一部の国における13～15歳の男女におけるたばこ（注：無煙たばこを含む）使用者の割合を示したものです。この図から明らかなように，アルゼンチンでは男女とも約50％がたばこを使用していて，調査対象となった国々の中では，最も高率となっています。インドネシアにおいては，女性では低率ですが，男性では約40％にも及んでいます[3]。

前述したように，過度な飲酒は直接的もしくは間接的に様々な健康問題の重大なリスク要因となります。直接的には，飲酒は精神保健やその他多くの疾患のリスク要因となりますが，間接的には，飲酒によって自制心を失えば危険な性行為，飲酒運転，暴力などの原因ともなります[2]。ある研究では，15～29歳の若者の総死亡数の約5％はアルコールが原因と推定されています[11]。図11-7はWHO区分地域別に15～19歳の思春期の若者における，現飲酒者，過去の飲酒経験者，飲酒未経験者の割合を示したものです。この図から，東地中海地域と東南アジア地域以外では，飲酒が思春期の若者にとって非常に重大なリスク要因であることがわかります。

● 精神保健

精神保健 mental health は思春期の若者にとって非常に重要な問題です。思春期のすべての若者の10～20％が精神保健に問題を抱えていると推定されています[12]。うつ病 depression は思春期の若者の病気や障害の主な原因であ

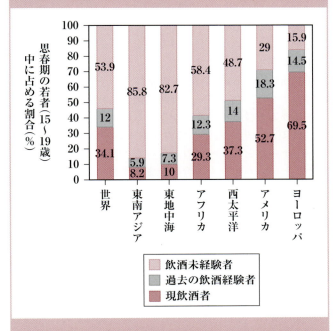

図11-7 WHO区分地域と世界の15〜19歳の思春期の若者における現飲酒者，過去の飲酒経験者，飲酒未経験者の割合

出典：World Health Organization. *Global Status Report on Alcohol and Health 2014*. Geneva: WHO; 2014.

り，自傷行為は第3位の死因となっています[3]。うつ病以外に思春期の若者に多い精神保健の問題としては，摂食障害 eating disorder，行為障害 conduct disorder，不安症 anxiety があります。成人期に見られる全精神疾患の約半数は14歳までに症状が現れますが，ほとんどは気付かれないかあるいは治療されないままに進行し，思春期の能力や発達に影響を及ぼします[1]。精神疾患を持つ人はしばしば，スティグマ，孤立，差別の対象となり，保健医療サービスや教育へのアクセスが難しくなってしまうことがあります。精神保健問題に関わるその他のリスク行動には，暴力行為，無防備な性行為 unsafe sex，物質（薬物）乱用〔以下，薬物乱用〕substance use などがあります[13]。

思春期の若者の精神保健に関連するリスク要因は非常に多く，遺伝，母親の健康状態，親が若年であること，予期しない出産であったこと，前の出産から間隔の短い出産であったこと，親が近親結婚であったことに加えて，乳幼児期の健康状態や栄養不足，養育者のいない環境での成育，孤児であること，施設での成育なども，リスク要因となることが知られています。さらに有害物質への曝露，暴力 violence，紛争 conflict，虐待 abuse，ジェンダー格差，移民・避難民であることなどもリスク要因となりえます[12]。

いくつかの研究によると，学童期の経験が，思春期以降の精神保健問題の重大なリスク要因となることが示されています。そうした経験の中には，いじめ bullying，家庭の不和，インターネット中毒，思春期の妊娠，そして兵役などが含まれます[12]。

思春期の健康においては，自傷行為 self-harm も特筆に値します。ラテンアメリカ・カリブ海，ヨーロッパ・中央アジア，東アジア・太平洋，南アジアなどの世界銀行区分地域では，自傷行為は，15〜19歳の思春期の若者の五大死因の1つであり，中東地域や北アフリカでは第8位，アフリカ地域では第11位の死因となっています[10]。

●交通外傷

交通外傷 road traffic injuries は，世界の15〜19歳の第1位，10〜14歳の第2位の死因です[10]。交通外傷で毎日約330人の思春期の若者が死亡し，毎年40万人近くの25歳未満の若者が死亡しています[1]。交通外傷による死亡は年齢とともに上昇し，10〜14歳から20〜24歳にかけて交通外傷関連死には6倍の増加が見られます[5]。低・中所得国における交通外傷の犠牲者には，自動車に乗っている人だけでなく，歩行者，自転車運転者，バイク運転者も含まれます。

●暴　力

対人暴力 interpersonal violence は思春期の主要死因で，毎日180人が対人暴力によって死亡していると推定されています[1]。さらに，対人暴力は，サハラ以南アフリカと南アジアを除くすべての世界銀行区分地域における15〜19歳の五大死因の1つですが，しかしサハラ以南アフリカでも第7位，南アジアでも第9位の死因となっています。世界銀行区分地域のラテンアメリカ・カリブ海では，対人暴力は15〜19歳の思春期の若者のトップの死因ですが[10]，WHO区分地域のアメリカ地域でも，思春期男子の死亡の約1/3が暴力によるもので，15〜19歳女性の死亡の30％がパートナーの暴力によるものとなっています[1]。

## 思春期の健康問題による経済的・社会的影響

思春期の健康問題は社会や経済に大きな影響を与えます。その理由の第1は，第9章で述べたように，思春期の若者の健康は，妊娠から小児期にかけての家族や社会の大きな努力で獲得されたものだからです。様々な進歩，とりわけワクチンで予防可能な疾患 vaccine-preventable diseases やマラリア対策の進歩により，子どもの死亡率は大きく低下し，多くの子どもがより長く健康に生きられるようになってきました。しかしせっかく獲得されたこうした進歩も，思春期に死亡，病気，障害といった重大な健康問題が生じればそこで途絶えてしまい，大きな社会的，経済的損失となります。

第2は，思春期の健康や行動は成人期の健康の土台となるものだからです。思春期に妊娠すると，女性は教育の機

会を失うばかりでなく、生まれた子どもも（貧困のため）教育の機会や、健康で生産性のある成人に成長する機会を失う可能性があります。また、思春期の肥満も成人期における健康や生産性に重大な影響を及ぼし、思春期に始まることの多い喫煙、飲酒、違法薬物の使用といった行動は多くの場合成人になっても維持され、健康に重大な影響を及ぼします。

思春期の健康問題の中には、上記以外にも重大な社会的、経済的コストを伴うものがあります。その1つがHIV/AIDSで、全年齢層の男女の中で思春期女性はHIV感染リスクが最も高いことが知られています。また、結核はアフリカの思春期の若者の罹病や死亡の大きな原因であり、たとえ有効的な治療を受けても、数か月間は職に就くことができません。また上述したように、交通外傷は、世界的に思春期の若者の主要死因であり、生存できたはずの多くの年数が失われるだけでなく、深刻で長期間に及ぶ障害の原因にもなります。すでに触れたように、精神保健の問題は思春期に始まることが多く、その人の人生の大半あるいは全期間にわたって続き、本人のみならず家族や社会に多大な社会的、経済的影響を与えます。

## 政策とプログラムの概要

### HealthWise South Africa —思春期の若者のためのライフスキルコース

薬物乱用 substance abuse や無防備な性行為 unsafe sex は、世界中の思春期の若者にとって重要な健康課題です。たとえば、南アフリカ共和国では思春期の若者の約18%がHIV陽性であるため、そうした行為は、HIV感染という深刻な事態を招く恐れがあります[14]。実際、思春期の若者はHIV感染に対する脆弱性が特に高く、HIVの新規感染の多くが思春期に発生しています[15]。HIV感染の主要なリスク要因には、それ以外にも性行為の早期開始、多数のパートナーとの性行為、コンドームの不使用などが含まれますが、これらは性感染症や望まない妊娠 unwanted pregnancy のリスク要因でもあります。

南アフリカ共和国の思春期の若者における無防備な性行為やHIV感染は、飲酒、喫煙、薬物使用と強い関連があります。この国の全国調査によれば、高校生における飲酒経験者は50%、喫煙経験者は31%、大麻 cannabis 経験者は13%とかなり高率であり[16]、飲酒、喫煙、薬物使用と無防備な性行為との関連を考えれば、これらのリスク要因に対する効果的な予防介入は極めて重要です。

HealthWise South Africa は、思春期の若者の薬物乱用や無防備な性行為を減らすことを目的とした学校をベースとする教育プログラムです。このプログラムは、米国の多くの公立学校で教えられていた性教育とライフスキルコースに倣ったもので、2001年に南アフリカ共和国のいくつかの高校で試行された後、国内で徐々に普及しつつあります。HealthWise South Africa は、薬物乱用にまつわる迷信や現実を啓発し、自己認識 self-awareness、意思決定、トラブル解決に関する授業を通して、生徒たちをエンパワーすることを目指すプログラムで、健康的な余暇の過ごし方や、コミュニティにおける健全な人間関係の築き方に関する授業も含まれます。

HealthWise South Africa のカリキュラムの最も重要な内容の1つは、コンドーム使用に関する教育です。このカリキュラムでは効果的なコンドームの使用方法だけではなく、コミュニティのどこでコンドームを入手できるか、パートナーとどのようにコンドームの使用について交渉するか、といったことも教育に含まれます。

HealthWise South Africa には、生徒たちの無防備な性行為や、飲酒、喫煙、薬物使用などの頻度を減らす効果があり[17]、コンドーム使用率も高まり、コンドームの入手方法に関する知識も増えることが明らかとなっています[18,19]。こうした望ましい結果が出たことで、プログラムの評価が高まり、今ではケープタウン全体で試行が始まっています。

HealthWise South Africa のこうした成功から、思春期の若者のセクシュアルヘルスやリプロダクティブヘルス reproductive health の向上を目指す介入では、以下の点に配慮する必要のあることが示唆されています。

- リスク行動の背景にある情動的・心理的動機に配慮する。
- リスク行動に代わる楽しみや生きがいを見つけられるように支援する。
- 教室が、健康やライフスキルについて教育する重要な場であることを認識する。

### マラウイの思春期女性への現金給付プログラム

世界最貧国の1つであるマラウイは、HIV/AIDSによる高い疾病負荷に苦しむ国でもあります。成人の平均HIV感染率は10%を超え、女性、特に思春期の女性がとりわけ脆弱であることが知られています[20]。マラウイの女性のHIV感染リスクは15～24歳が最大であり[21]、思春期の女性のHIV感染リスクを減らせれば、社会全体のHIV感染率を大幅に低下させられる可能性があります。

教育の機会に恵まれないこと、経済的に男性に頼らざるをえないことが、思春期女性の重要なHIV感染リスク要因であることは広く知られています[22]。思春期の貧しい女性は、学費やその他の日々の生活費を賄うためにしばしば年上の男性と、金品と引き換えの性行為 transactional sex を行うことがあります。現金給付プログラム cash transfer program は思春期の女性を経済的に支援し、彼女らがそうした危険な性行為に陥ることを防ぎ、その結果、若い女性のHIV感染を減らすことを目的にしたプログラムです。

マラウイのZombaという農村地域で、1,000人以上の若い未婚の女性(13～22歳)が参加して、現金給付プログラムのHIV感染に対する効果を評価するためのランダム化比較試験 randomized controlled trial が行われました。くじ引きによってランダムに選ばれた半数の女性には、学校に出席することを条件に現金が手渡され(条件付き現金給付プログラム conditional cash transfer program)、残り半数の女性には無条件に現金が手渡されました。1か月の現金給付額は1～5米ドルで、参加者は開始時とその12か月後に行動についての調査を受け、18か月後にはHIV検査が行われました。

そして18か月後、条件付き給付群の女性と無条件給付群の女性のHIV感染率はそれぞれ1.2％と3.0％で、前者で60％低いことが示されました。またこの研究では、条件(学校に行くこと)の有無はHIV感染率に有意の影響を与えなかったことも示され、条件を課さない単なる現金給付だけでも健康に有益な効果のある可能性が示唆されました。そして重要なことに、この研究では、現金給付によって年上の男性との性行為回数が減少することが示されました。このことは、現金給付によって、若い女性が年上の男性と金品と引き換えの性行為 transactional sex をする必要性が減り、それによってHIV感染率が減少する可能性を示唆するものです。

この研究やアフリカの他の地域における同様の研究結果を踏まえて、マラウイでは、条件付き現金給付プログラムが拡大されつつあります。UNAIDSや世界銀行は、マラウイ政府のこの条件付き現金給付プログラムの拡大を支援するための資金援助を約束しています。同様の試みが、南アフリカ共和国、ボツワナ、ケニアなど近隣の国々にも拡大しつつあります[23]。

マラウイにおける条件付き現金給付プログラムは、経済的困窮などのリスク行動の根底にある原因に配慮した対策の重要性を浮き彫りにするものとなっています。

## 低・中所得国の思春期の若者の健康を向上させるための包括的取り組み

思春期はユニークな時期であり、特有なリスク要因による特有の疾病負荷に曝されます。したがって、政策立案に携わる人々 policy maker は思春期という時期に特に注意を払い、思春期を「ライフコース life course」という視点から見ること、つまり人が人生を歩む中で通過する年齢の1ステージとして見ることが大切です。また、思春期に特化したデータ収集も必要であり、それを10～14歳(思春期前期)と、15～19歳(思春期後期)に分けて分析すれば、思春期の健康問題をより正確に把握でき、政策に明確な根拠を与えることができます。さらに、ニーズと必要な対策について思春期の若者自身の声を聴くことも重要で、それによって若者の現状に即したより的確な対策を創造することができます[7]。

思春期の健康には、様々な社会的要因が作用していることを述べてきましたが、その向上を図るには、そうした社会的要因を視野に入れた包括的な取り組みが必要となります。したがって、政策立案に携わる人々は単に個人を対象とするのではなく、コミュニティ、家族、学校など様々なレベルでの介入を統合したアプローチを考慮する必要があります。なかでも女性の教育機会の拡充は特に重要であり、また、多くの思春期の若者たちの雇用の創出につながるような経済政策も不可欠です[8]。

交通外傷や対人暴力による健康障害や死亡にも多くの要因が関与していますが、それらは保健行政の守備範囲を超えるものが少なくありません。たとえば、思春期の若者の交通外傷を減らすには、運転免許取得条件の厳格化、段階的な運転資格の付与[訳注：一定期間は親の同乗を義務付けたり、夜間や高速道路での運転を禁止するなど]、飲酒運転に関する法律の強化などの対策が必要ですが、これは、交通問題を扱う部局にその権限があります。また、思春期の暴力を減らすには、子どもの栄養状態の向上、親の育児行動の向上、通学しやすい学校環境の整備といった家庭・学校環境の改善、さらには銃規制が必要ですが、これには政府の強力なイニシアティブが必要です[8]。

思春期の健康問題については、保健医療システムの面から可能な対策が数多くあります。第1はユニバーサルヘルスカバレッジ universal health coverage の採用で、これが実現すれば多くの若者が医療サービスにアクセスできるようになります。第2は思春期の若者が受けやすい医療サービスのあり方を工夫することです。そのためには、医療従事者を対象に思春期の若者のニーズについての理解を深める研修を行うとともに、若者が受診しやすい医療環境を整える必要があります。さらに、交通安全、喫煙、飲酒、薬物使用に関する法律の制定・施行など、思春期の健康を脅かす要因を減らすための多角的な取り組みが必要です。

思春期の若者に対する保健医療サービスと言えば、セクシャルヘルスやリプロダクティブヘルスに限定されがちですが、思春期の若者のニーズはもっと広汎であり、その多様性に配慮した保健医療サービスのあり方を工夫する必要があります[3]。

思春期の若者には、思春期特有の健康ニーズがあります。たとえば、家族計画の促進や妊産婦死亡の減少を実現しようと思えば、若年結婚、若年妊娠、短期間隔出産などを減らすための対策が必要であり、HIVの新規感染を減らそうと思えば、若年での性行為、多数の相手との性行為、若い女性における金品と引き換えの性行為、コンドームへのアクセス、飲酒や薬物乱用の影響下での無防備な性行為などについて特別の対策が必要になります。また、飲酒や喫煙を減少させるには、実効性のある未成年者への販売規制が必要です。

WHOは、思春期の若者の健康ニーズやリスクに配慮した保健医療サービスや介入についてのガイドラインを開発

## 図 11-8 思春期の若者の健康増進にとって重要な保健医療サービスと介入

**HIV**
- HIVに関する知識、性行為の開始年齢の遅延、性的パートナー数の減少、コンドームの適切で一貫した使用の重要性に対する意識を高める
- HIVの検査とカウンセリング
- HIVの広汎流行国における自発的な医学的包皮切除術
- 母子感染の防止
- 抗HIV治療
- 避妊に関する情報とサービス

**セクシャルヘルスとリプロダクティブヘルス/妊産婦の健康**
- 思春期の母親の妊娠、出産、産後期におけるケアと新生児へのケア
- 避妊
- 性感染症の予防と対策
- 安全な中絶処置

**精神保健**
- 困難なケースに対する診断・心理社会的なサポート・照会についてのコミュニティレベルでの取り組み
- ストレスが主な原因となる状況への対処
- 情動障害への対処
- 行動障害への対処
- 発達障害を持った思春期の若者への対処
- その他の重要な情動的あるいは医学的に説明できない状態への対処
- 自傷行為への対処

**飲酒への対応**
- アルコール飲料の購入や飲酒ができる最少年齢に関する規制の制定とその実施
- 飲酒とアルコール関連障害に対する評価と対処

**薬物使用への対応**
- 薬物使用と薬物関連障害に対する評価と対処
- 妊娠中の有害薬物使用のスクリーニングと短期的な治療介入

**交通外傷**
- 飲酒運転防止のための政策の向上と施行
- 思春期の若者に対する血中アルコール濃度規制の厳格化（一般の人は 0.05 g/dL 未満、若い/初心者運転者は 0.02 g/dL 未満）

**栄養**
- 幼少期の感染症の予防と食料の確保、思春期の若者の栄養状態の向上
- 定期的な鉄と葉酸の補給
- 健康的な食事についての、思春期の若者、親、保護者への健康教育
- 適切なBMIの維持・促進

**運動**
- 思春期の若者、親、保護者への、運動についての健康教育

**喫煙への対応**
- たばこ税の引き上げ、未成年者の喫煙の禁止
- 公共の場での喫煙の完全禁止の促進
- たばこの規制に関する WHO 枠組み条約で定められた、その他の重要な対策の実施

**その他のよくある問題に対する総合的な対応**
- その他のよくある問題に対する対処
- 家庭、教育、雇用、食事、運動、薬物、性行為、安全、自傷行為/うつ病に対する評価

**予防接種**
- 破傷風
- ヒトパピローマウイルス
- 麻疹
- 髄膜炎菌性感染症
- 日本脳炎
- B型肝炎
- インフルエンザ

出典：Author and World Health Organization. *Health for the World's Adolescents A second chance in the second decade*. 2014; http://apps.who.int/adolescent/second-decade/ へ 2015 年 5 月 1 日にアクセス。

---

しています。その中で推奨されている保健医療サービスをまとめたものが、図11-8 です。

ここに示されたサービスや介入は単独で実施するよりも、思春期の若者の健康リスクを低減させるためのより根本的な対策と組み合わせてこそ、その効果が発揮されます[3]。たとえば、禁煙治療やその支援に関する WHO のガイドラインの場合、たばこへの課税、たばこ製品の宣伝の禁止、喫煙が可能な場所の削減、未成年者へのたばこ販売の禁止といったより根本的な対策が伴ってはじめて効果が発揮されるものです。この図の中に、それぞれの分野で必要な根本的な政策が記されているのは、そのためです。

## メインメッセージ

思春期の若者の健康は、グローバルヘルスにとって非常に重要な意義があります。それは、思春期の若者が全人口の1/6を占める存在であることと、思春期が子ども期の対策の成果（たとえば、乳幼児死亡率の減少）を継承し、かつ成人期の健康の土台を築く重要な時期であることです。

思春期は子どもから大人への過渡期であり、身体的にも心理的にも急速な変化が生じます。たとえば、ホルモン環境が大きく変化して二次性徴が出現し、また心理的には家族よりも友達や仲間から影響を受けやすくなり、また衝動

や情動の制御がうまくできないためあえて危険な行動をとる傾向があります。その意味から，この時期の若者にはそれに配慮した特別な対応が必要となります。

加えて，思春期の若者はこの時期特有の疾病負荷にも曝されており，特に低・中所得国の思春期早期の若者は，下痢症，肺炎，マラリア，髄膜炎，HIV/AIDS などの予防や治療が可能な感染症に罹って死亡することが今でも少なくありません。また，特に低所得国の思春期後期の女性は，妊娠・出産や HIV 感染による死亡リスクが高く，貧血の問題も依然深刻です。しかし最近では，感染症が減少する一方，世界のあらゆる地域で交通外傷，うつ病，対人暴力，自傷行為などが増加しつつあります。また，低体重や微量栄養素不足の子どもが依然として多数存在している一方で，過体重や肥満の若者の割合が世界的に増加しつつあることにも注意が必要です。

思春期には感染症に罹患することも多く，その主な要因として栄養不足，不衛生な水，不適切なし尿処理 sanitation や衛生行動 hygiene，予防接種の普及不足，その他の保健医療サービスの不備などがあります。また，若年結婚，若年妊娠，短期間隔出産も思春期の妊産婦の罹病や死亡の重大なリスク要因です。思春期の若者の健康問題を理解する上では，貧困や虐待，地方部での居住，家族の低教育，ジェンダー差別といった社会的要因の考慮も不可欠です。その他，友人・仲間との人間関係，紛争地域や被災地域における居住，喫煙，多量の飲酒，危険な性行為，危険な運転，精神保健もまた重要な要因となります。

思春期の健康問題が本人，家族，そして社会に与える影響は甚大です。思春期に健康を損なうと，成人期の健康や生産性が損なわれる可能性が高くなり，特に精神疾患，飲酒，薬物使用などの影響は深刻であり，その影響は長期にわたって続くため本人にとっても社会にとっても多大な損失を伴います。

思春期の健康問題に対しては様々な角度からの対策が可能です。根本的な対策としては，少なくとも中学校レベル以上の教育を男女平等に保証することが何よりも大切であり，加えて安全な水の供給，し尿処理の衛生化，衛生行動の向上など生活環境の改善への投資も不可欠です。また，思春期の若者のための雇用を創出する経済政策にも重要な意義があります。

保健医療システム health system の面からも，できる対策は数多くあります。たとえば，思春期特有の健康問題やニーズを理解できる医療従事者の育成や，思春期の問題を把握するためのデータ収集が必要です。また，結核対策や HIV 対策など個々の保健医療プログラムにおいては，思春期に焦点を当て，この時期固有のリスク要因の特定と，その低減に有効な施策に特に力を入れる必要があります。ユニバーサルヘルスカバレッジ universal health coverage の導入や，思春期の若者に配慮した医療サービスの整備なども，医療サービスへのアクセスを促進する上で有効と考えられます。

他にも，思春期の若者の疾病負荷を減らすのに役立つ施策はたくさんあります。たとえば，交通外傷を減らすための施策としては運転免許取得条件の厳格化，段階的な運転資格の付与，飲酒運転に関する規制の強化などがあります。また，思春期の若者のリプロダクティブヘルスの向上に役立つ施策としては，女性の就学期間を延ばすための支援，リプロダクティブヘルスや家族計画に関する知識の提供，受けやすい家族計画サービスや妊産婦ケアの提供などがあります。最後に，精神保健や自傷行為などの問題には，思春期の若者に配慮した心理的サポートや重症例の照会システムの確立など，コミュニティと共同した取り組みがその低減に役立つ可能性があります。

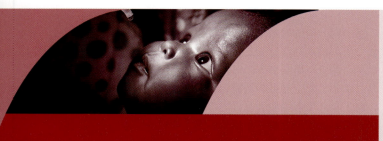

# 復習問題

1. 思春期（10〜19歳）の健康に特別な注意が必要な理由を述べてください。
2. 世界の思春期の若者における重要な健康問題について述べてください。
3. 上記1，2の健康問題が，性別や国家の所得レベルでどのように異なるかを説明してください。
4. 思春期前期と思春期後期との違いについて説明してください。
5. 思春期の健康の重要な社会的決定要因について説明してください。
6. 思春期の健康問題が及ぼす重要な社会的影響について説明してください。
7. 思春期のリプロダクティブヘルスを向上させる上で必要な対策について述べてください。
8. 思春期の若者における交通外傷を減らす上で必要な対策について述べてください。
9. 思春期の若者の精神保健を向上させる上で必要な対策について述べてください。

## 引用文献

1. World Health Organization. (2014). *Adolescents: Health risks and solutions* (Fact Sheet No. 345). Retrieved May 1, 2015, from http://www.who.int/mediacentre/factsheets/fs345/en/.
2. Gore, F. M., Bloem, P. J., Patton, G. C., et al. (2011, June 18). Global burden of disease in young people aged 10–24 years: A systematic analysis. *Lancet, 377*(9783), 2093–2101.
3. World Health Organization. (2014). *Health for the world's adolescents: A second chance in the second decade*. Geneva: World Health Organization. Retrieved May 1, 2015, from http://apps.who.int/adolescent/second-decade/.
4. Bearinger, L. H., Sieving, R. E., Ferguson, J., & Sharma, V. (2007, March 27). Global perspectives on the sexual and reproductive health of adolescents: Patterns, prevention, and potential. *Lancet, 369*, 1220–1231.
5. Patton, G. C., Coffey, C., Cappa, C., et al. (2012, April 25). Health of the world's adolescents: A synthesis of internationally comparable data. *Lancet, 379*, 1665–1675.
6. Lancet. *Global Burden of Disease Study 2010*. Retrieved May 4, 2015, from http://www.thelancet.com/global-burden-of-disease.
7. Sawyer, S. M., Afifi, R. A., Bearinger, L. H., et al. (2012, April 25). Adolescence: A foundation for future health. *Lancet, 379*, 1630–1640.
8. Viner, R. M., Ozer, E. M., Denny, S., et al. (2012, April 25). Adolescence and the social determinants of health. *Lancet, 379*, 1641–1652.
9. World Health Organization. (2007). *Youth and road safety*. Geneva: World Health Organization.
10. Institute of Health Metrics and Evaluation. (2015). *GBD 2010 heat map*. Retrieved May 5, 2015, from http://vizhub.healthdata.org/irank/heat.php.
11. World Health Organization. (n.d.). *School and youth health promotion*. Retrieved May 5, 2015, from http://who.int/school_youth_health/en/.
12. Kieling, C., Baker-Henningham, H., Belfer, M., et al. (2011, October 17). Child and adolescent mental health worldwide: Evidence for action. *Lancet, 378*, 1515–1525.
13. World Health Organization. (n.d.). *Child and adolescent mental health*. Retrieved May 5, 2015, from http://www.who.int/mental_health/maternal-child/child_adolescent/en/.
14. UNICEF. (2013). *Getting to zero: HIV in Eastern and Southern Africa*. Retrieved April 21, 2015, from http://www.unicef.org/esaro/Getting-to-Zero-2013.pdf.
15. Simbayi, L. C., Shisana, O., et al. (2012). *South African national HIV prevalence, incidence and behaviour survey*. Retrieved April 21, 2015, from http://www.hsrc.ac.za/en/research-data/view/6871.
16. Wegner, L., Flisher, A. J., Caldwell, L. L., et al. (2008). HealthWise South Africa: Cultural adaptation of a school-based risk prevention programme. *Health Education Research, 23*(6), 1085–1096.
17. Tibbits, M. K., et al. (2011). Impact of HealthWise South Africa on polydrug use and high-risk sexual behavior. *Health Education Research, 26*(4), 653–663.
18. Coffman, D. L., Smith, E. A., Flisher, A. J., & Caldwell, L. L. (n.d.). *Effects of HealthWise South Africa on condom use self-efficacy*. Retrieved April 21, 2015, from http://54.172.146.51/sites/default/files/promising_practices/g3p_docs/Coffman%20Condom%20Efficacy%20PREV322R2.pdf.
19. Smith, E. A., Palen, L., Caldwell, L L., Flisher, A. J., et al. (2008). Substance use and sexual risk prevention in Cape Town, South Africa: An evaluation of the HealthWise Program. *Prevention Science, 9*(4), 311–321.
20. UNAIDS. (2013). *HIV and AIDS estimates (2013): Malawi*. Retrieved April 21, 2015, from http://www.unaids.org/en/regionscountries/countries/malawi.
21. Misiri, H., Edriss, A., Aalen, O., & Dahl, F. (2012). Estimation of HIV Incidence in Malawi from cross-sectional population based sero-prevalence data. *Journal of International AIDS Society, 15*(1), 14.
22. Baird, S. J., Garfein, R. S., McIntosh, C. T., & Özler, B. (2012). Effect of a cash transfer programme for schooling on prevalence of HIV and herpes simplex type 2 in Malawi: A cluster randomised trial. *Lancet, 379*, 1320–1329.
23. UNAIDS. (2014). *Scaling up cash transfer for HIV prevention among adolescent girls and young women*. Retrieved April 21, 2015, from http://www.unaids.org/en/resources/presscentre/featurestories/2014/august/20140818cash-transfers.

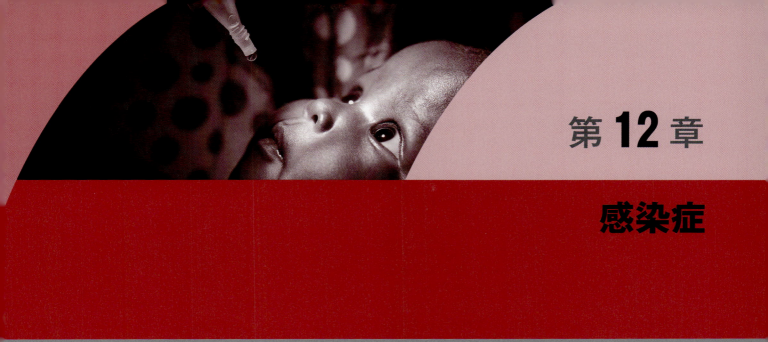

# 第12章

# 感染症

## 学習目標

- 新興・再興感染症，薬剤耐性病原体の発生について，その決定要因を説明できる。
- それらの感染症の予防，伝播そして治療に関する主な概念を理解する。
- 重要な感染症の影響とそれに伴うコストについて説明できる。
- 感染症に対する介入に関する，最も重要な成功例をいくつか説明できる。
- 今後の感染症に対する介入とコントロールにとって重要な課題を理解する。

## ビネット

⇒ Henrietta はケニアのモンバサに住む35歳の4児の母です。ここ4か月以上もの間，彼女は食事もほとんどできない状態で，何度も下痢に見舞われ，体重が減少していきました。そして，エイズに罹ったかもしれないと心配していました。地元の診療所に行って検査を受けたところ，やはり HIV に感染していました。長距離トラック運転手である夫からうつされていたのです。

⇒ 33歳の Maria はペルーの山村に暮らしていました。しばらく前から体調が優れず，熱が出たり，かなり咳が出て寝汗をかくことがよくありました。彼女は結核に罹ったことがあり，また結核に罹ったのではと不安に思っていました。しかし，実際その通りでした。しかも今回は，治療が難しくかつ治療費が高い，治癒しない可能性もある薬剤耐性結核に罹っていたのです。彼女が最初に結核に罹ったときには，治療に6か月間かかると言われて薬を飲み始めました。しかし，飲み始めて2か月後に体調がよくなったため，服薬を中断してしまっていたのです。

⇒ 4歳の Wole はナイジェリアの南西部に住んでいました。熱と頭痛など，風邪のような症状が出ていました。マラリアだろうと母親は思いましたが，医者に連れていく前に，しばらく様子を見ることにしました。数日後，子どもの状態はさらに悪化し，めまいがしてついに倒れて昏睡状態に陥ってしまいました。母親は慌てて村の診療所に連れていきましたが手遅れで，数時間後に亡くなってしまいました。不幸なことに，彼は最も悪性のマラリアに罹っていたのです。

⇒ Sanjay は生後18か月の子どもで，インドの Lucknow に住んでいました。母親は日雇い労働者で，父親は人力車 rickshaw の運転手です。家族は，水もトイレもほとんどない大きなスラム地域のあばら屋に住んでいました。彼の身長と体重は平均を下回り，12か月児のようにしか見えません。この1年の間に，Sanjay は6回もひどい下痢に見舞われていたのです。

## 感染症の重要性

感染症〔訳注：原著では，寄生虫症を含むかどうかで，communicable disease と infectious disease を区別していますが，本書では両者を「感染症」という訳語で統一します〕は世界の疾病負荷 burden of diseases において非常に重要で，2010年における低・中所得国の全疾病負荷〔障害調整生命年数 disability-adjusted life year（DALY）〕の

40％と全死亡の31％は感染症によるものです[1]。2013年には，HIV/AIDSによって150万人[2]が死亡，結核で約150万人[3]が，下痢症で約80万人の5歳未満の子ども[4]が死亡，そしてマラリアで55万人がそれぞれ死亡したと推定されています[5]。また，寄生虫症parasitic infectionも非常に重要な罹病の原因であり，また死因となっています。さらに，世界は，いわゆる新興・再興感染症emerging and reemerging infectious diseasesと薬剤耐性病原体の流行という深刻な脅威に直面しています。

感染症は，サハラ以南アフリカにおける最も重要な健康問題であり，疾病負荷（DALY）の原因のほぼ50％を感染症が占め[1]，また，南アジアでも疾病負荷の原因の約22％を占めています[1]。感染症は貧しい人ほど罹りやすい疾患です。裕福であれば，人々は不衛生な水を飲まなくてもよく，結核が流行するような人口密集地に住む必要もなく，マラリアからも身を守ることができ，また裕福な家庭の子どもと貧しい家庭の子どもではワクチンで予防できる疾患の予防接種率に，大きな違いがあります。

感染症は，経済にも大きく影響します。なぜなら，これらの疾患は子どもの身体的・精神的発達を妨げ，将来の経済活動を阻害するからです。実際，HIV，結核，マラリア，「顧みられない熱帯病neglected tropical diseases（NTD）」は，大人の生産性に極めて大きく影響します。加えて，感染者の治療に直接的，間接的にかかる費用は大きな経済的負担となることが多く，そのため，借金をしたり，もともと乏しい財産を処分せざるをえなくなったりして，人々をさらなる貧困へと追いやってしまいます。感染症の蔓延は，経済成長の促進に必要な投資の妨げにもなり，新興・再興感染症の出現は，個人，コミュニティ，そして国家に何十億米ドルもの経済的損失をもたらす可能性があります。

感染症に対しては，数多くの費用対効果の高い予防法や治療法が存在します。たとえば，ワクチンは子どもの罹りやすい感染症を防ぐ上で極めて費用対効果の高い方法であり，衛生的な水を供給できれば下痢症や一部の寄生虫症を減らすことができ，また結核やマラリア，多くの寄生虫症に対しては，安価で安全かつ有効な治療法があります。また，薬剤耐性病原体の発生も抗菌薬の適切な処方や服用によって減らすことができます。しかし残念なことにこれらの予防対策や治療法は，低・中所得国のそれも貧しい人々の間には十分ゆきわたっていません。

表12-1に示すように，感染症はミレニアム開発目標（MDG）と極めて重要な関連があります。

本章では，主な感染症と，感染症に関連した罹病，障害，死亡が低・中所得国に与える影響について解説するとともに，それらの感染症のコントロール方法についても紹介します。そして最後に，感染症に対する政策やプログラムを概観した後，具体的な成功事例を紹介し，感染症との闘いに関し今後に残された重要な課題について検討します。

本章で扱う感染症には，新興・再興感染症，薬剤耐性病原体，HIV/AIDS，結核，マラリア，そしてしばしば「顧みられない熱帯病（NTD）」と呼ばれる一部の寄生虫症や細菌感染症が含まれますが，バイオテロリズムには触れません。肺炎については，低・中所得国における子どもの罹病と死亡の特に重要な原因として第10章の「子どもの健康」で解説したので参照してください。

本章で述べる内容はほんの概要に過ぎません。感染症は非常に重要な問題であり，多くの文献が存在します。感染症について学習を深めたい人は，章末の文献リストを参照してください。

### 表12-1 感染症とミレニアム開発目標（MDG）の主な関連項目

**目標1―極度の貧困と飢餓の撲滅**
関連―感染症は，その高い罹病率と死亡率によって，人々を貧困に陥れる可能性がある。感染症は，栄養不足→感染症の悪循環の一因となりうる。加えて，感染症は，人々の労働能力を低下させるため，生産性の低下，家庭所得の減少をもたらす。

**目標2―初等教育の完全普及の達成**
関連―子どもの，就学，通学，学業成績は健康状態と密接な関係がある。感染症は，サハラ以南アフリカと南アジアの貧しい人々における主な病気の重要な原因となっている。

**目標4―子どもの死亡率の削減**
関連―下気道感染症と下痢症，HIV/AIDS，マラリアは，低・中所得国の5歳未満児の主な死因である。

**目標5―妊産婦の健康の向上**
関連―マラリアは，妊婦に貧血や死をもたらす可能性のある疾患であり，また妊産婦の産後の健康状態を損なう重要な原因でもある。HIVも妊娠に深刻な悪影響を及ぼす。

**目標6―HIV/AIDS，マラリア，その他の疾病の蔓延の防止**
関連―感染症の負荷の軽減は，この開発目標を達成する上で，中核となる課題である。

**目標8―グローバルなパートナーシップの促進**
関連―最も重要な感染症に有効に対処するには，官民パートナーシップと，製品-開発パートナーシップproduct-development partnershipが必要である。たとえば，Roll Back Malaria；Stop TB, Gavi, Global Fund to Fight AIDS, TB, and Malaria（GFATM），Global Polio Eradication Initiative（GPEI），Global Alliance for TB Drug Development, Malaria Vaccine Initiative, International Partnership on Microbicidesなどがあげられる。

出典：United Nations. Millennium Development Goals. Available at: http://www.un.org/millenniumgoals/goals へ2006年7月11日にアクセス。
目標3，7は割愛されている。

## キーワード，定義，概念

感染症を学ぶためには，知っておくべき多くの用語と概念があります。**表12-2**はその一部をまとめたものです。感染症の伝播には，動物→他の動物，動物→人，人→人，もしくは人→動物へなど様々なパターンがあり，また伝播経路にも呼気などからの「直接」感染もあれば，マラリアのように蚊を媒介する「間接」感染もあります。

感染経路は様々で，病原体によって異なります。

- 食物媒介性 foodborne — サルモネラ菌，大腸菌，赤痢アメーバ
- 水媒介性 waterborne — コレラ，ロタウイルス
- 性行為や血液媒介性 sexual or bloodborne — 肝炎，HIV
- ベクター媒介性 vector-borne — マラリア，糸状虫症
- 吸入 inhalation — 結核，インフルエンザ，髄膜炎
- 非外傷性接触 nontraumatic contact — 炭疽菌
- 外傷性接触 traumatic contact — 狂犬病

また，感染症はそのコントロール法についても理解しておく必要があります。下記のようにコントロール法は疾患によって違いがあります。

- ワクチン vaccination — 天然痘，ポリオ，麻疹，ジフテリア，百日咳，破傷風，B型肝炎，黄熱病，髄膜炎，インフルエンザ
- 集団化学療法 mass chemotherapy — 糸状虫症，鉤虫，リンパ系フィラリア症
- ベクターコントロール vector control — マラリア，デング熱，黄熱病，糸状虫症，西ナイルウイルス
- 衛生的な水，適切な し尿処理 sanitation と衛生行動 hygiene — 下痢症
- 医療サービスの利用と疾患に対する認識の向上 — 妊産婦や新生児にみられる様々な疾患，下痢症，呼吸器疾患
- ケースマネジメント（治療）とケアの改善 — 下痢症，呼吸器疾患，HIV/AIDS，結核
- 症例サーベイランス，報告，隔離 — 鳥インフルエンザ，髄膜炎，コレラ
- 行動変容 — HIV，性感染症，メジナ虫，エボラウイルス

最後に，感染症を論じる上で新興・再興感染症に並んで重要な概念が，「薬剤耐性 drug resistance」です。これは感染性病原体や寄生虫が薬剤治療への耐性を獲得することを言います。

---

**表12-2 感染症の用語の定義**

- 症例（ケース）case — ある疾患を持つ個人
- 致死率 case fatality rate — ある疾患に罹病（感染）した人のうち，その疾患で死亡する人の割合
- コントロール control（疾患コントロール disease control）— 疾患の発生率と分布を許容水準にまで低減すること
- （疾患の）排除 elimination — ある地域での疾患の発生率をゼロにすること
- 新興感染症 emerging disease — 新しく発見された疾患
- （疾患の）根絶（撲滅）eradication — 患者（感染者）と感染の発生を世界中でゼロにすること
- 寄生虫 parasite — 他の生命体の内部に棲息，もしくは他の生命体を利用して生存し，その生命体から栄養をとる生命体
- 再興感染症 reemerging disease — 既存の疾患で，最近になって，その発生率が増加するか，あるいは変異などで新しい形態をとるようになった疾患

出典：Centers for Disease Control and Prevention. Reproductive Health Glossary. Availabe at: http://www.cdc.gov/reproductivehealth /Data_Stats/Glossary.htm へ 2007年4月15日にアクセス。Dowdle, WR. The Principles of Disease Elimination and Eradication. Available at: http://www.cdc.gov/mmwr/preview/mmwrhtml/su48a7.htm へ 2010年12月27日にアクセス。

---

## 本章で用いるデータの出典

本章で用いるデータのほとんどは世界保健機関（WHO）のものですが，それ以外にも国連合同エイズ計画 Joint United Nations Programme on HIV/AIDS（UNAIDS），Roll Back Africa，Global Network on Neglected Tropical Diseases などからの情報や，世界疾病負荷研究2010 Global Burden of Disease Study 2010（GBD2010）のデータも一部用いられています。

## 感染症の負荷

感染症は，2010年の低・中所得国における全死亡の約31％と全DALYの約40％を占めています[1]。**表12-3**は世界と低・中所得国において死因となる主な感染症を示したものです。

非感染性疾患 noncommunicable diseases と傷害 injury に対する，感染症の相対的重要性は地域によってかなり異なります。**図12-1**は地域ごとの全死亡のうちで感染症の占める割合を示したものです。この図から南アジアとサハラ以南アフリカでは，感染症の割合が大きいこと，感染症が最大の死因であるのはサハラ以南アフリカだけであるこ

とがわかります。

　感染症の中には，地域によってその疾病負荷が異なるものがあります。その中でHIV/AIDSとマラリア，そして「顧みられない熱帯病（NTD）」はサハラ以南アフリカで特に負荷の大きい疾患です。

　また，感染症の疾病負荷は年齢によっても異なるものがあり，下痢症，マラリア，下気道感染症，麻疹などは子どもにおいて，一方，HIV/AIDSと結核は15〜59歳の年齢層において最も負荷の大きい疾患です。ただし結核はさらに高い年齢層にも大きな負荷をもたらしています。表12-4は，低・中所得国における主要死因を年齢別に示したもので感染症の死因としての重要性が年齢層別にどう異なるかを見ることができます。

　低・中所得国では，男女間で感染症による死亡率にあまり大きな違いはありません。ただし，結核についてはサハラ以南アフリカ，南アジア，ヨーロッパ・中央アジア，ラテンアメリカのアンデス地域の一部において15〜49歳の女性の主要な死因となっていますが，結核は一般的に女性よりも男性に多い疾患です[6]。これに対しHIV/AIDSは，低・中所得国では女性に多い疾患であり，表12-5に示すように死因としての順位は女性の方が男性よりも高くなっています。

## 感染症に伴う社会的・経済的影響

　感染症は，経済的・社会的に非常に大きなコストを伴いますが，それは第1に，感染症は子どもの健康と発達を損ない，就学や通学，成人期における労働生産性に影響することが少なくないこと，第2に，HIVや結核，あるいはハンセン病やリンパ系フィラリア症など外見の変形を伴う感染症に罹った人は，社会の強いスティグマや偏見に曝されること，第3に，感染症に罹った人々では労働生産性や収入が大きく低下すること，第4に，家族がその治療のために多額のお金を出費しなければならなくなること，第5に，感染症が蔓延している国では開発に必要な十分な投資が望めないこと，そして第6に，前述したように新興・再興感染症は健康への影響をはるかに上回る甚大な経済的影響をもたらす可能性があること，などによります。

## 主な感染症の特徴，影響，対策

　以下の節では，新興・再興感染症と薬剤耐性，HIV，結核，マラリア，下痢症，「顧みられない熱帯病（NTD）」について，それぞれの疾患の特性，問題の大きさ，感染への脆弱性の高い人々，感染のリスク要因，罹病に伴う社会的・経済的影響について，そしてこれらの問題に対処するための費用対効果の高い方法について解説します。同時にこれらの重要な感染症と取り組む上での今後の課題についても検討します。

### 新興・再興感染症と薬剤耐性

●新興・再興感染症の出現

　歴史を振り返れば，新しい感染症はある周期で現れて人

表12-3　主な感染症による死亡者数，2010年，単位は千人

| 疾患 | 世界 | 低・中所得国 |
|---|---|---|
| 下気道感染症 | 2,814 | 2,341 |
| HIV/AIDS | 1,465 | 1,370 |
| 下痢症 | 1,446 | 1,413 |
| 結核 | 1,196 | 1,150 |
| マラリア | 1,170 | 1,170 |
| 麻疹 | 125 | 125 |

出典：Institute for Health Metrics and Evaluation (IHME). (2013). GBD Heat map. Seattle, WA: IHME, University of Washington. http://vizhub.healthdata.org/irank/heat.php へ2014年12月29日にアクセス。

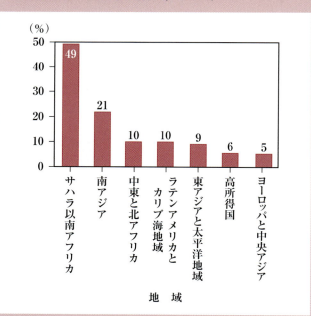

図12-1　総死亡に占める感染症による死亡の割合，世界銀行区分地域と高所得国，2010年

出典：Institute for Health Metrics and Evaluation (IHME). GBD Compare. Seattle, WA: IHME, University of Washington, 2013. http://vizhub.healthdata.org/gbd-compare へ2014年12月29日にアクセス。

表12-4 低・中所得国における年齢区分ごとの主な死因，2010年

| 5歳未満 | |
|---|---|
| 死因 | 全死亡に占める割合(%) |
| 下気道感染症 | 12.5 |
| 早産合併症 | 12.4 |
| マラリア | 10.0 |
| 下痢症 | 9.9 |
| 菌血症やその他の感染症 | 7.6 |
| 新生児脳症 | 7.4 |
| 他の新生児障害 | 5.2 |
| 先天異常 | 4.9 |
| たんぱく質エネルギー栄養障害 | 4.0 |
| 髄膜炎 | 3.0 |

| 5～14歳 | |
|---|---|
| 死因 | 全死亡に占める割合(%) |
| 下痢症 | 7.9 |
| HIV/AIDS | 7.5 |
| 交通外傷 | 6.9 |
| マラリア | 6.7 |
| 下気道感染症 | 6.6 |
| 腸チフス・パラチフス | 5.2 |
| 溺死 | 4.9 |
| 髄膜炎 | 3.8 |
| 先天異常 | 2.4 |
| たんぱく質エネルギー栄養障害 | 2.3 |

| 15～49歳 | |
|---|---|
| 死因 | 全死亡に占める割合(%) |
| HIV/AIDS | 12.8 |
| 交通外傷 | 8.2 |
| 結核 | 5.3 |
| 自傷行為 | 4.8 |
| 虚血性心疾患 | 4.7 |
| 対人暴力 | 3.8 |
| 脳血管疾患 | 3.5 |
| 下気道感染症 | 3.1 |
| 妊娠・出産に伴う異常 | 3.1 |
| マラリア | 2.8 |

The IHME data for 15-19 year olds diverges in important ways from WHO data, especially regarding the importance of cerebrovascular disease in IHME data. Please consult Chapter 11 for WHO data.
出典：Institute for Health Metrics and Evaluation (IHME). (2013). GBD compare. Seattle, WA: IHME, University of Washington. http://vizhub.healthdata.org/gbd-compare へ 2014年12月29日にアクセス.

類に大きな被害をもたらしてきました．たとえば，腺ペスト bubonic plague の流行の最古の記録は6世紀にさかのぼり，最近では1976年にエボラウイルスが，1980年代にはHIVが，1990年代には重症急性呼吸器症候群(SARS)が，そして2003年には一般には「鳥インフルエンザ」と呼ばれるH5N1型インフルエンザが初めて人に感染しました．これらの新しい疾患は「新興感染症 emerging infectious diseases」と呼ばれています[7,8]．表12-6は新興感染症の一部を示したものですが，これらの感染症には，流行が比較的小規模にとどまるものもあれば，HIVのように何千万もの人々に感染するほど，大規模な流行に至っているものもあります．

一方，既存の疾患が，それまで流行していた地域でさらに拡大したり，以前には流行していなかった地域で流行が始まったり，あるいは新しい形態で流行し始めることがあり，こうした疾患を，新興感染症に対して「再興感染症 re-

表12-5 低・中所得国における性別の主な死因，2010年

| 男　性 | |
|---|---|
| 死　因 | 全死亡に占める割合（％） |
| 虚血性心疾患 | 10.2 |
| 脳血管疾患 | 9.8 |
| 慢性閉塞性肺疾患（COPD） | 6.2 |
| 下気道感染症 | 5.6 |
| 交通外傷 | 3.9 |
| 結核 | 3.3 |
| HIV/AIDS | 3.3 |
| 下痢症 | 3.1 |
| 気管がん，気管支がん，肺がん | 2.8 |
| マラリア | 2.8 |

| 女　性 | |
|---|---|
| 死　因 | 全死亡に占める割合（％） |
| 脳血管疾患 | 11.3 |
| 虚血性心疾患 | 9.8 |
| 下気道感染症 | 6.3 |
| 慢性閉塞性肺疾患 | 5.9 |
| 下痢症 | 4.1 |
| HIV/AIDS | 3.6 |
| 糖尿病 | 3.2 |
| マラリア | 3.0 |
| 結核 | 2.4 |
| 早産合併症 | 2.1 |

出典：Institute for Health Metrics and Evaluation (IHME). (2013). GBD compare. Seattle, WA: IHME, University of Washington. http://vizhub.healthdata.org/gbd-compare へ 2014年12月29日にアクセス．

emerging infectious diseases」と呼びます[7,8]。近年，西半球で流行し始めた西ナイルウイルス，南アメリカからカリブ海地域そして米国へと広がったデング熱，南アメリカにおけるコレラ，西アフリカでのエボラなどが再興感染症に相当します。**表12-7**は再興感染症の一部を示したものです。

変異 mutation や自然淘汰 natural selection，株 strain や種 species の間での遺伝子交換によって，細菌，寄生虫，ウイルスに薬剤に対する耐性が出現，または再出現することがあります[9]。耐性の獲得自体は自然現象ですが，後述するようにそれは人間の側の行動 human action によって加速することがあり，逆に，行動の欠如（遅れ）によってさらに問題が悪化することもあります。たとえば，ペニシリンが医療に用いられるようになったわずか数年後にはペニシリン耐性菌が出現しており，また，抗マラリア薬のクロロキンにもほとんどの地域で耐性が発生したため，もはや治療には用いられていません。**表12-8**は細菌，ウイルス，寄生虫に対して最初に耐性株が発見された年を示したものです。

新興・再興感染症は，グローバルに重要な健康問題の典型とも言うべき疾患です。これらは，いつ・どこで発生するかはわからず，一旦発生すると国内はもちろん，しばしば国境を越えて急速に拡大します。したがって，こうした疾患の流行に効果的に対処するには，様々な国際機関や国際ネットワークの力を得ながら，確かな技術を用い，必要な場合には非常に迅速に対応しなければなりません。

新興・再興感染症の脅威は今後も続くと予想されており，「永遠の課題 perpetual challenge」と呼ばれています[7]。最近の研究によれば，1940～2004年にかけて，新興・再興感染症に関連した335のアウトブレイクが発生し[10]，そしてそのうち約60％が人獣共通感染症 zoonosis（注：動物→人間への感染）であったことが明らかとなっています。また，その研究では，人獣共通感染症のほとんどが野生動物に由来すること，野生動物に関連するものが年々増加していること，また約23％は蚊やマダニ，ノミといった節足動物によって広まるベクター媒介性 vector-borne 疾患であることも示されています。新興・再興感染症については，「地球規模感染症に対する警戒と対応ネットワーク Global Outbreak Alert and Response Network（GOARN）」も1998～2001年の短期間に，132か国で578のアウトブレイクが発生したことを確認しています[11]。

薬剤耐性の問題も深刻化しつつあり，2013年には全世界で約48万人が多剤耐性結核 multidrug-resistant tuberculosis に罹患したと推定されています[12]。また，マラリアの治療に用いられる薬のすべてに耐性が生じており，ウガンダでの研究では，下痢症の原因菌の1つである赤痢菌 *Shigella* について，集められた菌検体の100％がその治療によく用いられてきた薬への耐性を獲得していたことが明らかにされています[13]。加えて，メチシリン耐性黄色ブドウ球菌 methicillin-resistant *Staphylococcus aureus*（MRSA）

表 12-6 新興感染症の例

| 流行発生の年 | 疾患名 | 発生の場所 | 情報源 |
|---|---|---|---|
| 1967 | マールブルグ熱 | ドイツと旧ユーゴスラビア | Centers for Disease Control and Prevention. *Known cases and outbreaks of Marburg hemorrhagic fever, in chronological order.* http://www.cdc.gov/vhf/marburg/resources/outbreak-table.html へ 2015 年 2 月 26 日にアクセス。 |
| 1976 | エボラ | 旧ザイール(コンゴ民主共和国) | Centers for Disease Control and Prevention. *Known cases and outbreaks of Ebola hemorrhagic fever, in chronological order.* http://www.cdc.gov/vhf/ebola/outbreaks/history/chronology.html へ 2015 年 2 月 26 日にアクセス。 |
| 1993 | クリプトスポリジウム症 | 米国(ミルウォーキー) | MacKenzie, W., Hoxie, N., Proctor, M., et al. (2004). A massive outbreak in Milwaukee of cryptosporidium infection transmitted through the public water supply. *New England Journal of Medicine*, 331, 161-197. |
| 1993 | ハンタウイルス | 米国(ニューメキシコ, アリゾナ, コロラド, ユタ) | Centers for Disease Control and Prevention. *Tracking a mystery disease: Highlights of the discovery of hantavirus pulmonary syndrome.* http://www.cdc.gov/hantavirus/hps/history.html へ 2015 年 2 月 26 日にアクセス。 |
| 1996 | 異型クロイツフェルト・ヤコブ病(vCJD；狂牛病) | 英国 | Centers for Disease Control and Prevention. New Variant CJD: Fact Sheet. http://www.cdc.gov/media/pressrel/fs020418.htm へ 2015 年 7 月 13 日にアクセス。 |
| 1997 | H5N1 (鳥インフルエンザ) | 中国, 香港 | World Health Organization. Media centre. Fact sheet. *Avian Influenza.* http://www.who.int/mediacentre/factsheets/avian_influenza/en へ 2015 年 7 月 13 日にアクセス。 |
| 1999 | ニパウイルス | マレーシアとシンガポール | Centers for Disease Control and Prevention. *Nipah Virus (NiV).* http://www.cdc.gov/vhf/nipah/ へ 2015 年 2 月 26 日にアクセス。 |
| 2002 | 重症急性呼吸器症候群(SARS) | 中国 | Centers for Disease Control and Prevention. *Frequently asked questions about SARS.* http://www.cdc.gov/sars/about/faq.html へ 2015 年 2 月 26 日にアクセス。 |
| 2012 | 中東呼吸器症候群(MERS) | アラビア半島 | Centers for Disease Control and Prevention. *Middle East Respiratory Syndrome (MERS).* http://www.cdc.gov/coronavirus/MERS/about/index.html へ 2015 年 1 月 1 日にアクセス。 |

出典：Centers for Disease Control and Prevention. Middle East Respiratory Syndrome (MERS). http://www.cdc.gov/coronavirus/MERS/about/index.html へ 2015 年 1 月 1 日にアクセス。

は，以前は主に病院での感染が問題となっていましたが，現在では多くの国で，地域社会での拡散が問題となっています。

米国医学研究所 Institute of Medicine (IOM) は 1992 年と 2003 年に，新興・再興感染症についての重要な評価を行い[14]，新興・再興感染症の出現に関与した最も重要な要因を明らかにしました。それを示したのが**表 12-9** です。

これらの要因の変化と相互関係の変化が，新興・再興感染症の出現とつながっていることは明らかです。たとえば，環境と土地利用の変化は感染症の出現に大きな影響を

表12-7　特筆すべき再興感染症の例

| 発生年 | 疾患名 | 場所 | 情報源 |
|---|---|---|---|
| 1994 | ペスト | インド | Centers for Disease Control and Prevention. *International notes update: Human plague—India, 1994.* http://www.cdc.gov/mmwr/preview/mmwrhtml/00032992.htm へ2010年8月31日にアクセス。 |
| 1997 | コレラ | ペルー | World Health Organization. 1998—*Cholera in Peru.* http://www.who.int/csr/don/1998_02_25/en/index.html へ2010年8月31日にアクセス。 |
| 1998 | リフトバレー熱 | エチオピア | Food and Agriculture Organization of the United Nations. *Flare-up of Rift Valley Fever in the Horn of Africa.* http://www.fao.org/newsroom/en/news/2007/1000473/index.html へ2010年8月31日にアクセス。 |
| 2003 | ヒトーサル痘 | 米国(テキサス) | Centers for Disease Control and Prevention. *Questions and answers about Monkeypox.* http://www.cdc.gov/ncidod/monkeypox/qa.htm へ2010年8月31日にアクセス。 |
| 2009 | デング熱 | 米国(フロリダ) | Centers for Disease Control and Prevention. *Locally acquired dengue—Key West, Florida, 2009-2010.* http://www.cdc.gov/mmwr/preview/mmwrhtml/mm5919a1.htm へ2010年8月31日にアクセス。 |
| 2014 | エボラ | 西アフリカ | World Health Organization. *Ebola virus disease fact sheet.* http://www.who.int/mediacentre/factsheets/fs103/en/ へ2015年1月1日にアクセス。 |

出典：Centers for Disease Control and Prevention. International Notes Update: Human Plague—India, 1994. Available at: http://www.cdc.gov/mmwr/preview/mmwrhtml/00032992.htm へ2010年8月31日にアクセス。World Health Organization. 1998—Cholera in Peru. Available at: http://www.who.int/csr/don/1998_02_25/en/index.html へ2010年8月31日にアクセス。Food and Agriculture Organization of the United Nations. Flare-up of Rift Valley Fever in the Horn of Africa. Available at: http://www.fao.org/newsroom/en/news/2007/1000473/index.html へ2010年8月31日にアクセス。Centers for Disease Control and Prevention. Monkeypox: Questions and Answers. Available at: http://www.cdc.gov/ncidod/monkeypox/qa.htm へ2010年8月31日にアクセス。Centers for Disease Control and Prevention. Locally Acquired Dengue—Key West, Florida, 2009-2010. Available at: http://www.cdc.gov/mmwr/preview/mmwrhtml/mm5919a1.htm へ2010年8月31日にアクセス。World Health Organization. Ebola virus disease fact sheet. Available at: http://www.who.int/mediacentre/factsheets/fs103/en/ へ2015年1月1日にアクセス。

与える可能性が示唆されており，その典型的な例が米国の都市郊外で発生したライム病 Lyme disease です。住宅開発が鹿の生息地まで及んだ結果，鹿のマダニを介して人間にライム病が広がったのです。エボラウイルス Ebola virus の出現も，人間が熱帯雨林を開拓したことに関係しており，これらの環境変化が感染症の出現に影響した好例となっています。旅行や食品に関する貿易の増加もまた，感染症を急速に広げる可能性があり，また技術の進歩も，多くの益をもたらす反面，感染症発生の原因となることがあります。たとえば，エアコンの冷却器がレジオネラ菌の発生原因となったことはあまりにも有名です[15]。

薬剤耐性の発生に寄与する要因としては以下のようなものがよく知られています[16,17]。

- 抗菌薬の使用量の増加
- 不適切な処方や調剤
- 処方者，調剤師，患者による抗菌薬の不適切な使用
- 患者による不適正な量の抗菌薬の服用
- 薬効成分を適切な量含んでいない偽薬や低品質な抗菌薬の使用
- 農業，養牛，養鶏，養殖魚における抗菌薬の過剰使用
- 疾患の診断や薬剤感受性試験が満足にできないほど脆弱な保健医療システム

そして，以下の要因は薬剤耐性病原体の急速な拡大に関与する可能性があります[16,18,19]。

- 医療施設における感染コントロール体制の不備
- 不適切なし尿処理や衛生行動
- サーベイランス体制の欠如による疾患発見の遅れ

表 12-8 疾患別の薬剤耐性の例

| 疾患名 | 耐性が生じた薬 | 場所 | 内容 | 情報源 |
|---|---|---|---|---|
| HIV | 第一選択薬のすべて | 米国（ニューヨーク州，ニューヨーク市） | 2003〜2004 年の初期耐性 primary resistance は 24.1% | Nugent, R., Back, E., & Beith, A. (2010, June 14). *The race against drug resistance* へ 2010 年 8 月 31 日にアクセス。http://www.cgdev.org/content/publications/detail/1424207. |
| | | 英国 | 2003 年の初期耐性は 19.2% | Nugent ら |
| マラリア | クロロキン | イラン | 1996〜2004 年のマラリア原虫保有者における薬剤無効率（中央値）は 72.5% | Nugent ら |
| | | エクアドル | 1996〜2004 年のマラリア原虫保有者における薬剤無効率（中央値）は 85.4% | Nugent ら |
| | スルファドキシン・ピリメタミン | フィリピン | 1996〜2004 年のマラリア原虫保有者における薬剤無効率（中央値）は 42.6% | Nugent ら |
| | | ミャンマー | 1996〜2004 年のマラリア原虫保有者における薬剤無効率（中央値）は 27.8% | Nugent ら |
| 多剤耐性結核（MDR-TB） | 少なくともイソニアジドとリファンピシン | 米国（ニューヨーク州，ニューヨーク市） | 1990 年代初頭の流行では，結核 10 症例中 1 例が MDR-TB | Global Alliance for TB Drug Development. *Multidrug-resistant TB* へ 2015 年 2 月 26 日にアクセス。http://www.tballiance.org/why/mdr-xdr.php. |
| | | ロシア | 2007〜2008 年のロシアの結核患者のうち 16.3 % が MDR-TB | World Health Organization. *Multidrug and extensively drugresistant TB (M/XDR-TB): 2010 Global report on surveillance and response* へ 2015 年 2 月 26 日にアクセス。http://www.who.int/tb/features_archive/m_xdrtb_facts/en/. |
| メシチリン耐性黄色ブドウ球菌（MRSA） | β-ラクタム系抗菌薬（メシチリン，オキサシリン，ペニシリン，アモキシシリンなどのその他の一般的な抗菌薬） | コロンビア | 2006 年には黄色ブドウ球菌感染者の 50% 以上が耐性株を保有していた | Nugent ら |
| | | 日本 | 2006 年には黄色ブドウ球菌感染者の 50% 以上が耐性株を保有していた | Nugent ら |

**表 12-8 疾患別の薬剤耐性の例（つづき）**

| 肺 炎 | ペニシリン | イスラエル，ポーランド，ルーマニア，スペイン | 2002年に単離された肺炎球菌の25%以上が耐性株 | Nugent ら |
|---|---|---|---|---|
| | | フランス | 2002年に単離された肺炎球菌の53%以上が耐性株 | Nugent ら |
| | エリスロマイシン | ベトナム | 2001年の耐性率は92% | Nugent ら |
| | | 台湾 | 2001年の耐性率は86% | Nugent ら |

出 典：Nugent, R., Back, E., & Beith, A. (2010). Center for Global Development. The Race Against Drug Resistance. http://www.cgdev.org/content/publications/detail/1424207 へ 2010年8月31日にアクセス。Global Alliance for TB Drug Development. Drug-Resistant TB. へ 2010年8月31日にアクセス。http://www.tballiance.org/why/mdr-tb.php; World Health Organization. Multidrug and Extensively Drug-Resisant TB (M/XDR-TB): 2010 Global Report on Surveillance and Response. へ 2011年4月29日にアクセス。http://www.who.int/tb/features_archive/world_tb_day_2010/en/index.html.

**表 12-9 新興・再興感染症の出現に関与している主な要因**

細菌の適応と変化
感染に対する人の感受性
気候と天気
生態系の変化
経済開発と土地利用
人口動態や行動の変化
技術と産業
国際的な旅行と貿易の増大
公衆衛生対策の崩壊
貧困と社会的不平等
戦争と飢饉
政治的意思の欠如
バイオテロ

出 典：Smolinski MI, Hamburg MA, Lederberg J, eds. Microbial Threats to Health. Washington DC: The National Academies Press; 2004:4-7.

薬剤耐性病原体の発生を含む新興・再興感染症の出現が，公衆衛生プログラムや保健医療サービスの弱体化や崩壊につながる可能性についても注意する必要があります。たとえば，2014〜2015年に西アフリカで発生したエボラ流行では，すでに脆弱だった保健医療システムはさらに弱体化し，マラリアなどの感染症にすら対処できなくなってしまいました。一方高所得国では，第二次世界大戦が終わってHIVが登場するまでの間，「感染症はもう終わった（infectious diseases had been conquered）」という認識が支配的になり[20]，その結果多くの国では，結核を含めて感染症への対策が後退してしまいました。そのためたとえば，1980年代後半のニューヨーク市など多くの地域で，結核の再流行と薬剤耐性結核の出現を許してしまうことになったのです[20]。

●新興・再興感染症の影響

新興・再興感染症の流行に伴うコストにはかなりの幅がありますが，**表 12-10** に示すように非常に巨額になることもあります。いずれの事例においても，入院費用など患者の治療に必要な直接のコストが発生しますが，間接コストもかなりの額にのぼります。たとえば，ペルーにおける1991年のコレラ流行では，人々の社会的活動の低下と日常支出の減少が，地域経済に大きな打撃を与えました。また，ペルーでは観光が重要な産業ですが，この流行によって観光客が激減してしまいました。1994年のインドにおけるペスト流行では，インドと他の国々との貿易が短期的に大きく減少し，英国でのウシ海綿状脳症 bovine spongiform encephalopathy（BSE）の流行では，英国政府は，英国の牛肉を食べようとしない世界に対して，英国の牛肉が安全であることを納得させるために，多数の牛を屠殺しBSEの可能性を排除せざるをえませんでした。SARSの流行時も，世界中がパニックに陥り，アジアの一部と他の国々との間の貿易や旅行，通商は大きく減少しました。SARSでは，WHOがカナダにおけるSARSの危険性を旅行者に警告したため，カナダ経済も打撃を受けることになりました[8]。また，西アフリカにおける2014年のエボラ流行では，ギニア，リベリア，シエラレオネの経済成長率は，エボラがなかった場合に想定された成長率よりも，それぞれ2.1%，3.4%，3.3%が低下したと世界銀行は推計しています[21]。

こうした流行に伴うコストは，死亡者数とは必ずしも比例しないことに注意が必要です。英国における1990〜

表12-10 新興・再興感染症の流行に伴うコストの例

| 疾　患 | 国 | 年 | コスト（単位：米ドル） |
|---|---|---|---|
| コレラ | ペルー | 1991 | 7億7,100万 |
| ペスト | インド | 1994 | 17億 |
| 狂牛病 | 英国 | 1990〜1998 | 300億 |
| 炭疽菌 | 米国 | 2001 | 10億 |
| SARS | アジア | 2003 | 300億 |

出典：World Health Organization. Infectious Diseases Across Borders: The International Health Regulations. Geneva: WHO; 2007.

1998年の間のウシ海綿状脳症による死亡者はわずか41人[8]で，また大きなパニックを引き起こしたSARSによる死亡者も774人に過ぎませんでした[22]。エボラの場合は，ギニア，リベリア，シエラレオネで約2万2000人が感染し，2015年の1月中旬までに約8,600人が死亡し，甚大な社会的・経済的影響を与えました。つまり，これらの流行に伴うコストは，疾患によって生じる実際の罹患と死亡よりも，むしろ流行が拡大することへの恐怖感に関係した可能性があるということです。

薬剤耐性病原体の発生に伴うコストや影響も非常に甚大です。ある研究では，薬剤耐性結核患者の治療に要する平均的な費用は，第一選択薬 first-line drug に感受性のある患者の場合の約175倍と推定されています[16]。また，最近のWHOの報告によれば，結核流行国において，第一選択薬に感受性のある患者の治療費が，100〜500米ドルの範囲であるのに対し，薬剤耐性結核の患者の治療費は，9,000〜4万9000米ドルにもなるとされています[3]。マラリアの場合も，アルテミシニン多剤併用療法 artemisinin-based combination therapy（ACT）に要する治療費は，最低でも，第一選択薬であるクロロキンで治療する場合の約10倍にもなります[23]。また，アモキシシリン/クラブラン酸 amoxicillin/clavulanic acid で治療する場合の治療費は，ペニシリンで治療する場合の25〜60倍にものぼる可能性があります。患者が薬剤耐性の病原体に感染している場合には，医師が有効な薬を探すのに手間取って罹病期間が長引いたり，時には死亡することすらあります。さらに，薬の中には，その使用が他の薬への耐性の発生を促進させるものがあり（薬物相互作用），治療を難しくしています[16]。

●新興・再興感染症の対策

薬剤耐性を含む新興・再興感染症の発生は，ある意味では避け難いと言わざるをえない側面がありますが，一方で，その発生を促進する要因の中には，コントロール可能なものがあるのも事実です。たとえば，理論的には，環境に対する人口増加の影響は削減可能であり，また土地利用についても動物の生息地の破壊を最小限にとどめるように計画することができます。しかし，実際にはこうした環境保護的な施策は人々の生活様式にかなりの無理を強いる面があり，何らかのインセンティブや代替策がない限り実現は簡単ではありません。薬剤の使用についても適切に使用するための方法はたくさんあります[10,24]。

新興・再興感染症や薬剤耐性の出現を減らすには構造的要因に取り組む必要があり，国内のみならず国際的にも長期間の努力が必要ですが，もっと短期間にできる取り組みもあります。その中には国内で実施できるものと，国際的に協調した行動が必要なものがあります。

新興・再興感染症に対処する能力の基盤となるのは，「新興・再興感染症の発生を迅速に把握できる鋭敏な国家レベルのサーベイランスシステムと検査施設，そして適時適切な対応を可能とするメカニズム」[8]です。しかし，これには疾患のアウトブレイク outbreak について他の国々と速やかな情報共有が不可欠であり，その意味で国際協力が必要となります。

世界規模の疾病サーベイランス disease surveillance は現在，WHOが2000年に設立した，既存の疾病サーベイランスネットワークを世界規模で統合した「地球規模感染症に対する警戒と対応ネットワーク（GOARN）」に基づいて行われています[25]。このネットワークには，一連の研究機関や既存のネットワーク，そして国連機関，国際赤十字・赤新月社，国境なき医師団など重要な情報を提供できる組織が参加しています。WHOはこれらの参加者から提供される資源を活用し，ネットワークを調整する役目を果たしています。

WHOは2005年に，国際保健規則 International Health Regulations（IHR）の改訂版を発表しました[25]。IHRは，感染症の発生に対する各国および国際社会の疾病サーベイランス能力と対応能力の強化を図ることを目的に作成された枠組みで，この中には流行発生に対して，国家のみならず国家に属さない組織を含めた様々な情報源から情報を収集・評価

する規定が設けられています。これは，流行発生に関する情報源を最大限に広げることにより，国家による流行に関する情報の隠蔽がもたらす弊害を克服することを意図したものです。

2009年にメキシコで発生したH1N1鳥インフルエンザの流行は，パンデミック（世界的流行）pandemicが危惧され，国内の対応力と同時に国際的協調の能力が試される機会となった事例です[26]。メキシコ政府は流行が発生した事実をWHOに速やかに報告し，WHOの調整によって迅速な国際的対応がなされ，ワクチンも速やかに開発されました。しかし結局パンデミックは起きず，その結果WHOに対して過剰反応だったとの批判が一部なされましたが，メキシコ政府の対応は迅速で，2003年に中国政府がSARS流行の情報を長く隠蔽したことと比べると，はるかに優れた対応であったと言うことができます。

各国と世界の対応能力は2014〜2015年の西アフリカでのエボラ流行でも試されました。この事例では，ギニア，リベリア，シエラレオネのガバナンスと保健医療システムが脆弱で，流行に適切に対応することができませんでした。加えて国際社会の対応も非常に遅く，本来初動対応として提供されるべき支援がなされたのはかなり経ってからのことでした。この理由については今後の検証が必要ですが，国際的対応が遅れた原因は，何よりもジュネーヴのWHO本部の担当ユニットの予算と人員削減，それにWHOアフリカ事務局の脆弱性などが，少なくとも原因の一部にあったと思われます[27]。

薬剤耐性に対するグローバルな取り組みにも多くの点で改善の余地があります。疾患ごとの薬剤耐性への対応には，ある程度の進展がみられ，たとえば，薬剤耐性結核や薬剤耐性マラリアの診断・追跡・治療にはかなりの努力が行われており，またヨーロッパでは抗菌薬の使用削減に成果を上げた国々もあります。しかし，薬剤耐性発生のリスクを高める要因に効率的に対応するための，国際的で疾患横断的な対応メカニズムはまだ確立されるに至っていません[16]。これは，薬剤耐性病原体の流行と，有効な抗菌薬の喪失という深刻な脅威に，世界を曝すものだと強く懸念する人々もいます。

米国のワシントンにあるCenter for Global Developmentは，2007〜2010年にかけてDrug Resistance Working Groupの会議を開きました。そのグループの最終報告には，どうすれば世界が，薬剤耐性に対してより強力に対処できるかについて多くの勧告が盛り込まれています（表12-11）。

WHOも薬剤耐性に関する重要な報告を2012年に発表し[28]，各国は薬剤耐性によりよく対処するために，下記に示すような政策を採用すべきだと提案しています[29]。

- しっかりとした財源上の裏付け，市民社会の参加，明確な説明責任を伴う包括的国家計画の策定
- サーベイランスと検査能力の向上
- 品質の確かな必須医薬品へのスムースなアクセスの保証
- 畜産業も含む医薬品の合理的な使用の規制と促進
- （医療現場における）感染コントロールの向上
- 薬剤耐性と闘うイノベーションの促進

*Lancet*誌も感染症委員会を立ち上げ，薬剤耐性に関する報告書を2013年に発行し，以下のような薬剤耐性に対する行動計画を提案しています[30]。

- 薬剤耐性の経済的負荷に関する研究
- 薬剤耐性の世界規模のサーベイランスシステムの確立
- 抗菌薬の処方に関する規制の強化と監視の厳格化
- 抗菌薬の過剰投与の危険性に関する社会的教育の強化
- 畜産業における抗菌薬使用の段階的廃止
- 抗菌薬に対する新たな研究モデルの開発
- 国レベルおよびグローバルレベルでの抗菌薬管理の向上

●将来の課題

環境の変化，人の移動，貿易，輸送などの急速なグローバル化の中で，どの時期から疾患の"新興"もしくは"再興"の速度が増してきたかという問題があります。詳細な分析の結果，1940〜2004年の間に新興・再興感染症の発生数が年々増加し，おそらくはHIVの流行拡大に伴い，1980年代に最大になったと結論されています[7,10]。新興・再興感染症への対応においてはその発生の予防が重要であり，一旦アウトブレイクが起きてしまうと，対策の選択の余地は非常に限られかつ多大の経済的損失が生じる恐れのあることをよく認識しておかねばなりません[8]。また昨今，米国やヨーロッパにおける経済危機によって，公衆衛生対策への投資や意欲が減退する可能性が強く懸念されていますが，感染症の流行が経済に与える影響の大きさを考えれば，経済が弱っているときこそその備えが重要であることをよく認識しておく必要があります。

現在，新興・再興感染症の出現の背景となる社会的状況は，一部の地域でさらに悪化しつつあり，感染症の専門家は，病原体の急速な変異と進化，人口の持続的増大，森林地域や野生動物の棲息地を侵食するような人間の活動地域の拡大，気候変動などの原因によって，新興・再興感染症は今後とも，加速しながら続くだろうと予想しています[31,32]。

さらに，こうした動向は貧困，環境破壊，戦争，有効な公衆衛生的な対策の欠如などによって加速される恐れがあるため，公衆衛生の専門家は，新興・再興感染症からパンデミックが生じる可能性について世界は注意深く監視する必要があると警告しています。これはたとえば，H5N1型インフルエンザウイルスが人から人に効率的に伝染する能力

表 12-11 Center for Global Development の Drug Resistance Working Group による薬剤耐性への対応に関する主な勧告

- 検査機関のネットワークを通した薬剤耐性に関するサーベイランス体制を改善する
- 市販後薬剤品質管理に関する国際基準の開発, 維持, モニタリングを担当する専門家技術者チームを設置し, 公的資金によって調達された薬剤が, 必ずこの基準を満たすようにする
- 医療の提供者, 規制当局など, 薬のサプライチェーンに関わる関係者の新たなパートナーシップを確立し, 薬剤の供給者の認証と消費者への情報提供を行いつつ, 品質の保証された薬剤が供給されるようにする
- 低・中所得国において国家による医薬品規制当局の権限を強化する
- インターネット上に薬剤耐性に関する研究結果を共有するウェブサイトを創設し, 耐性に関する研究を触発し, また耐性と闘うための技術開発を促進する

出典：Nugent R, Beck E, Beith A. The Race Against Drug Resistance. Washington DC: Center for Global Development; 2010.

を獲得するようなことがあれば, 現実に起こりうる問題です[10, 20, 24]。

薬剤耐性の発生は加速しつつあり, 以前にはなかった地域にも拡大しています[17]。これは, 一部の低・中所得における著しい経済成長と教育水準の向上により, 抗菌薬の使用量が増えていることに 1 つの原因がありますが, 単なる使用量の増加ではなく, 上述した薬剤耐性の原因となる様々な要因のコントロールが十分できない環境で使用量が増加していることに注意が必要です[16]。また, 服薬コンプライアンス (アドヒアランス) がよくないことや, 低品質の薬を服用するなど, 患者自身の行動も薬剤耐性の発生と拡大に大きく関係しています[19]。

そして細菌, ウイルス, 寄生虫に薬剤耐性が生じると, そうした病原体は, 旅行など人々の移動に伴って極めて容易に拡散していくと考えられます。

薬剤耐性の問題をさらに複雑化しているのは, 新薬の開発のスピードには限界があり, かつ新薬を開発してもすぐに耐性が生じてしまうという事実です[16]。さらには, 薬剤耐性が増えつつある疾患を含め, 低・中所得国の貧しい人々の間で流行している疾患に対する薬の研究開発が非常に遅れているという問題もあります。たとえば, ごく最近まで, 既存の結核治療薬のほとんどは 40 年以上も前に開発されたものだったのです。

# HIV/AIDS

## ● HIV/AIDS の疾病負荷

現代において, 1 つの病原体で, HIV ほど世界を震撼させた病原体は他にありません。表 12-12 は, HIV/AIDS に関する基礎知識をまとめたものですが, HIV は以下の経路で感染します。

- 無防備な性行為——主に腟性交と肛門性交
- 母子感染, 出産時もしくは母乳を通した感染
- 輸血, 注射の回し打ち, 針刺し事故などの血液感染
- 感染した組織や臓器の移植による感染

包皮切除 (割礼) circumcision をしていない男性は HIV 感染リスクが高く, 女性は生物学的にも社会的にも HIV 感染への脆弱性 vulnerability が高いことが知られています。また, 性感染症に罹患していると HIV に感染するリスクが高まります。

HIV の感染効率は感染経路によって異なります。最も感染効率が高いのは, HIV が混入した血液製剤への曝露と感染血液を含む針の回し打ちです。HIV 感染者の血液を輸血すると 90％の確率で感染し[33], HIV 感染者との注射針の共有によってもかなりの確率で感染します。性行為による感染効率は, 性行為の種類と, HIV 感染者が男性か女性かによって異なり, HIV は女性から男性よりも, 男性から女性に感染しやすいことが知られています。また無防備な肛門性交で挿入される側の人は, 腟性交で挿入するあるいはされる側の人に比べ, 30 倍も HIV 感染リスクが高いことが知られています[33]。

HIV は人間の免疫系を攻撃するウイルスです。感染してから診断に至るまでの期間は患者によって様々ですが, 治療を受けなければ感染者の約半数は 10 年以内に AIDS を発病します。感染力 infectiousness は感染初期に高く, また免疫能が弱まるにつれて増強し, 他の性感染症が併存しているとさらに高くなります[34]。

HIV に感染すると, 免疫系の破壊が進むにつれて日和見感染症 opportunistic infection と呼ばれる, 免疫機能が衰えたために発症する様々な感染症に苦しむことになります。抗 HIV 治療を受けていない場合, 結核, ヘルペス感染症, トキソプラズマ症, クリプトコッカス髄膜炎を含む深刻な感染症や様々な悪性腫瘍を発病し, 多くの場合, これらが HIV 感染者の死因となります[33]。

HIV の主な感染経路は国や地域によって違いがあります。高所得国やブラジルにおける流行の初期には, 男性間の無防備な性行為が主な感染経路でした [訳注：高所得国では, 21 世紀に入って男性間の無防備な性行為による流行が再燃し, 依然, 流行の主な感染経路となっています]。サハラ以南アフリカでは, 異性間の無防備な性行為, 女性セックスワーカーとその顧客, 多数の女性パート

ナーと性行為をする男性といった，リスクの高い性行動をとる人たちの間で，非常に大きく流行しました。中国では，HIV 感染者の血液が混入した血液の輸血により，一部の地域で集中的な流行が生じ，そこから，主に異性間の性行為によって，また一部は注射薬物使用 injecting drug use によって感染が広がりました。一方，ロシアと多くの旧ソ連諸国では，注射の回し打ちを主な感染経路として流行が勃発し，そこから無防備な性行為を通して他の集団へと広がっていきました。

HIV 流行の初期には通常，セックスワーカー，男性とセックスをする男性 men who have sex with men（MSM），注射薬物使用者といった，高リスクの人々に集中的に流行が発生します。こうした人々は，しばしば，「リスクの高い行動を行う集団 group engaging in high risk behavior」，「ハイリスク集団 high-risk group」，「最もリスクの高い集団 most at risk populations」などと呼ばれることがあり，これらの人々における流行をうまくコントロールできれば，一般集団への感染拡大を抑えることができますが，逆に失敗すれば一般集団に感染が拡大し，HIV 感染率 prevalence は非常に高くなる可能性があります。カンボジアでの流行は特定集団にほぼとどまりましたが，南アフリカ共和国やジンバブエなどサハラ以南アフリカの国々では一般集団中に広く拡大しました。

2013 年には，世界で約 3,500 万人の HIV 感染者が存在し，AIDS 関連死亡者数は年間約 150 万人，新規 HIV 感染者数は約 210 万人と推計されています[35]。そして，3,500 万人の感染者のうち 3,200 万人が大人，330 万人が子どもで，大人の感染者のうち 55％が女性であると見積もられています。AIDS 関連死亡については，150 万人のうち 140 万人は大人で生じています。全世界の感染者数の約 70％（約 2,500 万人）と，全世界の AIDS 関連死亡の約 80％がサハラ以南アフリカに集中しています[35]。

HIV 感染率には地域や国によって大きな違いがあります。図 12-2 は国ごとの HIV 感染率を示したものです。

HIV の感染率が最も高い地域はサハラ以南アフリカで，15～49 歳の年齢層の平均感染率は 4.7％に及び，東ヨーロッパと中央アジアが 0.7％とそれに続きます[35]。アフリカの中部と南部には平均 HIV 感染率が非常に高い国が多く，スワジランドでは 26％，レソトとボツワナでは 23％，南アフリカ共和国で約 18％となっています。サハラ以南アフリカを除けば，HIV 感染率が 1％を超える国は少なく，ハイチ，ベリーズ，ガイアナ，スリナム，ジブチ，タイを数えるだけです[35]。

2012 年における新規 HIV 感染者の 39％が 15～24 歳で[36]，幼児の感染は母子感染 maternal-to-child transmission によるものです。高所得国では母子感染防止の取り

表 12-12　HIV/AIDS の基礎知識，2013 年

| |
|---|
| 生存している HIV 感染者の数— 3,500 万人 |
| HIV に感染している妊婦の数— 150 万人 |
| 15-49 歳の年齢層における HIV 感染率— 0.8％ |
| 年間の新規 HIV 感染者発生数— 210 万人 |
| 年間に新たに HIV に感染した 15 歳未満の子どもの数— 24 万人 |
| 新規感染者数の地域別分布（WHO 区分地域）—アフリカ地域 150 万人，東南アジア地域 11 万 6000 人，アメリカ地域 16 万人，西太平洋地域 10 万人，ヨーロッパ地域 14 万人 |
| 年間の HIV 関連死亡者数— 150 万人 |
| HIV 感染者で，抗 HIV 治療（ART）を受けている人々の数— 1,290 万人 |
| 大人の HIV 感染者で，ART を受けている人の割合— 38％ |
| 子どもの HIV 感染者で，ART を受けている人の割合— 24％ |
| UNAIDS の最優先目標— 2020 年までに，年間新規感染者数を 50 万人までに削減し，「90-90-90 目標」（HIV 感染者の 90％が自分の HIV 感染を知り，HIV 感染者の 90％が治療を受け，治療を受けている人の 90％で，血中ウイルス量が抑制される）を達成する |

出典：World Health Organization. (2014). Global update on the health sector response to HIV. http://apps.who.int/iris/bitstream/10665/128494/1/9789241507585_eng.pdf?ua=1 へ 2015 年 1 月 7 日にアクセス。Prevalence estimate from World Health Organization. Global Health Observatory. http://www.who.int/gho/hiv/epidemic_status/prevalence/en/ へ 2015 年 1 月 7 日にアクセス。Estimates for the proportion of adults and children receiving ART from UNAIDS and targets from UNAIDS. Fast track ending the AIDS epidemic by 2030. (2015). http://www.unaids.org/sites/default/files/media_asset/JC2686_WAD2014report_en.pdf.

組みが進み，現在では母子感染事例はほとんどなくなりました。感染率の非常に高い国でも母子感染はまだ発生しているものの，かなり減少しており，実際 2009～2012 年にかけて，子どもの新規感染者数は 35％減少しています[35]。

1999 年，世界の新規 HIV 感染者数は最大に達し，その後は減少して 2001～2012 年にかけて，低・中所得国の大人の新規感染者数は 30％も減少しました。さらに，同じ期間に 26 の低・中所得国の大人の新規感染者数は 50％以上も減少しています。しかし例外もあり，東ヨーロッパ，中央アジア，中東，北アフリカでは新規発生率はむしろ増加しています[35]。

The Global Burden of Disease Study 2010 (GBD2010) によれば，HIV は死因としては世界全体で第 6 位ですが，サハラ以南アフリカでは第 2 位で，同地域の 15～49 歳では第 1 位となっており，疾病負荷 (DALY) では，HIV は世界全体では第 5 位ですが，サハラ以南アフリカでは第 2 位で，同地域の 15～49 歳では，第 1 位の原因となっています[37]。

● HIV の治療

抗 HIV 治療 (ART) への国際的支援は過去約 10 年間に大きく前進し，WHO のガイドラインにおける治療適用基準も，2010 年の CD4 陽性細胞数 350 未満から，2013 年には 500 未満に改訂されました[38]。その結果，2012 年の終わりには約 970 万人の HIV 感染者が治療を受けられるようになり，そのうち 160 万人は 2012 年に新たに治療を開始しています[38]。2010 年のガイドラインを基準とすれば，低・中所得国のすべての治療適用者のうち 61％が治療を受けていることになりますが[35]，2013 年のガイドラインを基準とすれば，治療を受けているのはまだ 34％に過ぎないことになります。加えて，妊婦，男性，子どもの間では治療のカバレッジ coverage に依然格差が存在しています[35]。

● HIV のコストと影響

HIV は重要な社会・経済的影響をもたらし，特にサハラ以南アフリカの感染率の高い国々におけるその影響は，単なる罹病 morbidity や死亡 mortality に伴う直接のコストをはるかに超えるものです。なぜなら，HIV の影響は家族関係，経済，貿易，労働，軍隊，農業生産，教育制度，行政，公共サービスなど，あらゆる分野に及び，ひいては国家の安全保障 national security にすら影響を与え

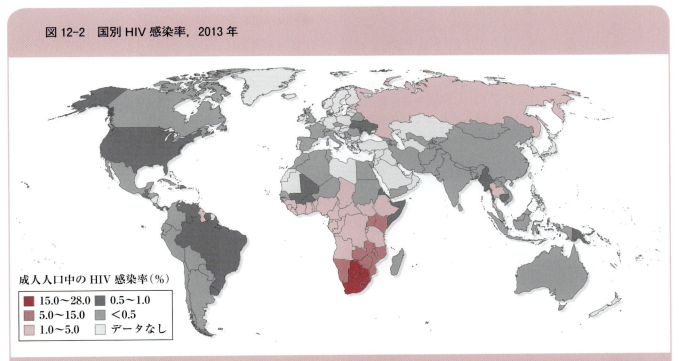

図 12-2　国別 HIV 感染率，2013 年

成人人口中の HIV 感染率 (％)
- 15.0～28.0
- 5.0～15.0
- 1.0～5.0
- 0.5～1.0
- <0.5
- データなし

出典：UNAIDS. AIDSinfo: HIV prevalence among adults. http://www.unaids.org/en/dataanalysis/datatools/aidsinfo へ 2015 年 1 月 28 日にアクセス。The United States prevalence estimate from UNAIDS. United States: HIV and AIDS Estimates (2012). http://www.unaids.org/en/regionscountries/countries/unitedstatesofamerica/ へ 2015 年 1 月 28 日にアクセス。The Argentina estimate is from UNAIDS. Argentina: HIV and AIDS Estimates (2012). http://www.unaids.org/en/regionscountries/countries/argentina/ へ 2015 年 1 月 28 日にアクセス。The France estimate is from UNAIDS. France: HIV and AIDS Estimates (2012). http://www.unaids.org/en/regionscountries/countries/france/ へ 2015 年 1 月 28 日にアクセス。The Canada estimate is from UNAIDS. HIV and AIDS Estimates (2012). http://www.unaids.org/en/regionscountries/countries/canada/ へ 2015 年 1 月 29 日にアクセス。ロシアの推計は World Health Organization. World Health Statistics より。フランスの推計は World Health Organization, 2011 より。中国の推計は UNAIDS. HIV in China: Facts & Figures より。

治療をしなければ，HIV 感染者はやがて重症化して完全な AIDS 期に進行し，前述したように様々な日和見感染症に罹患することになります。そうなれば，次第に働けなくなり，収入の一部あるいはすべてを失い，他の人の介護に頼らざるをえず，介護に当たる人も収入を失う可能性があります。

特にサハラ以南アフリカではこうした悪循環により，HIV は患者とその家族に甚大な経済的損失をもたらしてきました。たとえば，タンザニアでの研究によると，男性 AIDS 患者は 18 か月間のうち平均 297 日の労働日数を失い，また女性 AIDS 患者は同期間で 429 日もの労働日数を失ったことが示されています[39]。つまり女性 AIDS 患者は事実上，どのような仕事にもほとんど就くことができなくなってしまうのです。タイでの研究でも，AIDS 患者を抱える家族は収入の平均 48％を失ったことが示されています[40]。

もう 1 つの HIV の重要な影響として「エイズ遺児 AIDS orphan」の問題があります。エイズ遺児とは，少なくとも片親を HIV/AIDS で失った 15 歳未満の子どものことで，HIV の流行によって膨大な数のエイズ遺児が生まれました。UNICEF は 2012 年に，エイズ遺児の数を約 1,900 万人と見積もっています[41]。そうした子どもは親類が面倒を見る場合もありますが，多くの遺児は誰にも面倒を見てもらえず，路上生活をするしかない可能性があります。そうなれば，売春や犯罪に巻き込まれるリスクが高くなります。

ほかの多くの感染症と同様に，HIV にも多くのスティグマ（社会的烙印）が伴います。しかし，HIV に伴うスティグマはとりわけ深く，それは HIV 感染が男性間の性行為や売春，注射薬物使用など，多くの社会では受容されていない行動で生じることに関係があります。HIV の流行を理解するには，こうした HIV/AIDS とともに生きる人々 people living with HIV/AIDS に対するスティグマや差別を理解することが不可欠です。

実際，HIV の流行が進む中でこうしたスティグマが形成され，学校への登校，雇用，医療機関の受診，地域での居住，極端な場合には家族との生活すら拒否されるような状況が生じるようになりました。こうしたスティグマは，人々が HIV の検査や治療を受ける上でも大きな妨げとなります。また，スティグマを恐れて，セックスワーカーや注射薬物使用者などリスクの高い人々が社会の裏に潜伏してしまうようになれば，予防にも大きな困難を伴うことになります。

最貧国で AIDS 治療に必要な直接費用は，国際的に合意された割引価格の薬を用いたとしても，その国の国民 1 人あたりの収入あるいは医療支出と比較すると非常に高額で，2014 年の低・中所得国における第一選択治療薬 first-line therapy の最低価格は，患者 1 人あたり年間約 140 米ドルにもなります[42]。また，ある研究によれば，抗 HIV 治療で母子感染の防止に必要な費用は，1 症例あたり約 800 米ドル（中央値）と見積もられています[43]。これらの費用は以前に比べると激減したとは言え，多くの最貧国では抗 HIV 治療に必要な年間コストは国民 1 人あたりの医療支出よりも高く[44]，したがって，そうした国々が，多額かつ長期の国際援助なしに HIV 治療プログラムを維持することはほぼ不可能です[45]。この問題については，本章の後の HIV/AIDS の長期的コストと資金調達に関する「政策とプログラムの概要」の節で改めて取り上げます。

HIV が経済成長に与える影響については，様々な国で多くの研究がなされてきました。それらの中には，HIV に早期対応しなければ，経済に大きな影響を与える可能性のあることを各国政府に認識させる上で大きな役割を果たした研究もあります。これらの研究結果は，簡単に言えば，HIV 感染は最も生産性の高い年齢層の人々に集中するため，たとえば HIV 感染率の高いアフリカの国々では，経済成長に大きな影響が生じる可能性がある[39]，また HIV 流行が拡大し，治療費を支払うために財産を消耗する家族が増えれば，国民所得にも深刻な影響が生じる可能性があるということです[46]。これは直観的には理解しやすい結論ですが，逆に HIV 感染者や AIDS 患者の数を減らすことができた場合に，その国の経済成長率にどのような影響を与えるかを検討した研究は，まだ数えるほどしか出版されていません。

● HIV/AIDS 負荷の対策

大きな努力が払われてきたにもかかわらず，HIV の予防と治療に有効なワクチンはまだ開発されていません。こうした状況で HIV の拡大を抑えるには，これまでの成功事例に学び予防対策を強化するしかありません。

カンボジア，タイ，ウガンダなど一部の国は早くから予防対策に取り組み，HIV の流行抑制に成功したと評価されています。これら事例が示唆することは，下記のように，強い政治的指導力や，社会や文化を動かすような包括的な取り組みが必要だということです[33]。

- 国家の指導者による持続的な政治的指導力
- 市民社会（オピニオンリーダー，NGO，宗教的指導者など）による広汎な HIV/AIDS 関連活動との連携
- 社会規範を変化させる力を持つ包括的プログラム
- HIV/AIDS と，それに関連する性の問題についての率直な対話
- スティグマと差別を減らすプログラム

そして，具体的には，以下のような施策が必要となります[33]。

- 優れた疾病サーベイランス
- 情報・教育・コミュニケーション（IEC）プログラム
- 自発的なカウンセリングと検査 voluntary counseling and testing（VCT）

- コンドーム使用の推進
- 性感染症のスクリーニングと治療
- 抗HIV治療と避妊による母子感染予防
- 自発的な意思による男性の医学的包皮切除術
- リスクの高い集団から低い集団へ感染を媒介する人々に対する予防的介入
- 血液の安全性の向上，注射薬物使用者のハームリダクション harm reduction，そして医療施設におけるユニバーサルプリコーション universal precaution による血液感染の防止

加えて，特に高リスクの人々に対する曝露前予防 pre-exposure prophylaxis も必要であり，かつ国連合同エイズ計画が掲げた2020年までの下記の世界的目標（90-90-90ゴール）を念頭に取り組む必要があります[47]。

- HIV感染者の90％が検査を受けて自分がHIVに感染していることを知る。
- 検査でHIV感染が判明した人の90％が抗HIV治療を受ける。
- 治療を受けているHIV感染者の90％で，ウイルス量が検出限界以下に抑制される。

さらには，HIVの影響を受けている人々 HIV-affected people に対する差別やスティグマに対する一貫した対応が必要です。

これらの対策の展開には，以下の点に注意が必要です。

第1は，予防対策は流行のステージに応じて変える必要があることです。低流行期 low epidemic や集中流行期 concentrated epidemic では，リスクの高い行動をとる人々の行動変容が対策の焦点となりますが，広汎流行期 generalized epidemic になるとその対象はより広汎となります[33]。残念ながら，流行の性質に合わせたHIV対策を実施できた国は少なく，たとえばアジアの若者に対するHIV対策資金の90％は，新規感染者の5％を占めるに過ぎない低リスクの若者に対するプログラムに費やされてきました[48]。

第2は，予防の取り組みは様々な対策を組み合わせたものでなければならないということです［訳注：これを複合予防 combination prevention と呼びます］。たとえば，①予防教育と行動変容プログラム，②男性の医学的包皮切除術などの生物医学的な対策，③女性が金品と引き換えの性行為 transactional sex をする必要をなくすための，経済的支援対策（収入を得る機会や食糧確保の保証）などのアプローチを組み合わせる必要があります。ただし，組み合わされる対策のそれぞれの重みは，その社会の流行の性質に合わせて調整しなければなりません。

予防教育と行動変容プログラムにおいては，HIVの正しい知識の普及，HIV検査受検者の増加，初交年齢の遅延，性的パートナー数の減少，リスクの高い性行為の際の適切で一貫したコンドーム使用の促進，などに焦点を置く必要があります。こうした取り組みは，セックスワーカーやその顧客，男性とセックスをする男性 men who have sex with men（MSM）など，リスクの高い性行動をとる可能性のある人々において特に重要です。

行動変容プログラムの中には，注射薬物使用者に対するハームリダクションプログラム（注：針・注射器を無料で新品に交換し，注射薬物使用者における清潔な注射器具の使用を促進するプログラム）やヘロイン中毒から離脱するためのオピオイド代替療法などが含まれます。

HIVの母子感染を減らす上で最も費用対効果の高い対策は，HIV陽性の女性における望まない妊娠 unwanted pregnancy を防ぐことですが，妊娠した場合は，妊婦への抗HIV治療の提供が費用対効果の高い方法としてWHOの2013年のガイドラインで示されています[49]。こうした対策が適切に行われれば，母子感染は基本的に防止できますが，何の措置も取られなければ，約1/3の確率で母子感染が生じてしまいます[50]。

包皮切除を受けた男性は，受けていない男性に比べて40～60％ HIVに罹りにくいことが証明されたことを受けて[51]，自発意思による医学的包皮切除の取り組みが，HIV予防対策の一環として推進されるようになりました。ケニアではこの取り組みが大きく前進していますが，他にも費用対効果の高い方法で医学的包皮切除の拡大に成功しているところもあり，こうした経験に学ぶことが大切です[52]。

また，輸血用血液へのHIV混入を防ぐことも費用対効果の高い対策の1つであり，対策を行う場合は常に高い優先順位が与えられねばなりません。

前述したように，低・中所得国における抗HIV治療 antiretroviral therapy（ART）の普及は，この10数年で非常に大きく前進しました。しかし，抗HIV薬は薬剤耐性が生じやすいため，一旦服薬を開始した後は処方された通りにほぼすべての薬を服薬しなければなりません。薬の供給の途絶，患者の服薬アドヒアランス adherence の低下，医療システム（施設の整備や機能）の不備などの理由で服薬が中断されると，薬剤耐性が生じる可能性があります。そうなれば，より高価な第二選択薬 second-line drug に切り替えなければならず，また薬剤耐性のHIVに感染した人が，それを他の人々に感染させるという事態も生じてしまいます。

また，HIV/AIDSの治療プログラムが有効であるためには，単に抗HIV薬の提供だけではなく，①カウンセリング，②精度の高いHIV検査や臨床診断，③免疫状態を評価する検査（たとえば，CD4細胞），④処方通りの患者の服薬アドヒアランス，⑤患者に対する栄養価の高い食事，⑥適切で継続的な患者のモニタリングなどの条件が揃う必要があります。

### ● HIV/AIDSの重要課題

HIV/AIDSとの闘いには，数多くの困難が伴います。第1は，HIVワクチンの開発が困難なことです。いまだ

に毎年約210万人の新規感染者が発生している事実を考えると，ワクチンの開発は引き続き重要な課題ですが[53]，一方で，安全で有効な殺HIV薬microbicide[訳注：内服用薬ではなく，コンドームなどに塗布してHIVを不活化される薬のこと]についての研究も継続する必要があります[54]。

第2は，グローバルにはHIV発生率incidenceは減少しているものの，依然として年間210万人もの新規感染者が発生していることです（表12-12参照）。引き続き，感染防止へのいっそうの取り組みが求められています。予防については，各国の指導者はこれまでの成功事例を学ぶことで，予防対策に対する強い指導力とコミットメントを発揮する必要があり，自国の状況に即した最も費用対効果の高い予防対策に優先的に投資する必要があります。妊婦のHIV感染が続く限り母子感染予防の手を緩めることはできず，また男性とセックスをする男性（MSM）や注射薬物使用者などに対するスティグマを減らす努力も欠かすことはできません。

第3は，抗HIV治療（ART）の拡大に伴う困難です。ここ10年近くの国際的支援によって，抗HIV治療が低・中所得国でも大きく拡大してきました。治療が成功すると，患者の体内ウイルス量は検出できない水準にまで低下し，HIVを人にうつす確率や，また患者が結核などの日和見感染症opportunistic infectionに罹る確率が低くなります。したがって，感染を速やかに発見し，早期治療を開始して，その治療の有効性を確認することが大切です。これは，「治療は予防treatment as prevention」という，現在広く認められつつある戦略の一部であり，また前述した国連合同エイズ計画（UNAIDS）の提唱する「90-90-90ゴール」の1つでもあります[47]。

しかし，低・中所得国では抗HIV治療の拡大に伴い，保健医療システムの脆弱性や，十分な知識・技術を持つ保健医療従事者の不足の問題が大きくなりつつあり，該当国はこういった問題の克服に真剣に取り組む必要があります。また，新規感染者の発生が続くHIV流行蔓延国においては，治療に必要な予算を自前で賄うことは極めて困難であり，長期にわたる国際的支援が不可欠です。その意味でも，第一選択薬と同じように，第二選択薬についても可能な限り価格を下げる国際的努力を続ける必要があります。

結核とHIVの重複感染の管理の向上も非常に重要です。これについては次の節で少し詳しく述べます。

## 結核

### ●結核の疾病負荷

表12-13は結核に関する基礎知識の一部を示したものです。

結核は，*Mycobacterium tuberculosis*というマイコバクテリア属の細菌で発症し，飛沫感染，つまり結核菌を含む結核感染者の飛沫を他の人が吸い込むというプロセスが連鎖することで，集団の中に広がっていきます。結核は体のあらゆる臓器に感染しますが，患者の約80％では肺に感染します[12,55]。

結核感染は活動性結核患者との接触によって生じます。したがって，スラム街や刑務所といった密集した場所では曝露の確率が高くなり，ホームレスの人々でも結核の罹患者が多いことが知られています。免疫機能が低下した人々も活動性結核症に罹りやすくなります[55,56]。

未治療の活動性肺結核active pulmonary tuberculosis患者は，年間10〜15人に結核をうつすと推定されています。適切な治療を受けなければ，活動性結核患者の約2/3は死に至ります。肺結核は人から人へ感染しますが，他の臓器結核（肺外結核）では，通常そういうことは起こりません。活動性肺結核に特徴的な症状には，3週間以上の持続する咳，食欲不振，倦怠感，大量の寝汗などがあります[12,55]。

結核菌に感染しても全員が発症するわけではなく，感染者の約90％では体内に潜在するだけで，結核を発症することはなく，また潜在性結核患者が他の人へ結核をうつすこともありません。実に，世界人口の約1/3が結核に感染していると推定されています。感染して活動性結核となるのは前述のように約10％ですが，免疫不全（注：栄養不足，HIV感染，免疫抑制剤の使用，糖尿病や一部のがんなどの疾患で生じる病態）の患者では，特に感染しやすくなります[12]。喫煙も結核のリスク要因として知られています[12,56]。

結核とHIVの関係は，非常に重要な公衆衛生上の問題です。HIV感染者では，活動性結核発症リスクが高く，非感染者の約30倍にもなり，またHIV感染者の結核は非HIV感染者の結核に比べ，肺外結核の比率が高いという特徴があります[12]。

低・中所得国における薬剤感受性の肺結核の診断法として一般に推奨されているのは，塗抹検査か培養検査のいずれかですが，現在では薬剤感受性かリファンピシン耐性結核かを迅速に検査できるXpert™ MTB/RIFという新たな技術が開発されています。これは分子生物学的技術を利用するもので，喀痰塗抹検査よりも感度と特異度が高い検査です。HIV感染者と子どもの結核の診断には，肺外結核と同様に他の臨床診断プロセスが必要ですが，ここでは触れないこととします[3,12,57]。

結核の年間新規症例数は，全世界で約900万例と推定されています。発生率はアフリカで最も高く，人口10万人対280と推計されていますが，世界の新規症例の半分以上はWHO区分地域の東南アジアと西太平洋地域で発生しています。また，全新規症例のうち約24％はインドで，約11％は中国で発生しており，全新規症例のうち約60％が男性と推定されていますが[3]，男女差の程度は年齢層や地域によって違いがあります[6]。しかし，結核は女性の主な死因の1つでもあり，結核で死亡する女性は年間50万人に上ります。加えて，1年間にHIV陰性の子どもの約8

表 12-13 結核の基礎知識，2013 年

| |
| --- |
| 生存している結核患者数—1,100 万人 |
| 年間に新たに発生した結核患者数—900 万人 |
| 結核による年間死亡者数—150 万人 |
| 新規症例中の多剤耐性結核の割合—3.5％ |
| 登録された新規結核患者のなかの多剤耐性結核患者数—30 万人 |
| 結核患者の地域別分布（WHO 地域区分）—東南アジア 41％，西太平洋 21％，アフリカ 25％，東地中海 9％，ヨーロッパ 4％，アメリカ 3％ |
| 世界の全結核症例のうちインドが 24％，中国が 11％を占める |
| 世界結核計画 Global Plan to Stop TB の目標—2025 年までに結核死亡者数を 2015 年に比べ 75％減少させ，結核の発生率を半分にする（10 万人対 55 未満） |

出典：WHO. Global tuberculosis report 2014. http://www.who.int/tb/publications/global_report/gtbr14_main_text.pdf?ua=1 へ 2015 年 1 月 6 日にアクセス。

万人が結核で死亡しています[3]。

2013 年に発生した約 900 万人の新規症例のうち約 110 万人，つまり 13％が HIV 陽性で，そのうち 80％がアフリカ地域で発生しています。しかし，「HIV」の節で紹介したように，抗 HIV 治療を受けている HIV 感染者の割合が増加しており，それに伴って結核・HIV 重複感染に関連する死亡数は減少しつつあります[3]。

2010 年に出版された『Global Burden of Disease 2010』では，結核は世界の全死亡の第 10 位の死因とされており[37]，その感染と死亡の 75％は，15〜54 歳という最も生産性の高い年齢層で発生しています[3,12]。結核の最大の発生地であるサハラ以南アフリカでは 2010 年，結核は全死亡の第 6 位，15〜49 歳の年齢層では第 3 位の死因となっています。結核は世界の全障害調整生命年数（DALY）の第 13 位の原因ですが，15〜49 歳の年齢層では第 5 位の原因，サハラ以南アフリカの男性では第 4 位の原因となっています[37]。

結核対策と HIV 対策がグローバルに発展するに伴い，結核の発生率は 2000〜2013 年の間に約 1.5％，死亡率は約 45％，有病率（存在率）prevalence は 41％とそれぞれ減少しました。結核についてのグローバル目標は，発生率，有病率（存在率），死亡率をいずれも減少させることであり，程度の差はあるが，すべての WHO 区分地域で達成されていますが，アフリカ，東地中海，ヨーロッパ地域ではまだ，グローバル目標に達するほどの減少は見られていません[3]。

1 剤以上の結核治療薬に耐性を持つ結核感染が現在増加しつつあります。こうした結核は薬剤耐性結核 drug-resistant tuberculosis，あるいは多剤耐性結核 multidrug-resistant tuberculosis（MDR-TB），または超多剤耐性結核 extensively drug-resistant tuberculosis（XDR-TB）と呼ばれ，2013 年に全世界で報告された結核の約 5％が多剤耐性結核であったと推計されています[3]。WHO は，多剤耐性結核を「他の第一選択薬への耐性にかかわらず，イソニアジドとリファンピシンに耐性のある結核」[58]，超多剤耐性結核を「少なくともイソニアジンとリファンピシンに耐性があり，かつニューキノロン系抗菌薬の 1 種類以上，かつ第二選択の注射薬（アミカシン，カプレオマイシンまたはカナマイシン）の 1 種類以上に耐性のある結核」と定義しています[58]。

結核の薬剤耐性の発生の主な原因は，冒頭の「ビネット」の Maria の例で示したような結核治療の中断ですが，薬剤耐性菌に感染した結核患者からの直接感染もあります。薬剤耐性株は多くの国で見つかっており，治療は困難で高額の費用がかかります。薬剤耐性結核の問題は，薬の規制や結核プログラムが脆弱もしくは混乱している国々で特に深刻で，東ヨーロッパ，中国，インドで最も多く発生しています[3]。2006 年には，超多剤耐性結核の症例が南アフリカ共和国の HIV 患者で多数報告され，HIV 治療を受けていたにもかかわらず，53 人の患者のうち 52 人が 25 日以内に死亡してしまいました。このことは，公衆衛生の深刻な脅威と受け止められています[58]。

● 結核のコストと影響

結核に罹患した人の多さ，罹病期間の長さ，罹病に伴う損失の大きさなどを考えると，結核に伴う家族，コミュニティ，国のコストは非常に大きいものがあります。インドのある研究では，結核患者は 3 か月分の賃金を失い，そのケアと治療のために 1 人あたりの国民所得の約 1/4 に相当する額を支出し，1 人あたり国民所得の約 10％に相当する額を借金したと推計されています[59]。バングラデシュの同様の研究でも，結核患者は 4 か月分の賃金を失ったと推定されており[60]，タイの研究では，結核患者は年間賃金の 15％以上を治療やケアのために支出し，また治療費を補うために 12％の患者が銀行ローンを組み，16％の患者が財産の一部を売却したことが示されています[61]。また，最近の研究によると，結核患者は病気のために本人の年間収入の約 60％を，また世帯収入の約 40％を失っていることが示されており，結核の罹患は，多くの家族にとって経済的に破滅的な影響を与えることが明らかになっています[61,62]。

結核には膨大な社会的コストも伴います。世界の一部の地域では，結核にまつわるスティグマのために，結核に罹った女性が家族から忌避されることがあり，あるインドの研究では，女性の結核患者の 15％が家族から拒絶され[63]，また他のあるインドでの研究でも 8％が拒絶された

と報告されています[58]。

結核のマクロ経済的影響に関する研究によると、国の経済成長は結核の発生率と逆相関することが示唆されており、結核の発生率が10％上昇するごとに、年間経済成長率 annual economic growth は0.2～0.4％低下すると推定されています[64]。フィリピンの研究では、結核による罹病と早死 premature death による年間の経済的損失は約1億5000万米ドルで、すべての結核患者を治療するには800万～2,900万米ドルの費用が必要であると推定されています[65]。

### ●結核の疾病負荷への対策

Bacillus Calmette-Guérin（BCG）と呼ばれる結核ワクチンは、予防接種拡大計画 Expanded Programme on Immunization（EPI）の標準的なプログラムの1つです。BCGには子どもの重症結核を減らす効果がありますが、子どもが重要な感染源となることが少ないことと、BCGの効能には製造者によって大きなバラツキがあることから、BCGが結核の流行に及ぼす効果はごく限られたものに過ぎません[66]。結核の流行を抑制する上で、活動性結核の有効な治療のほうがより重要であり、そして極端な言い方をすれば、色々な意味で、結核プログラムは不完全に実行するくらいなら何もしないほうがましとも言えます。なぜなら、いい加減な薬の処方や服用は、薬剤耐性結核の発生を促してしまうだけだからです。

薬剤感受性結核に対してWHOが推奨している処方は、まず2か月間、イソニアジド、リファンピシン、ピラジナミド、エタンブトールの4剤を投与し、続く4か月間、イソニアジドとリファンピシの2剤を投与するという、合計6か月の処方です[67]。

活動性結核が発見されたら、適切な薬剤を6か月間適切に供給する必要があります。治療が奏効するためには患者による服薬アドヒアランスが必須であり、治療の全過程を通して、患者の事情に配慮した支援と監視が必要になります。このなかには、家族の構成員以外の、たとえば保健医療従事者 healthcare worker やNGOのスタッフ、コミュニティのリーダー、ボランティア（たとえば、教師、宗教的指導者）が、結核患者が薬を確実に服用するよう監視する取り組みも含まれます[3]。

このような治療支援プログラムが確立されれば、この処方は薬剤感受性の活動性結核を治療する上で非常に費用対効果が高いことが知られており、ごく最近の研究でも、DALYを1年減らすのに要する費用は5～50米ドルですむことが多くの地域で明らかにされています。実際、1人の結核患者の治療に必要なコストは、インドやミャンマーなど低所得国の多くで100米ドル未満と推計されています。これに対し、前述したように薬剤耐性結核の治療費は、患者1人あたり約5万米ドルにもなることがあります[66]。BCGは、結核が蔓延している地域の子どもの重症結核を減らす上で費用対効果の高い対策です。

### ●結核・HIV重複感染の管理

「HIV/AIDS」の節で既述したように、結核はHIVの日和見感染症の1つです。HIV感染者の免疫機能が低下すると結核を発症しやすくなります。これは、潜在的な結核感染者が多い集団の中で特によく見られます。結核はこれまで抗HIV治療を受けていない成人HIV感染者の主な死因でしたが、現在アフリカでは、クリプトコッカス髄膜炎が結核を凌ぐHIV感染者の主要死因となっている可能性があります。これについては後述します。

WHOは結核とHIVの重複感染 co-infection の予防とコントロールのために数々の対策を推奨しています。これらは「3Iの拡大 scaling up the three Is」と呼ばれるもので、次の対策から構成されています。

- 症例発見の強化 Intensified case findings ─ HIV感染者の全員が結核の検査を、また結核患者の全員がHIVの検査を受けられるように、症例発見の取り組みを強化する。
- イソニアジド Isoniazid ─ 結核発病を予防するためにHIV患者にイソニアジドを予防投与する。
- 感染コントロール Infection control ─ 結核がHIV感染者の中で広まらないように、保健医療施設における感染コントロールを向上させる。

このガイドラインに沿った結核・HIV重複感染の管理は、多くの国でまだかなり不十分な状況にあります[68,69]。

### ●結核の予防とケアにおける課題

WHOは、1995～2015年の間に打ち出した2つの世界結核戦略を改訂して、新しい「世界結核戦略 End TB Strategy」を策定しました。この新しい戦略は、2035年までに世界の結核流行を終わらせようというもので、結核による死亡を95％減少させることと、発生率を1万人対10にまでに低下させることを目標としています。また2020年までに、結核患者を持つ家族が、医療費負担によって家計破綻に陥ることを防ぐ対策も求めています。

この戦略には、①結核患者に集中した強力な結核の予防と治療（ケア）の推進、②官民を超えた広汎なパートナーシップの構築、③ユニバーサルヘルスカバレッジ universal health coverage、社会的保護 social protection と貧困軽減を目指した政策転換、④基礎研究、新しい技術の開発、オペレーショナルリサーチの推進、などがその柱として含まれています。またこの戦略では、診断検査法の向上と潜在性結核の治療が喫緊の課題であること、より迅速に死亡率と発生率を引き下げる新たなワクチンの開発を含めて、活動性結核に対するより安全で簡単な薬物療法の開発が必要であることも強調されています[70]。

結核の診断検査には近年かなりの進歩が見られていますが、結核対策には、①より有効なワクチンの開発、②あらゆる種類の結核を安価で迅速に診断できる検査法の開発、

③治療期間の短縮，④かつ服用錠剤数を減らすことができるような薬物療法の開発，などが必要とされています。そして，こうした新たな技術が開発されたら，それができるだけ迅速にかつ広汎に利用できるように努力する必要があります。

結核の課題は地域によって違いがあり，結核患者の診断が遅れている地域もあれば，特に東ヨーロッパや中央アジアのように薬剤耐性結核が増加している可能性がある地域もあります。多剤耐性結核対策への資金投入は遅れており，診断能力も低く，たとえ診断されても適切な治療が提供できない状態が続いています[3]。

結核の診断検査と治療の大半は，民間セクターが行っています。しかし，多くの場合その質に重大な問題があり，標準外の薬剤を処方したり，患者の追跡管理が全くあるいはほとんど行われなかったり，診断検査に過大な料金を請求したりといった，非常に悪質なものが横行しています。したがって，結核の診断と治療を改善するには，そうした民間セクターを含めて，結核の診断と治療に関わるすべての医療関係者を国家結核対策プログラムに統合していくように努力し続けなければなりません。もちろん，この方面では一部重要な進歩が認められているものの，公的セクターと民間セクターの連携に関し，特にアジアではグローバルな目標からみて非常に立ち遅れた状況にあります[3]。

WHOガイドラインに基づく結核とHIVの連携治療collaborative treatmentに関する実施も，まだ非常に遅れています。このガイドラインがすべての国でより確実に実行されるためには，多くの医療現場において結核とHIVの連携治療を強化していかなければなりません[3]。

世界結核戦略End TB Strategyにおいては，結核対策と保健医療システムの強化とそのカバレッジcoverageを拡大する取り組みを結びつけていくことの重要性も強調されており，ここには，検査体制と感染コントロール体制の強化，結核治療とプライマリケア，特にコミュニティベースのケアとのさらなる統合などが含まれています。さらに，世界結核戦略では，コミュニティとより連携した情報提供や教育，結核への取り組みに対する患者・コミュニティ・市民社会のより積極的な参加を推進する必要性も強調されています[3]。

新しい戦略を軌道に乗せるためには，いっそうの資金の投入と技術開発が必要であり[3]，世界の結核との闘いは，必要な資金の確保という重要な課題に直面しています。

## マラリア

### ●マラリアの疾病負荷

表12-14はマラリアに関する基礎知識の一部を示したものです。

マラリアは，*Plasmodium*属の，人に感染する5つの原虫，すなわち熱帯熱マラリア*P. falciparum*，三日熱マラリア*P. vivax*，卵型マラリア*P. ovale*，四日熱マラリア*P. malariae*，サルマラリア*P. knowlesi*によって引き起こされます。これらの寄生虫の生棲地域は異なり，たとえば，熱帯熱マラリアはアフリカに多く，三日熱マラリアは温帯に，卵型マラリアは南アジアとアフリカの熱帯域に見られます[71]。サルマラリア原虫は最も珍しい種で，主にマカクザルを襲いますが，特に東南アジアの森林地帯では人の感染事例も報告されています[72]。マラリアはアノフェレス*Anopheles*属の雌の蚊に刺されることで広がり，基本的には，蚊が原虫を感染者から非感染者へと運ぶ役割を果たします。

2014年時点では，97か国でマラリアが流行し，世界人口の約半分がマラリアの感染の危険のある地域に居住しています。2014年には，世界で約2億人がマラリアに感染し，その約80％がWHO区分地域のアフリカに，12％が東南アジアに，5％が東地中海地域に分布していると推定されています。2013年には約55万人がマラリアで死亡していますが，その90％はアフリカで生じており，死亡者の約80％は5歳未満児で，そのほとんどがアフリカの子どもであると推定されています[73]。

マラリアは世界全体では第10位，5歳未満児では第3位の死因ですが，サハラ以南アフリカでは，全死亡と5歳未満児の死亡の主たる死因となっています。DALYの観点からは，マラリアは世界全体で第6位の原因ですが，5歳未満児では第4位の原因となっています[37]。マラリアによる死亡は世界の全死亡の約2.2％を占めますが，5歳未満児では全死亡の約10％を占め，サハラ以南アフリカでは，5歳未満児の全死亡の約20％がマラリアによるものです[1]。また，サハラ以南アフリカでは，マラリアは全疾病負荷（DALY），および5歳未満児の疾病負荷の主たる原因となっています[37]。

マラリアの最も重要なリスク要因は，マラリア原虫を有する蚊に刺されることです。リスクの大きさは，蚊の種属による吸血習性feeding habitsの違い，気候，季節などによって異なります。マラリア流行地域で育った人の中には，マラリアに対してある程度の免疫を獲得している人もおり，そうした免疫のない人では，マラリアに罹るリスクは高くなります[71]。

マラリアに罹患している妊婦では低体重児を産むリスクが高く，また自然流産や死産，早産，さらに母親と新生児が重症の貧血に陥るリスクが高くなります[74]。2006年のある研究では，マラリアが持続的に流行している地域endemic areasでは毎年4,500万人が妊娠し，マラリアが高度に蔓延している地域high transmission areaでは2,300万人が妊娠していると推定されています。また，アフリカ地域の母親の3～15％が重症の貧血を患い，毎年1万人がマラリアに関連した貧血で死亡していることが示唆されています。さらに，マラリアは，全世界の低体重新生児の約30％，また毎年7万5000～20万人の新生児死亡の原因となっていると推計されています[71]。

### 表12-14 マラリアの基礎知識，2013年

| |
|---|
| マラリア感染のリスクのある人々の数―32億人 |
| マラリア症例数―1億9800万例 |
| マラリア関連死亡者数―54万8000人 |
| マラリア症例の地域別分布（WHO区分地域）―アフリカ82%，東南アジア12%，東地中海5% |
| マラリア関連死―アフリカが90%，5歳未満児が78%を占める |
| 少なくとも1張りの薬剤処理蚊帳 insecticide treated net（ITN）を所有する世帯の数―67% |
| 室内残留性薬剤散布で防御されている人々―1億2300万世帯 |
| Roll Back Malariaの目標―2015年までに世界のマラリア関連死をほぼなくすこと，2015年までに世界のマラリア症例を2000年から75%減らすこと，2008～2015年で新たに10か国とヨーロッパ地域でマラリアを撲滅すること |
| 目標に向けての進展―アゼルバイジャンとスリランカで，初めて国内新規症例がゼロとなり，他にも11か国が引き続き症例ゼロを記録した |

出典：WHO Global Malaria Program. *World malaria report 2014*. http://www.who.int/malaria/publications/world_malaria_report_2014/wmr-2014-no-profiles.pdf へ2015年1月6日にアクセス．

### ●マラリアのコストとその影響

マラリアの流行地域では，1人が年間に約5回程度マラリアに罹るため，世帯レベルでのコストはかなり大きなものとなります．たとえば，ガーナのある研究では，1世帯で1年に平均のべ11人がマラリアに罹り[40]，そのたびに1～5日の労働日が失われること，治療の直接コストより病気に対処するための間接コストのほうが大きいこと，マラリアに1回罹るたびに罹患した大人は年間収入の2%を失う可能性があることなどが示されています[40]．アフリカの多くの国々では，マラリアは5歳未満児の外来と入院の30%以上の原因となっています[75]．

マラリアによる経済的損失は，アフリカだけで年間120億米ドルと推定されています[75]．WHOのロールバックマラリア Roll Back Malariaでは，蔓延国のマラリアによる経済的損失は，毎年GDPの約1.3%にものぼることが示唆されており，ある研究では，マラリアを10%減らすことによって経済成長が0.3%増加すると推定されています．つまり，サハラ以南アフリカでは，マラリアは明らかに貿易，経済開発，観光，海外からの投資の妨げとなっているということです[76,77]．

### ●マラリア対策

長年の努力にもかかわらず，マラリアのワクチンはまだ開発されていません．しかし，マラリアに対しては，以下のような有効性が広く認められているいくつかの介入が存在します．

- 確定診断に基づいた，感染者の迅速な治療
- 妊婦に対する間欠的予防治療 intermittent preventive treatment
- マラリア蔓延地域に住む人々への薬剤処理蚊帳 insecticide-treated bednet の普及
- マラリア蔓延地域における室内残留性殺虫剤散布 indoor residual spraying

適切なマラリアの治療は，マラリアの罹病率 morbidity と死亡率 mortality を減らす上で非常に重要です．マラリア感染後，速やかに治療が行われれば，その人から蚊を介してマラリアがうつることはありません．治療薬としては，クロロキン chloroquine，ファンシダール（スルファドキシン sulfadoxine とピリメタミン pyrimethamine の合剤），メフロキン mefloquine が，様々な地域で標準薬として以前から用いられていましたが，現在，これらの薬剤は，耐性の増加に直面しています．

今日WHOは，合併症のない熱帯熱マラリアの治療と，クロロキンに反応しない三日熱マラリアの治療にアルテミシニン併用療法 artemisinin-based combination therapy（ACT）〔注：アルテミシニン誘導体と抗マラリア薬を併用する療法〕を推奨しています[78]．ACTを用いた治療は2005年には1,100万件でしたが，2013年には4億件にまで増えています．また，前述したような出産に伴う母親と子ども双方への悪影響を低減するために，妊婦には妊娠期第18～24週に間欠的な予防治療がなされるようになっています[79]．

マラリアの治療は，昔から行われてきた血液塗抹標本の顕微鏡検査による確定診断に基づくべきですが，その使用は減りつつあり，最近では，資源の少ない環境でも簡単にできる迅速診断検査が開発され，その使用は，2010年の約9,000万件から，2013年には約3億2000万件にまで増加しています．顕微鏡検査は，2013年には2億件が実施され，そのうち約1億2000万件がインドで実施されたと推定されています[73]．

薬剤処理蚊帳の使用はマラリア対策の重要な柱の1つです．生物学的に安全な殺虫剤で処理された蚊帳を，政府，寄付者，民間セクターが広く無償配布，あるいは販売しています．2014年には，2012年の7,000万張りをはるかに上回る2億張り以上の蚊帳が配布されました[73]．感染リスクのある人々の中で，蚊帳で寝ている人は2004年にはわずか2%でしたが，現在では約44%にまで増加したと推定されています[5]．

屋内の薬剤散布や室内残留性薬剤散布 indoor residual

spraying も重要な対策ですが，マラリア感染リスクのある人々の中でこうした対策の恩恵を受けているのは，2013年時点では全世界で3.5％，アフリカで7％に過ぎません[5,73]。室内残留性薬剤散布として4種類の殺虫剤がWHOに認められており，その中にはピレスロイド pyrethroidが含まれていますが，その後DDTも追加されました。殺虫剤への耐性獲得と，耐性獲得を遅らせるための薬の交代使用の必要性を検討するための評価が行われており，また殺虫剤が環境に与える影響についても大きな注意が払われています[80]。

地域レベルでマラリア媒介蚊の数を減らす取り組み（発生源対策 source reduction）も重要な対策ですが，そのためには，地域の有力者との話し合いや協力の取り付け，繁殖地の同定，繁殖地への散布に適した殺虫剤や散布に必要な器材などが必要となります。しかし，特にアフリカにいる媒介蚊のガンビアハマダラ蚊 Anopheles gambiae は，どこにでも棲息し，どのような水溜まりでも繁殖するため，発生源対策は容易ではありません[71]。

### ●マラリア対策の課題

マラリアについては以下のような世界目標が掲げられています。

- 2015年までに世界のマラリアの症例を2000年の75％にまで減少させる。
- 2015年までに世界のマラリアによる死亡をゼロにする。
- 2015年までに8～10か国でマラリアを排除する。
- 2015年までにヨーロッパ地域でマラリアを排除する。

マラリアに対する世界戦略の中には，徐々に排除 elimination を達成する国を増やし，最終的にマラリアを全世界から根絶 eradication するという長期目標も立てられています[5]。

前述の症例数と死亡者数のデータが示すように，近年，マラリア対策には極めて大きな進展がみられていますが，その多くがよりよい診断と治療の提供，より多くの蚊帳の配布，室内残留性薬剤散布の推進，妊婦への間欠的予防治療に対する各国とグローバルパートナーの連携した努力，などによるものです。

しかし，世界目標の達成に向け，マラリアの排除に成功する国の数を増やしていくには，まだ多くの取り組みを拡大もしくは改善する必要があります。まず大切なことは，重要な予防対策をいっそう拡大させることです。これには，感染リスクのある人々に対する薬剤処理蚊帳と室内残留性薬剤散布，妊婦への間欠的予防治療のカバー率を100％にする取り組みが含まれます。蚊帳については，その配布だけではなく，蚊帳を受け取った家族が実際に適切に使用するような行動変容にも，もっと取り組む必要があります。

マラリアの診断と治療には大きな問題があります。それは，多くの症例が，顕微鏡検査や迅速診断検査によるマラリア原虫の存在を確認することなく診断がなされていることです。さらに，治療では，適切な治療薬が投与されないことや，適切な時期に投与されないことも多く，そのために死に至ることさえあります[5]。

マラリアの診断と治療のほとんどは民間セクターで行われていますが，民間セクターにおけるサービスの質は不適切なことが多く，不適切な薬どころか，偽薬 counterfeit drug を与えられることさえあります。したがって，特にアフリカ地域で，マラリア対策を適切なものとするには国家マラリア計画 national malaria programs の中に，民間セクターを効果的に取り込んでいかねばなりません。

診断検査の改善も重要ですが，マラリア原虫が薬剤耐性を獲得する速度と，マラリアに対する有効な薬剤が限られている事実を考えると，新薬の開発を続けることも重要です。現在までに5か国で，アルテミシニン併用療法（ACT）に対する薬剤耐性の出現が報告されていますが，マラリアの治療に有効な新たな薬はまだ開発されていません[5]。

室内残留性薬剤散布に対しても耐性が増加しています。薬剤耐性の監視は極めて重要であり，現在，少なくとも1種類の殺虫剤に対する薬物耐性が49か国で，2種類の殺虫剤に対する耐性が39か国で報告されています[5]。

マラリアワクチンの開発も進められていますが，現在承認されたワクチンはまだありません。安全で有効で廉価なワクチンが開発されれば，マラリア根絶に対する重要な突破口となるはずです。

状況に応じた費用対効果の高い方法について研究を続けることも重要です。たとえば現在，選択的な季節的薬物治療 selective seasonal drug therapy の有効性についての研究が，マラリアの排除間近な国々に残る一部の蔓延地域において実施されています[81]。

## 下痢症

### ●下痢症の疾病負荷

WHOは下痢症 diarrhea を「1日に3回以上（またはその人にとって普通よりも頻回に）軟便もしくは水様便を排出すること」と定義しています[4]。下痢症は，糞口経路によって汚染された水や食べ物によって伝播する，赤痢菌 Shigella sp.，サルモネラ菌 Salmonella sp.，ビブリオ菌 Cholera vibrio，ロタウイルス rotavirus，大腸菌 Escherichia coli などの細菌やウイルス，あるいは寄生虫によって引き起こされます。

下痢症の病原体は，汚染された台所用具や手，あるいはハエを通して広がり，病状の程度に関する理解不足，家庭におけるケアの失敗，簡単な治療法についての知識不足などにより，重症化してしまいます[82]。

下痢症は貧しい人々，特に低・中所得国の子どもに最も

深刻な打撃を与えている疾患であり，粗末な住まい，密集した居住空間，衛生的な水・し尿処理 sanitation の欠如，家畜との共住，冷蔵庫がないこと，そして個人とコミュニティにおける低い衛生観念など，多くの要因がその発症に関与しています。さらに，栄養不足のために免疫能が低下していると，下痢症に罹る頻度や重症度が増します。下痢が続けば深刻な脱水と体液の喪失を引き起こし，乳幼児では急速に死に至る可能性があります[82]。

下痢症による死亡者数は，1980年代の推計460万人から，2013年の76万人へと，この30年で著しく減少しました[4]。これは主に，乳幼児の栄養改善，家族と医療従事者の下痢症に対する認識の向上，家族の受療行動の向上，経口補水療法 oral rehydration therapy(ORT) の適切な使用，麻疹ワクチンの接種率の上昇，ロタウイルスワクチンの使用拡大によるものです。

しかし，それにもかかわらず，下痢症はまだ非常に深刻な健康問題であり，5歳未満児の死因と罹病の主な要因となっています。WHOは2013年に，下痢症の発生数が年間17億件にものぼること，また地域によって頻度にバラツキはあるものの，低・中所得国の3歳未満児の年間下痢症罹患回数は，平均3回にのぼると報告しています[4]。

低・中所得国とサハラ以南アフリカ，南アジアでは，下痢症が5歳未満児の全死因の約10％を占めています。低・中所得国では，下痢症は5歳未満児の第4位の死因で，疾病負荷(DALY)の第3位の原因ですが，サハラ以南アフリカと南アジアでは下痢症は死因の第3位，疾病負荷の第3位の原因となっています[37]。

● 下痢症への対策

下痢症には5つの予防戦略があります。

その第1は6か月間の完全母乳哺育 exclusive breast-feeding の推進です。これが恐らく最も効果的な方法で，子どもと母親の双方に利益があり，子どもには母体からの抗体と栄養豊富で汚染のない食事(母乳)をとることができるという利益，母親には出産間隔を延長でき，かつ子どもがより健康に育つという利益があります。

第2は生後6か月以降に母乳栄養と併用される補完食complementary feeding の改善です。

第3はロタウイルスワクチンの接種であり，2012年のWHOの推計では，ロタウイルスワクチン接種が低・中所得国で広まる前の2008年に，ロタウイルスで死亡した5歳未満児は約45万人にものぼります[83]。

第4は麻疹ワクチン接種の拡大であり，麻疹ワクチン接種と下痢症の発生率や死亡率の減少の間には明らかな関連性が示唆されており，麻疹ワクチンの接種率が高まれば，特にアフリカでは，下痢症の疾病負荷がかなり減少すると期待されます。

第5は水・し尿処理 sanitation の衛生化です。清潔な水が入手でき，し尿処理が適切になされれば，下痢症の発生率を確実に減らすことができます。正しい手洗いによっても，下痢症の発生率を3％減らすことができることが示唆されています[84]。ビタミンAの補給率を向上させて，ビタミンAの摂取が十分な子どもの割合を増やす努力も大切です[85]。

患者を適切に管理すれば，下痢症の重症度と死亡率を著しく減少させることができますが，それには3つの方法があります。第1は経口補水療法(ORT)です。特に自家製補液が作れる場合には，最も費用対効果の高い方法となります。以前の推計によれば，ORTの使用が世界的に拡大したにもかかわらず，世界でORTあるいは自家製補液によるケアを受けている下痢症患者はまだ約49％に過ぎません[82]。第2は亜鉛の補給です。急性下痢症の発症後，10〜14日間亜鉛を補給すれば毎年30万人の死亡を防ぐことができると推測されています[86]。第3は抗菌薬の投与で，赤痢菌感染を主な原因とする血性下痢には有効です。しかし，この治療を最もニーズの高いところに供給するには，内科医以外の医療従事者が処方できるように訓練する必要があります。なぜなら，ほとんどの低所得国や多くの中所得国では，最もニーズの高い地域には十分な数の内科医が存在しないからです[82]。

## 顧みられない熱帯病[87]

● 顧みられない熱帯病の疾病負荷

世界の10億人以上が，少なくとも1つの「顧みられない熱帯病 neglected tropical diseases(NTD)」に罹患していると推定されています[88]。表12-15 はその中で最も多い13疾患を示したもので，世界の最も貧しい人々がこれらの疾患で苦しんでいます。

NTDは健康に深刻な打撃を与え，子どもの成長と発達を妨げ，妊婦を苦しめ，そしてしばしば長期間続く消耗性の病疾をもたらし，しばしば死に至ります。これらの疾患による罹病，障害，外観の損傷は極めて深刻であり，その外観ゆえに，NTDで苦しむ人々はコミュニティからはもとより，家族からさえも忌避されることが少なくありません。そして，これらの疾患の患者では多くの場合，労働生産性が低下し，患者本人，家族，またその国に甚大な経済的損失をもたらします。

NTDはその疾病負荷の大きさにもかかわらず，シャーガス病 Chagas disease，リンパ系フィラリア症 lymphatic filariasis，オンコセルカ症 onchocerciasis，ハンセン病 leprosy など大きな前進が見られた一部のNTDを除けばつい近年まで対策に対して十分な投資は行われてきませんでした。年間わずか約0.5米ドルで7つの主なNTDを同時に治療できる速効性の4種混合薬(速効性混合薬 rapid-impact package)が存在することを考えれば，このようなことは嘆かわしい事態と言わざるをえません[89]。そのようなわずかな費用(約0.5米ドル)で，極めて多くの人々がNTDの苦しみから救われることを思えば，この治療薬を，ニーズのある地域の人々にできる限り速く行き渡るよ

> **表12-15 顧みられない熱帯病(NTD)―有病率(存在率)の高い順**
>
> 回虫症 ascariasis(roundworm)
> 鞭虫症 trichuriasis
> 鉤虫症 hookworm infection
> 住血吸虫症 schistosomiasis
> リンパ性フィラリア症 lymphatic filariasis(elephantiasis 象皮症)
> オンコセルカ症 onchocerciasis(河川盲目症 river blindness)
> トラコーマ trachoma
> シャーガス病 Chagas disease
> リーシュマニア症 Leishmaniasis
> ハンセン病 Leprosy
> ヒトアフリカトリパノソーマ症 human african trypanosomiasis
> ブルーリ潰瘍 buruli ulcer
> メジナ虫症 dracunculiasis(ギニア虫症 Guinea worm)
>
> WHO Factsheets on individual diseases から筆者が編集。http://www.who.int/neglected_diseases/diseases/en/ へ 2015年7月17日にアクセス。

うにすることがグローバルヘルスの重要な課題であると言えます。

**表12-15**に示した13の寄生虫症と細菌感染症であるNTDは，世界の6人に1人が罹患している疾患であり，そのうちの5億人が子どもです[90]。これらの疾患のうちの7つは，罹患者の規模と対応の可能性の観点から特に重要です。

土壌伝播蠕虫 soil-transmitted helminths と呼ばれる多くの腸内寄生虫 intestinal worm による疾患は，とりわけ多くの人々を苦しめており，この中には世界で10億人以上が罹患している①回虫症 roundworm(ascariasis)，それぞれ7億人以上が罹患している②鞭虫症 whipworm(trichuriasis)，③鉤虫症 hookworm の3つが含まれます[90]。これら以外で比較的多いNTDには，約2億人が罹患している④住血吸虫症 schistosomiasis(snail fever)，1億2000万人が罹患している⑤リンパ系フィラリア症 lymphatic filariasis(象皮症 elephantiasis)，4,000万人以上が罹患し失明に至ることのある⑥トラコーマ blinding trachoma，約2,600万人が罹患している⑦オンコセルカ症(河川盲目症 river blindness)の4つがあります[90]。

NTDよりも多くの人を死に至らしめる疾患は数多くありますが，NTDのDALYへの影響はマラリアと同じほどの規模に達することが示唆されており[91]，これは，NTDの罹病期間が長く，長期にわたる障害を引き起こすことに原因があります。

**図12-3**はNTDの世界分布を示したものです。上記①～⑦のNTDを抱える国が多く見られますがそのほとんどはアフリカで，ブラジルとカンボジアも含まれます。そして，6つのNTDを抱える国はサハラ以南アフリカに多く，5つのNTDを抱える国はアフリカ，アジアそしてラテンアメリカ・カリブ海の多くの低・中所得国にみられます。

NTDは貧困の疾患であり，「底辺の10億人 bottom billion」と呼ばれる世界で最も貧しい人々のほぼ全員が罹患しています。NTDは特に亜熱帯気候と熱帯気候に多く，衛生的な水・し尿・ごみ処理を欠く，不衛生な環境に住む女性や子どもが最もその脅威に曝されています。後述するように，NTDの中には妊婦に特にリスクが高いものがあります。また，農業従事者では特にNTDのリスクが高くなりますが，それは農業従事者では，NTDの原因となる寄生虫の多くが棲息する土壌に接触する機会が多いからです。また，アフリカに住みかつ川の水を飲用や水浴に用いる人々は，オンコセルカ症などのNTDに罹患しやすく，労働や家事で淡水をよく使う人々もNTD感染のリスクが高くなります[92]。

蠕虫症 worm diseases(注：回虫，鞭虫，鉤虫を含む)の疾病負荷は，単に感染しているかどうかだけではなく，体内の虫数にも関係します。最も数多くの寄生虫を宿しているのは就学前の子どもで，また蔓延国では極めて多くの学童期の子どもが腸管寄生蠕虫症に感染しています。たとえば，2009年のルワンダでは，学童期の子どもの75%以上が土壌伝播蠕虫症に感染していたと推計されています[93]。

以下，最もよくみられるNTDの一部がどのように伝播し，どのような重要な臨床症状を示すかについて簡単に紹介します[92]。

- 土壌伝播蠕虫 soil-transmitted helminths と総称される寄生虫は，非常に似通った生活サイクルを持っています。人が虫卵を摂取すると，虫卵は体内で孵化して幼虫 larvae となり，蠕虫の種類に応じて体内の様々な組織に移行します。蠕虫は宿主である人間の食物を栄養源とするか，腸管壁に付着し宿主から吸血して生活します。虫卵は人の糞便とともに外界に出て，これを人が経口摂取すると感染します。なお，鉤虫は経口感染ではなく，土の中で孵化した幼虫が皮膚を破って侵入することで感染します。

- 住血吸虫 schistosomiasis は肝吸虫の1つです。住血吸虫症に罹ると，尿や糞便中に虫卵が排出されます。この吸虫は淡水に棲む巻貝に感染し，感染した巻貝のいる水の中で，人が泳いだり，水浴したり，仕事をしたりすると，人の皮膚を貫いて感染します。吸虫の形態によっては腸管，肝臓，尿路に現れることもありますが，いずれも重篤な臓器障害を引き起こします。

- リンパ系フィラリア症 lymphatic filariasis の伝播サイクルは蠕虫とはかなり異なり，蚊によって媒介

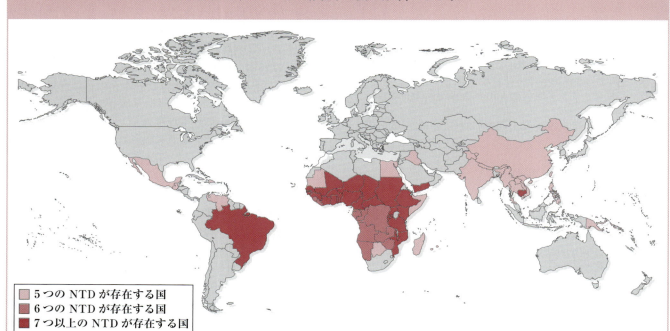

図 12-3　顧みられない熱帯病（NTD）が 5 つ以上存在する国の分布，2010 年

5 つの NTD が存在する国
6 つの NTD が存在する国
7 つ以上の NTD が存在する国

出典：Global Network for Neglected Tropical Diseases. Interactive Map, Countries with Five or More NTDS. http://www.globalnetwork.org/about-ntds へ 2010 年 12 月 26 日にアクセス。

されます。蚊が感染者を刺して幼虫を吸うと，蚊の中で成長して蚊の吻部 mouth に移行します。そして，この蚊が人を刺すと，孵化した幼虫が皮膚に感染します。幼虫は 6 年間もリンパ系で生存し続け，死ぬときには，重篤な外観の損傷 disfigurements を遺します。

- オンコセルカ症 onchocerciasis は，ブユ black fly に媒介される疾患で，フィラリア症と似たような伝播サイクルをとり，感染したブユが人の皮膚を吸血することにより，人から人へと幼虫が伝播し，成虫になると雌は何百万もの小さな幼虫を体内に産出します。
- トラコーマ trachoma は細菌による疾患で，目に炎症を引き起こし，滲出液が出ますが，その液にほかの人が接触（普通は手で接触）することによって伝播します。ハエによって伝播することもあります。

● 顧みられない熱帯病（NTD）の影響

NTD は感染者の健康と安寧 well-being だけではなく，社会や経済にも多大の影響を及ぼします。たとえば，トラコーマは目の充血，腫脹，光線過敏，角膜瘢痕，やがて永久的な失明を引き起こす可能性があります。住血吸虫症は，排尿痛や血尿，血性下痢，肝脾の腫大，肝がんの発症

につながることがあり，最も致死的な NTD です。リンパ系フィラリア症は下肢と性器に著しい腫脹を生じることでよく知られた疾患で，オンコセルカ症は皮膚病変と失明を引き起こします。

蠕虫症に感染すると，一般的に腹部痛，食欲不振，栄養不足，下痢，貧血などが生じますが，子どもの慢性的な蠕虫感染は，身体的・精神的発達を妨げる可能性があります。妊婦が鉤虫症に罹ると，低出生体重児もしくは重度の虚弱児が生まれる，あるいは母乳の出が悪くなるなどの影響が生じます。加えて，特に低所得国の鉤虫症による貧血を患う妊婦では，貧血のない妊婦よりも死亡率が 3.5 倍も高くなってしまいます。これは，サハラ以南アフリカの 1/4～1/3 の妊婦が鉤虫症に感染している現状を考えれば，非常に重要な事実です[94]。鞭虫も子どもに深刻な発達遅滞を起こす可能性があります。

NTD はそれ自体が個人に甚大な病害をもたらすだけではなく，他の感染症の病状を悪化させたり，他の感染症への感受性を高めたりもします。最近の研究によると，HIV/AIDS やマラリアに罹っている人は同時に，少なくとも 1 つの NTD にも罹っていることが多く，その場合には HIV/AIDS やマラリアによる症状はより重篤化します。また，蠕虫への感染は，HIV 感染のリスクを高める要因となることがあり[95]，たとえば，女性に性器住血吸虫症による性器病変があれば HIV に感染しやすくなります[96]。また，尿路住血吸虫症が膀胱がんを引き起こすこと

があるように、NTDは非感染性疾患 noncommunicable diseases の原因となることもあります[97]。

社会的スティグマはNTDがもたらす重要な影響の1つです。多くのNTDは障害や外観の変形を引き起こすため、患者は家族やコミュニティから忌避されてしまうことが少なくありません。ハンセン病は、未治療で放置されれば高度の皮膚病変を引き起こすため、聖書の時代からスティグマの対象となってきました。また、下肢や外性器に著しい腫脹を生じるリンパ系フィラリア症ほど強いスティグマを受ける疾患は非常に稀で、このような疾患の患者は家に閉じこもり、診断と治療のために外に出ることさえ嫌がります。女性の社会的価値が結婚の有無によって大きく左右されるような文化圏では、こうしたスティグマは特に若い女性に深刻な影響を与え、結婚することも、働くこともできなくなってしまいます。

NTDは個人の生産性のみならず、コミュニティと国家の経済にも大きな打撃を与えます。子どもは特にNTDの影響を受けやすく、また長期間その影響に苦しむことが少なくありません。一部の地域では、鉤虫感染により、学童期の小児の登校率が20％以上減少したと報告されています。登校率が低くなりその結果学業成績も不振となれば、将来の収入の低下にもつながります。実際、鉤虫のある蔓延地域では、将来の賃金獲得能力が最大43％も減少したと報告されています[98]。

このように、NTDは個人、家族、国家レベルの経済や生産性に大きな影響を与えます。家族がNTDに罹患すると家計収入が大きく減少するため、財産を売り払って生計にあてなければならない家族も出てきます。また、オンコセルカ症が非常に蔓延している地域では、ブユのいる土地は牧畜などの経済活動に使えなくなってしまいます。なぜなら、その土地に住む家族は、オンコセルカ症による失明の危険に曝されてしまうからです。トラコーマだけで、毎年、世界の生産性に推計29億米ドルもの損害を与えていると推定されています[99]。

● 顧みられない熱帯病（NTD）への対策

まだ多くの人々がNTDに苦しんでいますが、その対策には最近かなりの前進が見られています。たとえば、オンコセルカ症は、健康教育と目の細かい布を用いた水の濾過が普及したことにより、西アフリカの10か国ではもはや公衆衛生上の問題ではなくなってしまいました。また、同じ対策によってメジナ虫症もほぼ根絶に近い状態になり、実際、メジナ虫症の症例数は1986年には20か国で350万以上もあったものが、2014年の終わりには4か国でわずか126症例にまで激減しています[100]。

WHOは、1997年にトラコーマに対する世界戦略として、SAFE（手術 surgery、抗菌薬 antibiotics、顔面洗浄 face washing、環境改善 environmental change）として知られる戦略を打ち出しました。このプログラムによって全世界のトラコーマ感染者数は、1997年の1億4900万症例から現在の4,100万症例にまで大きく減少しました[90]。特に顕著な進展が見られたのはモロッコで、SAFE戦略が初めて国家レベルで試みられ、Pfizer（ファイザー）社の7,200万米ドル相当のトラコーマ治療薬の寄付と、環境衛生の改善によりトラコーマ感染者数は99％という劇的な減少を記録したのです[101]。このモロッコの経験については本章の「ケーススタディ」で詳しく紹介します。

リンパ系フィラリア症は13か国で排除され、現在サーベイランスで発生状況が監視されている段階にあります[102]。これは、主にコミュニティとの緊密な連携により、蔓延地域のすべての人々に毎年適切な薬剤の投与が実現したことによって達成されたものです。薬剤はMerck（メルク）社とPfizer社から寄付されました。Global Program to Eliminate Lymphatic Filariasis は著しい成果を上げ、その最初の8年だけで推定660万人の新生児のリンパ系フィラリア症が防止され、明らかな臨床症状を示していた感染者950万人において深刻な状態への進行が防止されました[103]。Global Program to Eliminate Lymphatic Filariasis が立ち上げられた2000年以来、年間の感染者発生数は43％減少しました[102]。

さらに、NTD対策をより効果的かつ広域に実施することを目的に、近年、様々な財団が世界規模あるいは国内単位で設立されています。これは Global Alliance to Eliminate Lymphatic Filariasis、African Programme for Onchocerciasis Control、Partnership for Parasite Control など様々なパートナーシップの成果がその基礎となっています。たとえば Global Network for Neglected Tropical Diseases は、より系統的で効率的、効果的なNTD制圧のための取り組みを推進するために、セービンワクチン研究所 Sabin Vaccine Institute に設立されました。このネットワークは、現地で治療の普及に当たる数々の加盟団体・組織から構成されており、その創設時の加盟団体・組織には、Liverpool School of Tropical Medicine、Earth Institute at Columbia University、Helen Keller International、International Trachoma Initiative、Imperial College の Schistosomiasis Control Initiative、Task Force for Global Health が含まれています。このネットワークは、加盟団体や組織、および現地政府を支援するために、アドボカシー、政策提言、資源の動員などに取り組んでいます[92,104]。

こうしたこれまでのNTDの対策の成功に鑑みれば、まだ世界に残っているNTDの制圧も、迅速にしかも比較的低いコストで達成できる可能性があります。そのためには、速効性混合薬 rapid-impact package の普及・拡大、駆虫対策の推進、NTD対策と他のプログラムとの統合、新たな技術開発、政治的コミットメントの強化など、様々な領域での取り組みを調和させる努力が必要となります。

最も蔓延している7つのNTD（p.313）への対策としては、この速効性混合薬を早急に拡大することが重要です。この混合薬には次の6剤、アルベンダゾール albendazole，メベンダゾール mebendazol，プラジカンテル praziquantel，イベルメクチン ivermectin，ジエチルカルバマジン diethylcarbamazin，アジスロマイシン azithromycin（表 12-16）のうち 4 剤が含まれています。

速効性混合薬に必要な薬剤は，製薬企業のエーザイ，GlaxoSmithKline，Johnson & Johnson，Merck KGaA，Pfizer，Sanofi から寄付が得られるため，サハラ以南アフリカでこのプログラムの実施に必要な費用は，1 人あたり年 50 米セントと予測され，そのコストの低さと公衆衛生上のインパクトの大きさを考えると，グローバルヘルスにおける極めて効率的で価値ある取り組みと言うことができます。

オンコセルカ症対策では蔓延地域の住民の中から選ばれた医薬品配達ボランティア medicine distributor の助けを借りて，イベルメクチンの迅速な普及に成功していますが，速効性混合薬にも同じ戦略の活用が望まれます。こうしたコミュニティ参加型のプログラムには，公的セクターと民間セクターを連携させる効果，プログラムの策定・実行・監視に地域住民の参加を促す効果があります[105]。オンコセルカ症の治療プログラムは，アフリカの農村地域で特に大きな成功を収めており，2010 年だけで新たに 7,600 万人に治療が拡大されています[106]。実際，2008 年に行われたある研究では，サハラ以南アフリカに蔓延するほとんどの感染症対策においては，コミュニティ参加型の対策のほうが，従来型の対策よりもはるかに有効であることが示されています[105]。

子どもにおける定期的な駆虫 deworming も，グローバルヘルスにとって非常に効率の高い対策の 1 つであり，もっと注目されてもよい対策です[107]。駆虫は登校率を改善する上で非常に費用対効果の高い方法であり，加えて以前から知られているように，子どもの認知能と学習能力を向上させ，識字率の向上や将来の生産性の向上にもつながります[108]。さらに最近の研究で，駆虫にはマラリアの疾病負荷を有意に減少させる効果のあることが示されていますが，これは，回虫症 ascariasis に感染している子どもはそうでない子どもに比べて，重症マラリアに 2 倍罹りやすくなるからです[109]。

さらに，マラリアや HIV/AIDS が蔓延している地域ではすでに，それぞれの予防・治療プログラムが実施されていますが，これらのプログラムと NTD 治療プログラムの統合は極めて効果的であり，それによって，これらのプログラムの費用対効果が高まり，より効率的にこれらの疾患の負荷を減少させることができます。こうしたプログラムの統合は医学的にも重要な意味があります。なぜなら，鉤虫症と住血吸虫症はしばしばマラリア症を悪化させるからです[110]。

蚊帳の配布とオンコセルカ症やリンパ系フィラリア症など NTD 治療との統合も有益です。実際，中央ナイジェリアでは，薬剤処理蚊帳 insecticide-treated bednet の配布がリンパ系フィラリア症とオンコセルカ症治療のための集団薬剤投与と統合して実施されたことにより，蚊帳の使用率が大きく上昇したことが報告されています[111]。

● 将来の課題

長期的な観点からは新しい技術開発への投資も重要で，それがより効果的で効率的な新たな対策の開発につながる可能性があります。ビル＆メリンダゲイツ財団 Bill & Melinda Gates Foundation と民間の寄付による支援によって，セービンワクチン研究所 Sabin Vaccine Institute の Sabin Vaccine Development Program による，鉤虫症と住血吸虫症に対するワクチン開発が進められています。もし，終生免疫が獲得できるワクチンが開発されれば，蔓延

表 12-16　顧みられない熱帯病（NTD）の種類別の治療法

| 混合薬のタイプ | 流行のシナリオ | | | | 推奨される医薬品の組み合わせ |
|---|---|---|---|---|---|
| | STH | LF | SCH | ONCHO | 医薬品 |
| A | ✓ | ✓ | ✓ | ✓ | ALB + IVM + PZQ |
| B | ✓ | ✓ | | ✓ | ALB + IVM |
| C | ✓ | ✓ | ✓ | | ALB + DEC + PZQ |
| D | ✓ | ✓ | | | ALB + DEC |
| E | ✓ | | | | ALB/MBD |

ALB＝アルベンダゾール（albendazole），IVM＝イベルメクチン（ivermectin），PZQ＝プラジカンテル（praziquantel），DEC＝ジエチルカルバマジン（diethylcarbamazine），MBD＝メベンダゾール（mebendazole），STH＝土壌伝播蠕虫症（soil-transmitted helminths），LF＝リンパ系フィラリア症（lymphatic filariasis），SCH＝住血吸虫症（schistosomiasis），ONCHO＝オンコセルカ症（onchocerciasis）。
注意：速効性混合薬 rapid-impact package はアジスロマイシン azithromycin も含む。
出典：Weaver, Sankara D. The ABCs of NTDs. Presentation at the USAID Mini-University, September 12, 2008.

地域のすべての子どもに毎年2回駆虫薬を提供するというかなりの労力を要するプログラムを実施する必要がなくなります。住血吸虫症のワクチン開発はパスツール研究所によっても行われています。

NTD（顧みられない熱帯病）対策には新薬開発も重要です。現在主な7つのNTDには4種類の薬剤が用いられていますが、これらの薬剤の一部にはすでに耐性が発生しており、今後それがさらに広がっていく可能性があります。NTDに対しては、今後も新たな薬剤の開発が続けられなくてはなりません[112]。

こうした薬剤による予防や治療の重要性は言うまでもありませんが、各国はそれと同時に、NTD発生の根源となる問題に、コミュニティと協力して取り組む必要があります。NTDの発生には、貧しい人々の不衛生な生活環境が極めて密接に関連しています。したがって、人々に対する衛生教育、安全な水の供給、し尿処理の改善、寄生虫の繁殖地の撲滅などは今後も重要な課題です。長期的には、こうした取り組みこそがNTDの疾病負荷を減らす上での鍵となるものですが、残念ながら、こうした方面の進歩にはかなりの時間を要するため、NTDの根絶を迅速にかつ費用対効果を高く達成するためには、できるだけ速やかに速効性混合薬を普及させる必要があります。

## 政策とプログラムの概要

本節では、5つの具体的な事例を紹介し、その中でこれまで述べてきた対策のポイントがどのように生かされているかを見ていきます。最初の2つは新興・再興感染症のチクングニア熱とエボラウイルスで、3つめはHIV感染者の主要な死因の1つであるクリプトコッカス症、そして4つめはインドの公的セクターと民間セクターの連携による優れた薬剤耐性結核対策の事例を紹介します。そして最後に、HIV/AIDSを取り上げ、その長期的なコストと世界あるいは流行や所得レベルの異なる国々が、どうすればこの問題に対処できるかについての最近の重要な知見を論じます。

### チクングニア熱

チクングニア熱 chikungunya fever は、チクングニアウイルスによる蚊媒介感染症です。ネッタイシマカ Aedes aegypti とヒトスジシマカ Aedes albopictus によって媒介され[113]、これらの蚊が感染者から吸血することによって伝播します。このウイルスの流行は通常、アフリカや東南アジア、インド、インド洋諸島で見られますが、ヤブカ属 Aedes の蚊の生息域がカリブ海、ヨーロッパ、アメリカなどに拡大していることから、今後こうした地域でも流行が起こる可能性があり、その結果ウイルスがその地域に定着する恐れがあります。

このウイルスは、タンザニアでの小規模な流行の後に、1952年に初めて人で検出されたもので[113]、2004年のケニアの2つの沿岸地域—Lamu島とMombasa—で大規模に流行するまでは、チクングニアの大規模な流行は記録されていません[113]。最初のLamu島での流行は、当初はマラリアによるものと考えられていましたが、検査の結果、チクングニアが原因であることが判明しました。Lamu島での発病率 attack rate は75％で、島の住民1万8000人のうち1万3500人が発病しています[114]。

ケニアにおける2004年の流行は、インド洋諸島にまで広がりました。たとえば、La Réunion（レユニオン）島では、25万5000人がそのウイルスに感染したと推定され、2006年中期における同島での全発病率 overall attack rate は35％と推計されています[115]。2006年のインドでの流行は、公式推計で130万人が感染したとされていますが、インドを出入りする感染者の渡航によって、流行はイタリアに広がり、197例のチクングニア症例が報告されました[116]。流行はさらに拡大し、2014年5月の終わりまでには西半球およびカリブ海で1万5000人以上が感染した疑いのあることが報告されています[117]。図12-4に示したのは、現在世界でチクングニア感染発生のリスクのある地域です。

このように、チクングニアウイルスの流行は劇的に拡大しましたが、この疾患の臨床症状には変化は見られず、頭痛、背部痛、悪心・嘔吐、発疹、高熱、強い関節痛が、典型的には10日間続きますが[117]、その後、最大2年間にわたって強い関節痛、倦怠感、抑うつ症状を伴う慢性症状が続くことがあります[117]。チクングニアウイルス感染者における慢性症状の頻度は、発症時点からどれほど長く経過観察が行われたかによりますが、La Réunion島では感染者の80〜90％、インドでは49％、南アフリカ共和国では12〜18％の患者に慢性症状が報告されています[113]。ただし、このウイルスによる死亡は極めて稀で、たとえば2006年のインドでは139万人が感染したにもかかわらず、死亡例はなかったと報告されており、La Réunion島では26万6000症例のうち死亡例は254例であったと報告されています。つまり、La Réunion島での致死率 case-fatality rate（CFR）はわずか約1/1,000（0.1％）だったことになります[118]。

チクングニアは年齢、性別の区別なく、だれにでも感染のリスクはありますが、重症化のリスクは新生児と65歳以上の人で特に高く、また、水を容器に溜めて使うことの多い熱帯や亜熱帯気候に住む人々は、蚊が発生しやすくなるため、その分、感染リスクが高くなります[119]。

妊娠中に胎児がチクングニアに感染することは稀ですが、妊娠中に感染した胎児は、出産時には通常無症候で、その後、発熱、発疹、痛み、腫脹などの症状が現れます。胎児にチクングニアが感染する確率が最も高いのは分娩開始から出産の間で、この期間における胎児の感染確率は49％にもなります[113]。この時期に感染した新生児の病態は一般の感染者より重く、神経疾患、出血症状、心筋症など

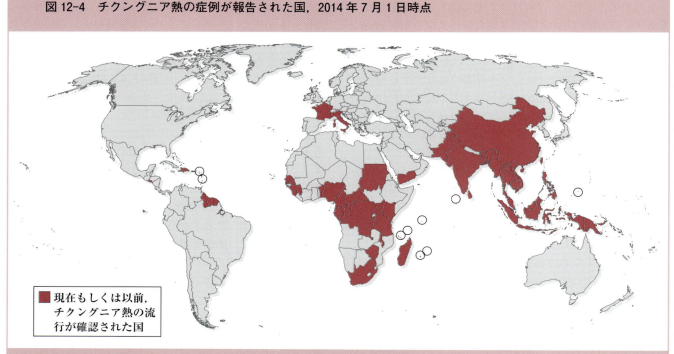

図12-4 チクングニア熱の症例が報告された国，2014年7月1日時点

凡例：現在もしくは以前，チクングニア熱の流行が確認された国

注：海外で感染したチクングニア熱症例しか報告されていない国は含まれていない。
Centers for Disease Control and Prevention. (2014). Countries and territories wherechikungunya cases have been reported. http://www.cdc.gov/chikungunya/geo/index.html へ 2014 年 7 月 21 日にアクセス。

を発症します。神経疾患を発症した児の予後は悪く，成長するにつれて長期的な精神障害に陥ることが少なくありません[113]。

このチクングニアによる死亡率は 65 歳を超える人々で高く，45 歳未満の人に比べるとそのリスクは 50 倍にもなりますが，その原因は，高齢者では基礎疾患を持つ頻度が高く，それによる免疫機能の低下が生じやすいためと考えられています[113]。実際，2006 年の La Réunion 島での流行による死亡者は高齢者のみに見られました[120]。同じ高齢者でも，水道がなくて水を溜めて使わざるをえない地域に住む高齢者は，そうでない地域の高齢者よりもチクングニア感染リスクが高くなります。また，免疫不全の患者や免疫機能の低下した 65 歳以上の高齢者の感染は極めて危険です。

このウイルスは，主にネッタイシマカとヒトスジシマカによって媒介されることはすでに述べました。これらの蚊はいずれも水の溜まっているところに繁殖します[119]。ヒトスジシマカの棲息場所は，熱帯地域や亜熱帯地域でよく見られるココナッツの殻，カカオの殻，竹の切り株，木のうろ tree hold，岩の凹みなどです[116]。ネッタイシマカも水溜まりで繁殖しますが，植物の存在は必ずしも必要でなく，都市部によく棲息し，人の作った容器や木のうろなどの溜まり水で繁殖します[121]。

チクングニアウイルスは現在，劇的にその棲息地域を拡大していますが，それには大きく 3 つの理由があります。その第 1 は，チクングニアウイルスは「蚊→人→蚊」のサイクルの中で生存し続けることができるため，元々の流行地を離れても棲息できることです。たとえば，2007 年には，インドで感染した人がイタリアに帰国したために，流行がインドからイタリアに広がりました。このことは，イタリアに棲息する蚊がその感染者を刺したことによって，ウイルスが蚊に移り（人→蚊），次にその蚊が人を刺す（蚊→人）というプロセスを繰り返したことによるものと考えられます。このイタリアの流行では，197 症例が報告されています[119]。

第 2 は，主な媒介蚊であるヤブカ属 Aedes の蚊は世界中に分布しているため，遠く離れた地域にも感染が伝播する可能性があることです。アメリカ大陸ではまだチクングニアウイルスの流行はありませんが，ネッタイシマカもヒトスジシマカも分布しているため，今後流行する可能性があります[113]。上述したように，ヒトスジシマカは気候の温暖な地域や，すでに流行の確立した地域における主な媒介蚊であり，ネッタイシマカはこのヒトスジシマカとは違い都市部での主たる媒介蚊です。都市部ではまだ流行は広がっていませんが，今後このネッタイシマカによって流行する可能性があります[113]。

第 3 は，一度このウイルスに曝露すると，終生免疫が生じると考えられていることです[113]。したがって，このウイ

ルスは1か所にとどまることでは生存できず，まだウイルスに曝露されていない人々に次々と伝播していくことになります。

チクングニアの流行は，長期の罹病に伴う治療やケアに要する直接のコストや生産性の低下といった，個人・家族レベルの影響だけにとどまらず，社会的にも大きな影響を及ぼします。これは，社会がこのウイルスの流行を経験したことがない場合や，あるいは病院に十分な資源が存在しない場合には特に顕著となります。経済的影響は深刻で，たとえば2005年のLa Réunion島における流行では，総医療支出は5,900万米ドルにものぼり，その60％が直接の医療費で[114]，そのうちの47％が診察料，32％が入院費，19％が薬剤費と推定されています。外来患者と入院患者各1人のケアに要したコストは，それぞれ120米ドルと2,700米ドルで，入院患者の支出は1人あたり国民総生産（GDP）の約12％にも相当する額となっています[114]。

多くの農村では，チクングニア熱の治療の一部に抗菌薬を使うという不適切な治療が行われています。抗菌薬はウイルスに対しては無効であり，こうした不適切な使用は抗菌薬への耐性菌発生の原因となってしまいます。実際，インドのMallelaでは，患者の65％が抗菌薬の治療を受けたことが明らかとなっています[120]。このような不適切な薬剤の使用，もっと本質的にはこの疾患に関する教育の欠如が，このウイルスがもたらす経済的コストと医療コストの背景にあると考えられます。チクングニア熱による生産性の低下については，Mallelaでは1症例あたり約8.9労働日が失われたと報告されています[120]。

このウイルスの流行を防ぐためには，蚊の刺咬の防止，保健医療システムの効率と効果の向上，世界の新たな地域への流行拡散の抑止などが必要ですが，そのためには家庭，コミュニティ，国家，世界の各レベルでの対策が必要となります。

最も重要な予防対策は蚊に刺されないようにすることですが，それには就眠中に薬剤処理蚊帳 insecticide-treated bednet を使用する，夜間照明に近づかない，防虫剤 insect repellant を用いる，長袖・長ズボンを着用する，など色々な方法があります[113]。また，発生源対策としては，蚊の繁殖場所となる自然のもしくは人工的な水溜まりを減らすことも重要です[113]。

国家レベルでは，チクングニア流行の発生に備えて必要な体制を整備しておく必要があります。これには，患者が重症度に応じた治療をスムーズに受けられるためのトリアージ体制の設立，ウイルスの侵入を検知できるような病原微生物サーベイランスシステムの確立，チクングニア熱の脅威についての公衆衛生関係職員 public health official の教育，症例サーベイランスを可能とするための制度設計などが含まれます[113]。そして，一旦このウイルスの侵入が確認されたら，医療施設は事前に準備していた行動計画に従い，保健省と連携しながら，スタッフの動員，病床の確保，必要な資材の確保，必要な医療サービスの実施などの

措置を速やかに実行しなくてはなりません[113]。デングウイルスのサーベイランスが存在するところでは，その仕組みをチクングニアのサーベイランスに活用することができます[121]。

グローバルには，WHOがエビデンスに基づくガイドラインを策定し，各国にアウトブレイクと症例の効果的な管理に必要な技術の支援と指導を行っています。またWHOは，地域事務局レベルでも症例の臨床的管理，診断，蚊のコントロールに関するトレーニングの機会を提供しています[113]。加えて，汎米保健機関 Pan American Health Organization（PAHO）は，米国疾病管理予防センター Centers for Disease Control and Prevention（CDC）のベクター媒介性感染症部門 Division of Vector-borne Diseases とともに，作業部会をペルーのリマで開催し，このウイルスのもたらす脅威，その影響を軽減するために必要な措置を検証しました[113]。これに基づいてPAHOは，加盟国のために，チクングニアの脅威と，その予防に必要な対策についてのガイドラインを作成しました[113]。世界の各国の政府も，メディア，一般の人々，行政担当者などに対する，この疾患の伝播様式，対症療法や支持療法 supportive treatment の必要性，流行制圧のための効果的な対策についての教育に率先して取り組む必要があります。

## 2014，2015年のエボラ流行

### ●背　景

エボラ出血熱 Ebola hemorrhagic fever（以下，エボラ）は，エボラウイルス Ebola virus が引き起こす疾患です。1976年の出現から2015年1月に至るまで約2万5000人が感染し，その全員がアフリカの居住者，アフリカで感染した人と接触した人，あるいは実験室の事故で感染した人々でした[122]。2015年1月31日時点で，感染者の平均致死率 case fatality rate（CFR）は42.6％（死者数1万848人）でしたが[123,124]，一部には90％にも達したところもあります。エボラウイルスには5種類存在することが知られていますが，これまで人での流行が確認されたのは，3種類（ザイール Zaire 株，スーダン Sudan 株，ブンディブギョ Bundibugyo 株）です[122]。

エボラの特徴は，インフルエンザ様症状と下痢，嘔吐，大量出血です。潜伏期間 incubation period は2〜21日ですが，症状は普通，感染8〜10日後に出始めます[125]。この疾患は，血液，唾液，嘔吐物，下痢，精液など体液への曝露により感染します。しかしこの疾患は，発症前には他の人に感染することはありません。エボラに対する治癒的な治療法や治験を経たワクチンはまだ開発されていません。

これまでエボラ流行の被害に遭ったのは，大半がコンゴ民主共和国，ウガンダ，南スーダン，コンゴ共和国，ガボンの貧しい農村の住民で，10〜25％が医療従事者でした。2014年以前の2,348症例のうち，41％がコンゴ民主共和国，25％がウガンダ，14％が南スーダン，10％がコンゴ共

和国，9%がガボンと報告されています[122]。

最初の感染は病気の動物，その死骸，特に森林に住むコウモリや霊長類に触れることで発症すると広く信じられていますが，最近ではフルーツコウモリ fruit bat がウイルスの自然宿主だと考えられています[126]。流行が一旦始まると，発症患者とその家族との直接接触，医療施設での不適切な患者の取り扱いなどがリスク要因となって，感染が広がっていきます。

1976年以来，35回のエボラの流行が記録されており，最初の流行は南スーダンや，コンゴ民主共和国北西部のYambuku布教区の周辺で発生しました。コンゴ民主共和国の1976年の流行では，症例の26.7％が針刺し事故かエボラ患者に使用した針を未消毒のまま再利用したことによるもので，約半数（46.9％）が人-人感染，それも，そのほとんどが病気の家族のケアをしているとき，もしくは死者に触れる風習のある葬儀の最中に生じたものでした[128]。同国では1995年にも大きな流行が起きて315人が感染し，81％が死亡しましたが[122]，感染者の約1/4が医療従事者でした[127]。

● 2014年，西アフリカの流行

2014年の西アフリカでのエボラ流行は今までに起きた最大の流行で，2015年1月27日時点で2万2124人の感染者と8,829人の死者が報告されています[129]。これは西アフリカにおける最初の流行であり，また初めての都市部における流行でした。ウイルス株はザイール株で，コンゴ民主共和国とガボンで以前見られたものと非常に近いことがわかっています[130]。

この西アフリカにおける流行は，まず2014年3月24日にギニアで報告され，2015年1月31日時点までにナイジェリア，セネガル，スペイン，米国，英国，マリ，シエラレオネ，リベリアに拡大しましたが[124]，2015年2月初めの段階では，流行が継続しているのはシエラレオネ，リベリア，ギニアに限られています。致死率は約40％で，以前の流行よりもやや低下しています。

この流行への対応には，流行国の保健省以外に，米国の疾病管理予防センター（CDC），WHO，国際連合（UN），国境なき医師団 Médecins Sans Frontières（MSF），UNICEFが大きな役割を果たしました。

● 流行対策

これまでの流行の経験から，流行制圧のための最善の対策は，家庭における安全な患者のケアや埋葬法に関する教育，病院における適切な感染コントロール，適切な患者管理と隔離，症例の確定検査，積極的サーベイランス active disease surveillance［訳注：医療機関からの報告を待つ受け身のサーベイランス passive surveillance ではなく，医療機関に出向いて積極的に患者を同定していくタイプのサーベイランスのこと］の実施などが挙げられます。

2014年の流行に対して取られた対策の多くもこれに沿ったものでした。最初の症例が"発生"したと推測される時点から約8か月後，最初の症例が"報告"されてから5か月が経った2014年8月8日に，WHOはエボラの流行を最高の脅威レベルの「国際的公衆衛生上の緊急事態 Public Health Emergency of International Concern」に引き上げ[131]，CDCはすべての流行国にスタッフを派遣し，国境なき医師団（MSF）は302人の国際職員を提供し，8つのエボラ治療センターで3,600人の地元スタッフを雇いました[132]。シエラレオネ，リベリア，ギニアの政府は，近隣国への旅行制限と国境閉鎖を行いました。

しかし，これらの対策が効果を表すようになったのは2014年の10月頃で，流行はようやくピークを打ち[133]，その時点から2015年1月にかけて症例数は着実に減少していき，2015年1月18〜25日の週には，2014年6月以来初めて週間症例発生数が100以下となりました[134]。リベリアでは特に症例数の減少が大きく，同週には4例の発生が見られたのみでした[133]。

この流行については初動の遅れが指摘されています。その理由としては，流行国の疾病サーベイランスや国境管理能力の低さ，医療従事者や医療資材の不足，対応の際の関係者の連携不足，エボラに関する地域の経験と教育の不足などが指摘されていますが，加えて国際的な対応の遅さも指摘されています。

2007年の初頭，WHOの加盟国194か国は，エボラのような感染症に対する各国の流行の検知能力と対応能力の調整と向上を目的に，国際保健規約 International Health Regulations（IHR）の改訂版を制定しました[135]。しかし，今回のエボラの流行国を含む80％の批准国が，IHRに定められた責務をまだ履行していなかったのです[136]。こうしたIHRの不履行が，流行の検知能力と国境管理能力の不備の背景にあります。WHOの推測では実際の症例数は報告の2〜4倍あり，それはひとえに症例発見に必要な資源が乏しかったためとされています[137]。加えて，国境検問と旅行禁止令が施行されたにもかかわらず，2014年9月の新規症例の34％は，いまだにシエラレオネ，リベリア，ギニアの国境地帯に発生しており，国境検問がほとんど機能していないことを示唆しています[138]。

これまでのエボラの流行と同様に，2014年の流行でも医療従事者のリスクが高く，死者の約10％が医療従事者でした。流行地のほとんどで，医療従事者に対する防護装備の供給も医療施設の受容能力も極めて不十分でした[139]。国境なき医師団（MSF）は8つのエボラ治療センターに合計650の病床を有していましたが，流行の間に，何度も収容能力の限界に達したと報告しています。そのため，多くの患者は治療センターで治療を受けることができず，家族がそのケアに当たるという状況が生じていました。UNICEFからも重要な医療資源の提供が行われましたが，残念ながらその生産が遅く，十分な供給がなされるには至りませんでした[140]。加えて，米国などの非流行国が課した飛行機による渡航禁止と旅行制限は，流行国へのそう

した資源の供給の妨げとなりました（WHOはそのような旅行制限の必要性を認めていなかったにもかかわらず）。

さらには，この疾患に対する教育不足が流行を助長しました。一部の家庭では伝統的な埋葬習慣［訳注：死者に触れる風習のある葬儀］が続けられ，実際ギニアでは，それが60％の症例の感染源となっていました[139]。また，西洋医学と政府への不信感から，いくつかのコミュニティでは暴動が発生し，医療へのアクセスを拒否したり，また感染拡大の恐怖から医療従事者に暴力を振るったり，病院で隔離されていた患者を"解放"したりするなどの行動が生じました[141]。

● 将来の課題

2014年8月28日にWHOは，6～9か月のうちにこの流行を終わらせることを目指した「Ebola Response Roadmap」を発表しました。このロードマップの核心となる内容は，同年9月に国連が発表したSTEPP戦略（流行の制圧 Stop outbreak，感染者の治療 Treat the infected，必須医療サービスの確保 Ensure essential services，安定性の確保 Preserve stability，非流行国での流行発生の防止 Prevent outbreaks in countries currently unaffected）の中に反映されています[142]。

この流行は，2014年11月から翌年1月末にかけて発生率が低下していきました。この大方の予想を裏切った疫学的状況の変化を受けて，国際連合人道問題調整事務所 United Nations Office for the Coordination of Humanitarian Affairs（OCHA）は2015年1月21日に，2015年1～6月に向けた最新戦略を発表しました。この戦略は，STEPPに基づいて策定されたもので，激しく流行が続いている地域では治療と安全な埋葬習慣を優先させ，流行が小さいもしくは生じていない地域では接触者調査 contact tracingを強制的に実施するという形に，資源を再配分するというものでした[142]。2014年12月17日以来，国境なき医師団（MSF）はまた，ギニアのGuéckédouにある治療センターで，ファビピラビル favipiravirという新薬の臨床試験を行っています。このような薬剤の有効性が証明されれば，現在のエボラの流行と将来の流行に大きな福音をもたらすと思われます[143]。

しかし将来における予防は，こうした薬剤よりもむしろ教育不足，劣悪な衛生環境，リスクの高い埋葬習慣などエボラ流行の根本的な原因の改善にかかっています。リベリアでは流行が終息しましたが，ギニアとシエラレオネではまだ感染が続いており，リベリアでの成功は，将来の流行の予防や制圧に何が必要かを示唆しています。

リベリアでは2014年10月中旬に症例数の劇的な減少が見られましたが，これは初期に症例数が急増したために，外国からの援助をより早く享受でき，そのため埋葬をより安全に行うチームと医療スタッフを雇用できたからだと考えられています。それ以外にも，シエラレオネとギニアでは患者が地方部に多かったのに対し，リベリアでは，患者は首都のモンロビアに集中していました。つまりリベリアでの流行は，シエラレオネとギニアに比べると比較的教育水準の高い集団における流行であり，それが流行が比較的早く終息した理由だと考える人々もいます[144]。実際，リベリアにおける流行対応では，コミュニティ参加や教育の役割が大きく，シエラレオネとリベリアに比べてはるかに速く行動変容が生じ，それが流行の急速な減少に貢献したと考えられます。

## クリプトコッカス症 — HIV感染者における新たな主要死因

● 背 景

クリプトコッカス症 cryptococcosisは，クリプトコッカス Cryptococcusという真菌によって引き起こされる日和見感染症 opportunistic infectionで，呼吸器症状あるいは髄膜炎を引き起こすことにより，頭痛，発熱，頸部痛，嘔吐，精神状態の変調といった症状を生じ，時に死に至ります[145]。この真菌は世界各地の多くの土壌中に存在しており，通常，吸引することで体内に侵入して肺や脳に感染します。しかし，真菌は人から人へと感染することはありません[145]。

クリプトコッカス症は世界中で，特に抗HIV治療へのアクセスが限られている低所得国の成人HIV感染者で発生率が高まっている致死性の疾患です。世界中で90万人以上が，毎年クリプトコッカス髄膜炎に罹り，そのうち2/3が感染3か月後に死亡しています[146]。クリプトコッカス症は低所得国のHIV感染者集団における死因の13～44％を占め，ある地域では結核を上回る死因となっています[147]。

免疫機能が正常であればこの真菌が身体を害することはほとんどありませんが，未治療のAIDS患者など免疫不全状態にある人では，クリプトコッカス症を発症するリスクが高くなります[148,149]。AIDS患者におけるクリプトコッカス症の治療は他の場合よりも複雑です。なぜなら，未治療もしくは治療が始まったばかりのクリプトコッカス症患者に抗HIV治療薬を投与すると，免疫再構築症候群 immune reconstitution inflammatory syndrome（IRIS）と呼ばれる状態になり，むしろ症状が悪化してしまうからです[150,151]。多くの未治療のHIV感染者が存在するサハラ以南アフリカでは，世界の全クリプトコッカス症の70％が発生していると推定されています[146]。

● 問 題

クリプトコッカス症は，低所得国のHIV感染者の生産性を減少させ，寿命を縮める消耗性で致死的な疾患です。クリプトコッカス症の検査はありますが，クリプトコッカス症患者の大半は迅速な診断と治療を受けていません[152]。未診断・未治療のクリプトコッカス症は，人的にも経済的にも極めて大きなコストを伴う疾患であり，流行は低・中

所得国に偏っています。致死率 case fatality rate も低・中所得国で高く、たとえば南アフリカ共和国における致死率は35〜65％と、高所得国の2〜3倍以上も高率となっています[153]。

南アフリカ共和国での研究によれば、クリプトコッカス髄膜炎の入院患者の治療コストは2,800米ドル以上と推定されています[154]。しかし、クリプトコッカス症は、クリプトコッカス抗原ラテラルフローアッセイ cryptococcal antigen lateral flow assey（CrAg LFA）と呼ばれる試験紙法で、簡単に検査することができるため、それを普及させることで感染者の命を救い、また感染に伴うコストを削減することができます[154]。実際この安価な迅速診断キットを用いれば、発病する前に病原体を検出でき、かつ抗真菌治療を効果的に実施することができます[155]。

### ●利用可能な解決策と対応

クリプトコッカス症の疾病負荷は徐々に増加しつつありますが、安価な検査と治療技術が存在するにもかかわらず、広汎に利用されるに至っていません[151]。WHO は、CD4陽性細胞数が100未満のHIV感染者全員に、クリプトコッカス症のスクリーニング検査と治療を推奨しています[156]。この検査は、アムホテリシンB amphotericin B やフルコナゾール fluconazole など適切な治療薬を決定する際、非常に重要です[157]。

ウガンダの研究では、CD4陽性細胞数100未満の人への CrAg LFA 検査は極めて費用対効果が高く、1 DALY（障害調整生命年数）を減らすのにかかる費用はわずか1.57米ドルです。結核の検査が20〜100米ドルかかるのに比べると非常に効率の高いものとなっています[158〜160]。

また、ベトナムの費用対効果研究でも、アジアにおけるクリプトコッカス症スクリーニングの重要性が確認されており、1 DALY 減らすのに必要な費用は約119〜190米ドルで、結核の場合とほぼ等しいことが示されています[161,162]。

抗真菌薬の第一選択薬はフルコナゾールで、Pfizer 社の Diflucan Partnership Program により低・中所得国には無償で提供されています[163]。しかし、アムホテリシンBやフルシトシン flucytosine など強力な抗真菌薬は、クリプトコッカス症が蔓延している貧困な地域では、入手困難なことが少なくありません[164]。そこで、南アフリカ共和国は2012年に、こうしたデータと WHO のガイドラインに基づき、CD4が100未満のHIV感染者へのCrAg LFAによるスクリーニング検査の実施と、それに続く検査および抗真菌療法を含む臨床的アルゴリズムを提唱しています[165]。

### ●将来の展望

WHO と南アフリカ共和国のクリプトコッカス症の検査ガイドラインは、作成されてからまだ数年しか経っていないため、世界のどれほどのHIV感染者が、実際クリプトコッカス症のスクリーニング検査と、適切な治療を受けているかについてのまだ信頼できるデータはありません。各国は日和見感染症によるAIDS患者の死亡を防ぐために、これらの検査と治療のガイドラインの迅速な普及に努める必要があります。

## 結核に対する包括的な対策 ─ Operation ASHA と Last-Mile Pipeline

### ●背 景

長年の間、インドは世界で一番結核の多い国でした。そこでインド政府は、1993年に WHO の DOTS モデルに基づく新国家結核制圧プログラム Revised National Tuberculosis Control Program（RNTCP）を策定し、それによって同国の結核対策は大きく前進しました（DOTS は directly observed treatment, short course[直接監視下短期化学療法]の略）。しかし、2004年に実施されたこのプログラムの評価では、治療の脱落率 default rate は依然15％と高く、結核治療センターの配置がニーズに見合ったものになっていないことが指摘されています。さらに、多剤耐性結核（MDR-TB）の有病率（存在率）に関する全国的なデータはほとんどありませんが、新規結核患者の3.4％が多剤耐性結核の症例と推計されています[166]。

このようにここ20年にわたる結核対策の進展にもかかわらず、インドの結核プログラムは依然として大きな課題に直面しており、Operation ASHA などのNGOは、プログラムの質とカバレッジを向上させるために、官民パートナーシップ public-private partnership を築こうと努力しています[167]。

### ●介入策

2006年、Operation ASHA はその最初の結核治療センターを、デリー南部の Sangam Vihar という人口約50万のスラム地域にあるヒンズー教の寺院で開きました。それ以来、政府や様々な篤志家からの支援を受け、ASHA はそのプログラムを拡大して結核患者に厳密な監視下での治療（DOTS）を提供し続けています。

Operation ASHA の各治療センターには、患者に直接対応する2つの職種、つまりコミュニティDOTS担当者 community DOTS provider（CDP）とカウンセラーが配置されています。CDPは、地域のソーシャルワーカー、商店店主、聖職者などコミュニティとの関わりの深い人々から選ばれ、治療センターの運営とともに、地域病院 district hospital からの治療薬の供給が途切れないように監視する役割を負います。

一方、カウンセラーは結核の症状やDOTSの実施方法について訓練を受けたコミュニティの住民で、コミュニティを巡回して結核が疑われるケースを発見したら、検査のために喀痰標本を収集します。次に、そのケースが陽性と判明したら、地域病院の内科医からその患者の処方箋を受け取り、患者を再訪問します。そして、患者から同意

書，つまり，予定されている6か月間治療薬をすべて服用し，かつカウンセラーがその服用を監視することについての同意書への署名を取り付けます。その後患者は毎日，治療センターに薬を受け取りに行かなければならず，受け取りを怠ったときにはその翌日カウンセラーが患者宅を訪問し，治療計画を順守するように指導します[168]。

さらに，こうしたOperation ASHAとコミュニティとの密接なつながりは，結核のみならず，対象コミュニティの健康全体を向上するパイプラインのような役割を果たしており，カウンセラーは栄養不良 malnutritionや家族計画 family planningなど他の健康問題についても家族に助言します。また，カウンセラーは村のニーズアセスメントを行い，それに基づいてASHAに追加の保健サービスを提案することもできます。たとえば2006年以来，ASHAは対象コミュニティの人々に対して無償で，毛布4,000枚に加えて，簡単な鎮痛剤，鉄剤，たんぱく補助剤，経口補水液，避妊薬など合計60万錠以上提供してきました[169]。

また，2010年3月，ASHAは生体認証に基づく治療提供プログラム pilot biometrics-based treatment delivery schemeを試験的に開始しました。eComplianceとして知られるこのシステムでは，カウンセラーにネットブックnetbook，指紋読取装置，携帯電話を与え，新規結核患者は指紋で登録され，治療の記録はネットブック上のデータベースに保管されます。電子カルテも中央管理され，患者が治療を1日忘れるとシステムからメッセージが発信されるため，カウンセラーはその患者をフォローアップして治療計画の順守を徹底することができます[168,170]。

● インパクト

Operation ASHAの活動が始まったその初年度末までに，治療を受けている結核患者の死亡率はデリー南部だけで6%から2.5%にまで減少し，ASHAの治療センターによる結核陽性患者の検出率も，2005年の10万人中82人から，2009年の10万人中160人まで上昇しました[167]。また，治療脱落率は，デリー南部で活動するOperation ASHA以外の施設では11.8%であったのに対し，ASHAの治療センターでは3.2%にまで減少しました。またいくつかの研究によると，eComplianceを試験的に用いた78の治療センターで，脱落率が3%から1.5%に減少したことが示されています。

インドでの成功を受けて，Operation AHSAはその活動をカンボジアに拡大し[171]，2014年には，インドの3,000の村とカンボジアの2つの県で245の治療センターが稼働し，610万人の結核患者がその支援を受けるまでになっています。その610万人のうち500万人以上が，これまで最低限の治療しか受けられないか，全く治療を受けられない患者たちでした[168]。

● コストと財政状況

Operation ASHAはインド政府と早い時期に官民パートナーシップを築き，特に政府の業務時間後は，政府の結核コンプライアンスセンター TB compliance centerとしての機能を担っています。政府の結核コンプライアンスセンターは通常の業務時間内でしか活動しませんが，Operation ASHAは患者の都合に合わせて業務を行うため，商店の店主ら地域住民を雇用し，通常の業務時間後にも活動を行っているのです。ASHAの財源は篤志家からの支援に加え，政府からの出資が全体の約80%を占めています。ASHAが患者に投資した1インドルピーに対し，政府は診断キットや医薬品の形でおよそ6インドルピーをASHAに提供しています。また，Operation ASHAは，商店の店主らコミュニティ住民を訓練してカウンセラーとし，また家賃を節約するために，商店など既存の建物の中にセンターを設置しています[172]。こうした工夫により，このASHAの取り組みは極めて費用対効果の高いモデルとなっており，同じように結核の治療に取り組んでいるNGOの6か月間の治療費は通常300米ドルのところが，ASHAではわずか25米ドルと1/12にまで抑えられているのです[168]。

● 得られた教訓

2006年の開始当初から，Operation ASHAの取り組みは地域に根差していて，治療センターはコミュニティの住民によって運営され，業務時間は柔軟で，そして患者が歩ける範囲にあることが徹底されてきました。こうしたコミュニティを重視した運営により，Operation ASHAは患者から強い信頼を獲得し，それによって高いコンプライアンス（アドヒアランス adherence）を達成してきました。言い換えれば，ASHAはコミュニティDOT担当者（CDP）とカウンセラーを通して地域の能力開発に投資したということであり，それによってDOTSの実行を監視する上で非常に効果的なモデルを作り上げることができたのです[172]。ASHAスタッフの離職率は低く，コミュニティ住民からのCDPとカウンセラーの採用は，雇用機会を創出する役割も果たしています。

ASHAは財源の大半を篤志家と政府に頼ってはいますが，これは将来性のある革新的な結核治療コンプライアンスモデルと言うことができます。

ASHAの経験は官民パートナーシップの可能性も示唆しています。ASHAは，医薬品と診断検査キットを，主に地方自治体の病院からの支援に頼っていますが，コミュニティと直接つながることで，コミュニティの隅々にまで供給する役割を果たしています。しかもASHAは，結核治療を患者の玄関先にまで届けるこの活動を，他の健康問題に関する情報やサービス提供の機会として利用することで，活動を極めて効率と効果の高いものとしています。ASHAのこうしたモデルに関する財政的安定性とインパクトに関するデータはまだほとんどありませんが，その活動は革新的と考えられています。

様々な状況における結核患者のニーズに対応できるこの

ASHA の柔軟性は，大規模に展開することが可能なモデルと考えられています。

### 薬剤耐性結核対策の官民パートナーシップ[173]

1862年に創業した Eli Lilly は巨大製薬企業の1つで，本社は米国インディアナ州のインディアナポリスに置かれています。多くの大企業同様に，Lilly にはいわゆる「企業の社会的責任 corporate social responsibility (CSR)」のプログラムがあり，通常の企業活動の枠を超えて，社会に貢献しようとしています。

Lilly の著名な CSR プログラムの1つに，Lilly MDR-TB Partnership があります。この官民イニシアティブは，多剤耐性結核（MDR-TB）の世界的流行を防ぐために 2003年に設立されたものです。このパートナーシップには，グローバルヘルスに関連する団体・組織，各種支援団体・組織，学術機関，そして民間企業が含まれており，医学的，社会的，経済的問題が複雑に絡まった結核問題に包括的に取り組むことを目指しています。5大陸にまたがる 20 以上のパートナーが参加し，資源や知識を共有しています。このパートナーシップには，9年間で1億3,500万米ドルの資金が投入されています。

このパートナーシップは，2010 年までに多剤耐性結核患者を年間2万人治療するという WHO の目標を支援することを目標として発足し，その目標を3年も早く達成してしまいました。Lilly はまず，国境なき医師団（MSF），Partners in Health（PIH），WHO に薬剤を割引価格で提供し，次いで多剤耐性結核の発生が最も深刻な中国，インド，ロシア，南アフリカ共和国の，信頼できる製薬会社に知識や財政的援助を提供し，それぞれの国で，安価に多剤耐性結核用の薬剤を製造できるようなプログラムを開始しました。

しかし，結核は薬剤だけで制圧できるものではありません。そこで，このパートナーシップでは，様々な観点のアプローチが試みられています。たとえば，①多剤耐性結核についての啓発，②治療へのアクセスの向上，③完全な服薬の促進，④結核へのスティグマを払拭することによる患者のエンパワーメント，などコミュニティと連携したプログラムを，80か国以上で実施しています。

このプログラムには，患者，その家族，コミュニティ，保健医療従事者，政策立案に携わる人々に結核関連のメッセージを届けるための，広範囲のメディアキャンペーンが含まれます。

このパートナーシップでは，多剤耐性結核の発見，治療，監視，さらなる広がりを防ぐための予防などについての保健医療従事者向けの研修事業も行われていますが，その教材や講義は，同僚への知識伝達が容易なようにデザインされています。また，このパートナーシップが開発した職場における教材キットや研修プログラムのおかげで，企業においても，従業員に対する結核検査や適切な治療に関する方針や手順の導入が促進されました。

このパートナーシップは，世界規模でも様々な取り組みを行っています。たとえば，政策決定に携わる人々に，世界でどれほどの人々が結核で死亡しているかについての認識を高め，多剤耐性結核の拡大を食い止めるための新しい取り組みの必要性を訴えるキャンペーンを行っています。加えて，Lilly は，新たな CSR として Lilly TB Drug Discovery Initiative を創設しました。これは，非営利のグローバルパートナーシップであり，Lilly が寄贈した医薬品のライブラリー（創薬過程で用いられる様々な化学物質に関する情報）など，参加するパートナーが有する資源を開放することによって，既存の治療薬よりも短期間の投薬ですむ新たな結核治療薬の開発を促進しようとするものです。

今までのところ，Lilly MDR-TB Partnership は，以下のような数多くの目標を達成しています。

- オンライン講座や対人的なワークショップによる，何千人もの保健医療従事者（看護師，医師，病院管理者）に対する研修プログラムの実施。たとえば，国際看護協会 International Council of Nurses は，Lilly 社の支援を受けた「指導者研修プログラム Training of Trainers program」を通して，1,000人を超える看護師に対して，結核と薬剤耐性結核に関する研修を行った。
- 安価な薬剤供給を促進するために，7つの途上国の製薬会社に対して Lilly の製薬技術を移転した。
- 世界中の何千もの企業に対する，従業員が結核管理プログラムを迅速に実施するのに役立つ職場用の教材キットの配布。インドと南アフリカ共和国では，1,500を超える企業の代表が教材キットの使用方法について直接の研修を受けた。
- 多剤耐性結核（MDR-TB）の流行が最も深刻な4か国（中国，インド，ロシア，南アフリカ共和国）の地域・国家結核プログラムの開発や実施に対する重要な情報提供と支援の実施。

こういった取り組みにより，死亡率の低下，治癒率の向上，治療アドヒランスの向上，さらには結核と多剤耐性結核への関心の高まりといった様々な重要な成果が生まれています。

### HIV/AIDS の長期的なコストと財政的展望

2008年に，HIV/AIDS 問題の将来予測を目的とする aids2031 と呼ばれる国際コンソーシアムが発足しました。このコンソーシアムが特に重視したのは，2031年，つまり HIV 発見50年後までに流行がどのように推移するかを様々なシナリオに基づいて分析することでした。そうすることによって各国や国際援助組織が現行の施策，あるいは実施していない施策が，その国の HIV 流行に長期的にどのような影響を及ぼすかをより理解しやすくすると考えたからです。

aids2031には，国際的で学際的な9つの作業部会が設けられ，その1つが「コストと財政に関する作業部会Working Group on Costs and Financing」でした。この作業部会の任務には，政策立案に携わる人々やステークホルダーが，最も有効で効率的な短期的もしくは中期的な政策を選択できるように，様々なシナリオにおけるHIV/AIDSの長期的なコストと財政的展望を推計することであり[174]，Results for Development Instituteというワシントン DCに拠点をおくシンクタンクが中心となって以下の4点を明らかにすることに取り組みました。

- 今後20年間にHIV対策に要するコストは，シナリオによってどのように異なるか。
- コストの原因の中で最も重要なものは何か。
- 流行を抑制し，より多くのHIV感染者の生存を保障し，エイズ遺児を保護・養育する上で，政府，国際援助組織，ステークホルダーが，限られた資源を最も効果的で効率的に使用するにはどうすればよいか。
- HIV/AIDS対策に対する財政負担は将来どうなるか。またその負担は，個人，国，国際援助組織，民間企業，慈善団体の間でどのように分担されるべきか。

コストと財政の作業部会は，これらの観点から3つのタスクを実行しました。まず最初に，グローバルレベルにおけるコストと財政的負荷の推計を行い，次に2つのケーススタディ，つまりカンボジアと南アフリカ共和国の協力を得て，これら国々におけるHIV/AIDS対策の長期的なコストと財政展望のより詳細な検討を行いました。これらのケーススタディは，aids2031が最初のグローバルレベルの分析において開発した，コスト算定，優先順位付け，財政動員に関するソフトウェアを応用し，その妥当性を国家レベルで検証することを目的としたものでした。同時に，このケーススタディは，両国の政策担当者にとって有益で，かつ他の国々にも教訓となるような情報を提供することも，その目的としていました。

● グローバルレベルの推計

グローバルレベルでのコストの推計は，先述したResults of Development Instituteの主導で行われました。それによれば，政府と国際援助組織がどのような政策を選択するかによって，2009〜2031年の間にHIV/AIDSに要するコストは，3,970億〜7,220億米ドルの範囲をとると推定されました[175]。この推計では，対策について「現状維持 current trends」，「急速な規模拡大 rapid scale-up」，「厳しい選択 hard choices」，「構造改革 structural change」という4つの異なるシナリオを想定し，それぞれについてコストの推計が行われました[175]。

「現状維持シナリオ」がとられる場合には，2031年に発生する新規HIV感染者数は現在の210万人と大きく変わらないにもかかわらず，コストは4,900億米ドルもかかり，「急速な規模拡大シナリオ」，つまりほぼすべての介入をそのニーズがある人々の80％をカバーするほどの規模で実施する場合は，700万人の命が救われ1,420万人の感染を防ぐことができますが，コストは7,220億米ドルもかかります。一方，「厳しい選択シナリオ」，つまり対策を一部の費用対効果の高い取り組みに集中する場合は，コストは3,970億米ドルですみます。このシナリオでは，「急速な規模拡大シナリオ」よりも多くのHIV/AIDS関連死が生じると推測されますが，「現状維持シナリオ」よりは，はるかに少なくてすみます。最後の「構造改革シナリオ」は5,790億米ドルの費用がかかりますが，将来の流行を減らす上では最も効果が大きく，2031年における新規HIV感染者を120万人にまで減らすことができます[175]。

この作業部会では，HIV/AIDS対策に対する財源の確保可能性についての将来予測も行っています。現在，多くの国で財源の半分以上は自国の予算で賄われていますが，低所得国では海外からの資金援助に大きく依存しています。作業部会の予測によれば，HIV/AIDSの疾病負荷の低い中所得国では，最終的にはHIV/AIDS対策のコストを自前の予算で賄うことができるようになり，HIV/AIDSの疾病負荷の高い中所得国でも，海外からの資金援助が得られ，かつ「急速な規模拡大シナリオ」をとることができれば，今後10年間でHIV/AIDS対策の目途がつくようになると考えられます。しかし，疾病負荷の大きい低所得国では，引き続きHIV/AIDS対策のコストの大半を海外の援助に頼る状態が続くことになります[175]。

● カンボジアのケーススタディ

カンボジアのケーススタディは，経済財政省の行政官と密に連携して活動しているCambodian National Center for HIV/AIDS, Dermatology, and Sexually Transmitted Infections (NCHADS) によって主導されました。カンボジアはHIV感染率の低い低所得国の例として選択されたものです。またカンボジアは，年間新規感染者数を1998年の約1万6000人から2009年のほぼ2,000人にまで減らすなど，流行抑制に大きな前進を遂げた国で，非常に貴重なケースであると考えられました。しかし，同国はそのHIV/AIDS対策プログラムの財源の90％を海外からの資金援助に頼っており，今後もその規模での資金援助を維持するのは難しいように思われました。

カンボジアのケーススタディのグループは，HIV/AIDS対策のあり方の違いに基づくシナリオを用意し，それぞれの場合に，どのように同国のHIV流行が影響を受けるか，どれほどのコストがかかるか，最も低コストで最大限望ましい結果を得るにはどのような財政的措置が必要かなどについて予測を行いました。同グループが用意したシナリオは，①「最良のシナリオ」―極力迅速に介入のカバレッジを最大限可能なレベルに高めるというシナリオ，②「最悪のシナリオ」―コアとなるプログラムを現在のレベルに

維持することさえできないというシナリオ，③「現状維持のシナリオ」，そして④「厳しい選択シナリオ1」—最もリスクの高い集団に対策を絞り込むシナリオ，⑤「厳しい選択シナリオ2」—④に母子感染予防対策の拡大を加えたシナリオ，そして⑥「構造改革シナリオ」—HIV流行の根底要因となる社会・経済・政治的要因（例：貧困，教育）に取り組むシナリオの，合計6つです[176]。

こうした分析の結果，全体としては，カンボジアの現在のHIV/AIDS対策が維持されれば，今後20年にわたりHIVの有病率（存在率）と発生率は，さらに減少していくことが示唆されました。また，「最悪シナリオ」を除くすべてのシナリオで，HIVの発生率は低下する傾向にありますが，「最良のシナリオ」ですら，カンボジアではまだ年間1,000人の新規HIV感染者が発生することになります。「最悪シナリオ」では，毎年3,800人の新規HIV感染者が発生することになりますが，これは，これまでの進歩からの後退を意味します。

この分析で得られた重要な知見は，HIV/AIDS対策に必要な予算が今後20年間増え続けるということです。20年間の累積予算は，シナリオによって13億〜22億米ドルと異なりますが[176]，しかし「最良のシナリオ」と「最悪シナリオ」の間でコストが著しく異なるわけではありません。したがって，カンボジアは，最も費用対効果の高い分野に投資を集中させることによって，資金を最大限有効に生かそうとするでしょう。たとえば「構造改革シナリオ」の重要な要素にも注意を払いながらも，「厳しい選択シナリオ」のようなアプローチをとるという形になる可能性があります。また，①HIV/AIDS対策に関する研修と指導プログラムの質の向上，②検査用品や器材のコストの削減，③薬剤コストの削減と薬剤治療プログラムの質の向上などを同時に追求することにより，HIV/AIDSプログラムの効率をさらに高めることもカンボジアにとって価値のあることと思われます[176]。

カンボジアのHIV/AIDSプログラムは海外からの資金援助に大きく依存しているため，今後そうした援助が減少していくことが当然想定されます。そこで，援助額が最終的に90％から50％に減少すると仮定し，それについて3つのシナリオが検討されました。その第1は楽観的なシナリオで，徐々に減少して2025年には50％になるというシナリオ，第2は中間的なシナリオで，2020年までに50％に減少するというシナリオ，第3は最も悲観的なシナリオで，2015年までに50％に減ってしまうというシナリオです。

第1の楽観的なシナリオでは，資金不足は毎年900万米ドル程度ですみますが，第3の最も悲観的なシナリオでは，毎年2,100万米ドルもの資金不足に陥ると推定されます[176]。つまり，カンボジアは長期的な視点に立って，経済成長から得られる資金の一部をHIV/AIDS対策に振り向け，こうした資金不足を補うようにしなければなりません。しかし，もし海外からの資金援助が急に引き上げられてしまうことがあれば，カンボジアのHIV/AIDS対策は，少なくとも短期的には大きな資金的困難に直面することになると思われます。

● 南アフリカ共和国のケーススタディ

南アフリカ共和国がケーススタディに選ばれたのは，HIV感染者の有病率（存在率）が極めて高く，かつ新規感染者の年間発生率が他の国よりも大きいために，感染者の治療に要するコストが膨大で，それに対してどのような財政措置がなされるべきかを，よりよく理解する必要があったからです。現在，南アフリカ共和国は，世界で最も多い約570万人ものHIV感染者を抱え，また年間50万人もの新規感染者が発生しています。南アフリカ共和国はHIV感染率の高い中所得国の代表であり，そこでの研究は，同じような状況にある他の国々にも適用できる可能性があると考えられました。南アフリカ共和国の研究は，同国の保健省と財務省と密に連携して活動しているCentre for Economic Governance and AIDS in Africa（CEGAA）によって担われました。

このプロジェクトの目的は，南アフリカ共和国における政治的意思，利用可能な資源，行動変容の程度，プログラム実施能力が，HIV/AIDS問題への国家的対応の程度，性質，コスト，インパクトにどのように影響するかを推測することにありました[177]。「厳しい選択 hard choice」，「狭い国家戦略計画 narrow NSP（national strategic plan）」，「拡大国家戦略計画 expanded NSP」の3つのシナリオが設定され，これらのシナリオのHIV流行や財政に与える影響が検討されました[178]。

この分析によると，「狭い国家戦略計画シナリオ」（現状維持的な対策）では，現在から2031年までに累計880億米ドルもの費用がかかるにもかかわらず，新規感染者数は年間35万人へとわずかに下がるに過ぎません[177]。一方，「拡大国家戦略計画シナリオ」が選択された場合は，2031年までに累計1,020億米ドルが必要となりますが，新規感染者数は年間20万人へと大きく低下すると予測されます。「厳しい選択シナリオ」では最も費用対効果の高い対策だけが拡大されますが，それによって新規感染者数は年間約22万5000人にまで減少し，累計コストは790億米ドルと推計されました[177]。つまり，「厳しい選択シナリオ」と「拡大国家戦略シナリオ」は，「現状維持シナリオ」よりも優れていることを示しています。「厳しい選択シナリオ」は比較的低コストで感染者数を下げることができますが，「拡大国家戦略計画シナリオ」ほどは新規感染者数を減らすことはできません[177]。

このような分析から，南アフリカ共和国では，現在のHIV/AIDS予防戦略を強化すること，コスト管理に注意しながら抗HIV治療 antiretroviral therapy（ART）を拡大すること，逼迫する財源不足に対処すること，コストの分析や監視を徹底することが必要であり，それによって将来のHIV感染の発生を減少させ，かつこの20年間にHIV/

AIDS対策のコストを低下させる必要があります[177]。

予防対策としては，男性の包皮切除，コンドーム使用の推進，母子感染予防などすでに有効性が証明されている対策の実施・拡大が大切であり，さらにリスクが高く脆弱な人々を対象とした社会変容プログラム social change program への投資は，新規HIV感染のより大きな減少をもたらす可能性があります[177]。同国では，抗HIV治療（ART）を受ける患者数は次の10年で200万～300万人にまで増えると予測されています。

南アフリカ共和国では現在でも，治療が現在のHIV/AIDS対策経費の約2/3を占めているため，同国では増大する治療の需要に対応するために，治療サービスに関連する支出，人材やインフラへの投資について注意深いコスト管理が必要です。HIV/AIDS対策にかかるコストはこの数年で2倍に増えると予測されているため，政府には効果的な財政支出計画の策定が求められています。たとえば，HIV/AIDS対策に対する国家予算を増やして，米大統領エイズ救済緊急計画 U.S. President's Emergency Plan for AIDS Relief(PEPFAR．注：ペッファーと読む)やグローバルファンド(世界基金 Global Fund)などからの資金援助だけでは足りない部分を補う必要があります。

そして，予算編成を行う際は，各施設やプロジェクトごとのコスト評価が，1つのデータベース上で可能なようにシステム設計を行うことが推奨されます。予防対策についても，最も費用対効果の高い取り組みを選択し，政策決定に生かせるような費用対効果に関する研究の実施が必要とされています[177]。

## ケーススタディ

感染症の制御にはまだ課題が多く残っています。しかし，本章で紹介したように，これらの疾患に対する対策には，近年重要な進歩が見られています。ここでは低所得国における感染症の特別な重要性を考慮し，4つの事例を取り上げます。

第1は性感染症とHIV/AIDSに対するタイの取り組み，第2はDOTSを通した中国の結核制圧の取り組み，第3，4は，「顧みられない熱帯病 neglected tropical diseases(NTD)」に関するケースで，1つはラテンアメリカのシャーガス病，もう1つは，モロッコのトラコーマのケースです。NTDのケースについてより詳しく知りたい方は，本書の姉妹書である『Millions Saved: Proven Successes in Global Health』を参照してください[178]。

### タイにおけるHIV/AIDSの予防と性感染症

●背　景

タイでは現在，約60人に1人がHIVに感染し，7万5000人のエイズ遺児 AIDS orphan が存在します[179,180]。1989～1990年の間，セックスワーカーのHIV感染率は，3.1％から9.3％と上昇し，その翌年には15％に達しました。同時期に行われた男性徴収兵の21歳での入隊時のHIV感染率も，1989年の0.5％から1991年の3％に上昇しました[180]。

●介入策

1989年に，タイ国Ratchaburi県の感染症対策部の部長であったWiwat Rojanapithayakorn博士は，売春宿 brothel でのHIV感染を防止するために，政府のマスメディアや教育キャンペーンによる啓発活動を超えるある革新的な対策を模索していました。政治的な支援なしにはこの取り組みはうまくいかないことは明らかだったため，彼はまず県知事に協力を依頼しました。タイでは，売春は違法であり，売春宿を対象とした対策を行うことはそれを黙認もしくは許容しているという非難を受ける危険がありましたが，AIDS患者の急増という事態を踏まえて，知事は彼の提言を受け入れたのです。

プログラムはRatchaburi県のすべての売春宿を対象として，「コンドームがなければ，セックスをしない no condom, no sex」という，1つの単純なルールを掲げて実施されました。それまで，売春宿は，客が減ることを恐れて，客にコンドームを使用させることをためらっていました。しかし，すべての売春宿でコンドームが義務化されたことにより，セックスワーカーや売春宿の経営者のそうした不安は払拭されたのです。警察の助けを得て，保健職員は，売春宿の経営者とワーカーを対象としたミーティングを開き，HIV/AIDSに関する情報と無料のコンドームを提供しました。性感染症(STI)の治療を受けに来た人々には，最後に訪れた売春宿の名前を聞き出し，そうした施設には保健職員を送り，より集中的な情報提供を行いました。このようなパイロット対策は劇的な結果をもたらし，数か月の間でRatchaburi県のSTI患者数は大きく低下しました[181]。

この「100％コンドーム計画 100 percent condom program」と呼ばれた対策は1991年，Anand Panyarachun首相が議長を務める国家エイズ委員会 National AIDS Committee によって採用され，全国規模で実施されることになったのです。

●インパクト

この対策の結果，全国の売春宿におけるコンドーム使用率は1989年初頭の14％から1992年には90％以上に増えました[182]。そして，1993～2000年の間に，推計20万人の新規感染者が防止されたと推定されています。また，新規STI患者数は，1989年の20万人から2001年の1万5000人と劇的に減少し，新規HIV感染者の発生率も，1991年から1993～1995年にかけて，1/5に減少しました[183]。このような劇的な結果は，一部の人から正確性と減少の真の原因について疑念が呈されたこともありましたが，全く独

立した研究によって，これは「100％コンドーム計画」の効果であることが証明されています。

しかし，残念なことにこのプログラムには，売春宿以外の場におけるコンドーム促進はほとんど含まれていませんでした。また，注射薬物使用者 injecting drug user への介入も全国規模に展開されることはなかったため，注射薬物使用者における HIV 感染率は，現在でも50％と高いレベルにとどまっています[184]。

●コストと利益

エイズ対策に対する政府の総支出は，1998～2001年にかけて約3億7500万米ドル（保健分野の総予算の1.9％）とほぼ一定で，このうち65％が治療とケアのために使われました。

●得られた教訓

「100％コンドーム計画」の成功は，売春宿の経営者の特定と協力の取り付けについて，タイの性産業がほぼ全組織を上げて，保健行政に協力したことが一部寄与しています。また，タイには優れた保健医療システムがあり，その中で性感染症（STI）治療サービスのネットワークが全国規模で整備され，患者への治療や助言のみならず，全国規模でのモニタリングに必要なデータを集めるシステムが確立していました。開始時点から「100％コンドーム計画」の効果をモニターできたことも，成功の重要な要因と考えられています。保健当局，県知事，そして警察との協力も成功の重要な要因であり，また十分な財政的裏付けのある首相の強いリーダーシップも，決定的な役割を果たしました。

しかし，タイがこうした優れた対策の成果を今後も引き続き維持できるかどうかは，必ずしも明らかではありません。なぜなら，性感染症（STI）治療にかかるコストを賄うために，HIV 予防対策のための予算が，1997～2004年にかけて2/3に削られてしまったからです[185]。タイの経験は，社会経済条件の非常に異なる他の国々には必ずしも適用できない面もありますが，的を絞った戦略と強い政治的意思を実行することで，深く定着した社会的行動であっても，それを変容しうることを明確に示すものとなっています。

## 中国における結核対策

●背　景

中国では，国家結核計画が1981年に策定されましたが，十分な財政的裏付けがなかったため失敗に終わりました。1991年には，世界銀行からの5,800万米ドルの借款も用いて，中国は史上最大とも言える結核の非公式な実験を開始しました。これは，Infectious and Endemic Disease Control project と呼ばれるプロジェクトで，全31省のうち13省において10年間をかけて行われました[186]。このプロジェクトでは直接監視下短期化学療法 directly observed therapy, short course（DOTS）が採用され，結核の症状を呈する患者は，郡の診療所に紹介され，そこで無料の診察と治療を受けることができました。村医に対しては，患者の登録と DOTS による治療を完全に実施するようにインセンティブが提供され，一方，国家結核プロジェクト推進室や結核管理センターの設立など実施体制の整備も行われました。

活動状況は，四半期ごとに郡から，省，中央政府，国家結核プロジェクト推進室へと報告されることで，監視と質の管理の強化に役立ちました。

●インパクト

中国は，このプロジェクトの推進により，その開始後2年以内に新規患者の治癒率95％，以前に治療が不完全であった患者の治癒率90％という，著しい成果を達成しました[187]。そして，結核患者数は1990～2000年にかけて37％以上も減少し，結核死亡者も毎年3万人も減少しました。10年間で，最終的に150万人以上が治療を受け，83万6000人の肺結核が完治したと報告されています[188]。

●コストと利益

このプロジェクトには1億3000万米ドルのコストがかかり，世界銀行と WHO は，患者1人の根治治療に要したコストは100米ドル未満，1 DALY 減らすのに要したコストは約15～20米ドル，そして1米ドルの投資が60米ドルの経済成長率につながったと推定しています[189]。

●得られた教訓

中国のプロジェクトの成功には強い政治的コミットメントとリーダーシップ，適切な投資，比較的よく整備された保健医療システムを通して提供された適切な医療サービスが貢献したものと思われます。このプロジェクトでは，DOTS は質を損なうことなく，急速に拡大できることが証明されました。無料の診断と治療は，患者のインセンティブとなり，診断と DOTS の完全実施に対する医師へのインセンティブも有効に働きました。しかし，全体としての患者発見率は不十分な結果にとどまり，それは主に，病院から結核診療所に対する疑い症例 suspected TB case の紹介がうまく機能しなかったことによるものでした。病院では医療サービスから収入を得ているため，無料で治療を提供する診療所に患者を紹介することに，何のインセンティブも働かなかったからです［訳注：病院に引きとめて治療するほうが儲かるということ］[190]。加えて，病院の段階で治療をあきらめてしまう患者も多く，紹介につながらなかったという事情もあります。このプロジェクトの成功にもかかわらず，中国では，結核は依然として死に至る脅威の病であり，プロジェクトを拡大して治癒率を維持しつつ，DOTS のカバレッジを増加させる努力が求められます。

## 南アメリカ南部諸国におけるシャーガス病対策

### ●背景

シャーガス病 Chagas disease（アメリカトリパノソーマ症 American trypanosomiasis）は，1990年代前半にラテンアメリカで猛威を振るった深刻な寄生虫症でした。南アメリカ南部 southern cone の7つの国のすべてで蔓延し，年間1,600万〜1,800万人が感染し，5万人が死亡していると推定されています。ブラジルだけでも，この疾患による2年間の経済的損失はほぼ2億4000万米ドルで，その主な治療に要した費用は7億5000万米ドルと推定されています[191]。

### ●介入策

この疾患は1909年に，原因となる寄生虫 *Trypanosoma cruzi* を発見したブラジル人医師 Carlos Chagas にちなんで名づけられたものです。この寄生虫は，貧しい農村地域の家屋の壁に棲息し夜に活動して人の血液を吸うサシガメ（kissing bugs とも呼ばれる）という昆虫の糞の中にいます。この昆虫に咬まれた部位をこすったり引っかいたり，あるいは寄生虫を含む食品を摂取すると，寄生虫は血流の中に入ります。そのために寄生虫が混入した輸血用血液を通して感染したり，また母親から胎児へ感染することもあります。

この疾患に罹ると，急性期には発熱，倦怠感，腫脹が生じ，特に幼い子どもの場合には死に至ることもあります。しかし，多くの症例では慢性期に入ると寄生虫は重要な臓器を侵し，心不全，胃痛，便秘，あるいは栄養不足につながる嚥下障害などを引き起こします[192]。症例の1/3が死亡します。

ワクチンも治療法もないため，ベクターであるサシガメの駆除と輸血用血液のスクリーニングがその主な対策となります。初期には，家屋の壁に灯油や熱湯を浴びせたり，家を密閉してシアン化物ガスで充満させて殺虫するといった方法も行われましたが，その後，合成殺虫剤を用いたより優れた対策が開発され，1950〜1960年代にかけて数か国で広域の散布プログラムが実施されました。ブラジルでは1983年に全国撲滅キャンペーンが開始され，殺虫剤散布とボランティア動員が国中で行われました。このブラジルでの対策は，すぐに重要な成果を上げ，その実施可能性が示されましたが，国境を超えて侵入する昆虫に対する地域的な対策と，この対策に対する持続的な政治的コミットメントが必要であることも明らかになりました[193]。

1991年，Southern Cone Initiative to Control/Eliminate Chagas（INCOSUR）と呼ばれる新しい対策プログラムが，各国の対策の支援と国境を超えたベクターの広がりを防止する目的で開始されました。これは，汎米保健機関 Pan American Health Organization（PAHO）の主導によるもので，このプログラムはアルゼンチン，ボリビア，ブラジル，チリ，パラグアイ，ウルグアイ，その後ペルーでも採用されました。これらの国々はそれぞれ，独自の予算で対策を実施しますが，年に1回集まって会合を持ち，活動目的，手法，成果を共有しています。国家間の技術協力の合意も行われ，22か国の研究者のネットワークの科学的な支援も受けながら，地域の科学者間および政府間での情報の共有がなされています。1992〜2001年の間に，250万の家屋で殺虫剤の散布が行われ，また点火すると殺虫ガスを放出する缶入り殺虫剤も提供されました。虫の隠れている場所をなくすために家屋の改良も行われ，レンガの壁はプラスチックに，屋根は金属製のものに取り換えられていきました。献血者に対する寄生虫のスクリーニングは，現在，南アメリカ10か国で献血者全員に実施されています[194]。

### ●インパクト

こうした対策の結果，INCOSURに参加した7か国でのシャーガス病の発生率は2000年までに平均94%も減少し，全体として，南米大陸での新規症例数は1983年の70万人から2000年には20万人以下にまで減少しました[195]。また，この疾患による年間死亡者数も4万5000人から2万2000人と半減しました。2001年までに，疾患の流行はウルグアイ，チリ，そしてブラジルとパラグアイの大部分の地域で終息しました。調査によると，この対策の成功によって人々の幸福感，自分の国に対する誇り，安心感が高まったことが示されています。中央アメリカとアマゾン地域では，まだ対策はほとんど進んでいません。

### ●コストと利益

INCOSURの財源は7か国から提供されており，1991年以来4億米ドル以上に達していますが，その介入は公衆衛生における費用対効果の最も高いものの1つに数えられています。ブラジルで1DALY減らすのにかかった費用は，わずか37米ドルでした[195]。

### ●得られた教訓

ロンドン衛生熱帯医学院 London School of Hygiene and Tropical Medicine の研究者である Chris Schofield は，INCOSURが成功した要因として以下の3つを挙げています。第1は大規模で目標が明確に設定されていたこと，第2は簡便で効果が実証された技術が用いられたこと，第3は研究者と政府の綿密な連携によって政治的コミットメントを持続させることができたことです。

一方，ウルグアイの保健大臣 Alfredo Solari は成功の要因として，①昆虫が国境を超えて移動するため，近隣国家間に対策への責任意識が生まれたこと，②PAHOやWHOといった国際機関の支援を受けて，すべての参加国からの積極的関与が得られたこと，③サーベイランスシステムの確立，進捗状況の共有，認証手続きの取り扱い，毎年の会合開催など重要な役割を果たしたPAHOの国際技

術事務局の存在，④多額の費用を要するこのプログラムへの財政措置を可能とした良好な経済環境と制度環境，の4つを挙げています。

しかし，こうしたINCOSURの成果を維持するには継続した努力が必要です。なぜなら，この疾患の積極的サーベイランスを時期尚早に中止してしまうと，この疾患が再び息をふき返す恐れがあるからです。

## モロッコにおけるトラコーマ対策

### ●背　景

トラコーマは，世界で白内障の次に大きな失明の原因で，予防できる失明の原因の最たるものです。北米とヨーロッパではすでに根絶されていますが，衛生的な水・し尿処理，医療サービスへのアクセスが限られた特に暑く乾燥した地域では，いまだに57か国で4,100万人以上の人々がトラコーマに苦しんでいます[99,196]。モロッコでも，トラコーマはかつて猛威を振るっていましたが，1970～1980年代にかけての抗菌薬治療の普及によって，都市部での発生率が減少しました。1992年の調査によると，モロッコ人の5.4％がいまだにトラコーマを患っていますが，流行は主に南東部の5つの地方県に集中し，2万5000人が深刻な視力低下に苦しみ，62万5000人が炎症性トラコーマの治療を必要とし，4万人が緊急手術を要する状態にある，とされています。

### ●介入策

トラコーマはクラミジアトラコマチス Chlamydia trachomatis によって引き起こされる疾患で，非常に伝染力が強く，主に子どもの間で，目や鼻の分泌物，感染した服，ハエなどとの直接的接触によって広まります。この疾患は，貧困で衛生状態が悪く，人口が過密な環境で急速に拡大します。流行地域では，2～5歳児のトラコーマ有病率（存在率）は90％にも達することがあります[197]。女性の感染率は子どもと濃密に接触する関係で，男性の2～3倍ほどになります。トラコーマに繰り返し感染するとそのためにまつ毛がまくれ込み，痛みを伴い，失明に至ることもあります。

1991年，モロッコはいくつかの国際機関などと共同で，2005年までにトラコーマの排除を目標に掲げたNational Blindness Control Program（NBCP）を立ち上げました。1997～1999年の間このプログラムは，Edna McConnell Clark Foundationによって開発されたSAFE（surgery, antibiotics, face washing, and environmental change）と呼ばれるトラコーマ治療のためのパイロットプログラムを実施しました。SAFEはそれまでの対策とは異なり，薬物による治療だけではなく，行動と環境の変容に重きをおいています。この戦略は，4つの要素（手術 surgery，抗菌薬 antibiotics，洗顔 face washing，環境改善 environmental change）からなり，失明を予防するための迅速で安価な外科手術が，多くの小さな町や村で，非常に多くの人々に提供されました。抗菌薬は感染者を治療し瘢痕化を防ぐために用いられ，洗顔の推進は，特に子どもの間で教育キャンペーンを通してなされました。生活環境とコミュニティの衛生状態の改善のためには，便所の設置，井戸の掘削，ハエがつかないような肥料の貯蔵，保健教育などが推進されました[198]。

1990年代の中頃，Pfizer はアジスロマイシン azithromycin（Zithromax®）を発見しました。アジスロマイシンは1錠で，テトラサイクリンの6週間分と同等の効果を発揮して治癒させることができるため，アドヒアランスは大きく向上しました。Pfizer は，International Trachoma Initiative（ITI）という Clark Foundation と連携した官民パートナーシップを通して，モロッコを含む多くの国々に薬剤を寄贈しています。

### ●インパクト

1999～2003年の間にかけて，SAFE戦略によってモロッコのトラコーマは75％減少しました。そして，全体として10歳未満の子どもが活動性のトラコーマに罹患している割合は，1997年から90％も減少しました[197,198]。

### ●コストと利益

この対策の資金のほとんどは，モロッコ政府の拠出によるもので，International Trachoma Initiative（ITI）はいくつかの助成金でこれを補助し，また UNICEF は22万5000米ドルを寄付しました。Pfizer によるモロッコをはじめとする国々への，何千万米ドルもの価値のあるアジスロマイシン azithromycin の寄付は，特許権のある薬剤の寄付としては史上最大規模のものとなっています。

### ●得られた教訓

このプロジェクトを成功に導いたのは一連の有効な対策だけではなく，政府の強いコミットメントでした。ITIは，このプロジェクトの成功の鍵となった要因として次の4つを挙げています。つまり①このプロジェクトがしっかりとした科学的証拠に基づいていたこと，②プロジェクトが地域に密着して組織されていたため，地域の状況によく対応していたこと，③プロジェクトの目標が，ヘルスプロモーション，疾患コントロール，健康の平等性 equity といった，より包括的な目標によく合致するものであったこと，④治療が予防としっかりとした公衆衛生インフラの開発と並行して行われたこと，の4つです。

ITIと他の多くのパートナーの貢献によるモロッコのSAFEは，成功モデルとして今後他の国々にも広がっていく可能性があります。

# 感染症コントロールの将来的課題

本章で紹介したように多くの前進が見られたにもかかわらず，重要な感染症を克服するには，それを妨げる課題が依然として数多く存在しています。たとえば，国家間の協力が必要であるという問題，低・中所得国の保健医療システムが脆弱で，効果的で効率的な対策を行うことができないという問題があり，それ以外にもそれぞれの疾患に固有の問題があります。

第1の課題は，これらの疾患の予防とコントロールに対する強い政治的コミットメントです。HIV/AIDS対策の推進には強い政治的意思が不可欠ですが，これは他の重要な感染症にも当てはまります。なぜなら，対策の成功には，政治的のみならず，財政的にも優先権が与えられる必要性があるからです。

第2の課題は，低・中所得国における感染症流行の原因が，貧困，人々のエンパワーメントの欠如（注：教育や権利など），適切な健康行動に関する知識不足，基本的インフラ（衛生的な水・し尿処理，保健医療サービス）の欠如といった根本的問題に関連していることです。こうした問題の解決には，非常に長い期間を要するため，それを待つのではなく，コミュニティと協力して水・し尿問題に関する衛生計画，「顧みられない熱帯病」の治療薬の配布など短期的，中期的な取り組みに着手しなければなりません。

第3の課題は，多くの低・中所得国において，保健医療システムが脆弱なことです。これも当面すぐに改善される見込みはありません。したがって，これらの国々で感染症対策を進めるためには，コミュニティ，宗教者，NGO，民間セクター，政府など様々なパートナー間の協力が不可欠となります。今までに紹介した感染症対策の重要な成功例は，すべて官民パートナーシップが基礎となっています。たとえば，ポリオ根絶対策はオンコセルカ症対策と同様に，非常に密接な官民パートナーシップのもとに実施されたものです。これらのパートナーが，個々の疾患についてだけでなく，他の疾患と保健医療システムを含めた形で包括的に取り組むことが，将来的に特に大切です。また現在，民間セクターでは，様々なタイプの個人や組織が保健医療サービスの提供に関わっていますが，そうした人々を対策の一環に巻き込むだけでも，結核やマラリアなど多くの疾患の対策を前進させることができます。

第4の課題は，地域，国家，世界の各レベルで，疾病サーベイランスを強化することです。そのためには，それを担えるだけの技能を有する公衆衛生専門職が必要です。検査機関はどのようなサーベイランスにも不可欠であり，また流行の発生や広がりに関する国内外でのサーベイランス情報の持続的な共有も，流行に対処する上で欠くことができないものです。

第5の課題は，保健医療関連の人材の育成や適正配備の問題です。これは特に低所得国で深刻な問題です。そもそも人材の絶対数が不足している上に，仕事へのインセンティブも低く，また人材がいても，そのほとんどが大都市に偏在しています。そのため，そうした専門性の高い保健医療従事者が不足する地方部などでは，専門レベルの低い保健医療従事者が，一部の保健医療サービス（たとえば，帝王切開，抗菌薬の処方）を担うことができるように訓練し活用すること（タスクシフト）が必要となります。

第6の課題は，感染症対策に要する財源の問題です。これも非常に大きな課題です。これまでの支出のあり方の大幅な見直しや急激な経済成長でもない限り，多くの低・中所得国にとって主要な感染症のコントロールに必要な対策を拡大することは不可能です。したがって，これらの国々では多くの場合，高所得国や民間セクターのパートナーからの資金援助に頼ることになりますが，それでも，最も費用対効果の高い対策に絞り込むことにより，対策の効率と効果を高める余地は残っていると思われます。

第7の課題は，科学的・技術的な課題です。ある種の下痢症を起こすロタウイルスを除き，本章で取り上げたどの疾患にも有効なワクチンは存在しません。一方薬剤耐性は，HIV/AIDSでは常に問題であり，また下痢症と一部の寄生虫症についても対策上の脅威となっており，結核とマラリアに至ってはすでに，深刻な問題となっています。このため，薬剤耐性を防止，もしくは克服できるような新薬の開発は必須であり，また同時に，抗菌薬の適切な使用について世界的な取り組みの推進が不可欠です。

第8の課題は，低・中所得国におけるHIV/AIDS患者の長期療養の問題です。低所得国におけるほとんどの保健医療サービスは，現在でも急性期ケアが中心です。抗HIV治療（ART）の進歩によって，HIV感染者は長期間にわたって，ほぼ健康人と同じような生産的な生活を送ることができるようになりましたが，多くの低・中所得国では保健医療システムが脆弱で，またほとんど急性ケアの経験しかなく，慢性患者を長期にわたって効率的かつ効果的にケアする体制が整っていません。容易な課題ではありませんが，こうした体制が整えば，増加しつつある非感染性疾患の医療にも役に立つ可能性があります。

第9の課題は，将来的な財政計画の問題，つまり資源の乏しい国々でHIVの治療や他の感染症の予防とコントロールに進歩が得られた場合に，その後，それをどのように財政的に維持していくかという問題です。一般には予防やコントロールが前進すれば，その疾患の有病率（存在率）は低下し，保健医療システムへの負担は軽減されます。たとえば，鉤虫症の有病率（存在率）が減れば，国は鉤虫の治療に要する予算を削減でき，その分を対策の維持にあてることができます。しかし，HIV/AIDSの場合は，一旦感染した人は生涯にわたって抗HIV薬の服用を続ける必要があるため，HIVの有病率（存在率）の高い低・中所得国では，予防・コントロールに成功した後も，治療を将来にわたって保証できるように，慎重に財政計画を立てる必要があります。

第10の課題は，対策のモニタリングと評価です。これは公衆衛生プログラムに必須の要素です。重要な感染症に対する対策を推進し，かつ最も費用対効果の高い対策についての知見を得るためには，モニタリングと保健医療分野への投資に対する評価の質の向上は国際社会にとって不可欠の課題です。どのような対策であれ，その進捗，費用対効果，対策のインパクトについての評価を欠くことはできません。

## メインメッセージ

感染症は，2010年に低・中所得国の全死亡の約31％，全疾病負荷（DALY）の40％を占める疾患です。これらの疾患は，特にサハラ以南アフリカに集中していますが，南アジアでも重要な死因となっています。感染症の負荷は，男女で大きな違いはありませんが，HIV/AIDSは女性の死亡者数が増加しつつあり，結核は一般には，女性よりも男性が罹りやすい疾患です。

新興・再興感染症と薬剤耐性は，所得レベルにかかわらずすべての国で深刻な脅威となっています。新興・再興感染症は，個々の国々のみならず，国際社会に深刻な経済的打撃を与える可能性があります。疾病サーベイランスと対策における国際協力の推進は，新興・再興感染症の流行を敏感に検知し，適時に適切な対策を実施する上で，欠くことができないものです。そして，細菌，ウイルス，寄生虫の耐性獲得を予防するには，抗菌薬の合理的な使用と品質の保証された抗菌薬の使用を推進する必要があり，そのためには各国のみならず，国際社会の協調した努力が求められます。

HIV/AIDSは疾病負荷において特に重要な疾患の1つですが，幸い，世界の新規HIV感染者は減少しつつあります。2013年時点では，生存しているHIV感染者数は約3,500万，同年の死亡者は約150万人，新規感染者は210万人と推定されています。

HIV/AIDSの流行は，結核流行を促進する役割も果たしました。現在世界人口の約1/3が結核に感染し，新規の活動性結核が毎年世界で約900万人発症していると推定されていますが，HIVも結核も生産年齢にある人々を主に襲う疾患という点では共通しています。

一方，マラリアでは毎年55万人の人々が死亡していますが，そのほとんどがアフリカの子どもたちです。マラリアは世界的に広く蔓延しており，毎年数回感染する人も少なくないため，非常に大きな負荷を社会にもたらしています。マラリアは妊婦にとっても深刻なリスクです。また，下痢症も特に子どもにおける重要な疾病負荷であり，毎年約76万人の子どもが下痢症で死亡しています。「顧みられない熱帯病 neglected tropical diseases（NTD）」と呼ばれる数多くの寄生虫症や感染症も，主にサハラ以南アフリカと南アジアで非常に大きな疾病負荷をもたらしています。

たとえば，回虫 Ascaris という寄生虫には，世界中で10億人以上，鞭虫と鉤虫には，それぞれ8億人，7億人が感染しています。

感染症は社会や経済に非常に大きな影響をもたらします。たとえば，下痢症と寄生虫症は，子どもの発達の阻害，就学の遅延，成績の低下などを通して成人期の生産性を低下させ，HIV/AIDS，結核，マラリアも，成人の生産性に直接大きな打撃を与えます。これらの疾患に伴う直接的，間接的コストが，個人や家族に与える経済的打撃は大きく，そのために借金をしたり，少ない財産を処分せざるをえなくなりさらなる貧困に陥ることも少なくありません。マラリアの蔓延が，アフリカの低所得国の経済成長の妨げになっていることについては明確な証明がなされています。

HIV/AIDS対策では，その国の流行の性質に合わせた投資の工夫が必要であり，そして，対策が成功するためには，強い政治的リーダーシップ，最もリスクの高いグループに対する集中的対策，いわゆるブリッジポピュレーション bridge population［訳注：たとえば，男性性感染症患者のように，セックスワーカーから配偶者に感染を橋渡しする人々のこと］のニーズに対応した対策などが必要です。その他，予防に重要な対策としては初交年齢の遅延，性的パートナー数の減少などを推進する対策，安全な血液供給の維持，検査とカウンセリングの推進，コンドーム使用の促進など挙げられます。HIVの母子感染予防も重要です。男性包皮切除は現在，その実施が拡大しつつあります。

抗HIV治療（ART）は世界で急速に普及が進んでおり，2020年までに「90-90-90ゴール」（HIV感染者の90％が自分のHIV感染を知り，そのうち90％が治療を受け，治療を受けている人の90％で，血中ウイルス量が抑制される）の達成に向けて，取り組みが進んでいます。治療が有効であれば，結核などの日和見感染症を減らすことができ，また感染後，治療を早く受ければ受けるほど，他の人々にHIVを感染させるリスクも減少します。

結核対策の主流は直接監視下短期化学療法 directly observed therapy, short course（DOTS）です。これは，結核を治療する上で非常に費用対効果の高い方法です。結核のグローバル目標は，2035年までに結核を公衆保健上の問題でなくしてしまうことです。そのためには，とりわけ，①早期診断と高品質な薬剤による適切な治療，②すべての結核患者への治療，③子どもへのBCGワクチンの接種，④結核・HIV重複感染の臨床管理の向上といった対策を，いっそう拡大していくことが求められます。

そして，こうした取り組みは，コミュニティ参加の向上，各種規制の整備，そして疾患の社会的決定要因 social determinants に対する対策の向上と結び付けられる必要があります。技術的には，従来の診断検査に重要な進歩がみられ，新しい診断検査も開発されて，その使用が拡大していますが，さらに優れた検査法，より効果的な結核ワクチン，そしてより短期間で効果的な薬剤治療の開発も進め

られる必要があります。

　マラリアの対策としては，迅速診断と治療，妊婦への間欠的治療 intermittent treatment，薬剤処理蚊帳 insecticide-treated nets (ITN) の使用，室内残留性薬剤散布などがあります。結核，HIV，マラリアの対策は，薬剤耐性獲得を避けるための適切な治療の実施が極めて重要な課題となります。

　下痢症の疾病負荷は，ロタウイルスと麻疹に対するワクチン接種，亜鉛の補給によって減らすことができます。経口補水療法は乳幼児と子どもの下痢症をコントロールする上で最も費用対効果の高い方法です。最良の下痢症対策は，当然のことながら衛生状態の改善であり，水・し尿処理の衛生化を促進することにより，下痢症と「顧みられない熱帯病 (NTD)」と言われる寄生虫症と一部の感染症の疾病負荷を減らすことができます。しかし短期的には，集団薬剤投与と速効性混合薬 rapid-impact package による治療が有効であり，他の対策と統合して実施することで，NTD による疾病負荷を高い費用対効果をもって削減することができます。

　感染症対策にはまだ非常に多くの課題があります。感染症はほとんどの場合，貧困が原因であり，貧困による衛生的な水・し尿処理へのアクセスの欠如，適切な衛生行動についての知識不足，保健医療サービスの供給不足などが，感染症流行の根底にあります。加えて，疾患の中には強いスティグマを伴うものがあること，感染症対策は保健医療システムの脆弱な国々で実施されなければならないこと，その対策には現在利用可能な財源よりもはるかに多くの財源を必要とすることも対策を困難にしています。しかし，それにもかかわらず過去40年間で，天然痘，オンコセルカ症，メジナ虫への対策，またワクチンで防止できる多くの子どもの疾病対策は，時に極めて大きな前進を遂げてきました。これらの経験は，様々な関係者間の協調した取り組みやパートナーシップ，しっかりとした疾患サーベイランスがあれば，このような進歩を今後も達成し続けることが可能であることを示唆しています。

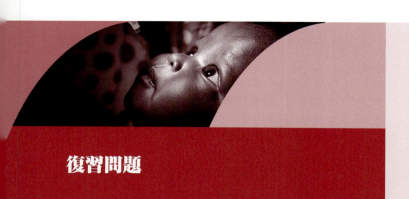

# 復習問題

1. 死亡および DALY に関して，低・中所得国で最も重要な感染症をそれぞれ挙げてください。
2. HIV/AIDS とマラリアについて，それによる死亡が最も大きな問題となっている世界の地域をそれぞれ挙げてください。
3. ロシアおよびサハラ以南アフリカにおける HIV 流行の原因として最も重要なものを，それぞれ挙げてください。
4. サハラ以南アフリカにおける HIV の流行を抑制する上で，最も費用対効果の高いと考えられる対策を挙げてください。また，南アジアで適切な予防対策と，それがサハラ以南アフリカの対策と異なる理由について述べてください。
5. マラリアのリスクが特に高い人々を挙げてください。また，マラリアの疾病負荷を削減するためにとるべき対策について述べてください。
6. DOTS について説明してください。DOTS がそれ以前の結核対策と比べて優れた点を説明してください。
7. 寄生虫症は，それが直接の死因となることは比較的少ない疾患ですが，なぜ非常に重要な疾患と考えられているのか，その理由を述べてください。
8. マラリアや結核の治療薬への薬剤耐性について，何が問題と考えられているかを説明してください。薬剤耐性の発生を最小限にとどめるため必要な対策を説明してください。
9. HIV ワクチンの開発がなぜ重要なのかを説明してください。
10. 薬物耐性を促進する要因を挙げ，薬物耐性の発生を減らすために，国ができる対策について説明してください。

## 引用文献

1. Institute of Health Metrics and Evaluation. (2010). *GBD compare*. Retrieved January 31, 2015, from http://vizhub.healthdata.org/gbd-compare/.
2. UNAIDS. (2014). *Global statistics*. Retrieved January 31, 2015, from http://www.unaids.org/sites/default/files/media_asset/20140716_FactSheet_en.pdf.
3. World Health Organization. (2014). *Global tuberculosis report 2014*. Geneva: World Health Organization.
4. World Health Organization. (2013). *Diarrhoeal disease* (Fact sheet No. 330). Retrieved January 31, 2015, http://www.who.int/mediacentre/factsheets/fs330/en/.
5. World Health Organization. (2014). *World malaria report 2014*. Geneva: World Health Organization.
6. World Health Organization. *Tuberculosis and gender*. Retrieved December 22, 2010, from http://www.who.int/tb/challenges/gender/en.
7. Fauci, A. S. (2005). *2005 Robert H. Ebert memorial lecture. Emerging and re-emerging infectious diseases: The perpetual challenge*. New York: Milbank Memorial Fund.
8. Heymann, D. L. (2005). Emerging and re-emerging infectious diseases from plague and cholera to Ebola and AIDS: A potential for international spread that transcends the defences of any single country. *Journal of Contingencies and Crisis Management, 13*(1), 29–31.
9. Heymann, D. (2008). Emerging and re-emerging infections. In W. Kirch (Ed.), *Encyclopedia of public health*. New York: Springer.
10. Jones, K. E., Patel, N. G., Levy, M. A., et al. (2008, February 21). Global trends in emerging infectious diseases. *Nature, 451*, 990–993.
11. Heymann, D. L. (2002). The microbial threat in fragile times: Balancing known and unknown risks. *Bulletin of the World Health Organization, 80*(3), 179.
12. World Health Organization. (2015). *Tuberculosis* (Fact Sheet No. 104). Retrieved July 4, 2015, from http://www.who.int/mediacentre/factsheets/fs104/en.
13. Centers for Disease Control and Prevention. (1998). Preventing emerging infectious diseases: A strategy for the 21st century. *MMWR Morbidity and Mortality Weekly Report, 47*(No. RR-15), 1–14.
14. National Institutes of Health. (2009). *Microbial evolution and co-adaptation: A tribute to the life and scientific legacies of Joshua Lederberg. Workshop summary*. Institute of Medicine Forum on Microbial Threats. Washington, DC: National Academies Press.
15. Cohen, M. L. (2000). Changing patterns of infectious diseases. *Nature, 406*, 762–767.
16. Nugent, R., Beck, E., & Beith, A. (2010). *The race against drug resistance*. Washington, DC: Center for Global Development.
17. Okeke, I. N., Bhutta, Z. A., Duse, A. G., et al. (2005). Antimicrobial resistance in developing countries. Part I: recent trends and current status. *The Lancet Infectious Diseases, 5*(8), 481–493.
18. Okeke, I. N., Bhutta, Z. A., Duse, A. G., et al. (2005) Antimicrobial resistance in developing countries. Part II: strategies for containment. *The Lancet Infectious Diseases, 5*(9), 568–580.
19. Laxminarayan, R., Bhutta, Z. A., Duse, A., et al. (2006). Drug resistance. In D. T. Jamison, J. G. Breman, A. R. Measham, et al. (Eds.). *Disease control priorities in developing countries* (2nd ed., pp. 1031–1051). Washington, DC: The World Bank.
20. Snowden, F. M. (2008). Emerging and reemerging diseases: A historical perspective. *Immunological Reviews, 225*, 9–26.
21. World Bank. (2014). *The economic impact of the 2014 Ebola epidemic*. Washington, DC: The World Bank.
22. Centers for Disease Control and Prevention. (n.d.). Severe Acute Respiratory Infection (SARS). Frequently Asked Questions about SARS. Retrieved July 5, 2015 from http://www.cdc.gov/sars/about/faq.html.
23. Médecins Sans Frontières. (2003). *Q&A: ACT NOW to get malaria treatment that works to Africa*. Retrieved February 2, 2015, from http://www.msf.org/article/qa-act-now-get-malaria-treatment-works-africa.
24. Morens, D. M., Folkers, G. K., & Fauci, A. S. (2008). Emerging infections: A perpetual challenge. *The Lancet Infectious Diseases, 8*(11), 710–719.
25. World Health Organization. (2005). *International health regulations* (2nd ed.). Geneva: World Health Organization.
26. Lynn, J. (2010, January 12). WHO to review its handling of H1N1 flu pandemic. *Reuters*. Retrieved December 29, 2010, from http://www.reuters.com/article/idUSTRE5BL2ZT20100112.
27. Salaam-Blyther, T. (2014). *U.S. and international health responses to the Ebola outbreak in West Africa*. Washington, DC: Congressional Research Service.
28. World Health Organization. (2012). *The evolving threat of antimicrobial resistance: Options for action*. Geneva: World Health Organization.
29. Leung, E., Weil, D. E., Raviglione, M., & Nakatani, H., on behalf of the World Health Organization World Health Day Antimicrobial Resistance Technical Working Group. (2011). The WHO policy package to combat antimicrobial resistance. *Bulletin of the World Health Organization, 89*, 290–292.
30. Laxminarayanan, R., Duse, A., Wattal, C., et al. (2013). Antibiotic resistance—The need for global solutions. *The Lancet Infectious Diseases, 13*(12), 1057–1098. doi: 10.1016/S1473-3099(13)70318-9.
31. Mackey, T. K., & Liang, B. A. (2012). Threats from emerging and re-emerging neglected tropical diseases (NTDs). *Infection Ecology and Epidemiology, 2*. doi: 10.3402/iee.v2i0.18667.
32. Dash, A. P., Bhatia, R., Sunyoto, T., & Mourya, D. T. (2013). Emerging and re-emerging arboviral diseases in Southeast Asia. *Journal of Vector Borne Diseases, 50*, 77–84.
33. Bertozzi, S., Padian, N. S., Wegbreit, J., et al. (2006). HIV/AIDS prevention and treatment. In D. T. Jamison, J. G. Breman, A. R. Measham, et al. (Eds.), *Disease control priorities in developing countries* (2nd ed., pp. 331–370). New York: Oxford University Press.
34. Chin, J. (Ed.). (2000). *Control of communicable diseases manual* (17th ed.). Washington, DC: American Public Health Association.
35. UNAIDS. (2014). *Global report: UNAIDS report on the global AIDS epidemic 2014*. Geneva: World Health Organization.
36. UNAIDS. (2013). *Global Report UNAIDS report on the global AIDS epidemic 2013*. Geneva. UNAIDS.
37. Institute of Health Metrics and Evaluation. (2010). *GBD 2010 heatmap*. Retrieved February 3, 2015, http://vizhub.healthdata.org/irank/heat.php.
38. UNAIDS. (2013). *AIDS by the numbers*. Geneva: UNAIDS.
39. Brown, L. R. (1997). *The potential impact of AIDS on population and economic growth rates*. Retrieved November 22, 2006, http://ideas.repec.org/p/fpr/2020br/43.html.
40. Russell, S. (2004). The economic burden of illness for households in developing countries: A review of studies focusing on malaria, tuberculosis, and human immunodeficiency virus/acquired immunodeficiency syndrome. *American Journal of Tropical Medicine and Hygiene, 71*(2 Suppl), 147–155.
41. UNICEF. (2013). *Towards an AIDS-free generation—Children and AIDS: Sixth stocktaking report, 2013*. New York: UNICEF.
42. Medicins San Frontiers Access Campaign. (n.d.). Untangling the web of antiretroviral price reductions, 17th edition. Retrieved May 24, 2015, from http://www.msfaccess.org/sites/default/files/MSF_UTW_17th_Edition_4_b.pdf.
43. Galarraga, O., Wirtz, V., Figueroa-Lara, A., et al. (2011). Unit costs for delivery of antiretroviral treatment and prevention of mother to child transmission of HIV: A systematic review for low- and middle-income countries. *Pharmacoeconomics, 29*(7), 579–599.
44. World Bank. (2015). *Health expenditure per capita (current US$)*. Retrieved February 2, 2015, from http://data.worldbank.org/indicator/SH.XPD.PCAP.
45. Resch, S., Ryckman, T., & Hecht, R. (2015). Funding AIDS programmes in the era of shared responsibility: An analysis of domestic spending in 12 low- and middle-income countries. *The Lancet Global Health, 3*(1), e52–e61.
46. Ainsworth M., & Over, M. (1994). AIDS and African development. *World Bank Research Observer, 9*(2), 203–240.

47. UNAIDS. (2014). *90-90-90 an ambitious treatment target to help end the AIDS epidemic*. Geneva: UNAIDS.

48. UNAIDS. (2010). *UNAIDS report on the global AIDS epidemic*. Geneva: UNAIDS.

49. World Health Organization. *Mother-to-child transmission of HIV*. Retrieved February 5, 2015, from http://www.who.int/hiv/topics/mtct/en/.

50. World Health Organization. (2010). *Guidelines on HIV and infant feeding 2010*. Geneva: World Health Organization.

51. Centers for Disease Control and Prevention. (2008). *Male circumcision and risk for HIV transmission: Implications for the United States*. Retrieved February 27, 2015, from http://stacks.cdc.gov/view/cdc/13545/.

52. Dickson, K. E., Tran, N. T., Samuelson, J. L., Njeuhmeli, E., Cherutich, P., et al. (2011) Voluntary medical male circumcision: A framework analysis of policy and program implementation in Eastern and Southern Africa. *PLoS Med, 8*(11), e1001133. doi: 10.1371/journal.pmed.1001133.

53. International AIDS Vaccine Initiative. Retrieved February 5, 2015, from http://www.iavi.org/.

54. International Partnership on Microbicides. Retrieved February 5, 2015, from http://www.ipmglobal.org/.

55. Centers for Disease Control and Prevention. (2015). *Basic TB facts*. Retrieved February 3, 2015, from http://www.cdc.gov/tb/topic/basics/.

56. Centers for Disease Control and Prevention. (n.d.). *Tuberculosis basic TB facts*. Retrieved May 26, 2015, from http://www.cdc.gov/tb/topic/basics/risk.htm.

57. World Health Organization. (2012). *Tuberculosis: Drug resistant tuberculosis: Frequently asked questions*. Retrieved May 26, 2015, from http://www.who.int/tb/challenges/mdr/tdrfaqs/en/.

58. Centers for Disease Control and Prevention. *Extensively drug-resistant tuberculosis (XDR TB)—Update*. Retrieved November 19, 2006, http://www.cdc.gov/tb/topic/drtb/xdrtb.htm.

59. Chand, N., Singh, T., Khalsa, J. S., Verma, V., & Rathore, J. S. (2004). A study of socio-economic impact of tuberculosis on patients and their family. *Chest, 126*(4), 832S.

60. Croft, R. A., & Croft, R. P. (1998). Expenditure and loss of income incurred by tuberculosis patients before reaching effective treatment in Bangladesh. *International Journal of Tuberculosis and Lung Disease, 2*(3), 252–254.

61. Tanimura, T., Jaramillo, E., Weil, D., Raviglione, M., & Lonnroth, K., Financial Burden for tuberculosis patients in low- and middle-income countries: A systematic review. *European Respiratory Journal, 43*, 1763–1775.

62. Kamolratanakul, P., Sawert, H., Kongsin, et al. (1999). Economic impact of tuberculosis at the household level. *International Journal of Tuberculosis and Lung Disease, 3*(10), 869–877.

63. Rajeswari, R., Balasubramanian, R., Muniyandi, M., Geetharamani, S., Thresa, X., & Venkatesan, P. (1999). Socio-economic impact of tuberculosis on patients and family in India. *International Journal of Tuberculosis and Lung Disease, 3*(10), 869–877.

64. Grimard, F., & Harling, G. (2004). *The impact of tuberculosis on economic growth*. Paper presented at the Northeast Universities Development Consortium Conference, Montréal, Quebec. Retrieved November 22, 2006, from http://neumann.hec.ca/neudc2004/fp/grimard_franque_aout_27.pdf.

65. Peabody, J. W., Shimkhada, R., Tan, C., Jr., & Luck, J. (2005). The burden of disease, economic costs and clinical consequences of tuberculosis in the Philippines. *Health Policy and Planning, 20*(6), 347–353.

66. Dye, C., & Floyd, K. (2006). Tuberculosis. In D. T. Jamison, J. G. Breman, A. R Measham, et al. (Eds.), *Disease control priorities in developing countries* (2nd ed., pp. 289–312). New York: Oxford University Press.

67. World Health Organization. (2010). *Guidelines for the treatment of tuberculosis* (4th ed.). Geneva: World Health Organization.

68. World Health Organization. *WHO policy on collaborative TB/HIV activities guidelines for national programmes and other stakeholders*. Geneva: World Health Organization.

69. World Health Organization. (n.d.). *Scaling up the three Is for TB/HIV*. Retrieved May 26, 2015, from http://www.who.int/hiv/topics/tb/3is/en/.

70. World Health Organization. (2014). *The end TB strategy*. Geneva: World Health Organization.

71. Breman, J. G., Mills, A., Snow, R. W., & Mulligan, J.-A. (2006). Conquering malaria. In D. T. Jamison, J. G. Breman, A. R. Measham, et al. (Eds.), *Disease control priorities in developing countries* (2nd ed., pp. 413–432) New York: Oxford University Press.

72. Jaap, J. vH., Rutten, M., Koelewijn, R., et al. (2009). Human *Plasmodium knowlesi* infection detected by rapid diagnostic tests for malaria. *Emerging Infectious Diseases, 15*(9), 1478–1480.

73. Roll Back Malaria. (2014). *Key malaria facts*. Retrieved February 3, 2015, from http://www.rollbackmalaria.org/keyfacts.html.

74. World Health Organization. *Malaria. Malaria in pregnant women*. n.d. Retrieved July 5, 2015 from http://www.who.int/malaria/areas/high_risk_groups/pregnancy/en/

75. World Health Organization. *10 facts on malaria*. Retrieved February 3, 2015, from http://www.who.int/features/factfiles/malaria/malaria_facts/en/index8.html.

76. USAID. (2011). *The President's Malaria Initiative: Fifth annual report to Congress*. Retrieved February 28, 2015, from http://www.pmi.gov/docs/default-source/default-document-library/pmi-reports/pmi_annual_report11.pdf.

77. Roll Back Malaria Partnership. *Economic costs of malaria*. Retrieved November 22, 2006, from http://www.rbm.who.int/cmc_upload/0/000/015/363/RBMInfosheet_10.htm.

78. World Health Organization. (n.d.). *Malaria: Overview of malaria treatment*. Retrieved May 26, 2015, from http://www.who.int/malaria/areas/treatment/overview/en/.

79. World Health Organization. (2014). *WHO policy brief for the implementation of intermittent preventive treatment of malaria in pregnancy using sulfadoxine-pyrimethamine*. Geneva: World Health Organization.

80. President's Malaria Initiative. *Indoor residual spraying*. Retrieved February 3, 2015, from http://www.pmi.gov/how-we-work/technical-areas/indoor-residual-spraying.

81. World Health Organization. (2012). *WHO policy recommendation: Seasonal malaria chemoprevention (SMC) for* Plasmodium falciparum *malaria control in highly seasonal transmission areas of the Sahel sub-region in Africa*. Geneva: World Health Organization.

82. Keusch, G. T., Fontaine, O., Bhargava, A., & Boschi-Pinto, C. (2006). Diarrheal diseases. In D. T. Jamison, J. G. Breman, A. R. Measham, et al. (Eds.), *Disease control priorities in developing countries* (2nd ed., pp. 371–388) New York: Oxford University Press.

83. World Health Organization. (2012). *Estimated rotavirus deaths for children under 5 years of age: 2008, 453,000*. Retrieved February 6, 2015, from http://www.who.int/immunization/monitoring_surveillance/burden/estimates/rotavirus/en/.

84. Huttly, S. R., Morris, S. S., & Pisani, V. (1997). Prevention of diarrhoea in young children in developing countries. *Bulletin of the World Health Organization, 75*, 163–174.

85. UNICEF and The World Health Organization. (2009). *Diarrhoea: Why children are still dying and what can be done*. New York: UNICEF.

86. Black, R. E. (2003). Zinc deficiency, infectious disease, and mortality in the developing world. *Journal of Nutrition, 133*(5 Suppl 1), 1485S–1489S.

87. This section of the chapter is adapted with permission from Skolnik, R., & Ahmed, A. (2010). *Ending the neglect of neglected tropical diseases*. Washington, DC: Population Reference Bureau.

88. World Health Organization. *Neglected tropical diseases*. Retrieved December 14, 2009, from http://www.who.int/neglected_diseases/en.

89. Global Network Neglected Tropical Diseases. *The solution*. Retrieved February 9, 2015, from http://www.globalnetwork.org/solution.

90. Global Network Neglected Tropical Diseases. *The 7 most common NTDs*. Retrieved July 4, 2015, from http://www.globalnetwork.org/neglected-tropical-diseases/fact-sheets.

91. Musgrove, P., & Hotez, P. J. Turning neglected tropical diseases into forgotten maladies. *Health Affairs, 28*(6), 1691–1706.

92. Global Network for Neglected Tropical Diseases. *About*. Retrieved February 28, 2015 from http://www.globalnetwork.org/about.

93. The Access Project. Neglected Tropical Diseases Control Program. Retrieved December 15, 2009, from http://www.theaccessproject.com/index.php/about/ntd.

94. Brooker, S., Hotez, P. J., & Bundy, D. A. P. (2008). Hookworm-related anemia among pregnant women: A systematic review. *PLoS Neglected Tropical Diseases, 2*(9), e291.

95. Hotez, P. J., Brindley, P. J., Bethany, J. M., et al. Helminth infections: The great neglected tropical diseases. *Journal of Clinical Investigation, 118*(4), 1311–1321.

96. Kjetland, E. F., Ndhlovu, P. D., Gomo, E., et al. (2006). Association between genital schistosomiasis and HIV in rural Zimbabwean women. *AIDS, 20*(4), 593–600.

97. Hotez, P. J., & Daar, A. S. (2008). The CNCDs and the NTDs: Blurring the lines dividing noncommunicable and communicable chronic diseases. *PLoS Neglected Tropical Diseases, 2*(10), e312.

98. Global Network for Neglected Tropical Diseases. *Hookworm*. Retrieved February 28, 2015, from http://www.globalnetwork.org/hookworm.

99. Global Network for Neglected Tropical Diseases. *Trachoma*. Retrieved July 4, 2015, from http://www.globalnetwork.org/trachoma.

100. The Carter Center. (2015). *Guinea worm disease: Worldwide case totals*. Retrieved February 9, 2015, from http://www.cartercenter.org/health/guinea_worm/case-totals.html.

101. International Trachoma Initiative. *What is trachoma?* Retrieved April 30, 2011, from http://www.trachoma.org/world's-leading-cause-preventable-blindness.

102. World Health Organization. (2014). *Lymphatic filariasis* (Fact Sheet No. 102). Retrieved February 9, 2015, from http://www.who.int/mediacentre/factsheets/fs102/en/.

103. Molyneux, D. H. (2009). 10 years of success in addressing lymphatic filariasis. *Lancet, 373*(9663), 529–530.

104. Global Network for Neglected Tropical Diseases. *Founding partners*. Retrieved February 9, 2015, from http://www.globalnetwork.org/founding-partners.

105. World Health Organization. (2008). *Community-directed interventions for major health problems in Africa*. Geneva: World Health Organization.

106. World Health Organization. (2015). *Onchocerciasis* (Fact Sheet No. 374). Retrieved February 9, 2015, from http://www.who.int/mediacentre/factsheets/fs374/en/.

107. Copenhagen Consensus Center. Retrieved December 15, 2009, from http://www.copenhagenconsensus.com/Home.aspx.

108. Evidence Action. (n.d.). *Deworm the world initiative: The evidence for deworming*. Retrieved May 26, 2015, from http://www.evidenceaction.org/dewormtheworld/.

109. Hotez, P. J., Molyneux, D. H., Fenwick, A., Ottesen, E., Ehrlich Sachs, S., & Sachs J. D. (2006). Incorporating a rapid-impact package for neglected tropical diseases with programs for HIV/AIDS, tuberculosis, and malaria. *PLoS Medicine, 3*(5):e102. doi:10.1371/journal.pmed.0030102.

110. Hotez, P. J., & Molyneux, D. H. (2008). Tropical anemia: One of Africa's greatest killers and a rationale for linking malaria and neglected tropical disease control to achieve a common goal. *PLoS Neglected Tropical Diseases, 2*(7), e270.

111. Hopkins, D. R., Eigege, A., Miri, E. S., et al. (2002). Lymphatic filariasis elimination and schistosomiasis control in combination with onchocerciasis control in Nigeria. *American Journal of Tropical Medicine and Hygiene, 67*(3), 266–272.

112. Geraghty, J. (2009). Expanding the biopharmaceutical industry's involvement in fighting neglected diseases. *Health Affairs, 28*(6), 1774–1777.

113. Preparedness and response for chikungunya virus. (2011). *PAHO, 1*, 1–131. Retrieved July 17, 2014, from the Pan American Health Organization database.

114. Soumahoro, M., Hanslik, T., Pelat, C., Atsou, K., Gazere, B., Boelle, P., et al. (2011). The chikungunya epidemic on La Réunion Island in 2005–2006: A cost-of-illness study. *PLoS Neglected Tropical Diseases, 5*(6), e1197.

115. Sissoko, D., Malvy, D., Ezzedine, K., Renault, P., Moscetti, F., Ledrans, M., et al. (2009). Post-epidemic chikungunya disease on Reunion Island: Course of rheumatic manifestations and associated factors over a 15-month period. *PLoS Neglected Tropical Diseases, 3*(3), e389.

116. World Health Organization. (2011). *Chikungunya* (Fact Sheet No. 327). Retrieved July 19, 2014, from http://www.who.int/mediacentre/factsheets/fs327/en/.

117. National Center for Emerging and Zoonotic Infectious Diseases. (2014). *Chikungunya: Information for the general public*. Retrieved July 17, 2014, from http://www.cdc.gov/chikungunya/pdfs/CHIKV_FACT%20SHEET_CDC_General%20Public_cleared.pdf.

118. Mavalankar, D., Shastri, P., Bandyopadhyay, T., Parmar, J., & Ramani, K. V. (2008, March). Increased mortality rate associated with chikungunya epidemic, Ahmedabad, India. *Emerging Infectious Diseases, 4*(3). Retrieved February 28, 2015, from http://wwwnc.cdc.gov/eid/article/14/3/07-0720.

119. National Center for Emerging and Zoonotic Infectious Diseases. *Dengue and the Aedes aegypti mosquito*. Retrieved July 21, 2014, from http://www.cdc.gov/dengue/resources/30jan2012/aegyptifactsheet.pdf.

120. Seyler, T., Hutin, Y., Ramanchandran, V., Ramakrishnan, R., Manickam, P., & Murhekar, M. (2010). Estimating the burden of disease and the economic cost attributable to chikungunya, Andhra Pradesh, India, 2005–2006. *Transactions of the Royal Society of Tropical Medicine and Hygiene, 104*(2), 133–138.

121. Centers for Disease Control and Prevention. (2012). *Aedes aegypti Aedes albopictus*. Retrieved from http://www.cdc.gov/dengue/resources/30Jan2012/comparisondenguevectors.pdf.

122. Centers for Disease Control and Prevention. *Outbreaks chronology: Ebola virus disease*. Retrieved January 31, 2015, from http://www.cdc.gov/vhf/ebola/resources/outbreak-table.html.

123. World Health Organization. (2014). *Ebola virus disease* (Fact Sheet No. 103). Retrieved September 4, 2014, from http://www.who.int/mediacentre/factsheets/fs103/en/.

124. Centers for Disease Control and Prevention. *2014 Ebola outbreak in West Africa*. Retrieved January 31, 2015, from http://www.cdc.gov/vhf/ebola/outbreaks/2014-west-africa/index.html.

125. Centers for Disease Control and Prevention. *Signs and symptoms*. Retrieved January 31, 2015, from http://www.cdc.gov/vhf/ebola/symptoms/index.html.

126. Leroy, E., Kumulungui, B., Pourrut, X., Rouquet, P., Hassanin, A., Yaba, P., et al. (2005). Fruit bats as reservoirs of Ebola virus. *Nature, 438*, 575–576.

127. Centers for Disease Control and Prevention. (2014). *Infection control for viral haemorrhagic fevers in the African health care setting*. Retrieved January 31, 2015, from http://www.cdc.gov/vhf/abroad/vhf-manual.html.

128. Breman, J. G., Piot, P., Johnson, K. M., White, M. K., Mbuyi, M., Sureau, P., Heymann, D. L., et al. (1978). The epidemiology of Ebola haemorrhagic fever in Zaire, 1976. In S. R. Pattyn (Ed.), *Ebola virus haemorrhagic fever* (pp. 103–124). Amsterdam: Elsevier/North-Holland. Retrieved September 4, 2014, from http://www.itg.be/internet/ebola/pdf/EbolaVirusHaemorrhagicFever-SPattyn.pdf.

129. Centers for Disease Control and Prevention. (2015). *Ebola outbreak in West Africa—Case counts*. Retrieved January 31, 2015, from http://www.cdc.gov/vhf/ebola/outbreaks/2014-west-africa/case-counts.html.

130. Baize, S., Pannetier, D., Oestereich, L., Rieger, T., Koivogui, L., Magassouba, N., et al. (2014). Emergence of Zaire Ebola virus disease in Guinea—Preliminary report. *New England Journal of Medicine, 371*(15). Retrieved January 31, 2015, from http://www.nejm.org/doi/pdf/10.1056/NEJMoa1404505.

131. World Health Organization. (2014, August 8). *Statement on the meeting of the International Health Regulations Emergency Committee regarding the 2014 Ebola outbreak in West Africa*. Retrieved January 31, 2015, from http://www.who.int/mediacentre/news/statements/2014/ebola-20140808/en/.

132. Médecins Sans Frontières. *Ebola*. Retrieved September 4, 2014, from http://www.doctorswithoutborders.org/our-work/medical-issues/ebola.

133. European Centre for Disease Prevention and Control. (2015). *Epidemiological situation*. Retrieved February 1, 2015, from http://www.ecdc.europa.eu/en/healthtopics/ebola_marburg_fevers/Pages/epidemiological-situation.aspx.

134. World Health Organization. (2015, January 28). *Ebola situation report—28 January 2015*. Retrieved February 1, 2015, from http://apps.who.int/ebola/en/ebola-situation-report/situation-reports/ebola-situation-report-28-january-2015.

135. World Health Organization. (2008, January 1). *International health regulations (2005)*. Retrieved September 7, 2014, from http://www.who.int/ihr/9789241596664/en/.

136. Levine, M. (2014, July 17). WHO can't fully deal with Ebola outbreak, health official warns. *The Los Angeles Times*. Retrieved September 7, 2014, from http://www.latimes.com/world/africa/la-fg-who-ebola-20140718-story.html.

137. World Health Organization. (2014). *Ebola response roadmap*. Retrieved from http://apps.who.int/iris/bitstream/10665/131596/1/EbolaResponseRoadmap.pdf?ua=1.

138. European Centre for Disease Prevention and Control. (2014). *Rapid risk assessment: Outbreak of ebola virus disease in West Africa. Fourth update*. Retrieved from http://ecdc.europa.eu/en/publications/Publications/Ebola-virus-disease-west-africa-risk-assessment-27-08-2014.pdf.

139. World Health Organization. (2014, August 12). *WHO Director-General briefs Geneva UN missions on the Ebola outbreak*. Retrieved September 4, 2014 from http://www.who.int/dg/speeches/2014/ebola-briefing/en/.

140. UNICEF. (2014). *Ebola virus disease: Personal protective equipment and other ebola-related supply update*. Retrieved from http://www.unicef.org/supply/index_75984.html.

141. Nossiter, A. (2014, July 27). Fear of Ebola breeds a terror of physicians. *The New York Times*. Retrieved from http://www.nytimes.com/2014/07/28/world/africa/ebola-epidemic-west-africa-guinea.html?_r=0.

142. United Nations Office for the Coordination of Humanitarian Affairs. (2015). *Ebola outbreak: Updated overview of needs and requirements for January–June 2015*. Retrieved from http://reliefweb.int/sites/reliefweb.int/files/resources/updated_overview_of_needs_and_requirements_for_january-june_2015_0.pdf.

143. Médecins Sans Frontières. (2014, December 29). *Clinical trial for potential Ebola treatment starts in MSF clinic in Guinea*. Retrieved from http://www.doctorswithoutborders.org/article/clinical-trial-potential-ebola-treatment-starts-msf-clinic-guinea.

144. Onishi, N. (2015, January 31). As Ebola ebbs in Africa, focus turns from death to life. *The New York Times*. Retrieved from http://www.nytimes.com/2015/02/01/world/as-ebola-ebbs-in-africa-focus-turns-from-death-to-life.html?emc=edit_th_20150201&nl=todaysheadlines&nlid=67361508.

145. Centers for Disease Control and Prevention. (2013). *Cryptococcal meningitis: A deadly fungal disease among people living with HIV/AIDS*. Retrieved February 28, 2015, from http://www.cdc.gov/fungal/pdf/at-a-glance-508c.pdf.

146. Park, B. J., Wannemuehler, K. A., Marston, B. J., Govender, N., Pappas, P. G., & Chiller, T. M. (2009). Estimation of the current global burden of cryptococcal meningitis among persons living with HIV/AIDS. *AIDS*, *23*(4), 525–530. doi: 10.1097/QAD.0b013e328322ffac.

147. French, N., Gray, K., Watera, C., Nakiyingi, J., Lugada, E., Moore, M., et al. (2002). Cryptococcal infection in a cohort of HIV-1-infected Ugandan adults. *AIDS*, *16*(7), 1031–1038.

148. D'Souza, C. A., Kronstad, J. W., Taylor, G., Warren, R., Yuen, M., Hu, G., et al. (2011). Genome variation in *Cryptococcus gattii*, an emerging pathogen of immunocompetent hosts. *mBio*, *2*(1), e00342-00310. doi: 10.1128/mBio.00342-10.

149. Rodriguez-Cerdeira, C., Arenas, R., Moreno-Coutino, G., Vasquez, E., Fernandez, R., & Chang, P. (2014). Systemic fungal infections in patients with human immunodeficiency virus. *Actas Dermo-Sifiliográficas*, *105*(1), 5–17. doi: 10.1016/j.adengl.2012.06.032.

150. Perfect, J. R., Dismukes, W. E., Dromer, F., Goldman, D. L., Graybill, J. R., Hamill, R. J., et al. (2010). Clinical practice guidelines for the management of cryptococcal disease: 2010 update by the Infectious Diseases Society of America. *Clinical Infectious Diseases*, *50*(3), 291–322. doi: 10.1086/649858.

151. Boulware, D. R., Meya, D. B., & Muzoora, C. (2013). ART initiation within the first 2 weeks of cryptococcal meningitis is associated with higher mortality: A multisite randomized trial. Paper presented at the 20th Conference on Retroviruses and Opportunistic Infections, Atlanta, GA.

152. Perfect, J. R. (2013). Fungal diagnosis: How do we do it and can we do better? *Current Medical Research and Opinion*, *29*(Suppl 4), 3–11. doi: 10.1185/03007995.2012.761134.

153. Lessells, R. J., Mutevedzi, P. C., Heller, T., & Newell, M. L. (2011). Poor long-term outcomes for cryptococcal meningitis in rural South Africa. *South African Medical Journal*, *101*(4), 251–252.

154. Rajasingham, R., Meya, D. B., & Boulware, D. R. (2012). Integrating cryptococcal antigen screening and pre-emptive treatment into routine HIV care. *Journal of Acquired Immune Deficiency Syndromes*, *59*(5), e85–e91. doi: 10.1097/QAI.0b013e31824c837e.

155. Parkes-Ratanshi, R., Wakeham, K., Levin, J., Namusoke, D., Whitworth, J., Coutinho, A., et al. (2011). Primary prophylaxis of cryptococcal disease with fluconazole in HIV-positive Ugandan adults: A double-blind, randomised, placebo-controlled trial. *Lancet Infectious Diseases*, *11*(12), 933–941. doi: 10.1016/S1473-3099(11)70245-6.

156. World Health Organization. (2013). *HIV/AIDS: 8.1 Prevention, screening, and management of common coinfections. Consolidated ARV guidelines, 2013*. Retrieved from http://www.who.int/hiv/pub/guidelines/arv2013/coinfection/prevcoinfection/en/index5.html.

157. Southern African HIV Clinicians Society. (2013). Guideline for the prevention, diagnosis and management of cryptococcal meningitis among HIV-infected persons: 2013 update. *Southern African Journal of HIV Medicine*, *14*(2), 76–86.

158. Dowdy, D. W., Steingart, K. R., & Pai, M. (2011). Serological testing versus other strategies for diagnosis of active tuberculosis in India: A cost-effectiveness analysis. *PLoS Med*, *8*(8), e1001074. doi: 10.1371/journal.pmed.1001074.

159. Vassall, A., van Kampen, S., Sohn, H., Michael, J. S., John, K. R., den Boon, S., et al. (2011). Rapid diagnosis of tuberculosis with the Xpert MTB/RIF assay in high burden countries: A cost-effectiveness analysis. *PLoS Med*, *8*(11), e1001120. doi: 10.1371/journal.pmed.1001120.

160. Meya, D. B., Manabe, Y. C., Castelnuovo, B., Cook, B. A., Elbireer, A. M., Kambugu, A., et al. (2010). Cost-effectiveness of serum cryptococcal antigen screening to prevent deaths among HIV-infected persons with a CD4+ cell count < or = 100 cells/microL who start HIV therapy in resource-limited settings. *Clinical Infectious Diseases*, *51*(4), 448–455. doi: 10.1086/655143.

161. Smith, R. M., Nguyen, T. A., Ha, H. T. T., Thang, P. H., Thuy, C., Lien, T. X., et al. (2013). Prevalence of cryptococcal antigenemia and cost-effectiveness of a cryptococcal antigen screening program—Vietnam. *PLoS One*, *8*(4). doi: ARTN e62213.

162. Burgos, J. L., Kahn, J. G., Strathdee, S. A., Valencia-Mendoza, A., Bautista-Arredondo, S., Laniado-Laborin, R., et al. (2009). Targeted screening and treatment for latent tuberculosis infection using QuantiFERON-TB Gold is cost-effective in Mexico. *International Journal of Tuberculosis and Lung Disease*, *13*(8), 962–968.

163. Pfizer. (2014). *Diflucan® Partnership Program*. Retrieved from http://www.directrelief.org/focus/disease-prevention/hivaids/diflucan-partnership-program/.

164. Sloan, D. J., & Parris, V. (2014). Cryptococcal meningitis: Epidemiology and therapeutic options. *Clinical Epidemiology*, *6*, 169–182. doi: 10.2147/CLEP.S38850.

165. The South African Cryptococcal Screening Initiative Group. (2012). Phased implementation of screening for cryptococcal disease in South Africa. *South African Medical Journal*, *102*(12), 914–917.

166. Sachdeva, K. S., Kumar, A., Dewan, P., Kumar, A., & Satyanarayana, S. (2012). New vision for Revised National Tuberculosis Control Programme

(RNTCP): Universal access—"Reaching the un-reached." *Indian Journal of Medical Research, 135*(5), 690–694. Retrieved from http://www.pubmedcentral.nih.gov/articlerender.fcgi?artid=3401704&tool=pmcentrez&rendertype=abstract.

167. Pai, M., Yadav, P., & Anupindi, R. (2014). Tuberculosis control needs a complete and patient-centric solution. *The Lancet Global Health, 2*(4), e189–e190. doi:10.1016/S2214-109X(14)70198-6.

168. Anupindi, R. (2014). *Operation ASHA: An effective, efficient, and scalable model for tuberculosis treatment.* Retrieved from http://globalens.com/casedetail.aspx?cid=1429339.

169. Schwab Foundation for Social Entrepreneurship. *Shelly Batra.* Retrieved October 9, 2014, from http://www.schwabfound.org/content/shelly-batra.

170. Bhatnagar, N., Sinha, A., Samdaria, N., & Gupta, A. (2012). Biometric monitoring as a persuasive technology?: Ensuring patients visit health centers in India's slums. *Persuasive Technology. Design for Health and Safety,* 169–180.

171. Operation ASHA. (n.d.). Retrieved October 9, 2014, from http://healthmarketinnovations.org/program/operation-asha.

172. Operation ASHA. (2012). *Operation ASHA: Fighting tuberculosis worldwide.* Retrieved from http://www.opasha.org/.

173. The Lilly MDR-TB Partnership. Retrieved August 12, 2010, from http://www.lillymdr-tb.com; and personal communications with Karen Van der Westhuizen and Patrizia Carlevaro of the Eli Lilly Corporation.

174. aids2031 Costs and Financing Working Group. (2010). *Costs and choices: Financing the long-term fight against AIDS.* Washington, DC: Results for Development Institute.

175. Hecht, R., Stover, J., Bollinger, L., Muhib, F., Case, K., & de Ferrant, D. (2010). Financing of HIV/AIDS programme scale-up in low-income and middle-income countries, 2009–31. *Lancet, 376,* 1254–1260.

176. Saphonn, V., Chhorvann, C., Sopheab, H., Luyna, U., & Seilava, R. (2010). *The long-run costs and financing of HIV/AIDS in Cambodia.* Washington, DC: Results for Development Institute.

177. Guthrie, T., Ndlovu, N., Muhib, F., Hecht, R., & Case, K. (2010). *The long-run costs and financing of HIV/AIDS in South Africa.* Cape Town, South Africa: Centre for Economic Governance and AIDS in Africa.

178. Levine, R. (2004). *Millions saved: Proven successes in global health.* Washington, DC: Center for Global Development.

179. UNAIDS. (2002). *AIDS epidemic update (December).* Geneva: UNAIDS.

180. Centers for Disease Control and Prevention. *Global AIDS Program, country profiles: Thailand.* Retrieved February 6, 2004, from http://www.cdc.gov/nchsp/od/gap/countries/thailand.htm.

181. UNAIDS. (2000). *Evaluation of the 100% Condom Programme in Thailand.* Geneva: UNAIDS, in collaboration with the Ministry of Public Health, Thailand. Document 00.18E.

182. Rojanapithayakorn, W., & Hanenberg, R. (1996). The 100% condom programme in Thailand. *AIDS, 10*(1), 1–7.

183. Celentano, D., Nelson, K., Lyles, C., et al. Decreasing incidence of HIV and sexually transmitted diseases among young Thai men: Evidence for success of the HIV/AIDS control and prevention program. *AIDS, 12*(5), F29–F36.

184. Chitwarkorn, A. (2004). HIV/AIDS and sexually transmitted infections in Thailand: Lessons learned and future challenges. In J. P. Narain (Ed.), *AIDS in Asia: The challenge continues* (pp. 141–157). New Delhi: Sage.

185. UNAIDS. (2004). *Report on the global AIDS epidemic.* Geneva: UNAIDS.

186. China Tuberculosis Control Collaboration. (1996). Results of directly observed short-course chemotherapy in 112,842 Chinese patients with smear-positive tuberculosis. *Lancet, 347,* 358–362.

187. World Health Organization Regional Office for the Western Pacific. (2002). *DOTS for all: Country reports.* Geneva: World Health Organization.

188. Zhao, F., Zhao, Y., & Liu, X. (2003). Tuberculosis control in China. *Tuberculosis, 85,* 15–20.

189. The World Bank. (2002). *Implementation completion report for the China Infectious Diseases Control Project.* Washington, DC: The World Bank.

190. Chen, X., Zhao, F., Duanmu, H., Wan, L., Wang, X., & Chin, D. P. (2002). The DOTS strategy in China: Results and lessons after 10 years. *Bulletin of the World Health Organization, 80*(6), 430–436.

191. World Health Organization. (1991). *Control of Chagas disease. Report of a WHO expert committee* (WHO Technical Report Series: 811). Geneva: World Health Organization.

192. Centers for Disease Control and Prevention. *Chagas disease. Provider fact sheet.* Retrieved April 29, 2011, from http://www.cdc.gov/parasites/chagas/resources/factsheet.pdf.

193. Dias, J. C. P., Silveira, A. C., & Schofield, C. J. (2002). The impact of Chagas disease control in Latin America—a review. *Memorias do Instituto Oswaldo Cruz, 97,* 603–612.

194. Schmunis, G. A., Zicker, F., Cruz, J., & Cuchi, P. (2001). Safety of blood supply for infectious diseases in Latin American countries, 1994–1997. *American Journal of Tropical Medicine and Hygiene, 65,* 924–930.

195. Moncayo, A. (2003). Chagas disease: Current epidemiological trends after interruption of vectorial and transfusional transmission in the southern cone countries. *Memorias do Instituto Oswaldo Cruz, 98*(5), 577–591.

196. Kumaresan, J., & Mecaskey, J. (2003). The global elimination of blinding trachoma: Progress and promise. *American Journal of Tropical Medicine and Hygiene, 69*(5 Suppl), S24–S28.

197. Mecaskey, J., Knirsch, C., Kumaresan, J., & Cook, J. (2003). The possibility of eliminating blinding trachoma. *Lancet, 3,* 728–734.

198. West, S. (2003). Blinding trachoma: Prevention with the SAFE strategy. *American Journal of Tropical Medicine and Hygiene, 69*(5 Suppl), S18–S23.

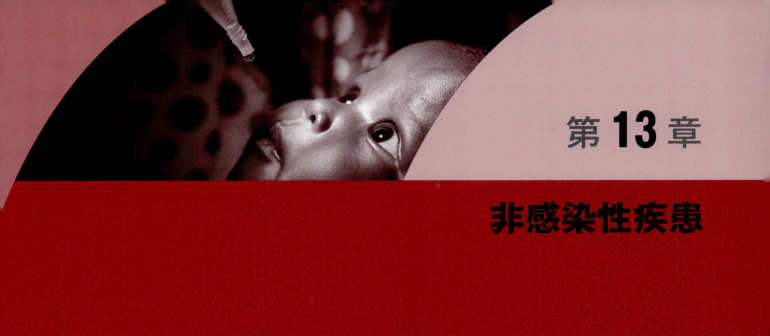

# 第13章

# 非感染性疾患

## 学習目標

- 世界における非感染性疾患(NCD)の負荷について説明できる。
- NCDの最も重要なリスク要因を説明できる。
- NCD，喫煙，過剰飲酒，精神疾患，視覚・聴覚障害に伴うコストとその影響を説明できる。
- NCDに対する費用対効果の高い対策について説明できる。
- NCDへの対策に関して，いくつかの成功事例を説明できる。

## ビネット

➡ Robertoはコロンビアの首都ボゴタに住み，政府の事務職として働く45歳の男性で，大人になってからは常に肥満状態で，ほとんど運動もせずに暮らしていました。彼は自分の国でも糖尿病が増えていることは知っていましたが，それは金持ちが罹る病気だと考えていました。しかし，去年，彼は常に喉が渇いた感じがするようになり，口が渇き，動いた後に非常に疲れを覚えるようになりました。医者にかかったところ，彼は2型糖尿病だと診断されたのです。

➡ Shantiはスリランカに住む35歳の女性でした。彼女はある村に育ち，家族が営む小さな農場で懸命に働いてきて，大人になってからもずっと健康でした。彼女には2人の子どもがいますが，妊娠中には何の問題もありませんでした。しかし，最近地域のヘルスセンターを受診したところ，高血圧であると診断されてしまいました。医師は彼女に食生活の改善を勧め，薬を処方してくれました。その薬は高価なものではありませんが，やめることはできず，彼女は生涯にわたって，その薬を服用しなければならなくなってしまったのです。

➡ Alexiはモスクワに住む47歳の男性です。彼は16歳のときから1日にたばこを1箱吸っていました。彼は，テレビやラジオからの情報で喫煙の害については知っており，自分の子どもからも喫煙をやめるよう注意されていましたが，結局何度も禁煙に失敗してきました。しかし，ここ数か月にわたって，彼はいつも咳が出るようになり，しばしば息切れも覚えるようになりました。彼は，肺がんに罹っていたのです。

➡ Lai Yingは中国の関東州に住む若い女性で，工場で働いていました。彼女は今までずっと，自分は幸せで健康だと感じてきました。しかし最近になって，彼女は非常に不幸だと感じるようになり，朝ベッドから出たくなくなり，仕事に行く気が起こらず，仕事にも全くやる気が出なくなってしまいました。彼女の家族も，彼女が食事をきちんととらず，以前と様子が違うことに気が付いてはいましたが，きっと仕事かボーイフレンドのことで悩んでいて，そのうちよくなるだろうと軽く考えていました。この状態が数か月続いた後，彼女は睡眠薬を多量に飲んで自殺してしまったのです。

## 非感染性疾患の重要性

非感染性疾患 noncommunicable disease(NCD)は世界の重大な健康問題で，今なお増え続けており，実は，今で

は高所得国だけではなく，低・中所得国においてもその疾病負荷 burden of disease はすでに感染症を上回っています。感染症の負荷が NCD を上回っているのは今ではサハラ以南アフリカだけです[1]。NCD は高所得国の問題で，低所得国では大した問題ではないと，いまだに思い込んでいる人が少なくありませんが，それはもはや事実ではありません。

さらに，低・中所得国における NCD の疾病負荷は，経済発展，グローバル経済への統合，都市化，高齢化が進むにつれてさらに増大していくと考えられます。WHO によれば，サハラ以南アフリカにおいてさえ，2020 年までには NCD の負荷は，グループ I 疾患 Group I disorders（感染症，妊娠・周産期に関連する病態，栄養障害）の負荷とほとんど等しくなると推定されています[2]。低・中所得国が現在直面している NCD のうち最も重要なものは，心血管系疾患 cardiovascular disease（CVD），がん cancer，精神疾患 mental disorders，筋骨格系疾患 musculoskeletal disorders，糖尿病 diabetes，慢性呼吸器疾患 chronic respiratory disease です[1]。

NCD のリスク要因の大部分は，自分自身がコントロールできる生活習慣に強く関係しています。たとえば，食事，身体活動，喫煙，飲酒などがそうです。これらの行動を改善できれば，心血管系疾患，一部のがん，糖尿病のリスクを大幅に低下させることができます。

NCD の多くは比較的低コストで予防できますが，治療にはかなり高額の費用がかかります。たとえば，肺がんの大幅なリスク低減につながる禁煙療法にかかる費用はわずかですが，肺がんになればその治療（投薬や手術）には多額の費用が必要となります。

NCD には多くの疾患がありますが，本章ではそのうち全世界の疾病負荷に特に影響の大きい，心血管系疾患，がん，糖尿病，精神疾患に焦点を当てます。また，視覚障害や聴覚障害についても，そのもたらす障害の大きさと，高齢化に伴って予想される今後の患者の増加を考慮して，併せて論じることにします。NCD のリスク要因の中では，その重要性から，喫煙と飲酒について少し詳しく取り上げます。

本章ではまずはじめに主な疾患の定義を紹介し，次にそれぞれの疾患の負荷とリスク要因について解説します。次に，これらの疾患に伴うコストとその及ぼす影響について多少詳しく述べた後，NCD に対処するための費用対効果の高い施策について概説し，NCD の予防に成功した事例をいくつか紹介します。最後に，NCD の負荷を減らすために，今後取り組むべき課題を述べて本章を締めくくることにします。

## 重要な定義

感染症は，人あるいは動物から，ほかの人や動物に感染した病原体によって引き起こされる疾患です。多くの点において非感染性疾患（NCD）は感染症とは逆です。第 1 に，NCD はたとえ感染性病原体によって引き起こされた疾患（たとえば，子宮頸部がん）であっても，NCD 自体が人から人へ伝播することはありません。第 2 に，NCD は一般的に慢性疾患であり，第 3 に，NCD は強い障害を伴うため日常活動を著しく損ない，適切な治療を受けないと多くの場合死に至ります。

慢性疾患 chronic disease と変性疾患 degenerative disease という用語は，しばしば非感染性疾患と同義の意味で用いられますが，本章では，一貫して非感染性疾患 noncommunicable disease（NCD）という用語を用います。疾病負荷に関する最近の研究では，心血管系疾患，がん（悪性新生物），筋骨格系疾患，糖尿病，泌尿生殖器系疾患，血液系疾患，内分泌系疾患，精神疾患，行動障害，慢性呼吸器疾患，精神神経疾患（たとえば，てんかん，アルツハイマー病），消化器疾患，肝硬変，その他の NCD（たとえば，難聴，緑内障，白内障，皮膚疾患）[1] などが NCD に分類されています。

ここまでで，本章で用いる用語はほとんど理解してもらったと思います。いくつかの用語については，**表 13-1** を参照してください。

## データについて

本章では，最も多い NCD について，その死亡率と疾病負荷 burden of diseases〔障害調整生命年数 disability-adjusted life years（DALY）〕について解説します。本章で用いる主なデータは，2013 年に刊行された世界疾患負荷研究 2010 Global Burden of Disease Study 2010（GBD2010）と，それに関連する書籍やウェブサイトに基づいており，それ以外のデータの多くは WHO から引用しています[2〜4]。また本章では，各国の NCD 対策に関する研究からもデータを引用しています。

## 非感染性疾患の負荷

### 心血管系疾患

2010 年には全世界で約 700 万人が虚血性心疾患 ischemic heart disease で，また約 600 万人が脳卒中 stroke で死亡しており，それぞれ第 1 位，2 位の死因となっています[5]。虚血性心疾患と脳卒中は，心血管系疾患 cardiovascular disease（CVD）と総称され，この 2 疾患で 2010 年の全死亡の約 25 ％を占めています[1]。

低・中所得国における 2010 年の死因のトップは脳卒中で，全死亡の約 10.5 ％を占め，一方，虚血性心疾患は死因の第 2 位で，全死亡の約 10 ％を占めています[1,5]。

### 表 13-1　重要な用語と定義

| |
|---|
| 血中グルコース blood glucose—血糖，体の主要なエネルギー源 |
| 体格指数 body mass index (BMI)—体重(kg)÷身長(m)$^2$ |
| がん cancer—細胞の成長が制御を失って生じる悪性の腫瘍 |
| 心血管系疾患 cardiovascular disease (CVD)—心臓あるいは血管の病気。虚血性心疾患，脳卒中も含まれる |
| コレステロール cholesterol—体によって作られ，また肉，魚，鶏肉，卵のような動物性食品に含まれる脂肪様の物質 |
| 糖尿病 diabetes—体が血糖の調節を十分に行えなくなることにより引き起こされる病気 |
| 高血圧 hypertension—収縮期血圧が 140 mmHg あるいは拡張期血圧が 90 mmHg を超えた状態 |
| 虚血性心疾患 ischemic heart disease (IHD)—心筋への酸素供給不足によって生じる心機能異常 |
| 肥満 obesity—BMI 30 以上の状態 |
| 過体重 overweight—BMI が 25 以上で 30 以下の状態 |
| 脳卒中 stroke—血栓形成または出血によって脳の機能が突然失われる病態 |

出典：Global Cardiovascular Infobase. Glossary. http://www.cvdinfobase.ca/cvdbook/En/Glossary.htm へ 2007 年 4 月 14 日にアクセス。National Institutes of Health. Obesity, Physical Activity, and Weight-Control Glossary. http://win.niddk.nih.gov/publications/glossary.htm へ 2007 年 4 月 14 日にアクセス。WHO. Obesity and Overweight. http://www.who.int/mediacentre/factsheets/fs311/en/ へ 2015 年 2 月 15 日にアクセス。

虚血性心疾患は，それぞれ脳卒中と感染症が第 1 位となっている東アジア・太平洋とサハラ以南アフリカを除くすべての地域で主たる死因となっています。心血管系疾患（虚血性心疾患と脳卒中）は，ヨーロッパ・中央アジアの全死亡の約 54％，東アジア・太平洋の全死亡の約 30％を占めていますが，サハラ以南アフリカでは約 7％に過ぎません[1]。心血管系疾患の発生率 incidence は，西欧より東欧諸国のほうが高率ですが，最近一部の東欧諸国では低下しつつあります。心血管系疾患の発生率が最も高いのは旧ソビエト連邦諸国で，これらの国々ではそのために平均寿命が低下しつつあります[6]。

2010 年には，虚血性心疾患（IHD）は世界全体の疾病負荷（DALY）の原因として第 1 位，脳卒中は第 3 位でしたが，高所得国では虚血性心疾患は第 1 位，脳卒中は第 2 位，低・中所得国では虚血性心疾患は第 3 位，脳卒中は第 5 位の原因でした[5]。

1990～2010 年にかけて非感染性疾患（NCD）は，世界の全年齢層の男女で，またあらゆる所得レベルの国で増加し，死亡と DALY の主な原因となって行きました[7]。

2008 年，WHO は 2030 年までの疾病負荷の見積もりを発表していますが，それによると，2030 年までに心血管系疾患（虚血性心疾患と脳卒中）の死因と疾病負荷は，以下のようになると推定されています[8]。

- 低所得国では，心血管系疾患（CVD）は疾病負荷（DALY）の第 2 位の原因となる。第 1 位は周産期異常 perinatal condition で，第 3 位は単極性うつ病（以下，うつ病）である。
- 低中所得国では，CVD は第 2 位のうつ病に大差をつけて疾病負荷の第 1 位の原因となる。
- 高中所得国では，CVD は疾病負荷の第 1 位の原因で，第 2 位の HIV/AIDS を約 3 倍上回る。
- 高所得国では，CVD は疾病負荷の原因として第 1 位で，第 2 位のうつ病を 30％上回る。

予防や治療プログラムが限られた低・中所得国では，CVD による死亡は，一般的に高所得国よりも若い年齢で生じると予想されますが，実際，たとえばイランでは，CVD による全死亡中 70 歳未満が約 50％を占めるのに対し，高所得国では 22％に過ぎません[9]。

**表 13-2** は脳卒中，糖尿病，がん，結核，HIV，マラリアに関連する死亡と疾病負荷を，世界の各区分地域間で比較したものです。

心血管系疾患（CVD）のリスク要因には修正可能なものと不可能なものとがあります。修正が不可能なものとしては，たとえば閉経があります。閉経は女性の CVD のリスクに影響し，閉経前は男性よりもリスクが低いですが，閉経後は男性とほぼ等しくなります。家族の既往歴もそうです。親族に虚血性心疾患を 55 歳以下で発症した男性親族もしくは 65 歳以下で発症した女性親族がいる人では，そうでない人に比べて心疾患のリスクが高いことが知られています。また民族についても，アフリカ系もしくはアジア系の人では，そうでない人に比べて CVD のリスクが高く，年齢についても，55 歳以降は 10 年ごとに脳卒中のリスクが倍増します[10]。

一方，行動に関する要因は本人が修正することができます。たとえば，高血圧は脳卒中の最大のリスク要因ですが，塩分制限，運動，降圧治療などによってコントロールが可能です。喫煙も CVD の重要なリスク要因ですが，①女性，②早期に喫煙を始めた人，③多量喫煙者ではリスクが高くなり，また飽和脂肪酸を多く含む食事や運動不足などによって生じる高コレステロール血症も CVD のリスクを高めます。一方，運動不足は肥満の原因となり，その結果，糖尿病のリスク要因となります。糖尿病は CVD のリ

スクを2倍高め，過剰な飲酒もCVDのリスクを高めます[10]。

社会的要因もCVDの重要なリスク要因となります。たとえば，貧困，ストレス，社会的孤立がCVDのリスクを高めるという多くのエビデンスが蓄積されています。うつ病もCVDの重要なリスク要因の1つです[10]。

## 糖尿病

糖尿病 diabetes には様々なタイプがありますが，最も頻度が高いのは1型糖尿病と2型糖尿病で，前者は膵臓のインスリン産生細胞が破壊される自己免疫疾患と考えられています。インスリンがなければ，体は血液中のグルコース（血糖）blood glucose をエネルギー源として利用できないため，血糖レベルが上昇してしまいます。その治療には，インスリンの注射，食事療法，毎日の運動，1日に数回の血糖検査を実施する必要があります[11]。

1型糖尿病は30歳より前に発症することが多く，以前はインスリン依存性糖尿病または若年性糖尿病と呼ばれていました。これに対して2型糖尿病は，以前は非インスリン依存性糖尿病または成人型糖尿病と呼ばれており，最も頻度が高く，全糖尿病の約90～95％を占めています。2型糖尿病患者ではインスリン産生能は保たれていますが，産生量が不足したり，産生されたインスリンを効率よく使うことができません[11]。

国際糖尿病連合 International Diabetes Federation は，2013年の糖尿病者数を3億8200万人，すなわち世界の成

表13-2 世界銀行区分地域，低・中所得国，高所得国，世界全体における全死亡および全疾病負荷（DALY）に占める主な疾患の割合（％），2010年

| 区分地域 | 脳卒中 | 糖尿病 | がん | 結核 | HIV/AIDS | マラリア |
|---|---|---|---|---|---|---|
| 東アジア・太平洋 | | | | | | |
| 死亡 | 19 | 3 | 22 | 2 | <1 | <1 |
| DALY | 8 | 3 | 13 | 2 | 1 | <1 |
| ヨーロッパ・中央アジア | | | | | | |
| 死亡 | 20 | <1 | 15 | <1 | 2 | <1 |
| DALY | 9 | 2 | 10 | 1 | 2 | <1 |
| ラテンアメリカ・カリブ海 | | | | | | |
| 死亡 | 9 | 5 | 16 | <1 | 2 | <1 |
| DALY | 3 | 3 | 8 | <1 | 2 | <1 |
| 中東・北アフリカ | | | | | | |
| 死亡 | 12 | 3 | 10 | <1 | <1 | <1 |
| DALY | 5 | 3 | 5 | <1 | <1 | <1 |
| 南アジア | | | | | | |
| 死亡 | 6 | 2 | 7 | 4 | 1 | <1 |
| DALY | 2 | 2 | 4 | 3 | 1 | <1 |
| サハラ以南アフリカ | | | | | | |
| 死亡 | 4 | 1 | 4 | 4 | 12 | 13 |
| DALY | 1 | <1 | 2 | 2 | 10 | 13 |
| 低・中所得国 | | | | | | |
| 死亡 | 11 | 3 | 12 | 3 | 3 | 3 |
| DALY | 4 | 2 | 6 | 2 | 4 | 4 |

表 13-2 世界銀行区分地域，低・中所得国，高所得国，世界全体における全死亡および全疾病負荷(DALY)に占める主な疾患の割合(%)，2010年（つづき）

| 区分地域 | 脳卒中 | 糖尿病 | がん | 結核 | HIV/AIDS | マラリア |
|---|---|---|---|---|---|---|
| 高所得国 | | | | | | |
| 死亡 | 10 | 3 | 27 | <1 | <1 | <1 |
| DALY | 4 | 3 | 17 | <1 | 1 | <1 |
| 世界 | | | | | | |
| 死亡 | 11 | 2 | 15 | 2 | 3 | 2 |
| DALY | 4 | 2 | 8 | 2 | 3 | 3 |

注：出典データでは，"低・中所得国"ではなく，"発展途上国 developing countries"という表記が用いられている。
出典：Institute for Health Metrics and Evaluation (IHME). (2013). GBD compare. Seattle, WA: IHME, University of Washington へ 2015年2月15日にアクセス。http://vizhub.healthdata.org/gbd-compare へ 2015年2月15日にアクセス。

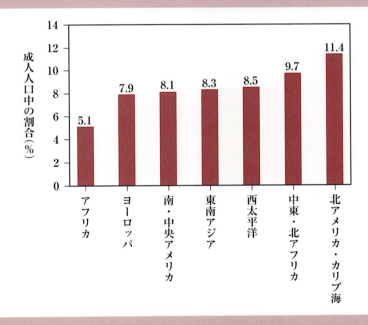

図 13-1 国際糖尿病連合区分地域別の成人人口中の糖尿病者の割合，2014年

出典：International Diabetes Federation. (2013). IDF Diabetes Atlas, 6th ed. Brussels, Belgium: Author.

人の8.3%と推定しています[12]。図 13-1 に示すように，糖尿病者の割合は国際糖尿病連合区分地域によって異なっており，最も高い北アメリカ・カリブ海地域では11.4%，最も低いアフリカ地域では5.1%と，2倍以上の開きがあります。

糖尿病の割合は国によっても様々です。最も高い西大西洋の島嶼国の中には，国民全体の約1/4～1/3に達する国もあり，中東でも約25%が糖尿病であるクウェート，サウジアラビア，カタールをはじめ，多くの国で非常に高い割合になっています[12]。

Global Burden of Disease Study 2010 では，糖尿病は2010年の第9位の死因で，130万人が糖尿病で死亡したと推定しています。糖尿病は，高所得国では第8位，低・中所得国では第10位の死因ですが，糖尿病による死亡の約80%は低・中所得国で生じています[5]。また，糖尿病は，高所得国では疾病負荷(DALY)の第8位，低・中所得国で

表 13-3　国際糖尿病連合(IDF)区分地域別の 2013 年時点の推定糖尿病者数と 2035 年の予測数

| IDF 区分地域別 | 2013 年概算(100 万) | 2035 年予想数(100 万) | 予想増加率 |
|---|---|---|---|
| アフリカ | 19.8 | 41.4 | 109% |
| 中東・北アフリカ | 34.6 | 67.9 | 96% |
| 東南アジア | 72.1 | 123.0 | 71% |
| 南・中央アメリカ | 24.1 | 38.5 | 60% |
| 西太平洋 | 138.2 | 201.8 | 46% |
| 北アメリカ・カリブ海 | 36.7 | 50.4 | 37% |
| ヨーロッパ | 56.3 | 68.9 | 22% |
| 世界 | 381.8 | 591.9 | 55% |

出典：International Diabetes Federation. (2013). *IDF diabetes atlas* (6th ed.). Burssels, Belgium: IDF.

表 13-4　世界，先進地域，発展途上地域における主要ながん，2012 年

| | がんの種類 | 新規患者数(×1,000) | がんの種類 | 新規患者数(×1,000) | がんの種類 | 新規患者数(×1,000) | がんの種類 | 新規患者数(×1,000) | がんの種類 | 新規患者数(×1,000) | がんの種類 | 新規患者数(×1,000) |
|---|---|---|---|---|---|---|---|---|---|---|---|---|
| 世界 | 肺 | 1,825 | 乳 | 1,671 | 大腸 | 1,361 | 前立腺 | 1,095 | 胃 | 952 | 肝臓 | 782 |
| 先進地域 | 乳 | 788 | 肺 | 758 | 前立腺 | 742 | 大腸 | 737 | 胃 | 275 | 肝臓 | 134 |
| 発展途上地域 | 肺 | 1,066 | 乳 | 883 | 胃 | 677 | 肝臓 | 648 | 大腸 | 624 | 子宮頸部 | 445 |

出典：International Agency for Research on Cancer, WHO. GLOBOCAN 2012: Estimated cancer incidence, mortality, and prevalence worldwide in 2012. http://globocan.iarc.fr/Pages/fact_sheets_cancer.aspx へ 2015 年 2 月 15 日にアクセス。

は第 16 位の原因となっています。

　糖尿病には，高額の治療を必要とする重要な合併症がたくさんあります。最も多いのが失明につながる眼疾患，腎疾患，心血管系疾患です。心血管系疾患は下肢の切断，脳卒中，虚血性心疾患の原因となります。何らかの障害を持つ人の割合は，非糖尿病者では 1/3 であるのに対して，糖尿病者は約 2/3 にもなります[13]。

　糖尿病の世界の有病率(存在率) prevalence は，肥満者の急激な増加に伴い急速に上昇しつつあり[14]，今や"流行 epidemic"と呼べるような状況にあります。表 13-3 は国際糖尿病連合区分地域ごとの，2013 年時点の糖尿病患者数，2035 年時点に予測される糖尿病患者数，2013～2035 年の増加率を示したものです。

　表から明らかなように，患者数は，アフリカと中東・北アフリカで 2 倍増，その他の低・中所得地域で 45～60% の増加，高所得地域で 20～40% の増加が見込まれています[12]。この予測によれば，2035 年には糖尿病者数は約 6 億人にもなること，その約 80% が現在の低・中所得国に分布することになります。

　1 型糖尿病のリスク要因はまだ不明ですが，糖尿病の家族歴と関連があり，「環境要因，身長や体重が大きいこと，高齢出産，一部のウイルス感染」との関連も認められています[12]。2 型糖尿病も糖尿病の家族歴と関連があり，食事と運動不足，肥満，民族，加齢との関連も指摘されています[12,15]。高所得国では，教育水準が高く収入の多い人よりも，教育水準が低く収入の少ない人が，糖尿病のリスクの高いことが報告されています[16]。

表 13-5 世界銀行区分地域および高所得国における主要ながんによる死亡者数, 2010 年

| 区分地域 | がんの種類 | 死亡者数(×1,000) | がんの種類 | 死亡者数(×1,000) | がんの種類 | 死亡者数(×1,000) | がんの種類 | 死亡者数(×1,000) | がんの種類 | 死亡者数(×1,000) | がんの種類 | 死亡者数(×1,000) |
|---|---|---|---|---|---|---|---|---|---|---|---|---|
| 東アジア・太平洋 | 気管・気管支・肺 | 618 | 肝臓 | 461 | 胃 | 333 | 大腸 | 194 | 食道 | 191 | 乳 | 87 |
| ヨーロッパ・中央アジア | 気管・気管支・肺 | 132 | 大腸 | 79 | 胃 | 75 | 乳 | 50 | 膵臓 | 33 | 肝臓 | 23 |
| ラテンアメリカ・カリブ海 | 気管・気管支・肺 | 67 | 胃 | 54 | 大腸 | 48 | 前立腺 | 47 | 乳 | 38 | 肝臓 | 30 |
| 中東・北アフリカ | 気管・気管支・肺 | 22 | 肝臓 | 17 | 胃 | 16 | 乳 | 14 | 脳 | 10 | 大腸 | 10 |
| 南アジア | 気管・気管支・肺 | 114 | 胃 | 81 | 食道 | 77 | 乳 | 61 | 咽頭 | 56 | 子宮頸部 | 49 |
| サハラ以南アフリカ | 肝臓 | 45 | 子宮頸部 | 45 | 食道 | 24 | 胃 | 24 | 乳 | 23 | 気管・気管支・肺 | 20 |
| 高所得国 | 気管・気管支・肺 | 512 | 大腸 | 300 | 胃 | 163 | 乳 | 159 | 膵臓 | 148 | 前立腺 | 139 |

出典:Institute for Health Metrics and Evaluation (IHME). GBD Heatmap. Seattle, WA: IHME, University of Washington, 2013. http://vizhub.healthdata.org/irank/heat.php へ 2015 年 2 月 15 日にアクセス。

## がん

がん cancer には様々な種類がありますが,罹患しやすい人,リスク要因,予防法や治療方法が,がんによってかなり異なるという特徴があります。

がんは 2010 年の全死亡の約 15% を占め,心血管系疾患 (CVD) に次ぐ第 2 位の死因となっていますが,CVD を虚血性心疾患と脳卒中に分けた場合は,すべてのがん(以下,全がん)による死亡者数はこれらの疾患を上回ります[1]。

全がんは,2010 年の世界の全疾病負荷(DALY)の 7.6% を占め,CVD に次ぐ第 2 位の原因ですが,死因の場合と同じように,CVD を虚血性心疾患と脳卒中に分けた場合は,全がんがこれらの疾患を上回ります[1]。

国際がん研究機関 International Agency for Research on Cancer(IARC)のデータベースである GLOBOCAN によると,2012 年の新規がん患者数は 1,410 万人,がん関連死亡者数は 820 万人で,それぞれ 2008 年の 1,270 万人,760 万人から若干の増加となっています。また,過去 5 年以内にがんと診断され,生存している 15 歳以上の患者数は,2012 年時点で 3,260 万人と見積もられています[17]。

2012 年に診断されたがんで最も多かったのは肺がん(180 万人,全がんの 13.0%)で,乳がん(170 万人,11.9%),大腸がん(140 万人,9.7%)がそれに次ぎます。また,死因としては,肺がん(160 万人,19.4%)が第 1 位で,肝がん(80 万人,9.1%),胃がん(70 万人,8.8%)がそれに次ぎます[17]。

表 13-4 は世界,先進地域,発展途上地域における主ながんの新規患者数を比較した WHO のデータを示したもので,表 13-5 はさらに,世界銀行区分地域別に主ながんによる死亡数を示したものです。

乳がんと子宮頸がんは近年,急激に増加しつつあります。実際,乳がんは,女性のがん死 cancer death の原因としては低・中所得国で第 1 位,全世界でも第 1 位の死因となっています。2012 年には,世界で 170 万人の女性が乳がんと診断されていますが,これは 2008 年から 20% の増加となります。一方,表 13-6 に示すように,2012 年に,新たに子宮頸がんと診断された人は約 52 万 8000 人ですが,サハラ以南アフリカで最も多く,世界の子宮頸がん

表13-6 WHO区分地域，低・中所得国，高所得国における子宮頸がんの患者数と死亡者数，2012年

| 区分地域 | 患者数 (×1,000) | 死亡者数 (×1,000) |
|---|---|---|
| 世界 | 528 | 266 |
| アフリカ | 92 | 57 |
| アメリカ | 83 | 36 |
| 地中海東部 | 15 | 8 |
| ヨーロッパ | 67 | 28 |
| 東南アジア | 175 | 94 |
| 西太平洋 | 94 | 43 |
| 低・中所得国 | 445 | 230 |
| 高所得国 | 83 | 35 |

出典：International Agency for Research on Cancer (IARC). GLOBOCAN

表13-7 がんの種類別の主要リスク要因

| がん | 主要リスク要因 |
|---|---|
| 乳 | 遺伝素因，放射線被曝，飲酒，肥満（閉経後） |
| 子宮頸部 | ヒトパピローマウイルス（HPV） |
| 大腸 | 赤身の肉が多く繊維分の少ない食事，飲酒（男） |
| 肝臓 | B型肝炎ウイルス，C型肝炎ウイルス，住血吸虫症，飲酒 |
| 肺 | 喫煙，アスベスト曝露，大気汚染 |
| 膵臓 | 飲酒，肥満 |
| 皮膚 | 紫外線A波（UVA）/B波（UVB）への曝露 |

出典：World Health Organization (WHO). 2014. Cancer Prevention. http://www.who.int/cancer/prevention/en/ へ2014年8月4日にアクセス。

の疾病負荷の70％は低・中所得国に集中しています[17]。

がんによる疾病負荷（DALY）は，世界の各地で寿命が延伸するにつれ，また感染症の疾病負荷が減少するにつれて増大しつつあります。がんはどこの地域にも多い疾患ですが，多いがんのタイプは，その地域の環境要因や生活水準によって異なります[18]。グローバルな傾向としては，低・中所得国のライフスタイルが経済的にも社会的にも高所得国型に移行していくにつれ，リプロダクティブ要因，食事要因，ホルモン要因に関連したがんの負荷が増えてきています。つまり，所得水準が上昇するにつれて運動量の減少や脂肪摂取量の増加が生じ，それに関連するがんの割合が増加する傾向にあるということです[19]。また上述のように，低所得国でも乳がんが増加しつつありますが，これには女性の出産数の減少，初産年齢の上昇，母乳哺育期間の短縮などといったリプロダクティブ行動の変化が関係しています[20]。

がんの発生率は世界のほとんどの地域で上昇しつつありますが，裕福な国と貧しい国の間には明確な違いがあり，発生率は平均寿命がより長い高所得地域で相変わらず高いのに対し，死亡率は逆に，低・中所得国で相対的に高くなっています。これは，低・中所得国における早期発見の遅れ，治療施設の不足がその背景にあります。たとえば，乳がんの発生率は，低所得地域の東アフリカでは年間10万人対30に対し，高所得地域の西ヨーロッパでは年間10万人対90と3倍も高率ですが，乳がんの死亡率は，いずれの地域でも10万人対15でほとんど違いがありません[19]。

さらに，多くの低・中所得国では，感染性要因に関連するがん（たとえば，肝がん，子宮頸がん）と行動要因に関連するがんの，いわば二重負荷 double burden of cancer の状態にあります。一方，高所得国における状況は国ごとに微妙に異なっており，前立腺がん，直腸がん，女性の乳がんなどの発生率は一部の国で増加していますが[20]，逆に減少している国もあります。米国では1990〜2008年にかけて，がんの死亡率は男性で23％，女性で15％減少しました。この減少は，主に喫煙者の減少，特に男性における減少によるものと考えられています。

がんはその国の所得レベルにかかわらず，また男女を問わず大きな健康問題ですが，子宮頸がんや前立腺がんのように性別に特化したがんもあれば，乳がんのように男女で発生するものの，女性で特に発生率が高いがんもあり，また男女で発生率が変わらないがんもあります。加齢はがんのリスク要因であり，男女で加齢とともに発がんリスクは増大していきます。65歳以上になるとがんの発生率は高くなりますが，これは長期間のリスク要因への曝露と，それに伴う遺伝子変異の蓄積によるものです。加えて，がんの発生率は地方部 rural area よりも，都市部 urban area でより高い傾向がありますが，これはライフスタイルの違いや，発がん性物質への曝露の程度の違いによるものです[21]。

表13-7に示すようにがんには多くのリスク要因があり，それらはがんの種類によって異なります。喫煙は，一般的にがんの最大のリスク要因の1つであり，肺がんや食道がんのリスクを直接高める以外にも，前立腺がんや乳がんのような他のがんのリスクも間接的に増加させます。一

方，飲酒は肝臓がん・上部消化管がん・乳がん・大腸がんのリスクを，赤身肉や加工肉の多い食事や繊維分の少ない食事は大腸がんのリスクを，肥満は大腸がん・(閉経期の)乳がん・子宮内膜がん・腎臓がん・食道がん・膵臓がんのリスクを，そして運動不足は大腸がん・乳がん・子宮内膜がんのリスクを増加させることが知られています[20]。

感染性要因に関連するがんもあります。たとえば，肝臓がんはB型肝炎ウイルス，子宮頸がんはヒトパピローマウイルス human papilloma virus，胃がんはピロリ菌 Helicobacter pylori と関連があります。肝臓がんは住血吸虫症(ビルハルツ bilharzia 住血吸虫) schistosomiasis とも関連があり，この吸虫には世界で2億人以上が感染していると推定されています[22]。また，環境由来もしくは職業由来の発がん性物質も数多く存在し，たとえばアスベストは米国の多くの屋根ふき業者の肺がんの原因となったことで知られています。

2008年に実施されたWHOの予測では，がんは2030年には高所得国において，疾病負荷(DALY)の十大要因の1つに数えられるようになると見積もられています[23]。

## 精神疾患

Global Burden of Disease Study 2010 (GBD2010) において，精神疾患・行動障害は非感染性疾患(NCD)の主要なカテゴリーの1つであり，ここには単極性うつ病(注：以下，うつ病)，双極性気分障害，パニック障害(不安障害)，統合失調症などの多くの精神疾患や，アルコール使用障害，薬物使用障害，広汎性発達障害 pervasive development disorder などの行動障害も含まれます。精神疾患・行動障害は，疾病負荷(DALY)の重要な原因であり，2010年の低・中所得国における全疾病負荷の7.4%を占めています[1]。しかし，これらの疾患をすべて扱う紙幅はないため，本章では主なものを一部選んで解説します。

精神疾患としては，うつ病，統合失調症，不安障害(パニック障害)，双極性気分障害の4つを扱いますが，これらで精神疾患の負荷のほとんどを占めています。**表13-8**は，これらの疾患の簡略な定義を示したものです。

精神疾患は，死因としてはあまり重要ではありませんが，その障害の重大さと慢性的な性質から，これらの精神障害は，低・中所得国の全疾病負荷の5%以上を占め，これは，HIVと結核を合わせた疾病負荷，あるいは虚血性心疾患の疾病負荷とほとんど等しいレベルです[1]。うつ病だけで世界の疾病負荷の3%の原因となっています[1]。

GBD2010によると，精神疾患が疾病負荷に占める割合は低・中所得国で約4.5%，高所得国で約8%と大きな差があり，また性別では女性が約7.2%，男性が4.6%と男性よりも女性でかなり大きくなっています[1]。

精神疾患の疾病負荷(DALY)は年齢によっても大きな違いがあります。GBD2010では"精神疾患・行動障害"という表記になっていますが，これらの疾患は国の所得レベルにかかわらず，15～49歳の年齢層の疾病負荷の最大の原因となっています[1]。疾患別にみると，世界全体ではうつ病が第4位，自傷行為が第6位，パニック障害(不安障害)が第10位ですが，特に高所得国では重要で，うつ病は第2位，自傷行為は第4位の原因となっています[5]。精神疾患は15～19歳の若者にとって特に重要であり，男女いずれにおいても，うつ病は疾病負荷の第2位の原因で，自傷行為が第4位，パニック障害が第5位の原因となっています[5]。

精神疾患がこのように大きな負荷をもたらすのは，もちろん患者数が多いことにもよりますが，もっと重要な理由は，精神疾患は比較的若い年代に発症し，長期間続き，治癒しないことが多いからです。精神疾患で死亡する場合もありますが，そのほとんどは自傷行為によるものです。

低・中所得地域の精神疾患の負荷に関するデータは限られていますが，四大精神疾患〔うつ病，統合失調症，不安障害(パニック障害)，双極性気分障害〕の疾病負荷を評価した以前の研究によれば，うつ病が全疾病負荷(DALY)に占める割合は，高所得国とラテンアメリカ・カリブ海地域で5%以上と最も高く，サハラ以南アフリカが1%未満で最も低く，その他の地域は3～4%となっています[24]。一方，統合失調症が全疾病負荷(DALY)に占める割合は，サハラ以南アフリカで0.33%と特に低い以外は0.7～1.1%前後と地域による大きな違いはなく[24]，双極性気分障害の疾病負荷も同じように，サハラ以南アフリカで0.35%と最も低く，他地域では，0.5～0.9%の範囲にあり，パニック障害は双極性気分障害のほぼ半分の割合ですが，同じような地域分布をしています[24]。

WHOが2008年に発表した2030年までの国の所得レベル別の疾病負荷(DALY)予測によると，うつ病はすべての所得レベルの国でその重要性を大きく増すと考えられており，2030年には，低所得国の全疾病負荷のほぼ6%を占める第2位の原因となり，低中所得国 lower-middle-income countries では6%以上で第1位の原因，高中所得国

---

**表13-8　重要な精神疾患に関する用語と定義**

双極性気分障害 bipolar disorder ―そう状態とうつ状態が交互に現れるのが特徴の，深刻な気分障害

うつ病 depression ―悲しみ，孤独感，絶望，低い自尊感，自責の念の感情を特徴とする精神状態

パニック障害(不安障害) panic disorder ―急性の激しい不安を特徴とする不安障害 anxiety disorder

統合失調症 schizophrenia ―幻覚，妄想，外観や性格の変化を主な症状とする精神疾患

出典：Ohio Psychological Association. Psychological Glossary. へ2007年4月14日にアクセス。http://www.ohpsych.org/Public/glossary.htm; The Royal College of Psychiatrists. Diagnoses or Conditions. http://www.rcpsych.ac.uk/healthadvice/moreinformation/definitions/diagnosesorconditions.aspx へ2007年4月14日にアクセス。

upper-middle-income countries では約6％で第3位の原因，そして高所得国では，8％以上で第1位の原因になると予測されています[8]。

精神疾患のリスク要因には，遺伝的なものと非遺伝的なものがあると考えられています。前述したように，これらの疾患は女性より男性に多く，子ども期の虐待，暴力，貧困も重要なうつ病のリスク要因であることが示唆されています。しかし，統合失調症，うつ病，双極性気分障害，パニック障害（不安障害）のリスク要因についてはまだ決定的なエビデンスは乏しい状況にあります[24]。

## 視覚障害・聴覚障害

### ●視覚障害

世界的な人口の高齢化と平均寿命の延伸によって，視覚障害と聴覚障害の疾病負荷が増大することは明らかです。それに伴い視覚障害のタイプも変化するものと思われます。

視覚障害の主な原因には，その43％を占める屈折障害 refractive disorder（近視，遠視，乱視），33％を占める未治療の白内障，2％を占める緑内障がありますが，失明の原因として最も多いのは未治療の白内障です。失明の原因には，それ以外にも緑内障，ビタミンA不足，風疹があり，またトラコーマやオンコセルカ症などの感染症や寄生虫症は，対策の進歩により患者数が減少したとは言え，依然，重要な失明の原因となっています[25]。糖尿病性の眼疾患も失明につながります。これらの原因による視覚障害の80％以上は予防あるいは治療できるものです。

WHOの見積もりによると，2014年には2億8500万人が視覚障害を患い，そのうち3,900万人が失明，2億4600万人が視力が低下した状態にあると推定されています。視覚障害者の約90％は低・中所得国に居住し，約65％が50歳以上であると推定されています。また約1,900万人が子どもで，そのうち1,200万人が矯正可能な屈折障害であったと推定されています[25]。

Global Burden of Disease Study 2010（GBD2010）では，2010年の疾病負荷（DALY）に占める視覚障害の割合は，全世界で約0.8％，高所得国では約0.95％，低・中所得国では0.75％と，喘息や腎疾患とほぼ等しい割合を占めたと推定されています[1]。

視覚障害の主なリスク要因には貧困，ジェンダー，加齢，保健医療サービスの不足があり，喫煙も白内障や緑内障のリスク要因となります。ジェンダーがリスク要因となるのは，主には，多くの国で女性が予防や治療サービスを受けにくい立場に置かれていることを反映しています[26]。

WHOが2008年に発表した2030年までの疾病負荷に関する将来予測によると，視覚障害の中では屈折障害が第1位の原因になり，全疾患の中でも屈折障害は世界の疾病負荷の2.7％を占める第8位の原因になると予測されています[8]。

### ●聴覚障害

WHOは，2014年時点での世界全体の聴覚障害者数を世界の人口の5％に当たる約3億6000万人（大人3億2800人，子ども3,200万人）と見積もっています[27]。その約80％が成人期，20％が小児期に発症した聴覚障害です[21]。65歳以上の人口では約1/3が聴覚障害を患っています[27]。聴覚障害は男性が女性より多くなっていますが，これは，男性のほうが騒音への曝露が多いことに関係があると思われます[27]。

GBD2010によると，難聴と聴覚障害は，全世界の疾病負荷の0.64％を占め，低・中所得国では0.61％，高所得国では0.78％と大差なく，変形性関節炎と等しく，統合失調よりも大きくなっています[1]。

小児期に発症する聴覚障害は，先天性異常，耳への感染，あるいは髄膜炎のような他の疾患の合併症として生じることがあります。貧困，劣悪な衛生環境，ワクチンの未接種など感染症に罹りやすい条件も，子どもの聴覚障害のリスク要因となります。成人期に発症する聴覚障害は，加齢に加えて騒音や化学物質への曝露と関連があります[26]。

WHOが2008年に発表した2030年までの疾病負荷に関する将来予測によると，成人期に発症する聴覚障害は，低・中・高所得国群のすべてにおいて疾病負荷の原因の第10位以内に入るようになり，その疾病負荷は，低所得国の約2.6％から高所得国の4％以上までの範囲になると予想されています[8]。

## たばこ（喫煙）

たばこは心血管系疾患，がん，糖尿病のリスク要因として特別な重要性があります。世界全体でたばこは死亡に対する第3位の寄与リスク要因 attributable risk factor であり，低・中・高所得国いずれにおいても，第3位の死亡のリスク要因となっています。疾病負荷（DALY）でもたばこは第3位の要因となっています[5]（注："たばこ"という場合，そのほとんどが巻きたばこか，主に南アジアで使用されている手巻きたばこの bidis のいずれかであるため，以下，原則として"喫煙"を"たばこ使用"と同義に用います）。

年間約500万件の死亡が喫煙と関連があり，その半数が低所得国で生じており，また30歳以上の死亡のうち喫煙に関連するものは，男性では1/5，女性では1/20と推定されています[28,29]。最終的には，喫煙者の1/2〜1/3が喫煙に関連した原因で死亡し[28]，そして全喫煙関連死の半分が35〜69歳の年齢層で発生していると推定されています。喫煙関連死の原因として最も多いのは心血管系疾患，肺気腫のような呼吸器系疾患とがんです。喫煙は糖尿病のリスクを大きく高める上，結核の罹患あるいは結核による死亡リスクも増大させます[29]。

喫煙者は全世界で約15億人と見積もられています[29]。WHOや GATS Collaborative Group による最近の調査

(2008～2012年)によれば，参加国の中で最も喫煙率(男女合計)が高かったのはロシアで全成人の39％，インドネシアが35％とそれに次ぎ，性別では，男性で最も喫煙率が高かったのはインドネシア(67％)とロシア(60％)で，女性ではアルゼンチン(24％)とロシア(22％)でした。一方，喫煙率が最も低かったのは男性はナイジェリア(4％)，女性ではウルグアイ(0.4％)とエジプト(0.5％)でした[29]。

地域別では全地域で，喫煙率は常に女性よりも男性のほうが高くなっていますが(表13-9)，その傾向は，女性の喫煙率が比較的低い低所得国で最も顕著です。この表から，男性の喫煙率はラテンアメリカ・カリブ海の26％から東アジア・太平洋の48％の範囲に，女性の喫煙率は東アジア・太平洋と中東・北アフリカの3％からヨーロッパ・中央アジアと高所得国の22％の範囲に分布していることがわかります。

喫煙率は社会経済的地位や教育水準によっても異なり，社会経済的地位や教育水準が高いほど喫煙率が低くなる傾向があります。喫煙者のほとんどが10代に喫煙を始めていますが，ニコチンには依存性があるため，一度吸い始めるとそれをやめるのは容易ではありません[30]。

カナダ，ポーランド，タイ，英国，米国，ウルグアイなどの国々では，喫煙率は減少しつつありますが，一方，低・中所得国における男性の喫煙率と，世界全体での女性の喫煙率は増加しつつあります。喫煙の拡大を止めるための方策をとらなければ，今後とも喫煙に関連する心血管系疾患やがんの増加が続くことになり，将来これらの疾患の大部分は，今日の低・中所得国で生じることになると予測されています[29]。

## アルコール

アルコールも重要な健康問題です。世界の疾病負荷(DALY)の約0.7％，低・中所得国の疾病負荷の約0.6％，高所得国の1.5％以上が飲酒に関連していると推定されており，これはパニック障害(不安障害)と薬物使用障害 drug use disorder の負荷とほぼ等しいレベルとなっています[5]。また，アルコール使用障害 alcohol use disorder は世界の全死亡の第9位のリスク要因であり，低・中所得国では第9位，高所得国でも第6位のリスク要因となっています。疾病負荷においても，飲酒は世界全体で第5位，高所得国で第5位，低・中所得国でも第8位のリスク要因となっています[5]。さらに，2010年には，男性の疾病負荷にアルコール使用障害が占める割合は，西ヨーロッパで1.9％，中央ヨーロッパで2.0％，東ヨーロッパで3.3％と推定されています[1]。

「高リスクの飲酒 high-risk drinking」の定義は，女性では無水アルコール1日20g以上，男性では1日40g以上と定義されています[31]。これは，女性ではワインボトル1本の約1/4，男性では1/2に相当する量です。これ以外にも摂取総量，飲酒頻度，過飲 binge drinking の程度による定義もあります。

高リスクの飲酒は，様々な形で人々の健康に悪影響を及ぼします。とりわけ，高血圧，肝障害，膵障害，ホルモン異常，心疾患のリスクを増大させます[31]。加えて飲酒は事故，傷害，事故死，10代での性行為，無防備な性行為，恋人・夫などからの暴力などの社会問題の原因ともなります。また，アルコール依存症に陥ると，精神的にも身体的にも様々な問題が生じ，妊婦の場合には胎児にも影響が及び，胎児性アルコール症候群 fetal alcohol syndrome や発達障害を伴うことの多い低出生体重児出産のリスクが高くなります。

高リスク飲酒者の割合は地域によって異なり，ヨーロッパ・中央アジアで最も高く45～59歳で約21％，中東・北アフリカと南アジアでは極めて低くなっています[29]。高リスク飲酒者の割合は年齢・性別によっても異なり，60歳以上の年代ではそれ以下の年代よりも割合が低く，南アジアを除けばどの地域においても女性より男性で高率となっています[31]。

低所得国における高リスク飲酒の決定要因についてのデータはほとんど存在しませんが，高所得国での研究によると，社会経済的地位や教育水準が低いことが，アルコール中毒的な飲酒のリスク要因とされています[31]。

表13-9 世界銀行区分地域，高所得国，および世界全体における男女別喫煙率(％)，2011年

| 区分地域 | 女性 | 男性 |
|---|---|---|
| 東アジア・太平洋 | 3 | 48 |
| ヨーロッパ・中央アジア | 22 | 40 |
| ラテンアメリカ・カリブ海 | 12 | 26 |
| 中東・北アフリカ | 3 | 35 |
| 南アジア | 4 | 29 |
| サハラ以南アフリカ | 7 | 37 |
| 高所得国 | 22 | 37 |
| 世界 | 7 | 37 |

出典：World Bank. World Bank data: Smoking prevalence. http://data.worldbank.org/indicator/SH.PRV.SMOK.MA/countries/1W-Z4?display=graph へ2015年2月18日にアクセス。

## 非感染性疾患，喫煙，アルコール使用障害，精神疾患，視覚障害，聴覚障害のコストとその影響

### 非感染性疾患のコストの概要

心血管系疾患や糖尿病の負荷が増大するなかで，非感染性疾患 noncommunicable diseases（NCD）に伴う経済コストはかなり大きく，かつ増大しつつあります。このコストには，長期間にわたるNCDの治療に要する直接のコストと，生産性が失われることによる間接的コストが含まれます。NCDは比較的若い年代で発症することもあり，深刻な障害が長年にわたって続く状態になることがあるため，こうしたコストは非常に大きなものとなります。

国際保健の領域では，これまでNCDは高所得国の問題で，感染症は低・中所得国の問題とみなされることが少なくありませんでしたが，低・中所得国におけるNCDの増加を考えると，もはやこうした二極的見方が通用しないことは明らかであり，それどころか低所得国は，感染症，NCD，傷害の三重負荷 triple burden に直面している状況にあります。以下，NCDのコストとその影響について解説します。

2007年に行われた研究では，低・中所得国全体のNCDによる疾病負荷（DALY）の80%を占める23の低・中所得国を対象に経済コストが算出されています。この研究によると，年齢調整したNCDの死亡率は，低・中所得国の男性では高所得国の男性よりも56%高く，女性では86%高くなっています。そして，その研究ではさらに増大するNCDの負荷によって，これらの国々は，2006〜2015年の期間だけで840億米ドルの損失を被るだろうと結論付けています[32]。

2011年，世界経済フォーラム World Economic Forum は，低・中所得国におけるNCDに関する研究を委託実施しましたが，その研究によれば，低・中所得国におけるNCDに伴う経済的損失は，その後の20年間で累積47兆米ドルに達し，そのコストはその後も増大し続けると推定されています[33]。

また最近の研究によると，2012〜2030年にかけての中国とインドにおけるNCDのコストが検討され，中国は27兆8000億米ドル，インドは6兆2000億米ドルの経済的損失を被ると推定されています。これらのコストはいずれの国でも，主に心血管系疾患，精神疾患，呼吸器系疾患によるものであり，中国がインドを大きく上回っています。これは，中国における高齢者人口がインドよりもはるかに大きいこと，また中国のほうがインドよりも疫学転換 epidemiological transition が進んでいるのがその主な理由です[34]。

東カリブ島諸国で行われたNCDの経済コストに関する研究では，NCDの患者は平均して年収の36%をケアに費やしていたことが明らかになっています[35]。太平洋島嶼国のNCDのコストについては，後述の「政策とプログラムの概要」の節で紹介します。

### 心血管系疾患

低・中所得国における心血管系疾患（CVD）の直接的，間接的コストに関する研究はほとんどありません。南アフリカ共和国で行われた研究では，CVDの治療にかかる直接のコストは全医療費の約25%を占め，その国のGDPの2〜3%に相当することが示唆されていますが[36]，多くの国で比較的若い年代でこれらの疾患が発症していることを考えると，CVDが経済に及ぼす間接的コストもかなりの規模になると思われます。

### 糖尿病

糖尿病の治療にかかる直接的コストは，糖尿病の有病率（存在率）prevalence や受けられる治療の範囲やかかる費用の違いにより，国によって医療費の2.5〜15.0%と幅があります[12]。低・中所得国における糖尿病の直接コストは，開発の程度を考えるとラテンアメリカ・カリブ海地域が最も高く，サハラ以南アフリカが最も低いと考えられます[12]。

低・中所得国における糖尿病の間接コストはかなりの大きさになる可能性があります。なぜなら，これらの国々では，多くの糖尿病患者が適切な治療を受けられないでいるため，障害に苦しみ，生産性が低下した状態にあると考えられるからです。糖尿病に伴う直接的，間接的コストは，糖尿病患者の増加とともに今後すべての地域で増大していくと考えられます。後述の「政策とプログラムの概要」の節では，太平洋島嶼国において，透析を必要とする糖尿病患者1人あたりに3万9000米ドルものコストがかかっているという事実を紹介します[37]。

### 精神疾患

精神疾患の直接的，間接的コストに関する信頼できるデータは比較的限られており，先行研究のほとんどは高所得国に偏っていますが，どの研究結果も，精神疾患に伴うコストが甚大であること，そしてその事実が一般にはよく認識されていないことを示しています。たとえば米国で行われたある研究では，精神疾患の直接的，間接的コストの合計は，国内総生産（GDP）の約2.5%にも上ると試算されており，ヨーロッパでの研究でも，GNPの3〜4%と試算されています[38]。カナダ，英国，米国で行われた研究では，精神疾患に伴う全コストの直接的コストと間接的コストの比は，ほぼ半々であることが示されていますが，この間接的コストは極めて大きく，米国で行われたある研究では，病気，事故，傷害によって失われる生産性の喪失の約60%が精神疾患に関連していると試算されています[38]。さらに，米国と英国で行われた研究では，うつ病を患う労働者はその病気のために，年に40〜45日分の労働を失っていることが示唆されています[38]。

本章の,「政策とプログラムの概要」の節では,低・中所得国における精神疾患が非常に大きなコストを伴っていることを紹介します。

### 視覚障害・聴覚障害

低・中所得国における視覚障害・聴覚障害の経済的コストは,これらの疾患の疾病負荷(DALY)が非常に大きく,かつ高齢化とともにさらに増大していくと考えられるにもかかわらず,それに関する情報はほとんど存在しません。現在入手可能なデータはほとんどのものが米国に限られています。たとえば1995年に行われた米国での研究によると,視覚障害に伴う経済的コストは年間約400億米ドルで,その約60％が直接的コスト,約40％が間接的コストと見積もられています[39]。また,2006年に発表された米国の他の研究では,主な視覚障害に伴う年間の経済的コストは約350億米ドルで,そのうち約160億米ドルが医療費,約110億米ドルが他の直接的コスト,そして約80億米ドルが生産性の喪失による間接的コストと推定されています[40]。

一方,低・中所得国の聴覚障害については,包括的なレビュー論文が2010年に出版されています。その論文では,聴覚障害に伴う経済的コストにかかわる直接の推定はなされていませんが,以下のように,経済的コストの算出を可能とするような,聴覚障害に伴う様々な問題が示されています[41]。

- 聴覚障害を持つ子どもが教育を受ける上で被る制限と,それによって生じる将来の雇用や所得への影響
- 障害を持つ子どもたちが失う就学日数
- 障害があることによって余分にかかる医療費
- 障害があることによって余分にかかる教育費
- 聴覚障害を持つ成人において,雇用の確保や維持に伴う困難
- 高所得国においてさえ,聴覚障害を持たない人々の45％に過ぎない聴覚障害者の所得水準

### たばこ(喫煙)

喫煙の経済的コストの計算は非常に複雑です[42]。最も単純な方法は,総コスト gross cost,つまり喫煙に関する疾患に伴うあらゆるコストの総額を計算することです。喫煙に伴うコストに関する研究の多くは,高所得国で行われてきました。これらの研究によれば,様々な高所得国において,喫煙に伴う総コストはGDPの0.1～1.1％の範囲にあり,低・中所得国においてもほぼ同じ程度であることが示唆されています[42]。女性の喫煙率はあらゆる所得レベルの国々で増加しており,低所得国では男性でも増加しつつあるため,低所得国では,喫煙に伴う経済的コストは当分の間は増加し続けると予想されます。実際,1950～2000年の間に全世界で7,000万人の人々がたばこ関連疾患で死亡

したと推定されていますが,現在の喫煙の動向が続けば,2000～2025年の間にさらに1億5000万人もの人々がたばこ関連疾患で死亡すると推定されています。いうまでもなく,それに伴う経済的コストは膨大なものになります[43]。

### アルコール使用障害

低・中所得国に関わるアルコール使用障害 alcohol use disorder に伴う経済的コストについても,比較的限られたデータしか存在しません。先述のように,過剰な飲酒は,健康障害のみならず暴力や,飲酒運転による傷害などを引き起こします。したがって,過剰な飲酒に伴う経済的コストを計算する場合には,飲酒者自身の医療に伴うコストだけではなく,飲酒者が自分以外の人を傷つけることに伴う医療費なども考慮に入れなければなりません。間接的コストを計算する場合にも,飲酒者自身と飲酒者によって傷つけられた人々が喪失した生産性の損失を考慮に入れる必要があります。現在入手できるデータには,標準的な手法で行われたものがないため,単に示唆的なレベルにとどまりますが,それでも,以下のように過剰な飲酒に伴う経済的コスト(GDPに占める割合)は膨大なものであることを示しています[44]。

| | |
|---|---|
| カナダ | 1.1% |
| フランス | 1.4% |
| イタリア | 5.6% |
| ニュージーランド | 4.0% |
| 南アフリカ共和国 | 2.0% |

2009年,高所得国4か国と中所得国2か国で,飲酒に伴う経済的コストが計算されています。それによれば,そのコストはすべての国においてGDPの1％を超え,米国と韓国では,それぞれGDPの2.7％,3.3％に上っていました[45]。

## 非感染性疾患の負荷への対策

おそらくたばこを除けば,低・中所得国で実施されている非感染性疾患(NCD)対策の費用対効果 cost-effectiveness に関する研究は,高所得国ほど多くはありませんが,低・中所得国でもそうした情報は徐々に蓄積されつつあります。高所得国と低・中所得国とでは状況はかなり異なりますが,高所得国でこれまで行われてきた対策は低・中所得国に有益な教訓をもたらす可能性があります。NCD対策を考える場合に重要なことは,対策としては個人レベルでの介入が基本ではあるものの,集団レベルの介入もまた有効だということです[28]。

以下,NCD対策について解説しますが,まず対策の一般的側面について述べた後,たばこ,アルコール,高血圧,肥満など個々のリスク要因ごとの対策について解説し,さらには糖尿病,がん,精神疾患,視覚・聴覚障害に

対する対策についても言及します。

**非感染性疾患対策の概要**

2011年9月，国連は非感染性疾患（NCD）に関するハイレベル会合 High-level Meeting on Noncommunicable Diseases を開催し，2025年までにNCDによる疾病負荷を25％減らすよう努めるという国際的な政治的コミットメントを採択しました[46]。このコミットメントでは，所得レベルにかかわらずすべての国が，NCD負荷を減らすための対策を実施すべきことが強調されており，またNCDの予防だけではなく，すでにNCDに罹患している人々の疾病負荷を減らす対策についても言及されています。

そして，この会合の最終宣言ではNCD負荷に対処するための様々な取り組みが示されていますが，主なものは以下の3つです[47]。

- 喫煙，過剰飲酒，不健康な食事，運動不足の予防と，それらの背景となるリスク要因に焦点をあてる。
- あらゆる関係者がNCD対策に参加する。
- NCD対策への資金を増やす。

そして宣言では，国の責務として以下の5点を掲げています[47]。

- 多数のセクターが関与する費用対効果の高いNCD対策を実施する。
- たばこ規制枠組み条約 Framework Convention on Tobacco で示された取り組みを加速する。
- 食事，身体活動，飲酒，子どもの健康に悪い食物の販売などについてWHOが推奨している対策を実施する。
- 食事中の塩分，砂糖，飽和脂肪酸を減らし，トランス脂肪酸を除去する費用対効果の高い取り組みを促進する。
- B型肝炎ウイルスやヒトパピローマウイルスなど，NCDの原因となる感染症に対する予防接種を促進する。

この会合の宣言では，NCDのモニタリング，ユニバーサルヘルスカバレッジ universal health coverage の推進，医薬品価格の適正化の促進など，NCDへの効果的な対応を可能とする保健医療システムの強化につながる多くの対策の重要性も指摘されています[47]。

さらにこの宣言には，ハイレベル会合に影響を与えることを狙って2011年4月に論文を公表した国際的な活動グループの提言も取り入れられました。このグループは，①明確なエビデンスがある，②早死や障害の大幅な減少をもたらす可能性がある，③低コストで費用対効果が高い，④政治的・経済的に実施可能である，などの基準に基づいて対策の優先度を決定すべきだとし，具体的には以下の5つの課題にただちに取り組むべきことを提唱しています。

- たばこ—たばこ規制枠組み条約の実施を加速させる。
- 食塩—食塩の消費量を減らすために，塩分の健康影響について国民を啓発するとともに，食品産業の自発的な行動を促す。
- 肥満，不健康な食事，身体活動—過剰消費と不健康な食事の摂取を減らし，新鮮な果物や野菜の消費と身体活動を促進するために，国民の啓発とともに，税，食品表示，補助金など制度面からの取り組みや，食品宣伝への規制などを実施する。
- 過剰飲酒—酒税の引き上げ，広告の禁止，販売の制限などを行う。
- 心血管系疾患—リスクの高い人に対して，効果が科学的に証明された薬の使用を促す[48]。

ハイレベル会合に続いて，WHOの最高意思決定機関の1つである世界保健総会 World Health Assembly は，2013年5月に Global NCD Action Plan 2013～2020 を採択しました。この行動計画には**表13-10**に示すように，各国が自発的に取り組むべき多くの到達目標が具体的数値目標とともに示されています。また，この行動計画にはエビデンスに基づいた費用対効果の高い対策も示されていますが，その中で最も重要なものを示したのが**表13-11**です。

以下，本節では，精神疾患や視覚障害・聴覚障害も含め，NCDの主なリスク要因に対して各国政府が取りうる対策について，個々の要因ごとに少し詳しく紹介していきます。

**たばこ（喫煙）**

2003年に承認された「たばこ規制枠組み条約」には，たばこの需要と供給を減らすために各国が合意した対策の概略が示されています[49]。さらにWHOは，これに基づく「Mpower」プログラムの中で，たばこ規制のために必要な取り組みとして，以下の6つの要素を強調しています[50]。

- たばこの使用と予防政策のモニタリング
- 受動喫煙からの保護
- 禁煙のサポート
- たばこ使用の危険性の啓発
- たばこの広告，販売促進，スポンサーシップの禁止の強化
- たばこ税引き上げ

以下，これらについて少し詳しく解説します。

喫煙の削減には，多くの有効な手段があります。ほとんどの国がたばこに課税していますが，低・中所得国では，高所得国に比べてたばこ税が低い傾向があります。たばこ消費は価格の影響を受けやすいため，国が貧しいほど価格上昇は需要に影響します。低・中所得国で行われた研究で，たばこ税を10％引き上げると，たばこ消費が8％低下することが示されています。つまり，たばこへの課税は，

表 13-10　Global NCD Action Plan における自発的到達目標

| 項　目 | 目　標 |
|---|---|
| **死亡率，罹病率** | |
| 非感染性疾患（NCD）による早死 | 心血管系疾患，がん，糖尿病，慢性呼吸器疾患による全死亡の 25％の減少 |
| **行動リスク要因** | |
| 過剰飲酒 | それぞれの国家の状況に見合った，過剰飲酒の少なくとも 10％の減少 |
| 身体活動 | 運動不足の人々の 10％の減少 |
| 塩分摂取 | 国民平均塩分摂取量の 30％の減少 |
| 喫煙 | 15 歳以上の喫煙者数の 30％の減少 |
| **生態学的リスク要因** | |
| 高血圧 | それぞれの国家の状況に応じた，高血圧者の 25％の減少，あるいは高血圧者の割合の減少 |
| 糖尿病または肥満 | 糖尿病と肥満の増加の抑制 |
| **国家的対応** | |
| 心臓発作と脳卒中を防ぐための薬物療法 | 心臓発作と脳卒中を防ぐために，適応者の少なくとも 50％が薬物療法やカウンセリング（血糖管理を含む）を受ける |
| 主要な NCD を治療するために不可欠な医薬品と基本的医療機器 | 公立および民間の医療機関が，主要な NCD の治療に必要な基本的医療機器やジェネリック薬を含む必須医薬品の 80％を適切な価格で入手できるようにする |

出典：WHO. Global Action Plan: for the prevention and control of noncommunicable diseases, 2013-2020. Geneva; 2013.

たばこ消費を削減するための非常に有効な政策だということです[28]。たばこ税を引き上げると，密輸 smuggling が重大な問題となりますが，密輸対策費を 10％以上増やすと密輸が 5％減り，たばこ消費量が 2％低下することが報告されています[29]。

法執行能力が低い国では喫煙の規制強化には困難が伴いますが，こうした対策に乗り出す国が現在増加しつつあります。法執行が可能な国では，たばこへの課税によってたばこ消費量が 5〜25％，喫煙を始める人の数が約 25％低下することが示唆されています[28]。喫煙に批判的な社会では，こうした対策は特に有効である可能性があります。

高所得国では，たばこ広告の全面的な規制でたばこの消費量を約 6％低下させることが証明されており，これも低・中所得国で考慮されるべき対策の 1 つです[28]。また，各国政府は，健康に対する喫煙の悪影響についての情報を，国民に提供する必要があります。高所得国では，このような対策を行うことで，たばこ消費量を短期的には 4〜9％，長期的には 15〜30％低下させることが証明されています[28]。

たばこ消費量の削減に近年非常に大きな前進が見られている高所得国では，若者の喫煙開始の防止，すべての喫煙者に対する禁煙の促進，受動喫煙の削減，喫煙率の最も高い社会層への集中的な対策などを含む包括的なたばこ対策が実施されています[28]。若者の喫煙開始を防止する対策は，喫煙関連死を長期的に減らす上で極めて重要ですが，喫煙関連死を短期的に減らすためには，現喫煙者のたばこ消費量を減らす必要があります。短期的対策では，医療従事者の役割が重要であり，一般の禁煙成功率が 2〜3％であるのに対し，医師による短時間のカウンセリングの成功率は約 4〜8％，さらに禁煙補助薬を用いる場合には 8〜12％と大きく増加することが示されています[29]。

### アルコール

過剰な飲酒に関連する疾患負荷の大きさと，それに伴う膨大な経済的コストがかかるにもかかわらず，アルコール消費量を減らすための一貫した対策を実施している国はほとんどありません。実施されている対策は，課税，飲酒運転に関する法律，酒類の販売場所・時間，年齢の規制の他，広告規制，運転手への呼気検査の広汎な実施などが行われています。その他，過剰飲酒者に対する医療従事者によるカウンセリングも有効であることが証明されています[31, p893]。

表13-11 Global NCD Action Planにおいて推奨されている政策の一部

| 目的 | 推奨されている政策の一部 |
|---|---|
| 喫煙 | たばこ税増税によってたばこ価格を上昇させる<br>法律によって，すべての屋内の仕事場，公共空間，公共交通機関における喫煙を完全に禁止する<br>たばこの箱などへの有害表示やマスメディアキャンペーンを通じて，人々にたばことたばこ煙の危険性を警告する<br>あらゆるたばこ広告，販売促進，スポンサーシップを禁止する |
| 過剰飲酒 | アルコール飲料の商業的あるいは公的販売の規制<br>アルコール飲料の広告や販売促進の制限あるいは禁止<br>アルコール飲料への増税などの価格政策の実施 |
| 運動不足と不健康な食事 | 塩分摂取を減少させる<br>トランス脂肪酸を不飽和脂肪酸に置き換える<br>食事や身体活動に関する啓発プログラムの実施 |
| 心血管系疾患と糖尿病 | （糖尿病患者における血糖調節や高血圧治療を含めた）薬物療法と，心臓発作や脳卒中の既往を持つ人，あるいは10年以内に致命的もしくは非致命的な心血管系疾患を発生するリスクが高い（30％以上）人々に対するカウンセリング<br>急性心筋梗塞に対するアセチルサリチル酸（アスピリン）の投与 |
| がん | B型肝炎の予防接種による肝臓がんの予防<br>スクリーニング（酢酸，もしくは費用対効果が高い場合には，パパニコロウ検査を用いた目視検査）と前がん病変の治療による子宮頸がんの予防 |

出典：WHO. Global Action Plan: for the prevention and control of noncommunicable diseases, 2013-2020. Geneva; 2013.

　アルコール飲料への増税は，アルコール飲料の購入や消費量の減少につながる可能性がありますが，たばこの増税が密輸を増加させる可能性があるのと同じように，アルコール飲料への増税は，密造酒など違法な飲酒を増加させる恐れがあるので注意が必要です。これは，アルコール飲料への増税を検討する際に，各国政府が必ず考慮しなければならない重要な問題です。

　一部の高所得国における研究では，アルコール飲料の販売時間数を減らすことによって，過剰飲酒を1.5〜3％，飲酒に関連した交通事故死を1.5〜4％減少させる可能性があることが示唆されています[31]。ただし，統治基盤の脆弱な低・中所得国では，このような対策が有効かどうか，あるいはこうした対策の導入によって，人々が違法なアルコール飲料に走ることがないかどうかを慎重に判断しなければなりません。

　たばこと同じように，アルコール飲料の広告規制も対策として考えられますが，こうした規制はアルコール消費量にはあまり大きな影響を与えないように思われます[31]。多くの国の保健医療の現場では，過剰飲酒者に短時間の教育やカウンセリングが行われています。再発率を加味してもこのようなカウンセリングには，過剰飲酒を14〜18％低下させる効果があると見積もられています[31]。ただし，この種の対策は中所得国では可能かもしれませんが，多くの低所得国では，実施は困難と思われます。それは，十分な保健医療サービスが提供できない，医療従事者が不足している，脆弱な保健医療システムにすでに過大な負担を抱えている，などの理由によります。

　アルコールと健康に関する広汎な文献研究の一環として行われた最近のある研究から，アルコール消費量を減らすためには，段階的アプローチ stepwise approachが必要であることが示されています。これは，必要な対策を一度にすべて実施するのではなく，執行能力を高めながら，徐々に対策を拡大していくアプローチです。この研究では，すべての国が最低行うべきこととして以下の対策を提案しています。つまり，まず最初のステップとして①アルコール増税による販売価格の上昇，②規制・許可制の導入による販売制限，③未成年者への販売の禁止，④飲酒運転のチェック，⑤カウンセリングによる短期治療などを実施し，次のステップとして，⑥公共の場での販売や飲酒の禁止，⑦アルコール飲料の値引きの規制，⑧運転手に対するランダムな呼気検査などを実施し，そして最終段階の対策として，⑨アルコールの最低価格の引き上げ，⑩すべての酒類の広告の禁止や包装デザインの規制，⑪飲酒運転者への矯正治療，⑫アルコール依存症への治療の提供などを行うというものです[51]。

## 高血圧，高コレステロール血症，肥満

　心血管系疾患（CVD）に関連するリスクの大半は，高血

圧, 高コレステロール血症, 高い値を示す体格指数 body mass index, 果物や野菜の摂取不足, 運動不足, 喫煙, 飲酒の組み合わせに関係しています。2型糖尿病の最大のリスク要因は肥満です。ここでは, 食習慣の改善を通して肥満を減らす取り組みについて解説します。

　CVDと糖尿病の負荷を減らすためには, 健康的な食事と適正体重の維持が鍵となります。そのためには, 果物と野菜の摂取量を増やすこと, 塩分や飽和脂肪酸, トランス脂肪酸の摂取量を減らすことなどが必要です。また, 砂糖の摂取を制限する, 精製された穀類を全粒粉に置き換えることも推奨されています。過体重 overweight や肥満 obesity の人は, 一般的に毎日の摂取カロリーを減らし, 運動量を増やす必要があります[52]。また, 健康的な食品に補助金を出し, 不健康な食品には課税するという方法もあります。

　事実, 日常的な運動不足は特に虚血性心疾患, 脳卒中, 2型糖尿病, 大腸がん, 乳がんと関連がありますが, 都市化, 自動車の普及, テレビ視聴はいずれも身体活動を減少させます。行政的には, 自動車使用の制限, 徒歩や自転車使用の促進, 健康的なライフスタイルを推奨するようなコミュニティ設計などの公共政策が可能です。たとえば, シンガポールとロンドンでは自動車の使用制限と, 交通渋滞や大気汚染の削減のために街内部へ入る車への課税を実施しています。アムステルダムなど多くのヨーロッパの都市では自転車の使用を推進しており, そのための自転車専用レーンの整備がなされています。ただし, 逆に歩道がなく, 公共交通機関が限られた米国の一部のコミュニティでは, 徒歩や自転車ではなく自動車の使用に対してインセンティブを提供しているところもあります[52]。

　健康的な食事の促進方法としては, マスメディアなどを介した大規模教育キャンペーンという方法もありますが, その効果については一定の結果は得られていません[36]。一般的に, 大規模キャンペーンは個人レベルでの直接的コミュニケーションと組み合わせて初めて, より大きな効果を発揮することができます。

　集団規模のキャンペーンの効果を評価した研究は非常に限られていますが, 中国のある地域の男性を対象とした減塩プロジェクトでは, キャンペーンの5年後に, 高血圧と肥満の低下が認められています。その他, モーリシャス共和国政府が, 飽和脂肪酸を多く含むパーム油から飽和脂肪酸含有の少ない大豆油への調理油の切り替えを促すキャンペーンを行い, 5年後には飽和脂肪酸の摂取量が減少し, 住民の総コレステロール値も下がったという報告もあります[36]。食品の成分表示を義務化する規制や法律, 市販食品における健康有害成分の削減も, 肥満の減少に役立つ可能性があります。たとえば, ニューヨーク市では, レストランでのトランス脂肪酸の使用が禁じられています。集団規模の健康教育キャンペーンの有効性を高めるためには, 以下の点に留意するように指摘しています[36]。

- 深く社会に根付いた行動が変わるためにはかなりの時間がかかることを踏まえた現実的な期間設定を行うこと。
- 実績のある組織が実施主体となり, 有能なリーダーによって統括されること。
- プログラムの及ぶ範囲を最大限に拡大し, かつメッセージを社会各層に適切な方法で普及できるように, 様々な組織や省庁が連携する。
- 食品産業を巻き込み, 食品の成分表示を強化する[18]。

　こうした予防対策に加えて, すでに心血管系疾患(CVD)を発症している人や, 高血圧などCVDの直接のリスク要因を保有している人に対する治療プログラムの充実も重要です。ほとんどの低所得国と一部の中所得国では, 高度な治療に必要な保健医療システムや財政基盤が整っていませんが, 幸いなことに, 現在では血中コレステロールや血圧を下げるための薬が安価に入手可能となっているため, こうした国々であっても, 予防的治療によってCVDのリスクとCVD負荷を低下させることができます[36]。

## 糖尿病への取り組み

　1型糖尿病が予防できるかどうかはまだ不明ですが, 2型糖尿病は, 過体重 overweight や肥満 obesity を避けることが唯一のかつ有効な方法であることがわかっています。集団レベルでの肥満対策は, 一般的にはあまり有効ではありませんが, 中国, フィンランド, スウェーデン, 米国で実施されたパイロットプロジェクトでは, 健康的な食事と身体活動の増加を促す個人対象の集中的カウンセリングが有効であることが報告されており, 介入群ではコントロール群に比べ, 介入3年後の体重減少が平均4.5kg(約10ポンド)以上も大きく, 2型糖尿病の発生が58%少なかったことが示されています[16]。

　糖尿病の治療はすべての国で不可欠です。1型糖尿病の治療にはインスリン投与が最も費用対効果の高い治療法ですが, 残念ながら, 最貧国の特に主要都市以外に居住する人々には手が届く治療法ではありません。糖尿病患者では血圧のコントロールが非常に重要です。なぜなら, 糖尿病に高血圧が合併すると, 心血管系疾患のリスクが非常に高まるからです。また, 糖尿病患者では, 下肢に糖尿病に関連する血管病変(血行不全)が起こる可能性があるため, そのケアも重要です。下肢の血管病変が生じると, 足に潰瘍が生じたり, ひどい場合には足の切断が必要になることさえあります[11]。十分な財源があり, 保健医療システムが整っている国では, インフルエンザや肺炎球菌感染に対するワクチン接種, 糖尿病性網膜症の診断と治療, 腎障害の予防のためのアンジオテンシン変換酵素(ACE)阻害薬による高血圧治療など, 糖尿病患者に必要な様々な費用対効果の高い治療を提供することができます[16]。

## がん

前述したように，たばこの規制はがん予防に対し最大の優先事項ですが，それ以外にも，ワクチン接種で予防可能なB型肝炎，抗菌薬で除菌できるピロリ菌 Helicobacter pylori，服薬で駆除できる住血吸虫 schistosomiasis など，がんの原因となる感染性病原体への対策によって，がんの負荷を減少させることができます[24]。最近，国家の予防接種プログラムに，B型肝炎ワクチンを取り入れる国が増えていますが，これは，B型肝炎感染者が比較的多い国では特に重要です。住血吸虫の感染予防プログラムを実施している国も多く，その中でエジプトと中国は最も成功した国として知られています。ピロリ菌対策は，日本，中国，コロンビアなど，この菌の感染に起因する胃がんが多い国において特に重要です。こうした国々では，ピロリ菌に対するスクリーニングと除菌の実施が，費用対効果の高い対策である可能性があります。

しかし，がんの予防と治療は，がんの種類によってリスク要因や最適な治療方法がそれぞれ異なり，また利用できる治療法がその国の経済レベルによって異なるために，多くの難しい問題を抱えています。がんの予防は，経済的負荷を減らす上で最も費用対効果の高い方法と言えます。なぜなら，がんの治療には，長期間にわたる非常に高度で高額の費用がかかる治療が必要となるからです。低・中所得国におけるがん発見時の病期は，富裕国より大幅に進行していることが多く，その意味でがんの予防と早期発見は低・中所得国においてとりわけ重要な意義があります。実際に一部の国では，80％ものがんが，気づかれた時点ではすでに手遅れの状態にあり，また低・中所得国のがん患者は，高所得国の患者に比べて回復の見込みが低い健康状態にあることが報告されています[18]。

がんの主な治療法は，手術，放射線療法，全身療法（化学療法，ホルモン療法，モノクローナル抗体による分子標的治療）の3つです[53]。がん症例は重症度や悪性度が様々で，治療法にはかなり高額なものもあるため，個々のがんに対して推奨される治療方法は国の状況によって大きく異なります。乳がんを例にとれば，タモキシフェン tamoxifen は，低所得国でも利用可能でかつ費用対効果の高い方法ですが，中所得国では最新のホルモン療法も選択することができます。乳がんや子宮がんに対する従来の化学療法は中所得国においても利用可能ですが，高度な医療施設のある国ではさらに最新の治療法が選択でき，また大腸がんや口腔がんについても化学療法を選択することができます[54]。

がん治療には，緩和ケア palliative care と呼ばれるものもあります。がん患者の中には発見が遅れたり，未発見で放置されてきた患者が多く，苦痛の中で死亡する症例が少なくないため，そうした人々の苦痛と不安を軽減することも，医療として高いニーズがあります。残念ながら，低・中所得国では，一般的に緩和ケアを受けられる人は極めて限られており，がん患者の2/3が中等度から重度の疼痛に苦しんでいるにもかかわらず，その大半が緩和ケアを受けられずにいます。緩和ケアには医学的介入と心理社会的サポートが含まれますが，経口モルヒネは，世界的にはまだあまり用いられておらず，それを専門とするカウンセラーや医師も不足した状態にあります[54]。

予防対策に加え，早期診断法の向上も，がんの世界的負荷を軽減するためには重要です。低所得国でも用いることができるような安価で効果的ながんのスクリーニング検査法の開発が，国際的に推進されなければなりません。たとえば，子宮がんのスクリーニングは，高所得国では昔からパパニコロウ検査 Papanicolaou smear で行われていますが，パパニコロウ検査は，かなりの設備がなければ実施不可能です。そこで開発されたのが酢酸を用いた子宮頸部の直接可視化法 direct visualization method です。この方法では，1回の受診で前がん病変の検査と治療を同時に実施することができます[18]。

低所得国でも実施できる費用対効果の高いスクリーニング法には，有病率（存在率）が高い場合に有効な，乳房の触診や口腔がんの視診などがあり，中所得国の都市部では，リスクが高い層に対してマンモグラフィや大腸がんの免疫学的便潜血法を実施することもできます。また，肝吸虫が流行している中所得国では，地方部における肝吸虫 liver flukes のスクリーニングが必要となります[54]。

がん治療には相当の資金が必要になるため，多くの国で放射線施設が不足し，放射線技師や経験の豊かながん専門医も圧倒的に不足している状況にあります。しかし，低所得国であっても都市部であれば，放射線施設を作り，それを維持することが不可能ではないことを，サハラ以南アフリカの国々の経験が示唆しています。放射線施設が整えば，次に高度な病理検査と臨床検査のための施設を整備する必要があります。このような高度な医療施設は，がんだけではなく幅広い疾患に対応する上で不可欠ですが，それを設置し維持するには多大の努力と投資が必要となります[17]。治療可能な乳がん，子宮がん，大腸がんに対する初回外科的治療 initial surgical treatment は費用対効果が高く，1DALY を減らすのに要する費用は数千ドル以下と見積られています[55]。

がんの予防や治療を最も効果的に実施するためには，がん対策をモニタリングし評価する能力を高め，費用対効果の高い治療に関する知識を深める必要があります。特に，リスク要因のサーベイランス，死因別の死亡データの収集，慢性疾患のリスク要因に関する縦断的研究，がん登録などを可能とする体制を整える必要があります[18]。

## 精神疾患

精神疾患 mental disorder は深刻な健康問題であり，その負荷が増大しているにもかかわらず，その重要性に対する社会的理解は不十分で，対策のための予算や精神疾患への専門性を有する人材は不足し，さらには根強いスティグ

マも存在しています。その結果，低所得国や多くの中所得国では，精神疾患に対する対策はほとんど進んでいません[24]。

こうした状況を踏まえ，WHOは加盟各国に対し，精神保健（メンタルヘルス）mental health 問題に対して以下のような基本的な対策をとることを推奨しています[56]。

- 精神保健に対する政策を設ける。
- 精神保健を専門的に扱う部署を設ける。
- 精神保健向上のためのプログラムの開発，研修，医薬品調達，プログラムモニタリングなどの対策のための予算を確保する。
- 精神保健を扱えるプライマリケアワーカーを育成する。
- 精神保健をプライマリケアプログラムに統合する。

さらに，WHOはそのMental Health Gap Action Program（mhGAP）の一環として，それぞれの国で，自国における精神疾患の疾病負荷の大きさ，利用可能な保健医療資源や資金，社会的文脈に応じた以下の内容を含む，一連の精神保健サービスの実施を推奨しています[57]。

- 小児期の精神疾患—妊産婦の栄養やケアの向上などを通して小児期における精神疾患の発生を極力予防し，精神疾患を持つ小児に対しては心理社会的サポートとともに，必要に応じて薬物治療を提供する。
- うつ病—抗うつ薬による治療と心理社会的サポートを提供する。
- 統合失調症と他の精神疾患—抗精神病薬による治療と，家族・コミュニティベースの心理社会的サポートを提供する。

これらに加え，精神疾患のリスク要因に対する多くの公衆衛生的施策も実施する必要があります。たとえば，女性や子どもへの虐待を減らすことは，虐待による精神障害の発生の予防となり，学校でのいじめbullyingの低減にも同じような予防効果があります。その他，母親の育児能力の向上も子どもの健全な発育にとって不可欠です。戦争，紛争，震災などの複雑な非常事態に見舞われた子どもや大人に対する適切なケアやカウンセリングも，精神障害の軽減に役立ちます[58]。

低・中所得国における精神保健の大半は大きな精神病院で担われており，その国の精神保健予算の大部分がそこで消費されてしまっています。しかし，コミュニティベースのアプローチを取り入れれば，年間に1人あたりわずか2～4米ドルの予算で，双極性気分障害，うつ病，統合失調症に対する薬物療法や心理社会的サポート，パニック障害（不安障害）に対する薬物治療を提供できることを示すエビデンスが蓄積されつつあります。目標は，これらのサポートを日常のプライマリヘルスケアサービスに可能な限り組み込んでいくことです[58,59]。

ほとんどの低・中所得国では，その保健医療システムの脆弱性や精神保健への関心の乏しさを考慮すると，これらの目的を達成するには，精神保健問題に対する強い政治的関心を喚起する努力が必要であり，さらに精神保健への予算増や，貧困層へのサービスを含めた予算の効率的な使用に取り組む必要があります[60]。

精神保健対策の成功例は，低・中所得国には，ほとんど存在しませんが，低所得国であるウガンダでは，精神保健サービス向上の取り組みが行われており，本章の「ケーススタディ」の節で取り上げます。また，インドでも，統合失調症に対するコミュニティベースの興味深い取り組みが行われており，そこでは，精神保健の専門家がほとんどいないという現実を踏まえ，コミュニティのヘルスワーカーに精神保健業務の一部が移行されています。さらに，チリは現在では高所得国とみなされている国ですが，同国のうつ病対策は，国家レベルの対策のモデルと見なされており，今後の進展が期待されます[58]。

低・中所得国の精神保健問題について考えるときには，これらの国々では財政的資源も，専門家の数も限られているという現実に留意する必要があります。したがって，このような国では，高所得国のように専門の医師や看護師らによる医学的な対応を実施できる可能性はほとんどなく，したがってインドや他の地域で実施されているコミュニティや家族をベースとした取り組みのように，費用対効果が高く，拡大可能で，持続可能なアプローチを用いる必要があります[61]。そしてそのためには以下のような施策が必要となります[62]。

- 予算の重点を，大規模精神科病院からコミュニティベースのアプローチに移行する。
- プライマリケア医やその関係スタッフを訓練して精神疾患の治療ができるようにする。
- 短時間の行動認知療法 behavioral and cognitive therapies のためのプロトコールを保健医療従事者に配布する。
- 最新のジェネリック医薬品を入手しやすくする。

## 視覚障害

世界保健総会（WHA）は，「Universal Eye Health : a global action plan 2014～2019」を2013年に採択しました。この計画は，①視覚障害の理解とコミットメントを強化するためのエビデンスの収集，②アイヘルス（眼の健康）eye health に関する一貫した国家レベルの政策，計画，プログラムの開発，③アイヘルス向上のための多セクター間の連携とパートナーシップの強化，という3つを目的としています[63]。

この計画には，2010～2019年の間に，予防可能な失明を減少させるグローバル目標が設定されています。この計画では，"包括的なアイケアプログラム"，つまり保健医療システムに組み込まれ，かつ屈折障害 refractive error や白内障の減少に役立つ費用対効果の高い介入を重点とす

るプログラムの確立を各国に促し，また増大する糖尿病や感染症・寄生虫症に起因する失明を減少させるために，セクターを超えた取り組みの継続を奨励しています。この分野は「タスクシフト task shifting」がかなり可能な領域であるため，たとえば特に眼科医が不足している地域では，眼科アシスタントを訓練して白内障手術ができるようにするなど，コメディカル（医師と看護師以外のスタッフ）の技術研修についても言及しています[63]。

本章の後述の「ケーススタディ」の節では，あらゆる国の白内障対策の中で最大で系統的なインドの取り組みを紹介します。

## 聴覚障害

聴覚障害に伴う疾病負荷や経済的損失は膨大であるにもかかわらず，いまだにこの問題に対する国際的に一貫した計画や目標は設定されていません。しかしWHOは，聴覚障害の約半数は以下のような一次予防によって対処可能であることを示唆しています。

- 麻疹 measles，髄膜炎 meningitis，風疹 rubella，流行性耳下腺炎（おたふくかぜ）mumps などの小児疾患に対する予防接種
- 思春期の女性や生殖可能年齢期 reproductive age の女性に対する妊娠前の風疹の予防接種
- 妊娠女性における梅毒などの感染症のスクリーニングと治療
- 出産の安全性向上など，出産前および周産期ケアの向上
- 聴覚障害を起こしうる薬剤の，専門医以外の処方による使用の回避
- 高リスク要因（難聴の家族歴，低体重出生，出生時仮死，黄疸，髄膜炎）のある乳児に対する，早期の聴覚検査，迅速な診断，適切な医学的管理のための照会
- 啓発，防音装具の使用，必要な法整備とその執行による騒音（職業性および娯楽の両方）への曝露の減少

さらにWHOは聴覚障害をきたす恐れのある中耳炎の早期診断，適切な医学的および外科的治療の必要性についても指摘しています[27]。

一次予防 primary prevention では対処できない一部の聴覚障害や，すでに手遅れの病状に対しても，WHOはその早期診断と適切な医学的管理を推奨しています。原則として，スクリーニングと診断は，保育園，学校，コミュニティで実施されることになりますが，現実には，ほとんどの低・中所得国では聴覚障害に対する政治的関心と財源が不足しており，たとえばWHOは，低・中所得国では補聴器は必要な人の40人に1人しか利用できていないと推定しており，言語療法，手話の訓練，人工内耳なども利用が難しい状況にあります[27]。

## 政策とプログラムの概要

ここでは，4つの政策とプログラムに関する話題を取り上げます。

第1は太平洋島嶼国における非感染性疾患 noncommunicable diseases（NCD）対策のコストに関する問題。

第2は低・中所得国における精神疾患にかかるコストとこの疾患に対する関心の欠落というギャップの問題。

第3は増大する認知症 dementia のコストの問題。

第4は国際的にも国内的にも関心が乏しい，オーラルヘルス（口腔の健康）oral health に関する問題です。

### 太平洋島嶼国におけるNCDの経済的コスト

世界銀行は2013年に，「The Economic Costs of Non-Communicable Diseases in the Pacific Islands：A Rapid Stocktake of the Situation in Samoa, Tonga, and Vanuatu, in 2013」という報告書を発表していますが，この報告書には以下の3つの重要なメッセージが含まれています。

- NCDは，太平洋島嶼国の健康，財政，経済に対して多大なコストを強いる可能性がある。
- 太平洋島嶼国には治療費が非常に高額なNCDの発生を促す多くのリスク要因が存在する。
- 多くのNCDは予防可能である。

この報告書の最も重要なポイントは，NCDは太平洋島嶼国の健康，財政，経済に対して多大なコストを強いる可能性があるということです。WHOによると，NCDはすでに太平洋島嶼国の主要な死因となっており，12か国中9か国で，全死亡の70％以上を占めていると推定されています。トンガの平均寿命 life expectancy は，実際にNCDによって低下しており，さらにトンガ，サモア，バヌアツでも，NCDによる死亡の1/4は早死によるもので，その割合は他の低・中所得国と比べても高率になっています。

太平洋島嶼国における最大の死因は心血管系疾患です。太平洋島嶼国でNCDが多いのは，急速な食習慣や生活習慣の変化，ヘルスプロモーションや予防対策の不足，喫煙の増加，不十分な服薬アドヒアランス，特にトンガとサモアでは遺伝性と考えられる肥満などによると考えられています。早死に加えてNCDは，脳卒中，糖尿病による下肢切断，糖尿病に関連した失明など様々な障害の原因にもなります。

太平洋島嶼国のNCDは，その多くは予防可能であるにもかかわらず，各国政府に多大な保健医療支出を強いており，政府の生産的な投資の機会を奪っています。サモア，トンガ，バヌアツの3国だけではなく，多くの太平洋島嶼国では一般に，保健医療財政の大半は政府予算で賄われており，たとえばサモア，トンガ，バヌアツで，総保健医療支出の，それぞれ87.7％，81.5％，90.6％が政府予算で賄われています。さらに，太平洋島嶼国では，低率かつ不安

定な経済成長や，弱い税収基盤，教育など他分野との競合などにより，公衆衛生への支出を増やす余地はほとんどありません。

こうした背景から，NCDの増加は，これらの国々に非常に深刻な財政上の問題を引き起こす恐れがありますが，これは，NCDが慢性疾患であること，その治療には非常な高額な費用がかかることによります。たとえば，サモアで糖尿病に起因する人工透析にかかる患者1人あたりの年間コストは，国民1人あたりの国内総生産（GDP）の12倍にも及びます。WHOは，費用対効果の高い治療について国民1人あたりのGDPの3倍までと定義していますが，それをはるかに上回るものです。

この他にも，たとえばインスリン治療も，これらの国々が負担できる限度を超えています。バヌアツにおける糖尿病患者1人のインスリン治療にかかる費用は，国民76人分の医薬品費にも相当し，実際，バヌアツ政府の医薬品予算が増額される以前は，インスリン治療を受けることができる国民は1.3％に過ぎず，降圧薬による治療を受けられる国民も5.3％に過ぎませんでした。

この報告書の第2に重要なポイントは，NCDのリスク要因に対して早急な対策がとられなければ，深刻な状況が生じてしまうということです。データが入手可能な10か国の太平洋島嶼国では，成人人口の60％以上が体重過多（過体重と肥満）であり，そのうち6か国では実に75％以上が体重過多の状況にあり，トンガでは少年の1/4，少女の1/5が肥満で，残りの4か国では肥満者が成人人口の半数を占めています。キリバスでは2/3以上が毎日喫煙しており，クック諸島では住民の70％以上は運動不足というのが現状です。こうした状況から，バヌアツではNCDの予防可能なリスク要因を全く有していない人は，成人女性では5％，成人男性では10％に過ぎません。しかし，このような深刻な状況にあるにもかかわらず，政府は予防のために十分な予算を投じていません。2005～2006年のトンガの総保健医療支出total health expenditureはGDPの6.8％を占めていましたが，このうちNCDの予防に使われたのは，その1.6％に過ぎませんでした。幸いこの状況は改善しつつあります。

この報告書の第3に重要なポイントは，非感染性疾患（NCD）の多くは安価で費用対効果の高い予防対策によって回避できるということです。NCDの病状が進行するにつれて，政府の財務負担，医療費，患者への社会的コストは劇的に増大します。たとえばバヌアツでは，2012年後半に，定期的な血糖値測定から糖尿病の第一選択の経口薬へ移行することにより，政府の薬剤費負担は年間患者1人あたり5.59米ドルから24.55米ドルへと4倍以上も増大し，さらにインスリンや他の医薬品が必要な段階になると，薬剤費は年間患者1人あたり367米ドルにまで増大することが示されています。したがって，一次・二次予防が有効に行われれば，患者1人の減少につき，年間300米ドル以上の政府予算を節約できる計算になります。バヌアツでは，近年の患者1人あたりの政府の年間保健医療支出が平均約14米ドルであることから，これはかなりの貢献となります。

このように，NCDに対する予防対策は国民の健康だけでなく，同時に公共財政も益するという意味で，まさに"ウイン-ウインwin-win"の対策であると言えます。しかも，NCDの一次・二次予防は安価で費用対効果が高いため，政府の予算節減にも貢献するものです。太平洋島嶼国においては，たばこ税を小売価格の70％に引き上げることも極めて重要な介入となります。なぜなら，喫煙は主なNCDの大きな要因であり，またたばこ税を引き上げることで政府予算に必要な財源を生み出すことができるからです。

この報告書には，太平洋島嶼国の政府がNCDやそのリスク要因の削減に取り組む際に，保健省や財務省が考慮すべき重要な優先事項がまとめられています。その中には，①NCDが及ぼす経済的効果に関するデータ（家計支出の増加や最貧困層が被る直接的，間接的コストなど）の質の向上，②高リスク患者における早死防止対策，③一次・二次予防対策の強化，などが含まれています。また，この報告書では若い女性への予防対策も重視されていますが，それは，妊産婦における肥満や糖尿病は胎児の将来の慢性疾患のリスクを高める可能性があるからです。さらに，たばこだけでなく砂糖，塩分，飽和脂肪酸を多く含む食品や飲料への増税も提言しています。

近年1つの明るい兆しは，太平洋島嶼国の保健大臣および財務大臣がこの報告書等の内容を踏まえ，2014年に開かれたWHOの合同会合でNCDの予防と管理のための"ロードマップroadmap"を承認したことです[64]。

## 精神疾患―疾患負荷と無関心の耐え難いギャップ[65]

著名な精神科医で精神保健mental healthの世界的な研究者であるSteven Hyman博士は，最近の総説の中で，精神疾患が"甚大な負荷"をもたらすにもかかわらず，多くの低・中所得国がこの問題に対して"無関心"であるという，重大なギャップに警鐘を鳴らしています。

この総説ではまず，本章の前半で述べたように精神疾患の疾病負荷が膨大であること，この疾患が世界的に15～44歳の人々の障害による損失年数years of life lived with disability（YLD）（注：YLDの定義については，第2章p.24を参照）の主要原因であること，そして全年齢で見ても，精神疾患が全世界の疾病負荷（DALY）に及ぼす影響は，心血管系疾患以外のどの非感染性疾患（NCD）よりも大きいことを指摘しています。次に，精神疾患は全NCDによる経済的損失の35％を占めること，そして精神疾患の有病率（存在率）は，人口増加，都市化，武力紛争，難民・避難民の増加，NCDの増大に伴って増加していると述べています。

次に，Hyman博士は，精神疾患が生産性の大きな減少と高額な医療費を伴うことを強調しています。なぜなら，

精神疾患は認知能力，感情，意欲，身体機能を大きく損ない，学校や職場での活動に極めて深刻な影響を及ぼすからです。また，他のNCDを併発することも多くなり，健康と障害はさらに悪化します。その上，多くの精神疾患は改善と悪化に周期性があり，それに伴って障害は悪化していきます。

そして重要なことは，精神疾患の最大の影響は障害disabilityという形で現れますが，同時に死亡率も増加させることです。Hyman博士は，世界中で年間80万～100万人が自殺を図り，そうした人々の90％が精神疾患であると推定しています。さらに，精神疾患とNCDは併存することが非常に多く，双極性気分障害やパニック障害（不安障害）があると，糖尿病や心血管系疾患を悪化させ，その結果寿命が短くなる可能性があります。

Hyman博士が精神疾患に注目するもう1つの理由は，精神疾患には多くの費用対効果の高い対処法が存在するからです。そうした対処法には，①ジェネリック医薬品generic medicineの使用の普及，②すべてのプライマリケアスタッフに対する精神保健に関するトレーニングの実施，③一部の精神保健業務のコミュニティヘルスワーカーへの移行（タスクシフトtask shifting），④大規模精神病院型からコミュニティベース型への予算配分の移行，などが含まれます。しかし，残念なことに低・中所得国の精神疾患患者の80％はその恩恵に浴していません。世界の人口の約半数は，精神科医が20万人あたり1人以下しかいない国に居住しており，そのうえ精神疾患に対する関心の低さのために，多くの低・中所得国の精神保健予算は，そうでなくても少ない総保健医療支出のわずか1～2％を占めるに過ぎないのです。

精神疾患に対する関心の低さについてHyman博士は，①スティグマ，②精神疾患を有する人々を代表して政府と交渉できる強力なロビー団体の不在，③精神は本人の気分の持ち方次第であり，精神疾患というものは本来存在しないという誤解など，多くの要因に起因していると述べています。

そして最後にHyman博士は，政策立案に携わる人々が，精神疾患による疾病負荷が膨大であること，費用対効果の高い方法で対処できる疾患であること，このまま適切な対策を講じることなく問題を放置すれば，それによる倫理的，人間的，財政的，生産的損失が膨大になることを理解しなければ，今後も精神疾患は増大を続けるだろうと締めくくっています。

## 認知症

認知症dementiaとは，通常の加齢で生じうる程度以上に認知機能が低下する慢性的または進行性の症候群です[66]。2013年の認知症患者数は，全世界で約4,400万人と推定されています[67]。

認知症は主に高齢者に生じる疾患です。発症の確率は65歳以降5年ごとに約2倍高くなります。最近の報告では，65歳以前に発症が確認される症例も増えつつあります[68]。認知症の最も重要なリスク要因は，年齢，家族歴，遺伝です。これら以外に，飲酒，動脈硬化症，肥満，喫煙，糖尿病，高コレステロール血症などもリスク要因として知られています。血流低下の状態と脳血管性認知症vascular dementiaの発症の関連を示唆する研究結果も報告されています[69]。

認知症は世界的に増えつつあり，2050年までに1億1500万人に達すると予想されています。その主な原因は人口の高齢化であり，そのため人口転換demographic transitionを迎えている低・中所得国では，認知症患者は2050年には2013年の68％増となり，2050年時点では世界全体の71％の認知症患者が，現在の低・中所得国で生活することになると推測されています。特に，増加が大きいのは，東アジアとサハラ以南アフリカであると予測されています[67]。

認知症に伴う社会的・経済的コストは膨大です。2010年の認知症に伴う社会的コストは，世界全体で年間6,040億米ドルと推定されています。これは，世界の国民総生産（GDP）の1％に相当する額です。認知症にかかる総費用がGDPに占める割合は，低所得国の0.24％から高所得国の1.24％と大きな開きがあります[66]。認知症に関連する総コストの中では，家族や友人による日常ケアに関連するコストが42％，医療従事者によるケアに関連するコストが42％，そして残りが直接の医療費で約16％を占めます[68]。認知症患者とその家族は，医療と社会的ケアにかかる費用と，収入の減少または喪失により，重大な経済的影響に直面することになります[70]。

認知症の治療方法には大きな進歩はみられておらず，根治療法はまだ開発されていませんが，多くの有望な治療法が臨床試験の段階にあります。根治療法や低下した認知機能を回復させる方法がないなかで，認知症患者やその家族のサポートや負担の軽減が，ケアの中心となります。認知症患者の多くが，日常生活動作activities of daily living（ADL）のサポートから完全介護full personal care，そして24時間の監視に至る多岐にわたるケアを必要としています。

一部の高所得国では，認知症患者の1/3～半数の人が，高齢者向けのサービスが受けられる専用住宅や，専門的な医療・介護サービスが提供される介護施設など費用のかかる施設で暮らしています[67]。オランダでは新たな段階の取り組みが進んでおり，症状がかなり進んだ患者のための独立した居住環境（"ビレッジvillage"と呼ばれる代理環境surrogate environment）が用意され，生活の質quality of life（QOL）のより高い生活を営むことができるようになっています。このビレッジに居住する患者は，食料品店への買い物，レストランに行くなど，日常生活を安全に営むことができますが，これは，このビレッジでは，店員から近隣住民に至るまですべての人々が，認知症介護者caregiverになるための研修を受けているからです[71]。適切なケア

とサポートがあれば，認知症患者は発症した後でも長く生き，かつ生活の質を維持できることが知られています[70]。

低・中所得国における認知症患者のニーズを満たすためには，特有の難しい問題が数多くあります。これらの国々では，高齢者や病者に対する社会的保護プログラムがあまり整っておらず，そのためサポートやケアが全体的に限られた状況にあるため[67]，専門医が多い先進国とは異なり，プライマリケア医やコミュニティヘルスワーカーが直接，症例管理に当たることになります。したがって，こうした環境では医学的治療よりも，継続的なケアやサポートが患者管理の中心となるため，プライマリケア医やコミュニティヘルスワーカーの適切なトレーニングが必要となります[72]。

認知症患者やその介護に当たる人々のニーズに合った費用対効果の高い医療的・社会的ケアの開発と，エビデンスに基づく認知症発症予防法の開発が早急に求められています。今，研究や費用対効果の高いケア方法への投資を怠れば，将来に途方もない社会的コストを被ることになります[67]。さらに，年金や保険制度 insurance schemes に基づくユニバーサルな社会的サポートを提供することができれば，病気の影響に苦しむ人々を保護することができます[70]。政府，保健医療システム，社会福祉システムには，将来を見据えた準備が必要であり，増加する認知症患者やその介護に当たる人々の生活を向上させるための方法を探求しなければなりません[68]。

## 低・中所得国の子どもの口腔衛生

### ●疾病負荷

虫歯 dental cavity や歯周病 periodontal disease は，非常に重要であるにもかかわらず，低・中所得国ではしばしばその負荷は無視されてきました[73]。虫歯を持つ人々は，世界人口の90％にも及び[74]，学齢期の子どもでも約60〜90％が虫歯になっています[73]。虫歯は，口腔内の細菌が食べ物，特に砂糖やでんぷんを含む食べ物を分解する際に生じる酸性物質によって生じるもので，これらの酸は唾液や食べかすと結合し，歯に蓄積して付着する物質であるプラーク plaque を形成します[75]。これを除去しなければ，この酸性のプラークは歯のエナメル質を溶かして虫歯を形成したり，あるいは歯科医院でしか除去できない歯石になってしまいます[76]。

プラークと歯石は歯肉炎 gingivitis（歯茎の炎症）の原因となります。治療せずに放置すると，歯肉炎は歯の周囲や歯肉の炎症，つまり歯周炎に進行して歯茎が萎縮して歯と歯茎の間に隙間ができるようになり，最終的には歯を失うことになります[74,76]。重度の歯周病患者は，人口の5〜15％にも及び[74]，この中には若年性または早発性の侵襲性歯周炎 aggressive periodontitis を患っている若者が約2％含まれています[73]。

虫歯と歯周病は子どもの健康を損ない，その生活の質に負の影響をもたらします[74]。ある研究によれば，噛むこと biting や咀嚼 chewing がうまくできない子どもは不登校になりがちなことが報告されており，たとえば口腔衛生（オーラルヘルス）oral health の問題によって，年間5,000万時間もの授業時間が失われているという報告もあります[77]。痛くて食事ができなければ，栄養不足が生じることもあり[74]，子どもの心理的安寧や，笑ったり話したりする能力が損なわれる可能性もあります[78]。

もう1つの重要な口腔疾患に，壊疽性口内炎 noma があります。これは，未治療の歯肉炎症に起因するもので，口唇，顎，顔面組織の壊死をきたす壊疽性病変に進行します[78,79]。壊疽性口内炎は，アジア，ラテンアメリカ，アフリカの不衛生な低所得地域に住む1〜5歳の子どもに報告されています[73,79]。この病気に罹った子どもの90％は，全く治療を受けられなかったことが原因で死亡しており[73]，命を取りとめても，重度の顔面の変形が残るという問題があります[80]。

### ●リスク要因

低・中所得国には，小児の口腔衛生に関連する特有のリスク要因が数多く存在します。これらの中には，低い教育レベル，低い社会経済的地位，不適切な口腔衛生行動，飲酒，喫煙，砂糖の過剰摂取などが含まれます[73,81]。このうち，口腔衛生行動（歯磨きなど）には，衛生的な水が利用できない居住環境での生活や，口腔衛生行動を軽視するような文化的信念 cultural beliefs の存在など，社会文化環境が影響を与えます[81]。

最新の疫学データによると，子どもの口腔衛生問題が最も大きいのはアメリカ地域で，最も小さいのがアフリカ地域であることが示唆されていますが[73]，口腔疾患は，経済成長や食品産業のグローバル化に伴う砂糖摂取量の増加により，今後，低・中所得国でも増大していくものと予想されます[73]。小児科医であり，ラテンアメリカとアジアで，Global Children's Oral Health Nutrition Project に携わっている Karen Sokal-Gutierrez 博士は，「炭酸飲料，ポテトチップスなどのジャンクフードが爆発的に増加している」[82]と指摘しており，これらの食品は，安く，大量の砂糖やでんぷんを含んでいるため，子どもの口腔衛生を悪化させる可能性があります。残念なことに，子どもたちは適切な栄養教育も提供されないままこれらの食品を摂取し，その結果，虫歯が蔓延することになります。Sokal-Gutierrez 博士は，彼女が携わっているエルサルバドル，エクアドル，ネパール，ペルー，ベトナムの子どもの1/3〜1/2が，乳歯が黒変してもろくなり虫歯になっていると推測しています[82]。

### ●治療と予防への障壁

こうしたリスク要因に加え，貧しい国々には歯科治療に対するいくつかの大きな障壁が存在します。これらの国々ではほとんどの虫歯は未治療のまま放置されており[83]，歯

科医療従事者の数も需要を満たすには不十分です[74]。たとえば，米国やドイツのような高所得国では，歯科医師の割合は人口1,000人あたり1人ですが，低・中所得国では人口5万人に1人で，サハラ以南アフリカでは90万人に1人と極端に低くなります。さらに悪いことに貧しい国では，歯科医師は都市部に集中する傾向があり，社会経済レベルが低く，治療費を払う余裕がない人たちが多い地方部は放置される傾向にあります[74]。

歯科治療に関するもう1つの問題は，歯科治療の費用が高いことです。高所得国においてさえ，口腔疾患は4番目に治療費が高額な疾患であり[73]，健康保険の適応も限られています。たとえば，米国では歯科治療が健康保険でカバーされていない人々が約1億3000万人もおり，この中には1～17歳の子どもが22％含まれています。低所得国では，子どもの虫歯の治療費だけで，子どもの保健医療プログラムのための現在の予算総額をいずれ超えるだろうと推定されています[73]。

多くの低・中所得国における予防活動は，家庭の貧困だけではなく，インフラの限界によっても妨げられています。長期間の低用量のフッ素投与が，子どもの虫歯予防に有効であることが明確に証明されており[81]，食塩や公共水道へのフッ素添加が，虫歯予防に有効であることが多くの国で証明されています[84]。しかし，こうしたプログラムを実施するには，それを可能とする資源（たとえば，水道）が必要であり，多くの低・中所得国ではそうしたインフラが十分に整っていません[74]。現在，世界人口は70億人を超えていますが，British Fluoridation Societyによる最新のグローバルレポートでは，フッ化物を添加した水源を利用できているのは，4億3500万人に過ぎないと報告されています。さらに，最貧国の家庭ではフッ素添加歯磨き粉を購入する経済的余裕もありません。たとえば，英国では，歯磨き粉が年間家計支出に占める割合はわずか0.02％であるのに対し，ザンビアでは4％にもなると見積もられています[85]。

●口腔衛生問題への取り組み

低・中所得国では，社会政策と個人の口腔衛生行動を組み合わせた費用対効果の高い予防対策が必要であり[81]，それらの対策を，慢性疾患の包括的予防プログラムの中に組み込むことが大切です[83]。口腔疾患は，四大慢性疾患（心血管系疾患，糖尿病，がん，慢性閉塞性呼吸器疾患）と多くのリスク要因を共有しています。「共通リスク要因アプローチ common risk factor approach」は，同時に複数の健康問題に対応できる可能性があるため，限られた物理的，財政的資源を有効に活用できるという意味で，資源の限られた国にはメリットの大きいアプローチと考えられます[73]。フッ素入り歯磨き粉に対する補助金や減税なども，費用対効果の高い対策となる可能性があり[74]，米国の疾病管理予防センター Center for Disease Control and Prevention（CDC）は，コミュニティベースのフッ素添加に1米ドル費やすことによって，38米ドルの歯科治療費を削減することができると推定しています[87]。

コミュニティレベルにおける口腔衛生教育とそのプロモーションの強化も大切です[86]。世界中で10億人の子どもが小・中学校に通っていると推定されていますが，学校教育の場は，子どもに対する健康教育やヘルスプロモーションに最適な場所と言えます[76]。こうした場で，しっかりとした口腔衛生教育が行われれば，若いときから健康を大切にする姿勢や健康的な口腔衛生習慣を培うことができます。米国とアイルランドで行われたパイロットスタディによると，学校における予防的介入が，子どもの歯磨きや歯肉の健康に関する知識を向上させていることが示されており[87,88]，WHOも世界規模でこうした取り組みを支援しています[76]。

## ケーススタディ

ここでは3つの事例を紹介します。第1はポーランドのたばこ削減への取り組み，第2はインドでの白内障性失明の予防プログラム，第3は前述したメンタルヘルスをプライマリヘルスケアの中に統合したウガンダでの取り組みです。

### ポーランドにおける喫煙抑制の取り組み

●背 景

世界の喫煙者の3/4以上が，喫煙が増加傾向にある低・中所得国で暮らしています[89]。1970年代後半，ポーランドは国民男性の約3/4が日常的に喫煙し，喫煙者の年間喫煙本数は平均3,500本という世界で最も喫煙率の高い国であり，極めて深刻な健康影響が生じていました。1990年時点で，ポーランドの15歳の男子が60歳の誕生日を迎える確率は，中国やインドを含むほとんどの国々より低く，肺がんの発生率は世界最高の水準にありました[90]。しかし，州が運営するたばこ製造は重要な収入源であったため，政府は喫煙の負の影響を完全には公表していませんでした。共産主義体制の崩壊は，さらにこの状況を悪化させることになりました。なぜなら，たばこ製造が最初の産業として民営化され，強大な多国籍企業が経営権を取得すると，市場は国際的ブランドで満たされ，広告へ巨額の資金がつぎ込まれ，食パンよりも安い値段で販売されるようになったからです。

●介 入

喫煙がエスカレートすると，ポーランドの科学コミュニティは，たばこ反対運動を開始しました。1980年代にMarie Sklodowska-Curie Memorial Cancer Center and Institute of Oncology が行った研究は，たばこと同国における驚くべきがんの増加との関連を明らかにし，喫煙に関

するポーランド初の報告書の基礎となり，その研究結果は，その後同国で実施された一連の国際ワークショップや学術会議において，さらに裏付けられていきました。そして，市民社会においても Polish Anti-Tobacco Society のようなたばこ反対組織が設立され，WHO や International Union Against Cancer などの国際機関と交流を始めるなど新しい動きが始まり，さらには健康問題や禁煙教育活動への公的な取り組みを強化することを目的に Health Promotion Foundation が設立されました。

ベルリンの壁の崩壊と並行してマスコミが自由に健康問題を扱うようになり，情報の普及，喫煙の危険性についての認識の向上，世論形成などに重要な役割を担うようになりました。1991年，ポーランドでたばこ規制法 tobacco control legislation が施行されると，たばこに反対する人々とたばこを強く支持する市民との間で，「ダビデとゴリアテの戦い」にたとえられるほどの白熱した公開討論が展開されました。1995年に，たばこによる健康被害をたばこの箱に大きく掲載することの義務付け，閉鎖された作業スペースや医療機関での喫煙の禁止，テレビやラジオなどによる広告や未成年者への販売禁止などを定めた画期的な法律が国会を通過したのです。1999年，30％のたばこ税増税が，そして2000年にはたばこ広告の全面禁止が可決されるに至ったのです。Health Promotion Foundation も並行して大規模な健康教育と消費者への啓発活動を開始しました。この中には，禁煙を推奨するために毎年行われる "Great Polish Smoke-Out" というコンテストも含まれ，勝者にはローマ旅行とポーランド出身のローマ教皇 John Paul Ⅱへの接見の機会が与えられるという報償が提供されました。1991年にこのコンテストが開催されて以来，250万人のポーランド人が完全に禁煙したと推定されています。

● インパクト

ポーランドのたばこ消費量は1990～1998年の間に10％減少し，喫煙者数は1980年代の1,400万人から1990年代の終わりには1,000万人を下回るまでに減少しました。この減少により，年間1万件の喫煙関連死が減少し，20～44歳の男性の肺がんが30％，心血管系疾患が約7％，そして乳児死亡率と低出生体重児も減少し[91]，その結果，1990年代には平均寿命 life expectancy は4歳上昇したと推定されています。

● 得られた教訓

このポーランドの経験は，喫煙が成人の予防可能な死の主要原因であると理解されれば，政府も行動を起こすことを示しています。ポーランド政府は市民社会と協力し，最先端のコミュニケーション戦略を駆使することで，たばこ産業の強大な経済的影響力に打ち勝って，当時当たり前と見なされていた中毒的喫煙行動に大きな転換をもたらすことに成功したのです。ポーランドのこの徹底的な法規制は，他の国々の模範となりました。同じころ，南アフリカ共和国でも大改革の動きが起きていたのです。1994年に African National Congress が政権を握ると，たばこ反対運動は，マンデラ大統領 Nelson Mandela と初代保健大臣の強力な支持を獲得し，最終的には厳格な内容のたばこ規制法を通過させ，たばこ税の215％増税にも成功しました。この結果，たばこ消費量は1991年の19億箱から2002年の13億個と30％以上も減少しました。南アフリカ共和国の研究者 Malan らは，「成功には，科学，エビデンス，政策の適切な組み合わせが必要である。どれ1つでも欠けても成功に至らない」[92]と述べています。ポーランドにおける取り組みに関する詳細は，姉妹書である『Case Studies in Global Health：Millions Saves』を参照してください[93]。

### インドにおける白内障性失明の予防の取り組み

視覚障害はその障害自体で死亡することはごく稀ですが，視覚障害のもたらす負荷は，適切な治療の恩恵を受けることができない低・中所得国では特に大きくなります。実際に，世界全体では約3,900万人が視力を喪失し，2億4600万人が視力が低下した状態にあると推定されています[25]。

● 背 景

世界の失明者の約1/4がインドに住んでいるため，ここではインドでの白内障性失明予防プログラムを取り上げます[93]。インドのこの失明予防プログラムは，低・中所得国のプログラムの中で最も大規模で長期間続けられているものの1つであり，過去20年以上の間，多くの面で公衆衛生対策の成功例として評価されてきました。この事例についてより詳しく知りたい人は，本書の姉妹書である『Case Studies in Global Health：Millions Saves』を参照してください[94]。

● 歴 史

白内障 cataract はインドにおける失明の最大の原因であり，インドの失明者の約80％は白内障によるもので，さらにはインドでは，1,000万人が白内障の治療を受けられないために視覚が損なわれた状態にあると推定されています。

簡単に言えば，白内障とは眼の水晶体(レンズ)が混濁することであり，そのため網膜上の像がぼやけてすりガラスや蒸気で曇った窓を通して見るような視覚が生まれます。白内障は，たんぱく質が水晶体内に凝集することで生じますが，それには加齢，過剰な日光への曝露，糖尿病，栄養不足などのリスク要因が関連しています。白内障は片側にも両側にも生じます。

白内障は外科手術で治療できます。手術法の1つに，眼を大きく切開して水晶体と水晶体囊を除去する方法(水晶体囊内摘出術 intracapsular cataract extraction；ICCE)

があります。この手術法は比較的簡単で，費用もあまりかかりませんが，術後に分厚い眼鏡をかけなければならず，合併症も生じやすいという欠点があります。低所得国では伝統的にこの手術法が使われてきました。他に，水晶体嚢外摘出術 extracapsular cataract extraction (ECCE) と呼ばれる，より技術的に高度な手術法があり，経験のある外科医が行えば合併症の発現もあまり多くありません。インドにおける研究では，この手術を受けた人はICCE手術を受けた人より2.8倍予後がよかったことが示されています[95]。

### ●介入

インドの失明問題への対応は，その期間や範囲において印象深いものがあります。その最初の対策は，伝染性の目の感染症であるトラコーマの予防を特に目的としたもので，その歴史は1963年に遡ります。そして1960年代の終わりになると，政府はすべての視力障害を含めるようにプログラムを拡大しました。1975年，Central Council of Health が「光を見ることは基本的人権の1つである」と宣言し[96, p99]，1976年，インドは視覚障害の外科的治療へのアクセスを拡大し，眼科サービスを向上するために National Program for the Control of Blindness (NPCB) を立ち上げました。

インドにおける最初の眼治療に関する国際共同プロジェクトは，Danish International Development Assistance Agency (DANIDA) であり，1989年までDANIDAは，医療機器や移動式ユニットおよび研修機会の提供，プログラムのモニタリングと評価の強化に関する支援などを通じ，インドの白内障性失明予防プログラムの改善と拡大に大きく貢献しました。このプロジェクトの中心は，医療施設の限られた地域への出張医療キャンプによる大規模な水晶体嚢内摘出術 (ICCE) の提供であり，その実施によって，政府は集団検診と医療キャンプを地方部に展開する力のあることを示し，それが同時に，貧困層や地方部において白内障手術に対する非常に大きな需要を刺激することになりました。しかし，キャンプが1か所にとどまれる時間は短く，また野外医療の限界もあって，術後のフォローアップには非常に困難を伴いました。したがって，このプロジェクトは多くの人に手術の機会を提供することには成功したものの，手術後，許容レベルにまで視力が回復した人は約75％に過ぎませんでした[97]。

1994年，このDANIDAの経験を基に，インド政府は世界銀行と共同で，7年間の白内障性失明予防プロジェクトを開始しました。このプロジェクトは，失明が特に多い7つの州に重点をおき，簡単に言えば対策の重点を"量"から"質"へと転換することを目指したものです。ICCEから水晶体嚢外摘出術 (ECCE) への転換による手術成績の向上，高い技能を持つスタッフによる質の高い手術の提供，対象地域の拡大，さらに術後経過のモニタリングにも重点がおかれました。

このプログラムでは，目標を達成するための官民連携の強化にも重点がおかれ，政府は公的機関で行われる手術だけではなく，民間セクターやNGOによって行われる手術にも資金提供を行いました。さらに，Sight Savers International，国際ライオンズクラブ，Christoffel Blinden Mission などのNGOも資金面で，眼科病院，教育機関，学校における視力検査プログラムの開発を支援しました。インドのMaduraiにある眼科治療で世界的に知られるAravind Eye Hospital も次第に，トレーニングを含めて様々な形で政府の National Program for the Control of Blindness (NPCB) の支援に携わるようになっていきました。

### ●インパクト

この新たな白内障性失明予防プロジェクトにより1,500万件以上の白内障手術が行われ，各州におけるすべての白内障手術に占めるECCEの割合は，1998～1999年の15～65％から，2001～2002年には44～91％に上昇しました[97]。加えて，2001年までに92％の手術が設備の整った施設で行われるようになり，手術者の技能や手術設備が向上し，手術の予後にも重要な進歩がもたらされました。許容レベルまでの視力回復は，1994年の75％が1999～2002年には82％にまで上昇しました。こうした手術数と手術の質の向上が，白内障による失明者の有病率 (存在率) を26％減少させたのです。

### ●費用対効果

この失明予防プロジェクトに要した費用は1億3600万米ドルであり，約90％は世界銀行からの借款で，残りはインド政府が拠出しました。白内障手術は，患者の多い地域でかつ適切に行われた場合，最も費用対効果の高い介入方法の1つとなります[98]。ECCE手術が，東南アジア地域で1 DALY を減少させるのに要するコストは，約60米ドルと推定されています。最も必要としている地域に集中し，同時に啓発キャンペーンを行うことで，このプロジェクトは非常に費用対効果の高い介入になったと考えられています。

### ●得られた教訓

このインドでの取り組みは，官民連携や，国際機関との連携が優れた効果を持つことを示しています。1960年代にインド政府が行った政治的決断は，これらのプロジェクトの成功に必要不可欠なものでした。なぜなら，それによって初めて白内障性の失明に立ち向かう大きな動きが始まったからです。初期の取り組みは，必ずしも質の高いものとは言えませんでしたが，それはその後のより質の高いプロジェクトに貴重な経験と基盤を与えるものとなり，またNGOの関与は，プロジェクトに革新的なアプローチをもたらし，サービスの質の向上と維持を政府に促す力ともなったのです。

# ウガンダにおける精神保健の
## プライマリケアへの統合

多くの低・中所得国では、精神疾患は事実上放置された状況にあります。この障害は診断と治療が難しく、強いスティグマを伴い、しかも低・中所得国では多くの場合、精神保健への対応に必要な経験のある人材や財源が不足しています。ウガンダは、精神疾患の負荷の削減に取り組んでいる数少ない低所得国の1つです。以下、精神保健のプライマリケアへの統合を試みている同国の取り組みを紹介します。

### ●背 景

ウガンダは、1986年に、Idi Amin将軍が率いる政府の8年間の暴政とその後5年間も続いた内戦からようやく脱却することができました。国の南部では、ほとんどの地域で内戦は終結したものの、北部ではLord's Resistance Army（神の抵抗軍：ウガンダの反政府軍）によって、子どもの誘拐やコミュニティへのテロ攻撃などが続いていました。そして、この頃、ウガンダでは徐々にHIV/AIDSが流行し始めていたのです。

1995年のUganda Burden of Disease研究によると、早死premature deathsの75％以上が予防可能な感染症によるものでした[23]。しかし同時に、高血圧、糖尿病、がん、精神疾患のような非感染性疾患（NCD）の発生が急増していることも明らかになりました。また、HIV/AIDSと長期間にわたる紛争が、精神保健の重要な課題となっていることも明らかとなってきました。

この精神疾患の増加に対処するために、ウガンダ保健省は、精神保健のプライマリケアへの統合を推進することを決定し、同時に8つの重要な精神疾患について、コミュニティ、地域、国レベルでの管理のための基準やガイドラインを策定しました。これは、最小限のヘルスケアパッケージを策定することにより、医療の効果・効率を高めようとするウガンダ政府の取り組みの一環として行われたものです。

### ●介 入

精神保健をプライマリケアへ統合するプロセスは、照会・支援システムの確立と強化に加え、すべての医療従事者に対する、主要な精神疾患の教育・研修を通じて行われました。この取り組みについては、『Uganda Health Sector Strategic Plan 1999 to 2004』に概略がまとめられています[99]。

中央レベルではMental Health Coordinating Committeeが設立され、この委員会では、主な精神疾患の管理のための基準やガイドラインの策定、医療従事者のトレーニングのための教材開発が行われ、また委員会は、照会・監督システムの開発とその実施にも関与しました。中央レベルでは、さらに保健省、ジェンダー、労働、社会開発省（子どもの保護を司る省）、そして心理社会障害の分野で活動する5つのNGOとユニセフが参加するCore Team on Psychosocial Disordersが結成されました。

このコアチームは、ウガンダ北部の8つの郡で紛争の影響を受けた人々の心理社会状況の評価を実施し、その結果を地域のリーダーに伝え、地域開発計画に心理社会的支援の要素が盛り込まれるように支援を行いました。また、このコアチームは、モニタリング・評価計画の策定だけでなく指標の開発とその実施にも関わり、さらには誘拐されていた子どもたちの安全な帰還と、元のコミュニティへの復帰支援にも、重要な役割を果たしました。

Health Sector PolicyとHealth Sector Strategic Planに精神保健が組み入れられた結果、精神保健が予算として項目化されることになりました。予算規模としては保健分野の総予算の0.7％に過ぎませんが、精神保健が予算項目に組み入れられたことにより、他の資金提供機関からの支援も受けやすくなるという効果が生まれました。

アフリカ開発銀行 African Development Bank（AfDB）は精神保健のプライマリヘルスケアへの統合を支援するために、5年間にわたって1,773万米ドルの資金提供を行いました。この中には病床数を900から450に減らし、6つの地域に精神保健ユニットを設立するというButabika National Referral Psychiatric Hospitalの再建も含まれていました。また、このプロジェクトには精神保健に必須な医薬品の供与、主な精神疾患の知識や管理法についてのプライマリケア看護師の研修、精神科医、心理士、精神保健福祉士のような専門職員の研修、さらにはケアに関わるあらゆるレベルの医療従事者への研修プログラムも含まれていました[99]。

### ●得られた教訓

低所得国における精神保健の優先度は低く、実施可能な介入法も存在しないように思われがちですが、このウガンダの例は、精神疾患が低所得国、とりわけ災害、紛争、HIV/AIDSなどの影響を受けた低所得国において重要な保健問題であること、そして資源が限られた国であっても、対策の工夫によっては精神保健サービスを大幅に向上できることを証明するものとなっています。

また、この事例は、既存の保健医療システムを活用する形で精神保健プログラムの企画・実行が可能であることも示唆しています。こうした取り組みの結果、ウガンダでは精神保健予算への配分が以前よりも増額され、しかも以前の大規模な精神科施設に集中投資するパターンから、人々がより利用しやすい地域レベルのプログラムに分散投資するパターンへと移行したのです。

しかし、ウガンダの精神保健対策には、まだ大きな課題が残されています。それは、精神疾患自体、あるいは病気になったらどこに支援を求めたらよいかについての情報提供や教育の強化、そして現行サービスの継続性です。アフリカ開発銀行の支援によって、インフラ整備や立ち上げに

必要な費用は賄われましたが,ウガンダ政府は今後長期間にわたって,人件費,設備・インフラの維持管理,照会と監督,医薬品のための資金の確保に努めなければなりません。

## 今後の課題

国際社会は,低・中所得国における非感染性疾患(NCD)の負荷を低下させるために,多くの課題に対処しなければなりません。

第1の課題は,人口の高齢化,都市化,グローバル化,そしてライフスタイルの変化によるNCDの新規患者数の増加です。NCDは慢性疾患であるため,それはそのままNCD患者の有病率(存在率)の増加につながり,低・中所得国の健康,保健医療システム,国家財政に非常に大きな問題をもたらします。

第2の課題は,多くの低・中所得国ではNCDだけではなく,同時に感染症の多大な負荷にも立ち向かわなければならないことです。これが,各国に管理面,技術面,財政面で多大な困難をもたらすことは明白であり,低所得国はNCDやそのサーベイランスの向上に関心を高める必要があり,低・中所得国もプライマリケアを強化し,NCDの予防とコントロールをプライマリケアの中に統合していく必要があります。

第3の課題は,高所得国がこれまで蓄積してきた費用対効果の高いNCD対策,とりわけ低コストの介入に関する経験を,できるだけ早急に低・中所得国に広めること,また低・中所得国も有効な対策に関するエビデンスを蓄積していくことです。費用対効果の高い診断法や医薬品が開発された場合に,それらを高所得国だけでなく,低・中所得国にもできるだけ早く普及できるようにする国際的メカニズムの確立にも,引き続き努力する必要があります。

第4の課題は,すでに有効性が確立したNCD予防対策を速やかに実行に移すことです。しかし,多くの低・中所得国では,行政能力の限界,財源の不足,保健医療分野の人材不足などの問題を抱えており,資源の少ない環境の中で,どうすれば効果的なNCD対策が可能かという,低・中所得国の現実に即した経験を蓄積し,それを広める努力が必要になります。その意味で言えば,低・中所得国では,最も大きな効果が望める対策から始め,徐々に対策を拡大する段階的なアプローチが不可欠です。

公衆衛生政策 public health policy の主な目標は,人々ができるだけ健康に長生きできるように支援することですが,世界的な疫学的・人口学的変化について鑑みれば,各国が今NCDの予防にできる限りの努力をしなければ,その目標の達成は不可能であると思われます。目標達成のために各国は,費用対効果が高くて効率的なNCD予防や治療プログラムを実施できるように,さらに保健医療システムの強化に引き続き努めなければなりません。この目標達成に失敗すれば,その帰結ははっきりしています。すなわち,国は不健康な高齢者で溢れ,膨大な医療ニーズと医療費のためにその保健医療システムは破綻してしまうことになります[100]。

## メインメッセージ

非感染性疾患(NCD)は世界の疾病負荷の最大の原因であり,サハラ以南アフリカを除く世界のすべての地域において感染症の疾病負荷を上回っています。世界で最大の死因は心血管系疾患ですが,糖尿病,様々な種類のがん,精神疾患もまた,NCDによる障害と死亡の重要な要因となっています。実際,前述したように,2010年の疾病負荷すなわち障害調整生命年数(DALY)の約12%は心血管系疾患に起因し,約8%はがん,約2%は糖尿病,そして約5%が前述の4つの精神疾患によるものです[1]。

さらに,経済発展,グローバル化,都市化,高齢化などによって,世界的にNCDが増加を続けていますが,2030年までに,低所得国においてもNCDが優位となる疫学転換 epidemiologic transition が生じると予測されています。疫学転換が起こると,低所得国においても下痢,マラリア,結核は,もはやDALYの十大要因ではなくなり,その代わりにうつ病,心血管系疾患の順位が上位にきて,慢性閉塞性肺疾患 chronic obstructive pulmonary disease,難聴,屈折障害などが,DALYの十大要因となる可能性があります。また,2030年までには中所得国においても,NCDはDALYの十大要因になると予測されています。

心血管系疾患の主なリスク要因は高血圧,肥満,高コレステロール血症,喫煙です。運動不足は,心血管系疾患と肥満のリスクを高め,肥満は糖尿病の主なリスク要因となります。がんの原因は様々ですが,B型肝炎,ピロリ菌 *H. pylori*,ヒトパピローマウイルスなど感染性病原体に起因するものもあれば,喫煙と関連するものもあります。精神疾患の非遺伝的なリスク要因はほとんどわかっていません。

NCD,喫煙,過剰飲酒に伴うコストは膨大で,生産的生命年 productive years of life に非常に大きな影響を与えます。精神疾患と糖尿病も,大きな障害をもたらします。NCDの予防対策としては,健康的な食習慣,適正体重の維持,身体活動量の増加などの健康的なライフスタイルの促進以外に,肥満,たばこ消費量,過剰飲酒の減少の促進などがあり,比較的費用対効果の高いものが含まれます。

また,NCDの治療は,治療自体が高額であり,かつ治療が非常に長期にわたることが多く,そのためにしばしば高額な費用になります。精神疾患がそのよい例で,しばしば若年期に発症して生涯にわたるケアが必要となります。また,たとえば高血圧,高コレステロール血症に用いられ

る薬などのように，低・中所得国においても非常に費用対効果の高いものもあります。

低・中所得国が，NCDの負荷軽減のために実施可能で，かつ最も重要な対策はたばこ消費量の削減です。たばこ税の増税，公共の場での喫煙の禁止，たばこの健康への影響についての啓発などが，たばこ消費量の削減に有効であることは，多くの高所得国と一部の低・中所得国において十分に証明されています。

NCDの疾病負荷の軽減には，過剰飲酒を減らすことも必要であり，たばこ対策と類似した費用対効果の高い対策が存在します。肥満対策としては，健康的な食生活，カロリー制限，果物や緑葉野菜の摂取量の増加，運動の促進，健康的な食品への補助金，健康によくない食品への課税，食品表示の規制，食品製造における健康によい原料の使用を奨励する法律の制定などが考えられます。塩分の摂取量も減らす必要があります。

資源の乏しい国では，コミュニティや家族をベースとした精神保健対策が有効です。これには，すべてのプライマリケアスタッフに対する精神保健の研修，低価格の医薬品へのアクセス法の改善，大規模精神病院集中型から地域分散型への予算配分の変更による投資の効率化などが考えられます。

視覚障害については，多くの国で大きな前進が見られていますが，それは感染症や寄生虫に起因する失明の減少や白内障手術の普及によるものです。そして，2019年までに予防可能な原因による失明を減少させるという世界的目標を達成するためには，各国が包括的なアイケアプログラムを確立し，保健医療システムのあらゆるレベルで取り組む必要があります。

難聴は非常に対策が遅れた分野ですが，すべての難聴の約50％は妊産婦の栄養向上，予防接種の拡大，梅毒の減少などの一次予防で対処することができます。資源の乏しい国々で難聴問題への関心を高めるには，①早期の聴覚スクリーニングと，②適切な管理を重点とした財政的措置，人的資源の育成，保健医療システムの強化が必要です。

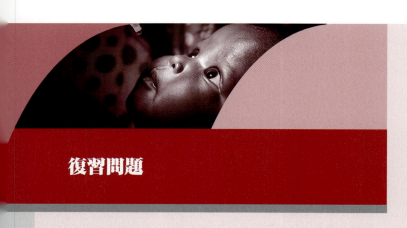

## 復習問題

1. 世界的疾病負荷における非感染性疾患（NCD）の重要性について述べてください。
2. サハラ以南アフリカでは，なぜ，他の地域よりもNCDの負荷が少ないのか，その理由を述べてください。
3. 心血管系疾患の主なリスク要因を挙げてください。
4. 低所得国で最も重要な「がん」を挙げてください。
5. がんの最も重要なリスク要因を挙げてください。
6. 現在世界中で流行している糖尿病の原因を述べてください。
7. 精神疾患が，それ自体による死亡は稀であるが，非常に重要な理由を述べてください。
8. たばこ消費を減少させる上で有効性が証明された対策について述べてください。
9. ウガンダの精神保健対策から他の貧しい国々に対してどのような教訓が得られるかについて述べてください。
10. 過剰飲酒を減らすための有効な対策について述べてください。

# 引用文献

1. Institute of Health Metrics and Evaluation. (2015). GBD compare. Retrieved February 15, 2015, from http://vizhub.healthdata.org/gbd-compare/.
2. Institute of Health Metrics and Evaluation. (2013). *The global burden of disease: Generating evidence, guiding policy*. Seattle, WA: Institute of Health Metrics and Evaluation.
3. Lancet. *Global Burden of Disease Study 2010*. Retrieved July 17, 2015, from http://www.thelancet.com/global-burden-of-disease.
4. World Health Organization. (2011). *Global status report on noncommunicable diseases 2010*. Geneva: World Health Organization.
5. Institute of Health Metrics and Evaluation. (2015). GBD 2010 heat map. Retrieved February 15, 2015, from http://vizhub.healthdata.org/irank/heat.php.
6. Nichols, M., Townsend, N., Luengo-Fernandez, R., Leal, J., Gray, A., Scarborough, P., et al. (2012). *European cardiovascular disease statistics 2012*. Brussels, Belgium: European Heart Network; Sophia Antipolis, France: European Society of Cardiology.
7. Institute of Health Metrics and Evaluation. (2015). *GBD 2010 arrow diagram*. Retrieved February 15, 2015, from http://vizhub.healthdata.org/irank/arrow.php.
8. World Health Organization. *Global burden of disease (GBD)*. Retrieved October 20, 2010, from http://www.who.int/healthinfo/global_burden_disease/en/index.html.
9. Gaziano, T. A., Srinath Reddy, K., Paccaud, F., Horton, S., & Chaturvedi, V. (2006). Cardiovascular disease. In D. T. Jamison, J. G. Breman, A. R. Measham, et al. (Eds.), *Disease control priorities in developing countries* (2nd ed., pp. 645–662). New York: Oxford University Press.
10. World Heart Federation. (2015). *Cardiovascular disease risk factors*. Retrieved February 15, 2015, from http://www.world-heart-federation.org/cardiovascular-health/cardiovascular-disease-risk-factors/.
11. National Institutes of Health. Obesity, physical activity, and weight control glossary. Retrieved March 17, 2015, from http://win.niddk.nih.gov/publications/glossary.htm.
12. International Diabetes Federation. (2013). *IDF diabetes atlas* (6th ed.). Brussels: International Diabetes Federation.
13. Ryerson, B., Tierney, E. F., Thompson, T. J., et al. (2003). Excess physical limitations among adults with diabetes in the U.S. population, 1997–1999. *Diabetes Care, 26*(1), 206–210.
14. Global Burden of Disease Study 2013 Collaborators. Global, regional, and national incidence, prevalence, and years lived with disability for 301 acute and chronic diseases and injuries in 188 countries, 1990–2013: a systematic analysis for the Global Burden of Disease Study 2013. *Lancet*. Published Online June 8, 2015 http://dx.doi.org/10.1016/ S0140-6736(15)60692-4
15. Haffner, S. M. (1998). Epidemiology of type 2 diabetes: Risk factors. *Diabetes Care, 21*(Suppl 3), C3–6.
16. Venkat Narayan, K., Zhang, P., Kanaya, A. M., et al. (2006). Diabetes: The pandemic and potential solutions. In D. T. Jamison, J. G. Breman, A. R. Measham, et al. (Eds.), *Disease control priorities in developing countries* (2nd ed., pp. 591–603). New York: Oxford University Press.
17. World Health Organization. (2012). *Assessing national capacity for the prevention and control of noncommunicable diseases: Report of the 2010 global survey*. Geneva: WHO.
18. Sloan, F. A., & Gelband, H. (Eds.). (2007). *Cancer control opportunities in low- and middle-income countries*. Washington, DC: National Academies Press.
19. International Agency for Research on Cancer. (2013). *Latest world global cancer statistics* (Press Release No. 233). Lyon, France: IARC.
20. Veneis, P., & Wild, C. P. (2013, December 16). Global cancer patterns: Causes and prevention. *The Lancet*. Retrieved from http://www.thelancet.com/journals/lancet/article/PIIS0140-6736(13)62224-2/fulltext?_eventId=login.
21. Magrath, I. (2010). Cancer in low and middle-income countries. In M. Carballo (Ed.), *Health G20: A briefing on health issues or G20 leaders* (pp. 58–68). Sutton, UK: Probrook.
22. Centers for Disease Control and Prevention. (2012). *Parasites: Schistosomiasis*. Retrieved March 15, 2015, from http://www.cdc.gov/parasites/schistosomiasis/index.html.
23. Mathers, C. D., Lopez, A. D., & Murray, C. J. L. (2006). The burden of disease and mortality by condition: Data, methods, and results for 2001. In A. D. Lopez, C. D. Mathers, M. Ezzati, D. T. Jamison, & C. J. L. Murray (Eds.), *Global burden of disease and risk factors* (pp. 45–240). New York: Oxford University Press.
24. Hyman, S., Chisholm, D., Kessler, R., Patel, V., & Whiteford, H. (2006). Mental disorders. In D. T. Jamison, J. G. Breman, A. R. Measham, et al. (Eds.), *Disease control priorities in developing countries* (2nd ed., pp. 605–625). New York: Oxford University Press.
25. World Health Organization. (2014). *Visual impairment and blindness* (Fact Sheet No. 282). Retrieved February 16, 2015, from http://www.who.int/mediacentre/factsheets/fs282/en/.
26. Cook, J., Frick, K. D., Baltussen, R., et al. (2006). Loss of vision and hearing. In D. T. Jamison, J. G. Breman, A. R. Measham, et al. (Eds.), *Disease control priorities in developing countries* (2nd ed., pp. 953–962). Washington, DC: The World Bank.
27. World Health Organization. (2015). *Deafness and hearing loss* (Fact Sheet No. 300). Retrieved from February 16, 2015, http://www.who.int/mediacentre/factsheets/fs300/en/.
28. Jha, P., Chaloupka, F. J., Moore, J., et al. (2006). Tobacco addiction. In D. T. Jamison, J. G. Breman, A. R. Measham, et al. (Eds.), *Disease control priorities in developing countries* (2nd ed., pp. 869–885). New York: Oxford University Press.
29. Jha, P., MacLennan, M., Yurkeli, A., et al. (in press). Chapter 10. Global tobacco control. In D. Jamison, H. Gelband, S. Horton, P. Jha, R. Laxminarayan, & R. Nugent (Eds.), *Disease control priorities in the developing world* (3rd ed.). Washington, DC: The World Bank.
30. Jamison, D. T., Breman, J. G., Measham, A. R., et al. (Eds.). *Priorities in health*. Washington, DC: The World Bank.
31. Rehm, J., Chisholm, D., Room, R., & Lopez, A. D. Alcohol. In D. T. Jamison, J. G. Breman, A. R. Measham, et al. (Eds.), *Disease control priorities in developing countries* (2nd ed., pp. 887–906). New York: Oxford University Press.
32. Abegunde, D. O., Mathers, C. D., Adam, T., Ortegon, M., & Strong, K. (2007). The burden and costs of chronic diseases in low-income and middle-income countries. *Lancet, 370*(9603), 1929–1938.
33. Bloom, D. E., Cafiero, E. T., Jané-Llopis, E., Abrahams-Gessel, S., Bloom, L.R., Fathima, S., et al. (2011). *The global economic burden of noncommunicable diseases*. Geneva: World Economic Forum.
34. Bloom, D. E., Cafiero, E. T., McGovern, M. E., Prettner, K., Anderson Stanciole, J. W., Bakkila, S., et al. (2013). *The economic impact of non-communicable disease in China and India: Estimates, projections, and comparisons* (NBER Working Paper No. 19335). Cambridge, MA: National Bureau of Economic Research.
35. World Bank. (2012). The growing burden of non-communicable diseases in the Eastern Caribbean. Human development unit. Washington, DC: World Bank. Retrieved June 19, 2015, from http://documents.worldbank.org/curated/en/2012/01/15978036/growing-burden-non-communicable-diseases-eastern-caribbean.
36. Rodgers, A., Lawes, C. M., Gaziano, T. A., & Vos, T. (2006). The growing burden of risk from high blood pressure, cholesterol, and bodyweight. In D. T. Jamison, J. G. Breman, A. R. Measham, et al. (Eds.), *Disease control priorities in developing countries* (2nd ed., pp. 859–868). New York: Oxford University Press.
37. The brief is based largely on the following sources: Anderson, I. (2013, February 8). The economic costs of non-communicable diseases in the Pacific Islands. *DevPolicyBlog*. Retrieved from http://devpolicy.org/the-economic-costs-of-non-communicable-diseases-in-the-pacific-islands-20130208/; Government of Tonga and the United Nations System in the Pacific Islands. (2013, June). *MDG acceleration framework: Reducing the incidence of non-communicable diseases in Tonga*. Retrieved from http://www.undp.org/content/dam/undp/library/MDG

/MDG%20Acceleration%20Framework/MAF%20Reports/RBAP/Tonga%20-%20october%2004%20WEB.pdf; and World Bank. (2012). *The economic costs of non-communicable diseases in the Pacific Islands: A rapid stocktake of the situation in Samoa, Tonga and Vanuatu.* Retrieved from http://www.worldbank.org/content/dam/Worldbank/document/the-economic-costs-of-noncommunicable-diseases-in-the-pacific-islands.pdf.

38. World Health Organization. (2003). *Investing in mental health.* Geneva: World Health Organization.

39. National Institutes of Health. (2010). *Healthy people 2010. Vision and hearing loss* (Working Paper 28). Retrieved January 16, 2011, from http://www.healthypeople.gov/2010/Document/pdf/Volume2/28Vision.pdf.

40. Rein, D. B., Zhang, P., Wirth, K. E., et al. (2006). The economic burden of major adult visual disorders in the United States. *Archives of Ophthalmology, 124*(12), 1754–1760.

41. Tucci, D. L., Merson, M. H., & Wilson, B. S. (2010). A summary of the literature on global hearing impairment: current status and priorities for action. *Otology & Neurotology, 31*(1), 31–41.

42. Lightwood, J., Collins, D., Lapsley, H., & Novotny, T. E. (2000). Estimating the costs of tobacco use. In P. Jha & F. J. Chaloupka (Eds.), *Tobacco control in developing countries* (pp. 63–104). London: Oxford University Press.

43. Chaloupka, F. J., Tauras, J. A., & Grossman, M. (2007). The economics of addiction. In P. Jha & F. J. Chaloupka (Eds.), *Tobacco control in developing countries* (pp. 107–130). London: Oxford University Press.

44. World Health Organization. (2004). *Global status report on alcohol 2004.* Geneva: World Health Organization.

45. Rehm, J., Mathers, C., Popova, S., Thavorncharoensap, M., Teerawattananon, Y., & Patra, J. (2009). Global burden of disease and injury and economic cost attributable to alcohol use disorders. *Lancet, 373*(9682), 2223–2233.

46. United Nations. (2011). *2011 high-level meeting on the prevention and control of non-communicables diseases.* Retrieved February 20, 2015, from http://www.un.org/en/ga/ncdmeeting2011/.

47. NCD Alliance. (2011). *Political declaration of the high-level meeting on the prevention and control of non-communicable diseases (NCDs): Key points.* Retrieved February 21, 2015, from http://www.ncdalliance.org/sites/default/files/rfiles/Key%20Points%20of%20Political%20Declaration.pdf.

48. Beaglehole, R., Bonita, R., Horton, R., et al., for The Lancet NCD Action Group and the NCD Alliance. (2011). Priority actions for the non-communicable disease crisis. *Lancet, 377,* 1438–1447.

49. Conference of the Parties to the WHO FCTC. (2003). *WHO framework convention on tobacco control.* Geneva: World Health Organization.

50. World Health Organization. (2013). *Tobacco free initiative.* Retrieved February 22, 2015, from http://www.who.int/tobacco/mpower/en/.

51. Casswell, S., & Thamarangsi, T. (2009). Reducing harm from alcohol: A call to action. *Lancet, 373*(9682), 2247–2257.

52. Willett, W. C., Koplan, J. P., Nugent, R., Dusenbury, C., Puska, P., & Gaziano, T. A. (2006). Prevention of chronic disease by means of diet and lifestyle changes. In D. T. Jamison, J. G. Breman, A. R. Measham, et al. (Eds.), *Disease control priorities in developing countries* (2nd ed., pp. 833–850). New York: Oxford University Press.

53. Magrath, I. (2010, March–June). Cancer in low and middle-income countries. *Network: INCTR Magazine, 9*(3).

54. Horton, S. (in press). Cancer in low and middle income countries: An economic overview. In D. Jamison, H. Gelband, S. Horton, P. Jha, R. Laxminarayan, & R. Nugent (Eds.), *Disease control priorities in the developing world* (3rd ed., Chapter 14). Washington, DC: World Bank.

55. Brown, M. L., Goldie, S. J., Draisma, G., et al. (2006). Health service interventions for cancer control in developing countries. In D. T. Jamison, J. G. Breman, A. R. Measham, et al. (Eds.), *Disease control priorities in developing countries* (2nd ed., pp. 569–589). Washington, DC: World Bank. Retrieved from http://www.ncbi.nlm.nih.gov/books/NBK11756/.

56. World Health Organization. (2001). *The world health report 2000. Mental health: New understanding, new hope.* Geneva: WHO.

57. World Health Organization. (2008). *Mental health gap action programme: Scaling up care for mental, neurological, and substance abuse disorders.* Geneva: World Health Organization.

58. Patel, V., Araya, R., Chatterjee, S., et al. (2007). Treatment and prevention of mental disorders in low-income and middle-income countries. *Lancet, 370*(9591), 991–1005.

59. Lancet Mental Health Group. (2007). Scale up services for mental disorders: A call to action. *Lancet, 370*(9594), 1241–1252.

60. Saxena, S., Thornicroft, G., Knapp, M., & Whitford, H. (2007). Resources for mental health: Scarcity, inequity, and inefficiency. *Lancet, 370*(9590), 878–889.

61. Patel, V. (2014). Global mental health: An interview with Vikram Patel. *BMC Medicine, 12,* 44.

62. Hyman, S. (2014). The unconscionable gap between what we know and what we do. *Science Translational Medicine, 6*(253), 1–4.

63. World Health Organization. (2013). *Universal eye health: A global action plan 2014–2019.* Geneva: World Health Organization.

64. Pacific Islands Forum Secretariat. (2014). *NCD roadmap report.* Retrieved March 15, 2015, from http://www.forumsec.org/resources/uploads/attachments/documents/2014JEHM.BackgroundA.NCD_Roadmap_FullReport.pdf.

65. This brief is based on Hyman, S. E. (2014). The unconscionable gap between what we know and what we do. *Science Translational Medicine, 6*(253), 1–4.

66. World Health Organization. (2014). *Dementia* (Fact Sheet No. 362). Retrieved June 26, 2014, from http://www.who.int/mediacentre/factsheets/fs362/en/.

67. Alzheimer's Disease International. (2013). *Policy brief for heads of government: The global impact of dementia 2013–2050.* London: Author.

68. Alzheimer's Disease International. (2010). *World Alzheimer report 2010: The global impact of dementia.* London: Author.

69. Mayo Clinic Staff. (2014). *Dementia: Risk factors.* Retrieved July 6, 2014, from http://www.mayoclinic.org/diseases-conditions/dementia/basics/risk-factors/con-20034399.

70. Alzheimer's Disease International and World Health Organization. (2012). *Dementia: A public health priority.* London: Author.

71. Moisse, K. (2012, April 10). Alzheimer's disease: Dutch village doubles as nursing home. *ABC News.* Retrieved August 13, 2014, from http://abcnews.go.com/Health/AlzheimersCommunity/alzheimers-disease-dutch-village-dubbed-truman-show-dementia/story?id=16103780.

72. Prince, M. J., Acosta, D., Castro-Costa, E., Jackson, J., & Shaji, K. S. (2009). Packages of care for dementia in low- and middle-income countries. *PLoS Med, 6*(11), e1000176. doi:10.1371/journal.pmed.1000176.

73. World Health Organization. (2014). *What is the burden of oral disease?* Retrieved from http://www.who.int/oral_health/disease_burden/global/en/.

74. The Lancet. (2009). Oral health: Prevention is key. *The Lancet, 373*(9657), 1. doi:10.1016/S0140-6736(08)61933-9.

75. Medline Plus. (2014). *Dental cavities.* Retrieved from http://www.nlm.nih.gov/medlineplus/ency/article/001055.htm.

76. National Institute of Dental and Craniofacial Research. (2014). *Periodontal (gum) disease: Causes, symptoms, and treatments.* Retrieved from http://www.nidcr.nih.gov/oralhealth/topics/gumdiseases/periodontalgumdisease.htm.

77. Kwan, S., Petersen, P., Pine, C., & Borutta, A. (2005). Health-promoting schools: An opportunity for oral health promotion. *Bulletin of the World Health Organization, 83,* 677–685.

78. World Health Organization. (2012). *Oral health* (Fact Sheet No. 318). Retrieved from http://www.who.int/mediacentre/factsheets/fs318/en/.

79. Enwonwu, C. O., Falkler, W. A., & Phillips, R. S. (2006). Noma (cancrum oris). *Lancet, 368*(9530), 147–156. doi:10.1016/S0140-6736(06)69004-1.

80. World Health Organization. (2014). *Noma.* Retrieved from http://www.who.int/topics/noma/en/.

81. Peterson, P. (2004). Challenges to improvement of oral health in the 21st century—The approach of the WHO Global Oral Health Programme. *International Dental Journal, 54*(Suppl 6), 329–343.

82. Evert, J., Drain, P. K., Hall, T. (2014). Vignette: Dr. Karen Sokal-Gutierrez and the Children's Oral Health Nutrition Project. In *Developing global health programming: A guidebook for medical and professional schools* (pp. 219–220). Lulu Publishing Services.

83. Benzian, H., Hobdell, M., & Mackay, J. (2011). Putting teeth into chronic diseases. *The Lancet, 377*(9764), 464. doi:10.1016/S0140-6736(11)60154-2.

84. McDonagh, M. S., Whiting, P. F., Wilson, P. M., et al. (2000). Systematic review of water fluoridation. *BMJ, 321*(7265), 855–859.

85. Goldman, A. S., Yee, R., Holmgren, C. J., & Benzian, H. (2008). Global affordability of fluoride toothpaste. *Globalization and Health, 4*(1), 7. doi:10.1186/1744-8603-4-7.

86. Children's Dental Health Project. (2013). *Cost effectiveness of preventive dental services.* Retrieved from https://www.cdhp.org/resources/163-cost-effectiveness-of-preventive-dental-services.

87. Gauba, A., Bal, I., Jain, A., & Mittal, H. (2013). School based oral health promotional intervention: Effect on knowledge, practices and clinical oral health related parameters. *Contemporary Clinical Dentistry, 4*(4), 493. doi:10.4103/0976-237X.

88. Friel, S. (2002). Impact evaluation of an oral health intervention amongst primary school children in Ireland. *Health Promotion International, 17*(2), 119–126. doi:10.1093/heapro/17.2.119.

89. Jha, P., & Chaloupka, F. J. (2000). The economics of global tobacco control. *BMJ, 321*(7257), 358–361.

90. Witold, Z. (1998). *Evolution of health in Poland since 1988.* Warsaw: Marie Sklodowska-Curie Memorial Cancer Center and Institute of Oncology, Department of Epidemiology and Cancer Prevention.

91. Zatonski, W. (2003). Democracy and health: Tobacco control in Poland. In J. de Beyer & L. W. Brigden (Eds.), *Tobacco control policy: Strategies, successes and setbacks* (pp. 97–119). Washington, DC: The World Bank and International Development Research Center.

92. Malan, M., & Leaver, R. (2003). Political change in South Africa: New tobacco control and public health policies. In J. de Beyer, & L. W. Brigden (Eds.), *Tobacco control policy: Strategy, success, and setbacks.* Washington, DC: The World Bank and International Development Research Center.

93. Thomas, R., Paul, P., Rao, G. N., Muliyil, J., & Matahai, A. (2005). Present status of eye care in India. *Survey of Ophthalmology, 50*(1), 85–101.

94. Levine, R., & What Works Working Group. (2007). *Case studies in global health: Millions saved.* Sudbury, MA: Jones and Bartlett.

95. Bachani, D., Gupta, G. K., Murthy, G., & Jose, R. (1999). Visual outcomes after cataract surgery and cataract surgical coverage in India. *International Ophthalmology, 23*(1), 49–56.

96. Sareen, I. B. (2001). National Programme for Control of Blindness. *Health and Population—Perspectives and Issues, 24*(2), 99–108.

97. The World Bank. (2002). *Cataract blindness control project implementation completion report.* Washington, DC: The World Bank.

98. Javitt, J., Venkataswamy, G., & Sommer, A. (1983). The economic and social aspect of restoring sight. In P. Henkind, (Ed.), *ACTA: 24th International Congress of Ophthalmology* (pp. 1308–1312). New York: JP Lippincott.

99. Government of Uganda. (1999). *Uganda health sector strategic plan 1999-2004.* Kampala, Uganda: Government of Uganda.

100. Adeyi, O., Smith, O., & Robles, S. (2007). *Public policy and the challenge of chronic noncommunicable diseases.* Washington, DC: The World Bank.

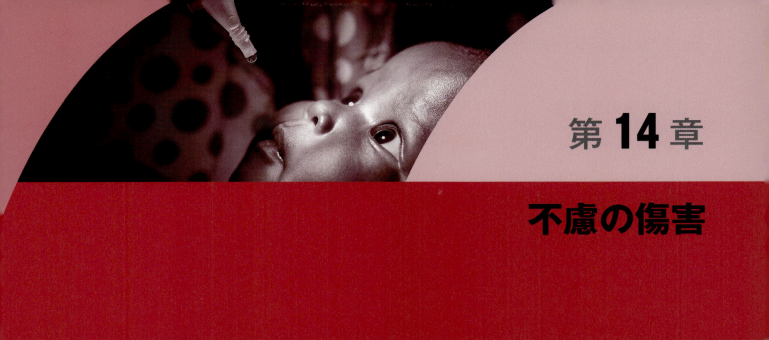

# 第14章

# 不慮の傷害

## 学習目標

- 不慮の傷害の中で最も重要なタイプを定義できる。
- 不慮の傷害に関係する疾病負荷について説明できる。
- それらの負荷が，年齢，性別，地域，傷害の種類によってどのように異なるかを説明できる。
- 不慮の傷害に伴うコストや影響の概略を説明できる。
- 主な不慮の傷害に対する費用対効果の高い対策について説明できる。
- 不慮の傷害の予防に成功した事例について説明できる。

## ビネット

▶ Juan は当時25歳でした。彼は祖母を訪ねようと，15年ものの中古車でリマ（ペルーの首都）から祖母の住む山間（やまあい）の小さな町に向かっていました。彼は，運転の訓練はあまり受けたことはなく，その上，車はとても古く，一度も車検を受けたことがなかったため，タイヤはすり減り，ブレーキも緩くなっていました。道路は大変な山道で，レーンの区分線や道路標識などもあまりなく，ガードレールもほとんど整備されていませんでした。そしてそれは日も暮れかかろうとしていたときのことでした。突如，カーブの向こうから1台の車が，彼の車の正面に飛び出してきたのです。彼はその車を避けようとハンドルを切りましたが，道路からそれて山の斜面を滑り落ち，転落死してしまいました。

▶ Mary は当時12歳で，北部タンザニアの農村で暮らしていました。村人たちは，農作業には化学肥料や殺虫剤を使い，調理には灯油コンロを使っていました。ある日学校から帰った彼女は，台所のそばに大好きなソフトドリンクのボトルが置いてあるのを見つけました。のどが渇いていた彼女はさっそくそれを手に取ると，一気に飲み始めてしまいました。しかし，それは，母親が調理に使う灯油を容れていたボトルだったのです。その晩彼女の容態は非常に悪化してしまい，不幸なことに彼女の家は医療施設から遠かったために，結局何の医療処置も受けられないまま，彼女は灯油による中毒で死亡してしまいました。

▶ Paitoon はタイのバンコクに住む当時75歳の内科医でした。彼は開業医としてまだ現役で診療にあたっていましたが，体力は徐々に衰えていました。それでも彼は，まだ気持ちは若く，家のあちこちを修理することを楽しみとしていました。しかし，ある日，丸椅子の上に立って，壊れた電灯を修理しようとしていたときに，椅子からころげ落ち，彼の年齢ではよくあるように，股関節を骨折してしまったのです。入院して手術を受けましたが，回復するまでに数か月かかり，その間，彼は患者を診ることができませんでした。

▶ Shahnaz はパキスタンのラホールに住む当時26歳の女性でした。彼女の家はとても小さく，狭い台所しかありませんでした。ある晩，彼女が夕食の支度をしているときに，服の袖が調理の火にかかって燃え上がり，家族が助けに入ろうとしたときには，彼女はすでに炎に飲み込まれてしまっていました。翌日，手当ての甲斐もなく，彼女は息を引き取りしました。

## 不慮の傷害の重要性

「不慮の傷害 unintentional injury」は極めて重要な健康問題で，全世界の死亡と，疾病負荷 burden of disease〔障害調整生命年数 disability adjusted life years(DALY)〕の主要な原因の1つです。2010年には世界中で300万人以上の人々が不慮の傷害によって死亡したと推定されています[1]。これは，同じ年に虚血性心疾患 ischemic heart disease や脳卒中 stroke によって死亡した人よりは少ないものの，慢性閉塞性肺疾患 chronic obstructive pulmonary disease(COPD)や下気道感染症 lower respiratory infection による死亡者数にほぼ匹敵する数で[1]，肺がんやHIV/AIDSによる死亡者数のほぼ2倍に相当します[1]。実際，不慮の傷害は世界中の全死亡数の約7％[2]，全疾病負荷(DALY)の約9％を占めています[2]。

本章では不慮の傷害について解説しますが，最初にこの領域で広く使われている用語を定義し，次に不慮の傷害がもたらす疾病負荷と，その負荷が傷害の種類，性，年齢，世界の地域によってどのように異なるかを解説します。さらに，不慮の傷害に伴うコストとその影響について考察し，最後に，不慮の傷害に対する費用対効果の高い対策を検討した後，いくつかの成功事例を紹介することにします。

## 重要な用語の定義

まず本章で重要な用語やポイントを明確にします。本章では傷害 injury について以下のように定義します。

> 「傷害」とは，ある行為によって身体に与えられた損傷 damage，危害 harm，苦痛 hurt のことを言い，熱的，力学的，電気的，化学的なエネルギーに対する身体の急性曝露や，熱や酸素など人体に必要不可欠なものの欠乏によって引き起こされる「不慮の傷害 unintentional damage」と「意図的な傷害 intentional damage」の両者を含む[3]。

故意に銃撃された場合の傷害は「意図的な傷害」となります。『世界疾病負荷研究2010 Global Burden of Disease Study 2010 (GBD2010)』では傷害の項に以下の原因を含めています。

- 交通外傷
- その他の交通関係の傷害
- 中毒
- 転落・転倒
- 熱傷
- 溺水
- 物理的な力
- 治療の副作用
- 動物との接触
- 自傷行為
- 対人暴力
- 集団暴力・法的介入
- 自然災害
- 以上のどれにも分類されない不慮の傷害[3]

不慮の傷害とは「あらかじめ意図されていた形跡のない傷害の総称」[4]で，上記のリストのうち，自傷行為，対人暴力，集団暴力と法的介入 legal intervention［訳注：逮捕，暴動の鎮圧，治安維持などのために，警察や軍隊によって行われる暴力のこと］を除くすべてが当てはまりますが，本章では，世界的に見て不慮の傷害の原因のうち最大の原因といえる下記の項目に焦点を当てます。

- 交通外傷
- 中毒
- 転落・転倒
- 熱傷
- 溺水

なお，疾病負荷に関する本章のデータの多くは「Global Burden of Disease 2010」に基づいています[1,2]。

## 不慮の傷害がもたらす負荷

表14-1は，世界銀行区分地域における不慮の傷害による死亡の全死亡に占める割合を，グループⅠ疾患(感染症，妊産婦の疾患，新生児の疾患，栄養障害)とグループⅡ疾患(非感染性疾患)による死亡割合と比較したものです。表14-2は，同じ比較を疾病負荷(DALY)について行ったものです。

世界銀行区分地域別に見ると［訳注：世界銀行の支援対象地域は，低・中所得国のみで高所得国は含まれない］，サハラ以南アフリカを除けば，どの地域のどの所得レベルの国々においても[1]，不慮の傷害が全疾病負荷(DALY)に占める割合は，それが全死亡に占める割合よりも常に大きいことがわかります。世界全体では，不慮の傷害が全死亡に占める割合は7％で，全疾病負荷(DALY)に占める割合は9％となっています。

傷害は高所得国の問題であると，これまでは一般に考えられてきましたが，2010年の不慮の傷害による死亡の約90％は低・中所得国で発生しています[1]。つまり，現在低・中所得国は，感染症と非感染性疾患だけではなく不慮の傷害も含めた「三重負荷 triple burden」の状態にあるということです。

表14-3に示すように，2010年に低・中所得国で不慮の傷害による死因として最も多いのは，交通外傷［訳注：原著では，road traffic accident, road traffic injury, road

表14-1 世界銀行区分地域，低・中所得国，高所得国，および全世界におけるグループⅠ疾患，グループⅡ疾患，および不慮の傷害による死亡が全死亡に占める割合，2010年

| 地域 | グループⅠ疾患による死亡が全死亡に占める割合(%) | グループⅡ疾患による死亡が全死亡に占める割合(%) | 不慮の傷害による死亡が全死亡に占める割合(%) |
|---|---|---|---|
| 東アジア・太平洋 | 12 | 78 | 7 |
| ヨーロッパ・中央アジア | 7 | 85 | 5 |
| ラテンアメリカ・カリブ海 | 14 | 69 | 11 |
| 中東・北アフリカ | 18 | 73 | 7 |
| 南アジア | 35 | 54 | 8 |
| サハラ以南アフリカ | 67 | 25 | 7 |
| 低・中所得国 | 31 | 58 | 8 |
| 高所得国 | 7 | 87 | 4 |
| 世界全体 | 25 | 65 | 7 |

注：グループⅠ―感染症，妊産婦の疾患，新生児の疾患，および栄養障害。グループⅡ―非感染性疾患
出典：Institute for Health Metrics and Evaluation (IHME). (2013). *GBD compare*. Seattle, WA: IHME, University of Washington. http://vizhub.healthdata.org/gbd-compare へ 2015年1月14日にアクセス。

injury と3つの用語が用いられていますが，訳は交通外傷に統一しています]です。これに転落・転倒 fall が続き，さらに溺水 drowning と熱傷 fire が同率で続いています。中毒による死亡者の割合は溺水と熱傷の約半分となっています。こうした順位は疾病負荷（DALY）の原因でもほぼ同じですが，交通外傷と中毒では死因に占める割合のほうがやや大きく[1]，逆に，転落・転倒では，全疾病負荷に占める割合のほうが死因に占める割合よりもやや大きくなっています[2]。

2010年の全死亡に占める不慮の傷害による死亡の割合は，高所得国では約4.2％，低・中所得国では約7.9％でした。高所得国における割合が低いのは，低・中所得国よりも不慮の傷害の発生率自体が低いことと，医療システムの対応能力が高いことがその理由と考えられます[2]。

男性は女性に比べて不慮の傷害を被る機会が一般に高く，実際，不慮の傷害による死亡の約2/3が男性です[1]。**表14-4**に示すように，低・中所得国では，熱傷を除いた他のすべての原因で，男性の死亡率が女性より高くなっています。

また，**表14-4**から，交通外傷による死亡者数は男性は女性の約3倍，また熱傷を除く他のすべての原因において，男性は女性の2倍多いことがわかります。逆に熱傷による死亡では，女性が男性よりも2割多くなっています[1]。

一方，年齢別にみると，国の所得レベルにかかわらず，15～49歳の男性では不慮の傷害が最大の死因ですが，低・中所得国の同じ年齢層の女性では，不慮の傷害よりも HIV/AIDS による死亡が多くなっています[2]。

死亡は，傷害のもたらす問題の一部に過ぎません。もちろん死亡者数は重要ですが，1年間に傷害によって心身の障害を被る人の数は，傷害によって死亡する人の数をはるかに上回ります。1例をあげると，米国の2州で，致命的傷害と非致命的傷害を調べた研究では，死亡者数が1万3052人であったのに対し，同じ期間に，医療処置を要した傷害の発生件数は200万件以上にものぼったことが確認されています[5]。つまり，傷害で死亡した1人に対し，専門医療を要するほどの深刻な傷害を受けた人が約153人いたということです。当然，傷害が軽微であったり，医療を利用できなかったりなどの理由で，専門医療を受けなかったケースを加えれば，実際の傷害の数はさらに大きくなると考えられます。

米国で行われた子どもについての同様の研究でも，致命的な傷害を受けた19歳未満の子ども1人につき，45人の子どもが入院を必要とし，1,300人の子どもが緊急治療室で治療された，と報告されています。この研究でも，家庭で実際何件の傷害が生じたかは把握されていません[6]。

傷害による死亡だけでなく，傷害によって生じる「障害 disability」も考慮すれば，傷害の及ぼす影響はもっと大きなものとなります。言い換えれば，こうした"統計上の"死亡や傷害の数のために，逆に世界全体の傷害による影響全体が過小評価されてしまっている可能性があるということです。したがって，傷害がもたらす真の負荷は，特に低・中所得国では，単に報告に基づく傷害の負荷よりもは

表 14-2 世界銀行区分地域，低・中所得国，高所得国，および全世界におけるグループⅠ疾患，グループⅡ疾患，および不慮の傷害による疾病負荷（DALY）の全疾病負荷に占める割合の比較，2010 年

| 地　域 | グループⅠ疾患による疾病負荷（DALY）が全疾病負荷に占める割合（％） | グループⅡ疾患による疾病負荷（DALY）が全疾病負荷に占める割合（％） | 不慮の傷害による疾病負荷（DALY）が全疾病負荷に占める割合（％） |
|---|---|---|---|
| 東アジア・太平洋 | 18 | 70 | 10 |
| ヨーロッパ・中央アジア | 13 | 75 | 9 |
| ラテンアメリカ・カリブ海 | 18 | 63 | 13 |
| 中東・北アフリカ | 25 | 65 | 9 |
| 南アジア | 43 | 46 | 9 |
| サハラ以南アフリカ | 69 | 24 | 6 |
| 低・中所得国 | 40 | 49 | 9 |
| 高所得国 | 5 | 85 | 7 |
| 世界全体 | 35 | 54 | 9 |

注：グループⅠ—感染症，妊産婦の疾患，新生児の疾患，および栄養障害。グループⅡ—非感染性疾患
出典：Institute for Health Metrics and Evaluation (IHME). (2013). *GBD compare*. Seattle, WA: IHME, University of Washington. http://vizhub.healthdata.org/gbd-compare へ 2015 年 1 月 14 日にアクセス。

るかに多い可能性があります。実際，一部の専門家からは，傷害の報告システムの整備が不十分で，傷害を受けても医療機関にアクセスしない，あるいはアクセスできないような低所得の国々からのデータの正確性は疑問視されています[7~9]。

表 14-5 は，不慮の傷害による死亡割合を世界銀行区分地域と低・中所得国，高所得国で比較したものです。この表から，ラテンアメリカ・カリブ海諸国では，全死亡に占める不慮の傷害の割合が，他のどの地域よりも高くなっているのがわかります。これは主に，2010 年のハイチ地震を含む自然災害の影響によるものです。その他の地域では，不慮の傷害による死亡者の割合は全死亡の 5～8％で，高所得国では 4％に過ぎません。

低・中・高所得国を含む世界のすべての地域で，交通外傷は不慮の事故の最大の原因となっています。表 14-6 は地域ごとに交通外傷による死亡が全死亡に占める割合を示したものです。この表に示されているように，世界銀行区分地域間，また世界銀行区分地域（注：高所得国は含まれない）と高所得国の間に違いが見られ，中東・北アフリカ地域ではその割合が 4％にものぼるのに対し，高所得国では 1％に過ぎません。

交通外傷について考える際には，ある社会環境では犠牲者の 50％近くが歩行者であること，そして歩行者が犠牲となる割合は一般に，高所得国よりも低・中所得国のほうがかなり大きいことに特に注意が必要です[10]。

## 子どもの傷害

ここまでは 10 代後半から成人を中心に述べてきましたが，世界では非常に多くの子どもたちが傷害によって死亡したり障害を被ったりしています。傷害による子どもの死亡の約 98％は，低・中所得国で発生しています[1]。

2010 年における低・中所得国の 0～4 歳児の不慮の傷害による死亡は，この年齢層の全死亡の約 5.4％を占め，5～14 歳では約 23％にもなります[3]。傷害別に見ると，全世界の溺水による死亡の 20％を 5 歳未満児が占め，熱傷でも 19％を占めています[1]。

10～14 歳の子どもに着目すると，世界的には交通外傷が死因の第 2 位であり，熱傷と，転落・転倒が，それぞれ第 15 位，第 16 位の死因となっています。この死因の順序は低・中所得国でも同じですが，高所得国では交通外傷による死因が第 1 位で，熱傷，転落・転倒，中毒による死因が，それぞれ第 10 位，第 16 位，第 23 位となっています[1]。

## 不慮の傷害のリスク要因

子どもに不慮の傷害が多い背景には，まず子どもは発達が未熟なため，危険に遭遇したときの対処能力に劣るという生物学的理由が考えられますが，特に低・中所得国では，それ以外に多くの社会的な原因が考えられます。たと

## 表14-3 低・中所得国における全死亡と全疾病負荷（DALY）に占める不慮の傷害の割合，2010年

| | 不慮の傷害による死亡が全死亡に占める割合（%） | 不慮の傷害による疾病負荷（DALY）が全疾病負荷に占める割合（%） |
|---|---|---|
| 交通外傷 | 37 | 36 |
| 転落・転倒 | 13 | 14 |
| 溺水 | 10 | 10 |
| 熱傷 | 10 | 10 |
| 中毒 | 5 | 4 |

注：ここでいう不慮の傷害は，「Global Burden of Disease Study 2010」における，すべての不慮の傷害，すべての交通に関係する傷害，自然災害による傷害を含む。
出典：Institute for Health Metrics and Evaluation (IHME). (2013). *GBD compare*. Seattle, WA: IHME, University of Washington. http://vizhub.healthdata.org/gbd-compare へ2015年1月20日にアクセス。

## 表14-4 低・中所得国における男女別・原因別にみた不慮の傷害による死亡者数の分布，2010年

| | 不慮の傷害による死亡者数（×1,000） | | |
|---|---|---|---|
| | 男性 | 女性 | 合計 |
| 溺水 | 216 | 94 | 310 |
| 転落・転倒 | 248 | 148 | 395 |
| 熱傷 | 142 | 165 | 307 |
| 自然災害 | 128 | 68 | 196 |
| 中毒 | 95 | 50 | 146 |
| 交通外傷 | 882 | 284 | 1,166 |
| その他の交通に関わる傷害 | 41 | 13 | 54 |
| その他 | 195 | 101 | 296 |
| 合計 | 1,947 | 923 | 2,870 |

注1：「その他」には，動物との接触，物理的力，治療の副作用に起因する傷害を含む。
注2：男性と女性の合計死亡者数は，端数処理のため男女の列の合計と異なる場合がある。
出典：Institute for Health Metrics and Evaluation (IHME). (2013). *GBD heat map*. Seattle, WA: IHME, University of Washington. http://vizhub.healthdata.org/irank/heat.php へ2015年1月16日にアクセス。

えば貧困家庭では子どもをしっかりと見守ったり世話をする余裕がないこと，低・中所得国の子どもたちは，危険で年齢に不相応な機械を扱う労働を強いられることが少なくないことなどです[11～13]。この問題についてフィリピンで行われたある研究では，働く子どもたちの60%が危険な状況に置かれ，そのうちの40%は仕事場で深刻な傷害を負ったことがあることが示されています[14]。

では成長すれば子どもは傷害を受けにくくなるのでしょうか？　確かに，成長に伴い子どもの対処能力は高まっていきますが，実際には，傷害の発生自体が減ることはありません。なぜなら，成長に伴って行動や活動の範囲も広がり，その結果，より多くの危険や複雑な状況に遭遇する機会が増えるからです。

低・中所得国における若者の転落・転倒には，身体的活動だけでなく社会経済的地位も関連していることが示唆されていますが[4]，高齢者の場合には，ほとんどが年齢や身体的能力と関連しています[4]。

熱傷のリスク要因としては，低収入，粗末な家屋環境，人口密集地での居住などがあり，地方部に住む人々は，都会部で暮らす人々よりも熱傷のリスクが高いことが知られています。また子どもは，他のどの年齢層よりも熱傷のリスクが高くなっています[4]。

低・中所得国における溺水事故は，想像に難くないように幼い子どもと男性でリスクが高く，多くの場合，日常生活の範囲内で起きていますが，高所得国ではこれとは対照的に，溺水の多くはレジャー活動に関係して起きています。統計的には，貧しいほどそして大家族であるほど，子どもの溺水のリスクは高くなります[4]。

低・中所得国における中毒事故は，5歳未満では女児よりも男児に多く[1]，5～14歳では逆に，男子よりも女子に多く発生しています[1]。中毒事故は，毒物の不適切な容器による保管や，子どもの手の届く範囲内での保管と関連することが報告されており，また親が低所得で，子どもの監視を十分にできない場合も中毒事故が多い傾向があります[4]。

低・中所得国における交通外傷を取り巻く事情は，高所得国とはいくつかの点で大きく異なっています。その第1は，低・中所得国では自動車（2輪・3輪）の利用が増加していること，第2は，多くの低・中所得国では特に危険性の高い2輪車が非常に多く走っていること，第3は，道路計画，道路設計，道路工事，道路標識や交通管理に十分な注意が払われていないこと，第4は，速度規制の実施が甘いことです。交通事故に関する研究によれば，事故の約半分はスピードの出し過ぎによることが明らかになっています。また，低・中所得国では高所得国よりも車の安全性に関する規制が甘く，多くの車にシートベルトもエアーバッグも取り付けられていない，車のチャイルドシートがほと

表14-5 世界銀行区分地域，低・中所得国，高所得国，世界全体における不慮の傷害による死亡の全死亡に占める割合，2010年

| 地 域 | 不慮の傷害による死亡の全死亡に占める割合(%) |
|---|---|
| 東アジア・太平洋 | 7 |
| ヨーロッパ・中央アジア | 5 |
| ラテンアメリカ・カリブ海 | 11 |
| 中東・北アフリカ | 7 |
| 南アジア | 8 |
| サハラ以南アフリカ | 7 |
| 低・中所得国 | 8 |
| 高所得国 | 4 |
| 世界全体 | 7 |

注：ここでいう不慮の傷害は，「Global Burden of Disease Study 2010」におけるすべての不慮の傷害，すべての交通に関係する傷害，自然災害による傷害を含む。
出典：Institute for Health Metrics and Evaluation (IHME). (2013). GBD compare. Seattle, WA: IHME, University of Washington. http://vizhub.healthdata.org/gbd-compare へ 2015年1月16日にアクセス。

表14-6 世界銀行区分地域，低・中所得国，高所得国，世界全体における交通外傷による死亡の全死亡に占める割合，2010年

| 地 域 | 交通外傷による死亡の全死亡に占める割合(%) |
|---|---|
| 東アジア・太平洋 | 3 |
| ヨーロッパ・中央アジア | 2 |
| ラテンアメリカ・カリブ海 | 3 |
| 中東・北アフリカ | 4 |
| 南アジア | 3 |
| サハラ以南アフリカ | 3 |
| 低・中所得国 | 3 |
| 高所得国 | 1 |
| 世界全体 | 3 |

出典：Institute for Health Metrics and Evaluation (IHME). (2013). GBD compare. Seattle, WA: IHME, University of Washington. http://vizhub.healthdata.org/gbd-compare へ 2015年1月16日にアクセス。

んど普及していない，などの現実もあります。バイク用ヘルメットの着用率も高所得国に比べはるかに低率です[4]。

## 不慮の傷害による損害と影響

　世界的に見ると，不慮の傷害 unintentional injury に伴うコストは膨大なものとなります。傷害による経済的負荷 economic burden には治療，入院，リハビリテーション，葬儀代などの直接的コストだけでなく，給与の喪失，傷害による休職，障害補償，保険金の支払い，家族のケアに要するコストなど間接的コストも含まれます。こうしたコストは，一部の社会経済層の人々や健康保険が満足に受けられない人々に，破滅的な影響を与える可能性があります。その場合，公的あるいは民間の社会サービスを受けられる場合もありますが，いずれにしても，不慮の傷害は個人や社会の資源を著しく消耗させます。たとえば，カナダでは1993年の傷害に伴う全コストは，カナダドルで143億ドルにのぼったと推計されています[15]。

　ケニアでは，交通外傷に伴う経済的コストに関する調査が行われ，1984～1996年の12年間にコストが急激に増加したことが示されており，治療，行政上のコスト，車両や対物への損害を含めたコストは，1984年の15億ケニアシリングから1991年には38億ケニアシリングにまで増加しました。これはケニアの国民総生産(GNP)の5%にも相当する額です。その後，交通外傷に関連するコストは1996年までに，50億～100億ケニアシリングへと増加の一途をたどっています[16]。

　WHOによると，2006年の交通外傷による直接的なコストは，1年間で5,000億米ドルで，そのうちの650億～1,000億米ドルは低・中所得国で生じたと推定されており，それらの国々のGNPの1～2%に当たると見積もられています。地域的にみると，交通外傷による直接的コストは，アジアが245億米ドルと最多で，アフリカが最低ですがそれでもそのコストは年間37億米ドルにも上ると推定されています[17, 18]。

　不慮の傷害がもたらす影響は経済的コストだけにとどまらず，個人や家族にも多大な社会的影響を与えます。これまでの数多くの研究から，不慮の傷害は長期にわたる身体的・心理社会的な影響をもたらすことが明らかにされており，被害者たちは，痛みや疲労感のほか，記憶や心理社会面に長期にわたる問題を抱えるようになることが報告されています[19～21]。さらに言えば，こうした社会的影響は傷害の程度そのものよりも，むしろ傷害とは直接関係のない要因の影響を受けます[22]。たとえば，子どもが傷害を負うと，働き手の減少や治療費のために家計が圧迫され，その

子どもの世話のために仕事にも影響し，家庭生活にも変化が生じるなど，多大な心理社会的影響が生じます[23]。

## 不慮の傷害がもたらす重要な問題への対処

不慮の傷害を減らす上での重要課題の1つは，傷害の発生予防とコントロールに確実に役立つ方法に対する社会的認識を高めることです。実際，不慮の傷害が重要な健康課題として認識され，その予防やコントロールに科学的方法が導入されるようになったのは，高所得国においてさえ比較的最近のことに過ぎず[8,24]，低・中所得国では，いまだに公共政策や公衆衛生に関わる人々の間で，不慮の傷害の疾病負荷としての重要性や，その予防対策に対する理解が十分得られていないのが現状です。

不慮の傷害を，効果的に予防・コントロールするためには，不慮の傷害の"数"や"タイプ"について信頼性の高い情報を収集できるサーベイランスシステムの確立が不可欠です。少なくとも，不慮の傷害の罹病率 morbidity や死亡率 mortality を測定するためには，すべての国で最低限の情報収集が必要です。この観点から，WHO は不慮の傷害のデータ収集，コード化，報告のためのガイドラインを公表しています。そのガイドラインは，資源の乏しい国々で使用できるよう特に開発されたもので，高度なデータ管理システムや専門的な技能がなくても実施できるように作られています[25,26]。

しかし，データを集めるだけでは不十分で，そのデータを分析し，それを対策の策定につなげられるような人材の育成が不可欠です。なぜなら，ある地域で効果のあった対策が，他の地域でも同じように効果があるとは限らないからです。計画を立てる場合には，まず，それぞれの地域の実情，人々の姿勢，信念，行動を十分に把握することが大切です。

不慮の傷害への対策を考える場合には，「ハドンのマトリックス Haddon's matrix」と呼ばれる理論的枠組みが広く用いられています。このマトリックス（表）は，不慮の傷害の発生における，ホスト要因（人間的要因），ベクター要因（乗り物や設備などの技術的要因），社会環境要因の3要素と，不慮の傷害の"発生前"，"発生中"，そして"発生後"の3時点を掛け合わせたものです[24]。

交通外傷を例にとれば，被害者に関係する要因がホスト要因，自動車がベクター要因，道路が環境要因です。時点は，車の衝突に至るまでの期間，衝突の瞬間，衝突後の期間に分けられます。

「ハドンのマトリックス」の枠組みによれば，不慮の傷害を防止する手段は，通常，教育（ホスト要因），工学技術（ベクター要因），法の施行（社会環境要因）が中心となります。交通外傷を減らすための最近の対策としては，道路の安全性，交通システムの安全性などが重視されていますが，土地利用や交通計画にも大きな注意が払われるようになっています[4]。サハラ以南アフリカと東南アジアにおける交通事故対策の費用対効果に関する研究では，速度規制に関する法律，飲酒運転を禁じる法律，バイクヘルメット着用を義務付ける法律などを組み合わせた対策が最も費用効果が高いこと，しかし対策はそれぞれの地域の実情に合わせる必要があることが示唆されています[27]。また最近のある報告では，車の使用が拡大しつつある低・中所得国で交通事故を減らすためには，多角的なアプローチが必要であることが強調されています[28]。

道路は，その設計段階における安全性の組み込み，危険度の高い交差点や道路の改修，低速車専用レーンの設置，歩道の整備，ガードレールや中央分離帯の整備，照明の向上などに特に配慮することで，工学的にその安全性を高めることができます。後述するように，ガーナでは一部の地点にスピードバンプを設置することで交通事故の減少に成功しており[4]，また様々なタイプの車両が行きかう国では，高速の車両と，原動機付二輪人力車 rickshaw のように低速でしか移動できず，かつ多くの点で危険性の高い車両の車線を分離することも有用と思われます[4]。

車両は，衝突防御ゾーン，ヘッドレスト，シートベルト，そして昼間走行時点灯などの安全技術を工学的に組み込むことによって，その安全性を高めることができます。たとえば，中国では，オートバイに昼間走行時点灯を義務付けることによって交通事故の減少に成功しています[4]。速度規制の実施，飲酒運転の禁止，商用車の運転時間の制限，自転車やオートバイのヘルメット着用の義務化などによっても，運転の安全性を高めることができます[4]。警察に汚職が横行している国も少なくありませんが，運転に関する法律の施行によって，多くの国で交通事故の最大34％の減少につながっています[4]。また，高所得国でも，シートベルトやチャイルドシートの着用を義務づける法律の導入により，死亡件数や傷害件数が25％減少しています[4]。

中毒事故への対策が取られている国は，低・中所得国ではほとんどありません。しかし，南アフリカ共和国では，子どもが開けられない容器を各家族に無料提供するというプログラムを実施し，その結果，低コストで子どもの中毒事故や死亡を減らすことに成功しています[29]。低・中所得国で中毒事故を減らすためには，有毒物を他の家庭用品から離れたところに置く，子どもの手の届かないところに置く，ラベルの付いた適切な容器に入れて保管するといった日々の気配りの重要性についての教育を，各家庭に徹底することや，ラベルのない容器や不適切な容器に入れて有毒物を売ることを禁ずる規制を設けることが重要と思われます[4]。

高齢者の転落・転倒の防止は容易ではありません。高所得国では，高齢者の体のバランスを改善するための機能訓練や，事故の発生を減らすための家庭内環境の改善などが行われていますが，低・中所得国で唯一可能な費用効果の高い方法は，家族に対して，高齢者の転落・転倒の可能性

や，それぞれの家庭や地域で現実的に可能な防止対策についてコミュニティレベルでの教育を提供することであると思われます。

低・中所得国では，子どもの転落・転倒を減らすための系統的な対策はほとんど実施されていません。ここでも，費用効果の高い唯一の方法は，家族に対して，子どもの転落・転倒の可能性や，それぞれの家庭や地域で現実的に可能な防止対策について，コミュニティレベルでの教育を提供することであると思われます。もちろん，学校の遊具などは，子どもが転落したとしても軽い怪我ですむように設計しておく必要があります。

溺水事故を減らすための費用対効果の高い方法については，低・中所得国からの報告がほとんど見られません。おそらくこの問題についても，コミュニティレベルでの情報提供の強化や実際に可能な対策，つまり親や年上の子どもによる監視の強化，井戸にふたをするなどの対策が先決と思われます[4]。バングラデシュでは，ドアバリア（ドアに取り付ける柵）やプレイペン（ベビーサークル）が子どもたちを溺水から守る方法として，コミュニティでどれほど受容されるかを判断するためのパイロットプログラムが行われました。その結果，プレイペンを提供された家庭とドアバリアを提供された家庭を比較すると，ドアバリアよりもプレイペンのほうが7倍もよく使用される傾向のあることが確認されましたが，それによって実際に子どもの溺死が減少したかどうかは，まだ明らかになっていません[30]。

熱傷事故は女性にとって特に重要な問題であるにもかかわらず，低・中所得国でそれを減らすための効果的な方法についての知見はほとんどありません。「ダウリー死 dowry deaths＊(訳注)」のような特殊なケースを除けば，熱傷事故を予防するための対策としては，やはりコミュニティレベルでの教育の実施が，その出発点になると思われます[4]。

＊訳注：ダウリー——インドにおいて結婚の際，花嫁家族から花婿および花婿家族への支払いをダウリーといいます。元々は北部のヒンドゥー教上層カーストにおける習慣でしたが，現在インド全土で行われています。ダウリーが支払えないために結婚できない，花婿の年収の何倍もの高額のダウリーを要求され花嫁の家族が多額の借金を抱える，ダウリーの額に不満がある夫の家族によって花嫁が迫害されるなど，特有の社会問題が生じています。ひどい場合には，妻を焼殺し，新たな妻を迎えることでさらに多くのダウリーを得ようとする夫もおり，インドで「家庭内の事故」として処理される死亡事故の中には，「ダウリー殺人」と呼ばれるこの種の事件が含まれると言われています。

## 緊急医療サービス

不慮の傷害はここ当分，ほぼすべての国で疾病負荷（DALY）の重要な要因であり続けると思われますが，低・中所得国における経済成長，都市化，自動車などの増加が進むにつれて，その負荷は絶対的にも相対的にもその重要性を増していくことは確実です。したがって，現在低所得国であっても今後の事態の悪化に備え，費用対効果の高い救急医療サービスを考案し，それに適切な資金を投入する必要があります。

その1つに，患者の緊急搬送手段の整備があります。貧困地域あるいは貧困地方に暮らす人々のための特別な搬送手段の整備や，患者の搬送に使える車両（たとえば，自動車）を所有している人と契約するなどの方法が考えられます。たとえばマラウイでは，妊婦の搬送手段として"自転車"を用いた「救急車」が導入され，今では緊急医療や事故被害者の搬送にも使われるようになっています[31]。また，ガーナでは，トラック運転手のように交通事故に遭遇する機会の多い職業の人に，応急処置の仕方や被害者の搬送法を訓練するという方法が考案され，大きな成功を収めています[32]。

低所得国でも，救急医療に携わる医療従事者に対してよりレベルの高いトレーニングの機会を提供する，あるいは携帯電話があまり普及していない地域でも速やかに緊急搬送を要請できるよう，誰もが知っている場所に緊急搬送サービスの拠点を置くといった対策に，資金を投入することが考えられます[33]。

## ケーススタディ

次に，交通事故に関係した罹病 morbidity，障害 disability，死亡を減らす目的で取り組まれた事例を2つ簡単に紹介します。1つはバイク用ヘルメットの着用を法律で義務化した台湾の事例，もう1つは運転速度を減速するためにスピードバンプを導入したガーナの事例です。両事例とも比較的低コストで大きな成果をあげており，他国のモデルになると思われます。

### 台湾でのバイク用ヘルメットの義務化

バイクの運転者のヘルメット着用は，運転者を死亡事故や重篤な傷害から守るのに有用です。世界的にも，バイク運転者の頭部外傷は事故後の最大の死因ですが，運転者がヘルメットを着用していた場合には，着用していない場合に比べて傷害のリスクは約1/3も低下することがわかっています。しかし，それでもヘルメット着用が義務化されていない限り，多くのバイク運転者はヘルメットをかぶろうとはしません。その意味でヘルメット着用の義務化は有効な対策ですが，低・中所得国でそれを実施する場合には，その国の気候（たとえば，気温），ヘルメットの生産能力，人々の購買能力などを考慮しなくてはなりません[34]。

1990年代後半の台湾では，登録されたすべての電動機付車両のうち60％以上がバイクで，バイクの数が増えるにつれ，バイクによる交通事故の発生率も上昇していきま

した。そして，電動機付車両による死亡の80％近くがバイク事故における重篤な頭部外傷によるものでした[35]。

1994年，台北市はバイク用ヘルメット着用に関する6か月間のパイロットプログラムを開始しました。その結果，わずか5か月で，ヘルメット着用率は21％から79％に上昇し，同時にバイク事故による傷害者数と死亡者数はそれぞれ33％，56％減少しました。しかしこの試みは，ヘルメット着用を義務化する法律がない時期に行われたもので，プログラムが停止されるとその効果はすぐに消えてしまいました[35]。

その3年後，台湾はすべてのバイク運転者にヘルメット着用を義務づける全国的な法案を通過させました。台北市では，その法律の施行に先だってヘルメット着用の利点を住民に伝えるための6か月間のキャンペーンを実施しました。すると2か月もしないうちに，国内のヘルメット着用率は96％以上にもなり，その中でも台北市ではより厳しく法を執行したことにより，着用率は他の自治体よりも高くなりました。さらに，頭部外傷は33％減少し，頭部外傷でICU（集中治療室）に搬送される患者数や，頭部外傷による死亡者や植物状態の患者数が減少したことに示されるように，傷害の重篤度も低下しました。法律の施行により，頭部外傷は台湾における死因の第4位から第5位に順位を下げ，頭部外傷に関係する医療費も，月に393万米ドル減少したと推定されています[35]。

台北市でのヘルメット着用率が他の地域よりも高いことが示すように，最大の効果を生み出すためには法律を作るだけでは不十分であり，バイク運転者にヘルメット着用を促す教育的キャンペーンや，法律の厳格な執行が必要となります。

### ガーナでのランブルストリップとスピードバンプ

2000年のガーナでは，スピードの出し過ぎによる事故が，すべての電動機付車両の事故原因の50％以上を占めていました。また，他の国と同様，これらの事故による犠牲者の多くが歩行者，シートベルトが装備されていない車に乗っていた人，あるいはシートベルトを締めていなかった人でした。高所得国で行われた研究では，時速を1km遅くするだけで事故件数が3％減少し，事故に遭っても生存できる確率が高まることが証明されていました。この観点からガーナ政府は，事故が多発する交差点にランブルストリップ rumble strip［訳注：自動車の路外逸脱や正面衝突を防止するため道路の中央分離帯や路肩の路面上に作られる波状の隆起］とスピードバンプ speed bump［訳注：自動車の速度を落とさせるため，道路上に設ける帯状の隆起部］を設置することを決定しました[36]。

ガーナ当局はまず，AccraとKumasi間の高速道路上で事故の多発した地点を徹底的に調べ，最も事故が多発していたSuhum交差点にランブルストリップを設置しました。すると1年もしないうちに，この地点での原動機付車両による交通事故は35％も減り，関連する死亡者数も55％減少したのです。ランブルストリップ敷設費は2万900米ドルであり，車線の再設計には10万米ドル，歩行者用の分離帯の設置には18万米ドルかかると見積もられていたため，非常に費用対効果の高いものとなりました[36]。

本章の最初に示したように，交通外傷の負荷を減らすための費用対効果の高い方法は色々ありますが，ガーナの経験は，比較的貧しい国であっても，ある一部の地点に非常に安価なスピードバンプやランブルストリップを設置するだけで，交通事故による傷害，障害，死亡を大幅に減らすことができることを示唆しています。

## 今後の課題

不慮の傷害を減らすために，今後重要な課題の1つは，低・中所得国の政府が確固たる政治的コミットメントを示すことです。なぜなら，不慮の傷害は，現在もある感染症や，増大を続ける非感染性疾患（NCD）に比べても，死因もしくは疾病負荷の原因としてすでに無視できないほどの規模の問題となっているからです。

高所得国では，不慮の傷害を減らすのに必要な，費用対効果の高い方法に関する情報や技術がすでにかなり蓄積されており，低・中所得国はそこから学ぶことを対策の出発点とすることができます。そしておそらくその順番としては，不慮の傷害の中でも特に重要な，交通事故を予防するためのパイロット事業から始め，そうした（先進国での）対策が，自国の環境の中でどれほど有効かを見極めながら，徐々に対策を拡大していくべきと思われます。

経済的発展と都市化，そして自動車の普及が進む低・中所得国では，道路交通への新たな投資を行う場合には，そこに安全性の技術を組み込んでいくことが重要です。また，傷害予防のために必要な情報について，人々への教育や情報提供を強化することも大切です。国家の統治能力 governance 自体がまだ弱い国も少なくありませんが，そうした国々では，段階的手法，つまりバイクヘルメット着用の義務化，飲酒運転の禁止，速度制限など，比較的小さな努力で大きな効果が期待できる道路安全関連の法的規制を，1つひとつ導入していくのが現実的です。統治能力が高まり，交通安全に関する知識や，法の執行に対する人々の信頼性が高まっていけば，さらに有効な対策を追加していくことができます。一方，転落・転倒，熱傷，溺水による傷害を減少させるためには，コミュニティベースでの情報提供や教育がほぼ唯一の方法であると考えられます。

## メインメッセージ

不慮の傷害 unintentional injury は，世界のあらゆる地域の死亡や疾病負荷（DALY）の重要な原因であり，2010年には300万人以上が不慮の傷害が原因で死亡してい

す。しかし，不慮の事故は，たとえ死亡に至らない場合でも人々に甚大な障害をもたらし，そして重要なことに，それによる死亡率は，高所得国よりも低・中所得国でかなり高いという現実があります[1]。

不慮の傷害による死亡と疾病負荷の最大の原因は交通外傷です。これに，転落・転倒，溺水事故，中毒事故，熱傷事故などが続きます。性別では，交通外傷による死亡数は，男性が女性の約3倍ですが，前述のように，熱傷による死亡者数は，男性よりも女性が多くなっています。地域別では，全死亡に占める交通外傷の割合は，他の地域に比べて中東・北アフリカで突出して高くなっています。不慮の傷害は，幼い子どもにおいても大きな死因の1つであり，実際，世界全体の溺死事故の20％，熱傷に関連する死亡事故の19％が子どもで発生しています[1]。

交通外傷のリスクは，教育，工学技術，法規制にも関係しています。それ以外の不慮の傷害の主な原因としては，社会経済的な地位の低さ，子どもに対する監督の不行き届き，有毒物の安全管理の不備，家屋が密集した火災危険の高い場所での不注意な調理などがあげられます。

不慮の傷害に伴う経済的損失に関する研究は，低・中所得国ではまだほとんど行われていませんが，交通外傷だけでGNPの1～2％に及ぶと推定されており[18]，事故によって引き起こされた障害による社会的コストも非常に大きいと考えられます。

運転者の安全教育，車両自体の安全性の向上，土地利用や交通計画，主要な交通法規の施行などさまざまな施策の有効性が多くの国で示されてきていますが，低・中所得国ではそれらが自国の環境でどれほど有効かを見極めながら，段階的に取り入れていくことが大切です。そして最後に，交通外傷やその他の傷害による負荷を減らすためには，それらの傷害のリスクを高めている要因をどうすれば減らすことができるのかについて，コミュニティレベルでの教育と情報提供を強化していくことが重要です。

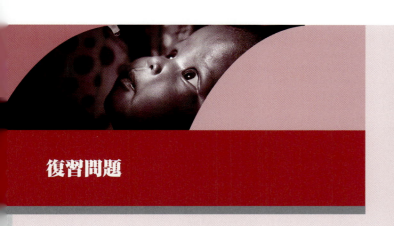

## 復習問題

1. 世界的な疾病負荷における不慮の傷害の重要性について述べてください。
2. 不慮の傷害のうち死亡の原因として最も多いものを挙げてください。
3. 交通事故による死亡率が，世界の区分地域によってどのように異なるか，またなぜ異なるかを述べてください。
4. 子どもにとって，最も重大な不慮の傷害を挙げてください。
5. 不慮の傷害を受けるリスクは，男性と女性でどう異なるか，またなぜ異なるかを述べてください。
6. 交通事故のリスク要因を挙げてください。
7. 溺水事故のリスク要因を挙げてください。
8. 熱傷事故のリスク要因を挙げてください。そして，それが地域によってどのように異なるかを述べてください。
9. 「ハドンのマトリックス Haddon's matrix」について説明し，それが事故を分析する上で，どのように役立つかを述べてください。
10. 交通事故による負荷を下げるために，低・中所得国でも実施可能で，かつ最も費用対効果の高い方法について述べてください。

## 引用文献

1. Institute for Health Metrics and Evaluation (IHME). (2013). *GBD 2010 heat map.* Seattle, WA: IHME, University of Washington. Retrieved January 26, 2015, from http://vizhub.healthdata.org/irank/heat.php.

2. Institute for Health Metrics and Evaluation (IHME). (2013). *GBD compare.* Seattle, WA: IHME, University of Washington. Retrieved January 26, 2015, from http://vizhub.healthdata.org/gbd-compare.

3. National Highway Traffic Safety Administration. *Trauma system agenda for the future: Glossary.* Retrieved June 23, 2006, from http://www.nhtsa.dot.gov/people/injury/ems/emstraumasystem03/glossary.htm.

4. Norton, R., Hyder, A. A., Bishai, D., & Peden, M. (2006). Unintentional injuries. In D. T. Jamison, J. G. Breman, A. R. Measham, et al. (Eds.), *Disease control priorities in developing countries* (2nd ed., pp. 737–753). New York: Oxford University Press.

5. Wadman, M., Muelleman, R., Coto, J., et al. (2003). The pyramid of injury: Using ecodes to accurately describe the burden of injury. *Annals of Emergency Medicine, 42,* 468–478.

6. UNICEF. (2008). *World report on child injury prevention.* Geneva: World Health Organization.

7. Bangdiwala, S., Anzola-Perez, E., Rommer, C., et al. (1990). The incidence of injuries in young people: I. Methodology and results of a collaborative study in Brazil, Chile, Cuba, and Venezuela. *International Journal of Epidemiology, 19,* 115–124.

8. Bartlett, S. (2002). The problem of children's injuries in low-income countries: A review. *Health Policy and Planning, 17*(1), 1–13.

9. Mohan, D. (1997). Injuries in less industrialized countries: What do we know? *Injury Prevention, 3,* 241–242.

10. World Health Organization & Indian Institute of Technology Delhi. (2006). *Road traffic injury prevention.* Geneva: World Health Organization.

11. Jordan, J., & Valdez-Lazo, F. (1991). Education on safety and risk. In M. Manciaux & C. Romer (Eds.), *Accidents in childhood and adolescence: The role of research* (pp. 106–120). Geneva: World Health Organization.

12. Ljungblom, B.-A., & Köhler, L. (1991). Child development and behavior in traffic. In M. Manciaux & C. Romer (Eds.), *Accidents in childhood and adolescence: The role of research* (pp. 97–105). Geneva: World Health Organization.

13. Leflamme, L., & Diderichsen, F. (2000). Social differences in traffic injury risk in childhood and youth—A literature review and a research agenda. *Injury Prevention, 6,* 293–298.

14. International Labour Office. (1996). *Child labour: Targeting the intolerable.* Geneva: International Labour Office.

15. Ministry of Health—Canada. (1993). *Economic burden of illness in Canada.* Ottawa, Ontario: Canadian Public Health Association.

16. Odero, W., Meleckidzedeck, K., & Heda, P. (2003). Road traffic injuries in Kenya: Magnitude, causes and status of intervention. *Injury Control and Safety Promotion, 10*(1–2), 53–61.

17. Hoffman, K., Primack, A., Keusch, G., & Hrynkow, S. (2005). Addressing the growing burden of trauma and injury in low- and middle-income countries. *American Journal of Public Health, 95,* 13–17.

18. Jacobs, G., Aaron-Thomas, A., & Astrop, A. (2000). *Estimating global road fatalities.* London: Transport Research Laboratory.

19. Depalma, J., Fedorka, P., & Simko, L. (2003). Quality of life experienced by severely injured trauma survivors. *AACN Clinical Issues, 14*(1), 54–63.

20. van der Sluis, C., Eisma, W., Groothoff, J., & ten Duis, H. (1998). Long-term physical, psychological and social consequences of severe injuries. *Injury, 29*(4), 281–285.

21. Landsman, I., Baum, C., Arnkoff, D., et al. (1990). The psychosocial consequences of traumatic injury. *Journal of Behavioral Medicine, 13*(6), 561–581.

22. Mayou, R., & Bryant, B. (2001). Outcome in consecutive emergency department attenders following a road traffic accident. *British Journal of Psychiatry, 179,* 528–534.

23. Osberg, J., Khan, P., Rowe, K., & Brooke, M. (1996). Pediatric trauma: impact on work and family finances. *Pediatrics, 98*(5), 890–897.

24. Haddon, W. (1999). The changing approach to epidemiology, prevention, and amelioration of trauma: The transition to approaches etiologically rather than descriptively based. *Injury Prevention, 5,* 231–235.

25. Holder, Y., Peden, M., Krug, E., et al. (2001). *Injury surveillance guidelines.* Geneva: World Health Organization.

26. McGee, K., Peden, M., Waxweiler, R., et al. (2003). Injury surveillance. *Injury Control and Safety Promotion, 10,* 105–108.

27. Chisholm, D., Naci, H., Hyder, A. A., Tran, N. T., & Peden, M. (2012, March 2). Cost-effectiveness of strategies to combat road traffic injuries in sub-Saharan Africa and South East Asia: Mathematical modelling study. *BMJ, 344*(e612).

28. Global Road Safety Facility The World Bank Group; Institute For Health Metrics and Evaluation, University of Washington. (2014). *Transport for health: The global burden of disease from motorized road transport.* Washington, DC: The World Bank.

29. Krug A., Ellis J. B., Hay I. T., Mokgabudi N. F., & Robertson J. (1994). The impact of child-resistant containers on the incidence of paraffin (kerosene) ingestion in children. *South African Medical Journal, 84,* 730–734.

30. Callaghan, J. A., Hyder, A. A., Blum, L. S, Arifeen, S., & Baqui, A. H. (2010). Child supervision practices for drowning prevention in rural Bangladesh: A pilot study of supervision tools. *Journal of Epidemiology and Community Health, 64,* 645–647.

31. Kobusingye, O. C., Hyder, A. A., Bishai, D., Hicks, E. R., Mock, C., & Joshipura, M. (2005). Emergency medical systems in low- and middle-income countries: Recommendations for action. *Bulletin of the World Health Organization, 83*(8), 626–631.

32. Mock, C., Arreola-Risa, C., & Quansah, R. (2003). Strengthening care for injured persons in less developed countries: A case study of Ghana and Mexico. *Injury Control and Safety Promotion, 10*(1–2), 45–51.

33. Kobusingye, O. C., Hyder, A. A., Bishai, D., Joshipura, E. R. H., & Mock, C. (2006). Emergency medical services. In D. T. Jamison, J. G. Breman, A. R. Measham, et al. (Eds.), *Disease control priorities in developing countries* (2nd ed., pp. 1261–1279). New York: Oxford University Press.

34. Peden, M., Scurfield, R., Sleet, D., Mohan, D., Hyder, A. A., Jarawan, E., et al. (Eds.). (2004). *World report on road traffic injury prevention.* Geneva: World Health Organization. Retrieved February 7, 2015, from http://whqlibdoc.who.int/publications/2004/9241562609.pdf.

35. Chiu, W. T., Kuo, C. Y., Hung, C. C., & Chen, M. (2004). The effect of the Taiwan motorcycle law on head injuries. *American Journal of Public Health, 90*(5), 793–796.

36. Afukaar, F. K. (2003). Speed control in developing countries: Issues, challenges and opportunities in reducing road traffic injuries. *Injury Control and Safety Promotion, 10*(1–2), 77–81.

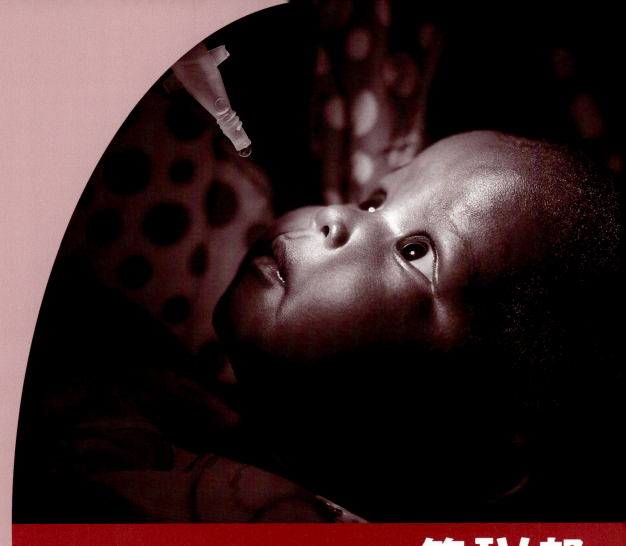

# 第 IV 部

## グローバルヘルスで活躍する主な機関と組織
――協働の意義と課題

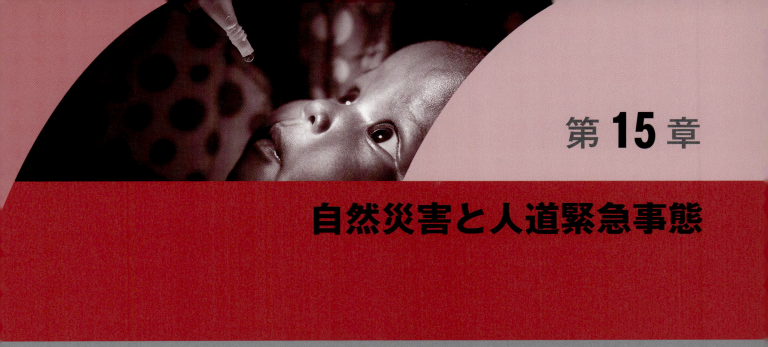

# 第15章

# 自然災害と人道緊急事態

## 学習目標

- 人々の健康に影響を及ぼす災害の種類を述べることができる。
- 自然災害と人道緊急事態の健康への影響について考察できる。
- 自然災害と人道緊急事態の健康影響が年齢、性別、地域、災害の種類によってどのように異なるかを説明できる。
- 自然災害と人道緊急事態の健康へ与える影響を軽減するための対策を述べることができる。

## ビネット

> 地震が起きたとき、Javadはパキスタンのカシミール州に住んでいました。彼の村ではすべての建物が倒壊し、何百人もの人々が瓦礫の下敷きとなって命を落としました。また、多くの人が落ちてきた瓦礫で負傷し、瀕死の状態にありました。地震により、井戸やヘルスセンター、そして村へ通じる道も崩壊し、村は壊滅状態となってしまったのです。彼には多くの負傷者が助からないのではないかと思われました。

> 戦争が始まったとき、Samuelはシエラレオネに住んでいました。彼は家族を守るためにあらゆる努力をしましたが、結局間に合わず、戦争が起きた最初の年、一家がまさに避難しようとしていたそのときに、武装した男たちが村に攻め入ってきたのです。それまで聞いていたように、彼らは長ナタで多くの村人を殺し、四肢を切断したりしました。また、彼らは何人もの女性をレイプしただけではなく、子どもを性奴隷や兵士にするために誘拐していきました。

> ルワンダで内戦が広がると、Sarahの一家は国境を越えザイール（後のコンゴ民主共和国）にできていた大きな難民キャンプrefugee campに避難しました。キャンプの運営者はできる限りの支援を行いましたが、キャンプの状況は悲惨なもので、キャンプにはわずかな食料や水、テントしかありませんでした。追いうちをかけるように、彼女たちがキャンプに着いて間もなくコレラが蔓延しました。コレラは猛威を振るい、多くの死者が出ました。

> 国境を挟んで紛争地に隣り合ったその難民キャンプには、多くの国際組織が援助隊を送り込んできました。その中には、難民キャンプでの経験が豊富で、隊員の援助活動について明確なガイドラインを持っている組織もありましたが、あまり経験のない組織もあり、そうした組織は、その場の健康状況に見合わない医薬品や、難民たちが全く食べたこともない食料を持ち込んできていました。すべての援助隊が協働できれば、援助の効果はもっと高まったはずですが、そうした組織の隊員は何もできずに立ち尽くすだけでした。

## グローバルヘルスにおける自然災害と人道緊急事態（CHE）の重要性

自然災害natural disasterと人道緊急事態complex humanitarian emergency（CHE）はグローバルヘルスにとって重要で、これらはいずれも、死亡、障害、罹病を増やすだけではなく、多大な経済的損失をもたらす可能性があります。幸い、自然災害やCHEに対しては費用対効果の高

い対策があり，災害救助に関わる人々が，活動の最優先事項を明記した明確な行動規範に則って活動すれば，対策の効果を最大限高めることができます。

本章では，自然災害やCHEが及ぼす健康への影響について取り上げますが，まず，この領域でよく用いられる重要な用語や概念とその定義を紹介し，次いで自然災害とCHEに伴って生じる事態，特に主な健康への影響について論じます。そして最後に，そうした健康影響を予防したり，生じた事態に対処する上で費用対効果の高い対策について考察します。

## 重要な用語

自然災害と人道緊急事態（CHE）による健康への影響を理解する上で必要な，いくつかの用語や概念についてまず簡単に紹介します。

災害 disaster とは「外部からの支援が必要なほどの，損害，生態系の破壊，人命の喪失，健康や保健医療サービスの悪化を引き起こす事象」のことを言います[1]。また，「人々を困窮させ，その被害者が支援なしでは解決できないような人道的ニーズを生み出す自然的あるいは人為的事象」と言うこともできます[1]。災害には自然に起きるものがあり，洪水，火山活動や地震などがそれに相当します。しかし，その一方で，人間自身によって引き起こされる災害もあります。たとえば，1984年，インドのBhopal（ボパール）の化学工場で事故が起き，そのとき生じた有毒ガスによって，多くの人命が失われたのはその典型的な例です。地震 earthquake は突然発生しますが，干ばつ drought や飢饉 famine のように徐々に進行するものもあります。自然災害や人的災害 human-made disaster による長期的影響は深刻化することが多く，その程度は，しばしば最初の被害の大きさと，その後の対処のあり方によって決定されます。**表15-1**は，近年の自然災害の中で人的被害の大きかったものを示したものです。

これまで数多くの内戦 civil conflict が勃発する中で，そうした武力紛争に対して人道緊急事態（CHE）という言葉が使われるようになってきました。これは，「地域あるいは国際的な安全保障 security にとって，多面的なリスクや脅威となりうる人的災害をもたらす，複雑かつ多くの当事者が絡んだ内戦」と定義されるもので，「そのような内戦下では政府は崩壊し，法や制度は効力を発揮できず，盗み banditry や混沌が広がり，一部の市民が移住を余儀なくされることは珍しくありません」[2]。CHEはまた，「戦争や内戦，食糧不足，難民など人道が損なわれる状況によって，多数の人々がその被害を受けている事態」と言うこともできます。CHEは，また「戦争，内戦，食料の不足，避難民の発生など多くの要因が絡むことで，多くの人々が影響を受け，多くの人命が失われる状況」とも定義されます[3, p1012]。

---

**表15-1　2010～2013年に生じた自然災害の一部**

**2010年**
4月―メキシコ湾原油流出事故。1億8500万ガロンの原油が流出し，ルイジアナ湾の19％で漁業が不能となり，11人が死亡した。
7月―パキスタンにおける大洪水。2日間降り続いた雨によって，大洪水が発生し，1,600人の死者が出て，数百万人が家屋を失った。
9月―メキシコにおける地滑り。豪雨の後に大規模な地滑りが発生し，数百の家屋が土砂に埋まり，11人が死亡した。

**2011年**
3月―福島原発事故。地震と津波によって東京電力福島第1原子力発電所 Fukushima Daiichi Power Station で炉心融解とガス爆発が発生し，大気中に放射性物質が放出された。
8月―ハリケーン・アイリーン Irene。米国東海岸で56人が死亡し，総額156億米ドルに上ぼる被害が発生したと推定されている。
12月―台風21号（Washi）。この台風により，フィリピンで洪水が発生し1,268人が死亡した。

**2012年**
4月―パキスタンにおける雪崩 avalanche。パキスタン軍の基地が雪崩に遭い，129人の兵士と11人の市民が死亡した。
7月―ロシアのクルイムスク Krymsk における洪水。一晩降り続いた豪雨によって広域に洪水が発生し172人が死亡した。
10月―ハリケーン・サンディ Sandy。カリブ海で発生したハリケーンが，米国東海岸まで北上し，少なくとも100人が死亡し，推定300億米ドルの被害が発生した。

**2013年**
9月―米国コロラド州における鉄砲水 flash floods。この鉄砲水により，インフラが壊滅し，少なくとも6人が死亡した。
10月―フィリピン・ボホール島地震。この地震により144人が死亡し，300人以上が負傷した。
11月―台風ハイアン Haiyan。フィリピン中央部の多くの島が被災し，少なくとも270の町で428万人が被災した。死者は4,011人と推定され，1,602人が行方不明となった。

出典：Infoplease. *World Disasters-2010, 2011, 2012, and 2013 Disasters*. http://infoplease.com/ipa/A0001437.html へ2014年9月10日にアクセス。

---

そのような緊急事態には戦争や内戦が含まれ，多くの人々の食糧，水，居住スペース（シェルター）などの基本的生活条件に深刻な影響が生じ，平常時にはありえない多大な人命が失われます[4]。**表15-2**は主なCHEの例を示したものです。

人道緊急事態（CHE）では難民 refugees が生じます。難民は避難民 displaced people の一部で[5]，国際法では，①

自分の国(国籍のある国)や本来の居住地以外の場所に居住し, ②人種, 宗教, 国籍, 特定の社会的集団のメンバーであること, 政治的意見が異なることなどを理由に迫害 persecution の恐怖に曝されていることを示す十分な根拠があり, かつ③迫害の恐怖のために, その国の保護下に入ることや帰国が不可能な人々, あるいはそれを望まない人々[5]と定義されています。ただし, 難民については多くの国際条約でそれぞれ定義されており, それに基づいて権利が賦与されていることに注意が必要です。**表 15-3** は, 一部の国々における難民の数と, 難民の出身国を示したものです。国連機関である国連難民高等弁務官事務所 United Nations High Commissioner for Refugees (UNHCR) は, 難民の権利を擁護する責任を担っています。

災害や CHE のために, 自主的にあるいは強制的に今まで住んでいた地域を離れなければならなくなる人々もいます。このような人々は国内避難民 internally displaced people (IDP) と呼ばれて, より正式には「宗教的あるいは政治的迫害, また戦争といった理由で家を離れることを強いられているが, 国境内にとどまっている人」と定義されています[6]。国内避難民は避難民の一部ですが, 難民のような法的な定義はなされておらず, 大まかに言えば, 国境内にとどまってはいるが, 強制的に今まで住んでいた地域を離れなければならなくなった人々, あるいは離れた生活を続けている人々のことを意味します[6]。**表 15-4** は, 多くの国内避難民を抱える一部の国の国内避難民数を示したものです。重要なことは, 国内避難民は, 難民ほどには, 法的な地位が明確に定義されていないということです[7]。加えて, 難民とは違って, 国内避難民に対して責任を負う機関や組織もありません。責任を負うべきはその国の政府ですが, その政府自体が, 人々が避難を余儀なくされている

**表 15-2 主な人道緊急事態の例**

| |
|---|
| アフガニスタン―干ばつや政情不安定のために, 現在 66 万 5000 人以上の国内避難民が発生している。 |
| アンゴラ―内戦が 27 年間続き, 2002 年に終結。 |
| アルメニア/アゼルバイジャン―両国間の紛争により, 25 万人の難民と 60 万人の国内避難民 IDP が発生した。 |
| ボスニア・ヘルツェゴビナ―1992〜1994 年にかけて, 旧ユーゴスラビア領の各地で戦争が勃発し, 10 万人が死亡し 180 万の人々が避難した。 |
| ビルマ―多くの民族集団に対する政府の 20 年にわたる攻撃により, 50 万〜100 万人の国内避難民が発生した。 |
| コンゴ民主共和国―1990 年代以来の政府と反政府軍の紛争により, 200 万人以上の避難民が発生した。 |
| リビア―カダフィ支持派と反カダフィ派との間の紛争により, 8 万人の国内避難民が発生し, 2014 年の Sebha の武力衝突だけで, 2 万 1000 人の避難民が発生した。 |
| リベリア―1990〜2004 年の内戦により, ほぼ 50 万人が国内避難民となり, 12 万 5000 人が難民としてギニアに避難した。 |
| ネパール―政府と毛沢東主義者との間の 1996〜2006 年にかけての紛争により, 10 万〜20 万人の国内避難民が発生した。 |
| ルワンダ―1994 年の大量虐殺 genocide によって, 80 万人以上が殺害され, ブルンジ, 現在のコンゴ民主共和国, タンザニア, ウガンダに合計 200 万人が難民となって避難した。 |
| ソマリア―ソマリア暫定政府と, 反政府勢力のアル・シャバーブ al-Shabaab との間の紛争により, 110 万人の避難民が発生した。 |
| スーダン―1980 年代以来の, 南部の反政府軍との戦いを含む内戦とダルフール Darfur 地域における虐殺により, 500 万〜600 万人の避難民が発生した。 |
| シリア―2011 年から続く内戦により, 2014 年時点で 280 万人の難民と, 650 万人の国内避難民が発生した。 |
| ウガンダ―北部を拠点とする Lord's Resistance Army によるほぼ 20 年にわたる反乱により, 100 万〜200 万人の避難民が生じた。 |
| イエメン―アルカイダ al-Qaeda と政府軍との武力衝突により, 約 31 万人の国内避難民が発生した。 |
| ジンバブエ―ムガベ Mugabe 大統領による暴力的な土地・政治改革により, 人権侵害が生じ, 人身売買が増えて 57 万〜100 万人の国内避難民が発生した。 |

出典: Central Intelligence Agency (CIA). *The world fact book. Field listing: Refugees and internally displaced persons.* https://www.cia.gov/library/publications/the-world-factbook/fields/2194.html へ 2014 年 9 月 10 日にアクセス。

原因であることが少なくありません。

人道緊急事態（CHE）の健康影響を考える上で重要な指標の1つに，粗死亡率 crude mortality rate があります。これはある期間内に死亡した人々の数を人口で割った値で[8]，CHE の場合は，通常人口1万人における1日あたりの死亡者数で表されます。さらに難民キャンプにおける病気の蔓延の程度を表す指標としては，発病率 attack rate が用いられます。これは，感染症の流行が生じた期間内に，その集団中に発生した感染者の累積人数の割合のことです[8, p8]。最後に，致死率 case fatality rate という指標も用いられますが，これは，一定期間内にある疾患で死亡した人の数を，同期間内におけるその疾患の罹患者数で割ったもので，100人対で表現されます[9, 第2段落]。

## 自然災害の特徴

自然災害にはいくつかの種類があり，干ばつ drought，ハリケーン hurricane，台風 typhoon，サイクロン cyclone，豪雨 heavy rain など気候に関係するものもあります。津波 tsunami も自然災害であり，2011年の日本での津波のように，地域を壊滅させ，多くの負傷者や死亡者を生み出す可能性があります。また，地震 earthquake や火山活動 volcano は，広い地域で人々の健康に重大な影響を与えます。津波を伴うことは必ずしも多くはありませんが，地震では一般に多くの人命が失われます。

近年，自然災害の数は増加しているようにみえ，被災者の数も増大しています。それに伴い経済的損失も以前より増大していますが，被災者における死亡者の割合は逆に減少しつつあります。自然災害で最も大きな打撃を受けやすいのは低・中所得国で，実際，自然災害による死亡の

表15-3　2015年時点における難民と難民の発生国（一部）

| 国　名 | 難民数 | 難民の発生国 |
|---|---|---|
| アフガニスタン | 241,641 | パキスタン |
| アルジェリア | 90,000 | サハラ・アラブ民主共和国 |
| アンゴラ | 21,104 | コンゴ民主共和国 |
| アルメニア | 12,037 | シリア（アルメニア人） |
| オーストリア | 31,483 | ロシア，アフガニスタン |
| バングラデシュ | 232,565 | ビルマ |
| ブルキナファソ | 33,125 | マリ |
| ブルンジ | 53,863 | コンゴ民主共和国 |
| カメルーン | 289,428 | 中央アフリカ共和国，ナイジェリア |
| 中央アフリカ共和国 | 5,342 | コンゴ民主共和国 |
| チャド | 479,384 | スーダン，中央アフリカ共和国，ナイジェリア |
| 中国 | 300,896 | 北朝鮮，ベトナム |
| エクアドル | 122,276 | コロンビア |
| エジプト | 230,653 | ヨルダン川西岸地区・ガザ地区，スーダン，ソマリア，イラク，シリア |
| エチオピア | 688,752 | ソマリア，南スーダン，エリトリア，スーダン |
| ガザ地区 | 1,258,559 | パレスチナ |
| インド | 197,451 | チベット/中国，スリランカ，ビルマ，アフガニスタン |
| イラン | 2,432,000 | アフガニスタン，イラク |

表15-3 2015年時点における難民と難民の発生国(一部)(つづき)

| 国名 | 難民数 | 難民の発生国 |
|---|---|---|
| ケニア | 583,039 | ソマリア，南スーダン，エチオピア，コンゴ民主共和国，スーダン，ブルンジ |
| レバノン | 1,633,284 | シリア，パレスチナ |
| マレーシア | 92,939 | ビルマ |
| ネパール | 38,059 | チベット/中国，ブータン |
| ニジェール | 155,071 | マリ，ナイジェリア |
| パキスタン | 3,000,000 | アフガニスタン |
| ルワンダ | 101,575 | コンゴ民主共和国，ブルンジ |
| 南スーダン | 254,978 | スーダン，コンゴ民主共和国 |
| スーダン | 295,019 | エリトリア，チャド，南スーダン |
| シリア | 526,744 | パレスチナ，イラク |
| トルコ | 1,864,486 | シリア，イラク |
| ウガンダ | 416,459 | コンゴ民主共和国，ルワンダ，ブルンジ，南スーダン，ソマリア |
| ベネズエラ | 204,604 | コロンビア |
| ヨルダン川西岸地区 | 762,288 | パレスチナ |
| イエメン | 250,191 | ソマリア，エチオピア |

出典：Central Intelligence Agency (CIA). The world factbook. Field listing: Refugees and internally displaced persons. https://www.cia.gov/library/publications/the-world-factbook/fields/2194.html へ 2015年6月8日にアクセス。

90％以上は低・中所得国で発生しています[10]。自然災害で人々が被る経済的損失の大きさは，高所得層よりも貧困層で相対的に大きくなります。なぜなら，貧困層の人々は，被災しやすい場所に住んでいたり，災害に耐えられない粗末な家に住んでいることが多く，大きな損害を受けやすいからです[10]。気候変動 climate change は，今後の自然災害の数や種類，規模に大きな影響を与えることになります。

自然災害では，衛生的な水の供給や，し尿処理に不可欠な上下水道，傷病者の搬送に必要な道路などのインフラが破壊されることがあり，また病院，ヘルスセンター，診療所など医療施設が被害を受けることも少なくありません。被災者の中には，地震で落ちてきた瓦礫による負傷や，洪水による溺水など，自然災害の直接の影響で死亡する人もいますが，水・し尿処理のための衛生施設が失われ，食糧が不足し，また治療が受けられなくなり，その結果蔓延した感染症によって間接的に災害の犠牲者となる人もいます[10]。さらに，被災者は仮設キャンプで長期間の生活を余儀なくされることがあり，その場合はそれに伴う様々な健康被害を受けることになります。

## 人道緊急事態(CHE)の特徴

赤十字国際委員会 International Committee of the Red Cross によると，1975〜1985年の10年間に発生したCHEは年平均5件でしたが，1990年代の終わりには，毎年40件以上も発生し，CHEが発生した国々の人口は3億人を超えたと推定されています[7]。そして，2013年にはCHEの数がさらに大きく増え，これに伴って国内避難民は330万人，難民は1,670万人と史上最高のレベルに達しました。これは，新たな大災害が発生しなかった2012年とは非常に対照的です。国連は，何百万人もが被害を受けた2013年の中央アフリカ共和国とシリアにおける危機を，「最高度の緊急事態 highest level of emergency」とみなしています[11]。自然災害に伴う死亡や経済的損失は膨大なものですが，ここ10年のCHEによる健康への影響は自然災害をはるかに超えるものとなっています。

人道緊急事態(CHE)は，その健康への影響に関係する様々な特徴を有しています。第1の特徴は，CHEは長期

### 表15-4 2015年時点における国別の国内避難民数（一部）

| 国 名 | 国内避難民数（人） |
|---|---|
| アゼルバイジャン | 56万8900 |
| コロンビア | 604万4200 |
| コートジボアール | 少なくとも7万 |
| コンゴ民主共和国 | 285万7400 |
| インド | 少なくとも61万6140 |
| ソマリア | 110万6000 |
| スーダン | 310万 |
| トルコ | 95万4000～120万 |
| ウガンダ | 3万136 |

出典：Central Intelligence Agency (CIA). *The world factbook. Field listing: Refugees and internally displaced persons*. https://www.cia.gov/library/publications/the-world-factbook/fields/2194.html へ2015年6月8日にアクセス。

---

間続くことが多いことです。たとえば，スーダンの内戦は10年以上も続きました[12]。

第2のCHEの特徴は，ボスニア，リベリア，シエラレオネ，ルワンダ，コンゴ民主共和国のように内戦civil warによるものが増えていることです。その当然の帰結として，紛争関係にあるグループは，敵対するグループへの人道支援を阻止しようとすることがよくあり，人道支援に携わる人々は安全性が保証されるべきであるにもかかわらず，攻撃の対象になる事例が増えつつあります。

CHEでは，兵士が意図的に市民を攻撃して避難を強いたり，傷害を与えたり殺害したりすることが少なくありません。また，拷問，性的虐待，レイプなど人権を蹂躙する行動が，武力行使のひとつとして組織的に行われることもあります。さらには，医療施設が故意に破壊されることもしばしばあります。こうした内戦の特質のために，前述のように多くの人々が避難を余儀なくされているのです。避難は，自発的な場合もあれば，強制的なものもあります[7]。

第3の特徴は，社会機能が破壊されてしまうことです。社会の混乱によって食糧不足が生じ，医療施設の破壊によって公的な医療システムも全く機能しなくなってしまいます。実際にリベリアの内戦ではそのような事態に陥ってしまいました。被害は上下水道にも及ぶこともあり[4]，エルサルバドルの内戦では，貧しい人々の間で安全な飲料水が不足し，深刻な健康被害が生じました[12]。

第4の特徴は，医療へのニーズが大きく高まることです。多くの人々が移動するときには，その一部の人々によってさまざまな問題，たとえば，その地域にはなかった病気などが持ち込まれることがあります。実際，スーダンに避難していたエチオピア難民が帰還するときに，エチオピアにマラリアを持ち込んだという事例があります。また，難民キャンプでは多くの人々が，衛生状態の悪い環境で密集して生活することになるため，病気は普通の場合よりも，早く広がってしまいます。さらには，多くの難民が，しばしば突然病気になることがありますが，もともと医療システムは脆弱であり，また内戦によってほぼ崩壊している可能性があるため，病気になっても満足な治療が受けられないという問題が生じます。

最後に，第5の特徴は，武器による直接の健康被害が生じることです。内戦中，多くの派閥が地雷landmineを埋設したために，それを誤って踏むことによる悲惨な被害が発生しています[12]。

## 自然災害による健康への負荷

自然災害による罹病や障害についてのデータは極めて限られていますが，1998〜2007年の9年間に，毎年およそ2億5000万人もの人々が気候に関係した災害による被害を受けたと推定されています[13]。2011年には，自然災害によって世界で合計3万773人が死亡し，2億4500万人が被災しました。ただし，2012年には，災害による死亡者は9,655人，被災者は1億2450万人と大きく減少しています[14]。

自然災害による直接的または間接的な健康への影響は，災害のタイプによって異なります。地震の際にはごく短時間で，非常に多くの人々が死亡したり傷害を受ける可能性があり，長期的には，生き残った人々も永続的な身体損傷，精神保健mental healthの悪化，心臓疾患などの慢性疾患の発症などのリスクが高くなる可能性があります。地震の間接的な影響は，地震の程度と起きた場所，インフラや家屋への被害の程度によって異なります[10]。

火山の噴火の場合，一般には，被災者は溶岩流lava flowで亡くなるように思われがちですが，実際にはそのようなケースは稀で，噴火に伴う泥や灰，あるいは噴火で山肌が剝げたために生じる洪水floodingが死因の約90％を占めます[10]。さらに噴火は，避難生活，水の供給への影響，精神保健の悪化などによる健康被害を生む可能性があります[10]。

津波tsunamiでは多くの人々が短時間のうちに溺死しますが，死亡者に比べ負傷者の数が比較的少ないのが特徴です[10]。嵐や洪水の場合も，死因の多くは溺死であり，外傷や風で飛んできた物で死亡するケースは少数です。しかし，こうした水に関連する災害は，一般的に下痢症，呼吸器感染症，そして皮膚疾患の増加を引き起こします。しかし，自然災害によるこうした健康問題のほとんどは，干ばつによる食糧不足を除けば比較的短期間に改善されます。

感染症は，干ばつによる食糧不足や，医療システムが長期にわたって完全に崩壊した場合を除けば，災害自体の直接の結果として蔓延することはあまりありません。

自然災害で生じた罹病，障害，死亡について，年齢と性別に分析したデータはほとんど存在しませんが，避難を必要とする災害の場合は，高齢者，子ども，あるいは重病者は最も被害を受けやすいことは明らかです。実際，1970年のバングラデシュの高潮や2004年のスマトラ島沖地震の津波では，高齢者，子ども，病人たちに被害が集中しました。男性と女性とでどちらが被害を受けやすいかは，いつどこで災害が起きたか，そのときどのような仕事をしていたかによって異なると思われますが，家屋が倒壊し，避難キャンプでの生活を余儀なくされる場合には，女性は自然災害後にかなりのリスクを負うことになります。これについては後述します[10]。

## 人道緊急事態（CHE）による健康・生命への影響

CHEによる罹病，障害，死亡に伴う負荷は甚大ですが，そのデータ収集が困難なことから，おそらく過小評価されているものと思われます。CHEの健康への影響には直接的な原因があります。たとえばCHEに伴う暴力による死亡者は，毎年32万～42万人に上ると推定されますが[7]，1994年のルワンダの虐殺では，50万～100万人もの人々が殺害され[7]，イラク北部，ソマリア，コンゴ民主共和国でのCHEにおける死亡者の4～13％は武力衝突によるものと考えられています。

一方，CHEの間接的な影響には，栄養不足，衛生的な水・し尿処理の欠如，食糧不足，医療システムの崩壊による罹病，障害，死亡があり，避難場所の密集した厳しい生活環境によってその影響は増強されます。たとえば，コンゴ民主共和国で22か月間続いた内戦では，平常時の22か月間に比べて約170万人も多くの人々が死亡したと考えられています[7]。

戦争による死亡者の推定も容易ではありません。ある推定では，2001年1年間に，低・中所得国の戦争で約20万人が死亡し，そのうちの約10％を南アジア，約70％をサハラ以南アフリカが占めると見積られています[15]。また，1975～1989年の間に，紛争で死亡した人の数は500万人に上るとも言われています[16]。ここ20年間で，CHEによる死亡が特に多いのはコンゴ民主共和国，アフガニスタン，ブルンジ，アンゴラです[7]。イラク，シリア，スーダンでもかなりの死者が出ており，最近の戦争による死亡者数は，年間5万5000人に上ると推定されています[17]。

CHEによる死亡者を年齢別に見ると，CHEの初期には子どもの死亡率が高く，成人の2～3倍に上りますが，次第にその差は縮小していきます。ボスニア内戦での負傷者の約20％が子どもで，一方，ユーゴスラビア紛争では，死亡者のほとんどは19～50歳の男性であったとされています[7]。死亡者の性別についてのデータはごく限られていますが[18]，コンゴ民主共和国の内戦では，死者のほぼ50％が女性と15歳未満の子どもであったと推定されています[7]。

### 人道緊急事態（CHE）における死因

CHEによる避難民の死因は，初期には下痢症，呼吸器疾患，麻疹 measles，マラリア malaria が上位を占めます[7,19]。下痢症は一般に，難民状態にある人々の間で最も頻度の高い死因であり，マラウイ，ネパール，バングラデシュの難民キャンプではコレラが大流行し，その致死率 case fatality rate は3～30％にも上ったと報告されています。赤痢 dysentery も腸内に感染して激しい下痢を引き起こす疾患ですが，過去20年間，マラウイ，ネパール，バングラデシュ，タンザニアを含む難民キャンプでは常にその発生が見られています。赤痢による致死率は高齢者と幼少児で最も高く，およそ10％に達します[7,19]。ここ数十年間で，最も深刻な人道危機とされているルワンダ大虐殺の際には，数万人ものルワンダ難民がコンゴ民主共和国に押し寄せましたが，1994年7～8月にかけてコンゴ民主共和国のGomaにいた難民の死因の90％は，難民が飲み水にしていた湖水の汚染が原因となったコレラの流行によるものでした[7,19]。

麻疹も，難民キャンプでの主な死因の1つです。麻疹は，栄養不足状態の人々や，麻疹の免疫を獲得していない人にとっては特に脅威となります。多くの難民キャンプで見られるように，栄養の中でも特にビタミンAが不足すると，麻疹による子どもの死亡率は顕著に上昇します。ビタミンAが不足している子どもの麻疹による致死率は，約30％であると言われています[19]。

マラリアもまた難民キャンプでの主な死因の1つです。これは，ほとんどマラリアがない地域からマラリア蔓延地域に避難してきた難民に生じる問題で，サハラ以南アフリカやアジアの一部では特に問題となります[7,19]。急性呼吸器感染症 acute respiratory infection も難民キャンプにおける主な死因の1つです。人が密集し，住環境が悪く，何年ものあいだ滞在を余儀なくされる難民キャンプでは，呼吸器感染症が発生しやすくなります。これらの疾患に比べて頻度は少ないとは言え，マラウイ，エチオピア，ブルンジなど髄膜炎 meningitis が蔓延している国では，難民キャンプでも髄膜炎が流行することがあります。流行の予防には集団予防接種 mass immunization が有効ですが[4]，1999年，スーダンの難民キャンプで髄膜炎が流行し，約2,400人が死亡しています[7]。ソマリア，エチオピア，ケニアではE型肝炎 hepatitis E が流行し，特に妊産婦で高い致死率を示しました[4]。

CHEによる被害に遭う人々は，もともと一般的に貧しく栄養状態がよくないために，CHEによって食糧が不足すると，栄養不足は非常に深刻な問題となります。そして，栄養不足と感染症が相互作用し，避難民は深刻な健康リスクに曝されることになるのです。サハラ以南アフリカ

で起きたCHEでは，少なくともその発生前半に，急性のたんぱく質エネルギー障害protein-energy malnutritionが特に小児の間で頻発しました。そのような栄養問題の割合は報告によって異なり，リベリアの国内避難民では12%であったのが[4]，ソマリアの国内避難民では80%にも上りました[7]。ボスニアとタジキスタンで起きたCHEでは，急性のたんぱく質エネルギー障害は高齢者の間で最も頻発しました[7]。

難民や国内避難民（IDP）の栄養状態は一般に悪く，ビタミンやミネラルなど微量栄養素不足もCHEでは非常に重要な問題となることがあります。難民や国内避難民では元々ビタミンAの体内蓄積量が少ない上に，麻疹のように難民キャンプで流行しやすい疾患がさらにビタミンAの体内蓄積を枯渇させ，加えてキャンプの配給食にはビタミンA含有量が少ないことが多いため，ビタミンA不足は非常に深刻な問題になりがちです。また，ナイアシンniacinが不足するとペラグラpellagraも流行します。ペラグラは下痢や皮膚炎，精神障害の原因となり，実際，マラウイへ避難したモザンビークの人々は，キャンプでの食糧にナイアシンが不足していたため，約1万8000人がペラグラに罹患しました。ビタミンCが不足すると壊血病scurvyに罹りやすくなりますが，同じ理由でエチオピア，ソマリア，スーダンなどの多くの難民キャンプでは壊血病が発生しました。鉄欠乏性貧血も発生することがあり，生殖年齢の若い女性や子どもが特に影響を受けます。成人男性がいない難民キャンプでは，女性や子どもだけで十分な食糧を手に入れるのは難しく，たんぱく質エネルギー障害や微量栄養素不足に陥るリスクが特に高いことが報告されています[19]。

### 人道緊急事態（CHE）における女性への暴力

CHEのように安全が損なわれた状況では，女性が性的暴力を受けるリスクが非常に高くなります。レイプは武力行使の1つとして意図的に行われることもありますが，内戦による混乱と経済的困窮が，間接的に女性が性暴力を受けるリスクを高め，なかには食べ物やお金を得るための性行為，いわゆる「サバイバルセックスsurvival sex」を強いられる女性もいます。そのような被害に遭うのは，たいてい非常に若い女性です。

CHEにおける女性への性暴力の実態は悲惨なものです。たとえば，東ティモールでの社会的混乱の後に行われた調査では，女性の23%が性的な暴行を受けていたことが示され，コソボの調査では紛争中に女性の15%が，シエラレオネでは内戦中に5万～6万4000人の女性が，アゼルバイジャンでは2000年の3か月間に25%の女性が性的暴行を受けたことが報告されています[20]。

### 精神保健

CHEに巻き込まれた人々に関する多くの研究で一致していることは，生活環境の変化，生計の喪失，社会的ネットワークの崩壊，自分・家族・友人の心身の損傷などにより，広汎な社会的，心理的衝撃が生じることです。しかし，CHEが人々に与える影響について西洋の医学的モデルに基づいて定義することが妥当かどうか，多くの議論があります[21,22]。

タイで行われた心的外傷後ストレス症候群post-traumatic stress disorder（PTSD）に関する研究では，PTSDを発症した成人の割合は，ビルマ難民で4.6%，カンボジア難民で37.2%と報告されており，うつ病の割合は，ボスニア難民で39%，ビルマ難民で約42%，カンボジア難民で約68%という報告があります。米国のPTSDは人口の約1%，うつ病は人口の6.4%とされているのに比べれば[23]，難民ではいずれも著しく高率であることがわかります。

CHEによる子どもの精神保健に及ぼす影響や，PTSDやうつ病の程度を調べた研究もあります。対象者が少なく明確な結論には至っていませんが，内戦下の子どもたちはPTSDとうつ病の割合が高いことが示唆されています。たとえば，思春期のカンボジア難民170人を対象とした調査では，ほぼ27%の人がPTSDに罹患していたこと，またボスニア難民の子ども147人を対象とした調査では，約26%の子どもがうつ病に罹患していることが示されています[24]。

しかし，CHEと精神保健の問題に関わっている多くの人が，PTSDを強調する一部の見解に異議を唱えていることに注意が必要です。もちろん，CHEの被害に遭っている人の中に向精神薬psychotropic medicationを必要とする人々もごく一部にいるとは思われますが，薬よりももっと重要なことは，人々の生活と社会的ネットワークができるだけ早く再建できるよう支援することです。そのためには，家族の再会，家族が生活できる居住スペース（シェルター）の確保，社会的ネットワークの再構築，生計の回復など様々な支援が必要になります[21,22]。世界保健機関（WHO）の機関間常設委員会Inter-Agency Standing Committee（IASC）は，災害や紛争時における心理的支援のために，多くのセクターが協調した対応を計画・実施できるよう支援するためのガイドラインを作成しています。表15-5は，その基本原則を示したものです。

## 自然災害による健康被害への対応

突然の自然災害による健康への影響は，2つの時期，つまり災害の発生直後の時期と，人々が元の地域に再定住できるようになるまでの期間に分けることができます。災害が起こった場合には，その直後に健康状態のアセスメントを行うことが極めて大切です。アセスメントは初期の援助活動の基礎となり，それに基づいて負傷者への治療が始まります。いったん重傷者の対応が終わると，援助隊や医療スタッフは，早期のケアや治療を必要としている他の負傷

表15-5 緊急時における精神保健・心理社会的支援に関するガイドライン

| 人権および公平性 |
|---|
| ・特に脆弱な人々に配慮しつつ，被災したすべての人々に，支援サービスが公平かつ分け隔てなく行きわたるようにする |

| 参加 |
|---|
| ・プログラムの質，公平性，持続性を高めるために，支援や復興の過程に，被災した人々を積極的に参加させる |

| 害を与えない |
|---|
| ・①調整グループ coodination group の活用，②被災地域に根ざした知識の支援活動への活用，③プロジェクトの柔軟性と透明性，④相手の文化への配慮，⑤最新の緊急対応技術の導入，⑥人権の普遍性・力関係・参加型アプローチについての配慮など，推奨されているアプローチに従うことにより，人道支援が相手を害する可能性を最小限にとどめる |

| 利用可能な資源と能力の活用 |
|---|
| ・地元に存在する能力を活用し，自助努力を支援し，既存資源を強化することにより，支援の持続可能性を高める |

| 支援システムの統合 |
|---|
| ・プログラムの拡張，持続性の向上，スティグマの減少を可能とするために，支援活動を包括的な枠組み（たとえば，保健医療サービス，コミュニティ支援の仕組み）の中に統合する |

| 多層的な支援 |
|---|
| ・被災した人々を漏れなく支援するために，基本的なサービスと安全，コミュニティや家族の支援，非専門家による特定の問題に対するサービス，専門家によるサービスの，4つのカテゴリーに分けた多層的な支援を行う |

出典：Inter-Agency Standing Committee. (2007). *IASC guidelines on mental health and psychosocial support in emergency settings.* Geneva: Inter-Agency Standing Committee.

者の対応に移りますが，ここには，心理的問題も含まれます。災害発生直後には，被災者における疾患発生の監視や，水・居住スペース（シェルター）・食べ物の提供といった，緊急の公衆衛生対策が必要となります[10]。

災害の起きた国では，手持ちの資源だけでは災害による健康被害に十分な対応ができないことが多く，他国からの援助に頼ることになりますが，残念ながら，こうした援助はしばしば援助組織間の調整が不十分で，現場の状況に適切に対応できない場合が少なくありません。しかし，自然災害への援助については，適切な支援のあり方が次第に整理されてきており，外部からの援助者は以下の点に特に注意すべきであるとされています。

- すべての外部援助者と協働する。
- 援助者同士の協力的な関係を確立する。
- 援助者が互いに補い合えるような形で活動する
- エビデンスに基づいた透明性の高い援助を行う。
- 被災したコミュニティを含める[10]。

地震・噴火・ハリケーン・台風・豪雨などの自然災害の場合には，人道緊急事態（CHE）に比べて，それが起こりやすい国や地域をある程度予想することができます。したがって，自然災害自体やそれによる健康被害についてはあらかじめかなりの準備が可能であり，以下の点に留意して防災計画を立てる必要があります。

- 脆弱性の高いところを特定する
- 災害時に起こりうる出来事とその起こりやすさについてのシナリオを作成する
- 緊急時に各アクターが果たすべき役割を明確にしておく。
- 初動時の各担当者 first responder と管理者を決め，訓練を行っておく[10]。

たとえば，水道設備や病院を建設する際には，自然災害に影響を受けにくい構造を採用するといったことが考えられます。

自然災害による健康影響の大きさを考えた場合，外部からの援助者は，最も費用対効果の高い活動を行う必要がありますが，これまでの経験から，それに関するいくつかの教訓が得られています。その中で重要な教訓の1つは，多くの国々が派遣してくる捜索救助チーム search and rescue team の費用対効果に，時に問題が見られることです。たとえば，地震の瓦礫からの救出作業は外国の捜索救助チームが到着するまでに地元の人々の手によってその大半が終わっていることが少なくありません。捜索救助隊の海外派遣は崇高な人道的使命感に基づくものではありますが，多額の費用がかかる割には，救助できる生存者数はあまり多くないのが現実です[10]。

支援国によって災害地域に野戦病院 field hospital が建てられることもよくありますが，こうした病院を1つ作るには，100万米ドルもの費用がかかり，また機材が到着するのは通常は災害発生から2〜5日後であり，残念なが

ら、それでは、最も緊急を要する重傷者の処置には間に合いません。費用対効果を上げるためには、①野戦病院そのものを減らす、②野戦病院を建てるのなら、その後ある程度の期間は使用に耐えるものにする、③仮設の病院ではなく、病院として使えるような恒久的な建物も立てる、などを考慮する必要があります[10]。

被災地には、さまざまな救援物資が送られてきます。しかし残念なことに、それらの物資は現場のニーズに合っていないことが少なくありません。薬はその最たるものです。被災国側が必要なものを明確に提示し、そうした物資だけを支援国側が送るようにすれば、援助をもっと効果と効率の高いものにすることができます。自然災害の後には、テントを用いた大きなキャンプが設営されることがよくありますが、これも被災したコミュニティの再建には、あまり費用対効果の高いやり方ではありません。それよりも、現金と建築材料を被災した家族に提供し、その土地の文化に合った住宅を迅速に建設するほうが費用対効果の高いものとなります。収入を失うことは、家を失う以上に被災地の復興に大きな妨げとなる可能性があります。慎重な運用が必要ですが、被災者への現金援助はコミュニティ再建のための援助としては費用対効果の高いものと言えます[10]。

## 人道緊急事態(CHE)による健康被害への対策

CHEはほとんどの場合内戦に関係しているため、CHEやそれによる健康被害の防止は容易ではありません。したがって、CHEを回避するには、政治的レベルでの交渉がその鍵を握ることになります。つまり、「この場合の一次予防primary preventionとは、武力衝突の回避がそれにあたります」[4, p300]。

しかし、内戦は繰り返されており、現実には、健康問題の発生をできるだけ早く検出し対策を講じること、つまり二次予防secondary preventionが対策の中心となります。内戦のような政治的災害に対しては、自然災害で用いられているような早期警報システムは存在しません。その国の政治的脆弱性や汚職と、政治的不安定性との関連を分析した研究もありますが、それが内戦に備えた緊急計画の根拠として使われたことはありません。

しかし、内戦による被害の大きさを考えれば、内戦が起こる可能性の高い地域を想定した緊急対応計画を、様々な機関、国際的組織、および各国が協力して策定し、内戦によって発生しうる避難民と健康問題への対応に必要な物資を、そうした地域の周辺に備蓄しておくことは、賢明な対応と考えられます。これは、ハリケーンが定期的に発生する地域のための防災計画と類似した発想と言えます[4]。

前述したように、CHEには以下のような特徴があります。

- 大規模な避難民が発生する可能性がある。
- 避難民は、比較的長期間のキャンプ生活を余儀なくされる可能性がある。
- そのようなキャンプでは居住スペース(シェルター)、水、トイレ設備、食糧が適切に提供される必要がある。
- キャンプでは安全、特に女性の安全が重要である。
- CHEが生じた場合は早期に、栄養不足、下痢症、麻疹、肺炎、マラリアといった健康問題に対処しなければならない。
- コレラや髄膜炎などその他の感染症の予防も必要である。
- 緊急対応期が過ぎると、精神保健、プライマリケア、結核、一部の非感染性疾患への対応が必要となってくる。

以下、こうした対応のために取りうる対策の一部を簡単に紹介しますが、その目的は、①安全で健康的な環境の確立、②救急医療サービスの提供と感染症の予防、③緊急性のやや低い健康問題への対処、④長期の保健医療サービスの基盤の確立、などにあることに留意してください[7]。

### アセスメントと観察

自然災害の場合と同じように、CHEの緊急対応期 emergency phaseになされるべき最初の対策は、避難民のアセスメントを行うことと、疾患発生の監視体制を整えることです。アセスメントの目的は、避難民の人数、年齢、性別、民族、社会背景、そして、健康状態や栄養状態などに関する情報を迅速に集めることにあります。緊急時の混乱の中で、こうした情報を集めるのはたやすい仕事ではありませんが、これらの情報なしには適切な援助計画を立てるとはできません。

CHEにおける保健医療サービスを決定するためには、多くの健康指標が必要であり、緊急対応期には、それらの指標に基づく監視体制を確立する必要があります。状況の困難さを考えれば、監視体制は極力簡略なものでなくてはなりませんが、同時に、避難民の健康状態を確実に把握できるものでなければなりません。また、避難民の大部分が栄養不足状態にある可能性を考えると、5歳未満のすべての子どもの身長別体重 weight for heightを測定する必要があります[4]。さらに、麻疹、コレラ、髄膜炎のような流行性疾患の監視も重要です。

通常、「1日あたり粗死亡率 daily crude mortality rate」が避難民の健康指標として用いられ、1万人あたり1人未満であることが1つの目標となります。それが通常時の2倍を超えると、公衆衛生的緊急事態が生じたことを意味します。たとえば、サハラ以南アフリカでは、通常時の1万人あたりの1日あたり粗死亡率は0.44であるため、粗死亡率が0.88を超えると、緊急対応の必要な事態が生じたことになります。また、サハラ以南アフリカの5歳未満児

の1万人あたりの1日あたり粗死亡率は1.14であるため，公衆衛生的にはそれを2.0未満に抑えることが目標となります[24]。大規模なキャンプでは死亡率の把握は必ずしも簡単ではないため，墓掘り作業者の作業記録などから情報を得るといった工夫も行われています。

### 安全で健康な環境

キャンプなどのように非常に多くの避難民がいる状況下では，生活環境と個人の衛生の維持が非常に重要であり，それが下痢症の発生を予防する上での鍵となります。水については，①1日1人あたり15Lを供給すること，②水を得るために500m以上歩く必要がないようにすること，③給水所で水を得るまでに15分以上待つ必要がないようにすることが必須とされています。推奨量である1日15Lの水のうち，約2.5〜3Lは飲み水と食べ物のために最低限必要で，2〜6Lが個人衛生のため，そして残りが調理のために必要とされています[25]。

避難民に適切なトイレ設備sanitationを提供することも非常に難しい課題です。すべての家族に個別にトイレを提供するのが理想ですが，緊急対応期にはそれはほぼ不可能です。そこで，20人につき1つのトイレを提供することが当面の目標となります。また女性への安全に配慮し，トイレは男女別としなければなりません。トイレは住居から50m以内に設置すべきですが，水源を汚染することがないように十分な注意が必要です[25]。

避難民の多くは教育機会に恵まれず，衛生観念に乏しいことが少なくありません。このような状況では，衛生行動の重要性を理解してもらうことや，すべての家族に石鹸を配布して使用を奨励することが非常に重要です。

当然，居住スペース（シェルター）の確保は不可欠です。最終目標は，できるだけ早く自宅に住めるようにすることですが，短期的には，可能ならば他の家庭に一時的に住まわせてもらうことも目標となります。しかし，現実には，多くの避難民が，結局は長期にわたってキャンプでの生活を強いられることが少なくありません。居住スペースの目標は，1人につき3.5m$^2$で，女性の安全については特に配慮が必要です。そうした居住空間には，その地域と文化に適した建築材料を用いるのが理想的ですが，当面は，少なくとも屋根のあるところに居住できるようにしなければなりません。また，緊急対応期が過ぎれば，建物の改善を優先的に実施する必要があります[26]。

### 食糧

キャンプにおける成人1人あたりの必要なエネルギー摂取量は，1日最低2,100 kcalと考えられています[27]。食糧は家族単位で配給されるべきですが，前述したように，母子家庭や親を亡くした子どもたちにも食糧が行きわたるように，細心の注意が必要です。すべての子どもたちに，ビタミンAが配給される必要があり，重度の栄養不足状態にある子どもたちには緊急の栄養補給が必要となります[27]。

### 疾患のコントロール

前述したように，「疾患に関する人道支援の目標は，①罹病と死亡の発生を予防もしくは減少させること，②通常の状態への復帰を促進することにあります」[25]。これに基づけば，とりわけ人道緊急事態（CHE）の場合には感染症のコントロールが緊急対応期の最優先課題の1つとなります。

CHEの緊急対応期における優先課題は麻疹の流行を防ぐことです。これは6か月〜15歳のすべての子どもに対するワクチン接種から始まりますが，5歳までの子どもに対するビタミンA投与も非常に重要です［訳注：ビタミンA欠乏は麻疹感染の感受性を高めます］。また，こうした非常事態で時に発生することのある髄膜炎やコレラなどの流行を検知し，迅速に対処できるような監視体制も確立される必要があります。その他，子どもの下痢症への適切な対処と，マラリア蔓延地域での正しいマラリアの診断と治療も優先すべき課題です。もちろん，家族レベルでこれらの疾患への感染を予防できるように，健康教育と衛生観念の普及も，継続的に推進しなければなりません[24]。

しかし，CHEの緊急対応期に必要なことは，感染症の発生予防だけではありません。それ以外にも，傷害や心理的トラウマを受けた人々に対するケアが必要です。そうした人々はまず落ち着かせ，次に必要な医療支援が受けられるように適切な医療機関に照会する必要があります。ほとんどの場合，避難民の中には妊婦も含まれていることから，妊娠・出産に関する早急な保健医療サービスも必要になります。この場合は通常，①安全出産キットsafe delivery kit［訳注：清潔な出産シート，臍帯処置用のナイフや紐，石鹸など］，②HIVの母子感染の予防策，③妊娠合併症に備えた搬送法と照会先の整備，などを含む最低限のケアの提供に重点が置かれます[4,24〜28]。

緊急時の非感染性疾患noncommunicable diseasesへのケアは，感染症への対応に比べると優先度は低くなりますが，精神疾患に対しては早期の対応が必要なものもあり，カウンセリング，服用中の薬の継続，必要な場合には新しい薬の処方などによる適切な対応が必要となります。緊急対応期が過ぎれば，精神保健問題に対する長期的な治療・カウンセリング・心理社会的支援や，避難民の人々が生活上に抱える多くの問題への対処の比重が大きくなってきます[23]。そしてその頃には，精神保健以外の非感染性疾患患者に対する治療にも注意が向けられるようになります。

## 政策とプログラムの概要

本章には他の章のような，対策の事例をエビデンスに基づいて丁寧に評価するという意味での"ケーススタディ"は含まれていませんが，ここでは4つの重要なCHEの事例を取り上げます。第1はルワンダでの虐殺（ジェノサイ

ド genocide)と，現在はコンゴ民主共和国領である Goma のルワンダ難民キャンプの窮状，第2に2005年のパキスタン大地震，第3に2010年のハイチ地震を取り上げ，震災後6か月続いた国境なき医師団 Médecins Sans Frontières(MSF)の活動報告をもとに，経時的にその対応を紹介します。そして最後に，2008年にミャンマーを襲ったサイクロン・ナルギス Nargis の問題を取り上げます。

## ルワンダ大虐殺

1994年7月中旬，100万人近くのフツ Hutu 族が，ツチ族 Tutsi の率いる新ルワンダ政府による迫害から逃れようと，現在のコンゴ民主共和国 Kivu 州北部に位置する国境の都市 Goma(ゴーマ)に押し寄せ，避難民の多くが Kivu 湖の周辺に住みつきました[29]。

しかし，移住後最初の1か月で，約5万人もの人々が亡くなった原因のほとんどはコレラの蔓延によるもので，その後，細菌性赤痢が流行しました。緊急対応期の最初の17日間は，1万人あたりの1日あたり平均粗死亡率が28.1〜44.9人と内戦前の0.6人から非常に大きく上昇し，この粗死亡率はこれまでのどの CHE よりも圧倒的に高い数値となっています。さらに Goma では，通常は小児が罹りやすい下痢症が，成人にも小児と同じ程度に流行しました[29]。

人道的アセスメント humanitarian assessment は，難民が初めて流入してから3か月後の8月第1週に始まりました。Katale, Kibumba, Mugunga 3か所の難民キャンプで緊急調査が行われ，死因の90%が下痢症であること，全体に食糧不足で特に母子家庭で深刻なこと，そして難民の23%が急性の栄養失調状態にあることが明らかとなりました。8月初旬には髄膜炎も流行し始めました[29]。

短期間に多くの人々が流入してきたため，事態は非常に複雑化しました。さらに，Kivu 湖は手っ取り早い水源として利用されたことが疾患の広がる原因ともなってしまいました。加えて，Goma の土壌は岩が多かったため，簡易トイレ用の穴を掘るのが非常に難しかったのです。その上，救援物資の配給を取り仕切っていたフツ族の指導者たちが，平等に物資を配給しなかったという問題も生じました[29]。

8月初旬になると，国連難民高等弁務官事務所 United Nations High Commissioner for Refugees(UNHCR)による調整が効を奏して，国際援助がようやく効果を発揮し始めました。キャンプ内に疾病流行の監視体制と情報管理システムが確立され，そして，1人1日あたり5〜10Lの安全な水の配給や麻疹の予防接種やビタミンA補助剤の配布も実施され，病気の問題はこれらの標準的な対策によってほぼ解決に至りました[29]。

この危機を克服するために，多くの人々が懸命の努力を行いましたが，Goma での対策では多くの問題点が浮き彫りになりました。第1は当時ルワンダの政治の不安定さがよく知られていたにもかかわらず，こうした人道危機 humanitarian crisis に対する備えがほとんどなされていなかったことです。第2は現場で活動に当たった医療チームが，これほどの規模の危機対応に必要なインフラや活動経験を欠いていたことです。たとえば，医療スタッフの多くが，下痢症治療の基本である経口補水療法 oral rehydration についての知識を十分持ち合わせていませんでした。第3は支援に参加した軍隊の活動が，他の援助組織の活動と協調して行われなかったことです[29]。

Goma における人道危機は多くの点で例外的ですが，将来の CHE への対応の改善につながる多くの教訓をもたらしました。それらは以下の3点に集約することができます。

- CHE に対する早期警告システムの確立
- CHE への事前の準備
- CHE に対処できる既存の NGO の能力の強化

## パキスタン地震

2005年8月上旬，パキスタンでマグニチュード7.6の地震が発生しました。震源地は Kashmir(カシミール)地方でしたが，地震は北西部の North-West Frontier Province(NWFP)にも及びました。わずか数分の間に家屋が倒壊し，300万人が住居を失くし，多くの人々が瓦礫の下敷きになったり，ケガをしたりしました[30]。

死者は8万8000人と推定されており，その多くが子どもでした。また，頭部の激しい外傷や内出血による即死，土ほこりで窒息したことによる急死 rapid death，創傷の感染による遅延死 delayed death など死因は様々でした。加えて，8万人の負傷者も出ました[31]。さらに，元々あった保健医療施設の65%を含む Kashmir 地方のインフラ設備の84%が地震の衝撃で崩壊したため，被災者には，医療，食糧，水，そしてトイレ設備が緊急に必要とされました[30]。

地震への対応として，パキスタン政府は，短期および長期の復興活動を担う連邦救援委員会 Federal Relief Commission(FRC)と，Earthquake Rehabilitation and Reconstruction Authority(ERRA)を設置しました。それだけではなく，地震発生から1週間後，政府は生存者への補償金も含めた救援策を提示しました。アジア開発銀行 Asian Development Bank に加えて，世界銀行 World Bank は，たとえば非衛生的環境下に置かれている集団や地域を特定するためのアセスメントを実施しました。さらに，復興の取り組みへの寄付を受け付けるための，South Asia Earthquake Flash Appeal(SAEFA)も設立されました。

国境なき医師団(MSF)は，地震のときすでに医療チームが Kashmir 地方で活動していたこともあり，地震当日から緊急支援活動に携わり，救援に大きな役割を果たしました。MSF のチームは，衛生状態の改善，テント・調理具・マットレスの配布，負傷者の手当てに集中し，また3万件の麻疹の予防接種を行い，その後は医療施設の再建に活動をシフトして行きました。North-West Frontier Province での MSF は，在宅療養者のための病院を作り，医療村を開いて非常に多くの負傷者の手当てにあたりました[30]。

こうした国内外からの多大な支援にもかかわらず，負傷者は被災していない病院に押し寄せました。しかし，そこには，対応できる人材も資材もなかったため，地震で医療システムが崩壊した場合によく見られるように，病院での待ち時間の間に二次的な合併症を併発した患者も数多く見られました[30,31]。

さらに，道路の崩壊のために僻地の村落は孤立してしまいました。冬の訪れが迫っていたため，パキスタン軍，MSF，国連機関はヘリコプターによる救援物資の配送を行い，さらに，政府はテントを提供することも約束しました。被災地には国内外から非常に多くの支援物資が寄せられましたが，残念ながらそのほとんどは，被災地のニーズにそぐわないものだったのです[30]。

こうした，政府，軍，支援国が行った救助と復興のための取り組みから，多くの重要な教訓が得られました。それらは以下の4点に集約することができます。

- 地震の多い地域の建築物は，耐震性に配慮した設計と建設が必要である。
- 政府は緊急時対応における問題点を点検し，それを踏まえた緊急対応計画 emergency plan を策定しておく必要がある。
- 救援物資は被災者のニーズに十分配慮して選択するべきである。
- パキスタンの MSF の活動が示すように，専門性を持つ NGO が特に災害前からその国で活動を展開していた場合には，自然災害への対応に非常に重要な役割を果たすことができる[30,31]。

## ハイチ地震[32]

2010年1月のハイチ地震は，震源が首都の Port-au-Prince（ポルトープランス）の南西24 km（15マイル）でマグニチュードは7.0でした。地震の甚大さ，ハイチの建造物のもろさ，多くの人が暮らす非常に貧しい住環境もあって，ハイチは壊滅的状態に陥りました。さらに，元々国の医療システムは脆弱で，地震で生じた膨大な傷病者を扱うには医療スタッフも医療設備も不足していた上に，60％の医療施設が倒壊し，10％の医療スタッフが死亡もしくは国外に去ってしまい，被災者の医療ニーズを満たすためには，どうしても外部からの支援が必要でした。

ハイチの救援活動で重要な役割を果たしたのは，国境なき医師団（MSF）でした。MSF は地震の起こる19年も前から，ハイチで医療活動を展開していたため，タイミングと規模において非常に適切な対応が可能だったのです。MSF の地震への対応は，低所得国の自然災害に対する医療支援のあり方，特に急性期から，復興・再建・開発に至る災害後の各段階で，外部からの支援者が果たすべき役割の優れたモデルとなっています。

MSF が地震発生直後に最優先課題としたのは，救急医療サービスの提供でした。地震による負傷者の救命手術や創傷の手当てをするために，MSF は新しい緊急施設を設置しました。既存の施設は地震によって損壊し，また多くの負傷者が発生していたために，新しい施設が必要だったからです。さらに，MSF は多くの手術用具を追加供給し，ピーク時には3,500人にものぼる人員を現場に派遣しました。100床のベッドと3つの手術室を備えた加圧膨張式の仮設病院 inflatable hospital も建てられましたが，それは手術に必要な清潔空間の確保が，緊急対応期で直面する重要な課題の1つだったからです。地震から5か月の間に，MSF は延べ17万3000人の患者に救急医療を提供し，1万1000人以上に手術を行いました。そして，こうした創傷に対する救急医療の内容は時間とともに変化し，肢の切断などの人命救助的処置から感染創部の治療へとシフトしました。

救急産科ケア emergency obstetric care も，妊産婦の救命のために優先すべき活動の1つでした。MSF が所有していた産科病院が地震で倒壊してしまったため，MSF は，保健省が保有する産科病院に人員と重要な医薬品の援助を行いました。MSF はこれらの施設で地震後の5か月間に3,752件の分娩を行い，400万ユーロを妊産婦の医療サービスに投資しました。

地震の影響による精神保健 mental health に対処するために，救急医療の中に心理的ケアが組み込まれ，トラウマを負った患者への緊急対応が行われました。そして，その後すぐに短期的・長期的精神保健の重要性を考慮して，コミュニティにおけるアウトリーチプログラムが開始されました。近親者の喪失，傷害や厳しい生活環境への対処，余震の恐怖などからくる不安を軽減するために，グループカウンセリングや個人相談が実施されました。MSF は，地震から5か月間に8万人以上の人々に心理的ケアを提供しましたが，精神障害の短期的・長期的ケアが可能な精神科医が不足していたために，ハイチでは精神保健への対応は十分には行われませんでした。

プライマリケアの提供も MSF の重要な活動の1つで，そのために，いくつかの新たなプライマリケアクリニックが設置されました。このクリニックでは，地震発生から数週間の間に，毎日400〜500人の受診があり（6か月後には1日約70人に減少），基本的な健康診断を行い，治療を提供するとともに，感染症の流行を監視する拠点としても活用されました。クリニックの活動の中には，周産期のケア，予防接種，感染症の治療，精神保健サービスや病院への照会といった内容も含まれていました。

震災に対する MSF の主な活動は医療サービスの提供でしたが，健康への影響を考えれば，水，トイレ設備，居住スペース（シェルター）の不足などの問題にも緊急の対応が求められていました。そこで，MSF は首都 Port-au-Prince 周囲の各避難民キャンプに衛生区域を設け，そこに簡易トイレ，シャワー，手洗い場を設置しました。さら

に，ごみ処理システムの整備に加えて，石鹸，歯ブラシ，歯磨き粉を含む衛生キットを，3万5000個配布し，正しい衛生行動の普及に努めました。2010年5月時点で，MSFは他の機関と協力し，給水車で1日におよそ1,270 m$^3$の水を供給しました。

そして同時に，MSFは居住条件を改善するために，避難民に居住スペースとしてのテントや，調理具や皿などの家庭用品を配布しました。テントは約6か月もつことを想定し，約2万7000張が配布されました。

また，MSFは移動クリニック mobile clinic を展開し，コミュニティに医療を直接届けるとともに，未受診の患者の探索を行いました。移動クリニックはMSFではよく行われている活動ですが，震災直後には，MSFが支援している医療施設に多くの患者が押し寄せたために，MSFのスタッフはその対応に忙殺され，移動クリニックをすぐには展開できなかったのです。

こうした活動に取り組む中で，最も緊急な対応が必要な時期にMSFが直面した大きな問題は，緊急支援物資や人員を乗せた航空機が着陸する場所の確保でした。航空機はしばしば隣国のドミニカ共和国に着陸せざるをえず，そこから車で36時間もかけて物資を被災地まで運ばなければならなかったのです。

地震から2か月後になると，医療ニーズは，救急医療から回復やリハビリテーションを重点とする長期的ケアへと変わってきました。そして，病院とプライマリケアクリニックが扱う傷病は，地震とは直接関係のないものが増えるようになりました。2010年6月初旬までには，MSFが診療した半分がそうした傷病で占められるようになってきました。そうした傷病の中では暴力に関連した傷害や小児疾患が特に多く，また交通外傷，熱傷，性感染症，結核，HIV，呼吸器感染症などにも対応しなければなりませんでした。

地震から3か月後には，MSFは，緊急対応のためハイチに派遣したスタッフの多くを，現地のハイチ医療従事者と交代できるようになり，2010年6月には，医療従事者のハイチ人と外国人の比は震災前と同じ10対1に戻りました。

MSFが地震から5か月間に投入した費用は5,300万ユーロで，そのうち1,100万ユーロが手術と術後のケアに，850万ユーロが居住スペース（シェルター）の確保のために使われました。

こうしたMSFの貢献によりハイチでの健康問題は大きく改善しましたが，その後もMSFは以下のような様々な問題に直面しました。

- 復興の進展は遅く，配布された仮設テントが劣化し始めたため，被災者への適切な居住スペース（シェルター）の確保に引き続き努める必要がある。
- 地震で倒壊した医療施設の再建と，仮設の施設を恒久的な施設に置き換えなければならない。
- ハイチは，ハリケーンを含めた自然災害の影響を受けやすい国のため，強いハリケーンに襲われると，すでに脆弱なインフラが深刻な打撃を受け，それによって健康問題がさらに悪化する可能性がある。

### ミャンマー—サイクロン・ナルギス

2008年5月初旬，サイクロンがミャンマー南部の沿岸地域を襲いました。町全体が浸水し，13万8000人以上が死亡し，生存した人々も何十万人もが家を失いました。被害は，50の町，240万人に及びました[33]。Ayeyarwady Delta（エーヤワディーデルタ）（旧称イラワジデルタ Irrawaddy Delta）は，ミャンマー最大の稲作地帯であり，暮らしている人々のほとんどは農家，漁師，労働者，商人ですが，このデルタ地帯の水道，家，燃料，電気といったインフラはかつてないほどに破壊されてしまいました[34]。海岸と農地が壊滅したため，人々の生活は文字どおり一掃されてしまったのです。

ミャンマーは，このような大規模災害後の人々のニーズに対応するだけの十分な資源を持ち合わせていませんでした。たとえば，医療システムは元々脆弱で，医療分野への投資は国内総生産の2.3％に過ぎず，これは1人あたり約43米ドルにしかなりません[35]。さらに，人口の70％が地方部 rural area（農村や漁村）で暮らしており，そのほとんどが，サイクロン以前から基本的な医療サービスや衛生的な水・し尿処理が非常に不十分な状態にありました。また，基本的な保健医療サービスを提供するのに必要な保健医療従事者の数も不足していました。そればかりか，4人に1人が貧困レベル以下の生活を送っており，普段からマラリアや結核など感染症が蔓延していたのです[34]。

当時，ミャンマー政府は，軍事政権（自由と公平さが国際的に問題視されていた選挙で選ばれた政権）に握られており，政治は抑圧的で透明性に欠け，政治的自由が制限されていました。後述しますが，これらの要因が救援活動にも大きな影響を与えました。

サイクロンが去った後，健康状態と生活状況が著しく悪化し，緊急援助活動が必要となりました。他の自然災害と同じように，短期的にはサイクロンによる負傷者への救急医療，基本的生活必需品（食糧，居住スペース，水，トイレ）の提供，うつや不安など心理的問題に対する精神保健サービスが必要ですが，長期的には保健医療，住居，食糧，そして交通などのインフラの復興が必要となります。

しかし，災害から約3週間もの間，ミャンマー政府の最高決議機関である State Peace and Development Council (SPDC)は国外からの援助や救援物資を受け入れませんでした。被害が大きく，かつ国内に十分な救援物資がないところに国際的な援助組織が入れば，その影響で政情が不安定になることを政府は恐れたのです。こうしてミャンマーでは，政府とコミュニティ組織 community-based organizationsによって緊急災害援助が担われることになりました。しかし，地域住民による自主的な活動すら，政府の統制によって強制的な検問を受けました[33]。しかも不幸なことに，世界食糧計画World Food Programme(WFP)によると，地元組織には緊急事態に対応するためのロジスティクスと物資の供給を管理する能力がほとんどなく[34]，そのため，初期の救援活動では，緊急時に必要な食糧，居住スペース(シェルター)，トイレ設備，救急医療などの提供が十分に行われなかったと考えられています。

人命が危機に曝されているにもかかわらず，海外からの援助を拒み続けるミャンマー政府の姿勢に対し，多くの国々や人道支援組織humanitarian relief organizationから強い非難が巻き起こりました[33]。東南アジア諸国連合The South East Asian Nations(ASEAN)は，ミャンマー政府に迫って緊急医療チームの入国を認めさせ，さらに国連事務総長のBan Ki-moonの訪問などの強い国際的な圧力に曝されて，同年5月下旬，ついにミャンマー政府は国際援助組織の入国を許可したのです[33]。

国際援助組織とミャンマー政府の協力を円滑にするために，援助活動の調整と監督を担うTripartite Core Group(TCG)が組織されました。ASEAN，国際連合，ミャンマー保健省で構成されたこのTCGは，短期と長期の再建計画を立て，将来のサイクロンへの備えと予防を強化するための対策を検討することを誓約しました。

しかし，入国を許可された後も，国際援助組織の活動は政府の厳しい統制を受け，多くの隊員には移動制限が課せられ，絶えず政府の監視に曝されることになりました。外国の援助チームにはそれぞれ別々の地域が割り当てられ，活動は地域の連絡担当者を通して政府によって調整されました。こうした通常ではありえない状況下に置かれたために，海外から来た援助組織同士の協力した活動が非常に困難となり，また政府は援助組織同士の情報交換にまで制限を加えたのです[33]。

John Hopkins Center for Public Health and Human Rightsの調査によるサイクロンの生存者と援助隊員へのインタビューでは，多くの援助隊員が，救援物資を(被災者ではなく)地方政府に直接渡すよう強制されたと証言しています[33]。またその報告書には，一部の援助物資は本来の目的に使用されなかったとも記述されています。海外援助チームは独自にデータを集めることも許されませんでした[33]。

また，この調査では，被災者の土地の押収や強制移転を含め，被災者や医療スタッフに対する行き過ぎた対応があったことが明らかにされていますが，State Peace and Development Council(SPDC)による公式な発表ではこのようなことは認められなかった，としています[33]。

災害に関する報道は国営メディアを通してのみ行われ，被害の状況や人々の窮状は過小にしか報道されませんでした。そのため，サイクロンの生存者と悲惨な被害の実態については，国民は十分に知らされることはなかったのです[33]。

海外援助組織が初めてミャンマーに入ったとき，その時点で多かった傷病のタイプから，援助活動の遅れによって災害直後に非常に多くの死者が出た可能性が強く示唆されました。なぜなら，海外援助組織がその時点で最も多く遭遇した傷病は，サイクロン後に通常予想される重度の創傷や救急治療を要する傷害ではなく，すでに慢性状態にある傷病だったからです。たとえば，移動クリニックを運営していたある国際チームの報告では，成人と小児に多かった疾患は上気道感染症と胃炎で[34]，重度の創傷や裂傷の治療がほとんどなかったことから，サイクロンで重症を負った人々は，救急治療を施されることもなくすでに死亡してしまっていたことが示唆されています。ミャンマー国内には，この規模の緊急事態に対応できるだけの資源がなかったのです。

支援活動に厳しい制限を課すという，このミャンマー政府の誤った対応のために，サイクロン発生から18か月の間，食糧，水，居住スペース(シェルター)が大きく不足するという事態が続き，国際連合人間居住計画United Nations Human Settlements Programme(UN-HABITAT)は，18か月の時点で，45万人が居住スペースがないままに放置されていたと推定しています。また，農地と農業用具が失われたこともあり，食糧供給も不足していました[33]。

このミャンマーのサイクロンの事例は，被災地の政府が，質・量において適切な対応ができないにもかかわらず，外部からの支援を拒んでいるという状況下において，国際的な人道支援組織はどのような対応を取るべきかという問題，また政府が支援活動を妨げるような統制をかけている状況下で，人道支援組織は，どの程度自律的に活動すべきかという問題を提起することになりました。

## 自然災害や人道緊急事態(CHE)に対する今後の課題

自然災害やCHEによる健康影響に対する取り組みには，多くの困難が伴います。その中で今後重要な課題の1つは，自然災害やCHEによる健康への悪影響をどのように予防するかということです。貧しい国では，多くの場合統治能力も劣り，災害やその影響の予防に力を注ぐ余裕はありません。しかし，非常に貧しい国であっても，治水water control，建築水準の向上，災害時の対処についてのコミュニティ教育の強化，防災計画disaster preparedness planの策定と訓練などの対策を行うことによって，自然災害による犠牲者を減らすことができます。そして，こうした取り組みとともに，災害発生時の医学的対応マニュアルを策定し，災害の起こりやすい地域の周辺に医薬品・医療機器・必要物資などを整備しておけば，さらに効果を高めることができます。実際に毎年洪水の被害を受けるバングラデシュでは，こうした対策を行うことによって，洪水による年間死亡者を減らすことに成功していま

す[36]。

災害対策のための基準やプロトコールの作成については、近年国際的に大きな前進が見られ、人道援助を行うNGO、国際赤十字 International Red Cross、赤新月社 Red Crescent Societies によって、緊急時の活動の指針となる行動規範 Code of Conduct が開発されています。この規範の基本原則を示したのが**表15-6**です。しかし、対応の調整 coordination をさらに強化することが課題として残っており、自然災害やCHEに対応する組織には、以下の点に配慮することが求められます。

- スフィア・プロジェクト Sphere Project［訳注：NGO、赤十字、赤新月社により、人道援助全般に関する最低基準（＝スフィア・ハンドブック）を定める目的で1997年に開始されたプロジェクト］のような、共通の基準を定めること
- 重要な問題に関しては共通のプロトコールを持つこと
- そのプロトコールに従ってスタッフを訓練すること
- 被害を受けたコミュニティとその国の政府と連携すること[37]

加えて、災害への対応では、緊急医療サービスの費用対効果にも注意する必要があります。これまで見てきたように、海外からの援助活動は費用対効果に問題があり、野営病院 field hospital についても同じことが言えます。また、多くの援助組織が提供した緊急医療サービスは、必ずしも時期に適したものでなく、もう少し後の時期のほうがよかったものが少なくありません。費用対効果や社会的公正・平等などに基づき慎重に優先順位を決めれば、援助活動をもっと効果的なものにすることができます[10,37,38]。

また、災害時の活動の進捗や効果を測定する指標の導入は、それを絶えず改善していくことで、国内外の救援活動をより適切に評価できるようになると思われます[38]。

## メインメッセージ

自然災害と人道緊急事態（CHE）では、多大な罹病、死亡、障害が発生します。非常に多くの人々が健康に影響を受け、甚大な経済的損失が生じ、しかもその影響はしばらく続きます。なかでも最も影響を受けるのは貧困な人々であり、一般に、裕福な人々よりも大きな被害を受けます。災害の中には人災もあり、またゆっくり進行するものもあれば、突発するものもあります。

干ばつ、飢饉、ハリケーン、台風、サイクロン、豪雨、地震、火山活動などの自然災害は健康に重大な影響を与えます。近年、自然災害の数が増加する一方で、被災による死亡者数は減少しつつありますが、死亡の90％以上は低・中所得国で生じています。また、気候変動による自然災害のタイプと激甚度は、今後、増大していく可能性があります。

自然災害では、災害の影響で直接死亡する人もいますが、それよりもさらに多くの人々が水の供給、衛生設備、保健医療サービス、食糧への影響（食糧不足）など、自然災害の間接的影響によって死亡します。また、生き延びたとしても、避難キャンプでの生活に関連する問題によって、健康を害する人々も少なくありません。

1990年代の後半には、毎年約40件のCHEが発生しました。そして、現在世界には約1,400万人以上の難民 refugee と2,000万人の国内避難民 internally displaced people が存在します。CHEでは一般に、自然災害よりもかなり大きな健康被害が生じます。また、CHEの影響は、多数の人々の移動が生じる急性期が過ぎても、一般には、その後も長期間にわたって続きます。

CHEは内戦に端を発するものが増加しつつあります。そして自然災害と同様、健康への影響は、直接的なものと

**表15-6　災害救援における国際赤十字、赤新月運動、NGOのための行動規範**

- 人道的な責務を最優先する
- 援助は、対象者の人種、宗教あるいは国籍に関係なく、またいかなる差別もなされることなく行われる。援助の優先度はその必要性に基づいてのみ決定される
- 援助を、特定の政治的、宗教的立場の拡大手段として利用してはならない
- 政府による外交政策の具となることがないように努める
- 相手の文化と慣習を尊重する
- 地元の対応能力を活用した救援活動を行うように努める
- 援助活動の受益者が緊急援助の運営に参加できるように努める
- 救援にあたっては、基本的ニーズを満たすだけではなく、将来の災害に対する脆弱性をも軽減させるように努める
- 援助者は、支援対象者と資源提供者の双方に対して説明責任を負う
- 情報、広報、宣伝活動では、災害による被災者を、希望を失った存在としてではなく、尊厳ある人間として認識しなければならない

出典：International Federation of Red Cross and Red Crescent Societies. *The code of conduct*. http://www.ifrc.org/en/publications-and-reports/code-of-conduct/ から改変。2010年10月3日にアクセス。

間接的なものに大別されます。内戦は，武力によって人々の命を奪うだけではなく，インフラをも破壊します。内戦では，市民が攻撃対象になることもあり，特に女性は性的暴力の犠牲となることが少なくありません。

人道緊急事態（CHE）の緊急対応期には，多くの人々が避難キャンプに逃れて来るため，多くの健康問題に対処しなければなりません。その中でも特に重要な問題は，下痢症，麻疹，マラリア，肺炎ですが，栄養不足への対策も重要です。また，コレラが流行すると，短期間に多くの死亡者が出るため注意が必要です。

自然災害のリスクの高い国であっても，その被害を最小限に抑えるために，様々な対策が可能です。たとえば，防災計画 disaster plan の策定，防波堤 seawall や堤防 levee の建設，地震多発地帯 earthquake-prone area における建造物の耐震性の強化などがあります。水道などのインフラを災害に耐えられるように強化することは，費用対効果の高い対策と言えます。

自然災害の健康への影響に対する対応では，健康状態の迅速なアセスメントや，救急を要する被災者への速やかな手当が求められます。緊急性の低い被災者は，数日，数週，数か月というタイムスパンで対応することができます。その他，災害で心理的なトラウマを受けた人々にも中長期的な支援が必要です。

CHE における人々の健康状態に対しては，迅速かつ継続的なアセスメントが必要です。そして，生活環境，居住スペース，水，トイレ，食糧について緊急の対応が求められます。次に必要なことは，疾患の発生予防と，発生した疾患の治療であり，特に栄養不足，麻疹，肺炎，マラリアには注意しなければなりません。リプロダクティブヘルスについても，早期の対応が必要なものがあり，最低限の医療サービスや HIV の母子感染予防にも留意が必要です。急性期が落ち着くと，結核，総合的なプライマリケア，非感染性疾患，長期的な精神保健問題へと重点が移っていきます。

近年，CHE や自然災害への対策の調整や標準化に重要な進歩が見られていますが，準備とスタッフの訓練の程度には，組織間でかなりの違いが見られます。さらに，援助の費用対効果にも問題が少なくありません。災害発生初期にどのような活動が必要かは，これまでの CHE や自然災害の教訓から明確であり，したがって，援助組織に必要なことは，死亡，障害，罹病の減少に有効かつ最も費用対効果の高い取り組みを，社会的公正に十分に配慮しつつ，実施することです。

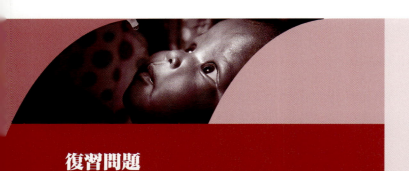

## 復習問題

1. 他の原因による罹病，死亡，障害に比べ，自然災害や人道緊急事態(CHE)による年間の疾病負荷にはどのような特徴があるかを説明してください。
2. 災害，自然災害，CHEについて説明してください。
3. 国内避難民(IDP)，難民 refugees の定義と，その違いについて述べてください。
4. 過去10年の間に起きた最も重要な自然災害の例をいくつかあげ，それぞれにどれほどの死者が出たか，自然災害のタイプによって犠牲者に性差や年齢差はあったかどうかについて述べてください。
5. サハラ以南アフリカで最も多くの避難民 displaced people が生じている国と，逆に最も多くの難民を受け入れている国を挙げてください。
6. CHE の初期における最も重要な健康問題，災害後の時間経過に伴う健康問題の推移，栄養不足，麻疹，肺炎，コレラなどの影響を受けやすい人々について説明してください。
7. CHE における女性は特にどのような被害を受けやすいかを述べてください。
8. 自然災害による健康への影響をできるだけ少なくするために，国や地域で可能な対策について述べてください。
9. 難民キャンプに逃れてきた人々に対し，最初の数日間にとるべき対策と，その後問題の性質がどのように変化していくかを説明してください。
10. 援助組織が共通の枠組みに基づき，かつ最も費用対効果の高い活動をできるようにするためには，何が必要かを述べてください。

## 引用文献

1. National Highway Traffic Safety Administration. *Glossary*. Retrieved September 29, 2006, from http://www.nhtsa.dot.gov/people/injury/ems/emstraumasystem03/glossary.htm.
2. Boutros Boutros-Ghali, Concluding Statement of the UN Congress on Public International Law: Towards the Twenty-First Century: International Law as a Language for International Relations, March 13–17, 1995, New York.
3. Burkholder, B. T., & Toole, M. J. (1995). Evolution of complex disasters. *Lancet, 346*, 1012–1015.
4. Toole, M. J., & Waldman, R. J. (1997). The public health aspects of complex emergencies and refugee situations. *Annual Review of Public Health, 18*, 283–312.
5. United Nations High Commissioner for Refugees. (2001). *The 1951 convention relating to the status of refugees and its 1967 protocol*. Retrieved March 29, 2015, from http://www.unhcr.org/4ec262df9.html.
6. Brookings Institute. (2008). Protecting internally displaced persons: A manual for law and policymakers. Retrieved March 29, 2015, from http://www.unhcr.org/50f955599.html/.
7. Brennan, R. J., & Nandy, R. (2001). Complex humanitarian emergencies: A major global health challenge. *Emergency Medicine (Fremantle), 13*(2), 147–156.
8. Last, J. M. (2001). *A dictionary of epidemiology* (4th ed., p. 47). New York: Oxford University Press.
9. UCLA School of Public Health. (n.d.). *Definitions*. Retrieved March 29, 2015, from http://www.ph.ucla.edu/epi/bioter/anthapha_def_a.html.
10. de Ville de Goyet, C., Zapata Marti, R., & Osorio, C. (2006). Natural disaster mitigation and relief. In D. T. Jamison, J. G. Breman, A. R. Measham, et al. (Eds.), *Disease control priorities in developing countries* (2nd ed., pp. 1147–1152). New York: Oxford University Press.
11. Global Humanitarian Assistance. (n.d.). *Global humanitarian assistance report 2014*. Retrieved September 12, 2014, from http://www.globalhumanitarianassistance.org/wp-content/uploads/2014/09/GHA-Report-2014-interactive.pdf.
12. Hansch, S., & Burkholder, B. (1996). When chaos reigns. *Harvard International Review, 18*(4), 10–14.
13. Ganeshan, S., & Diamond, W. (2009). *Forecasting the numbers of people affected annually by natural disasters up to 2015*. Oxford, UK: Oxfam.
14. Guha-Sapir, D., Hoyois, P., & Below, R. (n.d.). *Annual disaster statistical review 2012*. WHO collaborating Centre for Research on the Epidemiology of Disasters (CRED). Retrieved September 12, 2014, from http://reliefweb.int/sites/reliefweb.int/files/resources/ADSR_2012.pdf.
15. Lopez, A. D., Mathers, C. D., & Murray, C. J. L. (2006). The burden of disease and mortality by condition: Data, methods, and results for 2001. In A. D. Lopez, C. D. Mathers, M. Ezzati, D. T. Jamison, C. J. L. Murray (Eds.), *Global burden of disease and risk factors* (pp. 45–93). New York: Oxford University Press.
16. Zwi, A. B., & Ugalde, A. (1991). Political violence in the third world: a public health issue. *Health Policy and Planning, 6*, 203–217.
17. Goldstein, J. S. (2011, August 15). Think again: War. *Foreign Policy*. Retrieved August 24, 2014, from http://www.foreignpolicy.com/articles/2011/08/15/think_again_war.
18. Personal communication, R. J. Waldman to R. Skolnik, March 2007.
19. Waldman, R. J. (2001). Prioritising health care in complex emergencies. *Lancet, 357*(9266), 1427–1429.
20. Marsh, M., Purdin, S., & Navani, S. (2006). Addressing sexual violence in humanitarian emergencies. *Global Public Health, 1*(2), 133–146.
21. Ager, A. (2002). Psychosocial needs in complex emergencies. *Lancet, 360*, s43-s44.
22. Almedom, A., & Summerfield, D. (2004). Mental well-being in settings of "complex emergency": An overview. *Journal of Biosocial Science, 36*, 381–388.
23. Mollica, R. F., Cardozo, B. L., Osofsky, H. J., Raphael, B., Ager, A., & Salama, P. (2004). Mental health in complex emergencies. *Lancet, 364*(9450), 2058–2067.
24. The Sphere Project. (2004). Minimum standards in health services. In *The Sphere handbook 2004: Humanitarian charter and minimum standards in disaster response* (pp. 249–312). Geneva: Oxfam Publishing.
25. The Sphere Project. (2004). Minimum standards in water supply, sanitation, and hygiene promotion. In *The Sphere handbook 2004: Humanitarian charter and minimum standards in disaster response* (pp. 51–102). Geneva: Oxfam Publishing.
26. The Sphere Project. (2004). Minimum standards in shelter, settlements, and non-food items. In *The Sphere handbook 2004: Humanitarian charter and minimum standards in disaster response* (pp. 203–248). Geneva: Oxfam Publishing.
27. UNHCR. (1995). *Refugee health*. Retrieved September 30, 2010, from http://www.unhcr.org/3ae68bf424.html.
28. Krasue, S. K., Meyers, J. L., & Friedlander, E. (2006). Improving the availability of emergency obstetric care in conflict-affected settings. *Global Public Health, 1*(3), 229–248.
29. Goma Epidemiology Group. (1995). Public health impact of Rwandan refugee crisis: What happened in Goma, Zaire, in July 1994? *Lancet, 345*(8946), 339–344.
30. Médicins Sans Frontiéres. *Pakistan—Activity Report 2006*. Retrieved March 29, 2015, from http://www.msf.org/pakistan-activity-report-2006.
31. Noji, E. K. (1997). Earthquakes. In E. K. Noji (Ed.), *The public health consequences of disasters*. New York: Oxford University Press.
32. Doctors Without Borders. (2010). *Emergency response after the Haiti earthquake: Choices, obstacles, activities and finance*. Retrieved October 1, 2010, from http://www.doctorswithoutborders.org/news-stories/special-report/emergency-response-after-haiti-earthquake-choices-obstacles-activities-0.
33. Suwanvanichkij, V., Murakami, N., Lee, C., et al. (2010). Community-based assessment of human rights in a complex humanitarian emergency: The Emergency Assistance Teams—Burma and Cyclone Nargis. *Conflict and Health, 4*(8).
34. Lateef, F. (2009). Cyclone Nargis and Myanmar: A wake up call. *Journal of Emergencies, Trauma, and Shock, 2*, 106–113.
35. BRAC. Pakistan: Health. Available at: http://www.brac.net/content/pakistan-health. Accessed August 17, 2010.
36. ICDDR, B Centre for Health and Population Research. (2004). Documenting effects of the July–August floods of 2004 and ICDDR, B's response. *Health and Science Bulletin, 2*(3), 1–6.
37. The Sphere Project. (2004). *The Sphere handbook 2004: Humanitarian charter and minimum standards in disaster response*. Geneva: Oxfam Publishing.
38. Spiegel, P., Sheik, M., Gotway-Crawford, C., & Salama, P. (2002). Health programmes and policies associated with decreased mortality in displaced people in postemergency phase camps: A retrospective study. *Lancet, 360*(9349), 1927–1934.

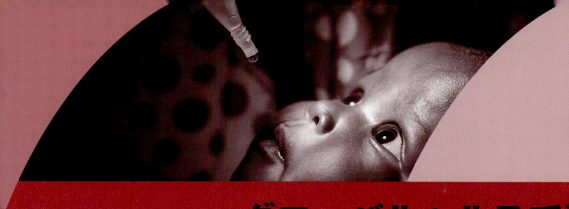

# 第16章

## グローバルヘルスで活躍する主な機関, 組織
### ——協働の意義と課題

### 学習目標
- グローバルヘルスへの対応における協働の意義を理解する。
- グローバルヘルスにおける協働の主なタイプを説明できる。
- グローバルヘルスで活躍する主な機関や組織と, それぞれが重点を置く活動について説明できる。
- グローバルヘルスにおける官民パートナーシップの意義について説明できる。
- グローバルヘルスにおいて協働を促進する上で直面する困難について説明できる。

### ビネット

▶ 2004年, 世界はポリオ根絶を目前にしていました。ところが2005年, ナイジェリア北部で, 一部の人々が自分たちの子どもへのポリオの予防接種を拒否したことが発端となって, ポリオがその地域から他の多くのアフリカ諸国に広がってしまいました。その後ポリオは, 2005年7月までにサウジアラビアとインドネシアへ, 次いでポリオ流行が終息したと思われていたアンゴラへと広がり, 2005年9月, 数年間ポリオが発生していなかったソマリアでも感染が確認されました[1]。この経験は, ポリオの新規感染と他国への感染の広がり防ぐためには, 協働(協調)した国際的努力が必要なことを示しています。

▶ 2013年, 約900万人が新たに結核に罹り, 約150万人が結核で死亡したと推定されています[2]。実際, 結核は低所得国における成人の主な死因の1つですが, それにもかかわらず1960年代以降, 結核の新薬はほとんど開発されていません[3]。これは, 結核が, 医薬品を購入する経済的余裕がほとんどない低・中所得国の貧困層に多いため, 製薬企業にとって新薬開発の経済的メリットが乏しいことがその理由です。こうした「顧みられない疾患 neglected disease」に対する新薬開発を促すために, 国際社会に何ができるのでしょうか? こうした医薬品に対する官民からの投資を促すためにはどうすればよいのでしょうか? 新薬の開発が確実にビジネスになることを製薬企業に納得させるには, 何をすればよいのでしょうか?

▶ ワクチンは最も費用対効果 cost effectiveness の高い予防法です。低・中所得国で子どもに投与されている基本ワクチンは, ジフテリア, 百日咳, 破傷風, 結核, 麻疹, ポリオの6種類で, それ以外に費用対効果の高いワクチンとしては, B型肝炎ウイルスやインフルエンザb型菌(Hib)に対するワクチンがあります。しかし1990年代を通して, 基本ワクチンの接種率には, 最貧国間でも大きな格差があり, 接種率が低下した国さえあります[4]。また, B型肝炎の予防接種は, 高所得国ではすでに1980年代には広く使用されていたにもかかわらず, 低・中所得国では今でもその接種率は非常に低いままです。こうした大きな格差の背景には, 予防接種に対する予算の不足, 予防接種の実施に必要なインフラや予防接種に対する政治的関心の欠如があります。こうした格差を埋めるために, 国際社会は何をすればよいのでしょうか?

## はじめに

本章では，グローバルヘルスに関わる機関や組織がどのように協働すればよいかそのあり方について解説しますが，まず"協働cooperation"の意義について述べ，次にグローバルヘルス分野で活躍する主な機関や組織を紹介し，その後それぞれが協働において果たしている役割を検討します。次いで，グローバルヘルスに関する国際的アジェンダ（行動計画）agendaがどのように設定され，どのように歴史的に変遷してきたかを概説し，最後に，「政策とプログラムの概要」，「ケーススタディ」の節で具体的事例を紹介した後，グローバルヘルスにおける協働が今後克服するべき課題について検討します。

## グローバルヘルス向上のための協働[5,6]

グローバルヘルスに関する活動では，様々な機関や組織の協働cooperationが行われますが，それには多くの理由があります。第1の理由は，様々な機関や組織が連携して問題の重要性を訴えることで，より大きな社会的影響力を持つことができるからです。健康は個人にとっても社会にとっても極めて重要な問題であるにもかかわらず，必ずしも常に十分な政治的，経済的，財政的支援を受けられているわけではありません。国民が栄養不良状態にある国が多いことは，栄養に関する関心の低さを物語る1つのよい例です。こういう場合，組織・機関・国を超えて関係者が連携して行動を起こせば，より大きな影響力を発揮することができます。HIV/AIDSはその好例であり，世界中のAIDS関係者が一丸となってHIV陽性者への抗HIV治療促進を訴えたことで，大きな進歩がもたらされました。

第2の理由は，グローバルヘルスでは知識や情報の共有，活動に対する国際的基準の設定が必要となるからです。これは，抗マラリア薬の臨床試験を考えれば明らかです。たとえば，どこかの臨床試験によって，ある新薬が既存の薬よりも効果が高いことが証明されたとしましょう。マラリアは標準的治療に耐性を持つため，このような情報はもちろん極めて重要です。しかし，こうした情報が信頼に足るものとして世界で共有されるためには，世界の国々が認める専門性と権威のある国際機関によって技術的標準が設定されている必要があります。後で述べるように，これが，世界保健機関World Health Organization（WHO）の大きな役割の1つです。

第3の理由は，グローバルヘルス自体がいわば国際公共財global public goodsとしての性格を有するため，グローバルヘルスを達成するには協働した取り組みを行う以外にないからです。たとえば，ある国の国境近くの地域で発生した大気汚染が，（その国ではなく）隣国に健康被害をもたらしている場合，問題を解決するには両国が協働するしかありません。同じことが感染症についても言えます。感染症には国境はないため，問題の解決のためには国々が協働した取り組みを行う以外にないのです。

疾病サーベイランス disease surveillance もまた，多くの意味で国際公共財の1つであり，それが有効な役割を果たすためには，多くの機関や組織が協働する必要があります。つまり，疾患の存在をモニターするには標準化された方法に基づく，すべての国の協働が必要であり，一国だけがいくら努力しても，国境を超えた疾病の広がりを防ぐことはできません。2003年に発生した重症急性呼吸器症候群 severe acute respiratory syndrome（SARS）はそのよい例です[7]。2014～2015年にかけて生じた西アフリカのエボラ出血熱 Ebola の拡大は，初期の協働がうまく機能しなかったことに原因の一端があります。

貧しい国の保健医療対策に対する資金援助も，グローバルヘルスにおける国際協働の1つです。こうした援助の背景には様々な動機がありますが，その1つは豊かな国々が貧しい国々の人々の窮状を救おうとする人道的な理由ですが，それ以外にも，いわゆる「啓発された自己利益 enlightened self-interest」［訳注：他人の利益を尊重することが自己の利益にもつながるという考え方のこと］が理由になることがあります。世界的に人の往来が加速し人々が接触し合う機会が著しく増大した現代においては，低・中所得国の健康問題が適切に対処されなければ，自国民が危険に曝されてしまう，と高所得国の政府が考えても不思議ではありません。たとえば，多くの低所得国で結核が蔓延していますが，そうした国々には，結核に有効に対応できるだけの経済的，技術的，組織的資源が不足していることが少なくありません。しかし，結核は伝染するので流行は国境を越え，他の国々にも影響を与えます。つまり，低・中所得国の結核対策に対して資金的，技術的援助を行うことは，高所得国の利益にもつながるわけです。

## グローバルヘルスで活躍する主な機関や組織

グローバルヘルス分野で活躍する機関や組織は加速度的に増加しています。その中には，世界中に支部組織を持つものもあれば，1つの国をベースとして国際的に活動を展開しているものもあります。また，公的な機関や組織もあれば民間組織もあり，民間組織には営利目的 for-profit のものもあれば，非営利目的 not-for-profit のものもあります。財団 foundation にもグローバルヘルスに取り組んでいるものがあります。最近では，公的機関・組織と民間組織が協働して取り組む，いわゆる「官民パートナーシップ public-private partnership」が増えつつあります。

グローバルヘルスに関わる機関や組織はかなりの数に上るため，それぞれのタイプと役割という観点で分類するのが便利です。**表16-1**はその一部を示したものです。

これらの機関や組織が関与する活動は知識や情報の創出

と普及，アドボカシーの実施，技術の標準化や技術支援の提供，保健医療関係プログラムへの資金提供など多岐にわたります。しかし，1つの機関や組織が扱う活動は，多くとも2,3の領域に特化されているのが普通で，たとえば**表16-1**の右下方にある Center for Global Development は，グローバルヘルスに関する政策研究と，アドボカシー事業をその主な活動としています。

この方面の情報は膨大なため，本章ではその導入として，主なグローバルヘルス関連機関や組織の設立趣旨と活動内容の紹介にとどめ，それぞれの機関や組織に対する批判的なコメントは控えることにします。そうした情報に興味のある読者は，他の文献を参照してください[8〜10]。

## 国際連合の機関

健康問題には多くの国連機関 United Nations agencies が関わっており，それぞれの機関はある特化した課題に携わっています。その中で最も重要な機関が，世界保健機関(WHO)，国連児童基金(UNICEF)，国連人口基金(UNFPA)，国連開発計画(UNDP)です(**表16-1**)。ここでは，健康に特に関わりの深い機関である WHO，UNICEF，国連合同エイズ計画(UNAIDS)について解説します。

### ●世界保健機関(WHO)

世界保健機関 World Health Organization(WHO) は1948年，健康に責任を負う国連機関として設立されました[11]。WHOの本部はスイスのジュネーブに置かれ，多くの保健医療分野の専門家を含む約7,000人のスタッフが働いています。**表16-2**に示すように，WHOは世界を6地域に区分して各地域を管轄する地域事務局を置いており，さらに，特に必要な国や地域などに合計150の事務所 field office を置いています[12]。

WHOの目的は，「人々が可能な限り高いレベルの健康を維持できるようにすること」であり[11]，その目的の達成のために，以下のような幅広い活動を実施しています。

- HIV/AIDS や結核など，様々な健康問題に関するアドボカシーや合意形成。
- 研究，レポート，会議，フォーラムなどを通した健康に関する最高水準の知識や情報の創出とその普及。毎年，重要なグローバルヘルスのトピックについて出版される World Health Report はその1例である。
- インフルエンザやエボラ出血熱のように流行を起こす可能性のある疾患のサーベイランスなど，国際的に重要性の高い公衆衛生的機能を果たすこと。
- ハンセン病，結核，HIV に対する適切な処方，あるいは主要な健康問題についてのワクチンや医薬品の製造に関する品質基準に関する国際基準を設定すること。
- たばこ規制枠組み条約 Framework Convention on Tobacco Control や国際保健規則 International Health Regulations(IHR)など，国際的な合意の形成や条約の締結を主導すること。
- 中国での SARS 流行時の対応に関する技術協力や子どもに対する予防接種プログラムの実施方法など，加盟国に対する技術協力の実施。
- Stop TB, Roll Back Malaria, Tropical Diseases Research Program など，多くの協働的取り組みにおいて主導的役割を担うこと。

WHOは，アドボカシーや，知識・情報の創出と普及を主な任務とする技術的な機関であり，技術規格や水準の設定に重要な役割を果たしています。一方，WHOが，低・中所得国の保健医療プロジェクトを直接支援する資金は限られていますが，それはWHOが資金援助機関ではないからです。

WHOの運営は，毎年行われる世界保健総会 World Health Assembly を通して行われており，政策の決定，予算の審査と承認，事務局長の任命などが行われます。世界保健総会での議決は，1国1票 one country-one vote の原則で行われています。WHOの財源は加盟国の拠出金 membership assessment と任意拠出金 voluntary contribution から成り立っており，任意拠出金の大部分は主に先進国からの出資ですが，民間セクターや財団からの貢献もあります。

歴史的に，WHOはアルマ・アタ宣言 Alma Ata Declaration でのプライマリヘルスケア primary health care の提唱で始まった，「すべての人々に健康を Health for All」[13]を含む，健康に関する重要な国際的アジェンダ(行動計画)を牽引してきました。WHOはまた，世界の天然痘根絶計画 smallpox eradication campaign の推進機関の1つとして，低・中所得国における予防接種の拡大に重要な役割を果たしてきました。最近では，たばこ規制対策の推進に主要な役割を果たしており，また世界レベルでの疾病サーベイランスを牽引し，新興・再興感染症，特に鳥インフルエンザ avian flu，H1N1 インフルエンザ H1N1 influenza，SARS の監視に重要な役割を果たしています。

WHOには，以下の6つの優先課題があります[14]。

- ユニバーサルヘルスカバレッジ(国民皆保険制度) universal health coverage
- 国際保健規則 International Health Regulations (2005)
- 医療品へのアクセスの促進
- 健康の社会的，経済的，環境的決定要因
- 非感染性疾患 noncommunicable diseases
- 健康関連のミレニアム開発目標 Millennium Development Goals(MDG)

もっと詳しく知りたい人は，WHOの文献を参照してください。

表 16-1　グローバルヘルスに関連する代表的な組織

国際連合機関
　UNAIDS（国連合同エイズ計画）
　United Nations Development Programme（UNDP，国連開発計画）
　United Nations Population Fund（UNFPA，国連人口基金）
　United Nations Children's Fund（UNICEF，国連児童基金）
　World Health Organization（WHO，世界保健機関）

国際的健康プログラム
　Gavi, The Vaccine Alliance（短く"Gavi"と省略される）
　Global Fund to Fight AIDS, TB, and Malaria（GFATM，グローバルファンド）

多国間開発銀行
　African Development Bank（AfDB，アフリカ開発銀行）
　Asian Development Bank（ADB，アジア開発銀行）
　Inter-American Development Bank（米州開発銀行）
　World Bank（世界銀行）

2国間援助機関
　Australian Agency for International Development（AUSAID，オーストラリア国際開発庁）
　Danish International Development Agency（DANDA，デンマーク国際開発事業団）
　Department for International Development of the United Kingdom（DFID，英国国際開発局）
　Norwegian Agency for Development Cooperation（NORAD，ノルウェー開発協力庁）
　U.S. Agency for International Development（USAID，米国国際開発庁）

財団
　Aga Khan Foundation
　Bill & Melinda Gates Foundation（ビル＆メリンダ・ゲイツ財団）
　Clinton Foundation（クリントン財団）
　Rockefeller Foundation（ロックフェラー財団）
　Wellcome Trust（ウエルカムトラスト）

WHO関連パートナーシップ
　Roll Back Malaria
　Stop TB
　Tropical Diseases Research Program

官民パートナーシップ/製品開発パートナーシップ
　Aeras
　Global Alliance for TB Drug Development（TB Alliance）
　International AIDS Vaccine Initiative（IAVI）
　Malaria Vaccine Initiative

国立研究機関
　Canadian Institutes of Health Research
　Institute of Tropical Medicine, Antwerp, Belgium
　National Health and Medical Research Council, Australia
　U.S. National Institutes of Health（米国国立衛生研究所）

非政府組織
　BRAC（Bangladesh Rural Advancement Committee）
　CARE（Cooperative for Assistance and Relief Everywhere）
　Catholic Relief Services（カトリック救済サービス）
　Médecins Sans Frontières（MSF，国境なき医師団；Doctors Without Borders）
　Oxfam
　Partners in Health
　Save the Children

アドボカシー組織
　Global Health Council
　ONE Campaign
　RESULTS

専門的技術機関
　International Union Against TB and Lung Disease（国際対結核・肺疾患連合）
　KNCV — The Dutch Tuberculosis Foundation（オランダ結核予防財団）
　U.S. Centers for Disease Control and Prevention（CDC，米国疾病管理予防センター）

コンサルティング会社
　Abt Associates
　FHI 360
　JSI
　PSI

大学関連プログラム
　Department of Global Health and Development, London School of Hygiene and Tropical Medicine（ロンドン衛生熱帯医学院）
　Global Health Leadership Institute，イェール大学
　Harvard Global Health Institute，ハーバード大学
　Institute of Health Metrics and Evaluation，ワシントン大学
　Institute for Global Health and Infectious Diseases，ノースカロライナ大学

シンクタンク
　Center for Global Development
　Results for Development Institute

人権保護団体
　Amnesty International（アムネスティ・インターナショナル）
　Human Rights Watch
　Physicians for Human Rights

### 表16-2　WHOの地域事務局

| 地域事務局 | 場所 |
|---|---|
| アメリカ Americas | ワシントン D.C.（米国） |
| ヨーロッパ Europe | コペンハーゲン（デンマーク） |
| 東地中海 Eastern Mediterranean | カイロ（エジプト） |
| アフリカ Africa | ブラザビル（コンゴ民主共和国） |
| 東南アジア South-East Asia | デリー（インド） |
| 西太平洋 Western Pacific | マニラ（フィリピン） |

出典：World Health Organization. About WHO. Available at: http://www.who.int/about/en へ2014年9月13日にアクセス。

### ●国連児童基金（UNICEF）

国連児童基金 United Nations Children's Fund（UNICEF）は，第二次世界大戦時のヨーロッパと中国の子どもたちの状況を踏まえ，1946年に設立されました。UNICEFの本部はニューヨークにありますが，世界190か国に事務所が置かれています[15]。UNICEFの主なミッションは，子どもの健康と福利 well-being を向上させることにあります。そのため，UNICEFは家族計画 family planning や出生前ケア antenatal care，母性保護 safe motherhood practices に深く関わっています。

UNICEFのすべての活動と運営は，事務局長のリーダーシップの下，36人の理事によって構成される執行理事会が担っています。UNICEFの資金は各国政府の拠出金と任意拠出金から成り立っています。前者が2/3を占め，残り1/3は民間団体や多数の個人からなる36か国のUNICEF国内委員会（UNICEF協会） national committee for UNICEF から寄せられています[15]。これらのUNICEF国内委員会はそれぞれがNGOであり，アドボカシー活動，UNICEFグッズ［訳注：絵葉書など］の販売，食料品店における「Check out for Children」，飛行機内での「Change for Good」，ハロウィンでの「Trick or Treat for UNICEF」などの有名なキャンペーンによる募金活動などを行っています[16]。

UNICEFは，アドボカシー，知識や情報の創出と普及，健康への投資などを含め，UNICEFのミッションに沿った広範囲にわたる活動を行うとともに，世界の貧しい女性と子どもの健康の向上を図るために，WHOや世界銀行 World Bank など他の開発パートナーと密接に協働した活動を行っています。また，UNICEFは多くの地域で重要なプログラムを実施していますが，伝統的に，UNICEFは栄養問題と子どもの発達の問題に深く関わっており，その分野では世界のリーダー的存在と認識されています。予防接種と子どもの生存もUNICEFが深く関わっている分野ですが，それ以外にも，特に低・中所得国の貧しい女子の初等教育の推進，さらに最近では子どもの保護，子どもの権利，子どものエイズ問題にも関わっています。また，緊急支援活動にも深く関わっています[17]。

以上，現在UNICEFが力を入れている分野をまとめると以下のようになります[18]。

- 子どもの生存と発達
- 初等教育とジェンダーの平等
- 子どもとエイズ
- 搾取や虐待からの子どもの保護
- 子どもの権利のためのアドボカシーとパートナーシップ
- 人道的活動

2013年，UNICEFは42億米ドルをその活動と運営に使用しています[18]。

### ●国連合同エイズ計画（UNAIDS）

1996年，6つの国連機関が参画した国連合同エイズ計画 Joint United Nations Programme on HIV/AIDS（UNAIDS）が発足しました（初代事務局長は，Peter Piot 博士）。現在では，11の共同スポンサーで構成されています（**表16-3**）[19]。UNAIDSの2014～2015年度の予算は総額4億8,500万米ドルでした[20]。

UNAIDSの本部事務局はスイスのジュネーブに置かれていますが，多くの国に事務所があり，その政策は22の理事国，11の共同スポンサー，5つのNGOからなる事業調整理事会 Programme Coordinating Board で決定されます。UNAIDSはHIV/AIDSへの取り組みに特化された国際機関であり，HIV/AIDSの流行とエイズ問題に対する世界の対応に関するモニタリングと評価，重要なエイズ問題へのアドボカシーを行うとともに，市民社会，民間セクター，開発パートナーと連携して，世界的規模でのHIV/AIDSとの闘いを先導しています。また，UNAIDSは知識や情報の創出と普及，標準の設定，資源の動員なども行っており，その中で世界で最もHIV/AIDSの影響が大きいサハラ以南アフリカを特に重視しています[21]。

UNAIDSのもう1つの重要な仕事は，エイズ対策の開発・実施を支援することです。UNAIDSの専門家が途上国に対し，エイズ対策に必要な技術的・組織的能力の向上や，資源動員の方法について支援を行っています。たとえば，グローバルファンド（世界エイズ・結核・マラリア対策基金） Global Fund to Fight HIV/AIDS, TB, and Malaria（GFATM）への資金援助申請の支援などがその例です[21]。

UNAIDSの活動は，①各国の流行サーベイランスの強化，②HIV予防対策の強化，③抗HIV治療antiretroviral therapy(ART)の世界的普及，④女性におけるHIV/AIDSの影響の低減，⑤結核とHIVの重複感染の減少，と非常に広範囲にわたっており[22]，さらに流行の抑止に有効と考えられるマイクロビサイドmicrobicide［訳注：殺HIV成分を含む腟内塗布剤］やワクチンなどの技術開発にも協働した取り組みを行っています．

## 多国間開発銀行

世界には，経済移行期にある低・中所得国の経済的・社会的発展を支援するための資金融資を行う，多国間開発銀行(国際開発金融機関) multilateral development bankと呼ばれる銀行が数多く存在します．これらの銀行は，それに加盟するすべての国の拠出金によって賄われるため，「多国間 multilateral」の銀行と呼ばれています．これらの銀行は，資金を融資するという意味では通常の銀行と同じですが，異なるのは，融資の主な目的が収益を得ることではなく，金融仲介機関 financial intermediary の役目を果たすこと，債権の販売や補助金を通して高所得国から低・中所得国への資金移転を促し，低・中所得国が開放的な市場経済 market-based economy に移行できるように支援することにあります．これらの銀行は程度の差はあれ，すべて健康に関する事業に関与しており，特にアフリカ開発銀行 African Development Bank(AfDB)，アジア開発銀行 Asian Development Bank(ADB)，米州開発銀行 Inter-American Development Bank, 世界銀行 World Bankなどではその傾向が顕著です．

多国間開発銀行の中で世界銀行は最大で，その活動は非常に広汎で最も深く健康に関わっています[23]．世界銀行はワシントンDCにあり，187の加盟国が参加しています．世界銀行には，約1万人のスタッフが，ワシントンDCと，その他多くの国にある事務所で働いています[24,25]．

世界銀行の目的は，低・中所得国における人々の生活改善や貧困削減の取り組みを支援すること，すなわち低・中所得国の経済運営の強化や，農業・交通・民間セクターの開発，健康・教育などの分野への投資を促進することにあります．世界銀行は，国民1人あたりの所得がある水準に満たない国々に対しては低利子で，また最貧国には無利子で資金を融資し，また一部の国に対しては，たとえばHIV/AIDSのように，貧しい人々への影響が特に大きい問題に関する事業に対しても資金を提供しています．世界銀行のローンの返済期限は長期に設定してあります．

世界銀行の支援は，保健医療分野のかなり広い分野にわたっており，特に重要な健康問題については，世界銀行自身が直接，知識や情報の創出や普及，技術支援を行い，また健康・栄養・家族計画に関連した事業に特化した投資も行っていますが，そこでの主な関心は，健康と貧困の悪循環を断ち切ることにあります．世界銀行がまた非常に重視しているのは，保健医療財政，保健医療システム health systemの改善，そしてユニバーサルヘルスカバレッジ(国民皆保険制度) universal health coverageであり，それ以外にも，栄養，母子保健，家族計画，HIV/AIDS，マラリア，結核への投資も重視しています．

世界銀行は，Gavi, Stop TB, Roll Back Malaria, UNAIDSなど多くのグローバルヘルスイニシアチブ global health initiativesに参加している他，International AIDS Vaccine Initiative(IAVI)のような官民パートナーシップにも出資しています．2013年単年度の世界銀行の融資総額は約320億米ドルで，そのうちの約24億1000万米ドルが健康・栄養・人口問題に向けられ[26,27]，2005～2014年の間に健康・栄養・人口問題に融資した資金総額は210億米ドルを上回ります[27]．ビル&メリンダ・ゲイツ財団Bill & Melinda Gates Foundation(以下，ゲイツ財団)やグローバルファンド(GFATM)の登場までは，長年にわたって世界銀行が健康開発分野における最大の資金提供者でした．世界銀行の事業一般，あるいは保健分野での活動についてもっと詳しく知りたい読者は，関連文献を参照してください．

## 2国間援助機関

グローバルヘルスに非常に積極的に関与しているもう1つの機関に，2国間援助機関 bilateral agenciesと呼ばれるものがあります．これらはほとんどの場合，高所得国が行う開発援助機関で，低・中所得国の健康向上に資する事業に直接投資します．表16-4は健康分野に特に関わりの深い2国間援助機関を示したものです．

米国国際開発庁 United States Agency for International Development(USAID)は，米国連邦政府の開発援助機関です．USAIDは，米国の外交政策目標を達成するために，全世界で経済や社会開発を推進しており，そのために他の国の政府，大学，ビジネス界，国際機関，NGOと幅

---

**表16-3　国連合同エイズ計画(UNAIDS)共同スポンサー**

- 国際労働機関(ILO)
- 国際連合難民高等弁務官事務所(UNHCR)
- 国連児童基金(UNICEF)
- 国連開発計画(UNDP)
- 国際連合教育科学文化機関(UNESCO)
- 国連人口基金(UNFPA)
- 国連薬物犯罪事務所(UNODC)
- 国連ウィメン(UN Women)
- 世界銀行(World Bank)
- 世界食糧計画(WFP)
- 世界保健機関(WHO)

出典：UNAIDS. Available at: UNAIDS. UNAIDS Cosponsors. 2014; http://www.unaids.org/en/aboutunaids/unaidscosponsors/ へ2014年9月13日にアクセス．

広く連携した活動を行っており，保健医療分野では，グローバルヘルスのためのアドボカシー，知識や情報の創出と普及，保健医療プログラムへの融資などを含む，幅広い活動を行っています。

USAIDの本部はワシントンDCにあり，経済発展と教育，食糧安全保障，グローバルヘルス，民主化支援，紛争予防，人道援助などを担当する部局が置かれています。USAIDの在外事務所は，サハラ以南アフリカ，アジア，ラテンアメリカ・カリブ海，ヨーロッパ，ユーラシア，中東，アフガニスタン・パキスタンなど貧しい地域に多く置かれています[28]。

USAIDのグローバルヘルス局 Bureau for Global Healthは，特に貧しい国々の保健医療サービスの向上，貧しい人々や不利な立場に置かれた人々の健康向上を目的とした活動を行っていますが，特に母子保健，HIV/AIDS，その他の感染症，家族計画・リプロダクティブヘルス，栄養，保健医療システムに重点をおいており，これらの目的の達成のために，政府，NGO，民間セクターに対して資金提供や技術支援を行い，また他の開発援助機関と連携した活動も行っています[29]。

1970年代と1980年代には，USAIDは経口補水療法 oral rehydration therapy，ビタミンA剤投与，予防接種など低・中所得国の貧しい子どもの生存率の向上につながる多くの介入研究を支援しましたが，USAIDは，伝統的に家族計画にも深く関わり，またマラリア，結核，HIV/AIDS，「顧みられない熱帯病 neglected tropical diseases」への取り組みに対しても積極的な支援を行ってきました。

## 財団

グローバルヘルスの分野では，ほぼ1世紀にわたりFord, Hewlitt, MacArthur, Packard, Sorosなどの様々な巨大財団が，グローバルヘルスの支援に関わってきました。その中でもロックフェラー財団 Rockefeller Foundationは，グローバルヘルスに最も深く関わってきた財団の1つであり，またウェルカムトラスト Wellcome Trustも，70年以上にわたって主に科学研究の分野でグローバルヘルスを支援してきました。最近では，健康を重点分野とする国連基金 UN Foundationが設立され，その他にもクリントン財団 Clinton Foundationやゲイツ財団などもグローバルヘルスの分野での主要なアクターとなっています。以下，ここではロックフェラー財団，ウェルカムトラスト，ゲイツ財団について簡単に紹介します。

### ●ロックフェラー財団

ロックフェラー財団はニューヨークを拠点とする財団で，タイのバンコク，ケニアのナイロビにも事務所があります。この財団の目的は，「人類の福祉の増進」であり[30]，その実現のために，健康の増進，生態系の再評価，生活の保障，都市の改善などを追及しています[30]。保健医療分野ではすべての人々が健康な生活を送れるようにするために，特にユニバーサルヘルスカバレッジ（国民皆保険制度）の促進や，より強靱で公平性の高い保健医療システムの開発に力を入れています[30]。

ロックフェラー財団は，世界の貧困者の健康向上に役立つ知識や技術の開発に非常に大きな力を入れており，それに関連して米国では初の公衆衛生大学院 school of public healthの設立や，黄熱病 yellow feverに対するワクチンの開発に深く関与してきました。財団が支援する保健医療分野の活動は毎年比較的少数にとどまっていますが，その特徴は世界の貧困者の健康向上に役立つ重要な知識の創出に集中した投資を行っている点にあります。

過去20年間に，ロックフェラー財団は3つの保健医療分野に重点をおいてきました。その第1は，顧みられてこなかった重要な健康問題に対処するための官民パートナーシップ public-private partnershipの確立です。財団は，International AIDS Vaccine Initiative (IAVI), International Partnership on Microbicides, Global Alliance for TB Drug Developmentなど，世界最初のものを含め，多くの官民パートナーシップの確立に関与してきました。第2は，HIV/AIDSが患者家族に及ぼす影響についての理解の向上，そして第3は，貧しい国々の保健医療従事者の育成，適正配置，能力の向上です。それ以外に，財団は疾病サーベイランスの改善も支援してきました[31]。

最近，財団は健康と栄養の向上を目的としたいくつかのイニシアティブを推進しており，第1は保健医療システムの機能向上とユニバーサルヘルスカバレッジ（国民皆保険制度）の推進，第2はアフリカの食料安全保障 food securityの向上，第3は社会や環境の改善に投資することができるような民間セクターの開発です[32]。

### ●ウェルカムトラスト

ウェルカムトラストは，1936年ロンドンに設立された財団で，その目的は，「科学，人文科学，社会科学，公共

表16-4 グローバルヘルスに関連する代表的な2国間援助機関

| |
|---|
| Australian Agency for International Development (AusAID, オーストラリア国際開発庁) |
| Danish International Development Agency (DANDA, デンマーク国際開発事業団) |
| Department for International Development of the United Kingdom (DFID, 英国国際開発局) |
| Dutch Agency for Development Cooperation (NCDO, オランダ開発協力政策) |
| U.S. Agency for International Development (USAID, 米国国際開発庁) |

的関与public engagementにおける優れた知的活動への支援を通して，健康を増進すること」であり[33]，研究を通して人間と動物の健康を増進することにあります。この財団は，ゲイツ財団に次ぐ世界で2番目に大きい慈善財団charitable foundationで，約500人が働き年間約10億米ドルを事業にあてています[34,35]。

この財団は，生物医学研究，医学・健康科学・人文科学にまたがる学際的研究，医学・生命科学的研究と社会・生命倫理に関する研究など幅広い分野の研究に資金提供を行うとともに，一般の科学への理解を深める活動も支援しています[36]。

この財団の研究助成の大半は英国内で活動する研究者に向けられていますが，海外の研究者に対する助成も行っています[37]。研究は助成先の研究機関で行われるものと，財団自身の研究所で行われるものとがあります。この財団の研究活動は，世界で初めてヒトゲノムの1/3の配列を明らかにした研究で広く知られており，これによって疾患と遺伝の関係に関する理解が著しく進歩しました。また，財団の助成を受けた研究により，がんや糖尿病の遺伝素因の解明が進み，将来の治療に道を拓く成果が得られています。

2011～2012年に財団が研究や活動に対して助成した7億4600万ポンドのうち[37]，約11％は低・中所得国の国際的取り組み[38]，特にサハラ以南アフリカ，南アジア，中央ヨーロッパの国々における感染症と非感染性疾患，保健医療サービス，保健医療システム，政策を含む公衆衛生領域の研究に投資されました。感染症の中では，マラリアに最も多額の投資が行われ，その額は過去10年間で，1億5000万ポンドにのぼりますが[39]，「顧みられない熱帯病neglected tropical diseases」，動物の健康，新興感染症などの研究も重視しています。また，財団は基礎医学研究だけではなく臨床研究も支援しています。

アルテミシニンartemisininは1970年代に発見され，マラリアの死亡率と発生率を劇的に減少させ，現在，他の抗マラリア薬との併用治療はマラリアの標準治療となっていますが，ウェルカムトラストも，抗マラリア治療の研究には強い伝統を有しており，1990年代初頭，オックスフォード大学と共同で東南アジアなどで臨床試験を実施し，治療法の確立に大きく貢献してきました。生物医学研究への資金提供に加えてこの財団は，低所得国における研究施設の改善と，それを通した研究力の向上に努めています[40]。たとえば，2008～2009年，African Institutions Initiativeの一環として，アフリカの18か国，50か所以上の研究施設に2,800万ポンドの資金提供を行いました[41]。また，英国のDepartment for International DevelopmentとカナダのInternational Development Research Centerと共同して，ケニアとマラウイに関わる研究や保健政策決定機関に1,000万ポンドの資金援助を行っています[42]。以上から明らかなように，ウェルカムトラストの目標は，低所得国の研究能力を高めて低所得国自身が情報に基づいた政策決定をできるように支援することにあります[42]。

● ビル＆メリンダ・ゲイツ財団

グローバルヘルスの局面に最も大きな変化をもたらしたものの1つが，ビル＆メリンダ・ゲイツ財団（ゲイツ財団）Bill＆Melinda Gates Foundationの登場です。ゲイツ財団は米国のシアトルとワシントンを拠点とする財団で，飢餓と極度の貧困の撲滅を目的として設立されました。

この目的の達成のために，財団は健康に最も直結する2つの国際的プログラムを展開しています。第1は国際開発プログラム（人々の健康増進と貧困からの脱却を支援することを目的としたもの），第2はグローバルヘルスプログラム（「途上国の人々の生命を救うための，科学と技術の進歩を促すこと」を目的としたもの）です[43]。

国際開発プログラムでは，①健康の社会的決定要因social determinant of healthを改善するための投資と，②健康問題への直接投資を行っています。①では農業開発に対する研究と投資，貧しい人々への財政支援，開発投資の統合的供給integrated delivery，トイレの改革を含む水・し尿処理・衛生向上のための支援[43]，②では家族計画，母子保健，栄養，ポリオ対策，ワクチン供給などに対する多額の投資を行っています[43]。

グローバルヘルスプログラムでは，以下の7分野が特に重視されています[43]。

- ディスカバリーサイエンス（発見科学）[訳注：大量のデータの中からパターンを見出し，仮説生成を行うタイプの研究]とトランスレーショナルサイエンス（橋渡し科学）
- 腸疾患と下痢症
- HIV
- マラリア
- 顧みられない感染症
- 肺炎
- 結核

これらの課題に取り組むために，財団はすでに確立したワクチン，医薬品，診断薬などを貧しい国の人々に普及するように特に力を入れており，同時に，貧しい国の人々の最も重要な健康問題の解決に役立つ，安価で信頼性が高く，かつ革新的な方法の開発も支援しています[44]。

こうした取り組みに加え，財団はグローバルヘルスに関係する多くの組織，プログラム，プロジェクトを支援しており，その設立当初から，たとえばAeras, International AIDS Vaccine Initiative (IAVI), Human Hookworm Vaccine Initiative, International Partnership on Microbicidesなどの官民パートナーシップを支えてきました。さらに財団は，たとえばリプロダクティブヘルス関係のプロジェクトにかなりの資金援助を行っており，ジョンズホプキンス大学が実施している，リプロダクティブヘルスを世界的に向上させるための研究に，6,000万米ドルを援助しています。その他，財団は母乳哺育breastfeeding, 微量

栄養素，栄養成分強化 bio-fortification を中心とした栄養分野の取り組みの支援や，Save the Children への資金援助などを通した新生児の生存率向上のための取り組みの支援も実施しており，また Gavi やグローバルファンドにも多額の資金を援助し続けています。財団はまた，インドにおける主な HIV/AIDS プログラムに対しても資金援助を行っています[45]。

2014年の終わりまでにゲイツ財団が行った援助総額は約435億米ドルに達し，今や財団はグローバルヘルスにおける最大の資金提供財団の1つになっています。2013年には，合計約36億米ドルの資金提供が行われ，そのうちの約18億米ドルが国際開発プログラムに，11億米ドルがグローバルヘルスプログラムに使われました。そして，国際開発プログラムのうち24％がポリオ，19％がワクチンに，そして家族計画と母子保健にそれぞれ7％が使われ，グローバルヘルスプログラムでは21％がHIV/AIDS，17％がマラリア，14％が結核，そして腸・下痢性疾患，肺炎，顧みられない熱帯病にそれぞれ10％が使われています[46]。

## 研究助成組織

グローバルヘルスに関する研究への資金提供を主な機能としている組織は，民間セクターにも，ウェルカムトラスト，ゲイツ財団，米国のハワード・ヒューズ医学研究所 Howard Hughes Medical Research Institute, フランスのパスツール研究所 Institut Pasteur など数多くありますが，多くの研究助成組織は国の予算で運営されています。その中で最大級のものが，米国国立衛生研究所 National Institutes of Health（NIH）です。これ以外にも，オーストラリアの National Health and Medical Research Council, カナダの Canadian Institutes of Health Research, 中国の Chinese Academy of Medical Sciences, 南アフリカ共和国の South African Medical Council, 英国の Medical Research Council などがあります。以下，米国の国立衛生研究所の事業内容について紹介します。

### ●米国国立衛生研究所[47]

米国国立衛生研究所（NIH）は，保健福祉省 Department of Health and Human Services に所属する組織で，人間の健康向上に役立つ医学研究の実施と支援をその役割とする主要な連邦機関です。NIH は，自らの研究所群において生物医学的，行動学的研究を実施するとともに，国内外の一流の研究機関の研究者が行う研究を支援し，また研究者のトレーニングや，医学・健康情報のコミュニケーションを促進する事業を行っています。

グローバルヘルスに関する研究は，NIH の5つの優先課題の1つであり，その取り組みの一環として，NIH のフォガティ国際センター Fogarty International Center は，以下に示す5つの項目に重点をおいた活動を実施しています[48]。

- 現在もしくは将来のグローバルヘルスニーズの変化に対応できる研究能力の構築
- グローバルヘルス問題に対応できる革新的技術の開発促進
- インプリメンテーションサイエンス implementation science［訳注：定訳はないが，実践型科学，実践志向科学などと訳される］に関する研究と研究トレーニングの支援
- 感染症と非感染性疾患の予防とコントロールに関する研究の強化
- グローバルヘルス研究を推進するためのパートナーシップの構築と強化

国の内外で NIH が助成した研究により，グローバルヘルスに大きな影響を与える多くの発見や成果が生み出されてきました。たとえば，HIV/AIDS に限って見ても，男性の包皮切除 male circumcision の HIV 感染予防効果の証明，単純化された抗 HIV 併用療法の開発，ネビラピン nevirapine の HIV の母子感染予防効果の証明などがあります。それ以外にも 2009 年の H1N1 インフルエンザの世界的流行の際には，NIH の研究者たちは H1N1 ウイルスの疫学研究に重要な役割を果たし，インフルエンザ予防接種は若年成人から中年までの年齢層をターゲットとするべきことを明らかにしました。また，NIH の助成を受けてタンザニアと南アフリカ共和国で実施された研究では，結核の不完全な薬物治療が薬剤耐性の急速な発現につながることを明らかにし，また NIH の助成を受けてナイジェリアで行われた乳がんに関する研究では，アフリカの女性が，白人女性に比べて死亡率が高くかつ治療薬が効きにくいことに関連する3つの遺伝子を同定しています。インドで現在使用されている新しいロタウイルスワクチンも，NIH の助成によって開発されたものです[49]。

NIH はまた，低・中所得国の主要な研究機関の研究力向上を支援するために，かなりの研究費助成を行っています。たとえば，1983年には，ハイチで HIV/AIDS とその関連疾患に関する医療・研究・トレーニングに取り組んでいる，GHESKIO という NGO に対する資金援助を開始しています。GHESKIO は，臨床研究，疫学研究およびエビデンスに基づくケアの推進におけるモデル的存在として，ハイチの HIV/AIDS 問題に重要な貢献を続けています。

同様に，NIH はバングラデシュの国際下痢性疾患研究センター International Centre for Diarrhoeal Disease Research, Bangladesh（ICDDR,B）を40年以上にわたって支援し続けています。ICDDR,B は，何百万人もの子どもの下痢症治療に使われている経口補水療法 oral rehydration therapy の開発で世界的に知られる非営利組織のパイオニアであり，また過去20年間に，2万人以上の研究者のトレーニングを実施してきました。

また，NIH はその招聘プログラムを通じて，毎年2,000人以上の外国人研究者に研究の機会や，研究のトレーニン

グの機会を提供しています[50]。また，低・中所得国の研究者が国内外の研究機関との共同研究を通して，自分の国に必要な研究を自立して実施できるようにするためのトレーニングプログラムも支援しています。

しかし，こうした様々な財団や機関によるグローバルヘルスに関する研究や資金提供のあり方については批判的な見方もあり，そうした点に興味のある人は，多くの文献が出版されているので参照してください。こうした問題を特に議論するための，Global Forum for Health Researchというフォーラムも組織されています。

### 非政府組織(NGO)

今日，世界には，低・中所得国の貧困層の健康向上を主な目的とする何千もの非政府組織(NGO)が設立されています。これらのNGOのほとんどは，その資金を，民間セクターや政府，あるいは安全な水・栄養・予防接種・結核やHIV/AIDSの治療プログラムの促進などの重要な健康課題に投資する様々な国際的パートナーシップ（後述）などから獲得しています。NGOの中には小規模で特定の活動に特化したものもありますが，大規模で，多岐にわたる活動を国際的に展開しているNGOもあります。また，全く非宗教的なNGOもあれば，ある宗教を基盤とするNGOもあります。表16-5は保健医療分野で国際的に活躍しているNGOの一部を示したものです。

以下，世界規模で健康問題に取り組む最も重要な国際的NGOであるBRACと，国境なき医師団Médecins Sans Frontières(MSF；英語ではDoctors Without Borders)を取り上げますが，これは，低・中所得国の健康問題に関わる何百という大きなNGOの，ほんの一部に過ぎないことに留意してください。

#### ● BRAC

Bangladesh Rural Advancement Committee(BRAC)は，1972年にバングラデシュに設立された開発に関わる国際的NGOで，その活動がカバーする人口が1億3,500万人にも及ぶ世界最大規模のNGOです。そのミッションは，「貧困，無教育 illiteracy，病気，社会的不公正 social injusticeの影響を受けている人々やコミュニティをエンパワーすること」であり，現在，アフガニスタン，バングラデシュ，ハイチ，リベリア，パキスタン，フィリピン，シエラレオネ，スリランカ，南スーダン，タンザニア，ウガンダなど，アジアやアフリカの11か国で活動を展開しています[51]。

BRACは，当初バングラデシュ北東部の難民救済を目的として発足したNGOですが，最終的には活動の重点を長期の開発事業に移しました。このNGOの主な活動はバングラデシュ国内で展開されていますが，2002年にはアジア，2006年にはアフリカでそれぞれ国際的な活動を開始するに至っています[52]。

大きく言えば，BRACは人権と社会的エンパワメント，教育と健康，経済的エンパワメント，起業支援，生計の立て方や暮らしに関するトレーニング livelihood training，持続可能な環境，防災などの分野で活動しています[53]。しかし，これらの活動の中で一貫して重視されているのは女性と子どもの問題で，BRACは経口補水療法の普及によって子どもの死亡率を減らした業績，さらには家族計画や栄養の分野におけるコミュニティベースの活動の優れた成果によって，国際社会によく知られています［訳注：2016年の世界NGOランキングの1位］。

BRACによる活動の主な目標は，母子保健の向上，感染症と頻度の高い慢性疾患に対するリスクの低減にあります[54]。その観点から，衛生的な水・し尿処理，家族計画，予防接種，産科ケア，基本的医療サービス basic medical service，栄養・健康教育などの健康課題に取り組んでおり，さらに結核，マラリア，肺炎，その他の慢性疾患の予防と治療を提供しています[55]。最近では，眼の治療プログラムも開発しています[56]。

バングラデシュにおけるBRACの保健医療プログラムの核心は，「Essential Health Care(EHC)」と呼ばれるコミュニティベースのプライマリヘルスケア primary health careです。このプログラムでは，健康増進，予防，基本的医療サービスが統合的に提供されており，それを担うのはshasthya shebikaと呼ばれるトレーニングを受けた医療ワーカーたちです。この医療ワーカーは地元でリクルートされた女性たちで，地方の各家庭を訪問して保健医療サービスや家族のための健康教育を実施し，健康に関する集会，個別訪問，コミュニティでの会合を通して，健康や栄養に関する知識を提供しています。また，BRACの医療ワーカーたちはバングラデシュ政府と協力して，予防接種，家族計画，基本的な妊婦ケア，それに小児肺炎に対する基本的治療も提供しています。

このshasthya shebikaは，前述のようにトレーニングを受けた医療ワーカーですが，ボランティアであり，医薬品や健康必需品を患者や家族に販売することによって収入を得ています。2013年時点で，BRACは64地域でこのプログラムを実施し，1億2000万人の人々にサービスを提供しています[57]。大部分のBRACの事業は，ワーカーのコ

---

**表16-5 グローバルヘルスに関与している代表的な非政府組織(NGO)**

BRAC(Bangladesh Rural Advancement Committee)
CARE(Cooperative for Assistance and Relief Everywhere)
Catholic Relief Services(カトリック救済サービス)
Médecins Sans Frontières(MSF，国境なき医師団 Doctors Without Borders)
Partners in Health
Save the Children

ミュニティアウトリーチによって実施されています。BRACはこれ以外に，19の外来専門の小さなクリニック，入院もできるやや大きなクリニック，それに大きな病院を3か所経営しています[58]。

また，BRACは結核，マラリア，栄養についても深く関与しており，たとえば結核については，地元のNGOとコンソーシアムを組織し，政府と連携した結核キャンペーンの推進，結核の疑い症例の検出，検査照会，患者が治療を完了できるための支援などを行っています。BRACの結核事業は，約9,300万人の人口をカバーしています[59]。一方，マラリアについては，医療ワーカーが健康教育，症例の特定，単純な症例の治療，複雑な症例の照会などを行い，また薬剤処理蚊帳 insecticide-treated bednet の使用促進も行っています。このBRACの取り組みにより，バングラデシュにおけるマラリアの死亡率は2008〜2013年にかけて90%も減少しました[60]。

BRACは，栄養に関する長期的取り組みでも知られており，早期からの完全母乳哺育，コミュニティベースでの急性栄養不良のケア，思春期女子における栄養改善，また妊婦や授乳中の女性に対する栄養相談サービスなどを行っています。これらの業務の大半は，医療ワーカーの家庭訪問を通して行われています[61]。また，BRACは貧血や他の微量栄養素欠乏症を減らすために，微量栄養素パック（粉末）を製造してその普及に努めていますが，このパックはほとんどの家庭に有料で販売されていますが，貧困家庭には無料で提供されています[62]。

非感染性疾患の増加を受けてBRACの医療ワーカーには，健康的な生活習慣の促進，高血圧や糖尿病についての住民のモニタリング，それらの疾患が疑われる人々の照会などの業務が増えてきていますが，治療中の患者のフォローアップも行っています[63]。これら以外にも，視力検査やメガネの提供，あるいは眼科への照会も行っています[64]。

BRACの事業は，収益を生まないプログラムにかかる費用を，他の事業の収益で賄うという形で行われています。収益事業の中にはマイクロファイナンス（小規模金融）事業と社会的企業 social enterprise が含まれ，後者では地元コミュニティの貧しい人々に仕事を提供するとともに，BRACのマイクロファイナンスで起業した人々に，製造やマーケティングについての支援を行っています。BRACの社会的企業には，手工芸品，酪農製品，農作物，印刷関係の消耗品などがありますが，ヨウ素添加塩など地域の健康向上に役立つ生活用品を製造しているものもあります[65]。BRACの2013年の総支出は約5億4500万ドル，うち10.5%が健康関連の活動に，3.6%が水・し尿処理・衛生関係に使われました[66]。

### ●国境なき医師団（MSF）

国境なき医師団 Médecins Sans Frontières（MSF；英語ではDoctors Without Borders）は1971年に設立され，ジュネーブに国際事務所を構えるNGOです。MSFは単独の組織ではなく，19か国に所在するグループを包括する組織 umbrella organization で，ベルギー，フランス，オランダ，スペイン，スイスにあるグループだけで，70か国以上で健康に関わる事業を展開しています[67]。

国境なき医師団は，人道危機 humanitarian crises の活動で最もよく知られており，地震やハリケーンなどの自然災害，戦争や飢饉などの緊急援助を要する場面で保健医療サービスを提供しています[67]。たとえば，地震後のニカラグア，飢饉に見舞われたエチオピア，戦後のソマリアなどがその例です。MSFは世界各地の難民 refugee や避難民 displaced people への保健医療サービスにも関わっており，また戦争や紛争 conflict が起こった地域では，保健医療システムが再建されるまでの間，一時的に保健医療サービスを支援することも少なくありません。その好例がリベリアの内戦後の取り組みです。

また，MSFは数多くの栄養や疾病対策プロジェクト，そして必須医薬品 essential medicines へのアクセス向上を目的とする活動も行っています。さらに，MSFはHIV/AIDSの予防と治療にも深く関わっており，低・中所得国における抗HIV治療（ART）の普及のための国際的支援の動員に大きな役割を果たし，さらに抗HIV薬の価格を低下させる活動では世界のリーダー的役割を果たしました[67]。最近では，2014〜2015年，西アフリカでのエボラ大流行に深く関わり，流行国への医療支援に極めて大きな貢献をしました[68]。

MSFは政治的独立 political independence，医療倫理 medical ethics，人権 human rights に厳格なことでよく知られており，これらに関連してMSFは，公民権を剥奪された人々の保健医療問題に対する発言を強めつつあります。

### アドボカシー組織

グローバルヘルスに関連するアドボカシーを行っている組織は，数多く存在します。多くの場合，これらの組織は調査や政策研究を実施し，活動で得られた知見や既存のエビデンスを用い，一般の人々，資金助成組織，国会，政府などのステークホルダーに対するアドボカシー活動を行っています。これらの組織の多くは，一部もしくは全体が会員制組織となっており，特定の課題に特化した組織もあり，たとえば International AIDS Alliance や AIDS Vaccine Advocacy Coalition など HIV/AIDS に焦点を当てて取り組む組織や，感染症一般に取り組んでいる組織もあります。Global Network on Neglected Tropical Diseases（GNNTD）という組織（「政策とプログラムの概要」の節で後述）は，アドボカシーに取り組むだけでなく，「顧みられない熱帯病 neglected tropical diseases（NTD）」への資金獲得を支援したり，NTDに対する国際的取り組みの調整を行ったりしています。しかし，それ以外のアドボカシー組織はグローバルヘルス全般について幅広く扱っており，よく知られた組織としては ONE Campaign, RESULTS,

Global Health Council などがあります。

## シンクタンクと大学

多くの組織が，少なくともその活動の一部としてグローバルヘルスの重要課題に関する研究に取り組んでいますが，その中で最もよく知られているのがワシントンDCを本拠地とする Center for Global Development です。このセンターには様々な分野のグローバルヘルスの専門家が所属しており，グローバルヘルスに関する大規模な研究プログラムや，広範なグローバルヘルス問題に関する文献の出版，新たな知識や情報を普及するためのセミナーの開催や共催を行っています。ワシントンDCにある Results for Development Institute も，グローバルヘルスの政策やプログラムに関わっている有名なシンクタンク think tank の1つです。たとえば，最近では複数の国で HIV/AIDS に対する長期の財政投資に関する重要な仕事を行い，またユニバーサルヘルスカバレッジ（国民皆保険制度）や，グローバルヘルスの重要課題に対する革新的アプローチに着目した取り組みも行っています。Center for Strategic and International Studies もまたワシントンDCにある組織で，この組織もグローバルヘルス政策に様々な方面から関与しています。

グローバルヘルスへの関心が広がり，多額の資金投資が行われるようになるにつれ，世界中の多くの大学が，グローバルヘルスについての教育，研究，実践に関わるようになってきました。公衆衛生大学院のある大学はもちろん，それがない大学でも，関連する分野の研究者を集めてグローバルヘルスに取り組むためのセンターや研究所を立ち上げています。たとえば，イェール大学には Global Health Leadership Institute があり，その下でグローバルヘルスに関する多くの活動が行われています。ハーバード大学には Harvard Institute for Global Health があり，同大学におけるグローバルヘルスに関する教育と研究に重要な役割を果たしています。また，トロント大学には Center for Global Health Research があり，その他多くの大学がグローバルヘルス関係のプログラムやプロジェクトの計画・モニタリング・評価に対し，かなりの技術的支援を行っており，なかにはそのためのコンサルティング会社に近いものを立ち上げている大学もあります。

## コンサルティング会社

多くのコンサルティング会社 consulting firm が，グローバルヘルスを中心事業，あるいはその事業の一環として活動しています。この中には，Abt Associates のように営利目的のものもありますが，たとえば FHI 360（Family Health International から改名），Management Science for Health（MSH），John Snow Incorporation（JSI），Population Service International（PSI）のように非営利目的のものもあります。また，事業の範囲が広範囲で，たとえばマネジメント，経済，財政投資 financing，政策などの分野から，母子保健や感染症のコントロールなど保健医療分野に至る広範な課題を扱う会社もあれば，サプライチェーンの管理，栄養，行動変容コミュニケーション，ソーシャルマーケティングなど，一部の分野に特化した会社もあります。低・中所得国がこれらの会社を直接雇うこともありますが，実際には世界銀行，米国国際開発庁（USAID），英国国際開発局（DFID）などの開発支援機関による低所得国への資金援助を通して雇用される場合がほとんどです。たとえば，USAID など開発支援組織の支援のかなりの部分がコンサルティング会社を通じて提供されています。特に，技術レベルに限界がある低所得国の場合には，こうしたコンサルティング会社のスタッフが，政策の開発や，プログラムの企画・モニタリング・評価に深く関わることが少なくありません。

## 専門的技術機関

多くの専門的技術機関 specialized technical organizations や非政府系技術機関も，グローバルヘルスにおいて重要な役割を担っています。おそらくその中で最もよく知られているのが，米国ジョージア州アトランタにある米国疾病管理予防センター U.S. Centers for Disease Control and Prevention（CDC）でしょう。CDC は，保健福祉省に所属する機関です。数年前，CDC は自らのミッションについて以下のように述べています。

> ヘルスプロモーション，疾病・傷害・障害の予防，新たな健康危機への備えなど，人々やコミュニティがその健康を守るために必要とする分野において，専門知識，情報，技術を開発するために協働した活動を行うこと[69]。

CDC は国内外で，非常に多くの疾患に関するサーベイランス，予防，コントロールの支援に深く関わっています。たとえば，CDC のスタッフは多くの国で，HIV，結核，マラリアなどの感染症対策に協力しており，また各国や WHO などの要請により，特定の疾患，たとえばデング熱，エボラウイルス，ペストなどの調査や対応策に関する支援を行っていますが，こうした業務は，CDC の実地疫学者 field epidemiologist チームによって担われています。また，CDC は外部からの依頼に応じてかなりの規模の臨床検査サービスも提供しています。また，低・中所得国が，臨床検査能力を含め疾患のサーベイランス・予防・コントロールに必要な能力を高めることができるような技術支援も行っています。

専門技術機関としては NGO もあり，たとえば結核については，KNCV（オランダ結核基金 Dutch TB foundation）と International Union Against Tuberculosis and Lung Disease（IUATLD）がよく知られています。KNCV は，オランダのハーグに本部があり[70]，オランダ国内と低・中所得国で結核対策の開発と実施に対する技術支援を行っています。一方，IUATLD はパリに本部がある会員制組織で[71]

多くの地域事務所を持ち，結核だけではなく呼吸器系の疾患一般に関わる事業を行っています．IUATLD も KNCV 同様，結核対策に関する高度な知識・技術を有するスタッフを持ち，自国の結核対策への支援とともに，多くの低・中所得国で結核対策の効果と効率を高めるための援助を行っています［訳注：日本では公益財団法人結核予防会結核研究所がこれに相当します］．

## WHO とのパートナーシップ

グローバルヘルスの中には，広範な地域の極めて多くの人々に影響を与える問題があり，こうした問題への対処には膨大な費用と，かなりのレベルの知識・技術が必要となります．貧しい国々が単独でこれらの問題に対処することは不可能であり，また1つの開発援助組織だけでも，こうした大規模な問題に効果的に対処することはできません．現実にはこうした問題は，多くの組織のグローバルなパートナーシップによって取り組まれています．表16-6 は WHO と密接な関連のあるパートナーシップを示したものですが，その中で，現在最も重要なものが，以下に解説する Stop TB と Roll Back Malaria です．

### ● Stop TB

2001年に「結核を公衆衛生上の問題から排除し，究極的には結核のない世界を実現する」ことを目的とする Stop TB というグローバルパートナーシップが確立されました[72]．ミレニアム開発目標 Millennium Development Goals（MDG）を受け，Stop TB は，2015年までに結核死と結核の有病率（存在率）prevalence を 1990年のレベルから 50％減少させ，2050年までに有病率（存在率）を 100万人に1人以下にすることを目標に掲げています[73]．

Stop TB は，国，開発機関，民間組織，NGO を含む 1,300のパートナーから構成されており，事務局はジュネーブにある国際連合プロジェクトサービス機関 United Nations Office for Project Services（UNOPS）に置かれています．WHO は，Stop TB で中心的役割を果たしています．

Stop TB の主要な目標は以下の通りです[73]．

- 必要とするすべての人への，適切な診断と治療の提供
- 結核感染の防止
- 結核に伴う社会的・経済的コストの削減
- 結核の診断方法，治療薬，ワクチン開発の促進

Stop TB は結核に関するアドボカシーに注力するとともに，結核に関する多くのプログラムに取り組んでおり，その中には結核に対する市民社会の認識を高めるための補助金事業，Global Drug Facility（低・中所得国が，高品質の結核薬を適正価格で調達できるようにするためのパートナーシップ）の管理運営，TB Reach（低・中所得国における結核の検出率を向上させるためのプログラム）の管理などが含まれます．その他，Stop TB には，結核の領域における重要な課題に対する進歩を促すことを目的とした多くのワーキンググループが設置されており，たとえば DOTS（直接監視下短期化学療法），薬剤耐性結核，結核と HIV の重複感染，結核診断薬，抗結核薬，結核ワクチン，臨床検査，結核と人権などのワーキンググループがあります[74]．

### ● Roll Back Malaria

Roll Back Malaria は WHO，UNDP，UNICEF，世界銀行によって 1998年に設立されたパートナーシップで，マラリア対策のためのアドボカシーの実施，マラリア制圧のためのより効果的な協働的取り組みや技術開発の促進，適切なマラリア対策や治療法の普及促進や資金援助を目的としており，事務局はジュネーブの WHO 本部に置かれています[75]．設立以来，このパートナーシップには多くの国から数百にのぼる公的あるいは民間の団体・組織や国が参加し，8つの構成グループ constituency に分類されています．Roll Back Malaria の目標は，マラリアの流行を 2015年以前のレベル以下に保つこと，そして長期的にはマラリアを根絶することにあります[76]．

このパートナーシップは，低・中所得国がマラリア予防対策に必要な質の高い設備，物資，医薬品をできる限り安価に調達できるよう支援する活動を行っており，またアドボカシー，コミュニケーション，調整，蚊の駆除，調達と供給管理，症例管理，モニタリングと評価，妊娠期のマラリアなどといった重要な課題ごとにワーキンググループが設置されています．Roll Back Malaria は，アフリカでは4つの地域（中央，西，南，東）に分かれていますが，連携を保ちつつ運営されています[77]．

## 他のパートナーシップとの特別プログラム

1990年代中期から後期にかけて，多くのグローバルヘルス関連の組織の間で，低・中所得国の貧しい人々の健康問題への対応が遅れていることへの懸念が高まり，特に，子どもと妊婦に対する予防接種プログラムの強化と，HIV/AIDS・結核・マラリアに対するより強力で迅速な対

---

表 16-6 グローバルヘルスのための代表的な WHO とのパートナーシップ

Global Polio Eradication Initiative（世界ポリオ根絶計画）
Lymphatic Filariasis Control Program
Roll Back Malaria
Stop TB
Tropical Disease Research Program

応の必要性が叫ばれるようになりました。こうした動きに対応して設立されたのが，以下に述べる Global Alliance for Vaccines and Immunization (GAVI)（現在は Gavi, the Vaccine Alliance と改称，短く"Gavi"と呼ばれる）と，グローバルファンド（世界基金）の名で知られる Global Fund to Fight AIDS, TB and Malaria (GFATM) です。

● Gavi

Gavi は 2000 年，官民パートナーシップ public-private partnership として WHO，UNICEF，世界銀行が共同で設立した組織で，ジュネーブに本部があります[4]。その設立と運営に対して，ゲイツ財団は重要な資金提供を行っています。今日，Gavi の資金の約70％は政府と慈善事業家 philanthropists から，残りの約30％は International Financing Facility for Immunization (IFFIm) や Advance Market Commitment など革新的な資金援助組織 innovative financing mechanism から提供されています[78]。

Gavi の設立趣旨は，ワクチンが適正な価格で持続的に入手できるようにすることであり，その趣旨に沿って保健医療システムの強化，予防接種プログラムの実施・運営能力の強化，予防接種促進に対する市民参加，普及が遅れている新しいワクチンの利用促進などに関する各国の取り組みを支援しています[79]。

Gavi は 2 つの革新的なアプローチを通じて，グローバルヘルスの取り組みを改善しようとしています。その第 1 は支援対象国の目標達成の程度と援助額を連動させること，第 2 は，支援対象国が Gavi からの資金援助を継続できるようなプログラムの立案に丁寧な支援を行うことです。Gavi は設立趣旨に従い，予防接種の重要性に対するアドボカシー，低・中所得国の予防接種の取り組みを強化するための技術的支援，予防接種プログラムなどへの資金援助を行っており，また，低・中所得国が高品質のワクチンを適正な価格で必要な量だけ購入できるように，ワクチン市場を拡大させるための国際的活動も行っています。

Gavi は 2015 年までに，5 億人以上の子どもの予防接種を支援し，それによって 700 万人の子どもの死が回避されたと推定されています。Gavi は 2020 年までに，さらに 3 億人の子どもの予防接種を支援し，500 万～600 万人の子どもの死を防ぐことを目指しています[80]。

● グローバルファンド

グローバルファンドは，HIV/AIDS，結核，マラリアと闘うために 2002 年に設立された組織で，ジュネーブに本部があります[81]。その設立の背景には HIV/AIDS に対する国際的関心の高まりと，それまでの HIV/AIDS 対策が十分ではなかったという開発パートナー間における強い認識があり，またグローバルヘルス一般に対する関心の高まりと，特にアフリカにおける HIV/AIDS，結核，マラリア問題に対する懸念が，設立の気運を高めたと考えられます[82]。

グローバルファンド (GFATM) は，官民パートナーシップであり，WHO，UNAIDS，世界銀行がその重要なパートナーとなっています。グローバルファンドは，政府，国際機関，市民社会，HIV/AIDS・結核・マラリアの影響を受けているコミュニティの代表らによる理事会によって運営されています。このファンドは，主に高所得国からの出資によって賄われていますが，その他にも民間セクターやゲイツ財団を含む慈善団体などからも資金援助を受けています。

グローバルファンドの主な役割は，資金提供ですが，その他にもグローバルヘルス一般や，HIV/AIDS・結核・マラリアに対するアドボカシーや政策支援の活動も行っています。グローバルファンドは，これらの3疾患に対して提案されたプログラムに資金提供を行いますが，その重点はアフリカの HIV/AIDS 問題で，その中でも特に抗 HIV 治療 antiretroviral therapy (ART) の拡大におかれています。このファンドは，下記のことを含む多くの健康に関する開発支援に革新的なアプローチを行っています[81]。

● 技術支援やプログラム実施ではなく，資金援助に厳格に特化する。
● すでに他の機関などから資金援助を受けている場合でもそれに上乗せするような資金援助も行う。
● その国の国家利益を代表する様々なステークホルダーによって作成された国家計画に基づいて行動する。
● 提案されたプログラムは，独立した審査組織によって評価される。
● ファンドが求める目標への適合度を評価し，資金援助を増減もしくは打ち切るという実績主義 performance-based に基づく資金援助を行う。

グローバルファンドはまた，HIV/AIDS・結核・マラリアに関連するプログラムに必要な設備，物資，消耗品，医薬品の効果的で効率的な調達の支援も行っており，具体的には調達計画の作成，価格情報の共有，品質保証基準 quality assurance standard の維持，一括調達メカニズム pooled procurement mechanism を通したより低価格での調達などを支援しています[83]。

2013 年，グローバルファンドは HIV/AIDS・結核・マラリアに関する予防，治療，ケアプログラムや保健医療システム強化のために 290 億米ドル以上を支出していますが，そのうち 160 億米ドルが HIV/AIDS に，80 億米ドルがマラリアに，46 億米ドルが結核に，そして 7 億 5000 万米ドルが保健医療システムの強化に使われました[84]。

## 官民パートナーシップ

1990 年代中頃，グローバルヘルスへの関心の高まりとともに，多くの機関や組織が，グローバルヘルスの向上に不可欠な新しいワクチン・医薬品・診断薬・医療機器に関して，その開発，製造，流通のメカニズムに問題があるこ

とに気づくようになりました。たとえば結核について言えば、そのワクチンは100年以上も前に作られたものであり、新薬はこの数十年開発されていませんでした。また、HIVとマラリアに対するワクチン開発への関心も低くワクチン開発に積極的な企業もほとんどないことから、世界の貧しい人々の死亡率を下げるために必要な、低価格の診断薬・ワクチン・医薬品・医療機器の開発は、民間企業にとって魅力的な市場ではないことが理解されるようになり、これらの製品に関する市場のあり方を変えない限り、民間企業の関心を高めることはできないという認識が高まってきました。

そこでロックフェラー財団は、グローバルヘルスに関係する機関や組織に、どうすればグローバルヘルス問題の解決に必要な、低価格でかつ効果的な製品の開発を促進することができるかという問いを投げ、創造的なアイデアを募りました。そこから出てきたアイデアの1つが、「官民パートナーシップ public-private partnership」、つまり公的機関と民間機関の長所を組み合わせた組織の創設だったのです。このパートナーシップは広い範囲から資金を集め、低・中所得国による診断薬・医薬品・医療機器・ワクチンなどの安価な入手を妨げている知的所有権 intellectual property の問題に取り組み、また民間企業にそうした製品の開発を促すための方策を追求するなど、いわばベンチャー投資会社 venture capital firms の性格を持つものでした。一般のベンチャー投資会社と異なるのは、目的が利益の最大化ではなく、社会的目標の達成にあることでした。この結果、今日では健康に関する数多くの官民パートナーシップが設立されており、その多くは新製品の開発を目的としていることから、「製品開発パートナーシップ product development partnership（PDP）」とも呼ばれています。表16-7はその中で最も重要なものを示したものです。Global Alliance for TB Drug Development（TB Alliance）については、「政策とプログラムの概要」の節で少し詳しく紹介します。

### 製薬会社

国際的製薬企業は、グローバルヘルスを向上させるためのパートナーシップに数十年来貢献を続けてきました。その貢献は次の3つのタイプに分けることができます。その第1は医薬品の寄付です。たとえばNovartisはハンセン病薬をGlobal Alliance to Eliminate Leprosyに寄付しており、今日ではどの国もこの薬を無償で入手することができます[85]。また、PfizerとEdna McConnell Clark Foundationは、International Trachoma Initiativeによるトラコーマ性失明を減らす取り組みのために、抗菌薬のアジスロマイシン azithromycinを寄付しており[86]、Merckは、Onchocerciasis Control Program（OCP）によるアフリカでのオンコセルカ症（河川盲目症 river blindness）の取り組みのために、イベルメクチン ivermectinを寄付し、河川盲目症の大きな減少に貢献してきました[87]。しかしこれらはほんの一例で、他にも多くの製薬会社から様々な医薬品の寄付が行われています。

第2は、割引き価格での薬の提供です。現在、Abbott, Boehringer Ingelheim, Bristol Myers Squibb, Gilead, GSK, Merckなど多くの製薬会社によって、HIV/AIDS感染が流行している低・中所得国に大幅な割引価格で抗HIV薬が提供されています。そして第3は、国家的な疾病対策プログラムに対する直接的支援です。たとえば、Merckはボツワナの国家HIV/AIDSプログラムを支援しており[88]、またEli LillyはLily MDR-TB Partnershipを通じて、多くの国の薬剤耐性結核に対するプログラムを支援しています。

しかし、グローバルヘルスにおける国際的な製薬企業の役割については、そのあり方をめぐって大きな論争があるのも事実です。たとえば、グローバルヘルスで活動する人々の中には、大製薬企業の持つ特許が、薬価が不当に高い原因だとして批判する人々もおり、また、低・中所得国には現在の薬価よりも、もっと低い価格で提供すべきだと主張する人々もいます。それ以外にも、こうした企業の特許開示が不十分で、他のメーカーが低・中所得国のために低価格で生産することを妨げているという批判もあります。このような議論は膨大かつ複雑で、本書の範囲を超えるため、興味のある方は他の文献を参照してください。

## グローバルヘルスへの取り組みの変遷

グローバルヘルスの向上のためには、国家間の協働が必要だという考え方は今に始まったことではなく、その歴史は100年以上も前に遡ります。本節では、こうした取り組みが歴史的にどのように変遷してきたかを概説します。

1851年、世界で初めての健康に関する国際会議が開催されましたが、これは当時のコレラ流行に対応するためのものでした[9]。その後、多くの健康関連の国際会議が開かれ、1903年には、International Commission on Epidemicsが創設され[9]、1909年には、International Office of Public Hygieneがパリに設置され、続いて1920年には、

**表16-7　グローバルヘルスにおける代表的な官民パートナーシップ**

- Aeras
- Global Alliance for TB Drug Development（TB Alliance）
- Human Hookworm Vaccine Institute
- International AIDS Vaccine Initiative（IAVI）
- International Partnership for Microbicides
- Malaria Vaccine Initiative
- Medicines for Malaria Venture

スイスのジュネーブに League of Nations Health Office (LNHO) が，1924 年には，International Sanitary Bureau が設立されました。LNHO にはロックフェラー財団から財政面と技術面での支援が行われました。このような初期の国際機関の活動は，疾病サーベイランス，医薬品やワクチンの国際基準の設定，各国に対する医学教育を含めた重要な健康課題に対する技術支援がその中心でした[9]。

保健医療分野での国際的な取り組みは，第二次世界大戦後の WHO や UNICEF を含む国連機関の設立により非常に大きく前進し，後述するようにその後の 60 年以上にわたり多くの領域で健康に関する国際協力が展開されてきました[5, 9, 89]。WHO が設立されたことにより，健康に関する国際協力のあり方は，世界規模での公衆衛生の能力向上，新たに独立した国々における保健医療システムの開発支援，そして個々の疾患に対する対策への支援という内容にシフトしていきました。こうした中で，おそらく最も特記すべき取り組みは，1966 年に開始された天然痘根絶プログラムでしょう。これ以外にもこの期間に WHO は，マラリア，貧困国でとりわけ重要なハンセン病 leprosy[90]，リンパ系フィラリア症 lymphatic filariasis[91]，オンコセルカ症 onchocerciasis[89, 92] などの感染症に対する取り組みでも，世界をリードしていきました。

歴史的にもう 1 つの重要な国際協力事業分野に，家族計画 family planning があります。この分野は初期には米国が主導し，出生制限がその中心でしたが，次第に家族計画の考え方は，出生制限を中心とした考え方から，リプロダクティブヘルスを中心とするより広い考え方へと変化していきました。こうした変化を牽引したのは，1974 年にルーマニアのブカレストで開催された国際会議を始まりとする一連の国際会議で，テーマは，家族計画から安全な分娩，リプロダクティブヘルス，そして女性へと移り変わっていきました[93]。たとえば 1987 年，ケニアのナイロビで開かれた女性に関する会議では，Safe Motherhood Initiative (母性保護イニシアティブ) が打ち出されています[89]。

1978 年，国際社会はアルマ・アタ宣言 Alma Ata declaration を採択し，プライマリーヘルスケア primary health care の取り組みを開始しました。この宣言は，健康は基本的人権 fundamental human right であり，国はすべての国民が適切なプライマリーヘルスケアを受けられるよう保証する義務があるとしています。アルマ・アタ宣言は，プライマリーヘルスケアと貧困層の健康ニーズを，グローバルヘルスの焦点として明確に打ち出した画期的な宣言であり，またプライマリーヘルスケアを提供できる保健医療システムの必要性や，貧しい人々の健康向上におけるコミュニティベースのアプローチの重要性に対する世界の認識を高める上で，重要な役割を果たしました。アルマ・アタ宣言は，WHO がその前年に打ち出したスローガン「Health for all by the Year 2000 (2000 年までにすべての人々に健康を)」と関連するものです[94]。

子どもの生存に関しても，かなり多くの取り組みが行われてきました。初期の取り組みは，"GOBI" と呼ばれる対策がその中心でした。GOBI とは，成長記録 growth monitoring，経口補水液 oral rehydration，母乳哺育 breast-feeding，予防接種 immunization の頭文字をとったものです。この取り組みのリーダーは UNICEF でしたが，USAID も重要な役割を果たし，最終的には世界銀行，WHO，多くの 2 国間機関もこの課題に取り組むようになりました[5]。

1980 年代後期～1990 年代初期になると，30 年以上に及ぶ国際的取り組みにもかかわらず，あまりにも多くの課題が未解決のまま残っていることに強い懸念が表明されるようになりました。その原因の一部は，健康に関するそれぞれの取り組みが無系統に行われていることにあると考えられ，もっと包括的で系統的な取り組みの必要性が指摘されることとなり，その後の「ヘルスセクターリフォーム health sector reform (HSR)」と呼ばれる動きにつながっていきました。同じ頃，世界銀行は『1993 World Development Report』を出版し，保健医療投資における費用対効果分析 cost-effectiveness analysis に基づいた意思決定の重要性を主張し[95]，このアプローチはすぐに，多くのグローバルヘルスに関係する機関や組織の活動の基礎となっていきました。

また同じ頃，低所得国でも健康における民間セクターの役割についての関心が高まってきました。開発パートナー development partner も，それまでの単独行動からパートナー同士が連携して個々の国を支援するようになり，たとえば健康への投資プランの開発や実施も，開発パートナー同士が協力して取り組むようになりました。

1990 年代中頃になると，グローバルヘルス関係者の間で，HIV/AIDS，マラリア，結核など貧しい国々に多い疾患への関心が非常に大きな高まりを見せるようになりました。とりわけ重視されたのは，①抗 HIV 薬の価格の低下，②結核感染者の発見と直接監視下短期化学療法 (DOTS) の普及による結核治癒率の向上，③薬剤処理蚊帳の使用，妊婦への間欠的治療，より迅速で確実な診断，アルテミシニン artemisinin 併用療法の拡大などによるマラリア対策の強化でした。そして，本章の最初のところでも紹介したように，健康関係のパートナーシップの形成による協働した取り組みが非常に大きく増えてきました。

最近では，以前重視されていた健康問題を再評価する動きが高まってきており，たとえば 2015 年を達成期限とするミレニアム開発目標 Millennium Development Goals (MDG) にも影響されて，栄養と母子保健の問題が改めてクローズアップされています。また，現在ではポリオ根絶 polio eradication に相当の努力が注がれていますが，以前の予想よりも困難なことが判明するにつれ，麻疹根絶の可能性に対する興味が高まりつつあり，また，「顧みられない熱帯病 neglected tropical diseases (NTD)」についても，その系統的な対策が重視されるようになってきました。薬剤耐性結核に対しても，より迅速な診断法と効果的

な治療法への関心が高まりつつあります．事実，低・中所得国に最も多い疾患に対する，新しい診断薬，医薬品，ワクチンの開発などに対する関心は，今までにない高まりを見せており，同時に，基本的医療サービスを国民全員に提供できるような，また医療費による経済的破綻から国民を保護できるような効果的で効率的な保健医療システムを構築するための支援に，かなりの努力が傾けられています．

そして非常に重要な変化として，国，特に低所得国と開発パートナーとの間の有効な協働のあり方についての関心が高まっており，また保健医療分野に関わる開発パートナー同士の活動を調和させるためのプラットフォーム設置の試みや，開発パートナーの活動をその国のシステムやプロセスに調和させる試みなどにも関心が向けられつつあります．さらには，健康への投資の効果と効率をできるだけ高めるための成果主義的資金援助 results-based financing といった投資メカニズムも重視されるようになり，また，とりわけ世界的に経済が低迷している時期に，低・中所得国の人々の健康向上に必要な投資をどのように確保するかという問題に対しても国際的関心が高まりつつあります．この問題に対処するために設立されたイニシアティブの1つが UNITAID で，これについては，「政策とプログラムの概要」の節で少し詳しく紹介します．

## グローバルヘルスに関するアジェンダの設定

グローバルヘルス分野における様々なプログラムや機関・組織間の協働のあり方を考えるにあたっては，グローバルヘルスに関するアジェンダ（行動計画）agenda がどのように決定されるかを理解しておく必要があります．そこでここでは，グローバルヘルスに関する包括的なアジェンダや個々の健康問題に対するアジェンダが決定されるプロセスについて簡単に解説することにします．これは非常に複雑なプロセスであり，しばしば大きな論争の的となってきました．

グローバルヘルスにおける優先課題を設定する1つの重要な舞台が，WHO の世界保健総会 World Health Assembly です[96]．年に1回，WHO 加盟国の保健大臣らがジュネーブに集まって重要な世界的健康問題について議論し，その総意とコミットメントを盛り込んだ宣言を採択します．世界保健総会では，天然痘撲滅キャンペーン smallpox eradication campaign などいくつかの重要な取り組みが決定されてきました．

グローバルヘルスにおける主な発展は，WHO，多国間あるいは2国間開発援助機関，その他の主要な NGO などによる文書や，アドボカシー，プログラムなどによって牽引されてきました．特に，世界銀行が1993年に出版した『1993 World Development Report』では「健康」が取り上げられ，世界的に広く読まれるとともに大きな論争の的ともなってきました．この報告書は，世界銀行が援助する次世代の保健医療プログラムの基礎となると同時に，他の開発機関や国家によって行われるその後の取り組みの基礎ともなりました．世界銀行の資金援助が非常に多くの国々に行き渡っていたことから，この報告書が示したアプローチは，低・中所得国の健康問題に対する世界的な認識に非常に大きな影響を与えました．

また，グローバルヘルス・アジェンダの動向は開発パートナーによる大規模な投資によっても影響を受けます．その典型的な例がゲイツ財団による一部の課題に対する大規模投資で，すでに述べたように，ゲイツ財団は貧困層の健康向上のための技術の改善や普及をとりわけ重視しており，かつ HIV/AIDS など特定の重要な健康課題に対しても選択的な資金援助を行っています．その中で，たとえばゲイツ財団が予防接種やエイズワクチンの開発などに対して行った投資は，これらの問題に対する世界の関心を著しく高め，それらをグローバルヘルス・アジェンダの中に確立させる役割を果たしました．

一部の NGO や有識者による活動が耳目を集めることで，グローバルヘルス・アジェンダに影響を与えることもあります．たとえば，1990年代の後半，ハーバード大学の教授であった Jeff Sachs 教授が行った経済的・社会的発展における健康の重要性についての活発な講演活動や執筆活動は，健康問題についての国際的関心を喚起し，世界の貧しい人々の健康に対する国際的取り組みや行動に強い影響を与えました．

また，ほぼ同じ頃，国境なき医師団 Médecins Sans Frontières（MSF）のようないくつかの重要な NGO によって抗 HIV 薬の薬価引き下げに対する強力なアドボカシーが展開され，そのアドボカシーと治療への取り組み，さらには HIV 蔓延国の人々の懸命な努力が強い世界的共感を喚起し，その後のこの問題に対する世界の対応に大きな影響を与えました．

Partners in Health もグローバルヘルス・アジェンダに影響を与えた NGO の1つです．米国マサチューセッツ州ボストンに本部を置くこの NGO の活動は，結核と HIV/AIDS に関するグローバルヘルス・アジェンダに大きな影響を与えたことで知られています．この NGO はハーバード大学の Paul Farmer 博士と Jim Kim 博士によって主導され，当時，薬が高価で貧しい国々での普及は不可能と考えられていたなかで，ペルーとハイチで，薬剤耐性結核と HIV/AIDS の治療について，安価で持続可能なモデルの開発に取り組み，国際的努力の方向を，すべての人々に適正価格での治療を保証するという方向へとシフトさせる上で大きな役割を果たしました[97]．

グローバルヘルス・アジェンダの設定においては，グローバルヘルスの主な機関や組織が参加する会議での交渉も重要な役割を果たしてきました．こうした話し合いに最も関与している機関は普通，WHO，UNICEF，世界銀行ですが，米国国際開発庁（USAID），英国の Department for International Development やノルウェーの Development Agency などの2国間開発機関が参加することもあり，オーストラリアのAusAIDはアジア・太平洋地域で独自の役割を果たしています。グローバルファンドもその資金運用額が増加するにつれ，また国連合同エイズ計画（UNAIDS）やHIV/AIDS問題の重要性が増すにつれ，政策問題への関与を強めており，ゲイツ財団やロックフェラー財団，また一部のNGOも，グローバルヘルス・アジェンダの決定への関与を強めつつあります。国境なき医師団（MSF）などのNGOは，そうした議論に直接参加はしないものの，アドボカシー活動を通じてその問題意識をアジェンダに反映させようとしています。

個々の健康問題に対するグローバル・アジェンダも，ほぼ以上述べてきたようなプロセスで決定されますが，異なるのは多くの場合，その問題に特別な関心を持つ機関や組織が含まれることで，WHOや世界銀行，そして主な2国間機関など，ほぼ常に含まれる機関や組織に加えて，対象となっている健康問題を中心に取り組んでいる機関や組織，その問題の影響を受けている人々を代表するグループが議論に参加する機会も増えつつあります。たとえば，結核問題が討議される場合には，結核に関して国際的に活動している主なNGOや流行国の結核プログラムの代表が参加し，ハンセン病問題が討議される場合には，流行国のハンセン病プログラムの代表，ハンセン病問題に関わりの深いNGO，ハンセン病患者の代表などが議論に参加するといった具合です。

## 政策とプログラムの概要

ここでは4つの政策とプログラムを取り上げ，以上述べてきた内容について具体的理解を深めていきます。まず，アドボカシー機関としてのGlobal Network for Neglected Tropical Diseases（GNNTD）を，次に結核の新薬開発に対する官民パートナーシップとしてのTB Allianceと革新的資金メカニズムであるUNITAIDを，そして最後にGaviを取り上げ，それぞれの活動を紹介します。

### Global Network for Neglected Tropical Diseases（GNNTD）[98]

GNNTD（顧みられない熱帯病のためのグローバルネットワーク）は，グローバルヘルス・アジェンダにおける「顧みられない熱帯病（NTD）」の優先度を高めるのに必要な，政治的支援，資金援助，社会の意識の向上を図り，そのコントロールや根絶に向けた運動を促進することを目的として，Sabin Vaccine Instituteのイニシアティブによって，設立されたものです。

GNNTDは，土壌伝播蠕虫症 soil-transmitted helminths（鉤虫症，回虫症，鞭虫症），オンコセルカ症 onchocerciasisと住血吸虫症 schistosomiasisのコントロールと，トラコーマ trachoma とリンパ系フィラリア症 lymphatic filariasisの根絶に向けた集団投薬 mass drug administrationの拡大のためのアドボカシーを行っています。

これらの7つのNTD（上記下線）の予防や治療のための投薬に要する費用は1人あたり年間約50米セントに過ぎないため，NTDのコントロールはグローバルな健康と開発において最も費用対効果の高い対策の1つと言うことができます。このように低コストである理由は，これら7つのNTDの治療薬のほとんどは主な製薬企業から無料で提供されるため，コストはそれらの薬の配布と，コミュニティが自ら運営する治療プログラムの立ち上げに必要な費用だけですむからです。

2006年，GNNTDは社会的に不利な立場に置かれた人々の生活向上に取り組んでいた6つの組織によって設立され，対象国の保健省やWHOと連携し，その支援も受けながら，その国が主体となった，持続的で包括的な対策の実現を目指しています。GNNTDは，財政資源の効率的使用から集団投薬に対する社会の支持やアドヒアランスの向上に至るさまざまな課題について対象国の政府と連携しつつ，ロンドン宣言 London Declaration on NTD（2012年）で示されたコントロールと排除 eliminationの目標達成に向かって活動しています。

GNNTDは，NTD排除を加速するための費用対効果の高いアプローチとして，水・し尿処理・生活衛生，母子保健，栄養などを包括した対策を促進しており，NTDに対する長期的な支援を確立するために，2015年で終了するミレニアム開発目標（MDG）後のアジェンダの中にNTDのコントロールと根絶を含める必要性を訴え続けています。

GNNTDのアドボカシーはさまざまな形態で行われており，たとえば，ラテンアメリカやアフリカの大統領経験者や保健大臣の助けを借りて高いレベルの政治家にアクセスしたり，また「END 7キャンペーン」を打ち出して，蔓延国におけるNTD治療プログラムを直接支援するための資金調達を行い，各大学に設置された「END 7支部」に参加する世界中の何千人もの学生とともに，NTDのコントロールと排除のためのアドボカシーに取り組んでいます。

現在GNNTDのアドボカシー活動の重点は，NTDが最も蔓延しているインドとナイジェリアの2か国に置かれています。この取り組みを通してGNNTDは，NTDプログラムが他の健康プログラム（特に水，し尿処理，教育，栄養のプログラム）と統合して包括的に実施されるときに，最も投資効果が高く，経済的にも社会的にも恩恵がもたらされることを国際社会に示そうとしています。

NTDが蔓延するコミュニティの人々と連携して行われたこれらのGNNTDのアドボカシーによって，NTDに対する国際社会の関心と支援は大きく高まりました。米国と英国からの資金援助が大幅に増え，大手製薬企業からの治療薬の寄付も大幅に増加しました。しかし，2020年までに「10のNTD」をコントロールし根絶するという，ロンドン宣言の目標を達成するには，これらの援助の維持ととも

に，ドイツや他のヨーロッパ各国からの支援の増加が不可欠と考えられます。

製品開発パートナーシップ product development partnership（PDP）を通してSabin Vaccine Instituteも，シャーガス病Chagas diseases，鉤虫症，リーシュマニア症 leishmaniasis，住血吸虫症を含む頻度の高い一部のNTDに対する新しいワクチンの開発に取り組んでいます［訳注：日本では，2012年に設立されたグローバルヘルス技術振興基金 Global Health Innovative Technology (GHIT) Fundが，NTD問題に取り組んでいます］。

## TB Alliance

現在TB Allianceと呼ばれているGlobal Alliance for TB Drug Developmentは[99]，結核に対する即効性のある安価な薬の発見と開発の促進を目的として2000年に設立されました。その本部事務所はニューヨーク市に置かれ，研究は世界各地の公的あるいは民間の研究所で実施されています。

TB Allianceは，同じ目的のために協働を約束した政府，NGO，専門機関，学術機関，財団，製薬企業，バイオ企業によるパートナーシップです。TB Allianceは，結核治療薬の開発の歴史の中で最大の取り組み[100]であり，これまでで最大の結核治療薬の候補薬リスト[101]を持つに至っています。TB Allianceは政府，財団，UNITAIDから資金提供を受けています。

TB Allianceは，「治療期間を短縮でき，耐性菌にも非耐性菌にも有効で，抗HIV治療薬を服用しているHIV陽性の結核患者にも投与でき，潜伏感染の治療にも有効な」結核治療薬の開発を目的としており[99]，それによって治療へのアドヒアランスを高め，かつ副作用を低減させることによって全体の治癒率を向上させようとしています。長期目標は，薬剤感受性のある結核に対する投薬期間を，現在の6か月から2週間以下へと劇的に短縮させることに置かれていますが，1日1回の服用で済む薬剤の開発にも高い優先順位が与えられています[102]。現在，薬剤開発のための20以上のプロジェクトが進行中です[100]。

TB Allianceの主なポリシーは，新たに開発される薬は安価で，特に低所得国で広く使うことのできるものでなくてはならないということであり，それを達成するために，TB Allianceは特許やマーケティングのあり方についての検討も行っており，また開発された新薬が結核蔓延国で速やかに販売許可が得られるようにするために医薬品規制当局との対話も進めています[102]。さらに，TB Allianceは，開発した新薬ができる限り安価に製造できるようにするために，他の関係者との協働も推進しています[103]。

## グローバルヘルスのための革新的資金メカニズム — UNITAID

過去10年間で，健康に対する国際的な開発支援は著しい成長を遂げました。それにもかかわらず，ミレニアム開発目標（MDG）の到達に必要と推定される資金と，使える資金との間には大きなギャップがあり，たとえばWHOは2008〜2015年にかけて，49の最貧国がミレニアム開発目標を達成するには2,510億米ドルが新たに必要と試算しています[104]。

資金総額が不十分であることに加えて，保健医療分野での従来の開発資金援助のスキームには，多くの問題があります。その第1は，ほとんどの国の援助は年単位で行われるため，被援助国 recipient countryが資金運用の長期計画を立てることが難しいことで，第2は，こうしたタイプの支援には目標とするアウトカムの効果的・効率的達成を促すのに必要なインセンティブが欠けていることです。健康に関する開発援助資金は，通常，医薬品，医療機器，医療施設，トレーニング，技術支援など，資源の"インプット"を対象としており，小児疾患への予防接種の普及率や蚊帳の使用によるマラリアの罹病率や死亡率の減少といった測定可能な"アウトプット"を対象としたものではありません。また，複数の資金源から援助を受ける場合には，無駄な支出が生じたり，物品調達，資金管理，報告のシステムが重複し非効率的になることがあります[104]。

こうした観点から，従来の開発支援スキームよりも持続性と予測可能性に優れた革新的資金メカニズムに関する話し合いが2004年に始まりました。これらの話し合いは，金融取引税，航空券税，環境税，多国籍企業への課税など国際課税方式による資金メカニズムや，消費者による自発的な寄付についての議論が中心で，その結果として生まれたものの1つが，以下に述べるUNITAID（ユニットエイド）です[104]。

2006年，UNITAIDは，ブラジル，チリ，フランス，ノルウェー，英国の共同による国際医薬品購入機関として設立されたものです。正式な発足は2006年9月で，低所得国におけるHIV/AIDS・結核・マラリアの治療薬へのアクセスを促進することを目的としたものでした。UNITAIDは現在，あらゆる所得レベルを含む多くの国々とゲイツ財団からの支援を受けて運営されています。UNITAIDの事務局はWHOに置かれています。

UNITAIDの資金の大半は，9か国の航空会社の航空券購入にかかる税金（航空券連帯税 Solidarity Levy on Air Tickets）と，ノルウェーの二酸化炭素排出にかかる税金という新しい財源によって賄われています。UNITAIDのビジネスモデルは，予測可能性と持続性のある財源があれば，低・中所得国で使用する大量の診断薬や医薬品を共同購入でき，同時にそうした製品の開発に対する投資を刺激し，かつ価格を低下させることもできるという発想に基づくものです[105,106]。その開始以来，UNITAIDは24億1000万米ドルを集め，そのうち14億8000万米ドルが航空券連帯税によるものです。

UNITAIDには，以下を含む多くの戦略目標があります。

- HIV/AIDS，結核，マラリアに対するポイントオブケア検査 point of care（POC）diagnostics［訳注：診療現場で簡単にかつ迅速に結果が得られる検査］へのアクセス向上
- HIV/AIDS，結核，マラリアに対する安価な小児向け製剤 pediatric formulation へのアクセス向上
- HIV/AIDS，結核，マラリアとこれらに関連する疾患に対する新薬へのアクセス向上
- マラリアの薬剤治療に対するアクセスの促進
- 結核の第二選択薬 second-line TB drug に対するアクセスの改善
- HIV，結核，マラリアの予防につながる製品へのアクセス向上

UNITAID は他のパートナー機関と密接に連携し，それらの機関では十分対処できていないギャップを埋めようとしています[107]。

UNITAID は現在，22 の補助金受給者による 27 のプロジェクトを支援し，その範囲は 94 か国に及んでいます[108]。UNITAID は HIV/AIDS 治療への資金援助に取り組むことで抗 HIV 薬の価格低下に貢献してきました。その他，小児向けの結核薬の開発，蚊帳の配布，各国が高品質の製品を調達できるような支援なども行っています[109]。2013 年，UNITAID は約 3 億米ドルに相当する援助を行っています[109]。

## Gavi の優先順位の決定と国家予防接種プログラムの持続性の向上[110]

### ●背　景

Gavi の設立経緯やその活動の目的や内容については前述しましたが（p.422），その巨大な財源にもかかわらず，まだすべてのニーズを満たすまでには至っていません。そのため，Gavi は最も貧しい国々の援助を優先させるために，国民 1 人あたりの総所得が 1,500 米ドルを超える国は，5 年間の移行期を経て Gavi の支援を打ち切るという方針を打ち出しました。支援を打ち切られた国は独自にワクチンの予算確保，調達，規制（品質管理）などを行わなければならなくなります。

2013 年時点で 16 か国がこの所得限度を超えるため，これらの国々は 2018 年までに支援を卒業しなければなりません。ワクチンの費用で言えば，これらの国々は，2012 年には 800 万米（16 か国合計）ドルで済んでいた自前の支出を，2018 年には 9,000 万米ドルにまで増加させなければならないことになります。

これに伴って，たとえば下記のような多くの重要な政策課題が生じる可能性があります。

- 該当する国々は，どうすれば海外からの援助なしに予防接種プログラムを継続できるのか？
- 自立する場合にどのような困難があるか？

### ●政策課題への取り組み

これらの政策課題を検討するために Gavi は，2012 年にパイロット研究を開始し，6 か国（アンゴラ，ブータン，コンゴ共和国，グルジア，モルドバ，モンゴル）を，2018 年には支援対象外とする"移行計画 transition planning"国に選定しました。そして，パイロット研究では移行計画チームが組織され，①持続的な資金調達計画の開発，②ワクチンの調達，③規制能力の強化，の 3 点が重点課題として検討されました。以下それぞれについて解説します。

### ●持続的な資金調達計画の開発

移行計画チームは，これら 6 か国の 2012〜2018 年の詳細な財務予測を行いました。分析の結果それぞれの国のワクチン予算は，下記を含むいくつかの要因に基づいて決定されていることが明らかになりました。

- 新しいワクチンの種類
- 必要なワクチン量
- ワクチンの形態（たとえば，1 回接種か複数回接種か。液体かフリーズドライか）
- 協調融資条件 cofinancing requirement

これらの国々では，移行期間の 5 年間の間に自前のワクチン予算を徐々に増やさなければならず，一方 Gavi からの支援は徐々に減り，5 年後にはゼロとなります。

移行に関する現実的可能性を評価するために，Gavi は多くの財務分析を行いました。最も基本的な分析として Gavi は，2012〜2018 年の移行期間の間にワクチンのために必要になると推定される追加予算と，同時期のその国の総保健医療支出 total health expenditure の推定値との比較を行いました。追加予算の予測総支出に占める割合が小さければ小さいほど，政府がその追加予算を捻出できる可能性は高いことになります。ただし，その国が将来新しいワクチンを採用すれば，将来のワクチン予算はその影響を受けることになります。

### ●ワクチン調達

Gavi の支援を卒業した国はワクチンの調達法を決めなければなりません。UNICEF の Supply Division を通して調達するか，あるいはその国自身で独自に調達するかのいずれかになります。

しかしワクチンの直接調達は多くの国にとって容易ではありません。支援が終了した国では，ワクチンの国内市場が小さいために高品質の商品を低価格で購入することは難しく，UNICEF の Supply Division を通して購入しない場合は，かなりの高価格で購入しなければならなくなります。また価格情報が入手しにくくなるため，高い価格で購入していても，それに気づかないことさえありえます。

Gaviの支援が終了した後の国々がワクチン製造業者から低価格で購入を続けられるようにするために，Gaviは支援の終わった国にもそれまでのGaviとの取り引き価格を維持するようワクチン製造業者に誓約を求めており，すでに5価ワクチンpentavalent，肺炎球菌ワクチン，ロタウイルスのワクチンについてはその確約が得られています。ワクチンの価格が予想できれば，将来のワクチン購入必要経費の予算をより正確なものにすることができます。

● 規制能力の強化

強力な国家規制機関の存在は予防接種の取り組みに不可欠です。なぜなら，低品質のワクチンは生命を危険に曝すからです。また低品質のワクチンは国民の信用を損ない，その後の予防接種活動の大きな妨げとなってしまいます。

したがって，Gaviは，移行期間中の支援対象国に対して国家規制機関の能力を強化するように求めており，たとえば，グルジアの国家規制機関に対しては，予防接種による副作用に迅速に効果的な対応をするよう勧告しています。Gaviはまた，ワクチン製造業者の現地代理店を監視することも推奨しています。

● これまでの成果と今後の課題

2012年のパイロット研究によって，対象となった6か国の間にはワクチンプログラムの運営能力と資金調達能力にかなりの違いがあることが明らかとなりました。この6か国ではほとんどの国で力強い経済発展が予測されたため，それがワクチンの資金調達に有利に働くと考えられましたが，多くの国が，ワクチン購入のための予算の立て方，国としてのワクチン調達のあり方，規制機関の働き，予防接種計画とアドボカシーに必要な技術力に問題を抱えていました。

Gaviは今後も移行計画を継続する予定ですが，2012年のパイロット研究から得られた教訓は，2014年1月から移行期間に入るニカラグア，パプアニューギニア，ウズベキスタンで具体的に生かされることになります。現在Gaviの最大援助対象国であるインドも，数年後には所得基準を上回ると予想されているため，移行計画が問題となります。

移行計画の問題は，予防接種だけでなく，HIV/AIDS，家族計画，マラリアなど外部からの援助に依存している他のGavi以外のプログラムでも同様であり，グローバルファンド，世界銀行，米大統領エイズ救済緊急計画U.S. President's Emergency Plan for AIDS Relief(PEPFAR)などの開発機関の援助にも関係する問題です。Gaviのこうした試みは，海外援助に頼らない保健医療財政を目指している被援助国にとってもよい機会であり，グローバルヘルスにおける持続可能な資金援助を実現する上で，その可能性と問題点を浮き彫りにするものとなっています。

# ケーススタディ―オンコセルカ症

次に述べるケーススタディでは，アフリカでのオンコセルカ症onchocerciasis根絶の成功経験を扱いますが，この事例についての詳細は本書の姉妹書である『Case Studies in Global Health: Millions Saved』を参照してください[111]。

## 背　景

オンコセルカ症（別名：河川盲目症river blindness）は，世界中で約2,600万人を苦しめている不治の病です。感染者の99％以上はサハラ以南アフリカに集中しており[112]，かつて最も流行の激しかった地域では1/3以上の成人が失明し，感染率が90％近くにのぼった時期もあります[113]。1974年には，西アフリカ諸国11か国の合計3,000万人の人口のうち約250万人が罹患し，それによる失明者は約10万人にのぼったと推定されています。この疾患は，中央アフリカと東アフリカでは，19か国でいまだに風土病として存在し，6,000万人が感染リスクに曝されています。

## 介　入

オンコセルカ症は回旋糸状虫 Onchocerca volvulus が原因で，これに感染しているブユに刺されることによって感染します。このブユは，肥沃な河川地域の流れの速い川に棲息します。人間の体内に入ると，この回旋糸状虫は約30～60cmの大きさに成長し，ミクロフィラリア（被鞘幼虫）microfilariaeと呼ばれる何百万もの微細な子虫を産みます。このミクロフィラリアは人間の皮膚内を動き回り，それに伴って猛烈な痒み，皮膚病変，筋肉痛を生じ，重症例ではオンコセルカ症を発症し，永久的な失明に至ります。肥沃な土地が，この疾患への恐怖のために見捨てられることも少なくありません。

ブユは国境を越えて長距離を移動するために1つの国の対策だけでは限界があり，初期の頃の対策は失敗に終わっていました。1968年，チュニジアで行われた国際会議では，回旋糸状虫のライフサイクルを破壊し，流行をコントロールするために，少なくとも20年間の資金援助と，地域の国家間の協力が必要であると結論づけられました。世界銀行総裁のRobert McNamaraが1972年に行った干ばつ下の西アフリカへの視察は，この動きを促進する役目を果たしました。ほとんどすべての住民が失明し，子どもに手を引かれて生活している人々の様子を見たMcNamaraは強い衝撃を受け，オンコセルカ症への国際的取り組みへの陣頭指揮をとることを決断したのです[114]。

世界銀行による最初の大規模な保健医療プログラムであるOnchocerciasis Control Program(OCP)は，1974年，WHO，国連食糧農業機関UN Food and Agriculture Organization(FAO)，国連開発計画(UNDP)と合同で開始さ

れました。このプログラムには相当額の研究費とともに，西アフリカの7か国（注：最終的には11か国）におけるオンコセルカ症排除計画が含まれていました[113]。ブユの繁殖地には幼虫駆除剤が噴霧され，この散布プログラムは紛争や政変があった地域でも一貫して実施されました。1980年代には，Merckがイベルメクチンivermectinと呼ばれる強力な新薬（1回の内服でほぼ1年にわたって殺幼虫効果を発揮する）が開発されました[115]［訳注：ノーベル賞受賞者大村智博士が発見した放線菌 Streptomyces avermitilis が生産する物質を元に，Merckが創製した薬］，この薬は即効的に不快な症状を抑えるだけではなく，他の寄生虫の感染を防ぐ効果もあることから，広く使われるようになりました。Merckはイベルメクチンを寄付し，その配布はCarter CenterのWilliam Foege博士によって管理されることになりました。

1995年，広域の国際的パートナーシップとしてAfrican Programme for Onchocerciasis Control（APOC）が設立され，東アフリカと中央アフリカの19か国が参加してオンコセルカ症対策が開始されました。これらの国々に共通していたのは，広大で深い林を抱えているため，薬剤噴霧による幼虫駆除は困難ということでした。そこでAPOCは，イベルメクチンの集団配布のための「コミュニティ主導型治療community-directed treatment（ComDT）」という新しいシステムを立ち上げ，地域の人々の参加を促し，僻地の村落まで配布を行い，2010年にドナーからの援助が終了した後もイベルメクチンの配布を継続しています[116]。ComDTのワーカーは，僻地の村落を訪れる唯一の医療関係者であることが多く，このワーカーらは他の保健医療介入にも活用できる可能性があります。

### インパクト

Onchocerciasis Control Program（OCP）は，2002年までに西アフリカの11か国でオンコセルカ症の流行を止め，60万人の失明を防ぎ，対象地域の1,800万の新生児をオンコセルカ症の感染リスクから予防しました。そして，その結果1,700万人分の食料を生産するのにも十分な，約2,500万ヘクタールの農地が安全に再定住できるようになりました[117]。APOCはこの成功を，中央アフリカと東アフリカに拡大しようとしており，毎年4万人の失明を防ぐことが期待されています。

### コストと利益

OCPでは，1人を予防するのに要した費用は年間1米ドル未満で，22のドナーからの資金援助総額は5億6000万米ドルにのぼりました。総投資に対する収益の見返りは約20%（約37億米ドル）と推定されており，それは主に農作物の増加によるもので，労働生産性の向上と農産物の増産によってもたらされたものです[118]。APOCでは，1人を予防するのに要する費用は年間11米セントとさらに低く，1996～2017年の総投資に対する収益の見返りは16%

と推定され，1米ドルあたり27日分の健康生活 healthy life days が得られたと推定されています[119]。

### 得られた教訓

オンコセルカ症コントロールの成功は，参加したすべてのパートナーの間で，活動の意義が真に共有されたことによるものです。国家間の協力により，国境を越えた地域全体としての取り組みが可能となり，Merckによる無期限のイベルメクチンの無償提供を含め，ドナーからの長期間の支援がこのプログラムの持続的実施を可能にしました。そしてさらに，多国間組織，民間企業，現地のNGOを含む広汎な組織の参加が得られたことにより，費用対効果の高い，効率的な介入が可能になったと考えられます。また，地域住民が参加し主導するコミュニティ主導型治療（ComDT）プログラムは，僻地の人々へ医薬品を届ける上で，費用対効果と自立性の高いアプローチであることが証明されました。オンコセルカ症プログラムは，支援プログラムが透明性と説明責任を伴って実施されるとき，永続性のある非常に大きな効果がもたらされることを示唆しています。

## 今後の課題

グローバルヘルスの分野における協働した取り組みは，有望な結果をもたらすとともにいくつかの課題にも直面しています。その第1は，低・中所得国における非感染性疾患の増加によって，世界が直面する健康問題のタイプが変化しつつあることであり，第2は，2014～2015年のエボラウイルスの流行に示されるように，今後も出現が続くと思われる新興・再興感染症に対し，各国と国際社会の対応能力が問われていることです。国際社会は変遷する疾病負荷の問題に連携して取り組む必要があり，それを通じて今後どのような新興・再興感染症が出現しても，それに対応できる監視，予防，治療体制を整える必要があります。

第3は，特に低所得国における保健医療システムの強化です。国際的援助においては，個々の疾患への取り組みだけではなく，各国の保健医療システムを強化するための支援が非常に重要です。なぜなら，その国が重要な健康問題に自ら持続可能な形で対処できるようになるためには，適切に機能する保健医療システムの存在が不可欠だからです。ほとんどの低所得国の保健医療システムには，運営管理の向上，組織改革，主な公衆衛生プログラムの実施体制の改善，あらゆるレベルでのスタッフの訓練，保健医療システムへの安定した財政措置，人々を過大な医療費負担から保護するための保険制度の導入など多くの課題があります。保健医療システムの強化は，特定の疾患や健康問題に対する取り組みに比べ，政治的魅力に欠ける面がありますが，長い目で見れば保健医療サービスの向上に不可欠であり，国際的開発パートナーも，そのための支援を行う必要

があります。

第4の課題は，特に低所得国の多くの人々の罹病や死亡の原因となっている疾患，たとえばHIV/AIDS，結核，マラリアなどに対する科学的知識の向上です。なぜなら，科学的知識の進歩なしには，それらの疾患に対する予防的あるいは治療的ワクチンの開発や，よりよい治療法の開発はありえないからです。

第5は，最近では「インプリメンテーションサイエンス implementation science」と呼ばれるようになった実践的研究 operational research の必要性です。これは，予防や治療の現実社会における効果や効率を評価する研究で，たとえば，HIV感染者や結核患者が処方された薬を完全に服用できるようにするための最も費用対効果の高い方法は何か，低・中所得国の保健医療システムが，貧困者に十分な配慮をしつつ，かつ費用対効果の高い運営をどう行えばよいかといった問いに対する研究がこれに相当します。こうした情報を得るには国際的な経験や知識を共有する以外になく，そのためには国際的な連携と協調が不可欠となります。

第6は，官民パートナーシップのあり方に関する課題です。現在までに多くの官民パートナーシップが設立されていますが，製品開発を促進する上で，どのようなパートナーシップが最も費用対効果が高いかを，できる限り早く学びとり，より効率的に目標(低・中所得国でも購入可能な新しい診断薬・ワクチン，治療法の開発)達成を可能にするさらに革新的なパートナーシップを生み出していく必要があります。そして，新しい製品が開発された場合には，それを最も必要とする人々に速やかに行き渡るような体制についても検討しておく必要があります。

第7は資金調達の問題です。グローバルヘルス問題の解決には極めて多額の資金が必要であり，今後もそれがグローバルヘルス・アジェンダの重要な課題であり続けることは間違いありません。したがって，多国間開発銀行 multilateral development bank，2国間援助機関，そして，Gaviやグローバルファンドのような特別プログラムによる資金援助は今後も継続される必要があります。たとえば現在，国際的イニシアティブによって抗HIV薬の急速な拡大が図られていますが，少なくとも最貧国にとっては，長期にわたる国際的資金援助なしには，それを継続することはまず不可能です。その意味で，ドナーが援助疲れ aid fatigue に陥ったり，国際的資金援助の継続に必要な政治的意思が失われる可能性について常に注意が必要です。

第8は，開発援助の効果と効率の問題です。健康に対する開発資金援助は，どのようなものであれ，可能な限り効果・効率の高いものでなくてはなりません。開発の効果についての議論は本書の範囲を大きく超えるのでここでは詳細には触れませんが，**表16-8**に健康に関する開発援助の成功に非常に重要な要因をまとめたので参照してください。

第9は，国際援助組織間の連携のあり方です。近年，特定の国々への支援を複数の国際援助組織が連携して行う

**表16-8 開発援助の成功に関連した要因**

- 被援助国と開発援助組織における強力なリーダーシップ
- プログラムの計画や実施における政府，国際援助組織，NGO間の密接な協働
- プログラムの計画，実施，モニタリングにおける住民やコミュニティの参加
- 地域の状況に適合し，かつ複雑な維持管理の技術を必要としない，単純で柔軟性の高い技術とアプローチの採用
- 保健医療システムの強化，特に保健医療従事者の育成の支援
- 継続性と予測可能性の高い資金提供

出典：Hecht RM, Shah R. Recent trends and innovations in development assistance in health. In: Jamison DT, Breman JG, Measham AR, et al., eds. Disease Control Priorities in Developing Countries. 2nd ed. Washington, DC and New York: The World Bank and Oxford University Press, 2006: 246 から許可を得て改変。

ケースが増えてはいますが，依然として，各組織が単独で行動しようとする傾向が強く，協働する場合でも，どのように連携するかといった"手続き"の面ばかりが強調される傾向があります。こうした傾向は当分は続くと思われますが，健康分野での開発援助が効果を上げるためには，これらの組織が"手続き面"ではなく，実際の取り組みの"内容"において共同する必要があります。

最後はリーダーシップの問題です。グローバルヘルス分野では，今後とも優れたリーダーシップが強く求められます。国際援助組織には，上述したような問題を乗り越える形での連携のあり方が求められ，またグローバルヘルスへの資金調達においても，革新的で効率的なアプローチをもたらす新しいメカニズムや組織が引き続き出現することが望まれます。

## メインメッセージ

グローバルな健康問題の解決には，主な開発援助組織が協働して取り組む必要があります。なぜなら，そうした問題は一国にとどまる問題ではなく，極めて多額の資金援助を必要とし，かつ貧しい国々自身の能力を超えるような技術上および管理運営上の資源を必要とするからです。また，保健医療分野の中には国際標準の設定とその徹底が非常に重要な分野があります。たとえば，疾病サーベイランス，ポリオ根絶のための国際的取り組み，結核のような特定の疾患に対するプログラムなどがそうです。

グローバルヘルスの領域では多くの機関や組織が活動しており，その中で最も活発に活動をしている機関として

は，WHO，UNICEF，国連合同エイズ計画(UNAIDS)，世界銀行などがあります。また，ほとんどの高所得国には米国国際開発庁(USAID)，オーストラリア国際開発庁(AusAID)，英国国際開発庁(DFID)などの開発援助組織があり，それらの組織もしばしグローバルヘルスで重要な役割を果たしています。また多くの財団もグローバルヘルスに深く関わるようになっていますが，その中でもゲイツ財団は1990年後半以来，一躍グローバルヘルスの主要なアクターに躍り出ています。Bangladesh Rural Advancement Committee(BRAC)のようなローカルなNGOも，多くの国でグローバルヘルスの取り組みに深く関わっています。もちろん，多くの国際的なNGOも，グローバルヘルスの極めて重要なアクターであり，その中でも国境なき医師団(MSF)は最もよく知られた存在です。これらの組織は，アドボカシー，研究，技術協力，資金援助，プログラムの開発・実施などの役割を，単独もしくは共同で担っています。

特に困難なグローバルヘルス問題に取り組むために，最近では，官民パートナーシップ public-private partnership と呼ばれる，比較的新しい形態の取り組みも始まっています。International AIDS Vaccine(IAVI)，Initiative Partnership on Microbicides，TB Alliance などがその例です。官民パートナーシップは，基本的にそれぞれのセクターの技術と資金を組み合わせ，特定の健康課題へのアドボカシーの実施や，貧しい国々のニーズに合致しかつ安価な新しいワクチン・診断薬・医薬品の開発に取り組んでいます。その他，子どもや妊婦への予防接種，HIV/AIDS，結核，マラリアに対する取り組みを促進するために，Gaviやグローバルファンドといった組織が設立され，重要な成果をあげています。

国際社会は，今後も多くのグローバルヘルスの課題に直面し続けると考えられます。課題の中には，重要な疾患に対する研究の推進，最も重要な疾患に対する診断薬・ワクチン・医薬品の開発，また，低・中所得国における保健医療システムの強化，個々の疾患に対する取り組みの強化，増大する疾患への対処，国際的に重要な疾患に対する適切な資金確保など重要で困難なものが多く，それらに対処するためには，関係機関や組織の協働した取り組みを今後一層促進していく必要があります。

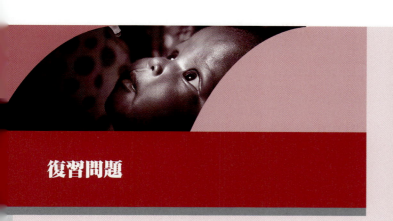

## 復習問題

1. グローバルな健康問題に取り組んでいる代表的な機関や組織をいくつかあげてください。
2. それらの機関が果たしている役割を述べてください。
3. グローバルな健康問題に対処する上で，関係する機関や組織間の協働がなぜ重要なのかを説明してください。
4. グローバルヘルスにおいて，協働した取り組みによって成功した重要な事例をいくつかあげてください。
5. なぜそれらの取り組みが成功したのか，その要因を述べてください。
6. これらの成功事例から，今後のグローバルヘルスの取り組みが学ぶべき教訓について述べてください。
7. グローバルヘルスにおける協働した取り組みを継続・強化する上で，今後の課題と考えられるものをいくつかあげてください。
8. グローバルヘルスにおける官民パートナーシップについて述べ，それが有益である理由について述べてください。
9. オンコセルカ症などの問題に対処する上で，なぜ協働した取り組みが必要なのかを説明してください。
10. 抗HIV治療などの問題に対処するために必要な資金を今後も確保するには，国際社会はどうすればよいかを述べてください。

## 引用文献

1. UNICEF. (2004, June 22). *Polio experts warn of largest epidemic in recent years, as polio hits Darfur: Epidemiologists "alarmed" by continuing spread of virus.* Retrieved July 12, 2006, from http://www.unicef.org/media/media_21872.html.
2. World Health Organization. (2015). *Tuberculosis* (Fact Sheet No. 104). Retrieved March 17, 2015, from http://www.who.int/mediacentre/factsheets/fs104/en/.
3. Global Alliance for TB Drug Development. *No R&D in 30 years.* Retrieved July 12, 2006, from http://www.tballiance.org/2_3_C_NoRandDin30Years.asp.
4. The Gavi Alliance. Gavi Alliance for Vaccines and Immunization. Retrieved July 5, 2006, from http://www.Gavialliance.org.
5. Merson, M. H., Black, R. E., & Mills, A. J. (Eds.). (2001). *International public health: Diseases, programs, systems, and policies.* Gaithersburg, MD: Aspen Publishers.
6. Lele, U., Ridker, R., & Upadhyay, J. (2005). *Health system capacities in developing countries and global health initiatives on communicable diseases.* Retrieved July 12, 2006, from http://www.umalele.org/content/view/85/109.
7. Heymann, D. L., & Rodier, G. (2004). Global surveillance, national surveillance, and SARS. *Emerging Infectious Diseases, 10*(2), 173–175.
8. Walt, G. (2001). Global cooperation in international public health. In M. H. Merson, R. E. Black, & A. J. Mills (Eds.), *International public health* (pp. 667–672). Gaithersburg, MD: Aspen Publishers.
9. Basch, P. (2001). *Textbook of international health* (2nd ed., pp. 486–509). New York: Oxford University Press.
10. Kickbusch, I., & Buse, K. (2001). Global influences and global responses: International health at the turn of the twenty-first century. In M. H. Merson, R. E. Black, & A. J. Mills (Eds.), *International public health* (pp. 701–733). Gaithersburg, MD: Aspen Publishers.
11. World Health Organization. *Constitution of the World Health Organization.* Retrieved June 15, 2015, from http://apps.who.int/gb/DGNP/pdf_files/constitution-en.pdf.
12. World Health Organization. *WHO—Its people and offices.* Retrieved September 13, 2014, from http://www.who.int/about/structure/en/.
13. World Health Organization. *Global Health Declarations.* Retrieved July 16, 2015, from http://www.who.int/trade/glossary/story039/en/.
14. World Health Organization. *About WHO: Leadership priorities.* Retrieved April 8, 2015, from http://who.int/about/agenda/en/.
15. UNICEF. (2012). *The structure of UNICEF.* Retrieved September 13, 2014, from http://www.unicef.org/about/structure/.
16. UNICEF. (2003). *Support UNICEF.* Retrieved October 15, 2010, from http://www.unicef.org/support/14884.html.
17. UNICEF. *What we do.* Retrieved October 15, 2010, from http://www.unicef.org/whatwedo/.
18. UNICEF. (2014). *2013 annual report of the executive director, including on the implementation of the Quadrennial Comprehensive Policy Review.* Retrieved September 13, 2014, from http://www.unicef.org/about/execboard/files/EDAR_presentation-22May2014.pdf.
19. UNAIDS. *Cosponsors.* Retrieved April 8, 2015, from http://www.unaids.org/en/aboutunaids/unaidscosponsors.
20. UNAIDS. (2013). *UNAIDS 2012-2015 unified budget, results and accountability framework (UBRAF).* Geneva: UNAIDS.
21. UNAIDS. *Gap report.* Retrieved May 19, 2015, from http://www.unaids.org/sites/default/files/media_asset/UNAIDS_Gap_report_en.pdf.
22. UNAIDS. *Goals.* Retrieved September 13, 2014, from http://www.unaids.org/en/targetsandcommitments/.
23. World Bank. *Healthy development: The World Bank strategy for health, nutrition, and population results.* Retrieved May 19, 2015, from http://www-wds.worldbank.org/external/default/WDSContentServer/WDSP/IB/2007/09/21/000310607_20070921140425/Rendered/PDF/409280PAPER0He101OFFICIAL0USE0ONLY1.pdf.
24. Bretton Woods Project. (2009). *Bank's $100 billion annual lending plan.* Retrieved October 5, 2010, from http://www.brettonwoodsproject.org/art-565290.
25. World Bank. (2006). *Working for a world free of poverty.* Retrieved July 12, 2006, from http://siteresources.worldbank.org/EXTABOUTUS/Resources/wbgroupbrochure-en.pdf.
26. World Bank. *Operational summary fiscal 2008–2013.* Retrieved September 13, 2014, from http://siteresources.worldbank.org/EXTANNREP2013/Resources/9304887-1377201212378/9305896-1377544753431/OpSumLendingTables_EN.pdf.
27. World Bank. *World Bank HNP Lending.* Retrieved September 13, 2014, from http://datatopics.worldbank.org/hnp/worldbanklending.
28. USAID. *Who we are: Organization.* Retrieved September 14, 2014, from http://www.usaid.gov/who-we-are/organization.
29. USAID. *Global health.* Retrieved June 29, 2015, from https://www.rockefellerfoundation.org/our-work/topics/advance-health/.
30. The Rockefeller Foundation. Retrieved June 29, 2015, from https://www.rockefellerfoundation.org/our-work/topics/advance-health/.
31. The Rockefeller Foundation. *Disease surveillance networks.* Retrieved April 9, 2015 from http://www.rockefellerfoundation.org/our-work/initiatives/disease-surveillance-network/.
32. The Rockefeller Foundation. *Advance health.* Retrieved March 17, 2015, from http://www.rockefellerfoundation.org/our-work/topics/advance-health/.
33. Wellcome Trust. (2010). *2010–2020 strategic plan: Extraordinary opportunities.* Retrieved July 2, 2010, from http://www.wellcome.ac.uk/Our-vision/index.htm.
34. Wellcome Trust. *Organisation.* Retrieved September 14, 2014, from http://www.wellcome.ac.uk/About-us/Organisation/index.htm.
35. Bill & Melinda Gates Foundation. (2013). *2012 annual report.* Seattle, WA: Author.
36. Wellcome Trust. *Funding.* Retrieved September 14, 2014, from http://www.wellcome.ac.uk/Funding/index.htm.
37. Wellcome Trust. *Current grant portfolio and 2012/2013 grant funding data.* Retrieved September 14, 2014, from http://www.wellcome.ac.uk/stellent/groups/corporatesite/@msh_publishing_group/documents/web_document/wts058353.pdf.
38. Wellcome Trust. *Global health research.* Retrieved November 10, 2013, from http://www.wellcome.ac.uk/stellent/groups/corporatesite/@sf_international_progs/documents/web_document/wtdv026085.pdf.
39. Wellcome Trust. *Funding malaria.* Retrieved July 21, 2010, from http://malaria.wellcome.ac.uk/node40023.html.
40. Wellcome Trust. *Strategic Plan 2010-20.* Retrieved June 14, 2015, from http://www.wellcome.ac.uk/stellent/groups/corporatesite/@policy_communications/documents/web_document/WTDV027438.pdf.
41. Wellcome Trust. *2009 annual report and financial statements.* Retrieved April 9, 2015, from http://www.wellcome.ac.uk/stellent/groups/corporatesite/@msh_publishing_group/documents/web_document/wtx057901.pdf.
42. Wellcome Trust. *Wellcome Trust response to the House of Commons Science and Technology Committee: Science and International Development.* Retrieved June 14, 2015 from http://www.wellcome.ac.uk/stellent/groups/corporatesite/@policy_communications/documents/web_document/wtvm054041.pdf.
43. Bill & Melinda Gates Foundation. *What we do.* Retrieved March 17, 2015, from http://www.gatesfoundation.org/What-We-Do.
44. Bill & Melinda Gates Foundation. *Our Global Health Division.* Retrieved June 15, 2015, from http://www.gatesfoundation.org/what-we-do.
45. Bill & Melinda Gates Foundation. *Grants.* Retrieved April 9, 2015, from http://www.gatesfoundation.org/How-We-Work.
46. Bill & Melinda Gates Foundation. *2013 annual report.* Retrieved March 17, 2015, from http://www.gatesfoundation.org/Who-We-Are/Resources-and-Media/Annual-Reports/Annual-Report-2013.

47. The section on NIH is based on a draft of this section provided by the Fogarty International of Center of NIH and in a series of personal communications with the Fogarty International Center in October 2010 and March 2015.

48. U.S. National Institutes of Health. *Strategic plan of the Fogarty International Center at NIH*. Retrieved March 17, 2015, from http://www.fic.nih.gov/about/pages/strategic-plan.aspx.

49. U.S. National Institutes of Health. (2013). *Results of the ROTAVAC rotavirus vaccine study in India*. Retrieved March 17, 2015, from http://www.nih.gov/news/health/may2013/niaid-14.htm.

50. US National Institutes of Health. *NIH Visiting Program*. Retrieved March 17, 2015, from http://dis.ors.od.nih.gov/visitingprogram/01_vpmain.html.

51. BRAC. *Who we are: Mission & vision*. Retrieved April 9, 2015, from http://www.brac.net/content/who-we-are-mission-vision.

52. BRAC. *Who we are: Evolution*. Retrieved August 17, 2010, from http://www.brac.net/content/who-we-are-evolution.

53. BRAC. *What we do*. Retrieved June 15, 2015, from http://www.brac.net/content/what-we-do#.VX7lLFVViko.

54. BRAC. *Essential Health Care*. June 15, 2015, from http://health.brac.net/essential-health-care-ehc.

55. BRAC. *Essential Health Care (EHC)*. Retrieved May 19, 2015, from http://health.brac.net/essential-health-care-ehc.

56. BRAC. *Overview*. Retrieved March 17, 2015, from http://health.brac.net/overview.

57. BRAC. *Essential health care (EHC)*. Retrieved March 17, 2015, from http://health.brac.net/essential-health-care-ehc.

58. BRAC. *BRAC health facilities*. Retrieved March 17, 2015, from http://health.brac.net/nutrition/82-bhp/brac-projects/169-brac-health-facilities.

59. BRAC. *Tuberculosis Control Programme*. Retrieved March 17, 2015, from http://health.brac.net/tuberculosis-control-programme.

60. BRAC. *Malaria Control Programme*. Retrieved March 17, 2015, from http://health.brac.net/malaria-control-programme.

61. BRAC. *Nutrition activities*. Retrieved March 17, 2015, from http://health.brac.net/nutrition/82-bhp/brac-projects/226-nutrition.

62. BRAC. *Bangladesh Sprinkles Programme*. Retrieved March 17, 2015, from http://health.brac.net/component/content/article/82-bhp/brac-projects/149-bangladesh-sprinkles-programme.

63. BRAC. *Non-Communicable Disease (NCD) Programme*. Retrieved March 17, 2015, from http://health.brac.net/non-communicable-disease-ncd.

64. BRAC. *Eye care interventions*. Retrieved March 17, 2015, from http://health.brac.net/eye-care-intervention.

65. BRAC. *Annual report 2008*. Retrieved August 17, 2010, from http://www.brac.net/oldsite/useruploads/files/BRAC%20Annual%20Report%20-%202008.pdf.

66. BRAC. *Annual report 2013*. Retrieved March 17, 2015, from http://www.brac.net/content/annual-report-and-publications.

67. Doctors Without Borders. *About us*. Retrieved July 12, 2006, from http://www.doctorswithoutborders.org/aboutus/.

68. Doctors Without Borders. *Medical Issues: Ebola*. Retrieved March 17, 2015, from http://www.doctorswithoutborders.org/our-work/medical-issues/ebola.

69. CDC. *About CDC: Mission, role, and pledge*. Retrieved November 6, 2010, from http://www.cdc.gov/about/organization/mission.htm.

70. KNCV. *KNCV Tuberculosis Foundation—An overview*. Retrieved November 6, 2010, from http://www.kncvtbc.nl/Site/Components/SitePageCP/ShowPage.aspx?ItemID=e93456d3-d112-41b4-aac4-973b5b9f7763&SelectedMenuItemID=628a592b-25e8-440b-b04e-6ee3779d13c3.

71. The International Union Against Tuberculosis and Lung Disease. *The Union: Who we are*. Retrieved April 9, 2015, from http://www.theunion.org/who-we-are.

72. World Health Organization. *The Stop TB Department*. Retrieved July 12, 2006, from http://www.who.int/tb/strategy/en/.

73. Stop TB Partnership. *About us*. Retrieved March 17, 2015, from http://www.stoptb.org/about/.

74. Stop TB Partnership. Retrieved March 17, 2015, from http://www.stoptb.org/.

75. Roll Back Malaria. Retrieved April 9, 2015, from http://www.rollbackmalaria.org/.

76. Roll Back Malaria. *RBM mandate*. Retrieved March 17, 2015, from http://www.rollbackmalaria.org/about/about-rbm/rbm-mandate.

77. Roll Back Malaria. *Sub-Regional Networks*. Retrieved June 14, 2015, http://www.rollbackmalaria.org/countries/sub-regional-networks/central-africa-carn.

78. Gavi. *How Gavi is funded*. Retrieved March 17, 2015, from http://www.Gavi.org/funding/how-Gavi-is-funded/.

79. Gavi. *Types of support*. Retrieved March 17, 2015, from http://www.Gavi.org/support/.

80. Gavi. *Gavi's mission*. Retrieved March 17, 2015, from http://www.Gavi.org/about/mission/.

81. The Global Fund to Fight AIDS, Tuberculosis, and Malaria. Retrieved July 6, 2006, from http://www.theglobalfund.org/en.

82. The Global Fund to Fight AIDS, Tuberculosis, and Malaria. *Global Fund: About*. Retrieved May 19, 2015, from http://www.theglobalfund.org/en/about/.

83. The Global Fund. *Procurement and supply management*. Retrieved March 17, 2015, from http://www.theglobalfund.org/en/procurement/.

84. The Global Fund. *Funding and spending*. Retrieved March 17, 2015, from http://www.theglobalfund.org/en/about/fundingspending/.

85. International Federation of Pharmaceutical Manufacturers & Associations. *Ending neglected tropical diseases*. Retrieved May 19, 2015, from http://www.ifpma.org/fileadmin/content/Publication/2012/IFPMA-NTD-NewLogoJUNE2.pdf.

86. National Institutes of Health. (1999). *A leading cause of blindness may be controlled by simple course of oral antibiotic*. Retrieved April 11, 2015, from http://www.niaid.nih.gov/news/newsreleases/Archive/1999/Pages/trachoma.aspx.

87. Benton, B. (2001). *The onchocerciasis (riverblindness) programs: Visionary partnerships* (Findings No. 174). Retrieved April 11, 2015, from http://www-wds.worldbank.org/external/default/WDSContentServer/WDSP/IB/2010/05/31/000334955_20100531073551/Rendered/PDF/547850BRI0Box31740Jan0200101PUBLIC1.pdf.

88. African Comprehensive HIV/AIDS Partnerships. Retrieved July 12, 2006, from http://www.achap.org.

89. Whaley, R. F., & Hashim, T. J. (1994). *A textbook of world health: A practical guide to global health care*. New York: Parthenon.

90. World Health Organization. *Leprosy* (Fact Sheet No. 101). Retrieved July 7, 2006, from http://www.who.int/mediacentre/factsheets/fs101/en.

91. World Health Organization. *Lymphatic filariasis* (Fact Sheet No. 102). Retrieved July 7, 2006, from http://www.who.int/mediacentre/factsheets/fs102/en.

92. World Health Organization. *Onchocerciasis*. Retrieved July 7, 2006, from http://www.who.int/topics/onchocerciasis/en.

93. Bruce, F. C. (2002). Highlights from the national summit on safe motherhood: Investing in the health of women. *Maternal and Child Health Journal*, 6(1), 67–69.

94. World Health Organization. (1978). Declaration of Alma-Ata. *International Conference on Primary Health Care*. Alma-Ata, USSR: WHO.

95. The World Bank. (1993). *World development report 1993*. New York: The World Bank, Oxford University Press.

96. World Health Organization. (2005). Fifty-eighth World Health Assembly. Retrieved April 11, 2015, from http://www.who.int/mediacentre/multimedia/2005/wha58/en/.

97. Kidder, T. (2003). *Mountains beyond mountains*. New York: Random House.

98. This brief is based on a draft provided by the Global Network for Neglected Tropical Diseases. Additional information can be found at their website, http://www.globalnetwork.org.

99. TB Alliance. *Our mission*. Retrieved March 17, 2015, from http://www.tballiance.org/about/mission.php.

100. The Global Alliance for TB Drug Development. (2009). *Accelerating the pace. 2009 annual report*. Retrieved April 11, 2015, from http://www.tballiance.org/downloads/publications/TBA%20Annual%202009.pdf.

101. TB Alliance. *History and impact*. Retrieved March 17, 2015, from http://www.tballiance.org/about/history.php.

102. TB Alliance. *TB Alliance portfolio*. Retrieved April 11, 2015, from http://www.tballiance.org/portfolio/.

103. TB Alliance. *Operating model. 2010*. Retrieved April 11, 2015, from http://www.tballiance.org/about/operating-model.php.

104. Hecht, R., Palriwala, A., & Rao, A. (2010). *Innovative financing for global health: A moment for expanded U.S. engagement?* A Report of the CSIS Global Health Policy Center. Washington, DC: Center for Strategic and International Studies. Retrieved October 7, 2010, from http://csis.org/files/publication/100316_Hecht_InnovativeFinancing_Web.pdf.

105. UNITAID. *Innovative financing for health: Increasing access and affordability of medicines through market impact*. Retrieved October 8, 2010, from http://www.unitaid.eu/images/Factsheets/unitaid_brochure_july_en.pdf.

106. UNITAID. *Innovative financing*. Retrieved March 17, 2015, from http://www.unitaid.eu/en/how/innovative-financing.

107. UNITAID. *Mission and strategy*. Retrieved March 17, 2015, from http://www.unitaid.eu/en/who/mission-and-strategy.

108. UNITAID. *About UNITAID*. Retrieved March 17, 2015, from http://www.unitaid.eu/en/who/about-unitaid.

109. UNITAID. *Results*. Retrieved March 17, 2015, from http://www.unitaid.eu/en/impact/9-uncategorised/425-results.

110. Saxenian, H., Hecht, R., Kaddar, M., et al. (2015). Overcoming challenges to sustainable immunization financing: Early experiences from GAVI graduating countries. *Health Policy and Planning, 30*(2),197–205.

111. Levine, R., & What Works Working Group. (2007). *Case studies in global health: Millions saved*. Sudbury, MA: Jones Bartlett.

112. Global Network Neglected Tropical Diseases. *Onchocerciasis*. Retrieved June 15, 2015, from http://www.globalnetwork.org/onchocerciasis

113. Laolu, A. (2003). Victory over river blindness. *Africa Recovery, 17*(1), 6.

114. Benton, B., Bump, J., Seketeli, A., & Liese, B. (2002). Partnership and promise: Evolution of the African river blindness campaigns. *Annals of Tropical Medicine and Parasitology, 96*(suppl 1), S5–S14.

115. Merck. *25 years: The MECTIZAN® Donation Program*. Retrieved April 11, 2015, from http://www.merck.com/about/featured-stories/mectizan1.html.

116. Amazigo, U., Brieger, W., Katabarwa, M., et al. (2002). The challenges of community-directed treatment with ivermectin (CDTI) within the African Programme for Onchocerciasis Control (APOC). *Annals of Tropical Medicine and Parasitology, 96*(1), S41–S58.

117. The World Bank. *Pushing back neglected tropical diseases in Africa*. Retrieved May 19, 2015 from http://www.worldbank.org/en/news/feature/2012/11/17/pushing-back-neglected-tropical-diseases-in-africa.

118. Hopkins, D., & Richards, F. (1997). Visionary campaign: Eliminating river blindness. In E. Bernstein (Ed.), *Medical and health annual* (pp. 8–23). Chicago: Encyclopaedia Britannica.

119. Benton, B. (1998). Economic impact of onchocerciasis control through the African Programme for Onchocerciasis Control: An overview. *Annals of Tropical Medicine and Parasitology, 92*(Suppl 1), S33–S39.

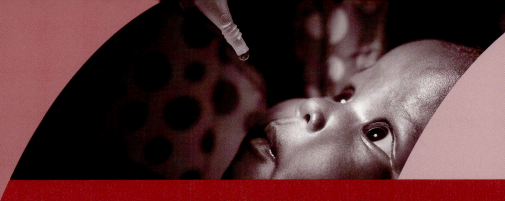

# 第 17 章

## 科学技術，官民パートナーシップ，革新的資金メカニズムとグローバルヘルス

### 学習目標

- 低・中所得国の貧しい人々に多い疾患に対する診断法，ワクチン，薬のニーズを明確に述べることができる。
- 既存の製品がどの程度そのニーズを満たしているかを評価できる。
- 低・中所得国の貧しい人々に多い疾患に対する新製品開発において，科学技術が持つ可能性を述べることができる。
- そのような製品へ投資する際に制約となる要因をいくつか指摘できる。
- そうした制約を乗り越え，新しい診断法，ワクチン，薬の開発と導入を促進するための新しいメカニズムについて説明できる。
- 新製品開発のいくつかの事例を挙げ，そこから得られる将来への教訓について説明できる。

### ビネット

▶ Juan はペルーの高地に住んでいました。彼は結核に罹っていて，地元の結核クリニックで治療を受けていました。彼は治療のために最初の2か月間は4剤を，そしてその後の4か月間は2剤を飲まなければなりませんでした。彼の症状は治療開始後数週間で改善しましたが，その後の服用は苦痛でした。なぜなら，あまりにも長期間にわたって多くの薬を飲み続けなければならなかったからです。

▶ Wezi は南アフリカ共和国に住んでいました。南アフリカ共和国では成人の約19%がHIV陽性で[1,2]，HIV感染拡大を防ぐための努力がなされてきたにもかかわらず，依然多くの人々が感染し続けています。2012年には37万人弱の人々が新たにHIVに感染したと推定されており[3]，生存しているHIV感染者数は現在約630万人に達したと見積もられています[2]。南アフリカ共和国のような国でHIV流行を止めるためには，安全かつ有効で安価なHIVワクチンの開発が不可欠と考えられています。

▶ Mei-Ling は中国西部に住む4歳の少女でした。その地域では子どもの間に鉤虫症が蔓延しており，彼女も感染していました。その地域では駆虫プログラムが実施され，子どもたちは半年ごとに駆虫薬を飲んでいました。薬自体はほぼ安全でかつ有効でしたが，その薬は年2回の投与が必要であり，鉤虫に耐性が生じつつある徴候も現れていました。

▶ David はケニア東部に住む7歳の男の子でした。ある時彼は高熱と悪寒に襲われ，母親とともに地元の診療所を受診しました。診療所の看護師は彼をマラリアと診断し，抗マラリア薬を処方しました。彼が今年マラリアに罹ったのはこれでもう3度目でした。1回でマラリアを予防できる安くて安全で有効なマラリアワクチンがあれば，彼はこれほど何度もマラリアで具合を悪くしたり，学校を休んだりする必要もなく，また高い治療費を払う必要もなかったことでしょう。

### はじめに

科学技術の進歩は人間の健康の向上に大きく貢献してきました。たとえば，多くの致死的な感染症に対するワクチ

437

ンやペニシリンなどはその典型的な例です。

こうした科学技術上の発見の中には，公衆衛生にとりわけ大きな影響を与えたものがあります。たとえば，天然痘ワクチンの発見はその最たるもので，そのワクチンを用いた世界規模の予防接種プログラムによって，人類は天然痘を根絶するという歴史的な偉業を成し遂げました。Jonas Salk が発見したポリオワクチンも，多くの社会をポリオの脅威から解放し，続く Albert Sabin による経口ポリオワクチンの開発によって，今やポリオも根絶に大きく近づきつつあります。また，抗菌薬が開発されたのは，第二次世界大戦が終わる直前のことですが，今やそれがない生活は考えることすら不可能です。

医療器具や機器の進歩も公衆衛生に重要な影響をもたらしました。たとえば，二股針 bifurcated needle の発明は，種痘を迅速に効率化することによって天然痘根絶に大きく貢献し，また白内障に対する視力矯正用眼内レンズの開発は，非常に低コストで視力の改善を可能としました。

本章の目的は，どうすればこうした製品，つまり低・中所得国の健康向上に大きく役立つ製品の開発と普及を加速することができるかを考察することにあります。そこで，まずそうした製品が備えるべき特徴を考察し，次にその観点から既存の診断法，ワクチン，薬の問題について検討し，その後，一部の重要な疾患について，そうした製品を開発できる可能性とその制約となる要因について論じます。そして最後に，「政策とプログラムの概要」と「ケーススタディ」の節で事例を検討し，これらの問題を具体的に見ていくことにします。

本章を読み進む上で，いくつか念頭においておくべき重要なポイントがあります。第 1 のポイントは，既存の技術でもそれが効果的に活用されさえすれば，非常に大きな成果が得られるということです。以下に示すように，低コストで，よく知られているにもかかわらずあまり活用されていない技術が数多くあります（カッコ内はその効果）。

- 妊婦の合併症の発見率の向上，迅速な搬送，適切な救急産科ケア（母親の障害と死亡の減少）
- 助産師に対する蘇生術のトレーニング，児の保温，感染症に対する抗菌薬投与（新生児死亡率の減少）
- 6 つの基本的ワクチンと，ロタウイルスおよび肺炎球菌に対するワクチン（子どもの死亡率の減少）
- 6 か月間の完全母乳哺育（子どもの罹病率と死亡率の減少）
- 直接監視下短期化学療法 Directly Observed Therapy, Short Course（DOTS）（結核の罹病率と死亡率の減少）

さらに，石鹸を用いた手洗いなど単純な衛生行動 hygiene practice にも，健康改善効果があることを忘れないようにしなくてはなりません。

第 2 のポイントは，製品開発は問題解決の即効薬 quick fix にはなり得ないということです。もちろん，科学技術の進歩に対する継続的支援は必要ですが，低・中所得国の人々の健康問題の根本的原因，たとえば貧困，教育の欠如，貧困層の健康問題に対する政治的関心の欠如，マイノリティや女性の社会的立場などについても常に注意が必要であり，また基本的なインフラや，水，し尿処理 sanitation などの改善もまた，健康の持続的な向上には不可欠です[4]。

最後に，グローバルヘルスに関わる科学技術のうち，本章で扱うのはごく一部であることに注意してください。本章で扱う範囲は，主に新製品の開発とそれに伴う制約，および開発のプロセスを加速するための戦略に関することに限定されており，基礎研究や応用研究，あるいは既存の技術の普及に関する内容はカバーされていません。

## 新しい製品へのニーズ

低・中所得国の健康問題の向上に役立つ診断検査，薬，ワクチン，医療器具・機器の特徴を考える場合には，いくつか留意しなければならない点があります。その第 1 は，これらの製品の主なターゲットが "貧しい人々" だということです。彼らの経済力は極めて弱く，また彼らが住む国々，特に低所得国では，政府による国民 1 人あたりの保健医療支出も極めて限られています。第 2 は，多くの国で医療の質が低く，"注射の安全性" にしばしば問題があることです。第 3 は，多くの低・中所得国では保健医療システムに構造的な問題があり，その管理運営体制が脆弱なことです。また，そうした国では物品の輸送と備蓄に関するインフラも不十分で，物品の冷蔵に不可欠な電気の供給が不安定なことも少なくありません。

低・中所得国に非常に多い疾患のための診断法，薬，ワクチン，医療器具・機器を開発する場合にはこうした点への配慮が不可欠です。**表 17-1** は，こうした製品が持つべき特徴の中で特に重要なものを示したものです。

この表から明らかなように，診断法は特異度 specificity と感度 sensitivity が高く，使いやすく，かつ非侵襲的なものでなくてはなりません。そして，あまり技能レベルの高くないスタッフでもすぐに使え，結果が迅速でわかりやすい形で表示され，かつ輸送しやすく，熱に強く，安価で，冷蔵の必要がないものであることが理想的です。

薬についてもほぼ同じことが言えます。薬は安全で，効果的で安価で，長期の保存に耐え，かつ耐性 resistance の発生がなく，長期間使用できるものであること，さらには服用数が少なく，かつ比較的短期間の服用で済むものが理想的です。

ワクチンも同様で，安全で，効果的かつ安価で，輸送しやすく，熱に安定で冷蔵設備を必要とせず，また多くの抗原が組み合わされ，単剤で多くの疾患に対する終生免疫を同時に獲得できるものであることが理想です。予防的なワ

> **表 17-1 診断法，ワクチン，薬，デリバリーデバイスに求められる理想的な特徴**
>
> | |
> |---|
> | 診断法—安価，感度・特異度が高い，迅速に結果がでる，結果の解釈が容易，備蓄と輸送が容易，熱に強い |
> | ワクチン—安価・安全で効果的，接種回数が少ない，終生免疫を獲得できる，備蓄と輸送が容易，熱に強い |
> | 薬—安価・安全で効果的，耐性が生じにくい，服用回数が少なくて服用期間も短くて済む，備蓄と輸送が容易，熱に強い |
> | デリバリーデバイス（ワクチンの投与ツール）—安価・安全で効果的，非侵襲的，備蓄と輸送が容易，熱に強い |

クチンだけではなく，治療効果のあるワクチンが開発されれば，さらに理想的です。

しかし，既存の主な製品はこうした"理想的"な特徴を必ずしも備えていません。現在，多くの国で，子どもが6つの基本ワクチンすべてを接種するには，医療機関を6回も受診しなければなりません[5]。いくつかのワクチンを組み合わせ，受診が数回で済むようにできないものでしょうか？

多くの低・中所得国では注射の安全性に問題があるにもかかわらず，注射が治療法として好まれるという文化的現実があります。注射ではなく，スプレー，空気注射 air injector，皮膚パッチのように非侵襲的で，安全，効果的，熱に強く，輸送しやすく，安価，しかも文化的に受け入れられるような形でワクチンを投与することはできないものでしょうか？

結核にはワクチンという有効な手段があります。しかし，成人の肺結核に対するワクチンの効果は確かなものではありません[6]。また，結核の治療には多数の薬を服用する必要があり，一部の薬に対しては耐性が生じつつあります[7]。治療をより短期にかつ容易にするには，どうすればよいのでしょうか？ 安全で効果的な結核ワクチンを開発することは可能なのでしょうか？ あらゆるタイプの結核に効き，かつ不顕性結核から活動性結核への移行を防げるようなワクチンの開発は可能なのでしょうか？

耐性が生じつつあるとは言え，アルテミシニン併用療法 artemisinin-based combination therapy (ACT) は，クロロキン chloroquine 抵抗性のあるマラリアにも効果を発揮します。しかし，ACTのコストは世界的に調整された価格であっても，子ども1人につき約1米ドル，大人1人につき約2米ドルで[8]，クロロキンに比べると子どもで10倍，大人で20倍ものコスト増になります[9]。マラリアワクチンは，長年の研究で若干の前進が見られてはいますが，承認されたマラリアワクチンはいまだに存在しません。低価格かつ安全で効果的なマラリアワクチンの開発を促すためにはどうすればよいのでしょうか？

抗HIV薬はほとんどの患者で血中ウイルス量を低下させますが，HIVを"治癒"することはできません。さらに，抗HIV薬には耐性が生じやすく，また重篤な副作用のある薬もあります。HIV/AIDSに対する予防効果や治療効果のあるワクチンはいまだに開発されていません。どのようにすれば，もっと安全で効果的な抗HIV薬やワクチン，あるいは女性が自らHIV感染を防御できるようなマイクロビサイド microbicides ［訳注：殺HIV成分を含む腟内塗布剤］の開発を促進することができるのでしょうか？

以上述べたような問題は，いわゆる「顧みられない熱帯病 neglected tropical disease (NTD)」にも該当します。鉤虫 hookworm は低・中所得国ではいたるところに見られる疾患ですが，鉤虫に対するワクチンはなく，薬は定期的に投与される必要があり，最近では耐性が生じつつあります。果たして，鉤虫やその他の寄生虫に対するワクチンの開発は可能なのでしょうか？

## 科学技術の可能性

幸い科学の進歩により，多くの分野で，以上述べてきた"理想"と"現実"の距離が縮小しつつあります。ここでは例として4つの領域を取り上げます。

第1はゲノムシークエンス genome sequencing（ゲノムDNAの配列を決定すること）の領域です。病原体のゲノムシークエンスは，病原性や耐性が発現するメカニズムを明らかにし，したがって，どのような薬がその治療や耐性獲得の防止にとって最適かを理解するのに役立つ情報をもたらしてくれます。現在までに180以上の微生物のゲノム配列が解読されています[10]。SARSウイルスのゲノム配列は非常に短期間に解読されました。この事実は，集中した研究が行われればどれほど早くゲノムシークエンスが可能かを物語っています[11]。蚊のゲノムシークエンスが行われれば，マラリアやリンパ系フィラリア症 lymphatic filariasis のような疾患を媒介しないように，蚊を改変することができる可能性もあり[12]，現在インド亜大陸におけるマラリアの主要なベクターである *Anopheles stephensis* のゲノム解読が進められています。この研究によって蚊の生態や，蚊とマラリア原虫との相互作用についての新しい知見が得られており，マラリア感染の予防に新たな展望をもたらす可能性が示唆されています[13]。

第2はIT，化学，ロボット工学の領域です。これらの領域は，遺伝子工学や分子疫学と同様に，疾患の性質についての理解の向上に貢献するだけではなく，病原体に対して様々な化合物の効果を迅速に試験できるシステムを開発することで，新しくよりよい薬の開発に資する可能性があ

ります[14]。

第3はワクチン開発の領域です。現在，ワクチンの設計や製造に役立つ多くの技術が存在します[14]。たとえばDNA組み換え技術を利用することで，インドのあるワクチン製造会社は，B型肝炎ウイルスワクチンの製造コストを8米ドルから50米セントにまで下げることに成功しています[12]。DNA技術は薬の開発にも非常に役立つ可能性があります[12]。

第4は植物の遺伝子組み換えの領域です。論争の絶えない領域ですが，それは環境上あるいは健康上のリスクをもたらす可能性があるからです。しかし，この技術を利用することにより，病害への抵抗力を持つと同時に，ビタミンAなどの栄養価の高い植物の開発[12]や，食べられるワクチンedible vaccineを産生する植物を遺伝子組み換えで作成することもできます。この方面では，B型肝炎ウイルスワクチンが最も大きく前進していますが，他のワクチンについてはまだそれほどの進展はありません[12]。

グローバルヘルスにおけるこうした科学技術の役割の将来性についての調査が，2002年に28人の世界的専門家を対象に実施されています。それは，今後5〜10年の間に開発される可能性のある低・中所得国の健康向上に役立つバイオテクノロジーに関する調査で，以下のような質問が行われました[15]。

- 科学技術はどれほど健康向上に貢献しうるか。
- 開発される製品は，低・中所得国にとって，購入可能性，堅牢性，調節可能性，さらには社会的，文化的，政治的な受容性などの面で適切なものとなりうるか。
- 最も差し迫った健康ニーズに対応し得るものとなりうるか。
- 今後5〜10年の間に(低・中所得国における健康向上に役立つバイオテクノロジーが)開発される可能性があるか。
- そのテクノロジーは，健康向上につながる新たな科学的知見をもたらすか？
- そのテクノロジーは，環境改善，所得増加などの健康向上に間接的に関係する問題にもよい影響をもたらす可能性があるか。

次いでこれらのバイオテクノロジーをどの方面に優先的に用いるべきかという質問がなされ，専門家たちは優先順に，新しい診断法，ワクチン，薬の開発と回答し，さらには水・し尿処理を含む環境改善のためにも用いられるべきだと回答しています。また女性がHIVや性感染症から自らを守れるようにするマイクロビサイドの開発も極めて重要であるとも答えています[15]。

Grand Challenges in Global Healthは，ビル＆メリンダ・ゲイツ財団(以下，ゲイツ財団)が，途上国における健康問題の解決のために2003年に立ち上げた研究助成のためのイニシアティブで，Canadian Institute for Health ResearchとFoundation for the U.S. National Institutes of Health，Wellcome Trustの協力を得て設立したものです。ゲイツ財団はグローバルヘルスにおける重要な研究課題や実践的課題に取り組む最も革新的な研究を支援しており，立ち上げてから数年後には，すでに33か国の45の研究プロジェクトに合計4億5800万米ドル以上の資金提供を行っています[16]。**表17-2**はGrand Challenges in Global Healthの具体的な目標と取り組んでいる課題を示したものです。

さらに2008年，ゲイツ財団は類似したイニシアティブであるGrand Challenges Explorationsを立ち上げ，低・中所得国の貧しい人々の間に蔓延する疾患に対する，大胆で斬新なアイデアを創出するために，1億米ドルを拠出しました。2008年以降，60か国以上の1,140を超えるプロジェクトに助成が行われています[16]。

2010年，カナダ政府によってGrand Challenge Canadaが立ち上げられました。このイニシアティブは，グローバルヘルスに重要な影響を与え得る大胆なアイデアを支援する点ではGrand Challenges in Global Healthに似ていますが，科学技術の視点，社会的視点，ビジネスの視点を組み合わせた統合的なイノベーションをより重視している点で異なっています。設立以来，このイニシアティブは700近くのイノベーションを支援してきています[17]。

さらに，2011年，米国国際開発局(USAID)がGrand Challenges for Development Initiativeを設立しました。このイニシアティブは，健康問題も含めた開発上の主要な問題に対する持続可能な解決策を創出し支援することを目的としており，特に開発上の課題について，その定義，開発の妨げとなる要因の同定，そうした要因についてのエビデンスに基づく分析を重視しています。このイニシアティブが助成を行っているのは，Fighting Ebola(エボラとの闘い)，Securing Water for Food(水と食糧の保障)，Saving Lives at Birth(新生児死亡の減少)，All Children Reading(普遍的な教育の保障)，Powering Agriculture(農業の強化)，Making all Voices Count(すべての声の尊重)[18]の6分野です。

続いて2012年にGrand Challenge Brazilが，2013年にGrand Challenges Indiaが立ち上げられました[18]。前者はブラジル保健省，ブラジルの国家研究評議会，ゲイツ財団のパートナーシップによるイニシアティブで，グローバルヘルスの解決に向けた共同研究プロジェクトを発展させることを目的としたものです。一方，Grand Challenges Indiaは，インド政府のバイオテクノロジー局とバイオテク企業研究支援評議会，ゲイツ財団のパートナーシップによるもので，インドにおける健康と開発に対する革新的な研究を促進することを目的とするものです[18]。

これらのイニシアティブの助成を受けている多くのプロジェクトで，ワクチンの改善が試みられています。たとえばあるプロジェクトでは，現在の3回接種ではなく1回の接種で済む百日咳ワクチンの開発が，別のプロジェクトで

## 科学技術をグローバルヘルスに適用する際の制約

表17-2　Grand Challenges in Global Health の目標の一部

**ワクチンの改善**
- 出生後すぐに使用できる有効な単剤ワクチンの開発
- 冷蔵が不必要なワクチンの開発
- 注射針が不必要なデリバリーシステムの開発

**新しいワクチンの開発**
- 弱毒化生ワクチンを信頼性高く試験できるモデルシステムの確立
- 効果的で予防効果のある免疫を誘導する抗原の設計方法の確立
- 予防免疫の生成を反映する免疫反応に関する知見の獲得

**昆虫ベクターのコントロール**
- 疾患を媒介する昆虫の数を激減させる，あるいは不活性化するための遺伝学的戦略の開発
- 上記と同じ目的のための化学的戦略の開発

**栄養状態の改善**
- あらゆる種類の適切な栄養素を消化吸収可能な形で含む主食となる作物の創造・発明

**薬剤耐性の抑制**
- 薬剤耐性の発生を最小限にとどめることができる薬やデリバリーシステムの発見

**感染の治癒**
- 不顕性感染を治癒させることのできる治療法の開発
- 慢性感染を治癒させることのできる免疫学的手法の開発

**健康状態の測定**
- 集団の健康状態を量的に計測できる技術の開発
- 複数の疾患や病原体を同時に検出できるポイントオブケア検査（注：診療現場で可能な検査）の開発

出典：Grand Challenges in Global Health. Goals. http://www.grandchallenges.org/Pages/BrowseByGoal.aspx へ 2010年9月28日にアクセス。

は，現在の4回接種ではなく1回の接種で済む肺炎球菌ワクチンの開発が試みられています。また，いくつかのプロジェクトでは熱に対してより安定なワクチンの作成が試みられています。また摂食，吸引，経鼻スプレーで接種できるワクチンの開発を目指しているプロジェクトもあり，マラリアワクチンの開発に向けて取り組んでいるプロジェクトや，デングウイルスを媒介できないように蚊の遺伝子の改変を試みているプロジェクトもあります[19,20]。

さらに，助成を受けた研究の中には，遺伝子組み換えによって栄養価の高い植物の開発を行っているものもあり，たとえばウガンダでは，主食であるバナナの遺伝子組み換えによってビタミンA，ビタミンE，鉄，亜鉛がもっと豊富なバナナを作る研究が進められており，さらにはもっと質の高いたんぱく質の含有量を増やすバナナの研究も行われています。その他にも，潜在性結核に対する薬やHPVワクチン human papillomavirus vaccine の開発に取り組んでいるプロジェクトもあります[19]。表17-3 は，Grand Challenges in Global Health の助成を受けた研究の一部を示したものです。

Grand Challenges in Global Health は，2014年に，さらに新しい3つのイニシアティブを発表していますが，それは，All Children Thriving（すべての子どもを健康に），Putting Woman and Girls at the Center of Development（女性と子どもを開発の中心に），Creating New Intervention for Global Health（グローバルヘルスのための新しい介入の創成）の3つです[21]。これらのイニシアティブは，家族やコミュニティの健康や経済的発展における女性の役割の重要性に新たに着目したもので，低・中所得国の母親や子どもたちの健康向上に役立つ新しい手段や包括的なアプローチの開発，女性や子どもをエンパワーする新しいアプローチの開発，安全で効果的で安価なワクチンの普及の促進を特に重視しています。

## 科学技術をグローバルヘルスに適用する際の制約

これまでの著しい科学的進歩にもかかわらず，世界の貧しい人々の健康向上に大きな影響をもたらすような製品がなぜこれまで開発されてこなかったのでしょうか？　ここには，HIV やマラリアワクチンの開発などが直面する科学的な困難さ以外に，望ましい製品の開発に共通するいくつかの阻害要因があります。

その第1は，新しい診断法，ワクチン，薬，デリバリーデバイス（ワクチンの投与ツール）delivery device の研究開発を主に担ってきた民間企業から，低・中所得国は利益を生む市場ではない，とみなされてきたことです。つまり，製品開発の投資に見合うだけの価格設定をしても，特に低所得国の政府や国民にはそれを購入できるだけの資金力はないと考えられてきたのです。たとえば，この証拠としてよく指摘されるのが，インフルエンザ菌B型（Hibワクチン）やB型肝炎ウイルスに対するワクチンで，価格の問題のために低・中所得国ではその導入が遅々として進んできませんでした。

第2は，新製品の研究開発 research and development（R&D）には膨大な費用を要することです。たとえばある推定では，1つの新製品が研究から市販に至るまでに8億米ドルもの費用がかかるとされています。こうしたコストを考えれば，営利目的の企業が投資に見合う利益が得られないと思われる低・中所得国向けの薬ではなく，たとえばコレステロール降下剤などのように高所得国でかなりの売り上げが見込める薬の開発のほうに投資したいと思うの

表17-3 Grand Challenges in Global Health の目標カテゴリー別の研究の例

| |
|---|
| 健康な出生，成長，発達を可能とする新しい方法の開発<br>・ガンビアの幼児の成長不良を予防するためのアジスロマイシンの投与（2012）<br>・出産後の駆虫―母乳哺育の改善効果と幼児の成長の適正化（2012）<br>・幼児の免疫能の向上―妊娠初期の寄生虫感染治療の効果（2012） |
| 健康状態や疾患を反映するバイオマーカーの発見<br>・環境性消化器疾患のバイオマーカーとしてのヒトmRNAの開発（2012）<br>・活動性結核患者を検出するための，デスポーザブル検体採取プレートと呼気テスト（2012）<br>・結核の診断的マーカーとしての病原体もしくは宿主の代謝産物（2012） |
| 疾患を媒介する昆虫の数を激減させる，あるいは不活性化するための化学的戦略の開発<br>・殺蚊剤の新たなターゲット（2011）<br>・分子殺蚊剤（2011）<br>・選択的な殺昆虫効果のある自然ペプチドの類似化合物の合成（2011） |
| 複数の疾患や病原体を同時に検出できるポイントオブケア検査の開発<br>・安全で痛みのない汎用性ワンステップ血液採取具の開発（2011）<br>・HIV治療施設における多項目ポイントオブケア検査機器の開発（2011）<br>・ファブリックチップ fabric chip―低コスト，迅速かつ多項目診断検査が可能な多用途の検査用プラットフォーム（2011） |
| 予防免疫の生成につながる免疫反応に関する知見の獲得<br>・アフリカのHIV/AIDS存在下における結核に対する予防免疫のバイオマーカー（2005）<br>・HIVに感染抵抗性を有する女性の抗HIVメカニズムに関する包括的研究（2005）<br>・肺炎感染を予防する免疫―防御と集団免疫の相互関係（2005） |
| あらゆる種類の適切な栄養素を消化吸収可能な形で含む，主食作物の作成<br>・栄養，健康，持続的開発のためのカサバ芋の改良（2005）<br>・遺伝子組み換えバナナにおける消化吸収可能な栄養素の適正化（2005）<br>・アフリカの乾燥地および半乾燥地のための栄養価を強化したモロコシの開発（2005） |
| 集団の健康状態を量的に計測できる技術の開発<br>・集団の健康を測定する研究コンソーシアムプロジェクト（2005） |
| 注射針が必要ないデリバリーシステムの開発<br>・鼻スプレー型ワクチンのためのアジュバンドとしてのナノエマルジョン（2005）<br>・安定した吸入可能な粉末性ワクチンによる針なしデリバリーシステム（2005）<br>・ナノ粒子エアロゾルによる針なしのワクチン接種（2005） |

出典：*Grand Challenges in Global Health Grants.* http://gcgh.grandchallenges.org/Pages/GCGHGrantsAwarded.aspx?TDate=TB%20Biomarkers%20-%20February%202012 へ2014年11月12日にアクセス。

は，ごく自然なことと言わねばなりません[22]。

第3は，ワクチン市場への参入に固有の難しさがあることです。その理由として，ワクチン開発にはかなりの事前の投資が必要であること，新しいワクチン開発には多大のコストを要すること，そして，政府の規制のためにワクチンから十分な利益を見込めない可能性のあることなどがあげられます。その意味で，ワクチンは市場としての魅力に欠けてしまっているのです。こうした事情から，世界的にワクチン開発を行っている会社の数は少なく，製造能力にも限界があります。また，低・中所得国向けのワクチンの組成は，高所得国で使われている比較的高価なワクチンの組成とは異なり，つい最近まで，ワクチン製造業者はその組成について，一から検討しなければならなかったという事情も，低・中所得国向けのワクチン開発を困難にしてきた理由の1つです。つまり，ワクチンは投資という意味からは魅力に乏しかったということです[23]。

第4は，主たる国立の研究施設が，低・中所得国の健康問題にそれほど関心を払ってこなかったことです。米国の国立衛生研究所 National Institutes of Health（NIH）のような施設で行われる基礎研究は多くの場合，後で企業による製品開発につながるような研究が主体となってきました。このような研究所が，低・中所得国に多い疾患にもっと関心を向けるようになれば，そういった疾患に対する新製品が開発される可能性は高まると思われます。

以上のような事情により，低・中所得国の貧しい人々に多い疾患に対する薬は少なく，たとえば新たに認可された

薬についての調査によると，1975～1999年にかけて認可された1,393の新薬のうち，低・中所得国の健康の脅威となっている感染症や寄生虫症に対する薬はわずか3％に過ぎませんでした。同じ調査で，100万DALYあたりの新薬の数は，高所得国が低・中所得国の2～3倍であったことが示されています[22]。また，同じ期間に「顧みられない熱帯病neglected tropical disease（NTD）」に対する薬は全体の1％，結核に関する薬は0.2％を占めるに過ぎないという調査結果も示されています[24]。

2013年には，米国食品医薬品局（FDA）は40年ぶりに新しい抗結核薬を認可しました。ベダキリンbedaquilineと呼ばれるこの新薬は，現在薬剤耐性結核に用いられている毒性が強く治療効果の不十分な治療薬に替わるものとして期待されています。また，ベダキリンは薬剤耐性結核の治療期間を短縮する可能性があるため，それによる患者のアドヒアランスの向上も期待されています。専門家は，世界的な結核の流行を終息させるために年間20億米ドルが必要と見積もっていますが，2013年，結核の新薬，ワクチン，診断法の開発に投資された資金は，その1/3にも満たないのが現実です[25]。

また，健康の研究開発に関わる予算の約90％は高所得国に多い疾患を対象としており，途上国に多い疾患の予算は10％に過ぎません[26,27]。Global Forum for Health Researchはこれを「10/90 gap（10/90ギャップ）」と呼んでいます[27]。

## 新製品開発の強化

低・中所得国の健康ニーズに対応する診断法，薬，ワクチン，医療機器・器具の開発の遅れの原因が，いわゆる「市場の失敗market failure」［訳注：市場メカニズムが働かないこと］によることを見てきました。公的セクターの側は，製品開発を民間セクターに任せることで，自らが開発することに伴うリスクを減らそうとし，一方民間セクターの側は，開発に費用がかかり投資に見合う十分な利益が見込めない製品の開発は，あまりにリスクが大きいと考えてしまいます。こうした"市場"のあり方を変えることは果たして可能なのでしょうか？ 製品の研究開発にかかるコストを，営利目的の民間企業が製品開発に興味を持つようになるレベルにまで下げることが可能なのでしょうか？ どうすれば製品開発を加速させることができるのでしょうか？

### プッシュ戦略

低・中所得国のニーズに対応した研究開発を促すために可能な手段は，実際のところ数多く存在します。その1つが，図17-1に示す「プッシュ戦略push strategy」と「プル戦略pull strategy」で，製品開発サイクルに組み込まれることで，強いインパクトを発揮します。

プッシュ戦略とは，投資に対するリスクとコストを下げることで製品開発を促す戦略であり，次に述べるような様々なタイプがあります[23]。

- 直接投資 direct financing ― 製品開発に対し，政府が資金供与を行ったり，あるいは政府が自ら研究を行うこと。
- 臨床試験の促進 ― 政府が，臨床試験の実施が容易に行えるように環境整備を行ったり，臨床試験に伴う倫理問題の解決を支援したりすること。
- 研究開発に対する税額控除 tax credit ― 製品開発の投資に対して減税措置を行うことで，企業の研究開発のコストを削減させること。

こうしたプッシュ戦略は製品開発の初期環境を整えるのに役立ち，これまでかなりの成功を収めてきました。確かに，この戦略によれば投資のリスクは下がり，それによって製品開発は促進される可能性があります。しかしプッシュ戦略の問題は，製品が開発される保証が必ずしもないことです。また，かりに製品が開発されたとしても，ベストなものではない可能性もあり，そうなれば，せっかくの投資がむだになってしまう恐れがあります[23]。

直接投資や臨床試験の促進は，米国のNIHなど国立研究所のプログラムを通して行うことが可能です。プッシュ戦略は多くのプログラムで採用されており，WHO，UNICEF，国連開発プログラム（UNDP）や世界銀行が支援しているSpecial Program for Research and Training in Tropical Diseases（TDR）や[28]，ゲイツ財団のGrand Challengeなども，新製品の開発を"プッシュ"する目的で作られたものです。

こうした取り組みに加えて，低・中所得国と高所得国の研究者の連携，低・中所得国間の研究者の連携を強化することも大切です。そうすれば，低・中所得国に多い疾患に対する研究開発に取り組んでいるそうした国々の研究機関・組織が，より多くの研究資金を獲得できるようになる可能性があるからです。多くの低・中所得国，特にインド，中国，ブラジル，南アフリカ共和国，メキシコ，インドネシア，キューバなどでは，すでに基礎研究力が向上し，独自に製品開発を行えるようになってきています。そうした研究への投資が増えれば，さらに研究が深まり加速する可能性があります[29]。

薬やワクチン開発への政府の規制についても知っておく必要があります。もちろん規制は必要ですが，規制は研究開発の重要な"コスト"にもなることを認識しておかねばなりません。薬の承認審査プロセスの迅速化や，国家間の承認審査プロセスの違いを調整することで，製品開発のコストを削減することができ，製薬会社にインセンティブを与えることができます。たとえば，ジェネリックの抗HIV薬は迅速な承認を受けることができたため，その開発が促進されてきたという事実があります[24]。

### 図 17-1　製品開発のためのプッシュ/プル戦略

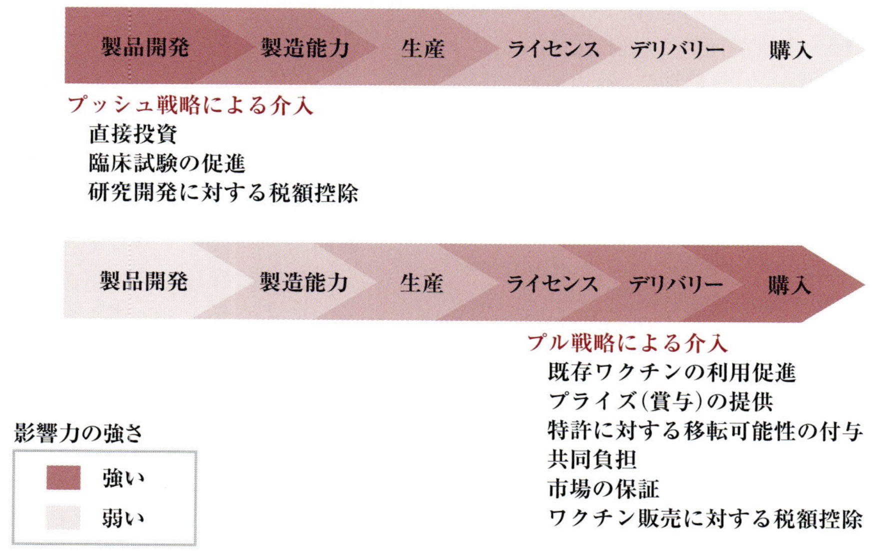

製品開発 → 製造能力 → 生産 → ライセンス → デリバリー → 購入

**プッシュ戦略による介入**
- 直接投資
- 臨床試験の促進
- 研究開発に対する税額控除

製品開発 → 製造能力 → 生産 → ライセンス → デリバリー → 購入

**プル戦略による介入**
- 既存ワクチンの利用促進
- プライズ(賞与)の提供
- 特許に対する移転可能性の付与
- 共同負担
- 市場の保証
- ワクチン販売に対する税額控除

影響力の強さ
- 強い
- 弱い

出典：Glass, S. N., Batson, A., Levine, R. (2008). *Issues paper: Accelerating new vaccines.* Geneva: Global Alliance for Vaccines and Immunizations から改変。

### プル戦略

新しい製品を開発した場合に，それによる将来の利益を保証できるように支援する手段も数多く存在します。これらは「プル戦略 pull strategy」と呼ばれ[23,26]，次に述べる色々なタイプがあります[23]。

- 既存ワクチンの利用促進—公共の資金を用いて，たとえば Hib ワクチンや B 型肝炎ウイルスワクチンのように普及が不十分なワクチンの利用を促す。
- プライズ(賞与)の提供—望ましい製品を開発した企業に賞与として資金を提供する。
- 特許に対する移転可能性の付与 transferable patent—望ましい製品の開発と引き換えに，その製造者の別の製品や特許について，高所得国市場におけるその特許の拡張を認める。
- 共同負担 copayment—製品の販売に対して，政府が一定額を製造業者に支払う。
- 市場の保証 market assurance—公的セクターが製造業者に対して製品の購入を保証する。
- ワクチン販売に対する税額控除—販売された製品に対して政府が税額控除を行う。

公的セクター側から見ると，プル戦略には望ましい製品が開発されて初めて資金を提供すればよいという意味でのメリットはありますが，この場合，どの製品に対してどのような措置をとるかについての政府(公的セクター)と民間セクターの契約は開発過程のかなり初期になされるため，実際に製品ができたときには，どちらの側もその契約内容に満足できないということが起こりえます[23]。プル戦略についての事例は，最近までほとんど見られませんでしたが，今日では，後述する Advance Market Commitments と International Finance Facility for Immunisation (IFFIm) などの革新的資金メカニズムが，その目的のために設立されています。

ワクチンに対しては以前からの仕組みとして，また最近では抗 HIV 薬に導入されている仕組みとして，段階的価格設定 tiered pricing と呼ばれるものがあります。これは，製薬企業が市場によって異なる販売価格を設定することを言います。この段階的価格設定の背景には，製薬企業は低・中所得国での低利益を相殺するのに十分な利益を高所得国の市場で得ることができる，という考えがあります。言い換えれば，1 つの市場から得られた利益が，他の市場の低価格販売による低利益(損)を補填するという考え方です。これは世界的な広がりを持ついくつかの薬の市場においてすでに実践されています。しかし，この仕組みは低・中所得国にのみ必要な製品については適用されません。なぜなら，利益を確保するのに必要な高所得国の市場が存在しないからです[24]。

さらに，最近官民パートナーシップ public-private partnership の役割に非常に大きな期待が集まっています。先述したようにこれらの取り組みの多くは，HIV，結核，マラリアなど低・中所得国で特に重要な疾患に対する新しい

製品の研究に重点が置かれており，そのために，製品開発パートナーシップ product development partnership(PDP)とも呼ばれています。このパートナーシップは非営利で運営されており，民間セクターの製品開発能力を生かしつつ，民間セクター，公的セクター，慈善事業家からの資金を得ることを目的としています。現在では，たとえば結核やマラリアなどに対する多くのワクチンや薬のためのPDPが存在します。結核ワクチンの開発の概要については本章の後半で説明します。

理想とする製品開発に漕ぎつけるためには，様々な取り組みを戦略的に組み合わせる必要があります。たとえば，まず最初は低・中所得国の健康問題に取り組む高所得国の研究機関の研究と低・中所得国の研究機関同士のネットワーキングを支援し，次いで，他のプッシュ戦略を導入しながら製品開発を促すとともに，製品が開発された場合の利益を保証するプル戦略を導入することによって，その製品の市場とその製品に対する市場の認識を変え，さらには官民パートナーシップを構築して必要な技術と資金を持ち寄り，さらなる製品開発を促進するといった形です。

## 政策とプログラムの概要

ここでは，低・中所得国の健康問題に対するいくつかの新たな革新的な取り組みの事例を紹介します。まず，最近多くの国で増えつつある，モバイルテクノロジーやテレメディシン(遠隔医療情報システム)を用いた保健医療事業例を簡単にいくつか紹介し，次に新たに開発された結核の診断法と妊娠・出産に関連した出血を減らすための新たな医療用具について紹介します。続いて，より効果的な結核薬の開発を促進する目的で設立された製品開発パートナーシップ(PDP)である Aeras について解説し，最後に新製品開発を促進する2つの革新的資金メカニズム innovative financing mechanism(IFM)である Advance Market Commitments(AMC)と International Finance Facility for Immunisation(IFFIm)について紹介します。

### mobile health——モバイル技術を用いて貧困な国々の貧しい人々の健康を改善する

● mobile health とは

mHealth(モバイルヘルス mobile health)とは，「携帯電話，患者モニター端末，個人デジタルアシスタント personal digital assistants(PDA)などの，テキストメッセージや写真，データをボタン1つで送ることのできるワイヤレスモバイル端末を活用した医療や公衆衛生活動」と定義されるものです。表17-4 は，mHealth 技術の分類と応用の可能性，そしてその具体例をまとめたものです。mHealth は新たな保健医療技術として急速に開発が進んでおり，eHealth(電子的手段の保健医療サービスへの応用)の一角を構成するものです[30]。今や，世界の90%以上が，モバイルネットワークでカバーされており，結果としてWHO加盟国のうちの83%がmHealthプログラムを持つに至っています。モバイルデータネットワークが発達しているアジア太平洋地域ではmHealthが最も急速に拡大しており，アフリカでは，主にインフラの不備のためにmHealthの拡大は遅れていますが，それでもSIMpillやChild Count+などのプログラムが示すように大きな進歩を遂げてきています。低・中所得国の中でmHealthは，母子保健，HIV/AIDS，プライマリケアに関連する分野で最も活用が進んでいます[31]。mHealthは，医療従事者の活動や健康情報の普及を支援することによって，特に資源が乏しく保健医療システムが脆弱な地域における保健医療プログラムの費用対効果の向上に役立つことが期待されています[32]。

● mHealthのスコープ

2009年，WHOは世界的なmHealthの戦略を描くために，mHealth技術に関する2回目の世界的調査を実施し，そこではmHealthが，表17-4 に示すように6つのカテゴリーに分類されています[30]。

現在でもおおむね，多くのプログラムがこの6つのカテゴリーに該当しますが，mHealthでは日進月歩で進化しているため，もはや6つのカテゴリーでは収まりきれないほど多様化しています。たとえば今では，診断を補助するアプリや，聴診器など古典的な医療機器に付属して用いるアプリなども開発されています[33]。

● コミュニケーション——個人から保健医療サービスへ

mHealthの最も有名な応用例に，ヘルスコールセンター health call center があります。これは，個人が電話やメールで質問をするとただちにその回答が送られてくるシステムで，医療従事者の業務を補うとともに，人々が受診にかかる費用(診察料や交通費)を負担することなく健康に関するアドバイスや情報が得られるように支援しようとするものです。たとえば，バングラデシュのHealthlineと呼ばれる医療ホットラインには，開設から3年で医療の専門家からの回答を求めて，350万件もの利用がありました。同じように，コンゴ民主共和国で導入されたLigne Verte(Green Line)と呼ばれる無料のホットラインでは，秘密厳守で家族計画情報を提供し，避妊サービスを行う最寄りのクリニックを紹介しています。このシステムを維持するには，1回の通話につき0.36米ドル相当の費用がかかります。こうしたヘルスケアセンターの中で最も成功したものは，移動体通信業者 mobile network operator(MNO)[訳注：日本で言えば，NTTドコモ，KDDIなど]と営利組織の連携で運営されてきたシステムですが，その結果，ヘルスコールセンターは当初期待されたほどには，貧しい人々が利用しやすいものではなくなってしまっている可能性があります[30]。

表 17-4　mHealth 技術の WHO 分類

| 技術の分類 | 応用 | プログラムの例 |
|---|---|---|
| コミュニケーション―個人から保健医療サービスへ | ヘルスコールセンター，緊急時通話無料電話サービス | Healthline（バングラデシュ），Ligne Verte toll-free hotline（コンゴ民主共和国） |
| コミュニケーション―保健医療サービスから個人へ | 予約リマインダー，服薬リマインダー，ヘルスプロモーション | On Cue Compliance（南アフリカ共和国），SIMpill（南アフリカ共和国） |
| 一般的なコンサルテーション | テレメディシン | Telemedicine Mobile Doctors Network（ガーナ），Aceh Behar Midwives with Mobile Phone project（インドネシア） |
| 緊急時コミュニケーション | 照会，転院 | Dial 1298 for Ambulance（インド） |
| モニタリングとサーベイランス | モバイル調査，患者リマインダー | Episurveyor（セネガル），Came-WARN（カンボジア） |
| 健康情報へのアクセス | 患者記録，集団データ | Child Count＋（マラウイ，ウガンダ），OpenMRS（多くの国） |

出典：World Health Organization (WHO) (2014). *mHealth: New horizons for health through mobile technologies: Second global survey on eHealth.* Global Observatory for eHealth series. Vol. 3; Unite for Sight. (2013). *mHealth technology in global health.* http://www.uniteforsight.org/global-health-university/mhealth#_ftn27 へ 2014 年 8 月 30 日にアクセス。

● コミュニケーション―保健医療サービスから個人へ

多くの保健医療システムの中で最も大きな課題の 1 つは患者のアドヒアランスです。2007 年の南アフリカ共和国におけるパイロット研究では，患者のアドヒアランスが 22〜60％だった地域に SIMpill という携帯アプリ技術を導入したところ，アドヒアランスが 90％以上に向上したことが示されています。このシステムは，ピルケースに組み込まれた IC チップから患者の携帯電話に情報を送り，次の服薬時間を指示する仕組みです。服用の重複や飲み忘れがあった場合には医療従事者に通知され，その患者にはフォローアップのための個別訪問が行われます[34]。

● 一般的なコンサルテーション

テレメディシンもまた世界的に拡大しており，地方部の住民に都市部の医療専門家とコミュニケーションする機会を提供することによって，地方部の住民が受けられる医療の質の向上に役立っています。これまでに多くの試験的なテレメディシンプログラムが実施されて成功を収めており，たとえば台湾では軟部組織損傷の遠隔診断において 85％の正確度を記録しています。他にも，医師同士のコミュニケーションを促進することを目的とするテレメディシンのプログラムがあり，2008 年に立ち上げられたガーナの Mobile Doctors Network（MDNet）は，アフリカで初めての試みとして，ガーナ中のすべての医師に無料で携帯電話間での音声とテキストのやり取りができるサービスを提供しています。このシステムによって，医師同士の結びつき，コンサルテーションの頻度，専門的な医療を受けにくい地域における診断と治療の成功率，照会にかかる時間，患者の回復率など，様々な面での向上や改善が確認されています[30]。テレコミュニケーションの会社から，SIM カードなどのインフラや資源の寄付があれば，テレメディシンプログラムの立ち上げコストを最小限に留めることができますが，こうした取り組みの費用対効果は，まだ明らかになっていません。

● 緊急時コミュニケーション

緊急時には迅速な対応が生死を分けます。高所得国ではそうした緊急対応システム emergency response system が確立されていますが，低・中所得国ではこうしたシステムは存在しないか，存在していても非常に限られたものでしかありません[34]。しかし，mHealth のアプリを利用すれば，そうした国々にも存在するモバイルネットワークを活用することによって，低コストで，緊急対応のためのシステム，たとえば国レベルの警報システムなどを構築することができます。2010 年のハイチ地震後，mHealth の 3 つの組織（Ushahidi，FrontlineSMS，SamaSource）がショートメッセージサービス short message service（SMS）を用いた，行方不明の人々や緊急人道支援の必要性を連絡する警報システムを作成し，これはハイチ全域で，救助団体によって活用されました。残念ながら，これらのプログラムの有効性に関する評価は十分には行われていません[34]。

### ●モニタリングとサーベイランス

一連のmHealthに関する技術は，ヘルスモニタリングとサーベイランスにも活用されています。セネガルではEpisurveyorという無料のソフトを用いたオンライン調査が実施され，それによって国の保健区 health districtsのうち，パルトグラム partogram（注：分娩時の経過をモニターしグラフで描出する機器）の使用はわずか55％に過ぎないことが明らかになりました。この結果を受けてセネガル保健省は，パルトグラムの支給数を増やすとともに，助産師にその使用を促すプログラムを実施しました。そして，再びEpisurveyorを用いてフォローアップ調査を行ったところ，その介入によってパルトグラム利用率が平均28％向上したことが明らかになりました[30]。この試験的な取り組みはUN FoundationとVodafone Foundation Technology Partnershipによる資金提供を受けたmHealthプログラムの一部として実施されたものです[30]。

### ●健康情報へのアクセス

電子診療カルテは，保健医療システムにおけるゴールドスタンダードとしてすでに確立した感があります。低・中所得国における電子カルテの導入は比較的緩やかでしたが，mHealthの導入により，医療従事者や医療施設が電子カルテに容易にアクセスでき，また情報の共有が容易になったことで，電子カルテの導入が加速されています。たとえば，OpenMRSを用いれば，第一線で働く医療従事者がモバイル機器を通して患者の診療情報にアクセスすることができ，診察後に電子カルテに情報を書き加えることもできます。一方，ChildCount＋は，母子保健の向上を主な目的として開発されたプログラムですが，サハラ以南アフリカのコミュニティヘルスワーカーの活動強化に役立てられています。ChildCount＋はコミュニティのすべての子どもや母親を登録し，あらゆる保健医療データを一元的に扱うことで系統的なフォローアップと，コミュニティにおける保健医療ニーズの把握を可能としています[34]。しかし，こうしたプログラムのアウトカムや費用対効果に関する研究はまだ非常に限られていることに注意が必要です。

### ●評価の必要性

mHealthに費やす時間と資源が，どれほど有効で費用対効果が高いか，またそれが今後の拡張に値するものかどうかについては，慎重な検討が必要です。というのも，mHealth技術の開発は急激に進んではいますが，その効果の評価はまだあまり行われていないからです。mHealthの中には成功事例もあり，また有望と考えられるものもありますが，評価が行われているものは全mHealthプログラムのうちわずか12％に過ぎません[30]。言い換えれば，mHealthプログラムの効果が証明された事例はまだ非常に少数だということです[35]。その評価も，異なるmHealthプログラム間の比較や，mHealthプログラムと他のイノベーションとの比較ではなく，mHealthプログラム導入の前後での健康アウトカムの比較という形での評価しか行われていません。もちろん，こうしたタイプの評価も有益ですが，最良のモデルを確立していくためには，より多様な比較評価がなされる必要があります。

### ●将来に向けて

今後より妥当性の高いエビデンスが蓄積されていくにつれて，これまでのような様々なテクノロジーの試験的な利用から，有効性が実証されたテクノロジーの戦略的な活用という方向にシフトしていくものと思われます。現在では，50％以上のmHealthプログラムが試験的な段階にあります。さらにmHealthの適用が進むにつれて，個人情報の問題や多くのアプリケーションの統合など，数々の問題への対処や取り組みが必要になってきます。しかし大きく見れば，mHealthは低・中所得国における健康向上にとって費用対効果の高いツールとなり，人々の健康情報へのアクセスの改善に貢献するものと思われます。

## 国境をなくす—テレメディシンを使ってインドの医療コミュニティをつなぐ

### ●背景

インドでは人口の75％近くが地方部 rural areaに住んでいるにもかかわらず，医療従事者の75％以上は都市部に集中しています。したがって，専門的なケアを受けることは，地方部の多くの人々にとって極めて難しい状況にあります[36]。そこで1997年，Apollo Hospital Groupは，テレメディシンを使って地方部のコミュニティと都市部の専門家をつなぐ，Apollo Telemedicine Networking Foundation（ATNF）を創設しました。

テレメディシンとは，情報通信技術（information and communication technology：ICT）を利用し，ケアと医療情報へのアクセスを改善しようとする取り組みです。インドのいくつかの地域ではテレメディシンが導入され，地方部のヘルスセンターと都市部の三次医療施設や専門家とをつなぐプログラムが実施されています[37]。これによって，都市部にいる専門家が地方部の患者を診断・治療できるようになり，患者はより早期の段階から治療を受けられるようになりました。また，医師も患者も治療のために移動する必要が大きく減少することとなりました。

ATNFは南アジアにテレメディシンを導入したパイオニアとして活躍していますが，この活動の影響を受けて，アフリカ，カザフスタン，イエメン，スーダンでも同様の試みが始まっています[38]。その後開発されたテレメディシンプロジェクトの中には，たとえば，人工衛星とつながった車で村々を移動し，都市部の糖尿病の専門家と地方部の医療従事者とをつなぐといった取り組みがあります。その他にもインドでは，テレメディシンが神経疾患に関するコンサルテーションや精神医学的治療に使われている事例があります。

### ●介 入

1999年3月，ATNFはAndhra Pradesh州のAragond村の地方病院において試験的なテレメディシンプロジェクトAragonda Projectを開始しました。これは医療機関が情報通信技術（ICT）を患者の健康改善のために利用した，インドでは初めてのプロジェクトです。インド政府の宇宙局とIndian Space Research Organizationの協力のもとに行われたこのATNFプロジェクトは，2つの意味で独創的なものでした。その第1は，ビデオカンファレンス技術を病院に導入し，患者と医療従事者が直接Chennai（チェンナイ）にいる専門家とコミュニケーションができるようにしたことで，第2は，電子診療カルテを格納するためのデータベースを作成し，患者の来院時に利用できるようにしたことでした[38]。

Aragonda Projectの開始以来，ATNFは地方部の医療従事者の診療能力を向上させるプログラムを長期にわたって実施し，その持続的な運営に努めてきました。ATNFが特に重視したのは，地方部の医療従事者を都市部の専門家につなぐことによる教育でした。テレコンサルテーションを通して，地方部の看護師や医療従事者は都市部の専門家にアドバイスを求めることができるようになり，細部にまでわたって指導を受けることができるようになったのです。近年，ATNFが開発した疾患マネジメントモジュールによって，地方部の医療従事者が自分の地域に多い疾患の症状や治療について学ぶこともできるようになっています。テレカンファレンスは多様な目的に用いることができるため，たとえば地方部のコミュニティヘルスセンターが，都市部の三次医療機関からコミュニティヘルスの向上に必要な対策についてのアドバイスを受けることもできます[39]。ATNFは，X線と超音波の画像を都市部の病院に送信する取り組みも行っています。

2007年ATNFは，インドや世界のあらゆる地域から参加者を集めたテレメディシンカンファレンスの開催を支援しました。それ以来，ATNFはChennaiのAnna大学と協力してTelehealth Technologyの認証研修プログラムcertificate programを確立しています。このコースには毎年150人以上が参加し，インドのテレメディシン専門家のネットワークの拡大と構築に貢献しています[40]。

### ●インパクト

Apolloのテレメディシンイニシアチブは，インドの地方部における質の高いヘルスケアの拡大に大きく貢献してきました。今日，ATNFはインドと海外の10か国に合計115の支部を有し，2011年5月には，6万9000件を上回るテレコンサルテーションがATNFを介して行われています。これらのテレコンサルテーションの内容は，性感染症から妊娠，神経外科に及ぶ広い範囲にわたっており，地方部に住む多くの人々はテレメディシンが導入されたことによって，導入前に比べてより早期に診断と治療を受けられるようになったことが明らかにされています[40]。ATNFのテレコンサルテーションの質に関するデータはほとんどありませんが，テレメディシンが，地方部に住む人々や医療従事者らを都市部の様々な分野の専門家をつなぐ革新的で，有望な手段であることには疑いがないものと思われます。

### ●コストと利益

過去6年間，インド政府は地区districtレベルでのテレメディシンネットワークを拡充するために，National Rural Health Missionのもと，1つの州につき年間約10万米ドルの予算を投入してきました。それぞれのテレコンサルテーションでは，1人の患者につき20～30米ドルの費用を必要としますが，同じようなサービスを実際に病院で受ける場合のコストよりは少なくて済んでいると思われます。というのも，直接受診すれば，移動のコストを含め約100～250米ドルもの費用がかかるからです。

最近，インド政府は低所得の人々のテレコンサルテーションにかかる費用をカバーするために，貧困ライン以下の人々向けの国民保険制度であるRashtriya Swasthya Bima Yojana（RSBY）を開始しました。一方，ATNFは「相互補助 cross-subsidization」の仕組みを導入することで，保険に加入していない人々や医療サービスに支払う余裕のない人々が，ATNFのテレコンサルテーションサービスを受けやすくする試みを行っています。これは，経済的に余裕のある人々には高い料金を設定し，その利益で貧しく支払う余裕のない人々の分の費用を補うという仕組みです。RSBYとATNFの相互補助のスキームはまだ始まったばかりで，この試みがうまく行くかどうか大変注目されるところです[40]。

### ●得られた教訓

Apollo Hospital Groupは持続可能な教育プログラムを特に重視しており，インドのテレメディシンのリーダーと言える存在です。カンファレンスの実施や認証研修プログラムの実施を通して，Apolloは同じようなテレメディシンプログラムの実施を促進することで，インド国内にテレメディシンのインフラを構築しようとしています。政府の第11期5か年計画の一環として，約5,000万米ドル相当の予算がテレメディシンの官民パートナーシップの設立のために配分されました[41]。今日では，約500のテレメディシンセンターがインドの地方部に設立され，約50の専門病院とネットワークが構築されています[42]。テレメディシンネットワークを拡大させることで，Apollo Hospital Groupは，インドを含む低・中所得国の医療に関する地理的な障壁を減らし，一部の医療サービスをより安価でアクセスしやすいものにしようとしています[43]。

## 結核の新しい診断法 — Xpert

早期診断と適切な治療によって，結核死のほとんどは予

防できるにもかかわらず，結核の診断はかなり難しく[44]，標準的診断方法の顕微鏡による喀痰スメア検査を用いて正しく診断できるのは，成人の結核患者のわずか20～60％に過ぎず[45]，子どもでは痰検体を採取することが難しいため喀痰スメア検査を結核の診断に使うことすらできていません。また，肺外結核を正確に診断するにはかなりの熟練が必要であり，またたとえ熟練した臨床医でも判定結果にはかなりのバラツキのあることがわかっています[46]。また，多剤耐性結核（MDR-TB）の診断には，検体の培養が必要ですが，これは一部の臨床検査施設でしか実施することができず，しかも結果が出るまでにはかなりの時間がかかってしまいます。

こうした事情から，世界中で結核診断のためのよりよい検査法が長らく追及されてきましたが，最近になってようやく重要な進歩が見られるようになってきました。2006年，Foundation for Innovative New Diagnostics（FIND）は結核のより優れた診断法を開発するために，Cepheid社およびニュージャージー医科歯科大学とパートナーシップを組み[46]，結核の中でも特に診断が難しい薬剤耐性結核やHIVとの重複感染症例の診断の感度と特異度を高めるために，既存の技術を使って検査の過程を完全に自動化し，検査者間の誤差を防ぐシステムを作り上げました。

こうして生まれたのがXpert TB検査システムで，これを用いればわずか2時間で，遺伝子を増幅・解析し，喀痰検体中の多剤耐性結核菌の有無を検出することができます[44]。また，この技術を用いれば，第一選択薬 first-line drugのリファンピシンに対する耐性の有無を検出することもできるため，薬剤耐性結核を同定し，適切な治療を行うことができるようになりました。さらに，Xpert TB検査システムは，顕微鏡による喀痰スメア検査よりもはるかに高い感度（98～100％）と特異度（100％）を有しており[47]，また複数の臨床試験の結果によれば，このシステムによるHIVとの重複感染結核を，通常の喀痰スメア検査では感度が50％に過ぎないところを，感度70％で検出できることが示されています[48]。

FINDと製薬企業は低・中所得国での利用を可能とするために価格交渉を行い，Xpertの測定機器を1万7000米ドル，1回分の検査カートリッジ標準価格16.86米ドルのところを，9.98米ドルで提供しています[49]。こうした割引価格が可能となったのは，米国大統領緊急エイズ計画President's Emergency Plan for AIDS Relief（PEPFAR），米国国際開発局（USAID），UNITAID，ゲイツ財団などの組織が，資金援助と値引き交渉を行ってくれたことによります。Xpertの自動化により，顕微鏡による喀痰スメア検査はもはや必要なくなりますが，Xpertの測定機器は毎年のメンテナンスが必要なため，顕微鏡検査に比べるとやはり高くつくという問題があり[50]，現時点では1症例の診断に，顕微鏡検査よりも約55％割高な61米ドルの費用がかかります[51]。しかし，多剤耐性結核（MDR-TB）の治療には，1症例に2,400米ドル近くもかかる（通常の結核なら40米ドル）ことを考えれば，信頼性と迅速性に優れたXpertの導入は，経済的に大きなメリットをもたらす可能性があります[52]。

Xpertは，世界の結核に劇的な影響を及ぼすことが予想されています。WHOも，多剤耐性結核（MDR-TB），HIVと結核の重複感染，結核性髄膜炎が疑われる小児と成人にこの技術を第一選択肢にすることを推奨しています[44]。そして，経済的に余裕のある場合には，結核の可能性のあるすべてのケースに対し第一選択肢にすることもWHOは推奨しています。こうした勧告と検査カートリッジの価格割引によって，この技術は急速に広がり，今やその割引価格で検査カートリッジの提供を受けられる147か国中105か国でこの技術が導入されています[53]。ただし，これらの国々の経済的事情を考えれば当分，Xpertは顕微鏡による喀痰スメア検査に完全に置き換わるというよりは，多剤耐性結核やHIV/結核重複感染のように，特に診断が困難な症例に限定的に用いられることになると思われます[46]。

Xpert TB検査システムの開発と普及は，様々なセクターと組織間の協力関係によって実現したものです。まず，ニュージャージー医科歯科大学のチームが，実験手技の効率を高めるために開発されていた既存の技術を喀痰検体中の結核の分析に応用し[54]，FINDは資金助成組織やCepheid社と交渉することで，貧しい国々での検査カートリッジ価格を低下させることに貢献しました。貧しい国々が先端的検査法を低価格で導入できるようにすることで，Xpertは世界中の結核患者のケアを大きく改善することになると思われます。

## 女性の命を救う—非空圧性ショック衣

分娩後出血 postpartum hemorrhage（PPH）は，世界的に周産期死亡の主要な原因となってきました[55]。特に貧しい国々では，医療従事者に対する出産管理のトレーニングが十分なされておらず，そのために子宮筋の十分な収縮が起きず，大出血に至ることがあります。しかし，分娩後出血にはそれ以外にも多くの要因が関与しており，貧しい国々では，たとえば子宮破裂，腟損傷，胎盤遺残 retained placentasなども原因となります[55]。分娩後出血は手当てが遅れると深刻な事態を招くため，血液の喪失を防ぐことが予後にとって極めて大切です[56]。空圧で腹部を圧迫して出血を防ぐショックパンツ（空圧性ショック衣 pneumatic antishock garment）が数十年前に開発されていましたが，その価格と操作の複雑さが妨げとなって，貧しい国ではほとんど普及しませんでした[57,58]。

そこで開発されたのが，単純（シンプル）で安価な非空圧性ショック衣 nonpneumatic antishock garment（NASG）です。これは，米国航空宇宙局（NASA）の技術に基づいて，PATH，カリフォルニア大学サンフランシスコ校（UCSF），Safe Motherhood Program[59]，Pathfinder International，Blue Fuzion Group[60]によって開発されたもので，簡単に言えばこれはマジックテープ付きのゴムバンド

で，それを患者の腹部の周りにしっかりと巻き付けて，救急搬送されている間の出血を防ぎます。非空圧性ショック衣は，ショック状態に陥るのを防ぐだけではなく，必要な臓器に血液を送り込む役割も果たし，ケアを受けるまでの間の母体の状態を安定させます。WHOがもともと分娩後出血に非空圧性ショック衣を推奨した時点では，1セットあたりの価格は170米ドルで，貧しい国々にとっては高すぎるものでした[55,60]。そこで，米国に本拠地を置く国際的NGOであるPATHが非空圧性ショック衣の製造コストを低下させる努力を行い，その結果，1セット（再利用可能）の価格を1/3以下の54米ドルにまで低下させることができたのです[58]。非空圧性ショック衣の効果は，エジプト，ナイジェリア，ザンビア，ジンバブエ，インドで実施され，UCSF Safe Motherhood Initiativeによって分析された臨床試験で証明されています[61]。

非空圧性ショック衣は出血量を50%減少させる効果があり，周産期の出血による罹病と死亡を大幅に減少させることが期待されます[56]。実際，エジプトとナイジェリアで行われた臨床試験では，非空圧性ショック衣を用いることで，未使用時と比べ，死亡率が50～60%，罹病率が80～90%減少することが報告されています[62]。貧しい国々ではケアの遅れはよく起こることで，出血量は出産直後の女性にとって正に生死を分ける問題になります。この医療具は，ゴムバンドとマジックテープで作られているため，その使用にはそれほどの専門性やトレーニングは必要なく，多くの途上国で利用できます[55]。

この非空圧性ショック衣の経験は，既存の技術に多少のシンプルな改良を加えるだけで，多くの貧しい国で非常に有効な技術に転換できることを示唆しています。パキスタンでは，いくつかの組織がこの医療具のトレーニングセッションを実施しています[63]。非空圧性ショック衣の元になった空圧式ショック衣は，外科手術中の出血を防ぐ目的で開発されたもので，トレーニングを受けた外科医のみが使えるような仕様となっていました[57]。USCFの研究者は，それを非空圧性にすることで，トレーニングを受けていない人も使えて，貧しい国でも購入可能な低価格なものに改変したのです。PATHはそれをさらに改良し，最小限のコストで製造できるものにしました。このシンプルな医療具によって，かけがえのない多くの母親の命が救われることになったのです。

### Aeras[64]

以前はAeras Global TB Vaccine Foundationとして知られていたAerasは，もともと1998年にSequella Global Tuberculosis Foundationとして設立された組織です。Aerasのミッションは，HIV陽性者も含むすべての人々のために，薬剤耐性結核も含め，結核の予防効果のある安全で効果的で，かつ安価な新しいワクチンを開発することにあります。

Aerasは，ゲイツ財団に支援されている多くの製品開発パートナーシップ（PDP）の中でも，活動の包括性に優れたPDPの1つであり，その活動はワクチンの発見，合成，前臨床試験，製造，臨床展開に至るワクチン開発のあらゆる側面をカバーしています。他のPDPと同様に，Aerasのミッションが成功するかどうかは，必要とするすべての人に行き渡るようなワクチンを開発できるかどうかにかかっています。Aerasは，新たに開発されるいかなる結核ワクチンも安価で，低所得国の貧しい人々がアクセスできるものでなくてはならないという合意を，ワクチン開発パートナーとの間で取り付けており，これによってミッションを達成しようとしています。

Aerasは，米国メリーランド州のRockvilleに本拠地を置き，南アフリカ共和国のCape Townにも事務所を持ち，30か国から140人の職員を雇用しています。Aerasの運営は，バイオテク企業の運営に似ており，自前のワクチン開発実験施設，免疫学的実験施設，臨床試験の調整，データマネジメント，最新の製造能力を有しています。そのパートナーは4大陸にまたがっており，またその種類は学術機関，その他の研究機関，多国間組織，バイオテク・製薬企業，財団，政府，患者団体，アドボカシー組織など多岐にわたっています。Aerasはまた，結核の予防や治療の向上に必要なあらゆる新しい製品の研究開発の必要性を広く世界に訴える目的で，他のPDPとも密接に連携した活動を行っています。

Aerasがこれまでに達成した重要な成果は，①結核流行地域に臨床試験が可能な医療機関のネットワークを確立したこと，②いくつかの候補ワクチンvaccine candidateを臨床試験の段階にまで進めたこと，③予備の臨床試験用の候補ワクチンを開発したことなどがあげられます。Aerasはこれまでに，アフリカ，ヨーロッパ，インド，米国において，パートナー組織によって開発された5つの候補ワクチンの臨床試験に対する資金援助を行ってきました。これらの候補ワクチンのうち2つは「概念実証proof-of-concept」の段階，すなわち実用性があることを実地で検証する開発段階へと進んでいます。Aerasによって開発された5番目の候補ワクチンは2010年に臨床試験に入りましたが，安全性を疑わせるシグナルが検出されたため開発は中断されました。さらに，Aerasは将来の臨床試験の可能性に備えて多くの国で疫学調査を行っていますが，そうした努力にもかかわらず，2025年までに新しいワクチンが実用化される見込みは薄いと考えられています。

Aerasの主な取り組みの1つに，1921年に開発された結核ワクチンBCG（bacille Calmette Guérin）の改良があります。BCGには小児結核の重症度を低下させる効果があると考えられており，WHOは幼児期の接種を推奨していますが，BCGには，結核感染の大半を占め，世界の疾病負荷に大きな影響を与えている成人の肺結核に対する確実な予防効果はなく，不顕性結核latent TBの活性化を防ぐ効果もありません。また，安全性の問題から，HIVに感染している小児への接種は推奨されていません。こうし

た現行のBCGワクチンの限界を克服するために，Aerasを含む世界の研究者たちは，より安全で，より優れた免疫応答を引き出すことのできるBCGワクチンの開発に取り組んでいます。将来新たに開発される可能性のあるBCGや現行のBCGは，ブースターワクチン（たとえば，現在臨床開発段階にある5つの候補ワクチンのうちの1つ）と組み合わせて用いることが想定されていますが，それによりBCGワクチンの予防効果が増強されるだけではなく，予防効果がより長く持続し，また思春期以降の青少年や大人にも有効性を発揮することが期待されています。

Aerasやその他の製品開発パートナーシップ（PDP）が直面している課題の1つは，候補ワクチンの効果を検証するための大規模臨床試験へ進む際に必要となる多額の資金の調達です。一方，科学的な課題は，予防接種後の効果判定のマーカーとなる免疫反応が存在しないこと，ヒトにおけるワクチンの予防効果を試験できる動物モデルが存在しないことです。マーカーや動物モデルがあれば，ワクチン開発にかかる時間や費用を大幅に節減することができます。これらの問題は，HIVやマラリアのワクチン開発にも該当する問題です。Aerasのミッションの達成には協力関係が鍵であり，他の製品開発パートナーシップ（PDP）と同じように，低・中所得国や高所得国，営利セクターや非営利的セクターのパートナー，研究者，政府関係者，国際援助組織（ドナー），政治家，ボランティアなどとの協力関係があって初めて可能となります。

Aerasは現在，ゲイツ財団，デンマーク，オランダ，英国，米国の各国政府，Research Council of Norway，米国のメリーランド州から資金提供を受けています。

## Advance Market Commitments

Advance Market Commitments（AMC）は，低所得国でも低価格で購入できるワクチンの開発と製造に対する投資促進を目的として設立された革新的資金メカニズム innovative financing mechanism（IFM）です。AMCは2005年に設立され，2006〜2009年にさらに整備され，2009年に業務が開始されました。事務局はGaviの中に置かれています[65]。

AMCのような資金メカニズムの出現は，先に述べた問題，つまりワクチン製造業者が，低所得国向けのワクチンを開発しても利益は見込めないと考えているために，ワクチン製品への投資を避ける傾向にあるという事実がその背景にあります。利益を見込みにくく，しかも開発に膨大な費用がかかるというリスクが，ワクチン開発に対する製造業者の意欲を失わせているのです。さらに，たとえ製造業者がワクチンを開発して利益が出る価格で販売しても，低所得国の人々には手の届かないものとなってしまいます。

AMCとは，AMCの方針に従うという条件でのみワクチン製造業者に資金を提供する，基金のようなものと言えばわかりやすいかもしれません。つまり，製造業者がAMCと合意していた期間内に合意していた量のワクチンを合意していた価格で供給する場合には，生産されたすべてのワクチンを合意した価格で買い取るという仕組みです。こうした仕組みがあればワクチン市場の不確実性が払拭され，ワクチン製造業者は安心してワクチンを製造できるようになります。

さらに，このスキームに参加する製造業者は，製造するワクチンの品質と安全性が，WHOによって定められた技術基準を満たすようにしなければなりません。また，AMCでは，独占の可能性を排除するため，また製造業者が1社だけでは，製造上の問題があった場合に深刻な事態が生じる恐れがあるため，特定の製造業者1社にすべての資金を提供することがないようにしています。

AMCによる肺炎球菌ワクチンに関する最初のパイロットプログラムは，2007年にイタリア，英国，カナダ，ノルウェーおよびゲイツ財団を中心とする国際援助組織（コアドナー core donors）によって開始され，2009年にフル稼働に入りました。肺炎球菌ワクチンのパイロットプログラムへの投資の決定は，疫学からワクチン製造に至る多様な専門家で構成される会議によって決定されたものです。AMCは，2015年までに50万人以上，2020年までに150万人以上の命が救われることになると予想しています[66]。Gaviは，2015年までに約60か国で有効なワクチンが利用可能となることを期待し，2015年までに13億米ドルの出資を約束しています[67]。

購入および資金提供の保証と引き換えに，AMCに参加している製造業者は，低所得国でも購入が可能なように，ワクチン1剤（1回投与分）をあらかじめ定められた予定価格（7米ドル）かそれ以下で販売しなければなりません。AMCは1剤につきその半分の3.5米ドルを負担し，残りの3.5米ドルはGaviやパートナーである各国が負担します。AMCはその補助金を最終的には打ち切ることになるため，その時点で，製造業者は7米ドルから3.5米ドルを引いた価格，すなわち3.5米ドルで販売を続けなければなりません。この価格は，現在高所得国で販売されているワクチン価格の90%以上の割引となっています[67,68]。

実は，肺炎球菌ワクチンの価格や製造業者への補助金をいくらにすべきかという問題は，パイロットプログラムでの大きな難問となっていました。これは，製造業者が製造コストについての情報を開示していないことが主な原因であり，AMCではこの障壁を乗り越えるために外部コンサルタントに依頼して，製造コストの推定を行いました。AMCのスキームには，肺炎球菌ワクチンの主な製造業者である多国籍企業2社とインドのいくつかの新規参入業者が興味を示していることから，AMCの設定価格と，補助金打ち切り後の価格は，十分にコストに見合うものであることが示唆されています。しかし，AMCが，資金提供するワクチン価格をいくらに設定すべきかという問題は，今後もこのAMCという資金メカニズムにとって，難問であり続けることと思われます。

AMCのパイロットプログラムに対し，Gaviや低・中所

得国のパートナーとともに，非常に多くの国際援助組織や専門機関が協力しているという事実は，この革新的なメカニズムに広く関心が寄せられていることを物語っています。先述したコアドナーによる15億米ドルに加え，世界銀行も金融支援を行っており，一方WHOはAMCに関わる専門的問題について責任を負い，UNICEFはワクチン調達の面でそれぞれAMCに貢献しています[68]。

### International Finance Facility for Immunisation

International Finance Facility for Immunisation(IFFIm)は「予防接種のための資金をより利用可能かつ予測しやすいものにする」ことを目的に設立された革新的資金メカニズム(IFM)です。IFFImの資金はGaviによる「ワクチンによって予防可能な5歳以下の死亡や罹病を減らす」というミッション達成のために活用されています[69]。IFFImはもともと2006年に英国政府の慈善事業として発足したものですが，現在ではオーストラリア，フランス，イタリア，オランダ，ノルウェー，南アフリカ共和国，スペイン，スウェーデンも参加しています[70]。

IFFImは，上述のように予防接種を実施するための確実な資金のない低所得国を支援する目的で設立されたものですが，同時に，IFFImは，より長期で予測可能な資金提供を行うことにより，国際的資金援助が単年度ベースで行われるため予防接種などの長期的予算編成が難しいという，これまで被援助国が抱えていた問題を解決する支援も行っています。

そのため，IFFImは，巧妙な資金メカニズムを導入しています。それは，援助国に，Gaviへの拠出金を約20年間にわたって払い続けることを誓約してもらい，それを裏付けとして，IFFImが，高所得国の資本市場向けに債券bond(ワクチン債)を販売するというメカニズムです。これによって，IFFImは，援助国からの毎年の拠出金を待つことなく，短期間で資金を調達できるようになります。援助国は，はじめの誓約に基づいて，徐々に債券を払い戻していくことになりますが，債券の信用格付けが高いため，援助国が受け入れられる価格での債券販売が可能となるのです。

Gaviは，支援対象国の保健医療当局と予防接種プログラムの改善を進めながら，IFFImの資金を対象国におけるワクチン購入と配送の資金に充当しています。IFFImの資金を用いることにより，Gaviは73か国[71]に五価ワクチン(単剤でジフテリア，百日咳，破傷風，B型肝炎，Hibに効果のあるワクチン[72])を導入することができました。このIFFImの効果で，Gaviが利用できる資金は2006～2009年にかけて倍増しました。また，IFFImは2014年までに，Gaviに，アウトブレイクに備えた備蓄ポリオワクチンに対して1億9100万米ドル，五価ワクチンに対して10億米ドル以上，肺炎球菌ワクチンに対して約1億米ドルを提供しています[73]。

こうした確実な資金源を得たことによって，Gaviは低所得国に対して安定した資金援助を行うことができるようになり，その結果被援助国は，予防接種プログラムをより効果的に計画・実施できるようになりました。また，長期にわたる安定した資金源を得たことで，Gaviは有利に価格交渉を行うことができるようにもなり，より低価格でワクチンを購入し，同じ金額でより多くのワクチンを購入することが可能となったのです。

IFFImは2014年までに，45億米ドルの資金を調達し，2015年までにはその額は63億米ドルに達すると予測されています[70]。

## ケーススタディ

以下に述べるケーススタディは，鉤虫に対するワクチン開発への取り組みの例であり，その開発にはゲイツ財団によって資金提供を受けている官民の製品開発パートナーシップ(PDP)が関わっています。鉤虫症の疾病負荷 burden of diseaseの大きさ，6か月ごとの治療の必要性，「顧みられない熱帯病 neglected tropical disease(NTD)」に対するワクチンが現在全く存在しないことを考えれば，鉤虫ワクチンの開発には，極めて大きな意義があります。

### ヒト鉤虫ワクチンイニシアティブ[74]

●背　景

「顧みられない熱帯病(NTD)」は，低所得国の地方部と都市周辺に住む世界で最も貧しい人々の間に蔓延する，慢性的な障害と貧困を生み出す一群の疾患の総称で，回虫症 ascariasis，鉤虫症 hookworm，鞭虫症 trichuriasis，住血吸虫症 schistosomiasis，メジナ虫症 dracunculiasis(guinea worm)，リンパ系フィラリア症 lymphatic filariasis(象皮症 elephantiasis)，オンコセルカ症 onchocerciasis(河川失明症 river blindness)などの蠕虫感染症が含まれます。NTDは人に苦痛を与えるだけではなく，外観，子どもの健康や発達，妊娠婦の健康と妊娠アウトカム，労働生産性を損ねることによって，経済開発にも大きな影響を与えます。WHOは現在17疾患を主なNTDと指定し，これらを合計した疾病負荷は，グローバルヘルス分野でよく知られている主要疾患に匹敵する大きさがあります。さらに，ほとんどのNTDは慢性的で消耗性の疾患であるため，それによる経済損失は年間何百億米ドルにも上ると推定されています[75]。

こうしたNTDの甚大な健康や経済への影響にもかかわらず，NTDに対する新たな薬やワクチンの開発にはほとんど関心が払われてきませんでした。その最大の理由は，NTDに罹患する可能性のある世界で30億人の人々は，1日2米ドル未満で暮らしている人々がその大半を占めるため[76]，NTDに関する製品の"市場"がほとんど存在しないことにあります。その結果，NTDに使われる薬の多くは

20世紀の初めか中頃までに開発されたものばかりというのが現実です。

　同じように，ここ20年でNTDのワクチンに対する基礎研究はかなり行われてきたにもかかわらず，承認を受けたワクチンは1つも存在しません。もし予防効果のある，あるいは治療効果のあるワクチンが開発されていたならば，貧困を防ぐ新世代のワクチンとして，ミレニアム開発目標(MDG)を達成する強力なツールとなっていたことでしょう。

　ヒト鉤虫症は，ワクチンの開発が最も望まれる寄生虫症の1つです。鉤虫の感染者は約4億4000万人と推定されており，そのほとんどがサハラ以南アフリカ，東南アジア，そして米国の熱帯地域に集中しています。感染は鉤虫が腸管壁に寄生することで生じ，鉤虫は宿主の血液を栄養源にします。多数の鉤虫が感染することで血液が失われてしまい，鉄欠乏貧血やたんぱく質欠乏が生じます。これは，幼い子どもや妊婦で特に問題となります。

　幸い，ヒト鉤虫感染には安価な治療薬が存在します。その中で主なものは，ベンズイミダゾール benzimidazoles (アルベンダゾール albendazole とメベンダゾール mebendazole)です。これらは，しばしば「駆虫プログラム deworming program」と表現される集団投薬 mass drug administration(MDA)によって，学童期や就学前の子どもたちに通常，単剤で投与されています。しかし，駆虫しても再感染を防ぐことはできないため，感染リスクの高い地域では，治療後4〜12か月すると再感染してしまいます。また，鉤虫に対する薬の効果は使用を重ねるにつれて減弱していくことが明らかとなっており，最終的には，鉤虫が耐性を獲得してしまう恐れがあります。たとえば，単剤のメベンダゾールは，もはや鉤虫に対して有効性はないと考えられています。こうしたことから，感染をコントロールできるワクチンの開発に大きな関心が集まっているのです。

● 介　入

　米国のヒューストンにある Texas Children's Hospital と Baylor College of Medicine の Texas Medical Center に本拠地を置く Sabin Vaccine Institute PDP〔注：Sabin Vaccine Institute による製品開発パートナーシップ(PDP)，Savin PDP と略される〕は，他のNTDに対するワクチンも含め，初めてのヒト鉤虫ワクチンの開発を目指しています。はじめはゲイツ財団から資金援助を受けていましたが，今日では，HOOKVAC の名称で知られるヨーロッパのパートナーのコンソーシアム(注：Amsterdam Institute of Global Health and Development に事務局を置き，EUが支援)との協力，およびオランダ外務省からの資金援助も受けながら，活動を継続しています。このPDPはプログラム管理，製造，毒性試験，品質管理，規制関係，臨床展開・監視などのユニットで構成されており，多くの研究施設や臨床試験を実施するための医療機関と広汎な国際的ネットワークを形成しています。

　開発途上にあるヒト鉤虫ワクチンには，組み換えたんぱく質である Na-GST-1 あるいは Na-APR-1，および Alhydrogel とアジュバンド(免疫刺激因子)が含まれています。Na-GST-1 は米国で Na-APR-1 は鉤虫感染が蔓延しているブラジルでそれぞれ臨床試験段階にあります。ブラジルでの臨床試験は，FIOCRUZ(注：研究と公衆衛生活動を結び付けた活動をしているブラジルの政府組織)との共同で実施されています。Na-GST-1 と Na-APR-1 は，中部アフリカのガボン共和国でも Albert Schweitzer Hospital とつながりがある Centre de Recherches Médicales de Lamaréné-Cermel において，その同時投与の効果に関する臨床試験が進行中です。

● インパクト

　Sabin PDP の取り組みには，2つの意味で画期的な意義があります。その第1の意義は，非営利セクターやアカデミアでも，ワクチンの開発や臨床試験の実施が可能なことを示したことです。ワクチン開発や臨床試験を実施するには，特殊な機器の購入と運用，工業的製造の経験がある科学者の雇用，それに品質管理，品質保証，証拠資料の作成を担当する専門家が必要となります。Sabin PDP では2つのワクチン候補について，その発見，製品開発，製造，毒性検査，治験薬のファイリング(申請，登録)，臨床検査に至るプロセスを開発してきました。しかし，最終的に，ヒト鉤虫ワクチンを工業的に製造するためには，いわゆる「革新的途上国 innovative developing countries(IDC)」に存在する，大規模な製造が可能なパートナーを見つける必要があります。IDCとは，低・中所得国で「顧みられない熱帯病(NTD)」が深刻な地域を内部に抱えながらも，それを"はねのける punch above their weight"だけの医薬品開発能力を持つ国々のことを言います。たとえば，ブラジル，インド，中国，メキシコ，キューバ，インドネシア，ベトナムなどが該当し，これらの国々の間では，Developing Countries Vaccine Manufacturers Network (DCVMN)として知られるコンソーシアム(連合体)が形成されています。実際に，ヒト鉤虫ワクチンの工業レベルでの製造は，たとえば，現在臨床試験が実施されているブラジルに存在する DCVMN のメンバー企業と協働で行われる可能性があり，また FICORUZ も BioManguinhos として知られる優れた公共のワクチン製造部門を有しています。

　Sabin PDP の第2の意義は，開発されたワクチンが，低・中所得国の最も貧しい人々，つまりそれを最も必要としている人々に行き渡るようにするための明確な世界戦略を持っていることです。このため，ワクチンは極めて低コストで製造される必要があり，疾患が流行している国の保健医療システムの中に組み込まれる必要があります。たとえば，ヒト鉤虫ワクチンを拡大予防接種計画 Expanding Program on Immunization(EPI)に追加して0歳児にも投与する，あるいは学校保健プログラムに組み込んで投与すると言ったことです。そうすれば，まず薬で駆虫した後に

鉤虫ワクチンを投与するという，合理的な予防戦略を立てることができます。ワクチンがあれば罹病の頻度や駆虫の回数を減らせるようになるため，こうした駆虫と鉤虫ワクチンの組み合わせは，費用対効果の高いプログラムとなると推定されています。

● **得られた教訓**

以上，Sabin PDP とその開発プログラムから得られる教訓は，以下のようにまとめることができます。

- 官民連携による製品開発パートナーシップ(PDP)によれば，非営利セクターでもワクチンの製造と臨床試験を行うことができる。
- ブラジルのような革新的途上国(IDC)とパートナーシップを組むことは，「顧みられない熱帯病 neglected tropical disease(NTD)」に対するワクチンの開発，試験，普及にとって新しい戦略となる。
- これらの目標を達成するためには，パートナーシップの構築，スケジュール管理，マイルストーン(里程標)達成について，強力なプログラム管理能力が要求される。
- 科学的な能力の高い低・中所得国をNTDワクチンの世界的展開の手段と捉え，新製品の製造と臨床試験の面で協力していくことには多くのメリットがある。
- ワクチンの開発による結果を最も必要としている人々に確実に届くようにするには，事前に，既存の保健医療システムをどのように活用するか，あるいは新たな普及システム(たとえば，学校)の開発が必要かどうかについて考えておく必要がある。

## メインメッセージ

科学技術は，疾病負荷の高い低・中所得国の対策に有用な診断法，ワクチン，薬，そして医療機器・器具の開発に大きく貢献する可能性を秘めており，たとえば今後のゲノム科学，情報科学，化学，ロボット工学，バイオテクノロジーなどの領域の進歩次第では，疾病を媒介できなくするような蚊の改変や，新薬の発見の加速化，あるいはより安価で効果的なワクチンの開発ができるようになる可能性があります。

理想を言えば，診断法，ワクチン，薬，医療機器・器具は，疾患負荷の高い低・中所得国のニーズに適合し，かつそのような国々の保健医療システムでも維持・管理が可能なものでなくてはなりません。そうなれば，保健医療財源が乏しい低所得国にとって大きな福音となることでしょう。たとえば，製品が熱に強く冷蔵設備が不要であれば，備蓄と輸送は簡単になります。また治癒に必要な錠剤数が少なく，かつ短期間の投与で済めば，アドヒアランスや治癒率を高めることができます。さらに，多くの抗原を1剤に組み合わせることができれば，その分ワクチン接種の回数を減らすことができ，より多くの人にワクチンを接種することが可能となります。また，注射に伴う危険性を考えれば，非侵襲的に投与できるワクチンの開発が望まれます。鼻腔スプレー，皮膚パッチ，食べられるワクチンといったものです。

しかし，こうした進歩は自然にもたらされるわけではありません。なぜなら，従来，診断法，ワクチン，薬，医療機器・器具の開発の主な担い手であった民間セクターにとって，低・中所得国は投資に見合う市場とはみなされておらず，また公的セクターも自らのリスクを避けるために，これらの製品開発を民間セクターに依存してきたからです。このことは，低・中所得国の貧しい人々に多い疾患に対する薬が，この20年間にごくわずかしか開発されてこなかったことによく示されています。さらに，ワクチン開発にはかなりの投資が必要なこと，ワクチン製造が可能な会社が非常に限られていること，高所得国で使用されているワクチンと低・中所得国で利用されるワクチンでは組成が異なることなどがワクチン開発の制約となってきました。

こうした市場性の低さを克服して望ましい製品開発を促進するには，いくつかの仕掛けが必要となります。その1つが，民間セクターによる製品の研究開発を支援する「プッシュ戦略」です。たとえば，政府が取り得る手段としては，研究に対する直接投資，臨床試験の手続きの迅速化，研究開発に対する税額控除などが考えられます。しかし，プッシュ戦略は製品開発のコストは削減するものの，望ましい製品が開発されることを必ずしも保証するものではありません。

製品開発を促進するもう1つの手段に「プル戦略」があります。これは，製品が開発された場合に，出資に見合うだけの利益を保証する戦略で，既存のワクチンの利用促進，特許に対する移転可能性の付与 transferable patent，共同負担 copayments，市場の保証，ワクチン販売に対する税額控除などがあります。プル戦略には望ましい製品が開発された場合にのみ資金提供すればよいというメリットがありますが，プル戦略に伴う契約は，製品が開発されるかなり前の段階で行っておく必要があるため，実際に製品が開発されたときには，どちらの側もその契約内容に満足が得られないということが起こりえます。

ワクチンや抗HIV薬にすでに使われているメカニズムに，段階的価格設定 tiered pricing と呼ばれるものがあります。これは，市場によって販売価格を変えるという戦略で，高所得国では低・中所得国よりも高い価格を設定し，高所得国の市場から得られた利益を，低・中所得国の市場での低価格販売による低利益の補填に使うというアプローチです。この戦略は，これまでは製品が確立されてから導入されてきましたが，最近では製品開発の初期の段階からこの戦略を導入しようという試みが検討されています。

現在，Areas, Global Alliance for TB Drug Development, Medicines for Malaria Venture など官民連携による製品開発パートナーシップ(PDP)に極めて大きな期待が寄せられています。これらのベンチャーの目標は，公的セクターと民間セクターの強みを持ち寄って，新製品の開発を加速することにあります。本章では，「政策とプログラムの概要」と「ケーススタディ」の節で，必要とされている製品の開発と，それらが開発された後の広汎かつ円滑な普及を可能とする方法をいくつか紹介しました。

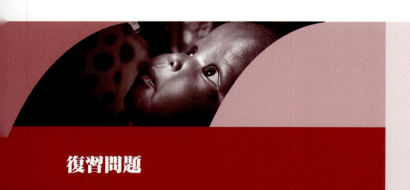

## 復習問題

1. 低・中所得国の健康と保健医療システムのニーズに合致するために，診断法，ワクチン，薬，医療機器・器具が備えるべき理想的な特徴をあげてください。
2. 既存の6つの基本ワクチンとワクチン接種スケジュールが，"理想"とどれほどのギャップがあるかを説明してください。
3. 科学技術が今後貢献し得ると考えられる疾患やリスク要因をあげ，なぜそう考えるかを説明してください。
4. 既存の診断法，ワクチン，薬，医療機器・器具と"理想"とのギャップの中で，そのギャップが埋まれば，グローバルヘルスに大きく貢献すると考えられるものをいくつかあげてください。
5. 低・中所得国の健康向上に役立つ薬やワクチンを開発する上で制約となるものの中で，主なものをあげてください。
6. それらの制約を克服するために取り得る手段の中で，公的な研究助成や官民パートナーシップが果たし得る役割について述べてください。
7. 低・中所得国の貧しい人々に多くみられる疾患に対する研究費は，世界の研究費全体の10%にしか過ぎませんが，その理由を説明し，併せて「10/90ギャップ」について説明してください。
8. 新しい診断法，薬，ワクチンの開発に，プッシュ戦略やプル戦略がどのように役立つかを説明してください。
9. 鉤虫ワクチンについてのケーススタディから，他の薬やワクチンの開発に教訓となることを説明してください。
10. もしあなたがゲイツ財団の担当者だったとしたら，グローバルヘルスに役立つ新製品の研究開発にどのように予算を使用するか，その理由を含めて説明してください。

# 引用文献

1. UNAIDS. (2009). *AIDS epidemic update 2009*. Retrieved December 31, 2014, from http://www.unaids.org/en/resources/documents/2009/20091124_jc1700_epi_update_2009_en.pdf.
2. UNAIDS. (n.d.). *South Africa*. Retrieved November 11, 2014, from http://www.unaids.org/en/regionscountries/countries/southafrica.
3. UNAIDS. (2014, January 17). *New HIV report finds big drop in new HIV infections in South Africa*. Retrieved November 11, 2014, from http://www.unaids.org/en/resources/presscentre/featurestories/2014/january/20140117southafrica.
4. Birn, A. E. (2005). Gates's grandest challenge: Transcending technology as public health ideology. *Lancet*, 366(9484), 514–519.
5. UNICEF. (2010). *Facts for life*. Retrieved December 31, 2014, from http://www.factsforlifeglobal.org/resources/factsforlife-en-full.pdf.
6. Centers for Disease Control and Prevention. *BCG vaccine*. Retrieved December 31, 2014, from http://www.cdc.gov/tb/publications/factsheets/prevention/BCG.htm.
7. Global Alliance for TB Drug Development. (2006, May 24). *New TB drugs urgently needed to replace treatment from the 1960s. Second Gates grant to TB Alliance quadruples initial support*. Retrieved December 31, 2014, from http://www.tballiance.org/downloads/pressreleases/PR_GatesGrant_5-23-06.pdf.
8. Roll Back Malaria. (2009). Counting Malaria Out. Retrieved April 2, 2015, from http://archiverbm.rollbackmalaria.org/worldmalariaday2010/docs/fact-sheet-RBM.pdf. (2001).
9. Institute of Medicine Committee on the Economics of Antimalarial Drugs; K. J. Arrow, C. Panosian, & H. Gelband, Eds. (2004). The cost and cost-effectiveness of Antimalarial Drugs. In *Saving lives, buying time: Economics of malaria drugs in an age of resistance* (pp. 61–78). Washington, DC: National Academies Press. Available from: http://www.ncbi.nlm.nih.gov/books/NBK215621/.
10. Ruder, K., & Winstead, E. R. (n.d.). *Quick guide to sequenced genomes*. Genome News Network. Retrieved November 28, 2014, from http://www.genomenewsnetwork.org/resources/sequenced_genomes/genome_guide_p1.shtml.
11. World Health Organization. (2002). *Genomics and world health: A report of the Advisory Committee on Health Research*. Retrieved October 27, 2006, from http://whqlibdoc.who.int/hq/2002/a74580.pdf.
12. Weatherall, D., Greenwood, B., Chee, H. L., & Wasi, P. (2006). Science and technology for disease control: Past, present, and future. In D. T. Jamison, J. G. Breman, A. R. Measham, et al. (Eds.), *Disease control priorities in developing countries* (2nd ed., pp. 119–137). New York: Oxford University Press.
13. Jiang, X., et al. (2014). Genome analysis of a major urban malaria vector mosquito, *Anopheles stephensi. Genome Biology*, 15(9). Retrieved November 11, 2014, from http://genomebiology.com/2014/15/9/459.
14. Fauci, A. S. (2001). Infectious diseases: Considerations for the 21st century. *Clinical Infectious Diseases*, 32(5), 675–685.
15. Daar, A. S., Thorsteinsdottir, H., Martin, D. K., Smith, A. C., Nast, S., & Singer, P. A. (2002). Top ten biotechnologies for improving health in developing countries. *Nature Genetics*, 32(2), 229–232.
16. Grand Challenges in Global Health. *Why the Grand Challenges?* Retrieved November 11, 2014, from http://gcgh.grandchallenges.org/about/Pages/Overview.aspx.
17. Grand Challenges Canada. What is Grand Challenges Canada? Retrieved April 13, 2015, from http://www.grandchallenges.ca/who-we-are/.
18. USAID. *Grand Challenges & Prizes*. Retrieved November 12, 2014, from http://www.usaid.gov/grandchallenges.
19. Bill & Melinda Gates Foundation. (2006). *Grand Challenges in Global Health: Background on the Initiative and Research Projects*. Retrieved April 2, 2015, from http://gcgh.grandchallenges.org/gcghdocs/gcgh_grants_backgrounder_2.pdf.
20. Grand Challenges in Global Health. *Genetic strategies for control of dengue virus transmission*. Retrieved November 14, 2014, from http://gcgh.grandchallenges.org/ControlInsect/Challenges/GeneticStrategy/Pages/DengueTransmission.aspx.
21. Bill & Melinda Gates Foundation. (2014, October 7). *Bill & Melinda Gates Foundation and Grand Challenge Partners commit to innovation with new investments in breakthrough science*. Press Release. Retrieved December 31, 2014, from http://www.gatesfoundation.org/Media-Center/Press-Releases/2014/10/Gates-Foundation-Grand-Challenges-Breakthrough-Science.
22. Mahmoud, A., Danzon, P. M., Barton, J. H., & Mugerwa, R. D. (2006). Product development priorities. In D. T. Jamison, J. G. Breman, A. R. Measham, et al. (Eds.), *Disease control priorities in developing countries* (2nd ed., pp. 139–155). New York: Oxford University Press.
23. Glass, S. N., Batson, A., & Levine, R. (2006). *Issues paper: Accelerating new vaccines*. Geneva: Global Alliance for Vaccines and Immunisation.
24. Trouiller, P., Torreele, E., Olliaro, P., et al. (2001). Drugs for neglected diseases: A failure of the market and a public health failure? *Tropical Medicine and International Health*, 6(11), 945–951.
25. Treatment Action Group. (2014, October 22). *2014 report on tuberculosis research funding trends, 2005–2013*. TB R&D Matters blog. Retrieved November 11, 2014, from http://www.newtbdrugs.org/blog/2014-report-on-tuberculosis-research-funding-trends-2005-2013/.
26. Bloom, B. R., Michaud, C. M., LaMontagne, J. R., & Simonsen, L. (2006). Priorities for global research and development interventions. In D. T. Jamison, J. G. Breman, A. R. Measham, et al. (Eds.), *Disease control priorities in developing countries*. (2nd ed., pp. 103–118). New York: Oxford University Press; 2006.
27. Global Forum for Health Research. Retrieved December 31, 2014, from http://www.globalforumhealth.org/about/1090-gap/.
28. World Health Organization. (2014). *TDR: About us*. Retrieved November 7, 2014, from http://www.who.int/tdr/about/en/.
29. Morel, C. M., Acharya, T., Broun, D., et al. (2005). Health innovation networks to help developing countries address neglected diseases. *Science*, 309(5733), 401–404.
30. World Health Organization. (2011). *mHealth: New horizons for health through mobile technologies: Second global survey on eHealth. Global Observatory for eHealth series: Vol. 3*. Geneva: WHO.
31. Lewis, T., Synowiec, C., Lagomarsino, G., & Schweitzer, J. (2012). E-health in low- and middle-income countries: Findings from the Center for Health Market Innovations. *Bulletin of the World Health Organization*, 90, 332–340. doi: 10.2471/BLT.11.099.
32. Kallander, K. (2013). Mobile health (mHealth) approaches and lessons for increased performance and retention of community health workers in low- and middle-income countries: A review. *Journal of Medical Internet Research*, 15(1), e17. doi: 10.2196/jmir.2130.
33. Mossman, K., McGahan, A., Mitchell, W., & Bhattacharyya, O. (2014). Evaluating high-tech health approaches in low-income countries. *Stanford Social Innovation Review*. Retrieved August 29, 2014, from http://www.ssireview.org/blog/entry/evaluating_high_tech_health_approaches_in_low_income_countries.
34. Unite for Sight. (2013). *mHealth technology in global health*. Retrieved August 30, 2014, from http://www.uniteforsight.org/global-health-university/mhealth.
35. Earth Institute. (2010). Barriers and gaps affecting mHealth in low and middle income countries: A policy white paper. Washington, DC: mHealth Alliance.
36. Bagchi, S. (2006). Telemedicine in rural India. *PLoS Medicine*, 3(3), e82. doi:10.1371/journal.pmed.0030082.
37. Kay, M., Santos, J., & Takane, M. (2009). *Telemedicine: Opportunities and developments in member states. Report on the second global survey on eHealth Global Observatory for eHealth series: Vol. 2*. Geneva: WHO.
38. Bollineni, R. (2011). *Apollo Telemedicine Networking Foundation (ATNF)*. Hyderabad, India: ACCESS Health International.

39. Tarafdar, M., & Scott, N. (2012). Information separation in service supply chains at the bottom of the pyramid: An illustration through telemedicine. *GlobDev 2012*, paper 11. Retrieved December 31, 2014, from http://aisel.aisnet.org/globdev2012/11.

40. Ganapathy, K., & Ravindra, A. (n.d.). Telemedicine in India: The Apollo story. *Telemedicine Journal and E-Health: The Official Journal of the American Telemedicine Association*, 15(6), 576–85. doi:10.1089/tmj.2009.0066.

41. Solberg, K. E. (2008). Telemedicine set to grow in India over the next 5 years. *Lancet*, 371(9606), 17–18. doi:10.1016/S0140-6736(08)60052-5.

42. Pal, A., Mbarika, V. W. A., Cobb-Payton, F., Datta, P., & Mccoy, S. (2005). Telemedicine diffusion in a developing country. *IEEE Transactions on Information Technology in Biomedicine*, 9(1), 59–65.

43. Center for Health Market Innovation. *Apollo Telemedicine Networking Foundation*. Retrieved April 2, 2015 from http://healthmarketinnovations.org/program/apollo-telemedicine-networking-foundation-atnf.

44. World Health Organization. (2014). *Tuberculosis diagnostics: Xpert MTB/RIF Test*. Retrieved December 31, 2014, from http://who.int/tb/features_archive/factsheet_xpert.pdf.

45. Steingart, K. R., Ng, V., Henry, M., Hopewell, P. C., Ramsay, A., Cunningham, J., et al. (2006). Sputum processing methods to improve the sensitivity of smear microscopy for tuberculosis: A systematic review. *The Lancet Infectious Diseases*, 6(10), 664–674. doi: http://dx.doi.org/10.1016/S1473-3099(06)70602-8.

46. World Health Organization. (2010). *Frequently asked questions on Xpert MTB/RIF assay*. Retrieved December 31, 2014, from http://www.who.int/tb/laboratory/xpert_faqs.pdf.

47. Blakemore, R., Story, E., Helb, D., Kop, J., Banada, P., Owens, M. R., et al. (2010). Evaluation of the analytical performance of the Xpert MTB/RIF assay. *Journal of Clinical Microbiology*, 48(7), 2495–2501. doi: 10.1128/jcm.00128-10.

48. Theron, G., Peter, J., van Zyl-Smit, R., Mishra, H., Streicher, E., Murray, S., et al. (2011). Evaluation of the Xpert MTB/RIF assay for the diagnosis of pulmonary tuberculosis in a high HIV prevalence setting. *American Journal of Respiratory and Critical Care Medicine*, 184(1), 132–140. doi: 10.1164/rccm.201101-0056OC.

49. Piatek, A. S., Van Cleeff, M., Alexander, H., Coggin, W. L., Rehr, M., Van Kampen, S., et al. (2013). GeneXpert for TB diagnosis: Planned and purposeful implementation. *Global Health: Science and Practice*, 1(1), 18–23. doi: 10.9745/ghsp-d-12-00004.

50. Schito, M., Peter, T. F., Cavanaugh, S., Piatek, A. S., Young, G. J., Alexander, H., et al. (2012). Opportunities and challenges for cost-efficient implementation of new point-of-care diagnostics for HIV and tuberculosis. *Journal of Infectious Diseases*, 205(suppl 2), S169–S180. doi: 10.1093/infdis/jis044.

51. Meyer-Rath, G., Schnippel, K., Long, L., MacLeod, W., Sanne, I., Stevens, W., et al. (2012). The impact and cost of scaling up GeneXpert MTB/RIF in South Africa. *PLoS One*, 7(5), e36966. doi: 10.1371/journal.pone.0036966.

52. UNITAID. *MDR-TB scale-up initiative*. Retrieved August 30, 2014, from http://www.unitaid.eu/en/mdr-tb-scale-up.

53. World Health Organization. (2013). *WHO monitoring of Xpert MTB/RIF roll-out: Orders of GeneXperts and Xpert MTB/RIF cartridges*. Retrieved August 30, 2014, from http://www.stoptb.org/wg/gli/assets/documents/map/1/atlas.html.

54. Helb, D., Jones, M., Story, E., Boehme, C., Wallace, E., Ho, K., et al. (2010). Rapid detection of mycobacterium tuberculosis and rifampin resistance by use of on-demand, near-patient technology. *Journal of Clinical Microbiology*, 48(1), 229–237. doi: 10.1128/jcm.01463-09.

55. Mourad-Youssif, M., Ojengbede, O., Meyer, C., Fathalla, M., Morhason-Bello, I., Galadanci, H., et al. (2010). Can the non-pneumatic anti-shock garment (NASG) reduce adverse maternal outcomes from postpartum hemorrhage? Evidence from Egypt and Nigeria. *Reproductive Health*, 7(1), 24.

56. Miller, S., Martin, H. B., & Morris, J. L. Anti-shock garment in postpartum haemorrhage. *Best Practice & Research Clinical Obstetrics & Gynaecology*, 22(6), 1057–1074. doi: 10.1016/j.bpobgyn.2008.08.008.

57. Vahedi, M., Ayuyao, A., Parsa, M., & Freeman, H. (1995). Pneumatic antishock garment-associated compartment syndrome in uninjured lower extremities. *Journal of Trauma*, 384(4), 616–618.

58. World Health Organization. (2011). *Non-pneumatic anti-shock garment*. Retrieved December 31, 2014, from http://www.who.int/medical_devices/innovation/new_emerging_tech_30.pdf.

59. ZOEX NIASG. *Zoex non-inflatable anti-shock garment*. Retrieved August 30, 2014, from http://www.zoexniasg.com/.

60. PATH. *Postpartum hemorrhage kills more new mothers than any other cause, but antishock garments can save lives*. Retrieved August 30, 2014, from http://www.path.org/projects/antishock-garment.php.

61. Bixby Center for Global Reproductive Health. *Safe motherhood*. Retrieved August 30, 2014, from http://bixbycenter.ucsf.edu/research/safe_motherhood.html.

62. Sutherland, T., Downing, J., Miller, S., Bishai, D. M., Butrick, E., Fathalla, M. M., et al. (2013). Use of the non-pneumatic anti-shock garment (NASG) for life-threatening obstetric hemorrhage: A cost-effectiveness analysis in Egypt and Nigeria. *PLoS One*, 8(4), e62282. doi: 10.1371/journal.pone.0062282.

63. Syed, S., Manzoor, H., Erum, Siddiqui, S. A., Soomro, H.-u.-R., Safia, & Zafar, F. (2013). *Final report NIASG training*. Pakistan National Forum on Women's Health.

64. Aeras. *About us*. Retrieved November 28, 2014, from http://www.aeras.org/about.

65. Kher U. (2009). A marriage of divergent interests: Partnership in making of the world's first advance market commitment. In *Case studies for global health: Building relationships. Sharing knowledge*. Deerfield, IL: Alliance for Case Studies for Global Health.

66. Gavi Alliance and The World Bank. (2014). *Advance market commitments for vaccines*. Retrieved November 12, 2014, from http://www.gavi.org/library/gavi-documents/amc/fact-sheets/factsheet--advance-market-commitment/.

67. Gavi Alliance. *Advance market commitments (AMCs)*. Retrieved December 31, 2014, from http://www.gavi.org/About/Governance/Secretariat/Innovative-finance.

68. Gavi Alliance. *Pneumococcal AMC vaccine*. Retrieved December 31, 2014, from http://www.gavi.org/funding/pneumococcal-amc/.

69. IFFIm. Retrieved September 21, 2010, from http://www.iff-immunisation.org.

70. IFFim. *Overview*. Retrieved November 12, 2014, from http://www.iffim.org/about/overview/.

71. Gavi Alliance. *Pentavalent vaccine support*. Retrieved November 12, 2014, from http://www.gavi.org/support/nvs/pentavalent/.

72. International Finance Facility for Immunisation (IFFIm). (2013). *Innovative finance. Bringing together capital market investors and children in the world's poorest countries. Both benefit*. Retrieved September 24, 2010, from http://www.iffim.org/Library/Publications/Factsheets/The-International-Finance-Facility-for-Immunisation-(IFFIm)--Brochure/.

73. IFFIm. *Results*. Retrieved November 12, 2014, from http://www.iffim.org/funding-gavi/results/.

74. This update of the case study that appeared in the second edition was prepared by Dr. Peter Hotez and Dr. Maria Bottazi, of the Human Hookworm Vaccine Initiative and the Sabin Vaccine Institute.

75. Hotez, P. J. (2007). Control of neglected tropical diseases. *New England Journal of Medicine*, 357, 1018–1027.

76. Hotez, P. J. (2008). *Forgotten people, forgotten diseases: The neglected diseases and their impact on global health and development*. Washington, DC: ASM Press.

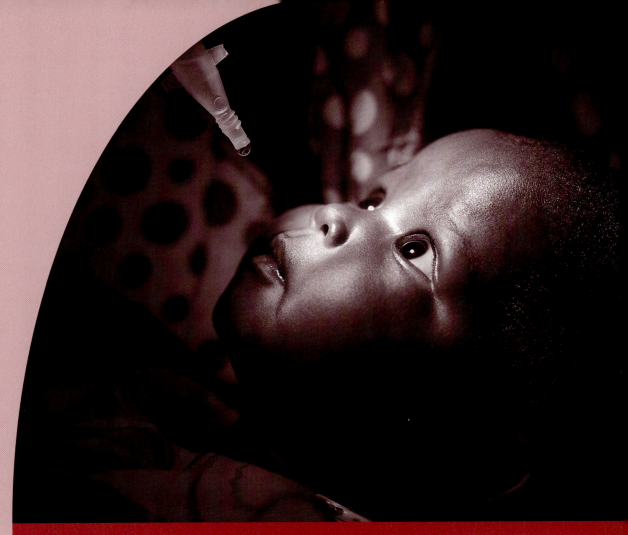

# 第V部

## グローバルヘルス分野におけるキャリア像

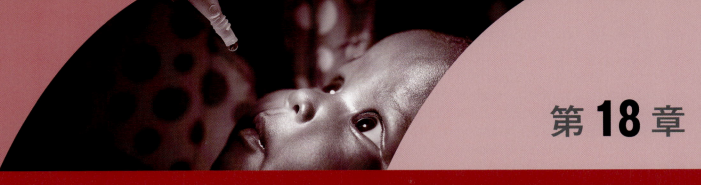

# 第 18 章

# グローバルヘルス分野における キャリアパス

## 学習目標

- グローバルヘルス分野には，非常に様々な就職の機会があることを理解する。
- それらの機会を獲得するには，どのような技術，知識，経験が必要かを理解する。
- グローバルヘルス分野における様々なキャリアパスを説明できる。
- グローバルヘルス分野における就職情報を獲得する方法を理解する。
- グローバルヘルス分野における自分のキャリアゴールを明確に表現できる。

## ビネット

→ Edith はケニアの女性で，学校では常にトップクラスで，将来は科学者になることを夢みていました。ケニアの高校と大学を卒業後，彼女は奨学金を獲得し，米国の大学院で HIV/AIDS を研究する機会を得ました。留学中の研究は長期未発症 HIV 感染者に関するもので，現在はナイロビの研究所に勤めていますが，引き続き未発症感染者に関する研究を，International AIDS Vaccine Initiative (IAVI) と緊密な連携のもとで行っています[1]。こうした研究から得られる知見は，HIV ワクチンの開発に重要な情報をもたらす可能性があります。決して科学的に容易な研究テーマではありませんが，彼女はこの研究に非常な魅力を感じています。

→ John はカナダの土木工学技師で，貧困国における水道事業の開発を扱う仕事に関わっています。彼は，高校生のときから将来は土木技術を用いて貧しい人々に清潔な水と衛生環境を提供したいと考えていました。それは，水に関係する深刻な健康問題のビデオを社会科の授業で見たのがきっかけでした。大学時代の3年間は，毎年夏休みにアフリカに行って，国境なき技師団 Engineers Without Borders に参加して活動し，そこで，貧しいコミュニティにおける工学技術の応用のあり方について多くのことを学び[2]，また水・し尿処理プログラムの開発におけるコミュニティとの連携の重要さも学ぶことができました。土木工学技師の仕事を通して，John は貧困国の健康問題に重要な貢献を行っています。

→ Vivian はフィリピン人です。彼女は母国の大学で英語を勉強した後，マニラ新聞の記者の職を得ました。そして 10 年間その仕事に従事している間，彼女は多くのフィリピン人の劣悪な健康状況と，それが多くの場合，健康行動に関する人々の知識不足によるものであることに次第に関心を強めるようになりました。そして，35 歳の誕生日が近づく頃，彼女はついに記者の仕事を辞め，報道機関で働いた知識と経験を健康の分野に生かそうと決めました。現在彼女は，コミュニティベースのアプローチで貧しい人々の健康問題に取り組んでいる非政府組織 (NGO) の広報部門のディレクターを務めています。

→ Joseph は米国陸軍士官学校の卒業生で，米国陸軍のレンジャー部隊の隊員や，アフリカで国境なき医師団 (MSF) のロジスティクスの責任者を務めたりしてきました[3]。彼は，社会的正義感の強い家庭で育ち，低所得国の貧しい人々のために自分に何ができるかをいつも考えていました。米国陸軍の兵役を終えたとき彼は，自分がそこで学んだ組織や管理に関するスキルを活用できないかと考

461

え，アフリカで活動しているNGOの仕事を探しました。物流（ロジスティクス）の管理は，健康分野でも非常に重要であり，彼が高い専門性を有している分野でした。実際，その知識と経験は，コンゴ民主共和国，リベリア，シエラレオネ，ソマリアでの国境なき医師団の活動で大きな力を発揮しました。

➡ Johnはウガンダ出身の40歳の男性です。彼は現在ケニアで，子どもの予防接種プロジェクトに関わっています。彼はウガンダで人類学を学び，ロンドン衛生熱帯医学院で公衆衛生の学位を取得しました。母国の保健省で長年働いた後，Johnはウガンダで子どもの健康向上に取り組んでいる国際NGOで働きました。そのときの彼の優れた働きぶりがUNICEFの目にとまり，彼はウガンダのUNICEFに誘われることとなり，さらに数年が経った頃，彼はUNICEFからケニア政府の予防接種プロジェクトに参加するよう依頼を受けました。彼はケニアに移って，そのプロジェクトがUNICEFから資金援助を受けられるように，またその資金が効果的，効率的に使用されるように，技術支援を行っています。

➡ Samは45歳の米国人です。彼は国際関係論で学士号を取得した後，Peace Corpsの一員としてニジェール共和国で2年間働きました。それから大学院に入り，開発に焦点をあてた公共政策で学位を取得し，現在は60か国で保健サービスを支援する，米国の非営利コンサルタント会社であるPSI[4]のマダガスカルの現地責任者を務めています。彼は，予算案作成，予算が付いた場合の職員の雇用，職員の指揮監督の他，内外のスタッフで構成されるPSIのチームが公的セクターや民間セクターと連携して取り組む妊産婦保健，家族計画，結核に関するプログラムへの技術的支援にも重要な役割を果たしています。

## はじめに

グローバルヘルスに対する関心は世界的な高まりを見せています。これまでの章で見てきたように，グローバルヘルスに投入される資金量，グローバルヘルス問題に取り組む官民パートナーシップの数，グローバルヘルスを学ぶ学生の数は，過去10年間で著しく増大し，それに伴いグローバルヘルス分野での就職機会に対する関心も大きく高まっています。

本章の目的は，①グローバルヘルス分野における就職の可能性，②グローバルヘルス分野で働く場合に必要な知識・技術・経験，③そのような知識・技術・経験を習得するための方法について紹介することにありますが，他の章と同じように，本章では主に，「未完のアジェンダ unfinished agenda」と呼ばれる，貧しい国の人々が直面する健康問題に焦点を当て，それに関連する職業を解説します。また，本章の目的はグローバルヘルスにおける仕事全体を網羅することではなく，グローバルヘルス分野があなたにとって本当に働きたい分野なのかどうか，働きたいと思う場合，それを実現するには何をすればよいのかを理解してもらうことにあります。本章では主に，グローバルヘルスにあまり経験のない大学生に必要と思われる情報を取り扱っていることに注意してください。

本章を読むにあたっては，以下の点を押さえておくことが大切です。

- グローバルヘルス分野における仕事は極めて多様であること。
- グローバルヘルス分野であなたが働ける領域も数多くあること。
- グローバルヘルス分野には，様々なタイプの異なる組織が活動していること。

これらは当たり前のことと思われるかもしれませんが，現実には，グローバルヘルスの分野で働けるのはヘルス関係の人々だけだと思っている人が少なくありません。もちろん，医学，看護学，公衆衛生学を学んだ人々にはグローバルヘルス分野で働くチャンスはありますが，グローバルヘルス分野で働くためには，必ずしも保健医療分野の専門家である必要はありません。たとえば，後で詳しく解説するようにグローバルヘルス分野では，コミュニケーション学，生態学，経済学，工学，財政学，保健医療システム管理学，法学，物流管理学 logistics management，衛生工学などを専門とする人も非常に必要とされています。

## グローバルヘルス分野における仕事の種類

グローバルヘルス分野には様々な種類の仕事があり，完全な分類は存在しませんが，**表18-1** に示すように，いくつかのタイプに分けることができます。

## グローバルヘルス分野における活動領域

グローバルヘルスは幅と奥行きの深い分野であり，様々な活動が展開されています。**表18-2** はその中で特に重要な活動領域を示したものです。

---

**表18-1 グローバルヘルス分野での仕事の一部**

・研究
・政策
・プログラムのデザインと実施
・プログラムの評価
・アドボカシー活動

> **表 18-2 グローバルヘルス分野での活動領域の一部**
>
> - 倫理学
> - 栄養学
> - 女性の健康
> - リプロダクティブヘルス/セクシュアルヘルス
> - 子どもの健康
> - 思春期の健康
> - 免疫学
> - 環境衛生学
> - 感染症―結核,HIV/AIDS,マラリア,顧みられない熱帯病(NTD)
> - 非感染性疾患―心疾患,脳卒中,糖尿病
> - 高齢者の健康問題
> - 精神保健
> - 不慮の事故
> - 人道緊急事態
> - 基本的外科手術

## グローバルヘルス分野で活動する組織や機関

### NGO

グローバルヘルス分野に関心のある人の中には,低・中所得国で保健医療に携わっている非政府組織(NGO)で働きたいと思っている人が少なくありません。NGO の中には,Self-Employed Women's Association of India や Population Foundation of India のような地域レベルのものもあれば,Oxfam,CARE,Save the Children のような国際的な NGO もあります。最も大きなものになると,医療サービスの供給から保健医療システムの強化に至るまでの多種多様な活動を支援し,さらには研究,政策,アドボカシー活動にも携わっています。

大規模な NGO は,低・中所得国での相当な活動実績と高いレベルの技術・技能を有する人々を雇う傾向にありますが,これらの組織の本部における仕事の内容は一般に多様で,様々な技術・技能を有する職員を雇用しており,プログラムの調整や情報を収集する初歩的なアシスタントレベルの仕事から,上級の技術職まで様々なものがあります。後者には,公衆衛生分野の修士以上の学位を有している医師などが含まれます。こうした NGO は看護師も募集していますが,通常は低・中所得国での公衆衛生活動経験と修士以上の学位を有する看護師に限定されます。

また,多くの大きな NGO は,公衆衛生領域の修士以上の学位を持つ人を雇用する傾向があり,専門領域としては,母子保健,家族計画,栄養,感染症,保健医療システムなどの領域が含まれます。また,ほとんどの大規模な NGO では,経済学や人類学などを専門とする人々や,また行動学やコミュニケーション学を専攻した人々も必要とされます。技術職員は多くの場合,研究,政策,アドボカシー活動,保健医療プログラムの計画・実施・モニタリング・評価などの仕事に関わります。

### 人道支援に関わる組織

多くの組織(その多くは NGO)が,低・中所得国,特に人道緊急事態 complex humanitarian emergency(CHE)やその他の人道支援が必要な状況に直面している国々における医療支援活動に関わっています。たとえば,国境なき医師団(MSF)や International Rescue Corps はその典型的な例です[3,5]。Sightsavers[6] や Operation Smile[7] のように,短期間の医療支援を行っている団体もありますが,大きな組織になると,その仕事は研究,政策,アドボカシー活動など幅広い領域にわたります。こうした組織で働く人々は多くの場合,医学,看護学,薬学分野の人々ですが,なかには,たとえば医療支援活動を支えるのに必要な財政学や物流管理を専門とする人々もおり,経済学,政策学,コミュニケーション学を専門とする職員もいます。海外での人道支援的活動には,臨床経験の浅い若い人はあまり雇用されない傾向にあります。

### 2 国間援助組織と政府機関

オーストラリア国際開発庁(AUSAID),英国国際開発局(DFID),米国国際開発庁(USAID)などの,主要な 2 国間援助組織 bilateral aid organization もまた,低・中所得国における重要な保健医療プログラムを支援しています。これらの組織が募集する職員のプロフィールは,大きな NGO の場合と大体似ていますが,2 国間援助組織の場合は,NGO よりも経済学や財政学を専門とする人をより多く雇用する傾向があります。さらに,NGO では多くの場合,必要とされる技術領域が比較的限られているのに対し,2 国間援助組織は活動の幅が広く,それに伴い,より広範な領域の技術を有する職員が必要とされます。たとえば,大きな 2 国間援助組織では,保健医療システムの強化,母子保健,感染症などの領域以外に,アドボカシー活動,研究,政策活動,さらには途上国の保健医療プログラムの計画・実施・評価など,その活動は非常に多岐にわたります。

### 多国間組織と国連機関

医療分野で活動している多国間組織 multilateral organization と国連機関は,非常に経験豊かな専門家をその技術職として雇用する傾向にあります。したがって,こうした職員のほとんどは中途採用であり,すでにそれぞれの分野においてかなり経験を積んだ人々です。しかし一方で,これらの組織や機関の多くは,「ジュニアプロフェッショナル」と呼ばれる,大学あるいは大学院を最近卒業したばかりの人々を,プログラムや研究のアシスタントとして雇用することがあります。たとえば,世界銀行の Young Professionals Program では,修士や博士の学位を有する人,

学業成績や業務成績が優れた人，同じ年代の人に比べて特に経験の豊かな人を雇用しています[8]。

多国間組織や国連機関の活動も，2国間援助組織と同じように，プログラムの計画・実施・評価以外に，研究，政策，アドボカシー活動など，保健医療の非常に幅広い領域にわたっており，したがって非常に広範な領域の専門家を必要としています。しかし，多国間組織や国連機関は多くの場合，他の組織に比べて保健医療システムや，経済あるいは財政の領域に比重をおいた活動を行っています。これらのなかで，言うまでもなく世界保健機関(WHO)は最も保健医療を専門とする機関であり，職員のかなりの割合が医師で占められています。

### 官民パートナーシップ

最近，官民パートナーシップpublic-private partnershipの数が著しく増加してきています。こうした組織はAeras, International AIDS Vaccine Initiative(IAVI), Medicines for Malaria Ventureのように高度の技術を必要とし，したがって非常に高い水準の専門家を雇用する傾向にあります。こうした組織の活動範囲は科学，研究，政策，医療サービスの提供と広範囲にわたるため，それぞれの領域の技術に精通した職員を募集しています。しかし，こうしたパートナーシップは，結核ワクチンやマイクロビサイドmicrobicide［訳注：殺HIV成分を含む腟内塗布剤］といった，非常に特化した製品開発に取り組んでいることが多く，その場合には，そうした特別なプロジェクトに必要な知識や技術を有する専門家，それを支援するための政策，規制，コミュニケーションなどの専門家が雇用されます。

### コンサルティング会社

グローバルヘルス分野では，数多くのコンサルティング会社が関わっており，McKinseyやJohn Snow Incのような営利目的のものと，FHI 360（以前のFamily Health International), Population Services International(PSI)などの非営利目的のものがあります。これらのコンサルティング会社の活動も，プログラムの開発・実施・評価から，研究，政策分析に至る幅広い範囲にわたっており，求められる人材は2国間あるいは多国間の援助組織とほぼ共通しています。つまり，様々な領域の高水準の専門家が求められますが，経験の浅い若手を研究やプログラムのアシスタントとして雇用することもあります。

### 財団

一般的に，グローバルヘルス分野で活動する財団は，非常に高度な専門知識を持つ人材を比較的少数雇用する傾向にありますが，そうした専門職者を補佐するための若手スタッフを雇用することもあります。ビル＆メリンダゲイツ財団Bill & Melinda Gates Foundationのような大規模な財団になると，求められる人材は，一般的に大きな2国間あるいは多国間の援助組織・機関とよく似ています。

### 学術機関

世界中の非常に多くの大学が，グローバルヘルス分野での教育，トレーニング，研究，実習を行っています。これらのプログラムには，主に法律や医学分野の博士号を持つ人が働いていますが，公衆衛生関係の学位を併せ持つ人も少なくありません。全体としては，スタッフは広い専門分野にわたっており，ほとんどの場合，人類学，経済学，医学，政治学，公衆衛生学，社会学が含まれます。

現在，多くの大学で，グローバルヘルスセンターあるいは研究所が設立されていますが，これらはグローバルヘルス関係のプロジェクトに対する研究助成や事業委託を受け，その資金でスタッフを雇用しています。そうした活動には多くの専門家が関わりますが，研究や事業のアシスタントとして，若手を雇用することも少なくありません。多くの大学は，自分の大学の学生や卒業生を優先的に雇用する傾向があります。

### 政策とアドボカシー活動を行う組織

シンクタンクのような政策志向の組織は，特定の政策問題に関わる研究や分析を行い，しばしばそれに基づいて，重要なグローバルヘルス問題へのより効果的，効率的な対応のあり方について，重要なステークホルダーに提言を行います。たとえば，Results for Development Institute, Center for Global Development, Council on Foreign Relationなどの組織がそれに該当します[9〜11]。このため，こうした組織は，非常に専門性が高く経験豊富な人材を雇用する傾向にあります。

アドボカシー組織の目的は，主要なグローバルヘルス問題やそれに対する資金援助の必要性を国際社会に認めさせることにあり，RESULTSやONEなどがそれに該当します[12,13]。これらの組織は，保健医療，コミュニケーション，アドボカシーなどの分野の比較的若いスタッフを雇用する傾向にあり，一般的には，狭い分野で高い専門性を持つ人よりも仕事に強い使命感を持つ人，政策立案者をどう動かすかの戦略を考える能力のある人，政策問題を論じる能力のある人を雇用する傾向があります。

社会起業social entrepreneurshipの定義については非常に多くの議論がありますが，残念なことに一般的に認められている定義はなく，社会起業を単にNGOの1つの形態に過ぎないと考えている人もいます。いずれにしても，社会起業に共通しているのは，ビジネススキルとイノベーションであり，それによって長期的かつ持続的な形で社会に影響を与えることを目指しています。たとえば，Unite for Sightは，白内障による失明を減らすために，社会起業的アプローチを行っており[14]，また低・中所得国の貧しい人々の健康向上に役立つ技術開発を目指す官民パートナーシップであるPATHの活動も，社会起業的アプローチであると言えるかもしれません[15]。最も典型的な社会起

業とみなされている事業の例としては、インドのAravind Eye Care Hospitalがあります[16]。この病院では、すべての社会階層の人々に対して質の高い眼科治療を提供していますが、経済的余裕のある人には高めの料金を設定し、それによる収益で貧しい人々の医療費を補っています。一般に、保健医療分野で活動する社会起業家social entrepreneurは、既成概念に捉われずに発想でき、保健医療に関する十分な知識を有し、かつ健康向上に役立つ様々な手法や様々なビジネススキルを保健医療領域に応用する方法をよく理解しているような、創造的でイノベーティブな職員を雇用する傾向があります。

## グローバルヘルスとあなたの進路

以上、グローバルヘルス分野で活動している組織や機関がどのような人材を求めているかを大まかに解説してきましたが、次に、その中で、あなたにどのような職業選択があり得るのかを考えてみることにしましょう。

まず、次のように自問してみてください。「卒業後、グローバルヘルス分野で、自分は、どのような貢献をしたいと思っているのだろうか？」。この質問への回答を考えることによって、自分は本当に何がしたいのか、どのようにグローバルヘルスに貢献したいのかが明らかになっていくはずです。

グローバルヘルス分野にまだなじみのない人にとっては、この分野で、自分にどのような仕事が可能かは想像することすら難しいことでしょう。医師であれば、医療の専門家としてグローバルヘルス分野で働くイメージは掴みやすいかもしれませんが、それ以外の職種の場合は、そう簡単ではありません。たとえば、ビネットで出てきたVivianのコミュニケーション（広報部門）における仕事、Josephの国境なき医師団での物流（ロジスティクス）管理の仕事、EdithのHIV未発症感染者に関する基礎研究などがグローバルヘルスに関係があることは意外に知られていません。したがって、グローバルヘルス分野の仕事に対する理解を深めるためには、以下の点を押さえておく必要があります。

- グローバルヘルス分野での仕事の種類をよく把握する。
- 希望する職種にどのようなバックグラウンド（知識、技術、経験）が求められているか、自分のバックグラウンドがどれほどそれに合致しているかを理解する。
- そうした職種に必要な知識、技術、経験を深める計画を立てる。
- グローバルヘルス分野におけるロールモデルとなる人々を見つける。

以下、これらのそれぞれについて少し詳しく見ていくことにしましょう。

## グローバルヘルス分野で働くために知っておくべきこと

専門家として成長するためには、ある種のバックグラウンド（知識、技術、経験）が必要であることはグローバルヘルス分野でも同じですが、他の分野と大きく異なるのは、「異文化に対する謙虚な態度」が求められることです。つまり、グローバルヘルス分野においては自分の育った国以外の社会や文化の中で、謙虚さと敬意の念を保ちつつ働く必要があるということであり、まずこの点をよく認識しておく必要があります。

低・中所得国で働く人には、一般に以下のような資質が求められます。

- 低・中所得国の開発にとって重要な、主な政策・社会・経済的問題と、それらにどのように対処すればよいかをよく理解していること
- 異なる文化に対する敬意と理解
- 低・中所得国で一般に使用されている1つまたは複数の言語についての知識
- 低・中所得国での生活や仕事、理想的には庶民レベルでの生活や仕事の経験
- グローバルヘルス問題に対処するのに役立つ技術や技能
- 様々な対象者に、単純で明快に書いたり話したりする優れた能力

## 知識、技術、経験の修得

グローバルヘルス分野でのキャリア追求に必要となる知識、技術、経験のイメージが掴めたら、次に自分の知識、技術、経験を評価してみることです。そうすれば、自分の今の状態と、理想の状態とのギャップを認識することができ、それを埋めるためにはどうすればよいかを理解することができます。以下、グローバルヘルス分野でのキャリア追及に必要な、知識、技術、経験を高めるための方法について説明します。

### ●大学での勉強

将来のグローバルヘルスにおけるキャリアの基礎を築くための第一歩は、もし志望学部・学科が決まっているのなら、そこで質の高い教育を受けることです。前述したように、グローバルヘルス分野では、工学、人類学、経済学など様々な領域の人材が必要とされますが、どのような領域であれ、十分に勉強し、またあらゆる機会を捉えて、学んだことと、グローバルヘルス分野と関連を追及する努力を行うことが大切です。たとえば、工学部の学生にとっては上下水道との関係、経済学部の学生にとっては健康と開発の関係、人類学部の学生にとっては医療人類学との関係、といった具合です。

修士あるいは博士の学位を目指す場合には，開発 development についての勉強を深めておく必要があります。もちろん，開発経済学者にまでなる必要はありませんが，開発における重要な問題，つまり低・中所得国における開発の重要性や，これらの諸国がそれにどう取り組んでいるかといったことをよく理解しておく必要があります。そして，特に健康と教育，健康と開発の間の関係ついては十分に理解しておかねばなりません。

また，可能な限り英語，スペイン語，フランス語をマスターしておくことです。そして，それ以外の言語，たとえばポルトガル語，スワヒリ語のように低所得国でよく用いられている言語を知っておくと，健康や開発の分野で働く際に大変有利になります。自由に操れる言語が多ければ多いほど，グローバルヘルス分野で働ける機会は広がると考えておくとよいでしょう。逆に言えば，自分の言語以外を知らないことは，グローバルヘルス分野で雇用の機会を獲得する上で不利になるということでもあります。

つまるところ，他国の文化や言語を学ぶ一番よい方法は，その文化の中で暮らし，ともに働くことですが，その前に他の文化や言語，開発の状況について学んでおかなければなりません。

### ●インターンシップ

学生のうちに，グローバルヘルス分野におけるキャリアの基礎を築くよい方法は，グローバルヘルス分野でのインターンシップの機会を積極的に追及することです。様々なインターンシップを経験することにより，グローバルヘルスの多くの側面について学ぶことができ，どういう分野なら自分の専門や技術を生かせるか，興味を持てるかといったことを理解することができます。たとえば，健康と人権に取り組むNGO，母子健康に取り組むNGO，結核に取り組むNGO，アドボカシー活動を行うNGOという具合に計画的にインターンシップができればベストです（運がよければですが）。

学生時代の早い時期から，たとえばHIV/AIDSなどの特定の分野に興味を持っている場合には，HIV/AIDSに関わっている組織をインターンシップ先に選べば，HIV/AIDSに関する仕事の様々な側面を学ぶことができます。

ほとんどの大学が，インターンシップについての非常に多くの情報を提供しています。こうした情報は，大学の就職担当部局，大学のホームページ，メールマガジンやパンフレットなどの印刷物といった色々なチャネルから入手することができます。その他にも，インターンシップを特集したウェブサイトを調べたり，教員に紹介してもらったり，口コミ情報を集めたり，興味を持つ組織に直接コンタクトするなどの方法があります。

大学が，たとえば米国ならワシントンDC，英国ならロンドンのように，インターンシップの伝統が長く，インターンシップの機会の多い都市にあれば，インターンシップ先を見つけるのに苦労しなくて済み，また，自分の大学でグローバルヘルスに対する取り組みが行われている場合には，そこと接触を持つことによって，グローバルヘルスに関する様々な側面について学ぶことができます。

しかし，通う大学がインターンシップやグローバルヘルスに関わる機会に乏しい場合でも，心配はいりません。よく周囲を見渡せば，低所得層や移民のコミュニティで健康問題に取り組んでいるNGOなどが存在するはずです。そうしたNGOでインターンシップを行うことによっても，グローバルヘルスに関わる準備をすることができます。なぜなら，これらのコミュニティの人々は，低・中所得国の貧しい人々と共通する多くの困難に直面しており，その人々と働くことを通して多くを学ぶことができるからです。

### ●海外で学ぶ

グローバルヘルス分野で働くための基礎を身につける方法としては，1学期間あるいは1年間を低・中所得国で学ぶというやり方もあります。ケニア，セネガル，ウガンダのような低所得国，あるいはブラジル，中国，南アフリカ共和国，タイといった中所得国で学べる機会が増えつつあります。そして，そうしたプログラムの中には，特に健康をテーマとした研究を実施する機会を提供してくれるものもあります。その上，多くの海外留学プログラムはホームステイを取り入れ，地元の家族と生活できるように配慮されているため，大学生にとっては，短期間であっても価値観が一変するような，非常に貴重な機会となる可能性があります。

たとえば，SIT（School for International Training, http://studyabroad.sit.edu）では，健康をテーマとしたこうした留学機会を非常に数多く紹介しています。国別にみても，アルゼンチン，ブラジル，チリ，中国，インド，ヨルダン，ケニア，マダガスカル，南アフリカ共和国と多岐にわたっています。SITは，International Honors Programも運営しており，学生が1学期間にいくつかの国を訪れることができるような機会を提供しています[17]。そして，インドのManipalでグローバルヘルスや公衆衛生のプログラムを運営しているAlliance for Global Educationのように，海外にもグローバルヘルスに焦点を当てたプログラムが数多く存在します[18]。

### ●休暇中に海外で働く

大学の休暇期間中に低・中所得国で健康に関する仕事に関わることも，グローバルヘルス分野でのキャリア形成の基礎を築く優れた方法の1つです。学生の中には，それを冬休みや春休みなど比較的短期間の休暇に行う人もいれば，夏休みのような比較的長い休暇に行う人もいます。

こうした休暇中の活動は，たとえば個人的なつながりを通すなど，色々な準備の仕方があります。多くの大学では学生の国籍も多様であり，クラスメイトの母国で健康問題などに関わっているNGOで働くことも考えられます。この他にも，以下のような組織や会社による低・中所得国で

のプログラムに参加することもできます。

- Cross-Cultural Solutions —過去15年以上にわたって, Cross-Cultural Solutions は, アフリカ, アジア, ラテンアメリカ, 東ヨーロッパの12の国々における, 教育, 健康, 社会サービス分野でのボランティアやインターンシップに学生を派遣してきました。場所を問わず, 派遣期間は1～12週間の範囲です[19]。
- Visions in Action — Africa Development Corps の名前でも知られる Visions in Action は, 20年以上にわたって, リベリア, タンザニア, ウガンダで, 健康, 食料安全保障, 教育問題分野の開発に携わってきました。この組織が提供する健康関係のプロジェクトのほとんどは HIV/AIDS に関するもので, 場所を問わず, 参加期間は6～12か月の範囲です[20]。
- Global Service Corps —ニューヨーク州立大学アルバニー校(SUNY Albany)に本拠を置く Global Service Corps は, 学生をカンボジアとタンザニアでのインターンシップに派遣しています。インターンシップは, 保健医療, 教育, その他のコミュニティ開発に関係する内容で, 派遣期間は1週間から非常に長期にわたる場合があります[21]。

残念ながら, こうしたインターンシップは一般には有料ですが, 経験した多くの学生からはその価値は高く評価されています。

多くの大学や学生団体が, 低・中所得国への人道援助を目的とする休暇中の短期訪問を支援するプログラムを提供しており, 参加した学生たちは訪問先で, 保健医療サービスの提供や, 家の建築, 水道やトイレの設置など様々なコミュニティ開発の仕事に従事します。

大学によっては, 休暇中の低・中所得国における学生主体の研究や実習に対して奨学金を出しているところもあります。こうしたプログラムは高倍率になる傾向がありますが, 学生にとっては他国で研究や実習を探求するための素晴らしい機会となります。たとえば, イェール大学のある学生はこうした奨学金を得て, インドのムンバイにおける性目的の人身売買に関する調査を行っており, またジョージワシントン大学のある学生は卒業論文の一環として, 冬休みの間にメキシコの Oportunidades プログラム[訳注：メキシコ政府による社会支援事業]の貧困女性の妊産婦死亡に与える影響についてインタビュー調査を行っています。また, ジョージメイソン大学のある学生は, 公衆衛生修士号取得に必要な実習の一環として, そうした奨学金を得てスワジランド王国で病院における感染コントロールの問題に取り組みました。

● 海外での卒業後の仕事

学生時代にグローバルヘルス分野の経験をすることは非常に素晴らしいことですが, 学部を卒業した後でも, 少数ではあるものの奨学金を提供するプログラムがあります。そうした奨学金は, たとえば米国の Luce Foundation Fellowship のように, 財団がスポンサーとなるものがあり[22], また大学によっては独自に, 新卒者のための奨学金を提供しているところもあります。米国にはフルブライト奨学金 Fulbright scholars program のように, 他国での研究や教育を支援するプログラムもあり[23], さらに, 低・中所得国で教育活動に携わる人々に対して, 現地での生活や活動を支援する数多くの教育奨学金 teaching fellowships もあります。そうした奨学金を活用してその国で教育活動に従事しながら, 保健医療活動に参加することもできます。奨学金の種類を問わず, これらの奨学金はグローバルヘルスの研究や実習を行うための非常に貴重な機会を提供してくれます。

低・中所得国で職業経験を積むためによく利用されるもう1つの方法は, 米国の Peace Corps[24]や英国の Voluntary Service Overseas[25]など, 国が支援する海外ボランティアプログラムに参加することです。必ずしも望む分野で経験できるとは限りませんが, 多くのボランティアが保健医療やそれに関係する分野で活動しています。しかし, たとえボランティア活動が保健医療問題に特化したものでなくても, そこで得られる開発に関わる貴重な経験は, グローバルヘルスのキャリアにとっても価値あるものとなることに間違いありません。

Global Health Corps という非営利の組織も, Peace Corps に似た活動をしていますが, 異なる点はアフリカや米国のグローバルヘルス関係の組織に1年間若い専門家を派遣し, かつ派遣先にいる若い専門家とペアを組ませて活動させることです[26]。Peace Corps や Global Health Corps のような組織は, 強力な同窓生ネットワークを持っており, それが仕事探しの優れた情報源となっています。さらに, 多くの事業者はボランティア経験を重視する傾向がありますが, それは, ボランティア経験のある人は非常に生産的な働き手となりうると考えられているからです。

● 大学院における研究

学部を卒業した後は大学院に行くかどうか, 行くとすればどの領域を専攻するかを決める必要があります。ここで再び確認しておきたい重要なポイントは, ①どのような専門領域に進んだとしても, グローバルヘルスや世界の疎外された人々のために働く道は必ずあるということ, ②どのような領域を選んだとしても, そこで最高の技術・技能を身につけることが, 将来のグローバルヘルス分野での活動に必ず役立つということ, ③大学院レベルでの研究内容は, 学部時代のものと違っていても構わないということです。たとえば, 学部時代に理学を学んだ人が, 大学院で経済学や公共政策を学んでも構いません。北米の教育システムでは, 学部で映画や英語を勉強した人でも, 必要な条件を満たしさえすれば医学部に進むことも可能です。

実際に，グローバルヘルス分野で政策やプログラムに関わっている人の中には，医師の資格を持っている人が数多く存在し，また多くの人が，公衆衛生学の学位も有しています。こうした人々の中には，たとえば国境なき医師団（MSF）や International Rescue Committee（IRC）のような組織に属して海外で働く医師のように，技術的に非常に高度で，かなりの臨床経験を要する仕事に就く人もいますが，一方，グローバルヘルス分野で活動する多くの医師は臨床医学は途中でやめて，公衆衛生学を専門としている人が大半です。たとえば，Global Partnership to Stop TB で結核対策に携わる医師や，国連合同エイズ計画（UNAIDS）で HIV/AIDS に携わる医師はそういう人たちです。

当然のことですが，グローバルヘルスの分野で働く上で医学を学んでおくことには非常に大きなメリットがあります。実際，グローバルヘルス分野で行われた最も重要な業績の多くは，医師が中心的役割を果たしたものです。たとえば，Donald D.A. Henderson は，公衆衛生学修士（MPH）の学位を持つ医師で，WHO の天然痘根絶プログラムを指揮したことで知られています。やはり MPH の学位を持つ医師で，Henderson とともに天然痘撲滅の闘いに大きく貢献した William Foege も，米国疾病管理予防センター（CDC）を指揮し，「顧みられない熱帯病 neglected tropical disease（NTD）」との闘いに重要な役割を果たしました。もちろん，こうしたことは看護師，薬剤師，歯科医師にも言えることです。グローバルヘルスの中では，公衆衛生の訓練を受けた獣医師の役割も大きくなりつつあります。

経済学者もまた，グローバルヘルスに重要な貢献をしてきました。彼らの貢献は，一般的には保健医療システムのコストや財政，貧困者に対する経済的保護，健康分野への投資に市場価値を持たせる方法などに関するもので，なかにはグローバルヘルス分野での研究や実践面で重要な貢献をしてきた経済学者もいます。たとえば，経済学博士である Dean Jamison は，低・中所得国が保健医療分野にどのように投資すべきか，そのあり方に大きな影響を与えた数多くのグローバルヘルス関連の論文を発表しています。また，経済学博士の Ramanan Laxminarayan は費用対効果に関する重要な研究を実施し，その手法はその後グローバルヘルス分野で広く用いられています。Abdo Yazbeck と Rachel Nugent も経済学博士で，グローバルヘルスの取り組みに大きな影響を与えてきました。Abdo は貧困と健康に関して重要な研究を行い，Rachel は食糧政策や栄養，抗菌薬抵抗性についてのパイオニア的な業績で知られています。

本書全体で一貫して指摘されているように，グローバルヘルスの問題は文化と複雑に絡み合っています。そのため，グローバルヘルス分野の一部の問題には，医療人類学 medical anthropology 的視点が必要です。たとえば，女性の健康や栄養に関連する文化問題などがそうです。あまり知られていませんが，NGO の Partners in Health 設立に深く関わってきた Paul Farmer と Jim Kim はともに人類学の博士号を持つ医師です。

グローバルヘルス分野で働く人々の中には，国際関係論や開発研究で学位を取った人も多く，その専門性をグローバルヘルスの中で生かしている人もいます。同じように，公共政策 public policy の分野で学位をとって，それを開発・人材育成・グローバルヘルス問題の分野で生かしている人もいます。開発学や公共政策学は総合性はあるものの，逆に専門性としての深みに欠け，特定の職業的資格に結びつかないという問題がありますが，心配はいりません。多くの事業者は，政策分析，開発学，経済学，財政学などの訓練を受けたこれらの分野の卒業生を高く評価しています。たとえば，世界銀行で，ラテンアメリカにおける保健医療プログラムを指揮した Keith Hansen は，プリンストン大学の公共政策大学院である Woodrow Wilson School の卒業生で，法学の学位も有しています。世界銀行の彼の同僚で，カンボジアで保健医療プロジェクトを指揮した Tim Johnston も Woodrow Wilson School の卒業生です。政策や提唱する仕事に従事する組織のスタッフの多くが公共政策大学院の卒業生です。

グローバルヘルスに興味を持つ学生の中には，ビジネス（商売）がグローバルヘルスとは相いれないものと考え，経営学 business の学位を取ろうとは考えもしない学生が少なくありません。しかし，ビジネススキルやビジネスマインドは，決してグローバルヘルスと矛盾するものではありません。たとえば，Pape Gaye はグローバルヘルスに関わる重要な非営利のコンサルタント会社を経営していますが，彼はこうした方面に進出する準備として，経営学の学位を取得しています。加えて，マーケティングを学んだ多くの人々が，保健医療分野でのソーシャルマーケティングプログラムに関わっています。

工学の学位も，グローバルヘルス分野で働く際に重要な基礎となります。たとえば，道路交通の安全性や社会サービスへのアクセスが向上するような道路の設計や，水道やトイレ設備の整備は，健康に重大な影響を与えます。グローバルヘルス分野での仕事を考えるときに，工学を思い浮かべる人はあまり多くないかもしれませんが，故 John Briscoe 氏はハーバード大学の工学，公衆衛生学，公共政策学の教員で，エンジニアとして水の供給やトイレの問題でグローバルヘルスに重要な貢献を行いました。

よく知られているように，疾病負荷のかなりの割合が栄養不足あるいは過多に関係があります。タフツ大学やコーネル大学のように，修士課程と博士課程に，栄養学に関する優れた教育プログラムを有している大学院が数多くあります。適切な栄養は子どもの健康の基本的要因であり，このため UNICEF では多くのスタッフが栄養学の博士号を持っています。

健康と人権の問題に関心の強い人は，法学あるいは哲学 philosophy を勉強したいと思うことでしょう。多くの法学の教育プログラムには人権問題のコースがあり，Amnesty International and Human Rights Watch のような国

際組織で健康問題に関わっているスタッフの多くが，法学の学位を持っています。また，法学を勉強した人なら知的財産の問題や，低・中所得国にも買える医薬品の価格など健康に関連した通商問題にも対応できるように思われます。意外に思われるかもしれませんが，健康における倫理問題に関する優れた書籍の著者のほとんどは，大学で哲学を学んだ人々です。たとえば，健康と社会正義を論じた『Just Health』の著者であるNorman Danielsは哲学者です。また，慈善団体であるGiving What We Canを設立し，グローバルヘルスに関する多くの倫理問題を研究し，書籍を出版してきたToby Ord[27]は，英国のオックスフォード大学の哲学の教授です[28]。

一方，ジャーナリストや映像関係者，その他メディアやコミュニケーション関係者がグローバルヘルスに対する社会の関心を高めたり，その向上の取り組みを促進する上で，重要な役割を持つことは，まだあまり理解されていないように思われます。一部の国では，新聞は明らかに衰退しつつありますが，多くの新聞にはグローバルヘルスについて定期的に記事を書き続けている記者がいます。たとえば，現在米国の外交問題評議会に所属するLaurie Garrettはグローバルヘルスに興味を持つようになり，公衆衛生問題に関するいくつかの有名な本を出版しています。Rx for Survival[29]のようなグローバルヘルス問題のドキュメンタリー映画や，また有名になった『While the Band Played On』や『Philadelphia』のような映画は，重要な健康問題に関する人々の認識に大きな影響を与えることができます。グローバルヘルスに関わる組織の多くは，現在FacebookやTwitterといったソーシャルメディアを積極的に活用しています。

グローバルヘルス分野での勉強を考える場合の最後の選択は，博士号を取得すべきかどうかということです。これに対する完全な答えはありませんが，簡単に言えば，研究職に就きたいのであれば，博士号は必要です。しかし，政策の分野や実践的な仕事に就きたいのであれば，博士号の取得に貴重な数年を費やすよりも，もっと実践経験を積む方が恐らく得策だと思われます。いずれにしても，学部で勉強している間に大学院での進路のことをよく考えておくことが大切です。もちろん，グローバルヘルスとの関連が明確な学術領域もありますが，一見そう見えない場合でも，その学術領域とグローバルヘルスとの関係をよく調べて，グローバルヘルス分野で働くために勉強したい学問領域を断念する必要がないことを理解しておくことが大切です。

## グローバルヘルス分野でのキャリアに関するその他の情報源

以上，グローバルヘルス分野への進路をどのように考えればよいか，その大まかな枠組みを解説してきましたが，本当にグローバルヘルス分野に興味のある人であれば，もっと詳しい情報が欲しいと感じられることでしょう。

意外に思われるかもしれませんが，グローバルヘルスに対する関心がこれほど高まっているにも関わらず，そうした人々に役立つ情報源にはまだ限りがあるのが現状です。以下にそうした情報を提供している数少ない書籍ですが一部を示します。

- Building Partnerships in the Americas[30]
- Caring for the World：A Guidebook to Global Health Opportunities[31]
- Finding Work in Global Health：A Practical Guide for Jobseekers or Anyone Who Wants to Make the World a Healthier Place[32]

グローバルヘルスに特化してはいませんが，『Idealist Guide to Nonprofit Careers for First-Time Job Seekers』も役に立ちます[33]。

さらに，Consortium of Universities for Global Healthは，キャリアに関する情報を含む教育モジュールを提供しており[34]，Unite for Sightもキャリアに関するオンラインコースを提供しています[35]。Greg Martin博士は，グローバルヘルス分野のキャリアに関連した数多くの動画を含む，グローバルヘルスに関するオンラインチャネルを運営しています[36]。

また，下記のようにグローバルヘルス分野，またはグローバルヘルスや開発に関連した分野の就職情報を掲載した多くのウェブサイトがあります。

- DEVEX —これは国際援助や国際開発に焦点を当てた組織で，そのウェブサイトにはグローバルヘルスやその他の分野の就職情報が掲載されています[37]。
- Global Health Council —このサイトでは，グローバルヘルス分野での就職情報を提供しており，またグローバルヘルス分野で働く人を探している組織に有料で情報を掲載しています[38]。
- GlobalHealthHub.org —このサイトでは，就職情報を含めグローバルヘルスに関する情報を幅広く掲載しています[39]。
- International Jobs Center —このサイトは海外での就職機会を毎週オンラインで配信しています[40]。
- Idealist.org —このサイトは，すべての人々が自由で尊厳ある生活を送れる世界を構築するために活動する様々な人々や組織が資源とアイデアを交換し，仕事の機会や支援者を紹介するサイトです[41]。このサイトは，非営利的な分野の仕事に関係した数多くの情報を提供しています。
- Zebra Jobs —これはアフリカにおける就職情報を提供するサイトです[42]。
- Eldis —このサイトは開発に関する情報センターで，就職情報も掲載しています[43]。

- 米国政府—グローバルヘルスやそれに関連する政府機関の就職情報を掲載するサイトを運営しています[44]。
- 米国疾病管理予防センター（CDC）—このセンターのサイトでは，センターの海外就職機会を紹介しています[45]。
- Public Health Employment Connection—これはエモリー大学公衆衛生大学院によって運営されている情報サイトです[46]。
- Public Health Career Mart—これは公衆衛生関連の就職情報を掲載するAmerican Public Healthのサイトです[47]。
- Akili Initiative—これは学生が主体となって運営しているグローバルヘルスのサイトで，グローバルヘルス分野の就職情報や関連する組織のキャリアページへのリンクを提供しています[48]。

## メインメッセージ

グローバルヘルスは成長し続けている分野で，たとえば大学，シンクタンク，NGO，社会起業，2国間組織，多国間組織，コンサルティング会社など多くの就職機会が存在します。グローバルヘルス分野には保健医療の専門職に対する様々な職種が存在しますが，それ以外の領域，たとえば人類学，コミュニケーション学，経済学，工学，物流管理（ロジスティクス）学などを学んだ人々にも多くの就職の機会が存在します。

あなたがグローバルヘルス分野での就職を考えているのであれば，可能な職種について，まず大まかなイメージを掴んでおく必要があります。そして次には，そうした職業に求められる知識，技術，経験をよく理解し，自分に不足する部分があれば，それをどう補うかを考えなければなりません。そして，謙虚な気持ちで，自分に向きそうな仕事に応募してみることです。

グローバルヘルス分野の職業では，ほとんどの場合，経済開発に関する十分な理解，他文化への敬意，英語とそれ以外の言語を読み書きする能力が必要であり，さらにグローバルヘルス分野で重要な専門性を少なくとも1つ有していることが求められます。また，低・中所得国での生活や就労経験が求められることも少なくありません。

グローバルヘルス分野で働きたいのであれば，自分が就きたい職業に関連のある学部で勉強し，その後，インターンシップ，海外渡航奨学金，それ以外の海外での生活や仕事の機会を追求することが大切です。学部も保健医療領域に限らず，多くの学部での勉強や経験が役に立ちます。また，すでにグローバルヘルス分野で働いている人や直接のメンターからの助言も貴重な情報となります。

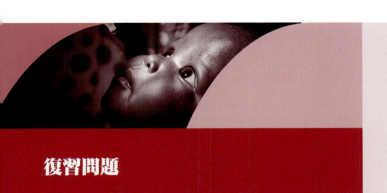

## 復習問題

1. グローバルヘルス分野で活躍している主な組織には，どのようなものがあるかを説明してください。
2. そうした組織ではどのような専門性を持つスタッフが働いているかを説明してください。
3. グローバルヘルス分野で働くためには，一般的にどのような知識や経験が必要かを述べてください。
4. 大学の学生が，低・中所得国の生活を理解するのにはどのような方法（機会）があるかを説明してください。
5. グローバルヘルス分野で，経済学，人類学，工学，公共政策学を専門とする人々がどのような役割を果たしうるかを述べてください。
6. グローバルヘルス分野で，医師にどのような仕事の可能性があるかを述べてください。

## 引用文献

1. International AIDS Vaccine Initiative. Retrieved August 16, 2010, from http://www.iavi.org/.
2. Engineers Without Borders—International. Retrieved August 16, 2010 from http://www.ewb-international.org.
3. Doctors Without Borders. Retrieved August 16, 2010, from http://www.doctorswithoutborders.org.
4. PSI. Retrieved August 10, 2014, from http://www.psi.org/.
5. International Rescue Corps. Retrieved August 16, 2010, from http://www.intrescue.org.
6. Sightsavers. Retrieved August 16, 2010, from http://www.sightsavers.org/default.html.
7. Operation Smile. Retrieved August 16, 2010, from http://www.operationsmile.org.
8. The World Bank. *Young Professionals Program*. Retrieved November 20, 2014, from http://web.worldbank.org/WBSITE/EXTERNAL/EXTJOBSNEW/0,,contentMDK:23149336~menuPK:8453554~pagePK:8453902~piPK:8453359~theSitePK:8453353,00.html.
9. Results for Development Institute. Retrieved August 10, 2014, from http://r4d.org/.
10. Center for Global Development. Retrieved August 10, 2014, from http://www.cgdev.org/.
11. Council on Foreign Relations. Retrieved August 10, 2014, from http://www.cfr.org/.
12. RESULTS. Retrieved August 10, 2014, from http://www.results.org/.
13. ONE. Retrieved August 10, 2014, from http://www.one.org/us/.
14. Unite for Sight. (2014). *Module 8: Social entrepreneurship in healthcare*. Retrieved August 8, 2014, from http://www.uniteforsight.org/global-health-careers/module8.
15. PATH. Retrieved August 10, 2014, from http://www.path.org/.
16. Aravind. (2014). *Aravind eye care system*. Retrieved August 10, 2014, from http://www.aravind.org/.
17. SIT. (2014). *SIT study abroad global health programs*. Retrieved August 8, 2014, from http://studyabroad.sit.edu/sn/programs/critical-global-issues/?cgi=GH.
18. Alliance for Global Education. Study Abroad in Asia. Retrieved June 8, 2015, from http://allianceglobaled.org/programs.
19. Cross-Cultural Solutions. Retrieved August 16, 2010, from http://www.crossculturalsolutions.org.
20. Visions in Action. Retrieved August 16, 2010, from http://africadevcorps.org/.
21. Global Service Corps. Retrieved August 16, 2010, from http://www.globalservicecorps.org/site.
22. Henry Luce Foundation. *Luce Scholars*. Retrieved August 16, 2010, from http://www.hluce.org/lsprogram.aspx.
23. Institute of International Education. *Fulbright Program*. Retrieved August 16, 2010, from http://www.iie.org/en/Fulbright.
24. Peace Corps. Retrieved August 16, 2010, from http://www.peacecorps.gov.
25. Volunteer Service Overseas. Retrieved August 16, 2010, from http://www.vso.org.uk.
26. Global Health Corps. *Why we're here*. Retrieved November 2, 2013, from http://ghcorps.org/why-were-here/mission-vision/.
27. BBC News Magazine. (2010, December 13). *Tony Ord: Why I am giving one million pounds to charity*. Retrieved August 10, 2014, http://www.bbc.co.uk/news/magazine-11950843.
28. Giving What We Can. (2014). *About us*. Retrieved August 10, 2014, http://www.givingwhatwecan.org/about-us.
29. PBS. (2005). *Rx for Survival: A global health challenge*. Retrieved August 16, 2010, from http://www.pbs.org/wgbh/rxforsurvival.
30. Krasnoff, M. (Ed.). (2013). *Building partnerships in the Americas*. Hanover, NH: Dartmouth College Press.
31. Drain, P., Huffman, S., Pirtle, S., & Chan, K. (2009). *Caring for the world: A guidebook to global health opportunities*. Toronto: University of Toronto Press.
32. Ohmans, P., & Osborn, G. (2005). *Finding work in global health: A practical guide for jobseekers or anyone who wants to make the world a healthier place*. Saint Paul: Health Advocates Press.
33. Busse, M. (2008). *Idealist guide to nonprofit careers for first-time job seekers*. Action Without Borders. Retrieved September 3, 2010, from http://idealistcareer.wpengine.netdna-cdn.com/wp-content/uploads/2013/05/IdealistGuideforFirstTimeJobSeekers.pdf.
34. Consortium of Universities for Global Health. (2014). *Educational modules*. Retrieved August 8, 2014, from http://www.cugh.org/resources/educational-modules.
35. Unite for Sight. (2014). *Global health careers online course*. Retrieved August 10, 2014, http://www.uniteforsight.org/global-health-careers/.
36. Martin, G. (2013). *Finding a job in global health*. Retrieved August 10, 2014, from https://www.youtube.com/watch?v=Q5eGIOJhhBA.
37. DEVEX. (2014). International AID and development jobs. Retrieved August 10, 2014, from https://www.devex.com/jobs.
38. Global Health Council. *Global Health Career Network*. Retrieved May 13, 2010, from http://globalhealth.org/resources/job-board/.
39. Global Health Hub. (2014). *Resources*. Retrieved August 10, 2014, from http://www.globalhealthhub.org/resources/.
40. International Jobs Center. Retrieved April 24, 2015, from http://www.internationaljobs.org/.
41. Idealist.Org. Retrieved February 21, 2010, from http://idealist.org.
42. Society for International Development. *Zebra jobs*. Retrieved July 24, 2010, from http://www.zebrajobs.com.
43. Eldis. Retrieved January 12, 2010, from http://www.eldis.org.
44. U.S. Department of Health and Human Services. *U. S. Global Health*. Retrieved September 3, 2010, from http://www.globalhealth.gov.
45. Centers for Disease Control and Prevention. *Global health—Jobs overseas*. Retrieved May 2, 2010, from http://www.cdc.gov/globalhealth/employment/.
46. Emory University Rollins School of Public Health. *Public Health Employment Connection*. Retrieved March 10, 2010, from http://cfusion.sph.emory.edu/PHEC/phec.cfm.
47. American Public Health Association. *Public Health Career Mart*. Retrieved July 30, 2010, from http://www.apha.org/professional-development/public-health-careermart.
48. Akili Initiative. *Global health job opportunities*. Retrieved November 2, 2013, from http://www.mappinghealth.com/akili/.

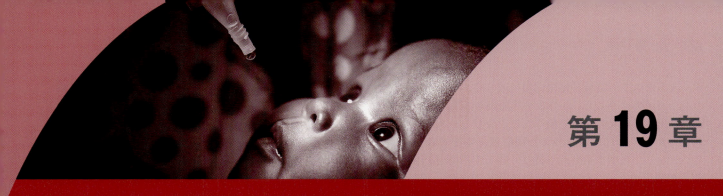

# 第19章

# グローバルヘルスで活躍する人々

## 学習目標

- グローバルヘルス分野には様々なキャリアパスがあることと理解する。
- グローバルヘルス分野にはどのような種類の職業が存在するかを理解する。
- グローバルヘルス分野で働く人々が、そう決意した動機や、グローバルヘルス分野で働くに至るまでの様々な経緯を理解する。
- グローバルヘルス分野で出会う可能性のあるメンターのタイプを理解する。
- グローバルヘルス分野で働いた人々のプロフィールから得られる教訓を述べることができる。

## ビネット

➡ Sarahは、ケニアに住むHIV陽性の女性です。彼女は、他のHIV陽性女性への支援サービスを提供する非政府組織（NGO）をナイロビに創設し、現在その代表を務めています。彼女の組織では、HIV検査とHIVの治療を受けられる医療機関の情報を人々に提供しています。また彼女の組織では、差別や偏見を乗り越えるための、HIV陽性者に対する社会的サポートも提供しており、さらにはHIV陽性の女性たちが独立して生計を営めるように、彼女らを雇用してくれる可能性のある事業者を紹介しています。彼女がこの組織を立ち上げたのは、自分がHIV陽性と判明したときに、あるHIV陽性の女性グループから受けたことに感動したからでした。彼女の仕事は今、多くの人々に希望をもたらしています。

➡ Johnはカナダ人の医師であり、公衆衛生と熱帯医学の博士号を持っています。彼はカナダ、米国、英国の、それぞれ有名な医療機関で訓練を受けました。彼は当初、臨床医として働くつもりでしたが、マラウイ共和国の医学校で1か月のローテーションを経験したことがきっかけとなって、貧しい国の貧しい人々のために働くことを決心し、医学部生、研修医、卒後のあらゆる機会を捉えて、低・中所得国の新生児の健康問題について学びました。現在、彼は米国の大手の病院のグローバルヘルスセンターで、その管理・運営を担当し、そこで毎年3か月を使って、低所得国の医療従事者を対象に、単純で低コストでできる新生児の救命法についての研修プログラムを実施しています。

➡ Graciellaはボリビア人の人類学者で、現在、国際開発銀行で社会開発部門のディレクターをしています。彼女はボリビアの大学を卒業後、米国で文化人類学 cultural anthropology の博士号を取得しました。彼女の博士論文は、低所得国の出産の慣習を踏まえた上での妊産婦の健康向上に役立つ方法の確立に焦点を当てたものでした。学位取得後、彼女はボリビアの社会開発省で先住民の健康に関する仕事をし、その後ブラジルのコンサルティング会社に就職し、国際的な開発プロジェクトに携わりました。そして5年後彼女は、米国の非営利的コンサルティング会社で世界各地のマイノリティの人々のための保健医療プロジェクトに参加し、その中で文化の観点を重視した取り組みを行いました。現在、彼女は「健康のための開発援助」に最も経験豊富な人類学者の1人です。

➡ Joeは米国人で、大学を卒業して以降、開発と健康の問題に取り組んでいます。彼は大学1〜2年生のと

473

き，大きなスラム地域の健康問題に取り組んでいるインドのムンバイの小さなNGOで3か月間働きました。この経験から，彼は開発の分野で働くことを決意し，大学ではグローバルヘルスに焦点を当てた国際関係論を専攻しました。しかし，大学卒業時点で彼は，低・中所得国をもっとよく理解したいという強い思いにかられ，Peace Corps（注：米国政府の長期ボランティア派遣プログラム）に応募して運よく採用され，コミュニティヘルスの教育者としてリベリアに赴くことができました。リベリアでの2年間は困難ながらも刺激に満ちた経験ができ，彼は大学院で開発に関する勉強を深めるために米国に戻りました。現在彼は，アフリカで母子保健のための大きなプロジェクトのディレクターを務めています。

## はじめに

大学生が将来の職業を考えるとき，いつも問題となるのは情報の不足です。特に，ある職業が長期的に興味を持ち続けられるようなものかどうかの判断に役立つ情報はなかなか入手することはできません。また，グローバルヘルス分野で実際働いていて，職業内容，困難，やりがいなどについて，直接話を聞ける知り合いもまわりにそう簡単には見つけられるものではありません。また，グローバルヘルス分野でのキャリアを考えるとき，前章で述べたように，講義，インターンシップ，仕事，研究などの機会を通して様々な領域での経験を積む必要があり，そしてその中で，一緒に活動する人々から次のような点についてできる限り多くを学ぶ必要があります。

- なぜ彼らはグローバルヘルス分野で働くことを決意したのか。
- グローバルヘルス分野での専門家になるために，彼らはどのような知識，技術，経験を身につけようとしたか。
- グローバルヘルス分野に進む際に，ロールモデルになった人がいるか。
- メンターとなった人はどういう人であったか。
- 仕事で一番苦労したことは何か。
- 仕事で一番やりがいを感じたことは何か。
- グローバルヘルス分野で働くことで得られた一番重要な教訓は何か。

本章では，グローバルヘルス分野で重要な貢献した21人のプロフィールを紹介します。それぞれの人には事前に質問票を送り，これからグローバルヘルス分野を目指す人たちへのアドバイスをお願いしましたので，それも併せて紹介します。ここで取り上げる人々のバックグラウンドは様々で，それぞれ異なった経緯を通してグローバルヘルス分野に関わっています。この中には，自分の国のコミュニティベースのNGOで働いている人もいれば，国家レベルでの取り組みに関わっている人もおり，また研究や活動を通して，あるいは国際的な機関で働くことを通じて，グローバルヘルスに貢献している人もいます。

本章では，それぞれの人のプロフィールを比較的詳しく紹介しますが，それは，それぞれの人の経歴や活動内容が具体的にイメージできるようにするためです。ここで紹介する人々はそれぞれ，グローバルヘルスや社会的に恵まれない人のために働くことを彼らに決意させるに至った興味深いライフストーリー，つまり人生の転機となる経験を有しています。もちろん，グローバルヘルス分野で活動している人々の中には，ここで紹介するような経歴や経験を持つ人は，それこそ何万人もいるでしょうが，本章では，その中でもグローバルヘルスに興味を持つ人々にいい意味での刺激を与えると考えられる人々を選びました。

ここで紹介するプロフィールは，主にインタビューや個人的なやり取りから得られた情報に基づくものです。個々の人についてもっと知りたいと思う方は，インターネットなどから，さらに詳しい情報を得るようにしてください。

これらのプロフィールを掲載する際に多少困ったのは，どのような順序で紹介するのがよいかということでした。グローバルヘルス分野での経歴の長さ，出身国，現在の地位など色々考えましたが，しかし結局，アルファベット順に配置することに決めました。それは，その人の経歴や地位にこだわることなく，それぞれの人を一人の個人としてみて欲しいと思ったからです。

## Elizabeth Bradley

Elizabeth Bradleyは，イェール大学公衆衛生大学院の公衆衛生学の教授で，Yale Global Health Leadership Instituteのディレクターであり，また同大学のGlobal Health Initiativeのディレクターでもあります。彼女の研究分野は医療供給システムの向上と保健医療サービスの質の改善に関するものであり，彼女が行った研究の中には，低・中所得国の保健医療の組織，供給，質に重要な変化をもたらしたものがあります。

彼女は，ビル＆メリンダゲイツ財団Bill & Melinda Gates Foundation（以下，ゲイツ財団）の研究助成を得て，家庭保健family health分野でのイノベーションの普及と実施に指導的役割を果たしてきました。彼女は，また米国の疾病管理予防センター（CDC）とClinton Health Access Initiativeとともに，Ethiopian Hospital Management Initiativeの支援に取り組み，またリベリア，南アフリカ共和国，英国の医療システムの強化に関係する複数のプロジェクトにも関与しています。

彼女は，米国コネティカット州New Britainで育ちました。その当時，New Britainは製造業の町で，彼女の父親はエンジニアとして働いていました。そのため彼女は，子どものころから物が動く仕組み，つまりシステムに興味

を持っていましたが，父親とは異なり，機械ではなく病院に興味があり，高校生の頃には地元の病院でボランティアも行っています。

彼女はハーバード大学に入学し，大学では経済学を学び，その中で「市場の失敗 market failures」の概念に興味を持ち，あるときミニセミナーのトピックとして，保健医療を例に公的アプローチと民間アプローチの違いを論じたことをきっかけに，医療経済学に興味を持つようになりました。そこから，彼女は保健医療分野での仕事に強く惹かれるようになり，4年生のときには，マサチューセッツ州ボストンにある，Dana Farber Cancer Center の財務部長のもとでインターンを行いました。保健医療分野での経験を深めるにつれ，彼女が今でも常に自分自身問い続けている，「どうすれば，病院経営を，臨床的アウトカム，患者への尊厳，効果，効率において最適化できるか」という問いが生じるようになってきました。

この問いに対する答えを求めて，彼女はシカゴ大学の経営管理学 business administration の修士課程に進み，そこで，医療経営 health administration と組織行動学 organizational behavior を学びました。その後，彼女は世界で最も権威ある病院の1つであるマサチューセッツ総合病院 Massachusetts General Hospital（MGH）で2年間のフェローシップを終え，そこで経営管理担当職員として5年間勤務しました。MGH にいる間，彼女は保健医療の質の研究のパイオニアである Donald Berwick 博士を含む多くの優れた人々に出会い，Berwick 博士の『Curing Health Care: New Strategies for Quality Improvement』という本の出版を手伝ったりもしました。

彼女は，MGH での仕事に愛着を感じていましたが，同時に，保険に未加入の患者の問題に大きなフラストレーションを感じていました。彼女は，ある未保険のがん患者が治療が受けられるよう奔走したときのことを今も鮮やかに覚えています。彼女は，自分はシステムエンジニアリングが得意であると思っていましたが，この経験から彼女は，米国の保健医療をより抜本的に変えるには自分がいかに無力であるかを痛感させられたのでした。こうして，彼女は MGH を辞し，イェール大学の医療政策と医療経済の博士課程に進学することに決めました。そして，そこでの研究を通して，健康の社会的決定要因 social determinants of health と医療経営に関する研究にも，大きな関心を寄せるようになっていきました。

彼女がグローバルヘルスと出会ったのは，かなり後になってからのことです。そのきっかけは，クリントン財団の Ed Wood から，米国の保健医療の改善に役立てた技術をエチオピアに導入してみるつもりはないか，と尋ねられたことでした。この経験は非常に充実したものとなり，彼女はその後，米国の保健医療問題だけでなく，グローバルヘルス分野でも活動を続けるようになったのです。そして，これからの10〜15年間，彼女は，イェール大学が，世界をよりよく，より健康なものにしていくプラットホームになることを目指しています。

彼女は，これまで数多くの栄誉に輝いています。たとえば，彼女はイェール大学疫学・公衆衛生学分野の Teacher of the Year 賞に3度選ばれ，また John D. Thompson Young Investigator 賞と Donaghue 医学研究財団の Investigator 賞を受賞しています。彼女は米国老年学会のフェロー，World Economic Forum のメンバーであり，原著論文数は250以上に及び，また膨大なコストの割にアウトカムの乏しい，米国の保健医療システムの非効率性を指摘した書籍を出版しています。

彼女は，グローバルヘルスを学んでいる大学生に，リーダーシップに関する次のアドバイスを寄せてくれました。

- 意見の違いの"扱い方"を学ぶこと。つまり，それがどういう違いであるかを明確にし，そのままでは生じる怖れのある対立の発生をどう未然に防ぐかを学ぶこと。それが，リーダーシップの本質となる姿勢である，と思います。
- 将来働く可能性のある国を実際に訪問し，その国を"視覚的"に経験し，その国に感情的な愛着を持つこと。百聞は一見にしかずで，その国に実際に滞在することにより，その国の直面する困難，現実，そして可能性について直感的に理解できるようになります。その地域の状況に適応しながら仕事をすることは，基本的なことでありながら困難であり，しかしやりがいのあることです。
- リーダーシップは重要ですが，"一緒に働く人々 followers"への配慮が必要です。リーダーは，リーダーに貢献する意欲と能力を持った人々と働いてこそ，その力を発揮することができるのです。つまり，組織やチームがうまく機能するには，リーダーのリーダーシップだけではなく，"一緒に働く人々"が働きやすい環境を作ることが大切だということです。私たちはともすれば，そうした人々の役割を過小評価しがちですが，グローバルヘルス分野の仕事では，柔軟性が必要であり，献身的で安定した人々とチームを作れることも，リーダーに求められる重要な資質の1つです。リーダーシップは一緒に働く人々次第であるということを理解できなければ，大きな理想を持っていても，それを実現することはできません。
- 熟慮 reflection と行動の適切なバランスを保つことも，リーダーに求められる重要な能力です。自分の仕事が，しばしば予期しない結果を招く事態に遭遇することがありますが，普段から熟慮する姿勢を身につけていれば，それが問題化する前に，ある程度それを予想することができるはずです。
- 逆説的なようですが，低所得の環境からこそ，非常に多くのことを学ぶことができます。なぜな

ら，資源の乏しいところでは，人々は問題解決のために優れた創造性を発揮しますが，こうした創造性は，テクノロジーや様々な医薬品が容易に利用できる高所得の社会では，失われてしまっていることが多いからです。私たちは，単純な解決方法，特にコミュニティの知恵による解決法を軽視してはいけません。

## Joanne Carter

Joanne Carter は世界の貧困問題の専門家であり，彼女は人生の大半をこの問題に捧げてきました。彼女は獣医師 veterinarian として出発しましたが，ここ22年間は草の根で健康と貧困問題のアドボカシー活動を行っている，RESULTS Education Fund (REF) で働いてきました。彼女は今では，結核，HIV/AIDS，子どもの生存に関するプログラム，そしてマイクロファイナンスを支援するアドボカシー活動で国際的に知られ，多くの国際フォーラムでも重要な役割を果たしていますが，彼女の経歴は，グローバルヘルス分野に到達するまでに様々なコースのあり得ることを示す典型，と言うことができます。

彼女はニューヨーク市の Brooklyn で，社会的正義感に溢れ，世界をより公正で住みよい場所にするために活動していた両親のもとに生まれ，彼女もその強い影響を受けて育ちました。そのため彼女は，小さい頃から政治や社会問題に強い関心を持ち，また同時に科学にも強い興味を持っていました。

彼女は，生物学が獣医師や研究者になる上で必要と考え，ニューヨーク州立大学アルバニィ校 State University of New York at Albany (SUNY Albany) で生物学を専攻しました。しかし，社会的・政治的問題にも興味があった彼女は，大学卒業直後は Volunteers in Service to America (VISTA) プログラムに参加してそこで2年間働き，その仕事の一環として，南カロライナ州の Charleston 郊外にある貧困なコミュニティで，保健医療サービスへのアクセス向上のための活動に取り組みました。

そして，VISTA での勤務の後，獣医師としての科学的基礎を養うために修士課程に入り，そこで生殖生理学に関する授業や研究に打ち込みました。それから，彼女はコーネル大学のニューヨーク州獣医学校に入り，そこで獣医学士号を取得しました。コーネル大学で学んでいる間，彼女は，獣医学の国際的および公衆衛生的側面に興味を持っている教員と学生のグループに積極的に参加し，そして，ある夏をインドの Orissa にある農業大学で過ごす機会を得ました。

彼女は1987～1992年の間，米国で獣医の臨床に従事しましたが，臨床を始めてまもなく，国際的関心から，アフリカの獣医学研修施設に3か月滞在しました。しかし，そこでの経験から，彼女は，海外で一人の獣医師として働くよりも，米国の政策とその優先順位を変えることにより，貧困と飢餓の根本原因の解決を目指したいという思いにかられるようになり，彼女は帰国後，自分に何ができるかを考え始めたのです。

こうして1988年，彼女は獣医師としての活動は続けながらも，RESULTS のニューヨーク市支部のボランティアコーディネーターとしての活動を開始することになり，そしてまもなく彼女は米国の北東部にある支部全体を統括する立場に昇進しました。

1992年，彼女は獣医師としての仕事を愛しつつも，RESULTS でフルタイムの仕事をすることになったことをきっかけとして，RESULTS の正職員として勤めることにしました。彼女は当初，ワシントン DC の本部法務ディレクター legislative director を務め，議員，政府機関，パートナー組織，専門技術機関，国際的キャンペーンと連携し，貧困に関係する疾患との闘い，教育へのアクセスの向上，貧しい人々への経済的機会の創出，貧困層のニーズをよりよく反映できるような世界銀行と国際通貨基金 (IMF) との関係の改革などに取り組んでいきました。

2007年，彼女は RESULTS と RESULTS Education Fund (REF) の副事務局長 associate executive director に任命され，2008年からはその事務局長の職に就いています。加えて彼女は，1,000を超える組織が参加する Global Stop TB Partnership の副議長，Micronutrient Initiative と Global Campaign for Education-U.S. の委員会の委員など，数多くの重責を担っています。さらに最近では，グローバルファンド Global Fund to Fight AIDS, TB and Malaria (GFATM) の理事会と戦略委員会のメンバーとして，グローバルファンドの新たな資金拠出モデルの開発に重要な役割を果たしました。

彼女は，自分が RESULTS で行った仕事のうち，結核に関する業績，つまり結核を公衆衛生と貧困の問題として国際社会に注目させたこと，結核に関する国際的ネットワークを構築したこと，結核と HIV の関連に対する国際的関心を高めたこと，結核に対する資金援助の劇的な増加に成功したことに特に誇りを感じています。彼女は，これらの取り組みは，先進国に根強かった「結核は過去の病気だ」という誤った認識を打ち破り，結核が貧しい人々の病気だという事実についての国際的認識を広げるのに大きく貢献したと考えています。彼女はまた，グローバルファンドを2002年にゼロから立ち上げ，その後，低・中所得国のために数百億米ドルもの資金を調達できるまでに成長させる上で，自分と RESULTS が果たした役割にも大きな喜びを感じています。

彼女は，グローバルヘルス分野でのキャリア追求に興味のある大学生に次のようなアドバイスを寄せてくれました。

- アドボカシー活動であれ公衆衛生であれ重要なことは，自分が将来目指すものをしっかりと見据

え，そこに到達するために大胆かつ勇敢に計画を立てることです．小さな変化のためよりも大きな変化のために働くことです．
- 重要なことは，「夢とは感覚ではなく，決断だということです(Hope is not a feeling—it's a decision)」．夢は，そのために何ができるかを考え，仲間たちとともに働くことによって初めて実現できるものです．こういう場合にぜひ心にとめておいて欲しいのは，UNICEFの前事務局長で，「子どもの生存のための革命 child survival revolution」キャンペーンを創出・指揮したJim Grantのようなリーダーたちの物語です．それはあるとき彼が，エルサルバドルにおける予防接種の目標達成が，内戦とその後の混乱のために難しい状況にあるとの報告を受けたときのことでした．彼は，その報告にうなづくのではなく，即座に，「では，戦争を止めよう」と応じたのです．そして実際，内戦で対立していた当事者双方に，国の予防接種キャンペーンが継続できるよう「停戦日」を設けることを合意させたのです．
- できる限り，あなたのエネルギーを"消耗させる"人ではなく，エネルギーを"与えてくれる"人と一緒に仕事をすることです．あなたとビジョンを共有し，いかなる反対に遭ってもそれを一緒に貫いてくれるような仲間のネットワークを構築し，そこから最大限のエネルギーを引き出すことです．
- たとえ，ボランティア活動から出発したとしても，自らの情熱に忠実であることです．そうすれば，必ず扉は開かれます．
- 優れたメンターを見つけ，できる限りその人々と一緒に働くことです．人生にとって重要な多くのことを，彼らから学ぶことができるはずです．

## Patricia Daoust

　Patricia Daoustはマサチューセッツ総合病院グローバルヘルスセンター(Center for Global Health：CGH)の副看護師長で，またPeace Corpsとのパートナーシッププログラムである Seed Global Healthの看護師長でもあります．彼女は，マサチューセッツ大学の看護・健康科学部で，グローバルヘルスについての講義を行うのみならず，Global Committee for the Association of Nurses in AIDS Care(ANAC)の共同議長と，Global Nursing Caucusの諮問委員会の委員も務めています．
　グローバルヘルスセンター(CGH)では，彼女は，センターのミッションに関連した看護関係の活動の企画，実施，指導に関わっており，またグローバルヘルス分野で働く看護師への技術的支援やサポートを提供するとともに，センターの看護プログラムのモニタリングと評価にも携わっています．
　彼女は幼少期の9年間をヨーロッパで過ごしました．彼女の父親は米国陸軍に所属し，そのため彼女の家族は，2，3年ごとに引っ越しをしなければなりませんでした．彼女の母親は看護師で，引っ越した先では，いつもボランティアで看護師の仕事をしていました．彼女はそうした母親の活動を尊敬し，看護がわくわくする刺激に満ちた仕事であると感じ，自分も将来母親のようになりたいと考えていました．
　彼女は，1968年に公認看護師 registered nurse(RN)になり，まずアラスカのCopper ValleyのJesuit Volunteer Corpsのコミュニティヘルス看護師として働きました．そこで彼女は，先住民族やエスキモーのコミュニティやCopper Valley High Schoolの高校生に対し，保健医療サービスを提供しました．その後，米国本土に戻った後，彼女はマサチューセッツ州Brighton市のSt. Elizabeth Hospitalで，外科ユニットのチームリーダー兼看護師として勤務しました．しかし，彼女は，病院の看護師としての仕事にあまりやりがいを感じることができませんでした．なぜなら，患者と十分話したり，患者の家族と交流したり，ホリスティックなケアを行うといったことに十分な時間をとることができなかったからです．彼女が本当にしたかったのは，コミュニティに根差した看護だったのです．彼女は，もっと創造的で柔軟性があり，かつ家族の文脈の中で患者を理解する看護をしたいと思っていました．
　そこで，彼女は1981年に病院を辞して，心理学・リハビリテーションカウンセリングの学士号を取得するために，マサチューセッツ州ボストン市にあるEmmanuel Collegeに入学しました．この大学生時代も，看護師の臨床を週に1回は続け，やがて彼女は，カウンセリングと看護は素晴らしい組み合わせであることに気が付くようになりました．なぜなら患者は，自分の病気の経過を理解してくれている人と話したいと思うことが多いからです．学位取得後，彼女はがんの末期患者のための在宅ホスピスプログラムで緩和ケア看護師として働きました．そしてそこで彼女は人生の転機となる出来事と出会ったのです．それは彼女の働くホスピスが，AIDSで死に瀕していた若い男性同性愛者の家族からケアの依頼を受けたことでした．それは1990年前半のことで，その当時はまだHIVの感染や介護者への感染リスクに対する知識が十分に普及しておらず，AIDSに対する差別やスティグマが強く，そのため臨床医による「診療拒絶」という事態が少なからず生じていました．この依頼を受けたホスピスのディレクターも，介護者をリスクに曝してしまうという思いから，その依頼を断わってしまったのです．そこで彼女は，ボストンに拠点を置くAIDS支援組織の1つ AIDS Action Committee (AAC)に，何らかの支援が得られないかを尋ねるために連絡したところ，ACCは不安を軽減するためのトレーニングセッションを彼女の同僚と上司のために実施することを提案してくれました．しかし，彼女の上司はそれでも

AIDS患者のためのケアの提供を拒否し，さらに2，3週間後，別のAIDS患者の終末ケアの依頼がきたときも，それを拒否してしまったのです。

彼女は深く失望し，そのホスピスを辞めてACCで働くことにしました。これが彼女のその後のHIV/AIDSとの長い関わりの始まりとなったのです。ACCで働いている間，感染の問題，ユニバーサルプリコーション（普遍的な予防対策）の重要性，すべての人がケアを受ける権利について説くために州中を回って歩きました。彼女は，AIDS患者のためのサポートグループを運営し，親しい友人がAIDSで亡くなるのを看取りつつ，天性の介護者としてこの重要な取り組みを続けていったのです。

彼女は，この取り組みを"AIDSとともに生きる人々people living with HIV/AIDS"に対するサービスが全くない州内の他の地域へと広げていき，それに伴いこの仕事は職業へと発展していきました。そして彼女は，マサチューセッツ州Framingham町を拠点とするMetro West AIDS Programを設立し，そのディレクターとなり，HIV/AIDSの影響を受けている人々にケースマネージメントや集団プログラムを提供していきました。

2000年，彼女が尊敬するAACの創設者兼ディレクターであるLarry Kesslerは，Harvard AIDS Instituteの友人から電話を受けました。アフリカのボツワナで実施する"HIV/AIDSとともに生きる人々"に対するプログラムを助けてくれる人はいないかと言うのです。Larryは彼女（David）を推薦し，彼女は5年間，Harvard AIDS Instituteのためにボツワナで働くことになりました。アフリカでのHIV感染の蔓延，多くの日和見性感染症，貧困の中に暮らす多くの人々を目の当たりにし，彼女はアフリカでの仕事を続けたいと思いました。アフリカでは看護師がプライマリケアの大半を担っており，彼女はそうした看護師の役割の大きさと，具体的に健康の向上に貢献できることに仕事のやりがいを見出したのです。それ以来，彼女はHIV/AIDSの教育，サービス，治療，研究に関わる様々な組織に対する技術支援を提供し続けています。彼女は後にエチオピアでも働き，看護力とリーダーシップを強化するための，大規模で革新的なプロジェクトを指揮しました。そのプロジェクトは，今では他のアフリカの国々でも実施されています。

最近，彼女はPhysicians for Human Rights Global AIDS Initiativeのディレクターを務めています。そこで彼女は，ゲイツ財団の資金援助を得て，世界的HIV流行に対する包括的かつエビデンスに基づいた米国の対応の必要性を訴えるため，1万人の医療専門職者の支援を集めるキャンペーンを指揮しました。彼女はまた，米国およびアフリカの政策決定者に向けた教育活動とアドボカシー活動のためのアウトリーチ戦略を開発・実行しました。また，ごく最近では，感染症専門医，看護師，公衆衛生専門家，そして人権活動専門家からなるグローバルヘルス諮問委員会のために，アドボカシー活動を組織しています。

彼女は，これまでに多くの困難に直面してきました。そのうち最も難しかったのは，必要な資源さえ不足している低所得国で働く医師や看護師を，どのように支援すればよいかという課題でした。しかし，こうした困難にもひるまず，彼女は30年前と同じやり方でそうした現場に深い情熱を注いでいます。彼女は，自分たちの支援活動が現場の看護師たちの業務の向上に役立ってきたという実感と，支援を受けた看護師たちからの感謝の言葉を糧として活動を続けてきました。彼女は「The Hawk Takes One Chick」という名前の映画も製作しています。それは，AIDS流行によって，スワジランド王国で生じた，家族の中での祖母の役割の変化を記録したものです。

彼女はグローバルヘルスを学んでいる大学生に，彼女の自身の経験から次のようなアドバイスを寄せてくれています。

- グローバルヘルスに取り組むとき，つまり，自分の国を離れて他の国で働くとき，決して自分自身を"専門家"だなどと思ってはいけません。あなたは，そこに"学び"に行くのであり，あなたの活動が意味あるものとなるかどうかは，現地の人々とどれほど情報を共有し，パートナーシップを築くことができるかにかかっています。パートナーシップと協働，そして地域の社会文化的文脈の相互理解がグローバルヘルス活動には不可欠です。
- 変化には時間がかかります。忍耐こそ重要です。
- グローバルヘルスは詰まるところ"ローカル"です（Global health is local）。言い換えれば，自分の身近にいる脆弱な人々のために働くことが，グローバルヘルスの実践でもあるのです。
- グローバルヘルス分野で働くためには，何らかの"スキル"を持つことが不可欠です。グローバルヘルスへの"興味"はもちろん大切ですが，グローバルヘルス分野で役立つ専門的な知識やスキルがなければ，十分な貢献をすることは不可能です。

## Pape Gaye

Pape Gayeはグローバルヘルス分野で，非常に尊敬を集めている人物です。現在，保健医療従事者を支援するための組織IntraHealth International Inc.の代表を務めています。彼がこの分野に足を踏み入れた経緯は少し変わっており，いかに多くの領域の人々がグローバルヘルス分野に関わっているかを象徴するものとなっています。

彼はセネガル人で，セネガルの首都ダカールに生まれました。彼はセネガルで初等・中等教育を終え，現地の大学に入学しました。彼が国際問題に興味を持ち始めたのは，彼が高校生のとき，近所に住むPeace Corpsボランティ

アと知り合ったことがきっかけでした。彼は，その人を通じて他のボランティアとも出会い，彼らが，基本的な社会サービスも存在しない貧困な地方部で，どのような仕事をしているかを学び，海外から来た彼らが，セネガルのために献身的に働いてくれている姿に感銘を受けたのでした。

Peace Corpsとのこうしたつながりが，多くの面で彼の人生の転機となりました。彼は高校生のときからPeace Corpsのために働き始め，ボランティアたちにWolof語とフランス語を教育しました。そして1971年，彼は初めて国外に出て，Peace Corpsの人々とともに，ベナンで現地のボランティアの教育支援に当たりました。また，彼はセネガルで出会ったボランティアの一人と結婚しました。彼はPeace Corpsの一員として経験を重ね，それによって開発や文化間格差を低減する活動への基礎を築くとともに，その方面への興味を膨らませていきました。

大学生時代に，大学で政治紛争が勃発して大学卒業が困難になったため，彼は大学卒業資格を得るために妻のIreneとともに米国に渡りました。1975年のことです。彼は語学をさらに深めたいとも思いましたが，卒業後，米国の大企業で働きたいという思いがあったため，1980年にカリフォルニア大学サンタバーバラ校に入学し，そこで経営経済学と言語学を専攻して学士号を取得しました。続いて，企業に就職するという夢をかなえるために，1982年，カリフォルニア大学ロサンゼルス校で人材管理学と国際経営管理学を専攻し，MBAの学位を取得しました。

しかし，就職面接を続けているうちに，彼は自分がアフリカで行っていた仕事への愛着の強さを改めて感じ，アフリカに戻る決心をしました。彼はすぐにすべての面接を取りやめ，トーゴのPeace Corps Regional Training Resource Officeで1年間，経営管理の仕事に携わりました。そして1984年，彼はその優れた語学力と異文化理解への情熱を生かすために，再び米国へ戻り，国際オリンピック委員会(IOC)に職を得て，そのロサンゼルス委員会で言語サービスのトレーナーとして働き始めました。1985年には，グローバルヘルス分野での最初の仕事として，米国疾病管理予防センター(CDC)に，トレーニングコンサルタントとしての職を得て，Combatting Childhood Communicable Diseaseプロジェクトに従事しました。そして，グローバルヘルスとトレーニングが交差する領域でリーダーとして高い評価を受けるようになると，彼のもとに，IntraHealth(当時の名称はInternational Training in Health, INTRAH)から，西・中央アフリカ地域事務所を立ち上げるから来ないかとの誘いが届いたのです。それからの1986〜2003年の間，彼は西・中央・北アフリカを管轄するIntraHealth事務所のディレクターとして活動し，コートジボアールの首都アビジャン，トーゴのロメ，セネガルのダカールで仕事をしました。この3国で彼は，リプロダクティブヘルスや母子保健に対する医療従事者のトレーニングを支援し，併せて医療従事者や公衆衛生従事者のためのトレーニングプログラムも開発しました。

2003年に，彼はノースカロライナ州Chapel HillにあるIntraHealthの本部に招かれて上席副代表senior vice presidentとなり，2004年からは，今(2016)では20の国々で600人以上を雇用しているIntraHealthの最高経営責任者になりました。IntraHealthは，もともとノースカロライナ大学医学部で始まったプロジェクトで，今では非営利団体となり，地域がアクセス可能で持続性のある保健医療サービスを提供できる能力の開発を支援しています。

彼が，自分の仕事で最も誇りに感じているのは，資源が乏しく，政府の統治能力も低く，政治的に不安定なアフリカの国々で，困難に直面しながらも強固で意味のあるプログラムを実現してきたことです。しかし，そうした国々では保健医療活動が医療に偏りすぎており，コミュニティの実際のニーズや状況に対応できていないことが多く，そうした環境の中で，大きな苦労も味わってきました。

彼は，グローバルヘルスに興味を抱いている大学生に，彼自身の経験を踏まえて次のようなアドバイスを寄せてくれました。

- 健康と開発の分野で働くためには，国際的な視点と，地域文化に対する深い尊敬の念が不可欠です。つまり，文化的能力(異文化適応能力)cultural competencyを身に付けることが非常に大切です。
- 学びは尽きません。物事は絶えず移り変わるため，いくつになっても"学ぶ"姿勢を保ち柔軟であることが大切です。
- グローバルヘルスと国際開発international developmentの風景は，非常に速く変化しています。開発分野には，社会起業家social entrepreneurや学生，民間セクターの人々など新しいメンバーが，次々に参入してきています。したがって今後は，そうした状況に見合った新しいタイプの国際的パートナーシップの創出が求められています。

## David Gold

David Goldは，グローバルヘルス分野の国際的コンサルティング会社の1つGlobal Health Strategies(GHS)の共同創立者であり，開発と健康に関する製品や技術の世界的普及を促進するべく，公的セクター，民間セクター，そして非営利組織(NGO)と連携した活動を展開しています。GHSはニューヨーク，ニューデリー，リオデジャネイロ，北京に事務所をもち，アフリカやヨーロッパの様々な国のパートナーとともに活動を行っています。GHSの顧客には，ゲイツ財団，ロックフェラー財団，Michael and Susan Dell Foundation, Paul Allen Foundation, Gavi, 国際製薬企業(Johnson & Johnson, GlaxoSmith-Kline Biologicals), そしてFoundation for AIDS Research(Amfar)などが含まれています。

2011年，GHSは非営利の子会社であるGHSi(Global Health Strategies initiatives)を立ち上げました。GHSiの目的は，グローバルヘルスとイノベーションに対する投資を促進することであり，これまでの主な活動としては，2011年のBRICSサミットのときに公表した，「Shifting Paradigm: How the BRICS are Reshaping Global Health and Development」という報告書があります。

彼は，米国ニューヨーク州のLong Islandで育ち，ニューヨーク州立大学アルバニー校で学士号(BA)を取得しました。彼は，政策や政治に興味があり，学生時代には，学生委員会の委員長を務め，民主党全国大会に，学生代表団の1人として出席したことがあります。したがって，彼がその後ボストン大学法科大学院に進み，学位を取得したことはごく自然な成り行きだったと言えるでしょう。

法科大学院を卒業した後，彼は多額の奨学金ローンの返済のために不動産業で働き始め，その後，自ら住宅用不動産と商業用不動産を扱う不動産投資会社を設立しました。

同じ頃，彼は，当時多くの人々から「ゲイの病気」と見なされていたAIDSの最初の症例に関する本を読み，すぐにGay Men's Health Crisisで，ゲイの患者たちが法的な遺言書を書くのを手助けするボランティアを始めました。この仕事は，彼が本当にやりたかった仕事というわけではありませんでしたが，法律に詳しい彼に，非常に期待された仕事だったのです。

彼はあるとき，Larry Kramerの講演を聞いたことがきっかけとなって，グローバルヘルスに関するアドボカシー活動を開始しました。Kramerは著名な脚本家で作家であり，またGay Men's Health CrisisとACT UP(AIDS Coalition to Unleash Power)の設立者でもありました。彼はKramerにACT UPのミーティングへ誘われ，それから彼は民間企業で働いた経験を生かして，製薬企業に抗HIV薬の研究開発に取り組んでもらうために奔走しました。

彼はアドボカシー活動に一層力を入れ始め，1991～1995年にかけてGay Men's Health Crisisが立ち上げた世界で最初で最大のAIDS関連組織Medical Information Programの責任者を務め，HIVの治療に関するニュースレターの編集に携わりました。

1995年，彼は何人かのAIDS治療活動家と共同でAIDS Vaccine Advocacy Coalition(AVAC)を設立しました。AVACのミッションは，HIV予防ワクチンの開発の妨げとなっている要因を分析し，かつHIVに関する基礎研究，治療，予防対策に影響を与えることなくそれらの阻害要因を取り除くことによって，その開発を促進することであり，またそうした開発の取り組みに対して，客観的で科学的な評価を提供することにありました。

Global Health Strategies(GHS)を設立する前には，彼はInternational AIDS Vaccine Initiative(IAVI)の設立と同時に，そのグローバル政策と政府支援を担当する副代表を務め，IAVIのグローバルレベルでの政策とアドボカシープログラム，および北米，ヨーロッパ，日本，ラテンアメリカにおける地域レベルでのアドボカシープログラムの作成を指揮しました。IAVIの最高経営責任者と密接に連携しながら，彼はIAVIが政治的支援や，政府，多国間組織，ゲイツ財団などから経済的支援を受けられるように尽力し，獲得した資金総額は合計で4億米ドルにものぼります。また，彼はWHO，ヨーロッパ連合(EU)，米国国立衛生研究所(NIH)，ブラジル政府などともパートナーシップを確立するとともに現在では130か国に8,000人の購読者がいるHIVワクチン研究に特化した出版物である『IAVI Report』の発刊にも携わりました。

彼は，エイズ研究に関する様々な報告書の執筆に当たり，また国連合同エイズ計画(UNAIDS)やNIHを含む様々な機関の研究顧問も歴任しています。

彼は，グローバルヘルス分野で活動できることに誇りを感じており，そうした機会に恵まれたことに深く感謝し，情熱をもって活動に取り組んでいます。また，彼はこの分野で，数多くの才能と使命感に溢れた人々と出会えたことが，自分の活動の原動力にもなったと感じています。

彼は，グローバルヘルスに興味を抱いている大学生に彼自身の経験を踏まえて，次のアドバイスを寄せてくれました。

- 常に学び，新しい考え方に対して常に柔軟であること。知識は力です。
- 失敗を恐れないこと。成功よりも，失敗から学ぶことの方が多いからです。
- 人々の生存に貢献できる，あらゆる機会を捉えること。
- 自分が活動する国やコミュニティのことを理解し，文化的問題に常に敏感であること。

## David Heymann

米国の疫学者であるDavid Heymannは2004年，American Public Health Association Award for Excellenceを授与され，また感染症の世界的疾病負荷の削減に貢献したことにより，米国医学研究所Institute for Medicine(IOM)のメンバーにも指名されました。これらの栄誉は，グローバルヘルスの向上に対する彼の重要な貢献が評価されたものです。

彼は，小さいころから，人々に奉仕するための最善の道は，医師になることだと信じており，ペンシルバニア州立大学を卒業後，Wake Forest Universityに入学し，そこで医学を習得しました。

医学部を卒業後，彼はすぐに，米国公衆衛生局U.S. Public Health Serviceに就職し，1年間をアラスカの砕氷船の船医として過ごし，2年目はカリフォルニアにある

U.S. Coast Guard Clinic で家庭医として勤務しました。こうした経験をするうちに，彼は，自分は臨床医学よりも公衆衛生的活動の方が向いていると考えるようになりました。これには，彼が医学部生だったころ，ローテーションの一環として，チュニジアで Project Hope に関わったことが影響していました。

そこで，彼は米国公衆衛生局を辞して，熱帯医学領域での公衆衛生学学位を取ることを決心しました。当時，彼の周りでは，多くの人々が，ロンドン衛生熱帯医学院 London School of Hygiene and Tropical Medicine（LSHTM）で熱帯医学の勉強をしていたため，彼も，LSHTM で 2 年制の公衆衛生学修士（MPH）の学位を取得することにしました。

人生の転機が訪れたのは彼がロンドンにおける勉強がほぼ終わりかけたときのことでした。WHO の天然痘根絶計画 Smallpox Eradication Program のディレクターで，公衆衛生学の巨匠と見なされていた Donald A Henderson 博士が講義に訪れて，学生たちに天然痘根絶計画への協力を呼びかけたのです。David はそれに応じて，その夏 Henderson 博士とともにインドに赴き，そこで 2 年間，疫学者として天然痘根絶活動に従事することになったのです。天然痘プログラムは，過去数十年にわたって公衆衛生分野に強い影響を及ぼしてきたプログラムですが，彼にとっても，それは非常に有益な経験となりました。彼はこのプログラムに参加したことによって，公衆衛生活動が持つ力や，こうした活動を各国が自力で行えるように支援することの重要性など，数多くの教訓を学ぶことができました。

天然痘根絶計画での仕事を終えた後，彼は米国に戻り，米国疾病管理予防センター（CDC）の Epidemic Intelligence Service に参加しました。彼はそこで 2 年間，実地疫学 field epidemiology のトレーニングを受け，またその期間中に，彼は初めて米国外のアフリカで，ある感染症のアウトブレイクに取り組みましたが，それが実は世界で最初のエボラウイルス Ebola virus の流行だったのです。

David は疫学者として 25 年間 CDC に勤務しましたが，その間，主にアフリカとアジア地域での国際的活動に従事しました。主な任務は，途上国における疾病サーベイランスと感染症コントロール機能の強化でしたが，その中には WHO が拡大予防接種計画 Expanded Programme on Immunization のために開発中のアプローチを試すフィールド研究や，西・中央アフリカにおける出血熱とヒト・サル痘の流行調査，あるタイプのマラリア剤耐性を監視する方法についての応用的研究などが含まれています。CDC で勤務している間，彼はカメルーン，マラウイ，スイスに拠点を置いて活動しましたが，同時にコンゴ民主共和国，コートジボワール，ブルキナファソ，タイなどでもかなりの時間を過ごしました。

1989 年，彼はジュネーブの WHO へ移り，そこで多くの重要なポストを歴任しました。1989〜1995 年の間は WHO Global Programme on AIDS のための研究活動のチーフを務め，1995 年 10 月には，WHO Programme on Emerging and Other Communicable Diseases のディレクターに指名され，1998 年 7 月〜2003 年 7 月の間は WHO Communicable Diseases Cluster の最高責任者を務めました。次いで，彼は Polio Eradication Initiative のトップ，そして WHO 事務局長補佐に指名され，感染症，食糧安全，気候変動の健康影響に関する分野などを担当しました。

WHO で勤務している間，彼は感染症との闘い，STOP TB Partnership の確立，2002 年と 2003 年の SARS 流行を抑制するための世界規模の取り組みに主導的な役割を果たしました。その間，彼は数多くの論文や報告書，教科書の分担執筆を行い，グローバルヘルスに関する多数の文献を発表しています。彼は，特に WHO で，感染症に対する各国の効果的取り組みを促進する役割を担えたことを，非常に誇りに思っています。

彼は現在，Public Health England の理事会の代表や，Chatham House の Centre for Global Health Security の代表とフェロー，そしてロンドン衛生熱帯医学院（LSHTM）の教授を務めています。

彼は，グローバルヘルスに興味を抱いている大学生に次の 4 つの重要なアドバイスを行ってくれています。

- フィールドで実地体験をすること。低・中所得国また高所得国を理解することが，グローバルヘルスに関わるためには不可欠です。彼らのニーズに効果的に応えるためには，それぞれの国をよく知らねばなりません。
- 5 年刻みで将来の仕事のプランを立てること。そうすることで，5 年後には自分は何をしたくて，そのためには今何が必要かが明らかとなるはずです。そして，5 年経ったら次の 5 年のことを考えてみてください。
- 公衆衛生分野の優れた組織と常に関係を保つこと。これは，たとえ他の組織で働いている場合でもそうすべきです。そうすることで，たとえば技術支援や臨床検査サービスなど，あなたが仕事を効果的にこなす上で必要なサポートを受けることができ，また海外での業務を終えて帰ってきたとき，戻る場所やその後の就職先の確保につながることがあります。
- 新しい機会に対して常に積極的であること。チャンスを掴むためには，「適切な時期に適切な場所に」いなければなりませんが，積極的にそうした機会を求め続けていれば，機会は必ず訪れ，ネットワークを発展させれば，さらなる機会に巡り合うことができます。

## Paul Jensen

　Paul Jensen は Pivit という会社の創設者で，オーナーで経営者でもあります。この会社は，グローバルヘルス分野での，アドボカシー活動，戦略的コミュニケーション，研究を支援するコンサルティング会社で，米国のワシントンDCを拠点としていますが，顧客は全世界にわたっています。彼は，ネットワークを活用して業務を行っています。これは，顧客から仕事の依頼がくると，他の様々な会社や個人を組織して，そのためのチームを立ち上げるというビジネスモデルです。

　彼の仕事のほとんどは，グローバルヘルス分野に関わっている組織の代表からの依頼であり，彼らが取り組んでいる問題に対するアドボカシーの支援などを依頼されることもあります。たとえば，政策立案者を対象とした子どもの予防接種の重要性に関するアドボカシーを，メジャーな雑誌や地元の有力新聞などを通して実施する場合などです。また，たとえば，HIV陽性者における薬剤耐性結核の治療時期についての新たな研究成果を記者発表するのに最適なタイミングなど，重要な科学的発見に関する記者発表についての相談を受けることもあります。研究機関は，研究者同士での交流には慣れていますが，ジャーナリスト，一般国民，政策立案者に対するコミュニケーションには経験が乏しいからです。また，グローバルヘルス分野の重要な関係者から，コミュニケーション技術を高めたいという依頼を受けることもあります。

　彼は米国のニュージャージー州で育ちました。大学入学が近づいた頃，彼は「何か，人に役立つことをしたい」という強い思いにかられましたが，当時の彼の年齢では，それはすなわち医師を目指すことを意味していました。なぜなら，人の役に立つ仕事として他に思いつくものがなかったからです。

　そこで彼は，医学に進むことを念頭に Franklin and Marshall College に入学し，行動の生物学的基礎に関する学問分野を専攻しました。しかし，夏休みのたびに，病院や基礎医学研究をしている研究室で働いているうちに，彼は，初めに考えていたよりも自分が医学の分野にあまり興味を持てないこと，また自分に向いてもいないことに気づくようになりました。

　こうして，医学以外に自分の目指すべき分野を模索し始めたとき，彼はたまたま結核対策の公共政策に関する講義を受講する機会がありました。彼は，この講義が彼の人生を変える転機となったと言います。このとき，彼は科学や医学に興味があった自分が，結核に関して驚くほど無知であることに気づくとともに，世界で最も重要な死因の1つである結核について，なぜ自分を含む学生たちがそれほど無知であったのかを非常に不思議に思ったのです。

　こうした思いと結核を何とかしたいという気持ちから，彼は幸いにも卒業と同時に就職できた現在のRutger大学のGlobal Tuberculosis Institute で，結核教育の担当者として働き始めました。そこでの彼の主な仕事は，結核に関する公衆衛生従事者のトレーニング教材を作成することでした。

　グローバルヘルス状況の悪化を受けて，ゲイツ財団は，ACTIONというアドボカシー組織を含め，結核に関する様々な活動に資金援助を開始していました。これらは，「Joanne Carter」のところで紹介したRESULTSを拠点として実施されていたものです。2005年，彼はACTIONに職を得て働き始めました。

　彼は2005～2012年の間，ACTIONで働き，最後には，10か国に80人のスタッフを持つこの組織の副ディレクターを務めました。その仕事を通して彼は，政策決定者や他の重要なステークホルダーたちに結核問題の重要性を訴えるための話のポイント，スピーチ，署名入り記事などのアドボカシー戦略を開発し，また結核に関する様々な政策報告書やファクトシート，研究成果報告書の作成や作成の支援を行いました。さらに，彼は資金調達や政策に関して，直接政策決定者と交渉も行い，またACTIONがゲイツ財団から継続して資金援助が受けられるように，企画書の作成にも尽力しました。

　彼にとってACTIONでの仕事は十分やりがいのあるものでした。しかし，彼はそれをさらに発展させて，グローバルヘルスのもっと多様な問題や組織と関わりたいと考え，2012年に現在の会社を立ち上げることにしたのです。

　彼は，グローバルヘルスに興味を抱いている大学生に，彼自身の経験を踏まえて次のようなアドバイスを寄せてくれました。

- グローバルヘルスは魅力的な分野ですが，また特有の困難のある分野でもあります。
- グローバルヘルス分野で活動したり，また重要な貢献をするには，研究者や医師である必要はありません。グローバルヘルス分野で活躍できる領域は他にもたくさんあります。
- ライティング（文章・文書作成）能力を高めてください。政策立案に影響を与えるには，"明確に，簡潔に，正確に"言いたいことを書き表せるようになる必要があります。
- またそのためにはデータとデータの解析技術の重要性を理解し，同時にその分析から得られた結果を，対象とする人々のニーズに的確に合わせて簡潔に表現できる力を持つ必要があります。
- グローバルヘルス分野で活躍するためには，どのような社会のどのような背景を持った人々とも交流ができ，かつどのような社会においても，人々と良好な関係を保って働くことができなければなりません。
- グローバルヘルスにおける重要な問題の解決は，どれ1つとっても簡単なものはないことを常に

忘れないようにしてください。仮に，問題解決に役立ちそうな"技術的手段"があったとしても，それを導入し，実現させるためには，様々な努力を必要とします。たとえば，今，ここに開発されたばかりの新しくより効果の高い薬やワクチンがあるとしましょう。しかし，それが実際にグローバルヘルスにインパクトを持つためには，各国がそれを購入可能な価格で調達でき，安全に貯蔵でき，かつ必要な地域に配送できなくてはなりません。さらに，適切な時期に適切な保健医療従事者によって使用され，本来対象となるべき人々に接種されなければなりません。新しいワクチンがあっても，これらの条件が1つでも欠ければ，ワクチンはその効果を発揮することができないのです。

## Gina Lagomarsino

Gina Lagomarsino は Results for Development Institute(R4D)の共同創立者で，その主任・経営ディレクターを務めており，保健医療システムの企画や資金調達に重点をおいた活動をしています。彼女が取り組んでいるのは低・中所得国における保健医療のカバレッジの拡大であり，とりわけ公的資金の注入によって，人々を平等に質の高い革新的な民間の保健医療サービスにアクセスできるようにする，ダイナミックな市場を創出する方法に関心を持っています。

R4D において彼女は Center for Health Market Innovations を指揮しており，これまでに110か国から，貧しい人々に対する保健医療の質と価格の改善につながる可能性のある1,000以上の革新的プログラムに関する情報を収集してきました。その中から，有望なプログラムを選び出し，そのスケールアップを試みようとしているのです。彼女は，国民健康保険改革の実践的ノウハウを共同開発するための，低・中所得国の政策決定者のネットワーク Joint Learning Network for Universal Health Coverage でも，リーダー役を務めています。

彼女は米国のカリフォルニア州 Sacrament で育ちました。彼女の両親は教師で，仕事に誇りを持っており，彼女も世界をよりよい場所にするためには自分たち一人ひとりがベストを尽くさなければならない，ということを常に考えながら育ちました。彼女の母親がメキシコにある Peace Corps で活動した時期があったことから，彼女も子どものときにメキシコの農村を訪れており，そのときから，彼女は人々の生活が国によって非常に異なることをよく認識していました。

彼女はスタンフォード大学で公共政策学を専攻し，国際貿易政策に着目した研究を行い，それを卒業論文としました。彼女が健康に興味を持ち始めたのは，1993年にクリントン政権下の医療制度改革案の作成を手伝った著名な経済学者 Alain Enthoven と話をしたことがきっかけでした。彼との話の中で，彼女は保健医療システムにおける報酬のアンバランス misaligned incentive や過剰消費について考えさせられることになったのです。彼女がスタンフォード大学3年生のとき，米国上院ではクリントン政権の医療改革についての議論が行われており，そのとき彼女は Edward Kennedy 上院議員の夏季フェローになる機会を得ました。こうして健康問題への関わりを深めた彼女でしたが，大学卒業時点では，保健医療政策を仕事にしようとは思いませんでした。なぜなら，クリントン政権下の医療制度改革は失敗に終わり，保健医療政策に関わる時期としてはタイミングが悪いと考えたからです。

その代わりに，彼女は医療サービスを提供する仕事を探し，カリフォルニア州にある巨大な民間の非営利の医療保険組織である Kaiser Permanente に就職しました。彼女が最初に担当したのは本社での消費者調査のデータ分析であり，彼女はそこで量的分析能力を身につけ，医療産業における消費者の満足という問題について学びました。次に彼女は，Kaiser が運営し20万人に医療サービスを提供している，巨大な複合医療センターで，プライマリケアの新しいモデルの実践を担当しました。この新しいモデルは，医師と他の職種の医療従事者との連携を確立することで，常に質の高い医療を効率的に患者に提供できるようにしようとするものです。これは彼女にとって，医療サービスの提供に伴う様々な困難や，よりよい医療サービスの提供を実現するにはどうすればよいかを学ぶいい機会となりました。Kaiser でのこの経験が，彼女を医療サービスのあり方を革新する，その最前線に立たせることになったのです。

彼女は経営スキルを身につけるために，経営管理学の修士号を取得すべく，ハーバード大学に入学しました。その後，有名なコンサルティング会社 McKinsey & Company に入社し，そこで健康保険会社や病院組織を主なクライアントとする業務に携わりました。そして，ここで彼女は伝統的な健康保険システムに潜む危険について学ぶことになったのです。McKinsey での経験から，彼女は医療サービスの提供と財政は統合される必要があるという考えをさらに確信するようになりました。

彼女は1997年に結婚して2003年に初めの子どもを出産しましたが，そのとき，全く思いがけないことに，ワシントンDCの市長である Anthony Williams のために働く機会を得ました。これは，彼女にとって，保健医療政策全般に関わる機会となり，政治戦略と市長が重点をおく保健医療施策の実施に深く携わることになったのです。その中で彼女は，ワシントンDCの低所得者層のための公的健康保険プログラムの改革とその実行を担当し，また，彼女は Medical Homes，つまり患者中心型で包括的で質の高いプライマリケアの実現にも陣頭指揮を執りました。この経験は，彼女にとって，政策，財政，医療サービスの提供がど

のようにつながり合っているかを学ぶ貴重な機会となりました。

その後彼女は，2人目の子どもを出産しましたが，その前にワシントンDCにあるBrookings Institutionにコンサルタントとして勤務し，マラリア問題を中心としたグローバルヘルスのための革新的な資金調達に関わることになりました。こうして彼女はグローバルヘルスの世界に入り，やがてそのキープレイヤーになっていったのです。

彼女は，自分が非営利の国際開発機関を共同創立することになろうとは想像もしていませんでした。そのきっかけは，彼女がBrookings InstitutionのDavid de Ferrantiから，Results for Development (R4D)の立ち上げに協力してほしいと声をかけられたことでした。R4Dで彼女は，ロックフェラー財団の資金援助を得て，途上国の保健医療システムにおける民間セクターの役割に関する最初のプロジェクトを指揮しました。

彼女は，グローバルヘルスに興味を抱いている大学生に彼自身の経験を踏まえて次のようなアドバイスを寄せてくれました。

- 財政，医療サービスの供給，医薬品，あるいは公共セクターと民間セクターなど，保健医療システムの様々な側面をできるだけ多く経験するようにしましょう。それによって，個々の要素についての理解や，それらがどのように相互に影響し合っているかを理解する能力を身につけることができます。
- 米国の保健医療システムのように不完全なものであっても，そのシステムをよく理解するようにしましょう。それによって低・中所得国が何をすべきで，何をすべきではないかについての教訓を得ることができます。
- グローバルヘルスの中には，HIV/AIDSや子どもの健康といった"個別の健康問題"と，保健医療システムの改善という"全体的問題"のどちらを優先すべきか，という葛藤が常にあります。これらのバランスをどのようにとって取り組んでいけばよいかを考えることが重要です。たとえば，最も費用対効果の高い医療に医師の関心を引きつけるのに，保健医療システムとして，どのようなインセンティブを医師に提供すればよいかといったことです。
- 特に女性に関係して，最近よく「ワークライフバランス work-life balance」という言葉が取りざたされていますが，本当に熱中できて高いオーナーシップと柔軟性を保証してくれる仕事を見つけられれば，仕事の成功と家族生活の充実の両方を手に入れることができることを知ってほしいと思います。

# Jerker Liljestrand

Jerker Liljestrandはスウェーデン出身の産婦人科医で，低・中所得国のリプロダクティブヘルスと母子保健 maternal and child healthの最前線で活躍しています。彼は，貧しい国の貧しい女性たちのリプロダクティブヘルスの向上に一生をかけて取り組んでいる数少ない高所得国出身の産婦人科医の一人です。彼は臨床医学と公衆衛生の両方を学んでおり，これが，彼が世界のリプロダクティブヘルス問題に取り組むバックボーンとなっています。

彼は医者の家系に育ち，そのため非常に若いときから健康と医療に興味を持っていました。彼はスウェーデンのルンド大学医学部に通学し，Västervik病院で産婦人科，外科，麻酔科のレジデントを修了しました。医学部在学中に，彼は低・中所得国の健康問題に興味を持つようになり，グローバルヘルス分野で働く人々にできるだけ会って話を聞くようにしていました。

彼は最初の約20年間は，産婦人科の臨床医として働きました。彼は産婦人科でのレジデントが終わるとすぐに，ボランティア医師として助産師をトレーニングするためにモザンビークに赴き，結局そのまま2年間滞在して，Beira Central病院の産婦人科部門の科長を務めました。そこで彼は，毎日のように妊婦たちがひどい状態で手術室に運ばれてくるのを目のあたりにして強い衝撃を受け，その公衆衛生的背景を独自に調べるようになりました。

モザンビークでの勤務の後，彼はスウェーデンに帰ってウプサラ大学で臨床医としてのトレーニングを修了しましたが，この間にも，彼はモザンビークに戻り，村における妊婦の健康状態を調べるための地域調査を続行しました。その目的は，妊娠のアウトカムと貧血，梅毒，栄養や社会経済的状況などのリスク要因との関連を見ることにありました。彼はこの調査の結果をまとめて1985年に博士号を取得し，その後はスウェーデンのBlekinge州のリプロダクティブヘルスのトップとして10年仕事をし，同時に助産師のトレーニングも続けていました。そしてこの間もずっと彼は，妊産婦や子どもの健康に悪影響を与える社会問題への関心を高めていき，それに伴って，彼はベトナムのハノイでの周産期の健康教育，モザンビークでのHIV/AIDSキャンペーン，スウェーデンのある州での性教育プログラムの推進，旧ソ連諸国におけるリプロダクティブヘルス改善の支援，ニカラグアでの調査など，様々な種類の公衆衛生活動に関わるようになっていきました。

1994〜1996年の間，彼はスウェーデンのBlekinge International School of Public Healthの学長を，続く3年間はジュネーブのWHO本部で母子保健のチーフを，そして2000〜2002年の間はワシントンDCの世界銀行でリプロダクティブヘルスのアドバイザーを務めました。

その後スウェーデンに戻り，2002〜2007年にかけて，ルンド大学のグローバルヘルスに重点をおくDepartment

of Community Medicine の立ち上げに関わったほか，世界産婦人科連合(FIGO)でも重要な役割を発揮するようになり，2003～2009 年には FIGO の理事を，2003～2006 年はその母性保護委員会の委員長を務めています。2006 年にはスウェーデン国際開発庁(SIDA)の資金援助を受け，ルンド大学における，低所得国の助産師と産婦人科医を対象とした，性とリプロダクティブヘルスと権利についての上級訓練プログラムのプログラムマネジャーを務めました。

このプログラムに関連して，彼は現在住んで仕事をしているカンボジアに行く機会を得ました。2009～2013 年，彼は URC と呼ばれる組織の Better Health Services Project のチームリーダーとして，妊産婦，新生児，そして子どもの健康のための取り組みに関わっています。

彼が最も誇りに思っているのは，低・中所得国の助産師や医師の教育に関わったことであり，そして彼にとって最も意義深い経験だったのは，WHO 時代に，彼が指揮をとって『Managing Complications in Pregnancy and Childbirth』という書籍を出版したことだと述べています。

彼は，グローバルヘルスに興味を抱いている大学生に次のようなアドバイスを寄せてくれました。

- 高所得国でかなり働いてからではなく，キャリアのできるだけ早い時期に，十分なフィールド経験を積むことです。NGO でのボランティア活動や Peace Corps などの機会を積極的に活用するようにしてください。そこから，あなたは多くのことを学び，一生の宝となる貴重な経験と友情を得ることができるはずです。グローバルヘルスでは，様々な年齢の様々なバックグラウンドを持った人材が必要とされています。キャリアの早い時期から途上国のことを十分に理解しておけば，その後の進路にもいい影響がもたらされるはずです。
- ここ 50 年間で世界は劇的に変化しており，特に乳児死亡，平均寿命，また貧困の減少の面で大きな前進が得られました。しかし，だからと言ってもう活躍の余地がないということではありません。問題はまだ世界に溢れかつ増大しており，私たちは活動を止めてはなりません。さもなければ，私たちの孫の世代の世界は，今よりも困難に満ちた世界になってしまう可能性があります。
- 性とリプロダクティブヘルスは，多くの意味で，開発の鍵を握る問題です。その範囲は，ジェンダーや女性の開発から，妊娠や出産と広い範囲にわたります。
- 人に教えることです。そこから多くのことを学ぶことができます！

# Elaine Murphy

Elaine Murphy はグローバルヘルス，とりわけ低・中所得国における女性の福利に関連した分野での，多大な貢献で知られています。実際，本書の第 9 章（女性と健康）は，彼女の論文，「Being Born Female Is Dangerous to Your Health」に大きな影響を受けています。しかし，彼女がグローバルヘルス分野に関わるようになった経緯はかなり変わっており，彼女は学部では人文科学系を専攻し，修士課程では作家志望者のための特別なコースをとり（修士論文の課題は詩集の作成），博士号は人間開発分野で取得しています。こうした彼女のキャリアが物語っているように，グローバルヘルス分野では，様々なバックグラウンドの人々が力を発揮することができるのです。

教えることと学ぶことは，彼女のこれまでの人生に大きな影響を与えてきました。彼女は様々な人々や組織との仕事を通じて，また研究関係の要約資料，査読つき雑誌投稿用の論文，書籍の執筆，大学やトレーニングのためのカリキュラム作成，専門的な会議のためのプレゼンテーション資料の作成などの経験を重ねる中で，自分には公衆衛生分野の重要な問題について，政策決定者や資金提供者の興味や関心を引き付ける力があると感じるようになりました。また環境や人口問題に関するボランティア活動の経験から，彼女は，グローバルな問題に関心を持つようになり，なかでも，リプロダクティブヘルスやジェンダーの平等が特に重要な問題だと感じるようになりました。なぜなら，世界的な人口問題が語られるとき，低・中所得国の女性たちが置かれた状況や，どういう要因が彼女たちの態度や行動を規定しているかに関する視点が欠落していることが多いと感じていたからです。

1962 年，彼女はマーキュエット大学で，英語とフランス語を主専攻，教育学を副専攻として学位を取得し，さらに 1965 年，ジョンズホプキンス大学で，ライティングで修士号を取得しましたが，その後も勉強を続け，1978 年には，メリーランド大学で人間開発心理学の博士号を取得しました。並行して 1964～1968 年，彼女はウィスコンシン州，ミネソタ州，メリーランド州の高校で，教員兼カウンセラーとして勤務し，その後，メリーランド州 Rockville の Montgomery County Public School で，学習スタイルと創造性の関係についての研究に，研究者として従事しました。

彼女は人口問題や環境分野に関した様々なボランティア活動を行っていましたが，それがワシントン DC に拠点を置く Population Institute の目にとまり，誘われるままに同研究所に応募し，1974 年からはそのフェローとなって，リプロダクティブヘルスや人口問題に関する学際的な大学の講義の開発に当たりました。その講義が，メリーランド大学に採用されると，彼女は，Population Institute から，Zero Population Growth という NGO のディレク

ターを務めるよう勧められました。そのNGOは当時，米国の教員に人口問題に関する教育を提供するという新しいプログラムを指導できる人材を探していたのです。1975年から3年間，そのプログラムの推進に貢献した後そこを去り，彼女は同じくワシントンDCを拠点とする人口問題のシンクタンクであるPopulation Reference Bureau (PRB)に移りました。

1978～1983年の間，彼女はPRBで人口問題教育のディレクターを務め，大学や高校の教員や学生を対象とした，人口問題や環境問題に関するトレーニングのためのワークショップや教材を開発し，さらにPRBが人口問題に関する国際的な教育の取り組みを開始するのを支援しました。このような人口問題やリプロダクティブヘルス問題での世界的活動が認められ，彼女は米国国際開発局U.S. Agency for International Development (USAID)に職を得て，1983～1985年まで勤務しました。USAIDではOffice of Populationに属し，家族計画に関する大規模な教育・研修プログラムの企画，モニター，評価を行いました。その後PRBに戻って，1985～1991年の間は，国際的なプログラムディレクターとして人口問題やリプロダクティブヘルス研究から得られた結果を，低・中所得国の政策決定者に伝達するプロジェクトを指揮しました。

1991～2002年，彼女はワシントンDCに拠点を置くProgram for Appropriate Technology in Health (PATH)のプログラムに参加し，いくつかの国際的なプログラムに取り組みました。彼女は，ジェンダーと人権の観点から女性のリプロダクティブヘルスを推進させる政策プロジェクトWomen's Reproductive Health Initiative (WRHI)を作り，それを指揮しました。このプロジェクトは公衆衛生的問題と人権問題をつなぐことを目的とするもので，女子や女性の人身売買を人権の侵害としてだけではなく，公衆衛生的問題としても取り上げたものです。また，このWRHIでは，妊産婦の死亡は公衆衛生問題であると同時に人権問題でもあることを強調しています。

WRHIは研究成果を出版物やプレゼンテーションという形で公表するとともに，成功したプログラムに関する情報も収集しています。WRHIは，特に低・中所得国で顕著なジェンダーの不公平gender inequityについて，その克服の重要性を社会に訴えるために，他の組織と連携して活動しています。そして，こうした取り組みによって，政策決定者や主な国際援助組織の行動を刺激することに成功し，1994年にはこうした問題に特化した初めての国連の会議Conference on Population and Developmentが開催されるに至りました。さらには，こうした継続的で組織的なアドボカシー活動が効を奏し，ミレニアム開発目標Millennium Development Goals (MDG)の中に，女性の平等，リプロダクティブヘルス，妊産婦の死亡率削減などが盛り込まれることになったのです。

2002～2006年に彼女はジョージワシントン大学公衆衛生大学院のCenter for Global Healthの教授，上級参与senior associateとして勤務しました。

彼女は現在，Population Reference Bureau (PRB)の客員研究員とグローバルヘルスコンサルタントを務めるとともに，ジョージワシントン大学のInstitute for Reproductive HealthやCommunication for Change Project of the Academy for Educational Development (現在のFHI 360)，COREグループ，そして世界銀行のリプロダクティブヘルスに関する研修コースなど，様々な組織に対して研究や論文の執筆・編集を支援しており，また人口問題とリプロダクティブヘルス問題に関するセミナー，スタッフのメンタリング，教育教材の作成なども行っています。さらに，彼女はトルコ，ガーナ，パキスタンなどで，家族計画やリプロダクティブヘルス問題に取り組んでいるWillow Foundationの理事長を務め，また，シカゴを拠点とする10代女性の無計画な妊娠を予防するプログラムであるOption for Youthの理事会のメンバーでもあります。

彼女は，グローバルヘルスに興味を抱いている大学生に次のようなアドバイスを寄せてくれました。

- 自分の関心ある分野でボランティア活動をすることは，それ自体が意味のあることであるだけではなく，将来的なキャリアへのきっかけとなることがあります。
- 単に希望する職を得るだけでは十分ではありません。仕事に情熱と創造性をもって挑み，優れた仕事ができなければなりません。
- "はみ出すこと color outside the lines"を恐れないことです。確固たる意思を持って臨めば，必要な資金獲得の道が拓け，あなたの組織を新しい魅力的な専門性を備えたものへと発展させることができます。
- もし，あなたが組織内でのリーダーシップを発揮できる立場になったら，あなたの下で働く人々の能力を育てるように努力してください。部下の才能を恐れて，いつも怯えているようなリーダーにだけは決してならないことです。美容師のVidal Sassoonが次のように述べています。「あなたが美しければ，私も美しくなれる」。

## Poonam Muttreja

Poonam Muttrejaはインドやその他の地域で，平和活動や貧困撲滅運動，女性の健康の分野で活躍してきたインド人の女性です。

インドのニューデリーで育った彼女は，子どものときから貧困，インド社会における女性の不当な立場，また貧困者や低カーストの人々に対する差別を目の当たりにしてきました。彼女はまだ若いときにそうした人々から聞いた話を今でも鮮明に覚えており，それが彼女が社会正義に取り

組むきっかけとなりました．その中には，1日1米ドル以下の暮しで，交通費や制服，教材にかかる費用を賄えないために授業料が無料の国立学校にさえ子どもを通わせられずにいた女性，中流階級の家庭でトイレ掃除の仕事をしていた女性などがいました．後者の女性はカーストが低く，またその仕事ゆえに"不浄の者"とみなされて，家にあるものに手を触れることは一切許されていなかったのです．

こういった経験に突き動かされて，大学時代も彼女はニーズの高いこうした人々を支援するための方法を模索していました．たとえば，彼女は，カーストの低い革加工職人たちが製品をよりよい価格で販売できるようにするための共同組合の設立を援助したり，さらには，他の貧しい労働者たちが，自分の作った製品を適正価格で販売できるように，ニューデリーに市場を開設したりもしました．またガンジー Gandhi の影響を受けた彼女は，大学時代にインドの貧しい農村に長く滞在し，そのたびに最も貧しい家庭に滞在させてもらうことで彼らの生活をよりよく理解し，自分がどのような援助ができるかを考え続けたのでした．

このように彼女は貧困な労働者たちと協働する形で活動を開始し，その後社会起業家として多くの重要な NGO を作り，発展させてはそれを譲渡してきました．これらは貧困問題の改善と社会変革やイノベーションを引き起こすことができる人材を開発するための NGO で，彼女は奨学金なども使いながら，いわゆるエリート階級以外から優れた人材を登用しました．

1979～1981 年まで彼女はニューデリーの Ashoka Foundation の初代ディレクターを務め，その後 1981 年に職人にビジネスチャンスを提供するための非営利組織 Dastkar-Delhi を共同設立し，2 年間事務局長を務めた後，1983 年には非営利組織 Society for Rural, Urban, and Tribal Initiative (SRUTI) をニューデリーに設立しました．この組織は，インドでまだあまりよく知られていない社会活動家への資金援助を目的とするものでした．その創設ディレクターとして彼女は事務所を設立し，奨励金プログラムを開始しました．1984 年，彼女はニューデリーの Nagarik Ekta Manch (英語名：Citizen's Unity Forum) の創設とともにその幹事を務めました．この団体は，1984 年のガンジー首相暗殺に抗議して起こった社会的暴動の後に設立されたもので，平和の推進，民衆の救済と社会的回復のためのボランティアの動員に重要な役割を果たしました．

1986 年，彼女は米国の大学院へ行くことになった夫とともに，米国へ移住しました．1986～1991 年，彼女はマサチューセッツ州にある Coolidge Center for Environmental Leadership でプログラムディレクターを務め，そこで低・中所得国の中堅職員向けの環境・貧困・ジェンダーに関するトレーニングプログラムの開発を行いました．1987～1988 年，彼女は Harvard-MIT Women in Development Group の議長を務め，そこで低・中所得国におけるジェンダー問題に関するセミナーやプログラムを開催しました．1991 年，彼女はハーバード大学の公共政策大学院 Kennedy School of Government で行政修士の学位を取得しました．

米国滞在中に彼女は，米国の2つの大学から講義の依頼を受けました．その1つは，インディアナ州にある Earlham College の Packard Fellow in the Peace and Global Studies Program で，客員教授として国際開発の講義を行い，また低・中所得国における貧困問題というテーマで教員を対象とした一連のセミナーを実施しました．もう1つは，マサチューセッツ州にある Hampshire College で，彼女は 1992 年の春，社会行動，国際開発，貧困緩和に関する講義を行いました．

1993 年，彼女はインドへ戻りました．そして最初の1年間はインドの国連開発計画 (UNDP) の国家代表のアドバイザーを務め，その後 15 年間は MacArthur Foundation のインド代表ディレクターを務めました．そして 1994 年，彼女は財団のためにインドにおける人口問題やリプロダクティブヘルスに関する資金援助プログラムの開発と，その監視を行うためのインド事務所を立ち上げました．

MacArthur Foundation 在職中の仕事で彼女が最も誇りに思っているのは，いわゆるエリート層以外から女性のリプロダクティブヘルスに関する社会的リーダーたちを登用し育てたこと，そしてインドの多くのステークホルダーに，リプロダクティブヘルスに対するより包括的で人権を重視したアプローチの重要性を認識させ，行動させることができたことです．

2010 年，彼女は Population Foundation of India (PFI) の事務局長に就任しました．PFI はインドにおける政策やアドボカシー活動，そして人口問題，健康，開発に関する研究で最前線に立つ国レベルの NGO です．ここでも彼女は変革者としての本領を発揮し，PFI の専門家やメンバーたちと熱心な議論を何度も交わした後，彼女は，女性の権利や健康に関するアドボカシーに大衆的なマスメディアを活用することを決心したのです．2014 年 3 月，PFI は「Main Kuch Bhi Kar Sakti Hoon (英語：I, a woman, can achieve anything)」というタイトルの娯楽性もある教育シリーズを作成し，様々なメディア (全国放送のテレビやラジオ，インターネット，携帯，アウトリーチ活動) を使ってリリースし，社会に大きな影響を与えました．

彼女は将来，健康と開発の分野で働きたいと考えている人に次のようなアドバイスを寄せてくれました．

- 人々の真のニーズを察知する感性と，それらのニーズを満たすために，何が本当に役立ち，何が役立たないのかを識別できる感性を磨いてください．
- 貧しい生活を営む人々の目線で物事を判断することです．目を閉じて，あなたが取り組もうと考えている問題が，貧しい人々の目には実際はどのように映っているかに，常に思いを巡らすようにしてください．

- 貧困や健康問題に取り組むためには，あらゆるレベルでの絶えざる努力が必要です．また，最も信頼する人々を見つけて，そうした人々と協働で取り組むことが大切です．独力ではなく，協働で行う方がよりよい結果につながります．
- 常に他の人々から学び続けることです．慢心することなく，自分よりも知識や経験の豊かな人々に意見を求めるようにしてください．失敗から学ぶことも大切です．偏見のない広い心で，常に視野を広く持ち，誰に対しても心を開いて接するように心がけてください．

## Rachel Nugent

　Rachel Nugent はワシントン大学のグローバルヘルス学科の准教授であり，Disease Control Priorities Network Project のディレクターを務めています．以前まで，彼女はワシントン DC の Center for Global Development でグローバルヘルスの副ディレクターを務め，低・中所得国における栄養に関連する非感染性疾患と，集団の健康と開発に重点をおいた研究を行っていました．

　彼女はインディアナ州の Bloomington という小さな町で育ちました．彼女は家族とともに海外を旅行することが多く，その過程でフランス語とスペイン語を身につけました．こうした経験から彼女は，将来は国際問題に関わる仕事をしたいと考えるようになっていました．彼女はウィスコンシン大学に入学し，最初はニュースや時事問題，ライティングに興味があったため，ジャーナリズムを専攻しようと考えていました．しかし，大学で必修科目として経済学を履修した際に，思いがけず経済学に魅せられ，ジャーナリズムと経済学を併せた学位を取得することにしました．

　彼女が大学を卒業したとき米国は深刻な経済不況下にあり，経済学はタイムリーな分野でした．そこで彼女はこの分野の勉強を深めることを決め，インディアナ州議会での政策開発の仕事を 2 年間務めた後，博士号を取得するためにワシントン DC のジョージワシントン大学に入学しました．彼女は興味を持っていた時事問題，実践経済学，様々な国への旅の経験を国際政策に盛り込んでいきました．そして，その後は一貫して国際的な領域で働き続けました．

　彼女の経歴は思いがけない機会の連続と言えます．博士論文のための研究中，彼女は偶然に Resources for the Future と呼ばれるシンクタンクで，貿易と農学のリサーチアナリストとして勤務しました．彼女はその組織の持つ力に感銘を受け，そこから多くのことを学べると思いました．しかし，そこでの勤務経験が，彼女のその後の人生に決定的な影響を与えることになろうとは想像もしていませんでした．そこで働いている間に，彼女は重要なメンターに出会い，その人が後に彼女を国連に雇用してくれることになったのです．Resources for the Future の経験は，彼女に健康や栄養を考える上での農業の重要さを気づかせ，実際，国際政策，経済学，農学に関する知識は，彼女のその後の仕事の選択に大きな影響を与え，現在も影響を与え続けています．彼女はその後，国連食糧計画 (FAO)，米国国立衛生研究所 (NIH) の Fogarty International Center，Population Reference Bureau (PRB) などで働きました．

　彼女は，こうして地方政府から国連，また民間セクターから公的セクターに至る非常に幅広い分野で仕事を経験しました．また，アカデミアとしては Pacific Lutheran University とジョージワシントン大学で教授を務めたこともあります．彼女は健康，経済学，農学の分野で，多くのアドバイザーや審査委員会委員を務め，また多くの報告書，論文，書籍などの執筆に携わってきました．彼女は今後のキャリアについて明確な計画を持っているわけではありませんが，新しい仕事を選ぶときは常に自分の興味に従うことに決めています．彼女は変化を楽しみ，いつも自分が進歩し，力を発揮できそうな新しい機会を求めています．

　彼女のキャリアで一貫していることは，軽視されている問題，あるいは高い優先度を与えられていない問題に貢献したいという"思い"です．たとえば，Center of Global Health の仕事では，彼女は低・中所得国の慢性疾患と薬剤耐性の問題に取り組み，現在では低・中所得国の栄養不足と肥満の共存 (二重負荷 double burden) に関する理解を高めるための，アドボカシー活動を行っています．彼女は，現在 Disease Control Priorities Network Project のディレクターを務めており，低所得国が自らの保健医療活動を経済学的に評価できるようにするキャパシティビルディング (組織の能力向上) の方法を模索しています．

　彼女は，グローバルヘルスに興味を抱いている大学生に次のようなアドバイスを寄せてくれました．

- 本当に興味のあることなら，他の人が手をつけていない分野でも恐れずに挑戦してみることです．運よくその分野が後で注目されるようになれば，あなたはその先駆者となることができます．
- 資金がどこにあるかを知っておくことが大切です．これは上に述べたことと矛盾するように聞こえるかもしれませんが，その分野が手つかずになっているのは，そこに資金がなかったからかもしれません．資金提供者の興味を理解できるようになれば，彼らの興味を惹きつけられるような提案書を作成できるようになります．その理解が早ければ早いほど資金提供者への訴求力を高めることができ，自分が追求したい分野への資金を獲得できるチャンスが高まることになります．
- 最初は明確ではなくても，そのうち自分のしたいことが見えてきます．そのためにも，物事がどのように関連し合っているかについて，広い視野か

ら考えることが大切です。たとえば，非感染性疾患を考えれば，少し考えるだけでも栄養学，農学，身体活動など，様々な角度からのアプローチがあり得ます。あなたが興味を持っている問題にどのような分野が関係しているかを広い視野で考え，そこから自分が取り組める機会を探り当ててください。

- 進むべき進路が明確でなくても心配は要りません。思いがけない機会から，自分でも気が付かなかった，魅力的な進路が拓けることがあります。もし，興味が広い分野にわたっているなら，キャリアのはじめに出来る限り多くの機会に挑戦し，自分に本当に合う分野を確かめるようにしてください。

## Ellyn Ogden

2009年1月，Ellyn Ogdenは，紛争地域も厭うことなく続けてきたポリオ根絶のための活動を評価されて，米国国際開発庁 (USAID) の英雄賞 Heroism Award を受賞しました。彼女のこの重要な業績は彼女の少女時代の経験と，彼女がおよそ30年以上かけて取り組んできた国際開発から学んだ貴重な教訓がもたらした当然の成果と言えます。

米国で育った若い女性として，彼女は世界の貧しい人々の生活改善のために何かをしたいという強い志を持っていました。彼女がまず考えたのは医師になることでした。Peace Corps の存在を彼女に教えてくれた中学校の先生の影響で，当初彼女は Peace Corps の医師となって低所得国で医療を提供したいと考えていました。そのことについて話すとき，彼女はいつも笑みを浮かべます。なぜなら，当時の彼女は，Peace Corps のことも，公衆衛生分野には他にも様々な種類の仕事があることも，国際的な健康問題についても，ほとんど何も知らなかったからです。

大学での最初の2年間で，彼女は公衆衛生への関心を高め，国際問題と公衆衛生に関する有名なプログラムを有するチューレン大学 Tulane University に編入しました。チューレン大学在学中に，彼女の公衆衛生分野への関心はさらに高まり，大学院に進むことに決め，1984年に学位を取得しました。

また，彼女は学生の間に，看護アシスタント，臨床検査補助，心疾患集中治療補助，臨床研究アシスタントなど，病院における様々な役割を経験するという貴重な機会も得ました。また，子どものころから抱いていた夢を果たすために，1987〜1988年に Peace Corps に参加し，パプアニューギニアで感染症コントロールに従事しました。国際的な仕事としては，これが彼女の初めての経験となりました。赴任先は，人口8万人でほとんど医療施設のない New Ireland 島の中心都市 Kavieng でした。当時パプアニューギニアはとても貧しく，彼女は結核，マラリア，ハンセン病，性感染症に集中した公衆衛生活動に取り組みました。その中で，彼女は女性に特別な注意を払いました。なぜなら，女性は公衆衛生や医療問題において無視されることが多いと感じていたからです。

パプアニューギニア滞在の後，彼女はワシントンDCにある会社に就職しました。その会社は USAID から資金を得て保健医療プロジェクトを支援していました。そこで実施した仕事の1つに，子どもの生存に関する取り組みを評価するという仕事がありました。ちょうど，国際的に子どもの生存の問題が注目されていた時期に実施したこの仕事を通して，彼女は，評価の重要性，評価が第三者によって独立して行われるべきことなど，非常に多くのことを学ぶことができました。

彼女は1993年に USAID に移り，まずラテンアメリカ・カリブ海地域における子どもの生存プログラムのフェローとして働き，その後1997年から現在に至るまで USAID のポリオ根絶の仕事を指揮してきました。2000年までにポリオを根絶するという世界的目標は達成されませんでしたが，彼女は可能な限り短期間に根絶を実現しようと努力を続けています。彼女のポリオに関する仕事で特記すべきことは，紛争下にあったコンゴ民主共和国東部で対立している両派と交渉し，「停戦日」を設けさせて子どもたちが予防接種を受けられるようにしたことです。また，ナイジェリアでは，住民が抱いていた予防接種に対する恐怖感を払拭するために，地元の指導者と協働した取り組みを行いました。それ以外にも彼女はインド，アフガニスタン，パキスタンでもポリオの感染を止めるために，すべての子どもたちが予防接種を受けられるように全力を尽くしてきました。

彼女は，グローバルヘルスを学んでいる学生に自分の経験を踏まえて，次のようなアドバイスを寄せてくれました。

- エビデンスに基づいて仕事をすることです。たとえば仕事がうまくいかない場合にも，それをエビデンスに照らして評価し，向上するように努めてください。誰に対しても寛容であるべきですが，間違いがあるときや，目標を達成するのにより効果的で効率のよい方法があることを示す必要がある場合には，恐れずにエビデンスを使うようにしてください。
- 幅広いものの見方と，1つの専門領域にとらわれない能力を身につけてください。将来どのような能力が必要になるかは決してわからないからです。
- 「将来を想像 flash forward」する力を身につけてください。つまり，将来どのように問題が展開し，どのように対処されるようになるかを想像してみてください。同じように，「失敗を想像 envision-failure」する力や，それを避ける方法を想像するこ

- 仕事の環境が場所によって異なる可能性があることをよく理解してください。仕事環境の文化的文脈を理解できなければ，グローバルヘルスで意味のある仕事をすることはできません。
- 仕事の対象となる人々のことをよく理解することです。その人々がどのような動機で行動し，その人々の眼に世界がどのように見えているかを知り，その人々が理解できる方法でコミュニケーションができるようにすることが不可欠です。
- 自分の仕事を発展させるための機会を創り，そしてそれを掴み取ることです。自分の進歩につながる機会に常に敏感でなくてはなりません。

## Dan と Lindsay Palazuelos

Dan と Lindsay Palazuelos は，米国とラテンアメリカの疎外された人々の健康と福利の向上に尽くしている夫婦です。Dan はハーバード大学医学部の臨床医学と教育に関わる一方で，米国に拠点を置く NGO の Partners in Health(PIH)のメンバーとしてメキシコでグローバルヘルス活動を行っています。Lindsay は開発専門家でメキシコの PIH で働いています。

彼らはいつも人々の話を丁寧に聞き，他の人々と緊密に協力し，常に思いやりを忘れません。彼らは個人的生活と仕事の両面で，自分たちが関わっているコミュニティとの関係性を非常に大切にしており，このため1年の半年をメキシコで，半年を米国で過ごすようにしています。彼らはメキシコの様々なNGOで何年も働いた後，メキシコ人の医師(Hugo Flores)と一緒に PIH-Mexico(Companéros en Salud-México)を立ち上げました。彼らが目指しているのは，政府の保健医療システムを強化することによってメキシコ地方部におけるプライマリケアの優れたモデルを確立することです。

彼らは夫妻でチームを組んでグローバルヘルスにおける「公平 equity」の問題に取り組んでいます。もちろん一番は夫婦としての強い絆ですが，彼らは同時に専門家としてお互いに支え，励まし合っています。たとえば，ある日は一緒に仕事の戦略を立て，その翌日は貧しいコミュニティでの仕事につきものの，色々な思いを話し合うといった具合です。

Dan はもともと医学を志すつもりはありませんでした。彼は当初，映画制作者，詩人，写真家など，彼の言うところの「飢えたアーティスト starving artist」になるつもりでいました。1999年，彼はブラウン大学の Liberal Medical Education の一環として，英米文学の学士号を取得しています。この課程で彼は人文科学を学びましたが，平均して高い成績を収め，科学の成績もよかったため，ブラウン大学医学部に進む資格も得ることができました。この間，彼はオックスフォード大学に1年間滞在して英詩を学びました。しかし，最終的に彼は人文科学の学びが自分を医学の道に導き，また多くの人々が味わう深刻な苦しみに向き合う，忍耐力，柔軟性，ユーモア，謙虚さなどの貴重な資質を自分に与えてくれたと思っています。

彼はブラウン大学医学部に進み，2004年に医師となりました。そして，ボストンの Brigham and Women's Hospital(BWH)の内科で，貧しい人々と疎外された人々に対するヘルスケアに関する研修を受けました。2009年には，ハーバード公衆衛生大学院の clinical effectiveness のコースで公衆衛生学修士(MPH)を取得しました。

ブラウン大学医学部の3，4年生の頃に，彼は研究のために1年間メキシコに滞在したことがあります。彼はほとんどの期間を公立病院で過ごし，その間，患者を相手に健康観，死，終末期ケアに対する考えについてのインタビューを続けました。この経験が，彼を不公平の蔓延と，医療における人種，階級，不平等の複雑な関係に目を開かせることになったのです。

他のグローバルヘルスの専門家と同じように，彼はメキシコの仕事以外にも，多くの活動を行っています。彼は1/4の時間を Brigham and Women's Hospital(BWH)の病院医師，Howard Hiatt Global Health Equity Residency の副ディレクターとして勤務しています。ハーバード大学医学部では Cannon Society Global Health Fellow として主に，1年生で必修の Global Health and Social Medicine コースのチュートリアルセクションの指導に当たっています。彼は，コミュニティヘルスワーカーのベストプラクティスを研究するために，世界中の様々なNGOとの協力関係を強めています。これは，メキシコにおけるチーフストラテジストとしての彼の仕事を補うもので，彼は，「グローバルヘルスは新しい分野ですから，まだ模索中なのです。私たちの役目は，将来の人々がその上に積み上げられるような基盤を構築することだと思っています。色々な意味で，グローバルヘルス分野でのキャリアを築くのは容易ではありませんが，しかし，なくてはならないものです」と述べています。

Lindsay がグローバルヘルスに関心を持つようになったのは，高校で住血吸虫症について学んだことがきっかけでした。彼女はその影響を受けている人々の数が膨大であることと，それについてこれまで聞いたこともなかったことに衝撃を受けました。同時に，自分が通うテキサス州オースティンにある高等学校も不公平の縮図だと感じました。なぜなら，彼女の高校は市内の成績優秀者が集まる高校でしたが，同時に非常に貧しい地域に位置してもいたからです。彼女の高校は大学受験のための特別コースがある一方で，女生徒の妊娠率が州で最高という高校でした。彼女のクラスメートの疎外された現実が無視されているように，学校の教育では，ヨーロッパと米国以外の地域の現実が無視されていることに彼女は大きな衝撃を受けたのです。こ

の時点から，彼女は国際問題に関心を持つようになり，不公平の問題に取り組む様々なNGOでのインターンシップやボランティア体験を重ね，2005年に彼女はブラウン大学から国際開発学の学士号を取得しました。学生時代彼女は，エクアドルの地方部で，コミュニティ開発のために市政府と協力した活動を行いました。そのときのスーパーバイザーであった農業経営の専門家に密着して働き，そこでは，先住民コミュニティと協力して養蜂プログラムを立ち上げましたが，これが彼女の将来に大きな影響を与えることになったのです。

卒業後，彼女はボストンのPartners in Health (PIH) でボランティアもしながら，コミュニティベースのエイズ予防組織で働きました。そこで彼女は，ハームリダクションharm reductionという概念や，スティグマに直面しているグループにどのように取り組むべきかについて学びました。PIHでのボランティア活動は，次第に拡大していき，彼女はプロジェクト統括者の地位に就き，後にメキシコのプログラムオフィサーとなり，プログラムリーダーシップチームが策定した戦略の実施を担当することになりました。彼女の最初の役割は，コミュニティヘルスワーカーと協力し，疎外された村落のプライマリケアへのアクセスを向上させることでした。彼女はグアテマラで新しいプログラムを開発するとともに，メキシコでCompañeros En Salud (CES)（英語で"friends in health"）を共同創設し，プログラム，人材登用，財務の主要な枠組みを確立しました。CESに集まる優れたメキシコ人医師やスタッフの数は年々増えており，彼女は，CESが一層の資源を入手し，メキシコの医療システムの中でより大きな影響力を持てるようになることに努力を傾けています。

Danは，グローバルヘルス分野での活動に興味のある人に次のようなアドバイスを寄せてくれています。

- 一人ひとりの患者から学び，彼らの置かれている社会的文脈を理解するように努めてください。彼らが置かれている社会的文脈や，彼らの世界観の形成に影響した経験を理解できれば，人々のニーズに最も適切に対応できるようになります。
- 自分が大きな解決のほんの一部の過ぎないことを常に忘れないようにしてください。より大きな解決には，様々な要因が絡み，したがって様々な関係者の連携した活動がなければそれに至ることはありません。
- 常に読み，聴き，学ぶことです。たとえば米国のラジオ番組であるThis American Lifeから，最も権威ある医学雑誌の1つであるNew England Journal of Medicine誌に至るまで，自らを様々な情報に曝すように努めてください。よりプロダクティブであるためには，常に考え続けなければなりません。
- いかなる活動を行う場合も，常に中心は"人々"でなくてはなりません。正義とか不公平のような大きな理想の重要は言うまでもありませんが，世界は単一の哲学で捉えきれるほど単純ではありません。「"理想"のためと言いながら，結局多くの人を害することになるとんでもない決断をする人は少なくありません」。
- Woody Allenが「もう80％は成功している」と言ったとき，彼はグローバルヘルスのことを語っていたのかもしれません。グローバルヘルスの分野では，あなたは金持ちにも有名人にもなることはないかもしれませんが，人生の中に，少しでも海外への旅と犠牲心を織り込むことができれば，あなたはすぐにグローバルヘルスの世界の人になれるのです。

彼女も，グローバルヘルス分野での活動に興味のある人たちに次のようなアドバイスを寄せてくれました。

- 新しい社会文化環境で仕事を始めるとき，私たちは多くの理解できない事柄に遭遇します。それらに対して，つい自分なりの解釈をしたくなりがちですが，それを我慢して人々と話し，自由回答のできる質問を投げかけ，広く読み，そしてその地域の歴史を学ぶことです。そうすれば，あなたはあなたが見ていることを理解できるようになっていきます。
- 人々の信頼を獲得することが大切です。貧しい人々は，権力者や権力的組織は自分たちの生活に害を及ぼすと考えています。一部の警察がそのいい例です。自分は違うと思うだけでは不十分で，行動で示す必要があります。いかに難しくても，言ったことは必ず守らなければなりません。
- オープンに人材を求めることです。低・中所得国には，あなたのように楽観的で，元気で，才能豊かな人がたくさんいます。自分の持つあらゆるスキル，視点，つながりを用いて，そうした人々が力を発揮できるように支援してください。
- 数十年という時間軸で考えるようにしてください。進歩には時間と忍耐が必要です。簡単な解決方法があれば，とっくに実施されていたはずです。意味ある変化は，時間をかけた創造的な協働作業を通してしか達成することはできません。

# Kristin Parco

Kristin Parcoは，ハイチの首都ポルトープランスにある国際移住機関International Organization of Migration (IOM) のMigration Health Unitのプログラムマネージャーです。IOMの業務は移民と緊急事態への対応であり，その中で彼女は保健医療プロジェクトを担当していま

す。最近の仕事としては，コレラ流行への対応，国内避難民の健康問題（HIV，性感染症，精神保健と結核症例の検出など），災害への緊急対応などがあります。彼女はハイチ政府，国連機関，NGOと緊密に協力して仕事をしており，またIOMの他のユニット，たとえばWASH(Water, Sanitation, and Hygiene)チームなどと協力し，IOMのコレラ緊急対応プログラムをハイチの保健医療システムに組み込んで，ハイチの国家医療スタッフがコレラを独力で治療・管理できるようにするためのプロジェクトに取り組んでいます。

彼女はフィリピンで育ちました。彼女は幼いころから健康に興味を持っていましたが，それは彼女の3つの経験によるものでした。その第1は，彼女が若い頃両親がベトナム，カンボジア，ラオスの難民キャンプで働いていたことです。彼女は18歳になるまで，毎年夏は両親の手伝いをしながら難民キャンプで過ごし，父親が運営していた青少年センターの若い難民と交流するとともに，キャンプ内の医師や看護師の補助を務めたりしました。第2は，彼女が12歳のとき，母親が彼女の弟の出産のために入院したことです。母親は産後出血のために重篤な状態に陥りましたが，幸い持ちこたえ，彼女は母親が回復するまで自宅で介護に当たりました。この経験から，彼女は病院で女性の健康のために働こうと決めたのでした。第3は，彼女の祖父が第二次世界大戦中の医療アシスタントだったことです。祖父や，やはり医療従事者であった祖父の友人たちの話を聞くうちに，医療への興味が高まっていったのです。

こうした背景から，彼女はフィリピンのアキノ大学看護学部に入り，卒業後はすぐに出産病棟の公認看護師として働き，その後カンボジアに赴いて，Save the Childrenのコミュニティヘルストレーナーとして働きました。彼女はそこでトレーニングプログラムを開発し，村の保健ボランティアの訓練に当たりました。この経験から，彼女はプログラムを管理するスキルを身に付け，それが彼女に多くの機会を拓くことになったのです。彼女はイタリアのNGOであるMOVIMONDOに移って，カンボジアで働き続け，母子保健のためのトレーニングプログラムを指導しました。

彼女は，絶えず学び続けることがグローバルヘルスのキャリアを拓く上で重要と考えています。彼女は結核にはあまり経験はありませんでしたが，カンボジアの首都プノンペンで国際移住機関(IOM)の結核プログラムの看護師の職に応募することにしました。幸い採用された彼女は，看護師ではありながらそれを超えたさまざまな医療活動を調整する仕事をしたいと思い，賃金とは無関係に職務を超えた様々な仕事に取り組みました。その結果，就職後1年もしないうちに，彼女はIOMの健康管理コーディネーターと医療管理者に昇進し，IOMの難民と移民のためのすべての活動を組織し，その実施に当たりました。

カンボジアの後，彼女はインドネシアのIOMに移り，2004年のNiasの津波と2005年の地震に対処するための，IOMの医療避難プログラムmedical evacuation programの保健コーディネーターとして活動しました。そしてその後5年間，彼女はフィリピンの台風被災地域の緊急対応医療コーディネーターを兼務しながら，インドネシアでのプログラム管理業務を続けました。2010年，彼女はハイチに移り，そこでもIOMの様々なプロジェクト，たとえば国内避難民のための健康教育プログラムの実施，保健事業の開発，結核・HIV・母子保健・性感染症(STI)・コレラ防止に関する保健医療従事者のトレーニングなどに取り組みました。彼女はその後，現在のポストに昇進し，ハイチの国家医療スタッフの能力向上，地元住民と保健医療従事者との連携の強化，IOMプログラムのハイチの保健医療システムへの統合などに取り組んでいます。

彼女が国際的な仕事に喜びを感じているのは，それぞれの国が学びに満ちているからです。そして彼女はいつも学んだことを次の国に生かすようにしてきましたが，いつの日かそれらを母国フィリピンに持ち帰り，母国の健康改善に役立てたいと考えています。彼女は自分の仕事がつまらないと思ったことは一度もなく，単なる移民の援助から，緊急事態への対応や広範な健康問題や社会問題へと役割が発展しているIOMで働く機会を得たことを誇りに思っています。

彼女が仕事の中で最もストレスに感じたのは，変化に対するコミュニティの抵抗，緊急事態発生の2年後から始まる援助国の関心・資金・資源の減少，一部の医療従事者の能力不足などでしたが，様々な締め切りや様々なステークホルダーからの要求にもかなり苦労しました。こうした問題に対処するためには，援助国に対してコミュニティのニーズについてのアドボカシーを強力に行うことが必要であり，一方ストレスに打ち勝つためには心が通い合う家族や友人の支えが必要だと述べています。

現地のコミュニティで働くことと，彼女のトレーニングを受けたハイチの国家医療スタッフたちが徐々に力をつけ，仕事に自信を持てるようになり，それを感謝してくれることが彼女の喜びであり，仕事を続けるエネルギーとなっていると彼女は言います。

彼女は，グローバルヘルスを勉強している大学生に，次のようなアドバイスを寄せてくれました。

- グローバルヘルスの世界にぜひ！ グローバルヘルスではもっと多くの人々を必要としています。
- プロジェクトを実施する場合は，地元住民のニーズと公平を重んじ，エビデンスに基づきながら短期的ではなく長期的な効果を重視することが大切です。
- 保健医療プログラムはコミュニティベースであること，そして健康問題の根本的要因に焦点を当てることが大切です。コミュニティの重要なニーズを理解しなければプログラムの有効性は不十分で，効果も短期的なものに終わってしまいます。

コミュニティの要望に耳を傾けることが，コミュニティベースのプログラムの成功にとって不可欠であり，成功したプログラムは国によって広められていくことになります。
- 今ある資源とシステムの能力を高める努力が必要です。完全に変えてしまうのではなく，それを改善する努力が必要なのです。
- 結果を急ぎ過ぎないことです。変化には時間がかかります。
- 看護師はもっとグローバルヘルス分野で活躍すべきです。これは他の医療従事者も同じで，医療従事者にはもっとグローバルヘルスに関わり，貢献する志を持って欲しいと思います。グローバルヘルス分野では臨床経験も大いに役に立ちます。

## David Peters

David Petersは，ジョンズホプキンス大学公衆衛生大学院(JHSPH)の教授で，国際保健学分野の分野長も務めています。彼は，職業生活の大半を貧困者や恵まれない人々のために尽くしてきました。

彼はカナダ人で，マニトバ州Winnipegで生まれ育ちました。両親は社会正義感が強く，世界の貧困問題に取り組むために，Mennonite Central Committee(MCC)の活動に携わっていました。彼らの教会は貧しい国の開発プロジェクトを支援しており，教会の信者の中にはそうしたプロジェクトに関わっている人がおり，彼も若い頃からそうした海外でのプロジェクトに触れてきました。

こうした背景から，彼はまずカナダのマニトバ大学で化学と宗教学を勉強した後，医学部に進学しました。医学部時代に彼はネパールの医学部とカナダの僻地で半年を過ごし，1986年に医師となり，その後ケベック州モントリオールのマギル大学で1年間の臨床研修を実施し，様々な医学の領域を経験しました。

1987～1988年に彼は，Pas, Grand Rapids, Moose Lakeなどの先住民居留地，あるいは先住民居留地にある養護老人ホームなど，カナダの様々な地域で医師としての臨床経験を積みました。当時を回想して彼は，それらの経験は非常に有益だったが，一方で自分の無力さを思い知らされる経験でもあったと述べています。彼は，先住民の健康向上に尽くす人々の姿に敬意を感じる一方で，不健康な食事，アルコール依存症，薬物乱用，家庭内暴力など，医学的問題の根底にある社会問題を克服するには，いくら優れた医療をもってしてもその解決にはならないことに気づかされたのでした。さらに，彼は長年にわたって社会に根付いた差別，偏見，社会プログラムの不備を克服するのがいかに難しいかも思い知らされました。真の変化は，人々がエンパワーされて自分で自分の問題を解決できるようになって初めてもたらされるもので，それには時間がかかることを学んだ，と彼は述べています。

こうした経験から，彼は公衆衛生学の道を目指そうと考え，公衆衛生大学院のないカナダを出て，当時，健康と開発で世界的評価の高かったジョンズホプキンス大学公衆衛生大学院(JHSPH)かロンドン衛生熱帯医学院のどちらにしようかと迷った末に，1988～1991年，メリーランド州BaltimoreにあるJHSPHの総合予防医学general preventive medicineの研修生となりました。

研修期間中，彼は研究を続けて1989年に公衆衛生修士号を，1993年に公衆衛生学博士号を取得しました。博士論文の研究テーマは，スリランカでは低体重出生率が比較的高いにもかかわらず生存率が高いことの背景を調べることで，その結果彼が導いた結論は，スリランカの女性の高い教育レベルと同国の保健医療システムにおける安全な出産や新生児ケア対策の充実が，その主な理由だということでした。特に同国では母乳哺育が徹底されていたために，低体重で生まれても多くの場合，子どもは正常発達曲線に追いつくように成長できていたのです。

この研究が終わった後，彼は世界銀行に加わり，1993～2001年の間，アフリカと南アジア地域の上級公衆衛生専門家として勤務しました。この間にワシントンDC，次いでインドのニューデリーに配属されてこれらの任務に当たりました。この間，彼はJHSPHの国際保健学分野のアソシエイトになり，2002年には常勤教員として採用されました。

2006～2008年，彼は世界銀行のHuman Development Networkの上級公衆衛生専門家を務め，特に貧困層の医療サービスと健康の向上を目的とした，低・中所得国における保健医療システムの改革と管理能力の向上の取り組みを支援しました。この期間，彼はJHSPHと世界銀行の仕事を掛け持ちして仕事を行いました。

2008年，彼は世界銀行を辞してJHSPHに移り，国際保健学分野の分野長として低・中所得国の健康開発における教育・研究・事業に携わる教員やスタッフ，そして学生を指導しました。自分自身の研究としては，過剰な医療負担からの財政的保護，政策決定プロセスにおける貧困層への参加，医療の提供と規制のための新しい方法の開発など，貧困層にやさしい保健医療システムの改革を追求しています。

彼が自分のこれまでの仕事で一番満足しているのは，紛争後のシエラレオネで保健医療システムの再構築を支援したことです。また，ガーナで，セクターを超えた保健医療プログラムを創生するのを支援したことも忘れられない思い出の1つです。ガーナで彼は，目的が共通しているにもかかわらず，ばらばらに行われていた多くの開発パートナーの活動を交通整理する努力を行ったのです。ここ10年間，彼はアフガニスタンで，保健医療サービスに関する同国初のバランススコアカードbalanced scorecardを開発したチームを指揮し，毎年，医療の質と公平性の観点か

ら保健医療サービスの実績を評価するプログラムに取り組みました。彼は現在，学際的で革新的な保健医療活動や生活向上活動を通して貧困の削減を目指す，多くの大学の連合体であるFuture Health System Consortiumで活動しており，たとえばバングラデシュの無認可の医術者と協働した取り組み，中国の貧困層のための健康保険の提供，アフガニスタン，ウガンダ，インドでの革新的保健サービスの効果評価などを実施しています。

しかし，一方で彼は，健康と開発の仕事に伴う困難にも直面してきました。その中でも彼は，たとえ効果があることがわかっている医学技術（たとえば，ワクチン）であっても，それを低所得国で円滑にかつ持続的に実施することは，特に難しいと感じています。また，「関係者が同じ方向に向かって働くように常に気を配り続ける」ことも難しいと述べています。なぜなら，多くの組織が必ずしも長期的視野に立っているとは限らないからです。

彼は，グローバルヘルス分野でのキャリアに興味のある大学生に，次のようなアドバイスを寄せてくれました。

- 常に謙虚でかつ学び続けてください。学びは尽きることはありません。
- 貧しい人々の健康向上を実現するために，あらゆる機会を活用してください。革新を起こすチャンスはどこにでもあります。それがたとえ，紛争が起きているような最も困難な状況下であっても，です。
- 常に目標を見失わないことです。貧しい人々の生活を思い，どうすればそれを改善できるかを体系的に考えるようにしてください。そして，常識に捉われることなく，誰も考えつかないような，新しい，変わった発想を心がけてください。

## Lisa Russell

Lisa Russellはエミー賞を受賞したドキュメンタリー映画制作者であり，ニューメディアの専門家でもあります。ニューメディアとは，コンピュータアニメーション，グラフィックス，デジタルアート，テレビゲームのような新しいメディア技術を用いて作成されるアートのことで，通常はコンピュータ上で流通します。彼女を，世界の人々の健康や生活状態に関する映画製作に駆り立てたのは，人道支援および国際開発活動における彼女の経験でした。彼女はまた，ニューヨークの若手作家や詩人のための無料のアフタースクールプログラムを開講しているUrban Word NYCの教員でもあります。

彼女は，カリフォルニア州の貧しい家庭で育ちました。カリフォルニア州立大学サンタバーバラ校に通い，文化人類学と医学進学課程を専攻しました。彼女は，救命救急医になるために医学部に行きたいと思っていましたが，申請手続きの途中で，よく考える時間が必要と感じ，1年の休暇をとることを決めました。彼女は，車で米国を横断し，1年くらいのつもりでボストンに滞在することにしたのです。

ボストンにいる間，彼女は，ホームレスのシェルターでHIV/AIDS教育を行い，またハーバード公衆衛生大学院でHIV/AIDSの成人教育クラスを受講しました。ある日その授業で，教授が，HIV/AIDS流行の初期に世界のリーダーとして戦った故Jonathan Mann［訳注：WHOのGlobal Programme for AIDSの創設者。1998年に飛行機事故で死亡］の半生を描いた短編フィルムを見せてくれました。そのフィルムの中でJonathan Mannは，健康が人権問題であること，そしてジェンダー，民族，貧困などの健康の社会的決定要因 social determinants of healthに取り組むことの重要性について語っていました。このフィルムを見た後，彼女の心に何かが起きました。Mannは健康について語っていましたが，それは彼女が今まで聞いたことのないものでした。しかし，それこそが彼女が追及したかったものだったのです。彼女はすぐにボストン大学公衆衛生大学院の公衆衛生学修士課程に入学し，修士号（MPH）を取得しました。

修士号を取得後，彼女は紛争中のコソボとアルバニアで2年間働きました。そこで働いているときに彼女は，この紛争の取材に来ているジャーナリストたちの無神経さや，報道の不正確さを訴えている女性たちと出会いました。これをきっかけに彼女は，低・中所得国における社会・健康問題に関する報道のあり方と，それをどうすれば改善できるのかについて考え始めたのです。彼女はすぐにフィルム撮影を行っている友人の手伝いを始め，そのままフィルム製作のアートに没頭していきました。

彼女はフィルム製作者ですが，映画学校に通ったことは一度もありません。その代わりに3年間独学で，カメラ，ソフトウェア，ストーリーテリング（語り）について勉強しました。2005年に妊産婦の健康問題についてのフィルム製作を始め，産科的瘻孔 obstetric fistulaに焦点を当てました。その当時，低・中所得国の女性が産科瘻孔に苦しんでいることはあまり知られておらず，彼女はこの問題に向き合おうと考えたのです。彼女はその後もあまり知られていない，しかし注目されるべき問題に取り組み続けています。彼女は国連人口基金（UNPF）などと協働し，世界各地でフィルム撮影を行っています。彼女の短編フィルム「Love, Labor, Loss」，「Not Yet Rain」，「Youth Zones」，「In it to Save Lives」は，学生や活動家のためのアドボカシー教材として広く活用されています。現在，彼女は様々な主要な国連機関やNGOとともに，フィルム製作やプロジェクト立案を行っています。

彼女は，低・中所得国の人々の実態を"ただ正確に"描こうとする欧米のフィルム製作者の姿勢と常に格闘しています。フィルム製作者としての彼女の目的は，低所得国の問題に光を当ててポジティブな社会変化をもたらすことで

あり，単に人々の悲惨だけを映すだけではなく，撮影する人々の尊厳を保ちたいと考えているからです。また，彼女はポジティブな物語も伝えたいと思っており，「!PODER!」などの彼女の最近作では，非力な犠牲者として女性や少女を登場させるのではなく，女性と少女の力と可能性を際立たせるように描こうとしています。彼女はまた，語りを入れるのはいつも自分が適任者とは限らないことを認識しており，製作過程において世界中からアーティストたちを迎え入れています。ほかの国を旅行するときは，彼女が撮影しようとする文化を代表する有識者，アーティスト，活動家に話を聞く時間を持つようにしています。その中で彼女は，現地のアーティストたちがコミュニティに強い影響力を持つとともに，彼女が完全には理解し得ないような文化的背景から生じる問題にも彼らが精通していることを理解するようになりました。彼女の新しいメディアサイトである mdgfive.tumblr.com/ は，グラミー賞を受賞したアーティスト Maya Azucena と共同で製作したもので，妊産婦の健康に取り組むアーティストや活動家が団結するプラットフォームとなっています。このサイトは，訪れた人は誰でも妊産婦の健康に関する公共広告を製作するために，世界中からのアートをリミックス remix することができるように作られています（たとえば，南アフリカで作られた詩に，タイの音楽，ロサンゼルスで撮られた写真を組み合わせるなど）。

彼女は，アーティストはグローバルヘルスのアドボカシーにおいて重要な役割を担っていると確信しています。アーティストには，個人的な状況や悲劇を皆が共感できる普遍的な物語や感情に昇華させる力があります。つまり，物語として表現することにより，報告書や会議で使われる事実や数字といった味気ない内容を，より人の心を揺さぶるものに変えることができるのです。彼女はまた，アーティストと人道支援コミュニティの間の関係性の強化に取り組んでいます。具体的には，アーティストと健康や人権に関わるコミュニティの間の有意義なパートナーシップを形成することを目的とする，「I Sell the Shadow」という新しい取り組みを開始しているところです。

彼女は，プロジェクトのための資金確保，各プロジェクトにかかる膨大な時間と労力など，いつも多くの困難に直面していますが，彼女は自分の仕事を心から愛しています。自分の仕事が他の人々に恩恵をもたらし，世界を少しでもよりよい場所にするのに貢献していることに，日々報われたと感じています。彼女は，世界中で多くの興味深い人々に出会い，彼らの物語を他の人々に伝える役割を果たせることを，心から嬉しく思っています。また彼女は，フィルム製作に加えて，Huffington Post の "Global Motherhood" の特別寄稿者でもあり，そこで，女性や少女を脅かす問題に対するアドボカシーにおけるアーティストの果たすべき役割を論じています。また，彼女は，国連のハイレベル会合や様々なグローバルヘルス関連会議によく招かれ，また主要な大学，ユース会議などの集会の，基調講演者や発表者として招かれるなど世界的に知られています。

グローバルヘルスを学んでいる大学生に彼女は次のようなアドバイスを寄せてくれました。

- あなたが本当に好きなことをしましょう。もし，まだそれが何かわからなくても心配はいりません。休みをとって旅行をし，そして自分を見つめることです。自分が仕事として本当にやりたいことを見つけてください。あなたは人生の大半を働いて過ごさなければなりません。だからこそ，あなたが本当に好きなことをするべきなのです。
- 他の人々やコミュニティを支援するために働くことは素晴らしいことです。しかし，私たちはそのコミュニティにとっては部外者であり，相手の物語に触れさせてもらえることに感謝し，それを正確に伝える責任を強く自覚しなければなりません。そしてその視点から，自分の国が，どのようにグローバル問題に関わっているかを理解する必要があります。また，援助がどれほど効果的か，商取引法とは何か，なぜ貧困が存在するのかについても，よく理解する必要があります。残念ながら，ただ，資金を調達し貧しい人々に与えればよいというものでありません。重要なことは，一部の人々を貧困に追いやっている，政治的および社会的力を理解することにあります。

## Jennifer Staple-Clark

Jennifer Staple-Clark は，ガーナ，インド，ホンジュラス，米国，カナダにおいて目の健康の向上と予防可能な失明を削減するために，眼科クリニックをサポートする非営利団体 Unite For Sight の創設者および CEO です。彼女のリーダーシップと起業家的イノベーションにより，Unite For Sight は，世界の最貧層の人々に費用効果の高いアイケア eye care を提供するリーダー的存在となりました。Unite For Sight はまた，グローバルヘルス教育における主要なアクターとなり，オンライントレーニングプログラムを運営し，毎年 Global Health and Innovation Conference を主催しています。

彼女はコネチカット州で育ち，大学は同州の New Haven にあるイェール大学に通いました。彼女は医学と化学に興味があったことから生物学を専攻することにし，2年生のときには人類学 anthropology を受講しました。彼女はその授業に強く惹かれ，人類学の勉強を深めることにしました。彼女は，生物学の講義とは違って小規模で和やかな雰囲気の人類学の講義を愛し，人々の社会文化的側面や文化に対する科学のインパクトなどを楽しんで学びました。彼女は 2003 年に生物学と人類学の両方の学位を取得し，イェール大学を卒業しました。

大学1年が終わったばかりの夏に，彼女は検眼医のオフィスで臨床研究アシスタントとして働く機会がありました。そしてそのときに，多くの人々が定期的に眼科を受診せず，視力が著しく低下したときのみ通院していること，また多くの人が健康保険に加入できておらず，予防的ケアを諦めていることを知ったのでした。また彼女は，多くの緑内障患者から，「もし治療が遅れたり未治療のままだったら，永久に視力を失っていただろう」という話をたびたび聞いていました。彼女はこれらの経験から New Haven におけるアイヘルス eye health（目の健康）を向上させたいという強い思いに駆られ，大学2年生のときに Unite For Sight を設立したのです。

Unite For Sight は学生ボランティア組織として始まり，メンバーたちは恵まれない人々が集まる集会所へ出かけては，国の健康保険制度についての教育活動を行っていきました。Unite For Sight の2つの主な目標は，眼疾患について人々を教育すること，そして低所得およびホームレス患者に適切な価格でアイケアが受けられるように支援することでした。この活動は大きな成功を収め，彼女は，この活動モデルを北米の50以上の大学に拡大していきました。そしてあるときから相談事業を開始したところ，たまたまガーナの難民キャンプから，難民のアイヘルスが悲惨な状態だという相談が寄せられたのです。これが Unite For Sight にとって最初の海外とのつながりとなり，Unite For Sight はその難民キャンプでアイケア提供の支援を始めることになったのです。

彼女は Unite For Sight の CEO として，医療供給プログラムの改善やグローバルヘルスに関心のある人々に教育機会を提供する取り組みを始めました。彼女は，ガーナ，インド，ホンジュラスの地元の眼科医とパートナーシップを構築し，経済的理由を含む様々な理由でアイケアにアクセスできない患者のために，地方コミュニティへのアウトリーチ活動を組織しました。現在 Unite For Sight は，コミュニティの最も貧しい人々にサービスを提供している地域のアイケア専門家に人材や資金を提供する活動を続けており，これまでに，6万5000人以上に対する視力回復手術を含め，170万人以上の最貧層の人々にアイケアを提供してきました。ガーナでの最初の取り組み以来，Unite For Sight は，ガーナの全白内障手術の半分を担っている5人のガーナ人眼科医とパートナーを組んで活動しています。

さらに Unite For Sight はボランティアを募集し，Global Health University を設立し，毎年 Global Health and Innovation Conference を主催しています。Unite For Sight の提携クリニックでは，学生と専門家の双方が Global Impact Fellows としてボランティア活動を行うことができ，そこでは地域の医療専門家がどのようにして最も難しい人々へアクセスし，そしてどのように医療供給に関する研究プロジェクトを実施しているのかを学ぶことができます。Global Health University は，グローバルヘルス戦略を学びたい学生や専門家向けのオンライン認定プログラムや，さらにグローバルヘルス分野の第一人者とのウェビナー webinars（インターネット上でのウェブカンファレンス）を提供しています。Global Health and Innovation Conference は，世界最大のグローバルヘルス会議であり，グローバルヘルス，国際開発，社会起業の様々な分野からの参加者が集まり，関連したイベントが行われています。

彼女が抱えている最大の課題は，彼女とともに活動する地域の専門家の能力を維持拡大し続けるための十分な財源の確保です。彼女は，大口の資金援助国や助成金などのような一般的資金源の限界をよく認識しており，資金を常に生み出すことのできる持続可能な資金調達のあり方を模索しています。彼女は，毎週何千人もの患者が毎週視力回復手術を受けているという事実に，いつも報われた気持ちを感じています。また，New Haven で行っている活動についても，Unite For Sight のパートナーから送られてくる手術件数のデータや手術を受けた患者の写真に活動の喜びを感じ，また Global Health University や Global Health Conference に参加する学生や専門家の情熱や熱意に触れることで，さらに活動の刺激を受けています。

彼女と Unite For Sight の活動は，2007 BRICK Award, American Institute of Public Service's 2009 National Jefferson Award for Public Health Service, 2011 John F. Kennedy New Frontier Award, 2013 Praxis Award in Professional Ethics from Villanova University など多くの賞に輝いています。

彼女は，グローバルヘルスに関心のある学生に次のようなアドバイスを寄せてくれました。

- たとえそれが何であろうと，自分の情熱に従うことです。グローバルヘルス分野で貢献するのに，大学で公衆衛生やグローバルヘルスを学ぶ必要は必ずしもありません。そうした領域以外の勉強や仕事をしていた人でも，現在，グローバルヘルスに多大な貢献をしている人はたくさんいます。
- 活動の質の重要性を認識することが大切です。「ないよりまし」という認識で中途半端な活動をすれば，それは効果がないどころか，むしろ有害でさえあります。たとえば，マラリア予防のための蚊帳を例にとると，単に配布した蚊帳の数を数えて満足している人々も少なくありませんが，これは，インパクトの測定指標として最善のものとは言えません。なぜなら，蚊帳の下で眠りたがらない人もおり，そのため蚊帳を漁業の網や衣類として使ってしまう可能性もあるからです。そうではなく，教育効果，蚊帳の適正使用，マラリアの減少といった蚊帳の提供によってもたらされるアウトカムを評価すべきです。質に無頓着な活動は，時間と労力の浪費であるだけでなく，有害でさえ

あります。

## Ouk Vong Vathiny

　Ouk Vong Vathinyは，Reproductive Health Association of Cambodia(RHAC)の代表であり，カンボジアの最も脆弱な女性たちのリプロダクティブヘルス向上のために第一線で取り組んでいるカンボジアの医師です。彼女の人生は，個人生活においても職業生活においても，想像を絶する苦難に満ちたものでしたが，それにもかかわらず，こうした活動に取り組んでいます。

　彼女の視点は常に女性と子どもに注がれています。それは，小さいころ彼女の家族は多くの孤児施設を支援し，彼女もいつか孤児施設を運営したいと思うほど，子どもの問題に関心があったからです。そして，彼女の家族の多くが医師になったことが，彼女が健康に関心を抱くきっかけとなりました。

　そして1974年に彼女は，女性や子どもの健康の向上に貢献したいと思い，カンボジアの首都プノンペンの医学部に入学しました。しかし，すべてのカンボジアの人々や学生と同様に，彼女の学業は，Communist Party of Kampucheaの後継者であるクメールルージュKhmer Rougeが1975年にカンボジアを支配したことによって，中断されてしまいました。クメールルージュは1979年まで国を支配し，人々を街から退去させ，地方で強制労働に従事させました。そして，よく知られているように100万人規模とも推定される大量虐殺genocideを実行したのです。この期間，多くのカンボジア人と同じように，彼女と彼女の家族は，約4年間，地方で非常に困難な労働と飢えに耐え忍び，その過程で家族の多くは非業の死を遂げてしまいました。

　1979年にプノンペンに戻った後，彼女は他の医学部の学生とともに，学業を始める前の約1年間を，医学部と保健省の再建に費やしました。そして，1986年，彼女はついに，当初の予定から6年遅れて，医師免許を取得したのです。

　1986～1989年にかけて彼女は，プノンペン市民病院の感染症病棟の主任を務めました。3年後，産婦人科に転科し，すぐにプノンペン市の母子保健課の母性保健部門の長になりました。彼女は1994年までそこで働き，職員の教育全般と，性感染症やHIV/AIDSのカウンセリングなど専門的なトレーニングを担当しました。彼女はまた，都市周辺部を回る移動診療チームを結成し，47人の医療スタッフを監督しました。

　同時に，彼女はToul Kork地区［訳注：当時の売春地域］のコミュニティクリニックの所長を務め，クリニックやToul Kork施薬所において，その売春街地域のセックスワーカーのために医療サービスを提供しました。当時，HIVがセックスワーカーを含むハイリスク行動を行う一部の人々のグループの間で広がり始めていましたが，政府が公衆衛生的事業にあまり熱心でなかったため，彼女と英国人の同僚は，セックスワーカーのためのアウトリーチ活動を始め，クリニックはそうして誕生したのでした。

　彼女たちが開いたクリニックは，多くの組織から高く評価されましたが，プノンペンの市長は売春を禁止しようとして，クリニック周辺の売春宿を閉鎖してしまいました。その結果，セックスワーカーは街中に分散することになってしまったのです。失望した彼女は，公的セクターからNGOに移ることにしました。1994～1997年にかけて，彼女は，初めはFamily Planning International Assistance (FPIA/FHSP)でクリニックの医師として，後には副所長兼プロジェクトディレクターとして働きました。FPIAでの責務が大きくなったことと，FPIAが全国的なNGOへ移行したことに伴って彼女はEPIAを去り，1996年に共同設立したReproductive Health Association of Cambodia(RHAC)の事務局長に就任しました。

　RHACは現在，470人の職員と5,000人のボランティアを抱え，16のリプロダクティブヘルスクリニックを運営し，特にセックスワーカー，MSM(men who have sex with men)，学校やコミュニティの若者たちのように，リスクの高い行動をするグループに対して様々なコミュニティベースのアウトリーチプログラムを実施しています。さらに，RHACはカンボジアにおける政府のヘルスセンターの約1/3を支援しています。

　彼女はこうした活動を実施するかたわら，常に知識や技術の吸収に努め，1998年には，米国のハーバード公衆衛生大学院のManaging Health Programs in Developing Countriesの卒業資格を取得し，2002年には英国のキール大学において，Health, Population, and Nutrition in Developing CountriesのMBAを，2007年にはスウェーデンのルンド大学でSexual and Reproductive Health and Rightsの卒業証書を授与されています。

　彼女が今でも誇りに感じていることは，1990年代の前半のカンボジアでHIVが流行し始めた時期に，その流行抑制に取り組んだ自分たちの活動です。その活動は，流行の発生源に直接焦点を当てるもので，彼女らは，セックスワーカーが自分自身を守れるようにするためのプログラムを作り，その実施に当たりました。しかしその活動によって，命が危険に曝されたこともありました。たとえば，彼女らが政府の反対を押し切ってセックスワーカーのための公的クリニックを開所したとき，彼女らは一度ならず売春宿のオーナーたちから，拳銃で脅されたことがあったのです。

　彼女は，グローバルヘルスに関心のある学生に次のようなアドバイスを寄せてくれました。

- あなたの関心のある分野を見渡して，そこにいる脆弱な人々に注目してください。そうした人々

は，あなた以外に，誰が支援してくれるでしょうか？
- 男性でも女性でもかまいません。思いやりと知識に溢れるロールモデルとなる人々を見つけてください。
- 健康，栄養，飢餓，貧困，開発がすべて関連し合っていることを常に忘れないようにしてください。問題解決のためにはこれらすべてに対する取り組みが必要です。私たちは，私たち自身の社会に責任を持たねばなりません。
- スティグマ，タブー，人権の侵害は変えるべきものです。私たちはそのために戦う必要があります。
- 私たちが望むのは，誰もが公平に医療と福利を享受できる世の中です。その中では，特に女性と子どもに焦点を当てる必要があります。女性は，社会の根幹をなす存在です。これは夢かもしれませんが，しかし皆で取り組めば実現できる可能性があります。

## Abdo Yazbeck

　Abdo Yazbeck は医療経済学者です。彼は，低・中所得国の健康格差を縮小するために，ヘルスセクターリフォーム（保健医療改革）のための革新的な戦略の開発に職業人生のほとんどを費やしてきました。

　彼は常に，社会的良心と勤労モラルの両方を持ち合わせる人を尊敬してきました。特に，インドのコルカタで見たマザーテレサの活動は今も忘れることはできません。しかし，彼の健康と開発に対する関心は，実際には内戦期間中に思春期を送った経験から生じたものでした。

　彼は，レバノンのベイルートで生まれました。レバノン内戦 Lebanese Civil War は，彼が12歳の1974年に始まり，彼が米国の大学院に進むためにレバノンを離れた後もしばらく続きました。内戦によって彼は10代の前半をエジプトのカイロで過ごし，そこで極度の貧困と不平等を初めて目の当たりにしました。彼の目には，生きていくために物乞いし，ごみ山をあさる，貧しい子どもたちの姿が今でも焼き付いています。

　レバノンに戻った後，彼はベイルートの American University Hospital でボランティア活動を行い，パレスチナ難民の地域で食糧配給の支援を行いました。この経験を通して，彼は，医師になること以外にも貧しく社会的に疎外された人々の健康を改善する方法があることを学びました。

　1984年，彼はベイルートの American University の経済学部を卒業し，その後テキサス州 Houston にあるライス大学の経済学大学院で学ぶために米国へ移住し，1988年に経済学修士，1991年に経済学博士号を取得しました。彼の学位論文研究は，健康，労働，そしてミクロ経済学への応用に焦点を当てたものでした。

　テキサスで学んでいる間，彼は National Institute on Aging の資金援助により，高齢化と労働選択と健康アウトカムの関連についての研究を実施しました。彼は，その後健康における人種的および社会経済的不平等についての研究を始め，それが彼がその後の生涯をかけて健康格差の問題を追及する出発点となったのです。

　1987年，彼は世界銀行における Population, Health, and Nutrition の夏季インターンシップに参加しました。そしてそこで，家族数，子どもの教育，家族労働に関するデータの分析に携わる中で，世界銀行で働く人々の意欲と使命感の高さに感銘を受け，自分も経済開発と貧困削減の分野でキャリアを追及しようと決心したのです。

　1990年代前半，Texas A & M University の経済学部で2年間講義をした後，彼は，医療経済学者としての専門性を確立し始め，1992年に彼は医療経済学者として世界銀行に入り，世界的に極めて画期的な業績となった 1993 World Development Report の準備文書の作成に携わりました。1993～1996年にかけて，彼は医療経済学者兼リサーチマネージャーとしてコンサルティング会社 Abt Associates で働きました。この会社で彼はトレーニングプログラムの開発を支援し，低・中所得国におけるさまざまな保健医療プロジェクトのための技術支援を行いました。

　1996年に彼は世界銀行に戻り，2002年まで South Asia Human Development Unit の上級医療経済学者 senior health economist を務めました。南アジアでの彼の職務は，バングラデシュ，インド，モルディブ，スリランカにおける保健医療分野のプロジェクトの支援と分析に重点をおいたもので，彼はそこに経済学的手法を導入し，分析や保健医療政策の企画に当たるとともに，これらの国々への技術・業務支援を行いました。2002～2008年の間は，いわば "World Bank University" とも言える World Bank Institute の Health and AIDS Program のプログラムマネージャーおよび主任医療経済学者 lead health economist を務めました。この仕事で彼は，とりわけヘルスセクターリフォーム，保健医療財政，健康格差，HIV/AIDS に関連するトレーニングプログラムの開発を支援しました。彼が貢献した重要な出版物の中には，世界銀行発行の『World Development Report 1993: Investing in Health』，『Reaching the Poor with Health Nutrition and Population Services(2005)』，『Attacking Inequality in Health(2009)』などがあります。

　2008～2011年の間は，世界銀行の欧州と中央アジアの保健医療分野のマネージャーを務めました。この間彼は，3つの主要分野，つまり①効果的な公衆衛生コア機能の構築，②公平で，効率的で，質の高い保健医療サービスの提供，③開発全体への保健医療分野の統合において，プロジェクト実施国の保健医療分野を強化するための世界銀行の取り組みを管轄しました。彼は現在，アフリカ地域全体を管轄する主任医療経済学者の立場にあります。

彼は，低・中所得国における健康格差に注目した自分のこれまでの取り組みを最も誇りに感じています。彼が同僚とこの仕事を始めた当初，"不平等 inequality" は高所得国と比較した低所得国の貧困という概念で捉えられていました。したがって，一般には貧困国のすべての人々が貧しいと見なされており，それぞれの国での不平等には十分な注意が払われていませんでした。彼は，健康アウトカムや保健医療サービスへのアクセスにおける不平等という概念の構築と，これらの問題へ取り組むための方法を開発するために，Reaching the Poor Program に取り組みました。

彼は，グローバルヘルスに関心を持つ学生に次のようなアドバイスを寄せてくれてました。

- グローバルヘルスと開発は非常にやりがいがあり，しかし一方でかなりもどかしい仕事でもあります。これには大変な努力，粘り強さ，失敗への対処，かつ耐える力が求められます。
- 公衆衛生，医学，経済学，財政学，ビジネス，法律など何か特定分野における技能を身につけてください。そうすれば，グローバルヘルスに貢献することができます。
- アドボカシーは，ただ感情に訴えるのではなくエビデンスに基づいて初めて効果を発揮します。エビデンスに基づかないアドボカシーは破壊的で，無駄なものとなってしまいます。

## メインメッセージ

グローバルヘルス分野では様々な人々が働いています。これらの人々の多くは，小さいときからグローバルヘルスに興味を持ち，それに関連した学問や職業を選んでいますが，対照的にキャリアの後半になってからグローバルヘルスに関わり始める人もいます。本章で紹介した人々の多くに共通することは，彼らをグローバルヘルスへと向かわせる"転機"となるような経験があったことです。なかには低所得国で働くために，キャリアの早い段階から計画的に進めている人もいれば，一緒に勉強をしたり働いた人々から刺激を受けてグローバルヘルスの活動を始めた人もいます。また，政治的紛争のあった地域あるいは疎外された人々の中で生活することで活動を始めた人もいます。

ここで紹介した様々な人々のプロフィールから，私たちは以下の教訓を引き出すことができます。

- 社会的に恵まれない人々，貧しい人々，疎外された人々に目を向けること。社会的正義と公正は，グローバルヘルス活動の"魂"と言うべきものです。
- 常に学ぶこと。
- 優れたメンターを見つけること。
- 一緒に働くすべての人から学ぶこと。
- 自分の職業人生の理想となるようなロールモデルを見つけること。
- 大局的に考えること。現状に流されるのではなく，自分の理想を実現する道を探ること。
- 1人ではなく，他の人たちと協働・連携して仕事をすること。数は力です。
- 可能であれば，グローバルヘルス活動に出かけてもまた戻って来れるような，いわば出動基地を築くこと。
- 常に謙虚さ humility を失わないこと。謙虚さもグローバルヘルス活動の"魂"と言うべきものです。

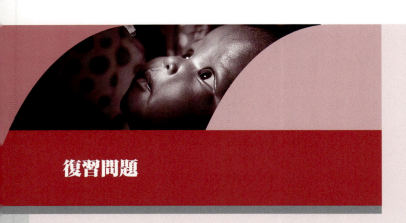

## 復習問題

1. 本章で取り上げた人々のプロフィールに共通する特徴があればそれを述べてください。
2. グローバルヘルス分野で可能な職業の種類を挙げてください。
3. グローバルヘルス分野では,どのようなスキルが最も役に立つと思いますか?
4. グローバルヘルス分野で働く人々にはどのような個人的資質が必要だと思いますか?
5. 10〜15年後,あなたはどうなっていたいと思いますか?
6. そのためには何をしなければならないと思いますか?
7. 本章で取り上げたプロフィールの中で,どれがあなたの興味や将来の希望に最も沿っていると思いましたか?

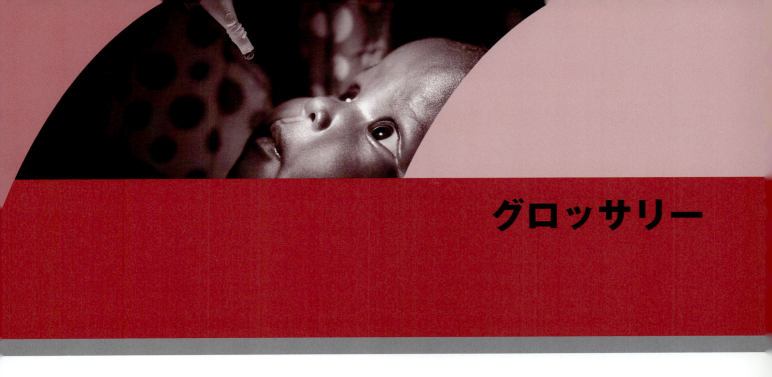

# グロッサリー

**うつ depression** かなりの期間にわたって，日常生活をまともに送れないほどの，悲哀感，喪失感，怒り，焦燥感を伴う気分障害

**栄養不足 undernutrition** 食物摂取の不足や頻回の感染症罹患によって生じる状態。栄養不足が続けば体重が標準体重を下回り，それが高度になれば発育不良やるい瘦，あるいは微量栄養素不足が生じる

**栄養不良 malnutrition** 低体重，発育不良，るい瘦，過体重，肥満，微量栄養素不足を含む，栄養バランスが阻害された状態のこと

**疫学転換 epidemiologic transition** 感染症優位から，非感染性疾患優位への疾病パターンの転換のこと

**家族計画 family planning** 人工的あるいは自然な方法によって，カップルが意識的に，出産数や出産間隔を調節すること。一般には，妊娠や中絶を回避するための妊娠コントロールのことを意味するが，妊娠をするための努力を指すこともある

**過体重 overweight** （成人の場合）体格指数が25以上30未満の状態

**がん cancer** 制限なく増殖し，周辺組織に浸潤・転移する悪性細胞によって生じる疾患

**環境 environment** 個人や集団に影響を与える，個人レベルでは簡単にはコントロールできない外的な物理的，化学的または微生物的な曝露やプロセス

**環境保健 environmental health** 有害な環境要因への曝露の減少，および行動変容を促すことにより，疾患，死亡，障害の予防を目指す公衆衛生上の一連の取り組みであり，疾患や傷害の直接的あるいは間接的な原因に対して，保健医療システム内外の資源を動員して対処し，健康向上を図る取り組み

**感染症 communicable diseases** ある感染性の因子によって引き起こされ，人から人，動物から動物，あるいは動物から人に感染する疾患

**寄生虫 parasite** 宿主に棲息して，そこから栄養を摂取する動物もしくは植物のこと

**虚血性心疾患 ischemic heart disease** 心臓への血流が減少した状態で，冠動脈疾患とも呼ばれる

**グローバルヘルス global health** 国境を越え，国際社会の協働した取り組みによって最も効果的に対処し得る健康問題

**血糖 blood glucose** 身体の細胞にエネルギーを送るために，血中を流れる糖分のこと

**下痢 diarrhea** 腸管の消化能力の低下により，非常に柔らかい便が頻回に出る病態

**健康 health** 単に疾病がない状態ではなく，精神的，身体的，情緒的安寧が完全に保たれている状態のこと

**健康格差 health disparities** 社会的，経済的に不利な状態におかれていることと密接な関連のある健康の不平等のこと

**健康の社会的決定要因 social determinants of health** リスク要因の中でも，社会，経済，政治，文化，環境的側面の強い要因のこと

**健康平均寿命 health-adjusted life expectancy** 現在の健康障害や死亡の率に基づいて，その新生児が完全な健康状態で生きると期待し得る生涯年数

**高血圧 hypertension** 血圧（最高血圧，あるいは最低血圧）が異常に高い状態

**抗原 antigen** 生体の免疫反応を惹起する物質の総称

**公衆衛生 public health** 衛生的な環境，感染症の予防，個人衛生に関する住民教育，疾病の早期診断と治療のための医療および看護サービスの整備，ならびに健康保持に必要な生活水準をすべての人々に保証する社会的仕組みの確立を通して，疾病の予防，生命の延伸，身体および精神の健康と機能の増進を実現するための科学および

技術

鉤虫 hookworm　犬，猫，人間などの哺乳類の小腸に棲息する寄生虫

国内総生産 gross domestic product　ある期間内において，その国で生産された物品やサービスの総市場価値のこと

国内避難民 internally displaced person　強制的に避難を強いられたが，まだその国内にとどまっている人々

国民総生産 gross national product　ある国の国民の平均年間所得のこと。海外からの収入も含まれるが，同時に海外への支払いは差し引かれる

5歳未満児死亡率 under-5 child mortality rate　1年間に5歳未満で死亡する子どもの数をその年の1,000出生あたりで表したもの。過去5年間の平均値として表される

子ども child　法的に成人と見なされない年齢で，一般的には18歳未満の年齢期にある者

コレステロール cholesterol　身体のすべての細胞に存在する脂肪様の物質で，血中にも存在する

根絶 eradication　病原体を絶滅させることによってその疾患の流行を完全に止めること

コントロール control　疾患の発生率，有病率（存在率），罹病率，死亡率を，許容レベルにまで引き下げること

災害 disaster　人為的あるいは自然の出来事により，道路や家屋等の損壊，自然環境の破壊，人命の喪失，健康状態の悪化や保健医療サービスの低下が生じ，外部からの支援が必要となった状態のこと

再興感染症 reemerging infectious disease　既存の感染症で，発生率が最近上昇し始めたり，新しい形で流行するようになった感染症

産科的瘻孔 obstetric fistula　膀胱と腟あるいは直腸と腟の間に穴が開き，尿や便が腟から漏れ出る状態。産科的瘻孔を患った女性は，家族やコミュニティから孤立・排除されることが多い

子癇 eclampsia　痙攣を引き起こすほどの非常に高い血圧に特徴づけられる，妊娠後期の生命に危険のある病態

子癇前症 preeclampsia　妊娠高血圧症の患者がたんぱく尿を生じた病態。以前は浮腫も症状の1つと見なされていたが，現在では高血圧とたんぱく尿があれば，子癇前症と診断される

子宮脱 uterine prolapse　子宮が陰門外へと脱出した状態

思春期 adolescent　10～19歳の年齢期にある子ども

死亡 mortality　死亡すること

社会 society　ある特定の場所に住み，同じ文化的伝統を共有する人々の集団

重度急性栄養不良 severe acute malnutrition　体重対身長比が，WHO成長標準の中央値から，3標準偏差値以上下回る状態，つまり極端な低体重の状態のこと

出血 hemorrhage　（出産と関連する）体内もしくは体外への大量の血液の喪失。出産前出血は妊娠20週後から出産前までの出血のことを，出産後出血とは出産後の500 mL以上の性器からの出血を言い，初期出産後出血とは出産後24時間以内に生じた出血を言う

障害 disability　身体機能が一時的，あるいは長期的に損なわれた状態

傷害 injury　ある行為によって身体に与えられた損傷，危害，苦痛のこと。意図的あるいは非意図的な身体の，熱的，力学的，電気的，化学的なエネルギーへの急性曝露や，熱や酸素など，人体に必要不可欠なものの欠乏によって引き起こされる

障害調整生命年数 disability-adjusted life year（DALY）　早死や障害によって失われる年数を組み合わせた集団的健康指標

女性器切除 female genital mutilation（female genital cutting）　女性の性器を部分切除する風習的行為。通常，4つのタイプに分類される

心血管系疾患 cardiovascular disease　心臓や血管の異常から生じる疾患

新興感染症 emerging infectious disease　新たに発見もしくは発生した感染症のこと

人口転換 demographic transition　高出生率・高死亡率の状態から，低出生率・低死亡率の状態に移行すること

新生児死亡率 neonatal mortality rate　28日齢未満の新生児の死亡数で，年間1,000出生対で表される

新生児破傷風 neonatal tetanus　不衛生な出産や臍帯の不衛生な処置によって，新生児に生じる細菌感染症

性感染症 sexually transmitted infections（STIs）　腟性交，口腔性交，肛門性交などの性行為によってパートナー間で感染する疾患

性選別的中絶 sex-selective abortion　胎児の性別が親や家族の望みに反する場合（一般的には女児の場合）に，胎児を中絶すること

Z値 Z-score　数値が正規分布する場合に，ある数値の平均値からの距離を，標準偏差の倍数で表した統計学的数値

双極性障害 bipolar disorder　以前「躁うつ病」と呼ばれたもので，気分や身体の活動レベルや日常生活を送る能力が大きく変動する脳の障害

体格指数 body mass index　体重（kg）を身長（m）の2乗で割った価

致死率 case fatality rate　ある疾患に罹患した人々の中で，ある期間内に死亡する人の割合

窒息 asphyxia　生体の酸素供給が著しく低下した状態

中絶 abortion　人工的あるいは自然に生じた，未熟な胎児の喪失のこと

帝王切開 Cesarean delivery（section）　腹壁と子宮の手術的切開によって，胎児を取り出す手術のこと

低出生体重 low birthweight　出生時体重が2,500 g未満の場合

低体重 underweight　年齢別体重が国際基準の2標準

偏差未満である状態

**統合失調症 schizophrenia** 幻覚，妄想，外観や性格の変化を主な症状とする精神疾患

**糖尿病 diabetes** インスリンの分泌が少な過ぎるか，分泌反応が損なわれることによって，血糖値が高くなる病態

**難民 refugee** 迫害を逃れるために，自分の国の外部に避難した人々

**乳児死亡率 infant mortality rate** 1年間の1,000出生あたりの乳児の死亡数

**妊産婦死亡 maternal death** 妊娠自体や妊娠管理のあり方に起因する，妊娠中，出産中，出産後42日以内に起きた女性の死亡のことで，妊娠期間には関係なく定義される。事故などによる死亡は含まない

**妊産婦死亡率 maternal mortality ratio** 妊娠や出産に伴う合併症によって死亡した女性の数。年間10万出生対の割合として表される

**妊娠糖尿病 gestational diabetes** 血糖調節の不調によって，妊娠中に起こる糖尿病で，通常は，出産後に消失するが，その後のⅡ型糖尿病のリスクを高める可能性がある

**脳卒中 stroke** 脳への血流が一時的あるいは永久に失われた状態

**肺炎 pneumonia** 肺胞にまで感染が及び炎症が生じた状態

**敗血症 sepsis** 血液が細菌感染した状態

**排除 elimination** あらかじめ定められた，非常に低いレベルにまで，病気の流行を減少させること

**白内障 cataract** 眼のレンズが白濁し視力が損なわれた病態

**破傷風 tetanus** 破傷風菌が皮膚の損傷部位から侵入し，しばしば致命的となる感染症

**発育不良 stunting** 栄養不足や病気などが原因で，年齢別身長が国際基準の2標準偏差未満である状態

**発生率 incidence rate** ある期間内に，集団の中で新しい症例が発生する頻度

**パニック障害 panic disorders** 数分以上にわたって強い恐怖感に襲われる精神的障害

**非感染性疾患 noncommunicable disease** 感染症以外の疾患の総称

**非政府組織 nongovernmental organization (NGO)** 環境保護，先住民への支援活動など，何らかの社会的目的を達するための非営利的活動を目的に結成された，公的ではないグループや組織

**ビタミンA不足 vitamin A deficiency** 体内にビタミンAが不足した状態のことで，失明の原因となり，また免疫力の低下によって，肺炎や麻疹など様々な感染症に罹りやすくなる

**肥満 obese** 体格指数が30以上の状態

**百日咳 pertussis** 長く続く激しい咳を特徴とする非常に感染性の高い細菌感染症

**費用対効果分析 cost-effectiveness analysis** 複数の健康投資の間で，それによって得られた健康に対する効果を比較し，投資の相対的有効性を分析する手法

**貧血 anemia** 血中のヘモグロビン値が異常に低い状態

**プッシュ戦略 push strategy** 投資に対するリスクとコストを下げることによって製品開発を促す戦略

**不平等 inequality** 社会集団の間で，健康状態や健康の決定要因が不当に異なること

**不慮の傷害 unintentional injury** 意図的な要因が全くなく生じた傷害の総称

**プル戦略 pull strategy** 新しい製品を開発した場合に，それによる将来的利益を保証するように援助することで新しい製品の開発を促す戦略

**文化 culture** その社会の成員が共有する一連の規則や規範で，それに基づいて行動すると，社会の他の構成員から，適切で許容範囲と見なされるもの

**平均寿命 life expectancy at birth** 現在の年齢別の死亡率が現在と同じと想定した場合に，新生児が生後生きると考えられる平均年数

**保健医療システム health system** 保健医療サービスを可能とする資源，組織 そして管理システムの総体

**ポリオ poliomyelitis** 感染性が高く，子どもに麻痺症状を残すことが多いウイルス性疾患

**麻疹 measles** 発熱，全身倦怠感，鼻水，鼻づまり，咳，結膜炎，全身の発疹を症状とする非常に感染しやすいウイルス性疾患

**マラリア malaria** 熱帯熱マラリア *Plasmodium falciparum*，三日熱マラリア *P. vivax*，卵型マラリア *P. ovale*，四日熱マラリア *P. malariae* など，蚊によって媒介される血液寄生虫が人間に引き起こす病態

**薬剤耐性 drug resistance** ウイルス，細菌，寄生虫が，治療薬に対する耐性を獲得した状態

**有病率(存在率) prevalence** ある一時点(期間)において，集団中に存在するある特性(疾患など)を有する人の割合

**ヨード欠乏症 iodine deficiency disorders** ヨード欠乏による病態で，甲状腺腫，甲状腺機能低下症，精神遅滞，死産，流産，先天奇形，神経クレチン病などが生じる

**予防接種 immunization** ワクチン接種によって，免疫を誘導するプロセスのこと

**リスク要因 risk factor** 疫学的にある病的状態と関連することが証明されている，個人の行動やライフスタイル，環境要因，および生来もしくは遺伝的な要因のこと

**罹病 morbidity** 病気になること

**るい痩 wasting** 体重(kg)を身長(m)で割った値が，国際基準の2標準偏差未満である状態

**若者 youth** 15〜24歳の年齢期にある人々

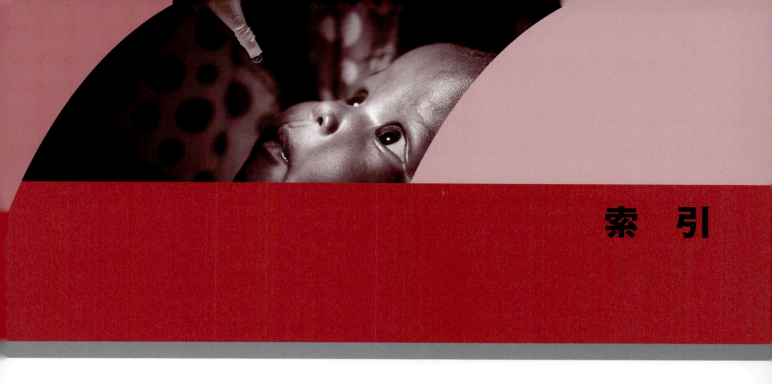

# 索引

## 和文索引

### あ

アーティスト 495
アーユルベーダ医療 139
アーリーアダプター 142
アーリーマジョリティー 142
アイヘルス 359
アウシュビッツ 80
亜鉛 312
アジア開発銀行 414
アジスロマイシン 330
アスベスト 349
アセスメント 398
新しくまだ普及していないワクチン 249, 254, 255
アドヒアランス 446
アドボカシー組織 419, 464
アフリカ開発銀行 414
アフリカ系アメリカ人 57
アマルティア・セン 55, 114
アルコール 355
アルコール使用障害 351, 353
アルテミシニン併用療法 244, 310
アルマ・アタ宣言 100, 411
安全出産キット 399
安全でない中絶 221, 230

### い

イェール大学公衆衛生大学院 474
医学的および行動科学的研究の対象者保護のための全米委員会 80
医学的包皮切除術 305
移行計画 428

いじめ 281
医術者 139
一次医療 94, 100
遺伝子組み換え，植物 440
移動クリニック 402
意図的な傷害 376
イノベーション
　——，拡散モデル 142
　——，後期追随者 142
　——，前期追随者 142
　——，遅滞者 142
イノベーター 142
異文化適応能力 479
異文化に対する謙虚な態度 465
イベルメクチン 126, 430
医薬品の重要性 119
医薬品の適正使用 121
医薬品配達ボランティア 316
医療人類学 137, 468
医療の質 108
医療費の自己負担 95
医療費負担の公平性 95
飲酒 349
インセンティブ 110, 118
インターネット中毒 120, 281
インターンシップ 466
インフォーマルセクター 105
インフォームドコンセント 83
インプリメンテーションサイエンス 417
インフルエンザb型菌ワクチン 252

### う

ウェビナー 496
ウェルカムトラスト 415
ウガンダ 367
ウシ海綿状脳症 298

うつ 501
うつ病 280, 349
　——単極性 273, 348
運営 95, 97
運動推進 199
運動不足 357, 395

### え

永遠の課題 294
エイズ遺児 304
衛生検査施設 97
衛生行動 170
栄養状態の改善 200
栄養成分強化 417
栄養転換 206
栄養不足 182, 184, 187, 191, 203, 205, 501
栄養不良 182, 184, 501
栄養問題，根本原因 185
営利的民間セクター 98, 101
疫学転換 39, 352, 501
エコロジカルアプローチ 140
壊疽性口内炎 363
エボラ 152, 298
エボラウイルス 296
エボラ出血熱 319
エボラ治療センター 320
援助疲れ 431
エンターテイメント教育 143
塩分摂取 190

### お

黄熱 252
黄熱ワクチン 252
オーストラリア先住民 57

505

# 索引

大村智 430
オーラルヘルス 363
屋外大気汚染 164, 166, 167
屋外排泄 169, 172
屋内大気汚染 162, 165, 168
汚職 109
オランダ結核基金 420
オンコセルカ症 126, 313, 429
温室効果ガス 175
「温」と「冷」の概念 137

## か

カーター大統領 67
加圧膨張式仮設病院 401
ガーナ 106
外観の損傷 314
回虫症 313, 316
概念実証 450
開発 54, 64
開発コスト 120
外部契約 95, 117
カウンセラー 322
顧みられない熱帯病 44, 312, 443, 452
顧みられない熱帯病のためのグローバルネットワーク 426
科学技術の進歩 42
科学的妥当性 82
革新的資金メカニズム 427, 445, 451, 452
革新的途上国 453
革新的な資金援助組織 422
拡大予防接種プログラム 248
喀痰塗抹検査 306
過剰飲酒 354, 355, 356
化石燃料 163
河川盲目症 313, 429
家族給付金プログラム 119
家族計画 230, 501
　──が命を救う 230
家族健康プログラム 105
家族福祉アシスタント 227
過体重 182, 184, 194, 204, 206, 357, 501
各戸給水 169
活動性肺結核 306
加糖飲料 186, 190, 204
ガバナンス 94, 107
カルシウム 190
がん 347, 358, 501
がんのスクリーニング 358
簡易水洗トイレ 169
カンガルーケア 262
換気管付きトイレ 168
眼球乾燥症 189, 259
環境 19, 501
環境アセスメント 145
環境保健 162, 501
環境要因 161

間欠予防治療 310
韓国 198
看護助産師 140
ガンジー 487
患者保護ならびに医療費負担適正化法 104
感受性 141
感染経路 166
　──，水関連媒介動物性 166
　──，水欠乏性 166
　──，水棲息性 166
　──，水媒介性 166
感染症 501
　──はもう終わった 298
完全母乳哺育 146, 262, 263, 312
干ばつ 174
漢方医 139
カンボジア 61
官民パートナーシップ 256, 322, 331, 410, 415, 422, 423, 444, 464
緩和ケア 358
緩和戦略 175

## き

気温逆転 164
気温の上昇 174
飢餓 182
飢餓期 184
機会の窓 191, 206
機関間常設委員会 396
企業の社会的責任 324
危険な妊娠中絶 278
気候変動 42, 174, 392
気候変動に関する政府間パネル 175
儀式 138
寄生虫 501
寄生虫症 164, 169
偽造医薬品 120
喫煙 350, 354
喫煙対策 109
厳しい選択シナリオ 325
規模の経済 249
偽薬 311
キャッシュ＆キャリーシステム 106
キャンペーン 357
救援物資 398
救急産科ケア 262, 401
急性呼吸器感染症 243, 395
急速な規模拡大シナリオ 325
キューバ 61, 99, 106
業者との癒着 107
強制実施権 121
強制収容所 80
強制的隔離 153
共通リスク要因アプローチ 364
共同水栓 169
共同負担 444
虚血性心疾患 342, 501

拠出金 411
禁煙補助薬 355
緊急対応期 398
緊急対応システム 446
金品と引き換えの性行為 279, 283, 305

## く

空圧性ショック衣 449
くじ引き，臓器移植 86
くそおじさん 173
駆虫 316
駆虫プログラム 453
屈折障害 350
クメールルージュ 497
グリセミック指数 190
クリプトコッカス抗原ラテラールフローアッセイ 321
クリントン財団 121
グループⅠ疾患 342, 376
グループⅡ疾患 376
クレチン病 189
グローバルパートナーシップ 421
グローバルファンド 121, 422, 476
グローバルヘルス 6, 502
グローバルヘルス・アジェンダ 425
グローバルヘルスイニシアチブ 414
グローバルヘルス活動の"魂" 499
グローバルヘルス技術振興基金 427
グローバルヘルスのベストバイ 248
グローバルヘルスプログラム 416
軍事政権 402

## け

経口補水液 125
経口補水液ワーカー 125
経口補水療法 312, 417
経口ポリオワクチン 256
経済開発 57
経済協力開発機構 8, 57
経済的アクセス可能性 56
経済的困難 114
経済的・社会的および文化的権利に関する国際規約 76
経済的脆弱性 55
経済的破綻 55
経済的保護 95, 109
経済発展 42
経済負担の公平性 109
ゲイツ財団 416
ゲイの病気 480
啓発された自己利益 410
ゲートキーパー 100, 104
結核 250, 306
結核・HIV重複感染 307
結核コンプライアンスセンター 323
結核とHIVの連携治療 309

索引

決定プロセスの公正化　87
血糖　501
ゲノムシークエンス　439
ケララ州　46
下痢　501
下痢症　244，311
研究倫理　79
研究倫理委員会　85
現金給付プログラム，条件付き　283
健康　5，501
健康格差　20，55，109，501
健康管理情報システム　119
健康教育　144
健康行動　19，136，140
健康指標　20
健康寿命　24
健康信念　137
健康信念モデル　141
健康転換　39
健康と教育の関係　54
健康度調整平均余命　23
健康な食事　190
健康の決定要因　18
健康の最大化　86
健康の社会的決定要因　47，77，185，218，
　　246，278，501
健康の不平等　56
健康平均寿命　501
健康平均余命　24
健康保健　114，280
健康保険制度　60
現状維持シナリオ　325
源泉徴収税　99
現代公衆衛生の父　5
ケンミジンコ　67
権利の一時的な停止　78

こ

抗HIV治療　78，246，261，303，326
行為障害　281
公共的関与　415
口腔衛生　363
航空券連帯税　427
高血圧　356，501
抗原　501
高コレステロール血症　356
公衆衛生　5，501
公衆衛生大学院　415
甲状腺機能低下症　189
甲状腺腫　189
高所得国　8，26
洪水　174
公正性　56
鉤虫　502
鉤虫症　313
交通外傷　379
交通事故　109，273，281

公的支出　62，95
公的セクター　98，101
公的補助　60
行動　136
行動規範　404
行動認知療法　359
行動変容段階モデル　141
口頭剖検　45
購入者－提供者システム　116
広汎流行期　305
公平性　55，86
高リスクの飲酒　351
高齢者扶養率　38
コールドチェーン　248
コカ・コーラ社　121
呼吸器症状　164
国営医療制度　87，98，99，104
国営保健サービス　87，98，99，104
国際移住機関　491
国際開発金融機関　414
国際開発プログラム　416
国際課税方式　427
国際がん研究機関　347
国際下痢性疾患研究センター　417
国際公共財　410
国際人権章典　76
国際的公衆衛生上の緊急事態　320
国際的製薬企業　423
国際糖尿病連合　344
国際保健規則　299，411
国際保健規約　320
国際連合人道問題調整事務所　321
国際連合人間居住計画　403
黒人男性における未治療梅毒に関するタス
　　キーギ研究　80
穀倉を空にする病気　67
国内総生産　502
国内避難民　391，502
国民医療保障庁　116
国民皆保険　102
国民皆保険制度　411，415
国民健康保険　98
国民健康保険制度，ガーナ　106
国民総生産　502
国民1人あたりの国民総生産　44
国立医療技術評価機構　87
国連環境計画　175
国連機関　463
国連基金　258
国連合同エイズ計画　413
国連持続可能な開発サミット　10
国連児童基金　413
国連難民高等弁務官事務所　391，400
国連ミレニアム宣言　10
固形燃料　163
個人の健康　6
コスタリカ　105，106
コストと財政に関する作業部会　325

国家の安全保障　303
国境管理能力　320
国境なき医師団　320，400，401，419，
　　425，461，468
骨粗鬆症　191
子ども　502
子どもの権利条約　77，273
子どもの生存のための革命　477
コミュニティDOTS担当者　322
コミュニティ・エンパワメント・プログラム
　　223
コミュニティ主導型治療　430
コミュニティの積極的動員　46
コミュニティベース，アプローチ　264
コミュニティベースの健康保険　99
コミュニティベースの健康保険制度　115
コミュニティヘルスエデュケーター　151
コミュニティヘルスセンター　105
コミュニティヘルスワーカー　197
ゴム樹液採取　55
コレステロール　502
コンサルティング会社　420，464
根絶　502
コンドーム　282
コンドームプロモーション　229
コントロール　502
根本原因，栄養問題　185

さ

災害　390，502
再興感染症　293，502
サイクロン・ナルギス　402
債券　452
最高度の緊急事態　393
さかさ医療ケアの法則　253
サシガメ　329
殺HIV薬　306
砂糖水投与，新生児への　137
サバイバルセックス　396
サブカルチャー　136
サプライチェーン　121
差別　65
賛意　82
参加型のノンフォーマル教育　223
産科的瘻孔　217，222，494，502
三次医療　95，100
三重負荷　40，109，352，376
産前ケア　261
産婆　139

し

自意識　274
シートベルト　381，383
ジェネリック薬　79，121
ジェノサイド　399
シェルター　399

# 索 引

ジェンダー　59, 217
ジェンダー格差　276
ジェンダー規範　22, 218, 228
視覚障害　350, 353
子癇　217, 502
子癇前症　217, 502
子宮頸がん　347
子宮脱　502
子宮内胎児発育遅延　191
事業調整理事会　413
資金援助組織，革新的な　422
資金供給　97
資金調達　97
試験後の利益　84
自己効力感　141
自己責任　86
自己負担　54, 62
死産　239
持参金殺人　218
歯周病　363
施術師　138
思春期　191, 272, 502
自傷行為　273, 281, 349
市場調査　172
市場の失敗　443
市場の保証　444
施設出産率　226
自然災害　389
慈善財団　416
持続可能な開発のための2030アジェンダ　10
持続可能な開発目標　10, 77
自尊感　274
疾患　137
疾患マネジメントモジュール　448
実地疫学者　420
室内空気汚染　163
室内残留性殺虫剤散布　310
疾病金庫　102
疾病負荷　8, 23, 289, 342, 376
自転車　357, 382
ジドブジン短期投与試験　80
し尿処理　168
自発性，HIV検査　78
支払給与税　99, 104
ジフテリア　250
死亡　502
死亡率　22
自民族中心主義　137
市民的および政治的権利に関する国際規約　76
市民登録システム　226
市民の通信簿　110
シャーガス病　329
社会　136, 502
社会影響アセスメント　145
社会環境要因　381
社会関係資源　56

社会起業　464
社会起業家　465, 487
社会規範　224
社会経済的要因　19
社会的価値　83
社会的企業　419
社会的決定要因　19
社会的サポート　19
社会的ネットワーク　19
社会的烙印　304
獣医師　476
慣習国際法　76
住血吸虫　357
住血吸虫症　313, 349, 358
終生免疫　12
重大性　141
集団調査　23
集団投薬　453
集団の健康　6
集団免疫　248
集中流行期　305
重度急性栄養不良　187, 502
住民同士の相互作用　151
出血　217, 502
出生時仮死　262
出生時平均余命　20, 24
出生体重　190
出生率　227, 278
ジュニアプロフェッショナル　463
受容可能性　56
需要の創出　172
傷害　502
障害　22, 141, 502
　　──による損失年数　24
障害指数　24
障害調整生命年数　24, 273, 289, 342, 376, 502
小規模金融　419
条件付き現金給付　95, 118, 144, 149, 231
条件付き現金給付プログラム　203, 283
小口径下水システム　168
焼死　218
少数民族　57
情緒的ストレス　138
小児期疾患の統合的管理　113, 264
小児死亡率　21
障壁分析　146
情報通信技術　447
ショートメッセージサービス　446
初回外科的治療　358
初期採用者　142
職業モラル　107
食事における男女差別　218
食物繊維　190
植物の遺伝子組み換え　440
助産師　139, 226
　　──，専門技能を有する　262

助産専門技能者　58
女児殺し　59
女児の性選別的中絶　137
女性医療従事者　228
女性器切除　137, 217, 219, 224, 228, 502
女性コミュニティヘルスボランティア　260
女性差別撤廃条約　77
女性のエンパワメント　46
女性の社会的地位　46
　　──の低さ　218
女性への暴力　220, 396
ショックパンツ　449
ジョンズホプキンス大学公衆衛生大学院　493
シンクタンク　420
神経管閉鎖不全　190, 195
心血管系疾患　342, 352, 356, 502
人権としての健康　100
人権に基づく健康へのアプローチ　77
新興感染症　293, 502
人口増加　38
人口デバイド　39
人口転換　39, 502
人口動態統計　45
人口動態登録　23
人口の高齢化　38
人口ボーナス　248
人口保健調査　23, 111, 249
人口問題　36
人獣共通感染症　294
新生児死亡率　21, 240, 246, 502
新生児破傷風　502
心的外傷後ストレス症候群　396
人的資源　110
　　──の不足　108
人的資本　53
人道緊急事態　389, 463
人道支援組織　403
人道的アセスメント　400
人頭払い方式　114
森林破壊　176
森林劣化　176
人類学　137

## す

水系感染症　166
水晶体嚢外摘出術　366
水晶体嚢内摘出術　365
水素添加された油脂　190
垂直型プログラム　112
髄膜炎菌髄膜炎　253
スーパーマーケット　186
スカリフィケーション　139
スティグマ　65, 76, 153, 304, 315
ステークホルダー　144, 145, 148
頭脳流出　94, 108
スピードバンプ　383

スフィア・ハンドブック　404
スフィア・プロジェクト　404
すべての人々に健康を　411
スリランカ　226

## せ

税額控除　443
成果主義的資金配分　95, 115, 118, 111
性感染症　219, 229, 279, 502
性器住血吸虫　314
政治的意思決定　57
政治的コミットメント　331
精神疾患　349, 352, 358, 361
精神保健　359, 396, 401
　──のプライマリヘルスケアへの統合　367
精製された炭水化物　190
性選別的中絶　59, 217, 219, 502
生態学的アプローチ　140
生体認証に基づく治療提供プログラム　323
成長モニタリング　201
性的虐待　220
性的指向　66
性と生殖に関する権利　77
製品開発パートナーシップ　423, 427, 445, 450, 452
製薬企業　120
性役割　19, 153
西洋医　139
西洋医学のパラダイム　137
セービンワクチン研究所　316
世界医師会　81
世界開発報告　24
世界基金　121, 422
世界銀行　414
世界銀行区分地域　7
世界結核戦略　308
世界抗結核薬基金　121
世界疾病負荷研究 2010　26, 162, 273, 342, 376
世界人権宣言　76
世界の公衆衛生プログラム上の緊急事態　257
世界貿易機関　79
世界保健機関　411
世界保健総会　411, 425
世界ポリオ根絶計画　256
世界ワクチン接種行動計画　250
赤十字国際委員会　393
脊髄性小児麻痺　250
石炭　163
セクシャルヘルス　283
セクシュアリティ　276
積極的サーベイランス　257, 320
セックスワーカー　302, 497
石鹸を用いた手洗　170
摂食障害　281

説明責任　82
潜在性結核　306, 308
先住民　58
先進国　26
選択的な季節的薬物治療　311
全能感　274
専門技能を有する助産師　247, 262
専門的技術機関　420

## そ

臓器移植　85
早期死亡　24
双極性気分障害　349
双極性障害　502
総合診療医　104
相互補助　448
捜索救助チーム　397
早死　24, 45, 262
早産合併症　26, 242
掃討作戦　257
象皮症　313
総保健医療支出　61, 95, 102, 119
ソーク不活化ポリオワクチン　256
ソーシャルマーケティング　112, 144, 230
ソーシャルキャピタル　56
　──の構築　145
組織化された拡散　224
速効性混合薬　312, 315
存在率　22, 503
損失生命年数　24

## た

第一選択治療薬　304
第一選択薬　297
体格指数　184, 502
大規模精神科病院　359
待機リスト　86
胎児性アルコール症候群　351
対処パターン　139
大腸がん　349
第二選択薬　305
太平洋島嶼国　360
代理環境　362
ダウリー死　382
多元的なシステム　98
多国間開発銀行　414
多国間組織　463
多剤耐性結核　294, 307, 324
タスキーギ梅毒研究　80
タスクシフト　95, 110, 123, 360, 362, 369
縦割り　264
たばこ　350, 354
　──, 手巻き　350
たばこ規制法　365
たばこ規制枠組み条約　354

たばこ税　355
ダビデとゴリアテの戦い　365
タブー　138, 139
食べられるワクチン　440
タリバン　257
段階的アプローチ　356
段階的価格設定　444, 454
段階的プライシング　121
単極性うつ病　273, 349
単純な穴式トイレ　168
炭水化物，精製された　190
男性とセックスをする男性　66, 302
男性の月経　137

## ち

地域医療　113
地下水汚染　173
地球規模感染症に対する警戒と対応ネットワーク　294, 299
畜産業　300
チクングニア熱　317
致死率　320, 502
窒息　502
知的所有権　78
知的所有権の貿易関連の側面に関する協定　79, 121
地方部　38, 57
仲介料　107
中高所得国　8
中国　201
注射薬物使用　302
中絶　217, 502
　──, 危険な　278
　──, 性選別的　59, 217, 219, 503
中毒事故　379, 381
チューブウェル　169, 174
チューレン大学　489
聴覚障害　350, 353, 360
超自然的　137
超多剤耐性結核　307
腸チフス　253
腸チフス結合型ワクチン　253
腸内細菌　185
直接可視化法　358
直接監視下短期化学療法　63, 328
直接投資　443
地理的利用可能性　56
治療は予防　306

## つ

津波　392

## て

帝王切開　217, 502
低温輸送システム　248

定期的予防接種　248, 257
提供される治療の水準　84
低出生体重　184, 192
低出生体重児　187, 189
低所得国　8
ディスカバリーサイエンス　416
停戦日　477, 489
低体重　182, 184, 187, 502, 503
低・中所得国　8, 26
底辺の10億人　313
低流行期　305
適応戦略　175
溺水　379, 382
出来高払い方式　104, 114
鉄欠乏性貧血　189, 278
手巻きたばこ　350
デリバリーシステム　441
テレコンサルテーション　448
テレメディシン　446, 447
デング熱　4
電子カルテ　447
伝統　224
伝統医学　101
伝統食　198
伝統的施術師　101, 153
伝統的助産師（産婆）　139, 148, 264
転倒・転落　381
天然痘根絶　11
転落　381

### と

ドイツ　102
トイレ設備　173, 399
同意　82
統一保健医療システム　104
統合失調症　349, 503
糖尿病　344, 352, 357, 503
動物性食品　186
トータルサニテーション　172
渡航制限　153
年上の男性　283
都市化　38, 186
都市部　38, 57
途上国　26
土壌伝播蠕虫　246, 313
特許制度　78
特許に対する移転可能性の付与　444
ドナー疲労　257
トラコーマ　164, 330
トラック運転手　382
トランスジェンダー　66
トランス脂肪酸　190
トランスレーショナルサイエンス　416
トレス海峡諸島民　57

### な

内戦　390
内部契約　95
ナイロンフィルター　67
ナチス・ドイツの人体実験　79
鉛, リスク要因　36
難民　390, 503
難民キャンプ　392

### に

西アフリカ, エボラ流行　320
二次医療　95, 100
二次性徴　273
二重負荷　40, 348
日本　392
乳がん　347
乳児死亡率　20, 240, 503
ニューメディア　494
ニューヨーク市　357
ニュルンベルク綱領　81
ニュルンベルクにおける医者裁判　80
任意拠出金　411
妊産婦死亡　217, 220, 503
妊産婦死亡率　21, 220, 225, 226, 503
妊娠合併症　230
妊娠・出産に伴う異常　278
妊娠糖尿病　217, 503
妊娠, 望まない　282
認知症　362

### ね

熱傷　382
ネッタイシマカ　317
熱波　174
ネパール　259, 264

### の

脳卒中　342, 503
望まない妊娠　282
飲み水　399

### は

肺炎　243, 503
肺炎球菌結合型ワクチン　252
肺炎球菌ワクチン　451
バイオテクノロジー　440
バイオマス燃料　163
肺がん　166
バイク用ヘルメット　382
敗血症　217, 262, 503
排出権取引　176
売春　279
売春宿　327

排除　311, 503
ハイチ地震　401
ハイリスク集団　302
博士号　469
パキスタン地震　400
白内障　365, 503
白内障性失明　365
破傷風　250, 503
橋渡し科学　416
パスツール研究所　317
発育不良　182, 184, 192, 503
発生源対策　311
発生率　22, 503
パテントプール　121
ハドンのマトリックス　381
バナナの遺伝子組み換え　441
パニック障害　349, 503
母親の教育レベル　54
パパニコロウ検査　358
パフォーマンスベース・インセンティブ　118
パフォーマンスベース契約　118
パブリックヘルス　5
バランススコアカード　493
バランスの乱れ　137
鍼師　139
パルトグラム　447
バングラデシュ　125, 227
瘢痕文身　139
ハンセン病　143
汎米保健機関　249, 258, 319, 329

### ひ

ピアプレッシャー　274
非営利的民間セクター　98, 101
非感染性疾患　107, 182, 341, 354, 503
　　——に関するハイレベル会合　354
　　——の増加　106
引き換え払い　118
非空圧性ショック衣　449
非政府組織　101, 418, 463, 503
ヒ素孤児　174
ヒ素中毒　173
ビタミンA　189, 312
ビタミンA欠乏　126
ビタミンA欠乏症　259
ビタミンA不足　503
ビタミンA補充療法　126
必須外科治療　122
ビディ　45
ビデオカンファレンス技術　448
ヒト鉤虫ワクチンイニシアティブ　452
ヒトスジシマカ　317
ヒトパピローマウイルス　252, 349
ヒトパピローマウイルスワクチン　252
一人っ子政策　219
人を対象とした研究　79

避難民　390
避妊法　230
肥満　182, 184, 194, 204, 206, 280, 356, 503
秘密保持，HIV 検査　78
百日咳　250, 503
必須医薬品　120
病気　137
表示制度　200
費用対効果分析　63, 85, 503
標的化教育　111
日和見感染症　301, 321
微量栄養素欠乏　192
微量栄養素パック　419
ビル＆メリンダ・ゲイツ財団　256, 316, 416
ビレッジ　362
ピロリ菌　349, 357
貧血　502

### ふ

ファストフード　186, 204
ファビピラビル　321
不安症　281
不安障害　349
フィンランド　200
ブースターワクチン　451
フォーマルセクター　105
フォガティ国際センター　417
不活化ワクチン　250
複合予防　305
服薬アドヒアランス　305
二股針　11, 438
物質（薬物）乱用　281
プッシュ戦略　443, 454, 503
フッ素　364
不平等　56, 503
普遍的予防接種　254
不飽和脂肪酸　190
ブユ　314
プライマリケア　94
プライマリケア契約ユニット　116
プライマリヘルスケア　100, 112, 401, 411, 418
プラセボ　82
不慮の傷害　376, 503
フルーツコウモリ　320
プル戦略　444, 454, 503
フルブライト奨学金　467
ブルンジ　146
プロセスの公正　55, 87
文化　136, 503
文化相対主義　137
文化的価値観　136
文化的能力　479
文化の押し付け　137
分娩後出血　449

### へ

平均寿命　20, 24, 503
平均致死率　319
米国公衆衛生学会　5
米国公衆衛生局　80
米国国際開発庁　414
米国国立衛生研究所　417
米国疾病管理予防センター　256, 420
米国食品医薬品局　85, 120
米国大統領エイズ救済緊急計画　121
米州開発銀行　414
ベクター媒介性　291
ベクター要因　381
ベダキリン　443
ベビーフレンドリー州　47
ヘルシンキ宣言　81
ヘルスコールセンター　445
ヘルスセクターリフォーム　424, 498
ヘルスプロモーション　144
ヘルメット，バイク用　382
ベルモントレポート　82
鞭虫症　313

### ほ

ポイントオブケア検査　428, 441
包括的質管理アプローチ　111
包括的なアイケアプログラム　359
包装表面栄養表示システム　204
法定健康保険　102
飽和脂肪酸　190
ポーランド　364
補完食　143, 247, 263, 312
補完的接種　257
保健医療改革　498
保健医療介入　63
保健医療システム　93, 503
　──の公平性　109
保健経済学　54, 85
母子感染　302
補助的治療　85
ホスト要因　381
ボランティア経験　467
ポリオ　503
　──，ワクチン由来　257
ポリオ根絶イニシアティブ　147
ポリオワクチン　250
ポリオワクチンソーク不活化　256
ボリビア　264
ホロコースト　80

### ま

マーケティング　173, 186
マイクロファイナンス　419
埋葬習慣　152, 321
マイノリティ　59

前払い方式　115
麻疹　246, 251, 395, 503
麻疹ウイルス　251, 257, 312
マラリア　244, 309, 395, 503
マラリアワクチン　253, 311
慢性閉塞性肺疾患　164
マンデラ大統領　365

### み

見えざる重要な公衆衛生問題　239
未完のアジェンダ　7, 26
水　399
水関連媒介動物性感染経路　166
水欠乏性感染経路　166
水棲息性感染経路　166
水媒介性感染経路　166, 291
未達の課題　26
南アフリカ共和国　326, 365
ミレニアム開発目標　8, 77, 163, 182, 216, 238, 272, 290, 411
民間支出　62, 95
民間療法　139
民族　59
民族浄化主義　79
民俗病　138

### む

無鉛ガソリン　167
虫週間　67
虫歯　363
無防備な性行為　281, 282
無保険　99

### め

メジナ虫症　66, 315
メジナ虫症撲滅キャンペーン　68
メチシリン耐性黄色ブドウ球菌　294
メディケア　104
メディケイド　104
眼の健康　359
免疫再構築症候群　321
メンタルヘルス　359

### も

最もニーズの高い人々　86
モバイルヘルス　445
モロッコ　106, 330

### や

薬剤処理蚊帳　301, 316, 319
薬剤耐性　294, 300, 301, 503
薬剤耐性結核　307
薬物使用　36

薬物乱用　281, 282
野戦病院　397

## ゆ

優生学　79
有病率　22, 503
ユニットエイド　427
ユニバーサルプリコーション　305
ユニバーサルヘルスカバレッジ　99, 102, 105, 113, 283, 308, 411, 415
ユニバーサルヘルスケア　99

## よ

葉酸　190
ヨウ素　189
ヨウ素欠乏　201
ヨード欠乏症　503
予防接種　248, 503
予防接種, 拡大計画　308

## ら

ライフコース　283
ライフスキルコース　282
ライム病　296
ラガード　142
ラテンアメリカ・カリブ海地域　259

## り

ランブルストリップ　383

リーダーマザー　147
利益　141
利益とリスクのバランス　83
履行契約　118
リスクプーリング　95
リスク要因　36, 503
リスク要因, 鉛　36
リスクを保有している集団　22
罹病　503
罹病率　22
リプロダクティブヘルス　222, 283
粒子状物質　163
利用可能性　56, 96
臨床試験の促進　443
リンパ系フィラリア症　313

## る

るい痩　184, 187, 192, 503
ルワンダ　255
ルワンダ大虐殺　400

## れ

霊水薬　139

レイトマジョリティー　142
レイプ　220
レジオネラ菌　296

## ろ

労働環境　19
労働生産性　55, 196
老年期　191
ロールバックマラリア　310
ロールモデル　142
ロタウイルス　252
ロタウイルスワクチン　252, 312
ロックフェラー財団　415
ロンドン衛生熱帯医学院　481
ロンドン宣言　426

## わ

ワークライフバランス　484
若者　503
ワクチン
　——HIV　305
　——腸チフス結合型　253
　——で予防可能な疾患　250
　——の10年　250, 253, 255
ワクチン由来, ポリオ　257

## 欧文索引

### A

Abdo Yazbeck 468, 498
aboriginal Australian 57
abortion 217, 502
Abt Associates 420
acceptability 56
accountability 82
ACT(artemisinin-based combination therapy) 244, 310
ACT UP(AIDS Coalition to Unleash Power) 480
ACTION 482
active disease surveillance 320
active pulmonary tuberculosis 306
active surveillance 257
acupuncturists 139
acute respiratory infection 243
adaptation strategy 175
ADB(Asian Development Bank) 414
adherence 305
adolescence 272
adolescent 191, 502
Advance Market Commitments(AMC) 422, 451
Aedes aegypti 317
Aedes albopictus 317
Aeras 450
AfDB(African Development Bank) 414
African Development Bank(AfDB) 414
African Programme for Onchocerciasis Control(APOC) 315, 430
Agita São Paulo 199
aid fatigue 431
Aids 2031 324
AIDS Coalition to Unleash Power(ACT UP) 480
AIDS orphan 304
AIDS Vaccine Advocacy Coalition(AVAC) 480
Albert Sabin 256, 438
alcohol use disorder 351
Alliance for Global Education 466
Alma Ata Declaration 411
Amartya Sen 55, 114
ambient air pollution 164, 166, 167
AMC(Advance Market Commitments) 422, 451
American Public Health Association 5
ANAC(Association of Nurses in AIDS Care) 477
ancillary care 85
anemia 502
anthropology 137
Antibiotics Smart Use プログラム 122
antigen 501
antiretroviral therapy(ART) 78, 246, 262, 303, 326
anxiety 281
anxiety disorder 349
APOC(African Programme for Onchocerciasis Control) 315, 430
Apollo Hospital Group 447
Apollo Telemedicine Networking Foundation(ATNF) 447
Aragonda Project 448
Aravind Eye Care Hospital 366, 465
arsenic orphan 174
arsenicosis 174
ART(antiretroviral therapy) 78, 246, 262, 303, 326
artemisinin-based combination therapy(ACT) 244, 310
ascariasis 313, 316
Ashoka Foundation 487
Asian Development Bank(ADB) 414
asphyxia 262, 502
assent 82
Association of Nurses in AIDS Care(ANAC) 477
ATNF(Apollo Telemedicine Networking Foundation) 447
Auschwitz 80
AVAC(AIDS Vaccine Advocacy Coalition) 480
availability 56
ayurvedic practitioners 139
azithromycin 330
AZT 短期投与試験 80

### B

B 型肝炎ウイルス 251, 348, 358
baby-friendly state 47
balanced scorecard 493
Bangladesh Rural Advancement Committee(BRAC) 125, 264, 418
barrier 141
barrier analysis 146
BCG 450
BCG ワクチン 250
bedaquiline 443
behavioral and cognitive therapies 359
Being Born Female Is Dangerous to Your Health 485
Belmont Report 82
benefit 141
best buy in global health 248
bidis 45, 350
bifurcated needle 438
bilateral agencies 414
bilateral aid organization 463
Bill & Melinda Gates Foundation 316, 416
bio-fortification 417
biomass fuel 163
bipolar disorder 349, 502
black fly 314
blinding trachoma 313
blood glucose 501
BMI(body mass index) 184, 502
body mass index(BMI) 184, 502
Bolsa Familia 119
bond 452
bottom billion 313
bovine spongiform encephalopathy(BSE) 298
BRAC(Bangladesh Rural Advancement Committee) 125, 264, 418
brain drain 94
brothel 327
BSE(bovine spongiform encephalopathy) 298
bullying 281
burden of disease 8, 23, 289, 342, 376
burial practice 152

### C

caesarean delivery 217
cancer 501
Cannon Society Global Health Fellow 490
Capitation 114
carbon emission trading 176
cardiovascular disease(CVD) 342, 356, 502
Care Group モデル 150
Carter 大統領 67
case fatality rate(CFR) 319, 322, 502
cash and carry system 106
cash on delivery(COD) 118
cataract 365, 502
CCT(conditional cash transfer) 95, 118, 144, 149
CDC(U.S. Centers for Disease Control and Prevention) 256, 420
CDP(community DOTS provider) 322
Center for Global Development 10, 300, 420
Center for Global Health Research 420
Centre for Global Health Security 481
Center for Strategic and International Studies 420
CEP(Community Empowerment Program) 223
cesarean delivery(section) 502
CFR(case fatality rate) 319, 322, 502
Chagas disease 329
charitable foundation 416
Chatham House 481
CHC(community health center) 105

CHE (complex humanitarian emergency) 389, 463
chikungunya fever 317
child 502
Child Count+ 445
child mortality rate 21
Child Survival Program 151
child survival revolution 477
cholesterol 501
chronic obstructive pulmonary disease (COPD) 164
citizen report cards 110
civil conflict 390
climate change 42, 174, 392
Clinton Foundation 121
CLTS (Community-Lead Total Sanitation) 172
COD (cash on delivery) 118
Code of Conduct 404
cold supply chain 248
collaborative treatment 309
combination prevention 305
ComDT (community-directed treatment) 430
common risk factor approach 364
communicable diseases 501
community-based health insurance 115
community-based insurance 99
community-directed treatment (ComDT) 430
community DOTS provider (CDP) 322
Community Empowerment Program (CEP) 223
community health center (CHC) 105
community health educator 151
Community-Lead Total Sanitation (CLTS) 172
community mobilization 46
complementary feeding 312
complementary food 247, 263
complex humanitarian emergency (CHE) 389, 463
complications of pregnancy 230
compulsory licensing 121
concentrated epidemic 305
concentration camps 80
conditional cash transfer (CCT) 95, 118, 144, 149, 231
conditional cash transfer program 203, 283
conduct disorder 281
confidentiality 78
Consortium of Universities for Global Health 469
consulting firm 420
contracting in 95
contracting-out 117
contracting units for primary care (CUP) 116

Convention on the Rights of the Child (CRC) 77, 273
copayment 444
COPD (chronic obstructive pulmonary disease) 164
Core Team on Psychosocial Disorders 367
corporate social responsibility (CSR) 324
corruption 109
cost-effectiveness analysis 63, 85, 503
counterfeit drug 311
CrAg LFA (cryptococcal antigen lateral flow assey) 321
CRC (Convention on the Rights of the Child) 77, 273
Cross-Cultural Solutions 467
cross-subsidization 448
cryptococcal antigen lateral flow assey (CrAg LFA) 321
cryptococcosis 321
CSR (corporate social responsibility) 324
cultural competency 479
cultural value 136
culture 136, 503
culture relativism 137
CUP (contracting units for primary care) 116
CVD (cardiovascular disease) 342, 356, 501
cyclops 67

## D

daily crude mortality rate 398
DALY (disability-adjusted life years) 24, 87, 273, 289, 342, 376, 502
Dan Palazuelos 490
David Gold 479
David Heymann 480
David Peters 493
DCVMN (Developing Countries Vaccine Manufacturers Network) 453
Dean Jamison 468
Decade of Vaccine 250, 253, 255
Declaration of Alma-Ata 100
Declaration of Helsinki 81
Deforestation 176
dementia 362
Demographic and Health Survey (DHS) 23, 111, 249
demographic divide 39, 243
demographic dividend 248
demographic transition 39, 502
dental cavity 363
depression 280, 349, 501
determinant of health 18
developed countries 26
developing countries 26

Developing Countries Vaccine Manufacturers Network (DCVMN) 453
development 54, 64
deworming 316
deworming program 453
DHS (Demographic and Health Survey) 23, 111, 249
diabetes 344, 503
diarrhea 501
dietary fiber 190
Diffusion of Innovations Model 142
Diflucan Partnership Program 322
diphtheria 250
direct financing 443
direct visualization method 358
directly observed therapy, short-course (DOTS) 63, 328
disability 22, 502
disability-adjusted life year (DALY) 24, 87, 273, 289, 342, 376, 502
disability index 24
disaster 390, 502
discrimination 65
disease 137
Disease Control Priorities in Developing Countries (DCP2) 8, 122
disfigurements 314
displaced people 390
Doctors Without Borders 419
Donald D.A. Henderson 468
donor fatigue 257
DOTS (directly observed therapy, short-course) 63, 328
double burden 40
double burden of cancer 348
dowry death 218, 382
Dracunculiasis 66
drought 174
drug resistance 503
drug-resistant tuberculosis 307
drug use 36
DTP ワクチン 250, 253
Dutch TB foundation 420

## E

early adopters 142
early majority 142
eating disorder 281
Ebola 152
Ebola hemorrhagic fever 319
Ebola Response Roadmap 321
Ebola virus 296
ECCE (extracapsular cataract extraction) 366
eclampsia 217, 502
ecological approach 140
eCompliance 323

economic vulnerability  55
economies of scale  249
edible vaccine  440
EHC(Essential Health Care)  418
eHealth  445
Elaine Murphy  484
elderly support ratio  38
elephantiasis  313
elimination  311, 503
Elimination of All Forms of Discrimination Against Women  77
Elizabeth Bradley  474
Ellyn Ogden  489
emergency obstetric care  262, 401
emergency phase  398
emergency response system  446
emerging infectious disease  293, 502
emotional stress  138
*empacho*  138
End TB Strategy  308
Engineers Without Borders  461
enlightened self-interest  410
entertainment education  143
environment  501
environmental assessment  145
environmental health  162, 501
environmental risk factor  161
EPI(Expanded Programme on Immunization)  248, 308
epidemiologic transition  39, 352, 501
Episurveyor  447
equality  86
equity  55
eradication  502
Essential Health Care(EHC)  418
essential medicine/drug  120
essential surgery  122
ethnicity  59
ethnocentrism  137
eugenics  79
Every Newborn Action Plan  261
exclusive breastfeeding  146, 262, 312
Expanded Programme on Immunization (EPI)  248, 308
extensively drug-resistant tuberculosis (XDR-TB)  307
extracapsular cataract extraction(ECCE)  366
eye health  359

## F

fairness  56
fairness of financial contribution  95, 109
Family Health International  420
family planning  501
Family Planning Saves Lives  230
family stipend program  119

family welfare assistants(FWA)  227
favipiravir  321
FCHV(female community health volunteers)  260
FDA(Food and Drug Administration)  85, 120
fee-for-service  104
fee-for-service basis  114
female community health volunteers (FCHV)  260
female genital cutting  502
female genital mutilation(FGM)  137, 217, 219, 228, 502
fertility  227
fertility rate  278
fetal alcohol syndrome  351
FGM(female genital mutilation)  137, 217, 219, 228, 502
FHI360  420
field epidemiologist  420
field hospital  397
Fight the Fake  120
financial accessibility  56
financial protection  95
financing  97
FIOCRUZ  453
first-line therapy  304
flooding  174
Fogarty International Center  417
folic acid  190
folk illnesses  138
Food and Drug Administration(FDA)  85, 120
Food for the Hungry  151
foodborne  291
forest degradation  176
formal sector  105
fossil fuel  163
Framework Convention on Tobacco  354
front-of-package labeling system  204
fruit bat  319
Fulbright scholars program  467
Future Health System Consortium  494
FWA(family welfare assistants)  227

## G

Gandhi  487
gate keeper  100
Gavi(Global Alliance for Vaccines and Immunization)  249, 258, 422, 428
Gavi, the Vaccine Alliance  422
Gay Men's Health Crisis  480
GBD2010(Global Burden of Disease 2010)  8, 26, 162, 273, 342, 376
GDF(Global Drug Facility)  121
GDP(gross domestic product) per capita  44

gender  217
gender disparity  276
gender norm  218, 228
gender role  19, 153
general practitioner(GP)  104
generalized epidemic  305
generic drug  79
genocide  400
genome sequencing  439
geographical availability  56
gestational diabetes  217, 503
GFATM(Global Fund to Fight AIDS, TB and Malaria)  121, 422, 476
GHESKIO  417
GHIT (Global Health Innovative Technology) Fund  427
GHS(Global Health Strategies)  479
GI(glycemic index)  190
Gina Lagomarsino  483
GIVS(Global Immunization Vision and Strategy)  249
Global Action Plan for the Prevention and Control of Non-communicable Diseases 2013~2020  205
Global Alliance for TB Drug Development  427
Global Alliance for Vaccines and Immunization(Gavi)  249, 258, 422, 428
Global Alliance to Eliminate Lymphatic Filariasis  315
Global Burden of Disease 2010 (GBD2010)  8, 26, 162, 273, 342, 376
Global Children's Oral Health Nutrition Project  363
Global Drug Facility(GDF)  121
Global Forum for Health Research  418, 443
Global Fund to Fight AIDS, TB and Malaria (GFATM)  121, 422, 476
global health  6, 502
Global Health and Innovation Conference  495
Global Health Corps  467
global health initiatives  414
Global Health Innovative Technology (GHIT) Fund  427
Global health is local  478
Global Health Leadership Institute  420
Global Health Strategies(GHS)  479
Global Health University  496
Global Immunization Vision and Strategy (GIVS)  249
Global Measles and Rubella Strategic Plan  258
Global NCD Action Plan  354, 355, 356
Global Network for Neglected Tropical Diseases(GNNTD)  315, 426

Global Outbreak Alert and Response Network(GOARN)　294，300
Global Polio Eradication Initiative(GPEI)　256
Global Program to Eliminate Lymphatic Filariasis　315
global public goods　410
Global Scaling Up Handwashing Project　171
Global Service Corps　467
Global Vaccine Action Plan(GVAP)　250
GLOBOCAN　347
glycemic index(GI)　190
GNNTD(Global Network for Neglected Tropical Diseases)　315，426
GOARN(Global Outbreak Alert and Response Network)　294，299
GOBI　424
goiter　189
governance　94
GP(general practitioner)　104
GPEI(Global Polio Eradication Initiative)　256
Grand Challenge Brazil　440
Grand Challenge Canada　440
Grand Challenges Explorations　440
Grand Challenges for Development Initiative　440
Grand Challenges in Global Health　440
Grand Challenges India　440
Green Line　445
greenhouse gas　175
Greg Martin　469
gross domestic product　502
gross domestic product (GDP) per capita　44
gross national product　502
Guinea worm disease　66
Guinea Worm Eradication Campaign　68
gut microbe　185
GVAP(Global Vaccine Action Plan)　250

## H

H1N1 鳥インフルエンザ　300
Haddon's matrix　381
HALE(health-adjusted life expectancy)　23，501
harm reduction　305
Harvard AIDS Institute　478
Harvard Institute for Global Health　420
Healer　138
health　502
health-adjusted life expectancy(HALE)　23，501
health as a human right　100
health behavior　19，136，140
health belief　137
health belief model　141
health call center　445
health disparity　20，55，109，501
health economics　54，85
health education　144
health equity　56
Health for All　411
health for all by 2000　100
health indicator　20
health inequality　56
health insurance　114
health interventions　63
health management information systems (HMIS)　119
health maximization　86
health promotion　144
health sector reform(HSR)　424
health system　93，503
health transition　39
Healthline　445
HealthWise South Africa　282
healthy diet　190
healthy life expectancy　24
heat wave　174
*Helicobacter pylori*　349，358
hemorrhage　217，502
Henderson 博士　12
herbalists　139
herd immunity　248
Hib ワクチン　252
highest level of emergency　393
high-income countries　26
High-level Meeting on Noncommunicable Diseases　354
high-risk drinking　351
high-risk group　302
HIV・結核 重複感染　307
HIV 検査，秘密保持　78
HIV ワクチン　305
HIV/AIDS　78，246，273，279，301
HIV/AIDS 患者の長期療養　331
HIV/AIDS とともに生きている人々　78，304
HMIS(health management information systems)　119
Holocaust　80
home remedies　139
HOOKVAC　453
hookworm　313，502
house connection　169
household air pollution　162，165
HPV(human papillomavirus)　252，349
HPV ワクチン　252
HSR(health sector reform)　424
human capital　53
human papillomavirus(HPV)　252，349
humanitarian assessment　400
humanitarian relief organization　403
human-made disaster　390
hunger　182
hungry season　184
hydrogenated oil　190
hypertension　501

## I

I Sell the Shadow　495
IARC(International Agency for Research on Cancer)　347
IASC(Inter-Agency Standing Committee)　396
IAVI(International AIDS Vaccine Initiative)　480
ICCE(intracapsular cataract extraction)　365
ICCPR(International Covenant on Civil and Political Rights)　76
ICDDR, B(International Centre for Diarrhoeal Disease Research, Bangladesh)　417
ICESCR(International Covenant on Economic, Social, and Cultural Rights)　76
ICT(information and communication technology)　447
IDC(innovative developing countries)　453
IDP(internally displaced people)　391
IFFIm(International Finance Facility for Immunisation)　249，255，422，452
IFM(innovative financing mechanism)　422，445，451，452
IHME(Institute of Health Metrics and Evaluations)　8
IHR(International Health Regulations)　299，320，411
illness　137
IMCI(Integrated Management of Childhood Illness)　113，264
immune reconstitution inflammatory syndrome(IRIS)　321
immunization　248，503
implementation science　417
In it to Save Lives　494
inactivated polio vaccine(IPV)　250
incidence rate　22，503
INCOSUR(Southern Cone Initiative to Control/Eliminate Chagas)　329
indigenous people　58
indoor residual spraying　310
inequality　56，503
infant mortality rate　20，503
infanticide　59
infectious diseases had been conquered　298
inflatable hospital　401
informal sector　105

information and communication technology (ICT) 447
informed consent 83
initial surgical treatment 358
injecting drug use 302
injury 502
innovative developing countries (IDC) 453
innovative financing mechanism (IFM) 422, 445, 451, 452
innovator 142
insecticide-treated bednet 310, 316, 319
Institute of Health Metrics and Evaluations (IHME) 8
Integrated Global Action Plan for Pneumonia and Diarrhoea 263
Integrated Management of Childhood Illness (IMCI) 113, 264
intellectual property 78
intentional damage 376
Inter-Agency Standing Committee (IASC) 396
Inter-American Development Bank 414
intermittent preventive treatment 310
internally displaced people (IDP) 391
internally displaced person 502
International Agency for Research on Cancer (IARC) 347
International AIDS Vaccine Initiative (IAVI) 480
International Bill of Human Rights 76
International Centre for Diarrhoeal Disease Research, Bangladesh (ICDDR, B) 417
International Committee of the Red Cross 393
International Covenant on Civil and Political Rights (ICCPR) 76
International Covenant on Economic, Social, and Cultural Rights (ICESCR) 76
International Diabetes Federation 344
International Drinking Water Supply and Sanitation Decade 67
International Finance Facility for Immunisation (IFFIm) 249, 255, 422, 452
International Health Regulations (IHR) 299, 320, 411
International Honors Program 466
International Organization of Migration (IOM) 491
International Rescue Committee (IRC) 468
International Trachoma Initiative (ITI) 330
International Union Against Tuberculosis and Lung Disease (IUATLD) 420
Internet pharmacies 120
interpersonal violence 273, 281
intracapsular cataract extraction (ICCE) 365
IntraHealth 479
intrauterine growth retardation 191
inverse care law 253
invincibility 274
invisible public health priority 239
iodine 189
iodine deficiency disorders 503
IOM (International Organization of Migration) 491
IPCC (United Nations Intergovernmental Panel on Climate Change) 175
IPV (inactivated polio vaccine) 250
IRC (International Rescue Committee) 468
IRIS (immune reconstitution inflammatory syndrome) 321
iron deficiency anemia 189, 278
ischemic heart disease 342, 501
ITI (International Trachoma Initiative) 330
IUATLD (International Union Against Tuberculosis and Lung Disease) 420
ivermectin 430

## J

Jeff Sachs 425
Jennifer Staple-Clark 495
Jerker Liljestrand 484
JHSPH 493
Jim Grant 477
Jim Kim 425, 468
Joanne Carter 476
John Briscoe 468
John Snow Incorporation (JSI) 420
Joint Learning Network for Universal Health Coverage 483
Joint United Nations Programme on HIV/AIDS (UNAIDS) 413
Jonas Salk 256, 438
Jonathan Mann 494
JSI (John Snow Incorporation) 420

## K

Kaiser Permanente 483
kangaroo mother care (KMC) 262
Kerala 州 46
Khmer Rouge 497
kissing bugs 329
KMC (kangaroo mother care) 262
KNCV 420
Kristin Parco 491

## L

labeling system 200
laggards 142
Larry Kessler 478
Larry Kramer 480
late majority 142
Laurie Garrett 469
Leader Mothers 147
leprosy 143
lesbian, gay, bisexual, and trans-gender (LGBT) 65
Let's Move 204
LGBT (lesbian, gay, bisexual, and trans-gender) 65
life course 283
life expectancy at birth 20, 24, 503
Ligne Verte 445
Lilly MDR-TB Partnership 324
Lilly TB Drug Discovery Initiative 324
Lindsay Palazuelos 490
Lisa Russell 494
London Declaration on NTD 426
London School of Hygiene and Tropical Medicine (LSHTM) 481
Love, Labor, Loss 494
low- and middle-income countries 26
low birthweight 184, 502
low epidemic 305
low-middle-income countries 122
LSHTM (London School of Hygiene and Tropical Medicine) 481
Luce Foundation Fellowship 467
Lyme disease 296
lymphatic filariasis 313

## M

malaria 502
malnutrition 182, 184, 501
Management Science for Health (MSH) 420
Margaret Whitehead 56
market assurance 444
market failure 443
mass drug administration (MDA) 453
maternal death 217, 220, 503
maternal mortality ratio 21, 220, 503
maternal-to-child transmission 302
Matlab Health Research Center 227
McKinsey & Company 483
MDA (mass drug administration) 453
MDG (Millennium Development Goals) 8, 77, 163, 182, 216, 238, 272, 290, 411
MDNet (Mobile Doctors Network) 446
MDR-TB (multidrug-resistant tuberculosis) 294, 307
measles 251, 503
Measles & Rubella Initiative 258
measles virus 257
Médecins Sans Frontières (MSF) 320, 400, 401, 419, 425, 468
Medicaid 104
medical anthropology 137, 468
Medical Information Program 480
Medicare 104

medicine distributor 316
membership assessment 411
men who have sex with men(MSM) 66, 302
MenAfriVac 253
Meningitis Vaccine Projec(MVP) 253
meningococcal meningitis 253
mental disorder 358
mental health 280, 359, 401
Mental Health Gap Action Program(mhGAP) 359
methicillin-resistant *Staphylococcus aureus* (MRSA) 294
mHealth(mobile health) 445
mhGAP(Mental Health Gap Action Program) 359
microbicide 306
MICS(Multiple Indicator Cluster Survey) 249
midwife 140, 226
Millennium Declaration 10
Millennium Development Goals(MDG) 8, 77, 163, 182, 216, 238, 272, 290, 411
Million Death Study 45
mitigation strategy 175
mobile clinic 402
Mobile Doctors Network(MDNet) 446
mobile health(mHealth) 445
mop-up campaign 257
morbidity 22, 503
mortality 22, 502
Mpower 354
MR ワクチン 257
MRSA(methicillin-resistant *Staphylococcus aureus*) 294
MSF(Médecins Sans Frontières) 320, 400, 401, 419, 425, 468
MSH(Management Science for Health) 420
MSM(men who have sex with men) 66, 302
multidrug-resistant tuberculosis(MDR-TB) 294, 307
multilateral development bank 414
multilateral organization 463
Multiple Indicator Cluster Survey(MICS) 249
Mutuelles 115
Mutuelles de Santé 115
MVP(Meningitis Vaccine Projec) 253

## N

NASG(nonpneumatic antishock garment) 449
National Commission for the Protection of Human Subjects of Biomedical and Behavioral Research 80
national committee for UNICEF 413
national health insurance 98
National Health Insurance System(NHIS) 106
National Health Security Office(NHSO) 116
National Health Service(NHS) 87, 98, 99, 104
National Immunization Days 257
National Institute for Health and linical Excellence(NICE) 87
National Institutes of Health(NIH) 417
National Iodine Deficiency Disorders Elimination Program 201
National Program for the Control of Blindness(NPCB) 366
national security 303
National Vitamin A Program 259
natural disaster 389
NCD(noncommunicable disease) 107, 182, 341, 503
neglected tropical disease(NTD) 44, 312, 443, 452
Nelson Mandela 365
neonatal mortality rate 21, 502
neonatal tetanus 502
neural tube defect 195
new and underused vaccines(NUV) 249, 254, 255
NGO(nongovernmental organization) 101, 418, 463, 503
NHIS(National Health Insurance System) 106
NHS(national health service) 87, 98, 99, 104
NHSO(National Health Security Office) 116
NICE(National Institute for Health and linical Excellence) 87
NIH(National Institutes of Health) 417
noma 363
noncommunicable disease(NCD) 107, 182, 341, 503
nongovernmental organization(NGO) 101, 418, 463, 503
nonpneumatic antishock garment(NASG) 449
Norman Daniels 469
North Karelia Project 200
Not Yet Rain 494
NPCB(National Program for the Control of Blindness) 366
NTD(neglected tropical disease) 44, 312, 443, 452
Nuremberg Cod 81
Nuremberg Doctors' Trial 80
nurse-midwives 140
nutritional transition 206
NUV(new and underused vaccines) 249, 254, 255

## O

obese 503
obesity 182, 184
obstetric fistula 217, 222, 494, 502
OCHA(United Nations Office for the Coordination of Humanitarian Affairs) 321
OCP(Onchocerciasis Control Program) 429
OECD(Organization for Economic Co-operation and Development) 8, 57
*Onchocerca volvulus* 126
onchocerciasis 126, 429
Onchocerciasis Control Program(OCP) 429
one-child policy 219
one country-one vote 411
OOP(out-of-pocket expenditure) 54, 62
open defecation 169, 172
OpenMRS 447
Operation ASHA 322
Oportunidades 149
opportunistic infection 301, 321
oral health 363
oral rehydration solution(ORS) 125
oral rehydration therapy(ORT) 312, 417
oral rehydration worker(ORW) 125
Organization for Economic Co-operation and Development(OECD) 8, 57
organized diffusion 224
ORS(oral rehydration solution) 125
ORT(oral rehydration therapy) 312, 417
ORW(oral rehydration worker) 125
osteoporosis 191
Ouk Vong Vathiny 497
out-of-pocket expenditure(OOP) 54, 62
out-of-pocket health expenditure 95
overweight 182, 184, 357, 503

## P

PAHO(Pan American Health Organization) 249, 258, 319, 329
PAHO Revolving Fund for Vaccine Procurement 249
palliative care 358
Pan American Health Organization(PAHO) 249, 258, 319, 329
panic disorders 349, 503
Papanicolaou smear 358
Pape Gaye 478
parasite 501
participatory nonformal education 223
particulate matter 163

partner notification program　229
Partners in Health(PIH)　425, 468, 490
Partnership for Parasite Control　315
partogram　447
patent pool　121
patent system　78
PATH(Program for Appropriate Technology in Health)　253, 486
Patient Protection and Affordable Care Act (PPACA)　104
Patricia Daoust　477
patterns of resort　139
Paul Farmer　425, 468
Paul Jensen　482
payroll tax　99, 104
PBC/PBF(performance-based contracting/financing)　118
PBI(performance-based incentives)　118
PDP(product development partnership)　423, 427, 445, 450, 452
Peace Corps　467
peer pressure　274
peer-to-peer interaction　151
pentavalent vaccine　249, 252
people living with HIV/AIDS　78, 304
PEPFAR(President's Emergency Plan for AIDS Relief)　121
performance-based contracting/financing (PBC/PBF)　118
performance-based incentives(PBI)　118
performance contract　118
periodontal disease　363
permanent immunity　12
perpetual challenge　294
personal responsibility　86
pertussis　250, 503
Peter Piot　413
PHC(primary health care)　100, 112, 411, 418
Philadelphia　469
PHS(Public Health Service)　80
Physicians for Human Rights Global AIDS Initiative　478
PIH(Partners in Health)　425, 468, 490
pilot biometrics-based treatment delivery scheme　323
pit latrine　168
Pivit　482
placebo　82
pneumatic antishock garment　449
PneumoADIP(Pneumococcal Accelerated Development and Introduction Plan)　255
Pneumococcal Accelerated Development and Introduction Plan(PneumoADIP)　255
pneumococcal conjugate vaccine　252
pneumonia　503
!PODER!　495
point of care diagnostics　428

Polio Eradication Initiative　147
poliomyelitis　250, 503
PolioPlus Project　256
Polish Anti-Tobacco Society　365
Poonam Muttreja　486
population aging　38
population at risk　22
population growth　38
Population Institute　485
Population Reference Bureau(PRB)　486
Population Service International(PSI)　420
population survey　23
postpartum hemorrhage(PPH)　449
post-traumatic stress disorder(PTSD)　396
posttrial benefit　84
pour-flush latrine　168, 169
PPACA(Patient Protection and Affordable Care Act)　104
PPH(postpartum hemorrhage)　449
PPPHW(Public-Private Partnership for Handwashing with Soap)　171
PPS(prepayment scheme)　115
practice　136
PRB(Population Reference Bureau)　486
prebirth complication　262
preeclampsia　217, 502
premature death　24
premature mortality　45
prematurity　262
prenatal care　261
prepayment scheme(PPS)　115
President's Emergency Plan for AIDS Relief (PEPFAR)　121
preterm birth complications　26, 262
prevalence　22, 503
primary care　94, 100
primary health care(PHC)　100, 112, 411, 418
priority to the worst off　86
private expenditure　62, 95
private for-profit sector　98, 101
private not-for-profit sector　98, 101
product development partnership(PDP)　423, 427, 445, 450, 452
Program for Appropriate Technology in Health(PATH)　253, 486
Programa de Saude da Familia(PSF)　105
programmatic emergency for global public health　257
Programme Coordinating Board　413
Project Last Mile　121
proof-of-concept　450
Protect, Prevent, and Treat Framework　263
PSF(Programa de Saude da Familia)　105
PSI(Population Service International)　420
PTSD(post-traumatic stress disorder)　396
public engagement　416

public expenditure　62, 95
public health　501
Public Health Emergency of International Concern　320
public health laboratories　97
Public Health Service(PHS)　80
public-private partnership　322, 410, 415, 422, 423, 444, 464
Public-Private Partnership for Handwashing with Soap(PPPHW)　171
public sector　98, 101
public subsidies　60
pull strategy　444, 503
purchaser-provider system　116
push strategy　443, 503

## R

R4D(Results for Development Institute)　324, 420, 485
Rachel Nugent　468, 488
racial purism　79
Ramanan Laxminarayan　468
rapid-impact package　312, 315
RBF(results-based financing)　95, 111, 115, 118
Reaching Every District strategy(RED)　249
REC(research ethics committee)　85
RED(Reaching Every District strategy)　249
reemerging infectious disease　293, 502
refractive disorder　350
refugee　390, 503
regular immunization　248
reproductive health　222
Reproductive Health Association of Cambodia(RHAC)　497
reproductive rights　77
research ethics　79
research ethics committee(REC)　85
research on human subjects　79
resource generation　97
Resources for the Future　488
RESULTS　476
results based financing(RBF)　95, 111, 115, 118
Results for Development Institute(R4D)　324, 420, 485
RHAC(Reproductive Health Association of Cambodia)　497
right to health　77, 94, 95
rights-based approach to health　77
risk factor　36, 503
risk-pooling　95
ritual　138
river blindness　313, 429
road traffic injuries　281

Robert McNamara　429
Rockefeller Foundation　415
Roll Back Malaria　310，421
rotavirus　252
roundworm　313
routine immunization　257
RSBY　106
rumble strip　383
rural area　38，57
Rx for Survival　469

## S

Sabin Vaccine Development Program　316
Sabin Vaccine Institute　316
Sabin Vaccine Institute PDP　453
SAFE（surgery, antibodies, face washing, environmental change）　315，330
safe delivery kit　399
Salk inactivated polio vaccine　256
salt intake　190
SAM（severe acute malnutrition）　187，502
sanitation　168
SARS　298
saturated fat　190
SBA（skilled birth attendant）　58，247，262
scaling up the three Is　308
scarification　139
schistosomiasis　313，358
schizophrenia　349，503
School for International Training（SIT）　466
school of public health　415
scientific validity　82
SCMS（Supply Chain Management System）　121
SDG（Sustainable Development Goals）　10，77
search and rescue team　397
secondary care　95，100
second-line drug　305
selective seasonal drug therapy　311
self-consciousness　274
self-efficacy　141
self-esteem　274
self-harm　273，281
sepsis　217，262，503
severe acute malnutrition（SAM）　187，502
severity　141
sex-selective abortion　59，217，219，502
sexual abuse　220
sexuality　276
sexually transmitted infections（STI）　219，502
SFFC（spurious, falsely labeled, fake, or counterfeit medicines）　120
*shasthya shebika*　418
short-course AZT trials　80

short message service（SMS）　446
sickness fund　102
SIMpill　445，446
Sistema Única de Saúde（SUS）　104
SIT（School for International Training）　466
skilled birth attendant（SBA）　58，247，262
small bore sewer　168
smallpox eradication　11
SMS（short message service）　446
social capital　56，145
social determinants of health　19，47，77，185，218，246，278，501
social enterprise　419
social entrepreneur　465
social entrepreneurship　464
social impact assessment　145
social marketing　144，230
social norm　224
social support　19
social value　83
society　136，502
soil-transmitted helminths　246，313
solid fuel　163
Solidarity Levy on Air Tickets　427
source reduction　311
Southern Cone Initiative to Control/Eliminate Chagas（INCOSUR）　329
specialized technical organizations　420
speed bump　383
Sphere Project　404
spurious, falsely labeled, fake, or counterfeit medicines（SFFC）　120
SSB（sugar-sweetened beverages）　186，204
Stages of Change Model　141
stakeholder　148
standard of care　84
standpost　169
statutory health insurance　102
stepwise approach　356
stewardship　95，97
STI（sexually transmitted infections）　219，503
stigma　76，153
stillbirth　239
Stop outbreak, Treat the infected, Ensure essential services, Preserve stability, Prevent outbreaks in countries currently unaffected（STEPP）戦略　321
stroke　342，503
stunting　182，184，503
subculture　136
substance use　281，282
sugar-sweetened beverages（SSB）　186，204
supplementary immunization　257
Supply Chain Management System（SCMS）　121

surgery, antibodies, face washing, environmental change（SAFE）　315，330
surrogate environment　362
survival sex　396
SUS（Sistema Única de Saúde）　104
susceptibility　141
Sustainable Development Goals（SDG）　10，77

## T

Tamil Nadu　225
Tamil Nadu Integrated Nutrition Project　200
Tanzania Essential Health Interventions Project　128
targeted education　111
task shifting　95，110，123，360，362
tax credit　443
TB Alliance　427
TB compliance center　323
TBA（Traditional birth attendant）　139，148
temperature inversion　164
tertiary care　95，100
tetanus　250，503
The Global Burden of Disease: Generating Evidence, Guiding Policy　26
think tank　420
three delays　221，225，230
tiered pricing　121，444，454
tobacco control legislation　365
Toby Ord　469
Torres Strait Islander　57
Tostan　223
total expenditure on health　95
total health expenditure　61，102，119
total quality management approach　111
Total Sanitation and Sanitation Market（TSSM）　172
Trade-Related Aspects of Intellectual Property Rights（TRIPS協定）　79，121
traditional birth assistants　264
traditional birth attendant（TBA）　139，148
traditional healer　153
trans fat　190
transactional sex　279，282，283，305
transferable patent　444
transition planning　428
Treatment Action Campaign　77
treatment as prevention　306
trichuriasis　313
triple burden　40，109，352，376
TRIPS協定（Trade-Related Aspects of Intellectual Property Rights）　79，121
TSSM（Total Sanitation and Sanitation Market）　172
tsunami　392

tube well 169, 174
tuberculosis 250
Tulane University 489
Tuskegee Study of Untreated Syphilis in the Negro Male 80
two-stage cluster sampling 248
typhoid 253

## U

U5MR(under-5 child mortality rate) 21, 502
UCSF Safe Motherhood Initiative 450
UDHR(Universal Declaration of Human Rights) 76
UHC(universal health coverage) 96, 99, 102, 105, 113, 283, 308, 411
Uncle Shit 173
under-5 child mortality rate(U5MR) 21, 502
undernutrition 182, 184, 187, 191, 501
underweight 182, 184, 187, 503
unfinished agenda 7, 26
UN-HABITAT(United Nations Human Settlements Programme) 403
UNHCR(United Nations High Commissioner for Refugees) 391, 400
UNICEF(United Nations Children's Fund) 413
UNICEF 国内委員会 413
unintentional injury 376, 503
unipolar depressive disorder 273
UNITAID 121, 427
Unite for Sight 464, 495
United Nations Children's Fund(UNICEF) 413
United Nations Environment Program 175
United Nations Foundation 258
United Nations High Commissioner for Refugees(UNHCR) 391, 400
United Nations Human Settlements Programme(UN-HABITAT) 403
United Nations Intergovernmental Panel on Climate Change(IPCC) 175
United Nations Office for the Coordination of Humanitarian Affairs(OCHA) 321
United States Agency for International Development(USAID) 414
Universal Childhood Immunization Initiative 256
Universal Declaration of Human Rights (UDHR) 76

Universal Eye Health: a global action plan 2014～2019 359
universal health care 99
universal health coverage(UHC) 96, 99, 102, 105, 113, 283, 308, 411
universal health insurance 102
universal immunization 254
universal precaution 305
unsafe abortion 221, 278
unsafe sex 281, 282
unsaturated fat 190
unwanted pregnancy 282
upfront payment 107
urban area 38, 57
urbanization 186
USAID(United States Agency for International Development) 414
U.S. Centers for Disease Control and Prevention(CDC) 256, 420
user fees 96
uterine prolapse 502

## V

vaccine-preventable disease 250, 253
vector-borne 291
ventilation improved latrine 168
verbal autopsy 45
vertical 264
vertical program 112
veterinarian 476
village 362
violence 220
Visions in Action 467
vital registration 23
vital statistics 45
vitamin A deficiency 259, 503
vitamin A supplementation 126
voluntary contribution 411
Voluntary Service Overseas 467

## W

wasting 184, 187, 503
Water and Sanitation Program(WSP) 171, 172
water-based 166
waterborne 166, 291
water-related insect vector 166
water-washed 166
Webinars 496
Wellcome Trust 415
Western doctor 139

Western medicine paradigm 137
What determines health 18
While the Band Played On 469
Whipworm 313
WHO(World Health Organization) 411
WHO 区分地域 8
William Foege 468
window of opportunity 191, 206
Winslow 5
Wiwat Rojanapithayakorn 327
WMA(World Medical Association) 81
Working Group on Costs and Financing 325
work-life balance 484
World Bank 414
World Bank Institute 498
World Development Report 24
World Health Assembly 411, 425
World Health Organization(WHO) 411
World Medical Association(WMA) 81
World Report 2000 96
World Trade Organization(WTO) 79
worm weeks 67
WSP(Water and Sanitation Program) 171, 172
WTO(World Trade Organization) 79

## X

XDR-TB(extensively drug-resistant tuberculosis) 307
xerophthalmia 189, 259
Xpart™ MTB/RIF 306
Xpert 448

## Y

Yakubu Gowon 67
Yale Global Health Leadership Institute 474
years lost to disability(YLD) 24
years of lost life(YLL) 24
yellow fever 252
YLD(years lost to disability) 24
YLL(years of lost life) 24
youth 503
Youth Zones 494

## Z

Z 値 502
zoonosis 294
Z-score 502

## 数字付き

076レジメン　80
1型糖尿病　344
1国1票　411
1日あたり粗死亡率　398
2型糖尿病　344, 357
2国間援助機関　414
2国間援助組織　463
2ストロークエンジン　167
2段階クラスターサンプリング法　248
3Iの拡大　308
3つの遅れ　221, 225, 230
4種混合薬　312
4つのP　144
5価ワクチン　249, 252
5歳未満児　240
5歳未満児死亡率　21, 502
10/90ギャップ　443
30 baht health policy　116
30バーツ医療制度　116
90-90-90ゴール　305, 332
100 percent condom program　327
100％コンドーム計画　327
1993 World Development Report　425, 498
2000年までにすべての人々に健康を　100

**グローバルヘルス**
世界の健康と対処戦略の最新動向

定価：本体 9,200 円+税

2017 年 9 月 25 日発行　第 1 版第 1 刷 ©

著　者　リチャード スコルニク

監訳者　木原 正博
　　　　（きはら まさひろ）
　　　　木原 雅子
　　　　（きはら まさこ）

発行者　株式会社 メディカル・サイエンス・インターナショナル
　　　　代表取締役　金子 浩平
　　　　東京都文京区本郷 1-28-36
　　　　郵便番号 113-0033　電話 (03) 5804-6050

印刷：アイワード/表紙装丁：トライアンス

ISBN 978-4-89592-897-7　C3047

本書の複製権・翻訳権・上映権・譲渡権・貸与権・公衆送信権（送信可能化権を含む）は㈱メディカル・サイエンス・インターナショナルが保有します．本書を無断で複製する行為（複写，スキャン，デジタルデータ化など）は，「私的使用のための複製」など著作権法上の限られた例外を除き禁じられています．大学，病院，診療所，企業などにおいて，業務上使用する目的（診療，研究活動を含む）で上記の行為を行うことは，その使用範囲が内部的であっても，私的使用には該当せず，違法です．また私的使用に該当する場合であっても，代行業者等の第三者に依頼して上記の行為を行うことは違法となります．

JCOPY 〈㈳出版者著作権管理機構　委託出版物〉
本書の無断複写は著作権法上での例外を除き禁じられています．複写される場合は，そのつど事前に，㈳出版者著作権管理機構（電話 03-3513-6969, FAX 03-3513-6979, info@jcopy.or.jp）の許諾を得てください．